Manual de Fatores Humanos e Métodos Ergonômicos

Instituto Phorte Educação
Phorte Editora

Diretor-Presidente
Fabio Mazzonetto

Diretora Financeira
Vânia M. V. Mazzonetto

Editor-Executivo
Fabio Mazzonetto

Diretora Administrativa
Elizabeth Toscanelli

Manual de Fatores Humanos e Métodos Ergonômicos

Neville Stanton
Alan Hedge
Karel Brookhuis
Eduardo Salas
Hal Hendrick
(Organizadores)

Samantha Stamatiu
(Tradução)

Julio Guilherme Silva
(Revisão científica)

Phorte editora
São Paulo, 2016

Título do original em inglês:
Handbook of human factors and ergonomics methods

Manual de fatores humanos e métodos ergonômicos

Rua Rui Barbosa, 408
Bela Vista – São Paulo – SP
CEP 01326-010
Tel./fax: (11) 3141-1033
Site: www.phorte.com.br
E-mail: phorte@phorte.com.br

CIP-BRASIL. CATALOGAÇÃO NA PUBLICAÇÃO
SINDICATO NACIONAL DOS EDITORES DE LIVROS, RJ

M25

Manual de fatores humanos e métodos ergonômicos / organização Neville Stanton et al. ; tradução Samantha Stamatiu. - 1. ed. - São Paulo : Phorte, 2016.
760 p. : il. ; 26 cm.

Tradução de: Handbook of human factors and ergonomics methods
Inclui bibliografia e índice
ISBN 978-85-7655-579-7

1. Ergonomia. I. Stanton, Neville.

15-25590 CDD: 620.82
CDU: 005.961:005.336.1

---

ph0655.1

Este livro foi avaliado e aprovado pelo Conselho Editorial da Phorte Editora.

Impresso no Brasil
Printed in Brazil

Prefácio

Eu devo confessar um amor por fatores humanos e métodos ergonômicos. Este é um amor que beira a obsessão. Desde que aprendi a usar a análise hierarquica de tarefas (HTA – Hierarchical Task Analysis), há quase 20 anos, fui "fisgado". Desde então, aprendi a utilizar dezenas de métodos. Cada vez é uma mini-aventura. Algumas vezes me pergunto se compreenderei apropriadamente um método novo, mas quando tenho aquele "clique", sinto-me eufórico. Eu também passei um bom tempo ensinando o uso de métodos a outras pessoas. É uma experiência muito gratificante, principalmente quando um(a) estagiário(a) apresenta uma análise própria que mostra uma compreensão nítida de como o método funciona. Eu também apreciei desenvolver alguns novos métodos. Por exemplo, em colaboração com Chris Baber, da Universidade de Birmingham, desenvolvi uma metodologia de predição de erros chamada "análise de tarefas para identificação de erros" (TAFEI, na sigla em inglês). Assim como o HTA, solicitaram-nos que sustentássemos a TAFEI com uma teoria do desempenho humano. Ainda estamos descobrindo novos aspectos da análise TAFEI e isso nos proporciona uma grande emoção ao ver outras pessoas relatando seus estudos com essa metodologia.

A inspiração para este manual surgiu após minha publicação de *A Guide to Methodology in Ergonomics* com Mark Young, que foi também publicado por Taylor & Francis. Ficou claro para mim que, embora a literatura sobre fatores humanos e ergonomia seja repleta de referências a métodos, há poucas normas consistentes em como estes métodos são descritos e relatados. Este manual teve início em 2000 com uma proposta a Taylor & Francis. Felizmente, Tony Moor sorriu ao livro. Com esse encorajamento, entrei em contato com especialistas de cada um dos diversos campos de métodos ergonômicos e pedi que editassem diferentes seções do livro. Sinto-me muito afortunado por ter conseguido recrutar tal célebre equipe. Para ser justo, não foi necessária muita persuasão, já que eles também concordaram que este projeto era um empreendimento que valia a pena. O próximo passo foi pedir a especialistas em diversas metodologias ergonômicas que resumissem seus métodos de forma padronizada. Foi uma agradável surpresa ao ver quão prontamente os colaboradores responderam.

Agora, depois de quatro anos da criação inicial, todas as contribuições foram reunidas e editadas. Em nome da equipe editorial, eu espero que você, leitor(a), encontre neste um manual proveitoso e útil. Temos a expectativa de que este livro estimule desenvolvedores de métodos para estruturar seus relatórios de maneira consistente. Igualmente importante, esperamos que este guia encoraje os usuários dos métodos a se aventurarem mais.

Neville A. Stanton
Agosto de 2004

Agradecimentos

Em nome da equipe editorial, quero agradecer a todos os colaboradores deste manual pelo profissionalismo e diligência. Também gostaria de agradecer ao grupo de comissionamento e produção da Taylor & Francis e CRC Press, especialmente Tony Moore, Sarah Kramer, Matt Gibbons, Jessica Vakili, Cindy Carelli e Naomy Lynch.

Organizadores

Neville A. Stanton é professor de *Design* Centrado no Usuário na Brunel University, no Reino Unido. Concluiu seu bacharelado em Psicologia na Hull University, assim como seu Mestrado e Doutorado em Fatores Humanos na Aston University. Realizou acima de setenta pareceres como revisor de periódicos e sete livros sobre *design* centrado no usuário. Foi professor visitante do Departamento de Design na Cornell University e recebeu o Institution of Electrical Engineers Divisional Premium Award por um artigo sobre ergopsicologia e sistema de confiabilidade, em 1998. A Ergonomics Society o premiou com a Medalha Otto Edholm em 2001 por sua contribuição à pesquisa em ergonomia básica e aplicada. Ocupa uma cadeira editorial nas publicações *Theoretical Issues in Ergonomics Science* e *International Journal of Human Computer Interaction*. Professor Stanton é psicólogo catedrático e membro da British Psychological Society, da Ergonomics Society e da Royal Society of Arts.

Eduardo Salas é professor de psicologia na University of Central Florida, onde também atua como diretor para o Human Systems Integration Research Department, no Institute for Simulation and Training. Ele também é diretor do UCF's Ph.D Applied Experimental & Human Factors Program. Anteriormente, trabalhou por 15 anos como psicólogo pesquisador sênior e chefe do Training Technology Development Branch of the Naval Air Warfare Center Training Systems Division. Durante este período, Dr. Salas trabalhou como pesquisador principal em numerosos programas de R&D, concentrando-se em trabalho em equipe, treinamento de equipe, decisões feitas sob estresse e avaliação de desempenho.
Dr. Salas é coautor de cerca de 200 artigos em periódicos e capítulos em livros e já coeditou 11 livros. Ele tem participado dos conselhos editoriais do *Journal of Applied Psychology, Personnel Psychology, Military Psychology, Interamerican Journal of Psychology, Applied Psychology: an International Journal, International Journal of Aviation Psychology, Group Dynamics* e *Journal of Organizational Behavior*.
Sua especialidade inclui auxiliar organizações para fomentar o trabalho em equipe, planejar e implementar estratégias de treinamento em equipes, facilitar a eficácia do treinamento, gerenciar decisões tomadas sob estresse, desenvolver ferramentas de medição de desempenho e planejar ambientes de aprendizado. Ele atualmente trabalha no desenvolvimento de ferramentas e técnicas para minimizar falhas humanas em aviação, execução de leis e ambientes médicos. Ele serviu como consultor em uma série de configurações de fábricas, laboratórios farmacêuticos e organizações industriais e governamentais. Dr. Salas é membro da American Psychological Society (SIOP e Division 21) e da Human Factors and Ergonomics, além de beneficiário do Meritorious Civil Service Award do Departamento da Marinha. Ele concluiu seu Ph.D. em Psicologia Industrial e Organizacional na Old Dominion University, em 1984.

Hal W. Hendrick, Ph.D., CPE, DABFE, é professor-emérito de Fatores Humanos e Ergonomia na University of Southern California e diretor da Hendrick and Associates, uma empresa de consultoria em Psicologia Organizacional Industrial e Ergonomia. É licenciado em ergonomia pelo American Board of Forensic Examiners, Ph.D. em Psicologia Industrial e Mestre em Fatores Humanos pela Purdue University, com um segundo mestrado em Engenharia Industrial. Ele já ocupou a cadeira do Human Factors Department da USC, já foi diretor executivo do Institute of Safety and Systems Management da mesma universidade e reitor na University of Denver. Anteriormente, foi professor associado na U.S. Air Force Academy, onde participou do desenvolvimento do curso superior em Psicologia e desenvolveu o Cooperative MS Program in Human Factors junto à Purdue University. Hal foi presidente da Human Factors and Ergonomics Society (HFES), da International Ergonomics Association (IEA) e do Board of Certification in Professional Ergonomics. Ele é membro da IEA, HFES e da American Psicological Association. Ele é beneficiário do prêmio da USC por ensino reconhecidamente marcante e também dos prêmios Jack A. Kraft Innovator e Alexander C. Williams, Jr., Design Award, da HFES. Ele é autor ou coautor de mais de 180 publicações, incluindo três livros, e editor ou coeditor de onze livros. Hal conceitualizou e iniciou a subdisciplina de macroergonomia.

Alan Hedge é professor no Department of Design and Environmental Analysis na Cornell University. Seu trabalho concentra-se nos efeitos do *design* do ambiente de trabalho na saúde, no conforto e no desempenho das pessoas. Projetos recentes investigaram o *design* de dispositivos alternativos de entrada, cadeiras ergonômicas e outros elementos que compõem a mobília da estação de trabalho que podem reduzir os fatores de risco para desordens musculoesqueléticas. Ele também pesquisa *design* para questões ambientais em áreas fechadas, principalmente qualidade do ar, ventilação e síndrome dos edifícios doentes, assim como iluminação no escritório e a síndrome de visão de computador (computer-vision syndrome). Ele foi coautor de um livro, Keep Buildings Healthy, 25 capítulos, e de mais de 150 publicações profissionais. Além disso, ele atua em diversas sociedades profissionais.

Karel Brookhuis estudou Psicologia na University of Groningen, com especialização em Psicologia Experimental (1980). Depois, tornou-se pesquisador-associado (aluno de Ph.D.) no Instituto para Psicologia Experimental, com especialização em psicofisiologia. Em 1983, passou a ser pesquisador sênior no Traffic Research Centre, que mais tarde tornou-se o Centre for Environmental and Traffic Psychology na University of Groningen. Em 1986, foi chefe do Department of Biopsychological Aspects of Driving Behaviour, mais tarde renomeado para Department of Task Performance and Cognition. Em 1994, foi nomeado como gerente de pesquisa, responsável pelo planejamento do centro e pelo controle de qualidade. Após o fechamento do centro de pesquisa, em 1º de janeiro de 2001, ele se tornou professor-associado (UHD) no Department of Experimental and Work Psychology. Desde 2001, Brookhuis trabalha como professor em regime de dedicação exclusiva por meio período na Section of Transport Policy and Logistics da Tecnical University of Delft.

Colaboradores

Torbjörn Åkerstedt
National Institute for Psychosocial Factors and Health
Stockholm, Sweden

W.G. Allread
Ohio State University
Institute for Ergonomics
Columbus, OH

Dee H. Andrews
U.S. Air Force Research Laboratory
Warfighter Training Research Division
Mesa, AZ

John Annett
University of Warwick
Department of Psychology
Coventry, U.K.

Amelia A. Armstrong
Klein Associates Inc.
Fairborn, OH

Christopher Baber
University of Birmingham
Computing Engineering
Birmingham, U.K.

David P. Baker
American Institutes for Research
Washington, D.C.

Natale Battevi
EPM-CEMOC
Milan, Italy

J. Matthew Beaubien
American Institutes for Research
Washington, D.C.

Artem Belopolsky
University of Illinois
Department of Psychology
Champaign, IL

Jeniffer Blume
National Space Biomedical Research Institute
Houston, TX

Gunnar Gorg
Stockholm University
Department of Psychology
Stockholm, Sweden

Wolfram Boucsein
University of Wuppertal
Physiological Psychology
Wuppertal, Germany

Clint A. Bowers
University of Central Florida
Department of Psychology
Orlando, FL

Peter R. Boyce
Rensselaer Polytechnic Institute
Lighting Research Center
Troy, NY

Karel A. Brookhuis
University of Groningen
Experimental & Work Psychology
Groningen, the Netherlands

Ogden Brown, Jr.
University of Denver
Denver, CO

Peter Buckle
University of Surrey
Robens Center for Health Ergonomics
Guilford, U.K.

C. Shawn Burke
University of Central Florida
Institute for Simulation & Training
Orlando, FL

Pascale Carayon
University of Wisconsin
Center for Quality & Productivity Improvement
Madison, WI

Daniela Colombini
EPM-CEMOC
Milan, Italy

Nancy J. Cooke
Arizona State University East
Applied Psychology Program
Mesa, AZ

Lee Cooper
University of Birmingham
Computing Engineering
Birmingham, U.K.

Nigel Corlett
University of Nottingham
Institute for Occupational Ergonomics
Nottingham, U.K.

Dana M. Costar
American Institutes for Research
Washington, D.C.

Pamela Dalton
Monell Chemical Senses Center
Philadelphia, PA

Renée E. DeRouin
University of Central Florida
Institute for Simulation & Training
Orlando, FL

Dick de Waard
University of Groningen
Experimental & Work Psychology
Groningen, the Netherlands

David F. Dinges
University of Pennsylvania
School of Medicine
Philadelphia, PA

James E. Driskell
Florida Maxima Corporation
Winter Park, FL

Robin Dunkin-Chadwick
NIOSH
Division of Applied Research & Technology
Cincinnati, OH

J.R. Easter
Aegis Research Corporation
Pittsburgh, PA

W. C. Elm
Aegis Research Corporation
Pittsburgh, PA

Eileen B. Entin
Aptima, Inc.
Wodburn, MA

Elliot E. Entin
Aptima, Inc.
Wodburn, MA

Gary W. Evans
Cornell University
Department of Design & Environmental Analysis
Ithaca, NY

Stephen M. Fiore
University of Central Florida
Insitute for Simulation & Training
Orlando, FL

M. M. Fleischer
University of Southern California
Los Angeles, CA

Jennifer E. Fowlkes
Chi Systems, Inc.
Orlando, FL

Philippe Geslin
Institut National de la Recherche Agronomique (INRA)
Toulose, France
and
Université de Neuchâtel Institut d'ethnologie
Neuchâtel, Switzerland

Matthias Göbel
Berlin University of Technology
Deparment of Human Factors Engineering and Product Ergonomics
Berlin, Germany

Thad Godish
Ball State University
Department of Natural Resources
Muncie, IN

Gerald F. Goodwin
U.S. Army Research Institutes
Alexandria, VA

Paul Grossman
Freiburg Institute for Mindfulness Research
Freiburg, Germany

J.W. Gualtieri
Aegis Resarch Corporation
Pittsburgh, PA

Bianka B. Hahn
Klein Associates Inc.
Fairborn, OH

Thomas R. Hales
NIOSH
Division of Applied Research & Technology
Cincinnati, OH

George Havenith
Loughborough University
Department of Human Sciences
Loughborough, U.K.

Alan Hedge
Cornell University
Department of Design & Environmental Analysis
Ithaca, NY

Hal W. Hendrick
Hendrick and Associates
Greenwood Village, CO

Sue Hignett
Loughborough University
Department of Human Sciences
Loughborough, U.K.

Vincent H. Hildebrandt
TNO Work & Employment
Hoofddorp, the Netherlands
and
Body@Work Reseach Center on Physical Activity, Work and Health TNO Vumc
Amsterdam, the Netherlands

Hermann Hinrichs
University of Magdeburg
Clinic for Neurology
Magdeburg, Germany

Peter Hoonakker
University of Wisconsin
Center for Quality & Productivity Improvement
Madison, WI

Karen Jacobs
Boston University Programs in Occupational Therapy
Boston, MA

Florian Jentsch
University of Central Florida
Department of Psychology
Orlando, FL

R.F. Soames Job
University of Sydney
School of Psychology
Sydney, Australia

Debra G. Jones
SA Technologies, Inc.
Marietta, GA

David B. Kaber
North Carolina State University
Department of Industrial Engineering
Raleigh, NC

Jussi Kantola
University of Louisville
Center for Industrial Ergonomics
Louisville, KY

Waldemar Karwowski
University of Louisville
Center for Industrial Ergonomics
Louisville, KY

Kristina Kemmlert
National Institute for Working Life
Solna, Sweden

Mark Kirby
University of Huddesrsfield
School of Computing and Engineering
Huddesrsfield, U.K.

Gary Klein
Klein Associates Inc.
Fairborn, OH

Brian M. Kleiner
Virginia Polytechnical Institute and State University
Grado Department of Industrial and Systems Engineering
Blacksburg, VA

David W. Klinger
Klein Associates Inc.
Fairborn, OH

Arthur F. Kramer
University of Illinois
Department of Psychology
Champaign, IL

Guangyan Li
Human Engineering Limited
Bristol, U.K.

Jean MacMillan
Aptima, Inc.
Wodburn, MA

Ann Majchrzak
University of Southern California
Marshall School of Business
Los Angeles, CA

Mellissa M. Mallis
NASA Ames Research Center
Fatigue Countermeasures Group
Moffett Field, CA

W.S. Marras
Ohio State University
Institute for Ergonomics
Columbus, OH

Philip Marsden
University of Huddersfield
Scholl of Computing and Engineering
Huddersfield, U.K.

Laura Martin-Milham
University of Central Florida
Institute for Simulation & Training
Orlando, FL

Lorraine E. Maxwell
Cornell University
Design & Environmental Analysis
Ithaca, NY

Lynn McAtamney
COPE Occupational Health and Ergonomics Services Ltd.
Nottingham, U.K.

Olga Menoni
EPM-CEMOC
Milan, Italy

J. Mokray
University of Southern California
Los Angeles, CA

J. Steven Moore
Texas A&M University
School of Rural Public Health
Bryan, TX

Lambertus (Ben) J. M. Mulder
University of Groningen
Experimental & Work Psychology
Groningen, the Netherlands

Brian Mullen
Syracuse University
Syracuse, NY

Mitsuo Nagamachi
Hiroshima International University
Hiroshima, Japan

Leah Newman
Pennsylvania State University
The Harold & Inge Marcus Department of Industrial & Manufacturing Engineering
University Park, PA

Enrico Occhipinti
EPM-CEMOC
Milan, Italy

Michael J. Paley
Aptima, Inc.
Wodburn, MA

Daniela Panciera
EPM-CEMOC
Milan, Italy

Brian Peacock
National Space Biomedical Research Institute
Houston, TX

S.S. Potter
Aegis Research Corporation
Pittsburgh, PA

Heather A. Priest
University of Central Florida
Institute for Simulation & Training
Orlando, FL

Renate Rau
University of Technology
Occupational Health Psychology
Dresden, Germany

Mark S. Rea
Rensselaer Polytechnic Institute
Lighting Research Center
Troy, NY

Maria Grazia Ricci
EPM-CEMOC
Milan, Italy

Hannu Rintamäki
Oulu Regional Institute of Occupational Health
Oulu, Finland

Michele M. Robertson
Liberty Mutual Research Institute for Safety
Hopkinton, MA

Suzanne H. Rodgers
Consultant in Ergonomics
Rochester, NY

D. Roitman
University of Southern California
Los Angeles, CA

E.M. Roth
Roth Cognitive Engineering
Brookline, MA

Eduardo Salas
University of Central Florida
Department of Psychology
Orlando, FL

Steven L. Sauter
NIOSH
Division of Applied Research & Technology
Cincinnati, OH

Steven M. Shope
US Positioning Group, LLC
Mesa, AZ

Monique Smeets
Utrech University
Department of Social Sciences
Utrech, the Netherlands

Tonya L. Smith-Jackson
Virginia Polytechnic Institute and State University
Grado Department of Industrial and Systems Engineering
Blacksburg, VA

Kimberly A. Smith-Jantsch
University Of Central Florida
Department of Psychology
Orlando, FL

Stover H. Snook
Harvard School of Public Health
Boston, MA

Neville A. Stanton
Brunel University
School of Engineering
London, U.K.

Naomi G. Swanson
NIOSH
Division of Applied Research & Technology
Cincinnati, OH

Jørn Toftum
Technical University of Denmark
International Center for Indoor Environment & Energy
Lyngby, Denmark

Rendell R. Torres
Rensselaer Polytechnic Institute
School of Architecture
Troy, NY

Susan Vallance
Johnson Engeneering
Houston, TX

Gordon A. Vos
Texas A&M University
School of Rural Public Health
Bryan, TX

Guy Walker
Brunel University
School of Engineering
London, U.K.

Donald E. Wasserman
University of Tennessee
Institute for the Study of Human Vibration
Knoxville, TN

Jack F. Wasserman
University of Tennessee
Institute for the Study of Human Vibration
Knoxville, TN

Thomas R. Waters
NIOSH
Division of Applied Research & Technology
Cincinnati, OH

Christopher D. Wickens
University of Illinois at Urbana-Champaign
Institute of Aviation
Aviation Human Factors Division
Savoy, IL

Cornelis J.E. Wientjes
NATO Research & Technology Agency
Brussels, Belgium

David Wilder
University of Tennessee
Institute for the Study of Human Vibration
Knoxville, TN

Mark S. Young
University of New South Wales
Department of Aviation
Sydney, Australia

Sumário

Métodos psicofisiológicos

Métodos comportamentais e cognitivos

Métodos de equipe

Métodos ambientais

Métodos macroergonômicos

Nota à Edição Brasileira

A Phorte Editora não se responsabiliza pela eventual inatividade de *links* citados ao longo do texto.

1

Fatores humanos e métodos ergonômicos

Neville A. Stanton
Brunel University

1.1 Objetivos do manual

O principal objetivo deste manual é fornecer uma descrição detalhada, competente e prática dos fatores humanos e dos métodos ergonômicos. Além disso, pretende-se estimular as pessoas a fazer plena utilização dos fatores humanos e métodos ergonômicos no sistema de *design*. Pesquisas têm sugerido que mesmo ergonomistas profissionais tendem a limitar-se a dois ou três de seus métodos de preferência, apesar das variações nos problemas para os quais se dirigem (Baber e Mirza, 1988, Stanton e Young, 1998). Se este livro conduzir as pessoas a explorar os fatores humanos e os métodos ergonômicos que agora são novos para elas, então seu objetivo será atingido.

As restrições de páginas deste manual fez que a abrangência das principais áreas de ergonomia se limitassem a 83 métodos. O âmbito de abrangência, delineado no Quadro 1.1, foi determinado pelo que os ergonomistas fazem.

Partindo dessas definições, entende-se que o domínio de fatores humanos e de ergonomia incluem:

- capacidades e limitações humanas;
- interação homem-máquina;
- trabalho em equipe;
- *design* de ferramentas, máquinas e materiais;
- fatores ambientais;
- *design* de trabalho e organizacional.

Essas definições também enfatizam (algumas vezes implicitamente) a análise de desempenho humano, de segurança e satisfação. Não é surpreendente, então, que os fatores humano e ergonômico sejam uma disciplina com forte tradição no desenvolvimento e aplicação de métodos.

Hancock e Diaz (2002) discutem que, como disciplina científica, a ergonomia mantém a moral elevada, com o objetivo de melhorar a condição humana. Eles sugerem que isso pode conflitar com outros objetivos de melhoria da eficácia e eficiência do sistema. Não há quem possa discutir os objetivos de mais conforto, satisfação e bem-estar, mas a configuração das fronteiras entre as melhorias para os indivíduos e de todo o sistema podem causar alguns debates acalorados. Wilson (1995) sugere que os dois objetivos idênticos e interdependentes não sejam de fácil solução, mas ergonomistas têm um dever para com ambos, os empregados e o empregador. Pode-se lidar satisfatoriamente com as preocupações éticas sobre a questão da divisão de responsabilidades ao deixar esclarecido a todos os envolvidos onde se encontra a lealdade de cada um.

Quadro 1.1 Definições de fatores humanos e ergonômicos

Autor	Definição de fatores humanos e ergonômicos
Murrell, 1965	... o estudo científico da relação entre o homem e seu ambiente de trabalho. Neste sentido, o termo ambiente faz referência não apenas ao ambiente no qual ele pode trabalhar, mas também a suas ferramentas e materiais, seus métodos de trabalho e à organização do trabalho, individualmente ou dentro de uma equipe. Todos esses elementos se relacionam à natureza do homem; suas capacidades, competências e limitações.
Grandjean, 1980	... é um estudo do comportamento humano em relação ao seu trabalho. O objeto de pesquisa é o homem no trabalho e a relação no seu ambiente espacial[...] o princípio mais importante da Ergonomia: apropriar a tarefa ao homem. A Ergonomia é interdisciplinar: baseia suas teorias na Fisiologia, Psicologia, Antropometria e vários aspectos da Engenharia.
Meister, 1989	... é o estudo do comportamento humano em relação ao trabalho, no contexto do sistema de operação homem-máquina, e como as variáveis comportamentais e não comportamentais afetam sua realização.
Sanders e McCornick, 1993	... descobre e aplica as informações sobre o comportamento humano, as capacidades, as limitações e outras características para o *design* de ferramentas, máquinas, tarefas, trabalhos e ambientes para uso humano que sejam produtivos, seguros, confortáveis e eficazes.
Hancock, 1997	... é o ramo da ciência que busca modificar o antagonismo homem-máquina dentro do âmbito da sinergia entre os dois elementos.

Fonte: Dempsey, P.G., Wolgalter, M.S. e Hancock, P.A. (2000), *Theor. Issues Ergonomics Sci.*, 1,3-10. Com permissão.

A *International Encyclopedia of Ergonomics and Human Factors* (Karwowiski, 2001) apresenta uma seção completa dedicada a métodos e técnicas. Várias outras seções dessa enciclopédia também fornecem referências aos, senão exemplos reais, métodos ergonômicos. Em resumo, a importância de fatores humanos e métodos ergonômicos não pode ser sobrestimada. Esses métodos oferecem ao ergonomista uma abordagem estruturada da análise e avaliação dos problemas de *design*. A abordagem do ergonomista pode ser descrita utilizando um modelo de pesquisador-profissional. Como pesquisador, o ergonomista sempre está:

- estendendo o trabalho para outros;
- testando teorias de desempenho homem-máquina;
- desenvolvendo hipóteses;
- questionando todas as coisas;
- utilizando rigorosa coleta de dados e técnicas de análise de dados;
- assegurando a repetibilidade dos resultados;
- divulgando os achados dos estudos.

Como profissional, o ergonomista sempre está:

- dirigindo-se a problemas do mundo real;
- buscando a melhor harmonia sob circunstâncias difíceis;
- olhando para oferecer uma solução mais econômica;
- desenvolvendo demonstrativos e soluções de protótipos;
- analisando e avaliando os efeitos da mudança;
- desenvolvendo marcas de referência para uma melhor prática;
- comunicando descobertas às partes interessadas.

Muitos ergonomistas trabalharão em algum ramo entre os polos da pesquisa e do campo de atuação profissional, variando na ênfase de suas abordagens, dependendo dos problemas que enfrentarem. Os fatores humanos e métodos ergonomistas são úteis no modelo pesquisador-profissional em razão da estrutura e do potencial para repetibilidade que eles oferecem. Há uma garantia implícita no uso de métodos que, desde que sejam utilizados apropriadamente, desenvolverão certos tipos de produtos úteis. Foi sugerido que os fatores humanos e os métodos ergonomistas são um percurso para tornar a disciplina acessível a todos (Diaper, 1989; Wilson, 1995). Apesar do rigor oferecido pelos métodos, no entanto, ainda há muito espaço para o papel da experiência. Stanton e Annett (2000) resumiram as perguntas feitas com mais frequência por usuários de métodos ergonômicos:

- Quão profunda deve ser a análise?
- Quais métodos de coleta de dados devem ser utilizados?
- Onde o uso do método é apropriado?
- Quanto tempo e quanto esforço cada metodologia exige?
- Quanto e qual tipo de *expertise* é necessária para utilizar o método?
- Que ferramentas existem para auxiliar o uso do método?
- Quão válido e confiável é o método?

Espera-se que este livro auxilie na resposta a essas questões.

1.2 *Layout* do manual

O manual é dividido em seis seções, cada uma representando um campo especializado da Ergonomia, com uma seleção representativa de métodos associados. A sequência das seções e uma breve descrição de seus conteúdos são apresentadas no Quadro 1.2. As seis seções pretendem representar todas as facetas dos fatores humanos e ergonômicos na análise de sistemas, *design* e avaliação. Três das seções de métodos (Seções I a III) preocupam-se com a pessoa individualmente e com sua interação com o mundo (isto é, métodos físicos, psicofísicos e cognitivo-comportamentais). Uma das seções de métodos (Seção IV) preocupa-se com os agrupamentos sociais e sua interação com o mundo (isto é, métodos em equipe). Outra seção de métodos (Seção V) preocupa-se com o efeito que o ambiente tem sobre as pessoas (isto é, métodos ambientais). Finalmente, a última seção de métodos (Seção IV) preocupa-se com a visão global dos sistemas de trabalho (isto é, métodos macroergonômicos). Esses conjuntos de métodos são emoldurados pelo modelo clássico de análise denominado "camadas de cebola" (*onion-layer analysis*), com base no indivíduo trabalhando para a equipe, o ambiente e o sistema de trabalho. Em termos de sistema teórico, a análise pode ser estabelecida nos quatro níveis ou focar somente em um ou dois deles. Os limites do sistema dependerão da proposta da análise ou da avaliação.

Quadro 1.2 Descrição dos conteúdos das seis seções de métodos do manual

Seções de métodos do manual	Breve descrição dos conteúdos
Seção I: Métodos físicos	Esta seção lida com a avaliação e a análise de fatores musculoesqueléticos. Os tópicos incluem: mensuração do desconforto, observação da postura, análise dos riscos do posto de trabalho, mensuração do esforço e da fadiga no trabalho, avaliação das desordens lombares e predição dos riscos de lesão no membro superior.
Seção II: Métodos psicofisiológicos	Esta seção aborda a avaliação e a análise dos fatores psicofisiológicos humanos. Os tópicos incluem: frequência cardíaca e sua variabilidade, potenciais relacionados a eventos, resposta cutâneas à corrente galvânica, pressão arterial, frequência respiratória, movimentos palpebrais e atividade muscular.
Seção III: Métodos cognitivo-comportamentais	Esta seção aborda a avaliação e a análise das pessoas, situações, artefatos e tarefas Os tópicos incluem: observação e entrevistas, métodos de análise da atividade cognitiva, previsão do erro humano, análise e previsão de carga de trabalho e conscientização situacional.
Seção IV: Métodos em equipe	Esta seção aborda a avaliação e a análise das equipes de trabalho. Os tópicos incluem: treinamento de equipe e requisitos de avaliação; construção, avaliação, comunicação e aspectos cognitivos da equipe; tomada de decisões e análise de tarefas em equipe.
Seção V: Métodos ambientais	Esta seção aborda a avaliação e a análise para os fatores ambientais. Os tópicos incluem: condições térmicas, qualidade do ar em ambiente interno, iluminação em ambiente interno, mensuração da acústica e do ruído, exposição à vibração e à habitabilidade.
Seção VI: Métodos macroergonômicos	Esta seção aborda a avaliação e a análise de sistemas de trabalho. Os tópicos incluem: métodos de pesquisa organizacional e comportamental, sistemas de trabalho manufaturado, antropotecnologia, avaliações de intervenção do sistema de trabalho e análise da estrutura e dos processos de sistemas de trabalho.

Cada seção do manual tem início com uma introdução escrita pelo editor responsável por ela, que fornece uma breve visão global do campo, juntamente com uma descrição dos métodos abordados na sequência em que aparecem. O editor responsável pela seção determinou seus conteúdos. O resumo fornece um conjunto representativo de métodos contemporâneos considerados úteis pelos editores para avaliação e análises ergonômicas, dadas as restrições no tamanho da página para o manual, pois essa foi um fator limitante. Contudo, o conjunto final dos capítulos apresenta uma boa visão global do desenvolvimento dos métodos ergonômicos contemporâneos e serve como um manual útil. Alguns dos métodos na Seção V: Métodos Ambientais, não acompanham a abordagem-modelo, especialmente nas formas de iluminação e térmicos. Isso se deve ao fato de que não há um único método que é favorecido ou completo. Portanto, seria muito ilusório selecionar apenas um deles.

Wilson (1995) divide os métodos ergonômicos nos cinco tipos básicos de dados de *design*:

1. métodos de coleta de dados sobre pessoas (ex.: coletar dados sobre capacidades físicas, fisiológicas e psicológicas);
2. métodos utilizados no desenvolvimento de sistema (ex.: coletar dados sobre *design* de sistemas atual e proposto);
3. métodos para avaliar desempenho homem-máquina (ex.: coletar dados com medidas quantitativas e qualitativas);
4. métodos para avaliar as exigências e os efeitos sobre as pessoas (ex.: coletar dados sobre efeitos a curto e longo prazo no bem-estar, analisando o desempenho pessoal nas tarefas);
5. métodos utilizados no desenvolvimento de um programa de gerenciamento ergonômico (ex.: estratégias para avaliar, apoiar e gerenciar intervenções ergonômicas sustentáveis).

Esses cinco tipos básicos de dados de *design* foram colocados em um quadro para auxiliar na avaliação de sua relação com as seis seções deste livro.

Conforme mostrado no Quadro 1.3, os métodos neste manual cobrem todos os cinco tipos básicos de dados de *design*. A cor mais escura representa uma fonte primária de dados de *design*; a mais clara, uma fonte secundária, ou contribuinte, de dados de *design*.

Quadro 1.3 Mapeamento dos cinco tipos básicos (segundo Wilson) de dados de *design* para as seções deste Manual

	Dados sobre pessoas	Desenvolvimento de sistemas	Desempenho homem-máquina	Exigência e efeitos nas pessoas	Programas de gerenciamento ergonômicos
Físicos	■	▒	■	■	
Psicofisiológicos	■	▒		■	
Cognitivos-comportamentais	■	■	■	■	
Equipe	■	▒		■	
Ambiental		▒	■	■	
Macroergonômicos		■	■	■	■

1.3 *Layout* de cada entrada

O *layout* de cada capítulo é padronizado para auxiliar o leitor a utilizar o manual. Essa abordagem foi realizada de modo que o leitor pudesse localizar facilmente uma informação relevante sobre o método. Toda informação é dada de forma resumida e o leitor é encorajado a consultar outros textos e artigos para um maior embasamento em relação às pesquisas sobre os métodos e mais exemplos de aplicação. O *layout*-padrão está descrito no Quadro 1.4.

A abordagem padronizada deve auxiliar o leitor para que ele tenha uma referência rápida para qualquer método específico e os estimula a folhear o manual na busca de métodos potenciais antes de enfrentar um problema específico. Essa seguramente é a intenção do texto: encorajar o uso de métodos ergonômicos, desde que exista um apoio adequado e uma tutoria no local para assegurar que os métodos sejam utilizados de forma correta.

1.4 Outros livros de métodos

O número de livros de métodos continua a crescer, impossibilitando a atualização com cada texto e a escolha ou recomendação de um único livro de método para todas as finalidades. O melhor conselho é selecionar dois ou três que satisfaçam a maioria de suas necessidades, a menos que você tenha a possibilidade de montar uma biblioteca completa. Há cerca de quatro tipos de livros de métodos. O primeiro tipo é especializado ou de um único autor, tal como *Hierarchical Task Analysis* (Shepherd, 2001). O segundo tipo é especializado e editado, como *Task Analysis* (Annett e Stanton, 2000). O terceiro tipo é um livro generalizado e editado, como *Evaluation of Human Work* (Wilson e Corlett, 1995). O quarto tipo é um livro generalizado e autoral, como *A Guide to Methodology in Ergonomics* (Stanton e Young, 1999). Essa classificação é apresentada no Quadro 1.5.

Quadro 1.4 *Layout* dos capítulos do manual

Seção/Capítulo	Descrição do conteúdo
Nome e acrônimo	Nome do método e seu acrônimo correspondente.
Nome do autor e afiliação	Nomes e afiliações dos autores.
Background e aplicações	Introduz o método, suas origens e desenvolvimento, e aplicações.
Procedimento e aconselhamento	Descreve o procedimento para aplicação do método e pontos gerais de conselho especializado.
Vantagens	Lista ou descrição das vantagens associadas ao método em uso.
Desvantagens	Lista ou descrição das desvantagens associadas ao método em uso.
Exemplo	Fornece um ou mais exemplos de aplicação para mostrar o rendimento do método.
Métodos relacionados	Relaciona qualquer método relativamente próximo, especialmente se o *input* vem de outra metodologia ou do rendimento de uma proposta que abastece a outra.
Normas e regulamentos	Relaciona qualquer padrão nacional ou internacional que apresenta implicações para a utilização do método.
Tempo aproximado de treinamento e de aplicação	Fornece estimativas do tempo de treinamento e de aplicação para dar ao leitor uma ideia do comprometimento.
Segurança e validade	Menciona qualquer evidência sobre a confiabilidade e validade do método.
Ferramentas necessárias	Descrição das ferramentas, dispositivos e *software* necessários para conduzir o método.
Referências	Lista da bibliografia recomendada para um aprofundamento nos métodos e nos tópicos envolvidos.

Quadro 1.5 Taxonomia dos livros sobre métodos

	Especializado	Generalizado
Autoral	*Hierarchical Task Analysis*, por Andrew Shepherd	*A Guide To Methodology in Ergonomics*, por Neville Stanton e Mark Young
Editado	*Task Analysis*, por John Annett e Neville Stanton	*Evaluation of Human Work*, por John Wilson e Nigel Corlett

Quadro 1.6 Visão global de outros livros de métodos

Autor(es)	Título	Autoral/Editado	Ano de edição	Páginas	Abrangência[a]
Annett e Stanton	*Task Analysis*	Editado	2000 (1ª)	242	B/C,T
Corlett e Clarke	*The Ergonomics of Workspace and Machines*	Editado	1995 (2ª)	128	P, B/C
Diaper e Stanton	*Task Analysis in Human--Computer Interaction*	Editado	2004 (1ª)	760	B/C, T
Helender et al.	*Handbook of Human--Computer Interaction*	Editado	1997 (2ª)	1582	P, B/C, T, M
Jacko e Sears	*The Human-Computer Interaction Handbook*	Editado	2003 (1ª)	1277	P, B/C, T, M
Jordan et al.	*Usability Evaluation in Industry*	Editado	1996 (1ª)	252	P, B/C
Karwowiski e Marras	*The Occupational Ergonomics Handbook*	Editado	1999 (1ª)	2065	P, PP, B/C, T, E, M
Kirwan	*A Guide to Practical Human Reliability Assessment*	Autoral	1994 (1ª)	592	B/C
Kirwan e Ainsworth	*A Guide to Task Analysis*	Editado	1992 (1ª)	417	B/C
Salvendy	*Handbook of Human Factors and Ergonomics*	Editado	1997 (2ª)	2137	P, PP, B/C, T, E, M
Schraagen et al.	*Cognitive Task Analysis*	Editado	1999 (1ª)		B/C
Seamster et al.	*Applied Cognitive Task Analysis*	Autoral	1997 (1ª)	338	B/C
Shepherd	*Hierarchical Task Analysis*	Autoral	2001 (1ª)	270	B/C
Stanton	*Human Factors in Consumer Products*	Editado	1998 (1ª)	287	P, B/C
Stanton e Young	*A Guide to Methodology in Ergonomics*	Autoral	1999 (1ª)	150	B/C
Wilson e Corlett	*Evaluation of Human Work*	Editado	1995 (2ª)	1134	P, PP, B/C, T, E, M

[a]Chave para abrangência: métodos físicos (P), métodos psicofisiológicos (PP), métodos comportamentais e cognitivos (B/C), métodos em equipe (T), métodos ambientais (E), métodos macroergonômicos (M).

A análise de outros 15 livros de métodos publicados na última década demonstra uma série de textos produzidos e editados neste campo, a extensão dos livros e a sua abrangência. Qualquer um desses livros poderia complementar este manual. A diferença está em seu escopo (ex.: o foco na interação homem--computador ou mais generalizado) e sua cobertura (ex.: abrangendo uma ou duas áreas da ergonomia ou tendo maior generalização). Um resumo dos textos é apresentado no Quadro 1.6.

Conforme indica o Quadro 1.6, certamente há muitos textos sobre métodos ergonômicos. A seleção de um texto apropriado dependerá do escopo pretendido e da cobertura de intervenção ergonômica necessária.

1.5 Desafios para fatores humanos e métodos ergonômicos

A ciência ergonômica é abundante em métodos e modelos para análise de tarefas, *design* de trabalho, previsão de desempenho, coleta de dados sobre desempenho humano e interação com artefatos e o ambiente no qual essa interação toma lugar. Apesar do excesso de métodos, há diversos desafios significantes encarados pelos desenvolvedores e usuários. Estes desafios incluem:

- desenvolvimento de métodos que se integrem com outros métodos;
- ligação de métodos com a teoria ergonômica;
- fazer que os métodos sejam de fácil utilização;
- fornecer evidências sobre confiabilidade e validade;
- demonstrar que os métodos levam a intervenções eficazes em termos de custos;
- encorajar a aplicação ética dos métodos.

Annett (2002) questiona os méritos relativos para a validade do construto e de critérios referenciados no desenvolvimento da teoria ergonômica. Ele faz distinção entre a validade do construto (quão aceitável é a teoria subjacente), a validade preditiva (a utilidade e a eficiência da abordagem ao predizer o comportamento de um sistema existente ou futuro) e a confiabilidade (repetibilidade dos resultados). Investigando o assunto de forma mais profunda, Annett identifica uma dicotomia dos métodos ergonômicos: métodos analíticos e métodos avaliativos. Ele argumenta que os métodos analíticos – isto é, aqueles métodos que auxiliam o analista a obter uma compreensão dos mecanismos subjacentes na interação entre o homem e as máquinas – requerem uma validade do construto, ao passo que os métodos avaliativos – isto é, aqueles métodos que estimam parâmetros de interações selecionadas entre o homem e as máquinas – requerem validade preditiva. Esta distinção é apresentada no Quadro 1.7.

Isso apresenta um interessante debate para a ergonomia: os métodos são de fato mutuamente exclusivos? Supostamente, métodos que apresentam papéis duplos (isto é, ambos analíticos e avaliativos, tal como análise de tarefas para identificação de erros) devem satisfazer ambos os critérios. É possível para um método satisfazer três tipos de validade: de construção (isto é, validade teórica), de conteúdo (isto é, validade de face) e preditiva (isto é, validade de critério). Os três tipos de validade representam três diferentes estágios no *design*, no desenvolvimento e na aplicação da metodologia, conforme ilustrado na Figura 1.1. Há também a questão da confiabilidade, bem como um método deve ser comprovadamente estável ao longo do tempo e entre as pessoas. Quaisquer diferenças em análises devem ser inteiramente em razão de diferenças no aspecto dos avaliados mais do que por diferenças entre avaliadores.

A validação teórica e de critério empírico deve ser uma parte essencial do desenvolvimento do método e do processo de relatório. Este, por sua vez, deve informar o processo de seleção do método. Stanton e Young (1999) recomendaram uma abordagem estruturada para seleção de métodos para análise ergonômica, *design* e avaliações. Isso foi adaptado para seleção de método de forma mais genérica e é apresentado na Figura 1.2.

Conforme demonstrado na Figura 1.1, a seleção do método é um processo de circuito fechado (*closed-loop*) com três curvas de *feedback*. O primeiro *feedback* valida a seleção dos métodos em comparação com os critérios de seleção. O segundo valida os métodos em comparação com a adequação de intervenção ergonômica. O terceiro *feedback* valida os critérios iniciais em comparação com a adequação da intervenção. Pode haver erros no desenvolvimento dos critérios iniciais, na seleção dos métodos e na adequação da intervenção, e cada um deve ser verificado. Os principais estágios no processo são identificados como: critérios estabelecidos (no qual os critérios para avaliação são identificados), comparação de métodos com critérios (no qual o conjunto de métodos é comparado por sua adequação), aplicação dos métodos (no qual são aplicados), implementação de intervenção ergonômica (no qual um programa ergonômico é escolhido e aplicado) e avaliação da eficácia da intervenção (no qual a avaliação da mudança acarretada pela intervenção é avaliada).

Quadro 1.7 Dicotomia dos métodos ergonômicos, segundo Annett

	Analítico	Avaliativo
Principal finalidade	Compreender um sistema	Medida de um parâmetro
Exemplos	Análise de tarefas, análise de necessidades de treinamento etc.	Medidas de carga de trabalho, usabilidade, conforto, fadiga etc.
Validade do construto	Baseado em um modelo aceitável do sistema e como ele funciona	O construto é coerente com a teoria e outros parâmetros de mensuração
Validade preditiva	Fornece respostas aos questionamentos, por ex., estrutura das tarefas	Prediz o desempenho
Confiabilidade	Coleta de dados obedecendo um modelo subjacente	Resultados com base na concordância de amostras independentes

Fonte: adaptado de Annett, J. (2002), *Theor. Issues Ergonomics Sci.*, 3, 229-32. Com permissão.

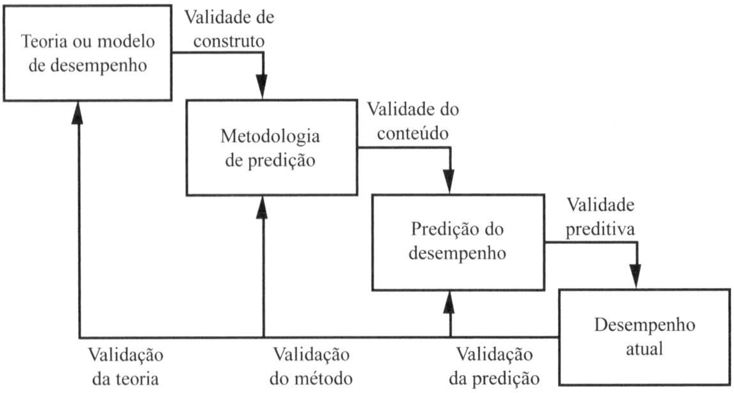

Figura 1.1 Validação dos métodos.
Adaptado de Diaper, D. e Stanton, N.A. [2004]. The *Handbook of Task Analysis for Human-Computer Interaction*. Lawrence Erlbaum Associates, Mahwah, NJ. Com permissão.

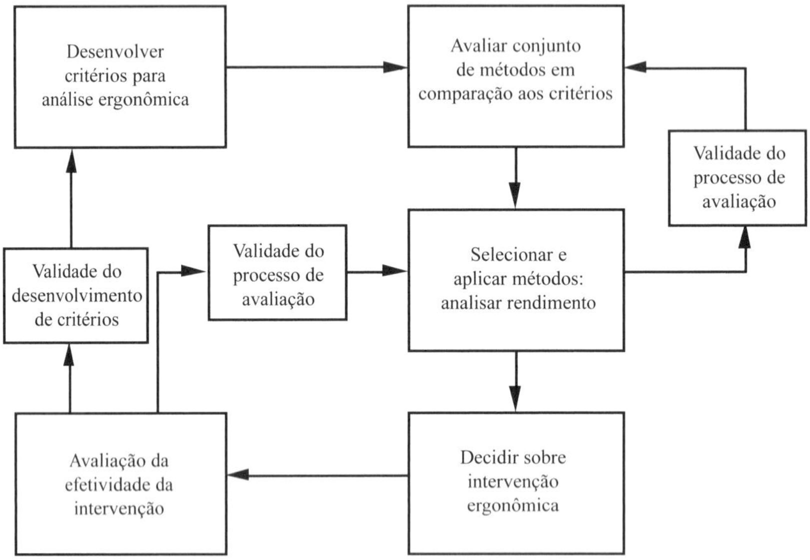

Figura 1.2 Validação do processo de seleção de intervenção de métodos ergonômicos.
Adaptado de Stanton, N.A. e Young, M.S. (1999). *A Guide to Methodology in Ergonomics*. Taylor & Francis, London. Com permissão.

Os critérios finais para determinar a utilidade dos métodos ergonômicos serão se eles auxiliam ou não a análise de tarefas, o *design* de trabalho, a predição de desempenho, a coleta de dados em desempenho humano e interação com artefatos e o ambiente no qual a interação está inserida. Isso exige que as duas questões de validade teórica e validade preditiva sejam abordadas no desenvolvimento e no teste de antigos e novos métodos. A abordagem neste livro fornece um marco referencial ao relatar os fatores humanos e os métodos ergonômicos. A informação fornecida aqui é o que os desenvolvedores devem questionar sobre seus próprios métodos e, por fim, todos os usuários de métodos devem exigir dos desenvolvedores.

Referências

Annett, J. (2002), A note on the validity and reliability of ergonomics methods, *Theor. Issues Ergonomics Sci.*, 3, 229–232.

Annett, J. and Stanton, N.A. (2000), *Task Analysis*, Taylor & Francis, London.

Baber, C. and Mirza, M.G. (1988), Ergonomics and the evaluation of consumer products: surveys of evaluation practices, in *Human Factors in Consumer Product Design*, Stanton, N.A., Ed., Taylor & Francis, London.

Corlett, E.N. and Clarke, T.S. (1995), *The Ergonomics of Workspaces and Machines*, 2nd ed., Taylor & Francis, London.

Dempsey, P.G., Wolgalter, M.S., and Hancock, P.A. (2000), What's in a name? Using terms from definitions to examine the fundamental foundation of human factors and ergonomics science, *Theor. Issues Ergonomics Sci.*, 1, 3–10.

Diaper, D. (1989), *Task Analysis in Human Computer Interaction*, Ellis Horwood, Chichester, U.K.

Diaper, D. and Stanton, N.A. (2004), *The Handbook of Task Analysis for Human-Computer Interaction*, Lawrence Erlbaum Associates, Mahwah, NJ.

Diaper, D. and Stanton, N.A. (2004), Wishing on a star: the future of task analysis, in *The Handbook of Task Analysis for Human-Computer Interaction*, Diaper, D. and Stanton, N.A., Eds., Lawrence Erlbaum Associates, Mahwah, NJ, pp. 603–619.

Grandjean, E. (1980), *Fitting the Task to the Man*, Taylor & Francis, London.

Hancock, P.A. (1997), *Essays on the Future of Human-Machine Systems*, Banta, Minneapolis, MN.

Hancock, P.A. and Diaz, D.D. (2002), *Ergonomics as a foundation for a science of purpose*, Theor. Issues Ergonomics Sci., 3 (2), 115–123.

Helender, M.G., Landauer, T.K., and Prabhu, P.V. (1997), *Handbook of Human-Computer Interaction*, 2nd ed., Elsevier, Amsterdam.

Jacko, J.A. and Sears, A. (2003), *The Human-Computer Interaction Handbook*, Lawrence Erlbaum Associates, Mahwah, NJ.

Jordan, P.W., Thomas, B., Weerdmeester, B.A., and McClelland, I.L. (1996), *Usability Evaluation in Industry*, Taylor & Francis, London.

Karwowski, W. and Marras, W.S. (1998), *The Occupational Ergonomics Handbook*, CRC Press, Boca Raton, FL.

Karwowski, W. (2001), *International Encyclopedia of Ergonomics and Human Factors*, Vols. I–III, Taylor & Francis, London.

Kirwan, B. (1994), *A Guide to Practical Human Reliability Assessment*, Taylor & Francis, London.

Kirwan, B. and Ainsworth, L. (1992), *A Guide to Task Analysis*, Taylor & Francis, London.

Meister, D. (1989), *Conceptual Aspects of Human Factors*, Johns Hopkins University Press, Baltimore, MD.

Murrell, K.F.H. (1965), *Human Performance in Industry*, Reinhold Publishing, New York.

Salvendy, G. (1997), *Handbook of Human Factors and Ergonomics*, 2nd ed., Wiley, New York.

Sanders, M.S. and McCormick, E.J. (1993), *Human Factors Engineering and Design*, McGraw-Hill, New York.

Schraagen, J.M., Chipman, S., and Shalin, V. (1999), *Cognitive Task Analysis, Lawrence Erlbaum Associates*, Mahwah, NJ.

Seamster, T.L., Redding, R.E., and Kaempf, G.L (1997), *Applied Cognitive Task Analysis in Aviation*, Avebury, Aldershot, U.K.

Shepherd, A. (2001), *Hierarchical Task Analysis*, Taylor & Francis, London.

Stanton, N.A. (1998), *Human Factors in Consumer Product Design*, Taylor & Francis, London.

Stanton, N.A. and Young, M. (1998), Is utility in the mind of the beholder? A review of ergonomics methods, *Appl. Ergonomics*, 29, 41–54.

Stanton, N.A. and Annett, J. (2000), Future directions for task analysis, in *Task Analysis*, Annett, J. and Stanton, N.A., Eds., Taylor & Francis, London, pp. 229–234.

Stanton, N.A. and Young, M.S. (1999), *A Guide to Methodology in Ergonomics*, Taylor & Francis, London.

Wilson, J.R. (1995), A framework and context for ergonomics methodology, in *Evaluation of Human Work*, 2nd ed., Wilson, J.R. and Corlett, E.N., Eds., Taylor & Francis, London, pp. 1–39.

Wilson, J.R. and Corlett, E.N. (1995), *Evaluation of Human Work*, 2nd ed., Taylor & Francis, London.

Métodos físicos

2

Métodos físicos

Alan Hedge
Cornell University

Referências

O uso de métodos físicos para avaliar como o trabalho está sendo executado é decisivo para o trabalho de muitos ergonomistas. Os métodos incluídos nesta seção podem ser utilizados para obter dados de fiscalização essenciais para o gerenciamento dos riscos de lesão no trabalho. Geralmente, aceita-se que muitas lesões musculoesqueléticas iniciam-se com o trabalhador sentindo um desconforto. Se ignorado, os fatores de risco responsáveis por ele eventualmente conduzirão a um aumento na gravidade dos sintomas, e o que começa com um leve desconforto torna-se, aos poucos, mais intenso e serão experimentados latejamentos e dores. Caso não haja verificação, as dores que sinalizam algum trauma cumulativo podem eventualmente resultar em injúria musculoesquelética real, tais como: tendinite, tenossinovite ou séria compressão nervosa, como a síndrome do túnel do carpo. As sensações de desconforto são sinais corporais iniciais de que alguma característica da atividade laboral deve ser alterada. O desconforto também afetará adversamente o desempenho no trabalho pela diminuição da quantidade ou da qualidade, ou ambas, por meio de taxas de erro crescentes. A redução dos níveis de desconforto de fato diminui o risco de ocorrência de lesão. Em consequência, as alterações nos níveis de desconforto podem também ser utilizadas para medir o êxito do *design* de um produto ergonômico ou da implementação de um programa de intervenção ergonômica.

Serão apresentados três métodos (Capítulos 3 a 5) que podem ser utilizados para avaliar os níveis de desconforto musculoesquelético entre trabalhadores. Todos eles utilizam pesquisas de autoquestionário para quantificar o desconforto, já que este não pode ser observado direta ou objetivamente mensurado. Os métodos são representativos da série de métodos acessíveis ao ergonomista nesta seção, que não apresenta um conjunto abrangente de todos os métodos disponíveis para avaliar desconforto. Outros deles estão citados nos capítulos e diversos estão incluídos nesta seção. Os três métodos escolhidos apresentados aqui são PLIBEL, pesquisas sobre desconforto do U.S. National Institute of Occupational Safety and Health (NIOSH) e a Dutch Muscoloskeletal Survey.

O PLIBEL é um dos mais novos métodos desenvolvidos para medir o grau de desconforto musculoesquelético de um trabalhador. Ele abrange um *checklist* de itens derivados de uma revisão compreensiva da literatura ergonômica e permite aos trabalhadores avaliarem sistematicamente riscos ergonômicos no local de trabalho associados a cinco regiões corporais completando esse *checklist*. É possível fazer uma avaliação completa para uma ou mais tarefas. Os resultados do PLIBEL podem servir como base para discussões ou melhorias para o *design* de trabalho. PLIBEL está disponível em diversos idiomas.

Os questionários sobre desconforto NIOSH têm sido utilizados extensivamente em estudos nos EUA para danos ergonômicos. Este método de autoquestionário permite ao ergonomista avaliar facilmente as mensurações do desconforto, tais como a intensidade, a frequência e a duração do desconforto, nas diversas áreas corporais. Esse capítulo também dá uma lista completa dos relatórios de pesquisa NIOSH.

A Dutch Muscoloskeletal Survey representa uma das mais abrangentes e completas medições validadas sobre desconforto musculoesquelético. Ela existe no formato resumido e completo, dependendo da intenção da sua utilização. Inclui uma série de escalas que lidam com uma ampla extensão de lesões ergonômicas no local de trabalho e, dessa forma, o ergonomista pode escolher as escalas relevantes. Um *software* analítico também está disponível para essa pesquisa, apenas em holandês, no momento.

Outros questionários para pesquisa também estão disponíveis para os pesquisadores, tais como o Cornell Musculoskeletal Discomfort Survey (Hedge et al., 1999); o Standardized Nordic Questionnaire (SNQ), que tem como foco as queixas álgicas no corpo como um todo, na lombar e na cervical/ombros (Kuorinka et al., 1987); e uma revisão mais recente dele (Dickinson et al., 1992) chamada de Nordic Musculoskeletal Questionnaire (NMQ). Esses instrumentos podem ser autoaplicados ou ministrados pelo entrevistador.

Embora os autorrelatos sobre desconforto forneçam uma valiosa informação ao ergonomista, eles são incomuns e exigem algum esforço por parte do trabalhador para responder a várias questões, o que pode atrapalhar as atividades laborais. Há um considerável valor no uso de métodos discretos para medir os riscos de lesão. Consequentemente, diversos métodos foram desenvolvidos para avaliar de forma sistemática a postura do trabalhador enquanto executa sua atividade. A postura é um reflexo observável da atividade musculoesquelética e todos esses métodos permitem ao ergonomista avaliar os riscos somente pela observação sistemática. Isso significa que as análises ergonômicas podem ser desempenhadas em registros visuais dos postos de trabalho, tais como vídeos ou fotografias. Assume-se que cada segmento do corpo se movimente através de uma amplitude de movimento, chamada "zona neutra", dentro da qual os estresses anatômicos e o esforço excessivo são insuficientes para iniciar um processo lesional. No entanto, quanto mais longe o trabalhador se movimenta para fora de sua zona neutra, maior é o risco de lesão, principalmente quando esses movimentos são repetidos com frequência e/ou mantidos por longos períodos. Esses métodos de observação de postura podem também oferecer a vantagem de permitir que posturas de alto risco sejam prontamente identificadas para uma ação corretiva, frequentemente antes até que o trabalhador tenha sido exposto por tempo suficiente para desenvolver um desconforto musculoesquelético. Assim, quando corretamente utilizados, os métodos de segmentação postural fornecem uma capacidade precoce de detecção de risco maior do que as pesquisas sobre desconforto.

Quatro métodos (Capítulos 6 a 9) apresentados provê ao ergonomista um excelente arsenal de ferramentas para avaliação postural. O Quick Exposure Checklist tem um alto nível de sensibilidade e utilidade, pois permite uma avaliação rápida de exposição a riscos para distúrbios osteomusculares relacionados ao trabalho. Este método tem a vantagem de poder ser utilizado para analisar interações entre vários riscos no posto de trabalho, mesmo por avaliadores relativamente inexperientes. Os métodos de segmentação postural RULA e REBA são provavelmente os mais conhecidos para uma rápida análise dos riscos. O método RULA é bem adaptado para analisar trabalho sedentário, como trabalho no computador. O método REBA é ideal para avaliação rápida de trabalho em pé. Ambos os métodos têm sido muito utilizados em estudos de pesquisa ergonômica e também na avaliação do impacto das mudanças no *design* do local de trabalho sobre a postura corporal. O índice de esforço é um método mais abrangente, que focaliza especificamente nos riscos de desenvolvimento de desordens musculoesqueléticas nas extremidades superiores distais, isto é, lesões no cotovelo, antebraço, punho e mão. Todos esses métodos podem ser utilizados para avaliar riscos posturais globais e/ou aqueles para segmentos específicos.

Outros métodos semelhantes de segmentação postural, tais como Ovako Working Posture Analysis System (OWPAS) (Karhu et al., 1977) e o método Portable Ergonomics Observation (PEO) (Fransson-Hall et al., 1995) não foram incluídos, porém, podem também ser utilizados. O OWPAS envolve uma observação direta e amostragem das tarefas utilizando um sistema de codificação da postura de todo o corpo para estimar os riscos de lesão. O método *PEO* registra posturas da mão, do pescoço, tronco e dos joelhos e também avalia atividades com a movimentação no manuseio de cargas, tais como o carregamento. As observações em tempo real são diretamente registradas em um computador. Os ergonomistas podem utilizar métodos de segmentação postural para medir o sucesso de qualquer alteração ergonômica no *design* do equipamento, no *layout* de um posto de trabalho e na capacidade de quantificar as alterações com probabilidade de risco de lesão. Isso pode ser um auxílio valioso para uma decisão de gerenciamento. Com o advento dos assistentes pessoais digitais de mão (PDAs), o ergonomista pode carregar com facilidade um extenso *kit* de ferramentas em ergonomia para qualquer local de trabalho e gerar análises quase instantâneas e relatórios, como é mostrado no Capítulo 10, que discute o uso dos PDAs.

A mensuração do esforço no trabalho e da fadiga foi uma das mudanças mais recentes que os ergonomistas enfrentaram, e esta mudança permanece até hoje. Embora o desempenho de trabalho em posturas mais alteradas invariavelmente exija mais esforço muscular, o que por sua vez acelera a fadiga muscular, nenhum dos métodos utilizados para avaliar desconforto ou postura realmente rende informações sobre o grau de esforço de trabalho ou sobre o nível de fadiga acumulada que poderia aumentar o risco de lesão. Dois métodos incluídos quantificam o esforço e a fadiga. A escala de índices de esforço percebido de Borg (Capítulo 11) fornece um método fisiologicamente validado para quantificar o esforço envolvido no desempenho de trabalho físico. O Método de Avaliação de Fadiga Muscular (Capítulo 12) caracteriza o desconforto e identifica as formas pelas quais os trabalhadores mudam seu comportamento na tentativa de lidar com a fadiga acumulada. Ambos os métodos são de grande valor para o *design* bem-sucedido de tarefas físicas, de modo que a quantidade ou a qualidade do desempenho de trabalho não se alterem ao longo de uma jornada laboral e que o trabalhador não tenha a experiência das exigências físicas ou da fadiga, que podem aumentar os riscos de uma lesão ou acidente.

As avaliações de desconforto, postura no trabalho e esforço fornecem valiosos *insights* dentro dos possíveis riscos de lesão no posto de trabalho. No entanto, tais abordagens não auxiliam necessariamente a prevenção dos riscos de lesões potencialmente agudas, tais como os comprometimentos da coluna, e não estabelecem limites seguros no trabalho ou predizem como as mudanças em uma tarefa impactarão no nível de segurança. As lesões da coluna vertebral são responsáveis por até 50% das lesões musculoesqueléticas nos EUA, custando à economia norte-americana até US$ 60 bilhões a cada ano (NAS, 2002). As pesquisas em ergonomia têm sido empreendidas para estabelecer limites seguros para o trabalho de carregamento. Dois métodos para avaliar riscos de lesão da coluna vertebral são apresentados aqui. Utilizando uma abordagem psicofísica para avaliar força, as tabelas de Snook (Capítulo 13) estabelecem limites de peso seguros para homens e mulheres que desempenham tarefas como levantar, empurrar e puxar no trabalho. Elas fornecem ao ergonomista um método rápido para avaliar o potencial de lesão de uma tarefa específica de trabalho que envolva essas ações. As tabelas Mital são um método semelhante para determinar limites de levantamento (Mital, 1984), e tabelas revistas foram introduzidas em 1989 para lidar também com tarefas de levantamento assimétricas e situações de levantamento confinadas (Mital, 1989; Mital, 1992). Entretanto, as tabelas Snook serão apresentadas aqui porque elas também estabelecem o máximo aceitável para levantar e abaixar, além das potências máximas para tarefas de empurrar, puxar e carregar.

Um método preditivo para determinar os riscos de lesão na coluna vertebral foi lançado pelo NIOSH em 1981 e foi submetido à revisão substancial e reforço desde então, com uma equação revista tendo sido introduzida em 1991. A equação de levantamento NIOSH não foi incluída porque é muito utilizada e um método bastante conhecido (ver http://www.cdc.gov/niosh/94-110.html), e a equação de levantamento não considera o movimento no momento de levantar e não utiliza qualquer mensuração da sobrecarga real da coluna vertebral. O mais recente método, Lumbar Motion Monitor, descrito no Capítulo 14, foi desenvolvido para superar essas limitações da equação NIOSH ao fornecer uma avaliação mais direta dos componentes dinâmicos dos riscos de disfunções lombares no trabalho.

Os dois métodos finais que são descritos, OCRA e MAPO (Capítulos 15 e 16), são os mais abrangentes, ainda que de algum modo eles sejam mais complexos e demorados. O índice OCRA é um método analítico detalhado com confiabilidade, que pode ser usado para predizer os riscos de lesões no membro superior em populações expostas de trabalhadores. O índice OCRA pode também ser utilizado como base para identificar oportunidades para *redesign* de tarefa e/ou de estação de trabalho, como um meio de avaliar o sucesso de quaisquer intervenções. O método MAPO foi desenvolvido para analisar locais de trabalho como centros de saúde, especialmente aqueles postos nos quais os trabalhadores estão envolvidos no cuidado e no manejo de pacientes com necessidades especiais, pacientes plégicos e usuários de cadeiras de rodas. O trabalho da Enfermagem envolve o manejo do paciente e apresenta maiores riscos para o desenvolvimento de uma lesão da lombar; sem atenção ergonômica, essa situação pode piorar conforme a força de trabalho de enfermagem envelhece e a população de pacientes fica mais pesada. Diferente da maioria dos outros métodos físicos, o MAPO também incorpora uma avaliação do ambiente no qual o trabalho está sendo desempenhado.

O alcance e o escopo dos métodos descritos nesta seção fornecem ao leitor ferramentas para empreender uma série de estudos, incluindo uma investigação epidemiológica ergonômica, avaliações de programas ergonômicos e intervenções de *design*, fiscalização dos perigos ergonômicos no posto de trabalho e a detecção e quantificação de exposições a estressores ergonômicos adversos no local de trabalho. Com todas essas ferramentas, o ergonomista ficará bem posicionado para armar sistematicamente uma ampla gama de questões no local de trabalho e para implementar soluções eficazes aos problemas que serão descobertos.

Referências

Dickinson, C.E., Campion, K., Foster, A.F., Newman, S.J., O'Rourke, A.M.T., and Thomas, P.G. (1992), Questionnaire development: an examination of the Nordic Musculoskeletal Questionnaire, *Appl. Ergonomics*, 23, 197–201.

Fransson-Hall, C., Gloria, R., Kilbom, A., Winkel, J., Larlqvist, L., and Wiktorin, C. (1995), A portable ergonomic observation method (PEO) for computerized online recording of postures and manual handling, *Appl. Ergonomics*, 26, 93–100.

Hedge, A., Morimoto, S., and McCrobie, D. (1999), Effects of keyboard tray geometry on upper body posture and comfort, *Ergonomics*, 42, 1333–1349; see also http://ergo.human.cornell.edu/ahmsquest.html.

Karhu, O., Kansi, P., and Kuorinka, I. (1977), Correcting working postures in industry: a practical method for analysis, *Appl. Ergonomics*, 8, 199–201.

Kuorinka, I., Jonsson, B., Kilbom, A., Vinterberg, H., Biering-Sorensen, F., Andersson, G., and Jorgensen, K. (1987), Standardised Nordic questionnaires for the analysis of musculoskeletal symptoms, *Appl. Ergonomics*, 18, 907–916.

Mital, A. (1984), Comprehensive maximum acceptable weight of lift database for regular 8-hr workshifts, *Ergonomics*, 27, 1127–1138.

Mital, A. (1989), Consideration of load asymmetry, placement restrictions, and type of lifting in a design database for industrial workers, *J. Safety Res.*, 20, 93–101.

Mital, A. (1992), Psychophysical capacity of industrial workers for lifting symmetrical and asymmetrical loads symmetrically and asymmetrically for 8 h work shifts, *Ergonomics*, 35, 745–754.

National Academy of Sciences (NAS) (2001), Musculoskeletal disorders and the workplace: low back and upper extremities, National Academy Press, Washington, D.C.

3

PLIBEL – o método designado para identificação de perigos ergonômicos

Kristina Kemmlert
National Institute for Working Life

3.1 *Background* e aplicações

O Swedish Work Environment Act estipula que o empregador deve investigar os danos ocupacionais, elaborar planos de ação, organizar e avaliar modificações de tarefa. Por isso é também de interesse do departamento de inspeção de trabalho do governo estudar as condições e melhorias no local de trabalho.

O "método para identificação dos fatores de estresse musculoesquelético que podem ter efeitos deletérios" (PLIBEL) foi designado para apontar tais necessidades (Quadro 3.1). O PLIBEL foi utilizado em diversos estudos, em trabalho ergonômico prático interno e como uma ferramenta educativa. Além disso, foi apresentado em várias partes do mundo e traduzido em diversos idiomas (Kemmlert, 1995, 1996a, 1997).

Ele é uma ferramenta simples com um *checklist* destinada a destacar os riscos musculoesqueléticos na relação com as investigações do posto de trabalho. Aspectos de tempo, assim como as considerações ambientais e organizacionais, também são considerados como fatores modificadores.

O *checklist* foi elaborado de modo que os itens normalmente verificados em uma avaliação dos perigos ergonômicos do local de trabalho são enumerados e relacionados com as cinco regiões corporais (Quadro 3.1). Somente as características específicas de trabalho, definidas e documentadas como perigos ergonômicos em trabalhos científicos ou livros, são relacionados (Tabelas 3.1 e 3.2). Sempre que uma questão é relevante para determinada região do corpo e/ou se a documentação não foi encontrada na literatura, ela é representada por um campo cinza no *checklist* e necessita ser respondida.

A lista foi feita em 1986 e, desde então, as novas referências têm sido lidas continuadamente, e a lista, atualizada. Em sua maioria, elas apenas adicionam conhecimento à lista original, que consequentemente não foi modificada.

QUADRO 3.1 O formulário PLIBEL.

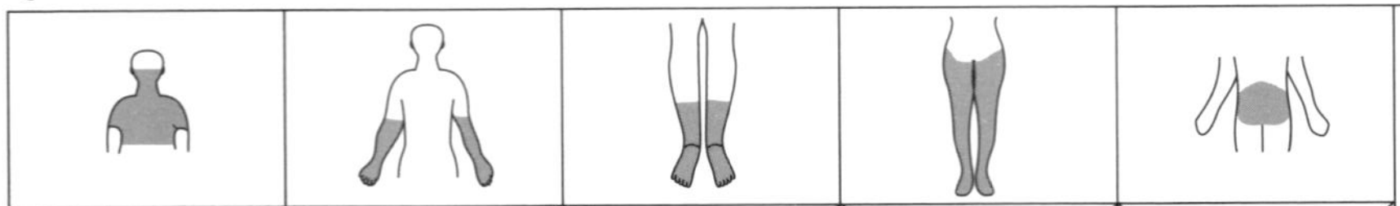

pescoço/ombros, parte superior do dorso	cotovelos, antebraços, mãos	pés	joelhos e quadril	lombar inferior	Kemmlert, K. e Kilbom, A. (1986) *National Board of Occupational Safety and Health Research Department*, Work Physiology Unit 17184 Solna, Suécia
		1.	1.	1.	1. A superfície em que se caminha é desigual, inclinada, escorregadia ou não resiliente?
2.	2.	2.	2.	2.	2. O espaço é muito limitado para movimentos ou materiais do trabalho?
3.	3.	3.	3.	3.	3. As ferramentas e os equipamentos são inadequadamente designados para o trabalhador ou a tarefa?
4.				4.	4. A altura do local de trabalho está ajustada incorretamente?
5.				5.	5. A cadeira de trabalho tem um *design* ruim ou um ajuste incorreto?
		6.	6.	6.	6. (Se o trabalho for executado em pé) Não há possibilidade alguma de sentar e descansar?
		7.	7.		7. O trabalho desempenhado é fatigante para os pés?
		8. a ____ b ____ c ____	8. a ____ b ____ c ____	8. a ____ b ____ c ____	8. O trabalho desempenhado é fatigante para as pernas, por ex.: a) subir repetidamente em um banquinho, degrau etc.? b) saltos repetidos, agachamento prolongado ou ajoelhado? c) frequentemente uma perna está sendo mais utilizada para sustentar o corpo?
9. a ____ b ____ c ____ d ____				9. a ____ b ____ c ____ d ____	9. O trabalho desempenhado é repetido ou mantido quando a coluna está: a) levemente inclinada à frente? b) severamente inclinada à frente? c) inclinada lateralmente ou levemente rodada? d) severamente rodada?
10. a ____ b ____ c ____ d ____					10. O trabalho desempenhado é repetido ou mantido quando o pescoço está: a) flexionado para a frente? b) inclinado lateralmente ou levemente rodado? c) severamente rodado? d) estendido para trás?
11. a ____ e ____ b ____ f ____ c ____ g ____ d ____				11. a ____ e ____ b ____ f ____ c ____ g ____ d ____	11. Os pesos são carregados manualmente? Relate fatores importantes como: a) períodos de levantamento contínuo; e) manuseio além do comprimento do antebraço; b) peso da carga; f) manuseio abaixo da altura dos joelhos; c) debilidade ao apreender o peso; g) manuseio acima da altura dos ombros. d) difícil acesso à carga no início ou no final do movimento;
12.	12.			12.	12. O manuseio das cargas é repetido, mantido ou desconfortavelmente carregado, empurrado ou puxado?
13.					13. O trabalho é mantido quando um braço atinge a frente ou a lateral do corpo sem apoio?
14. a ____ b ____	14. a ____ b ____				14. Há repetição de: a) semelhantes movimentos de trabalho? b) semelhantes movimentos de trabalho, além da distância de alcance confortável?
15. a ____ b ____	15. a ____ b ____				15. O trabalho manual desempenhado é repetido ou mantido? Relate os fatores importantes como: a) peso dos materiais ou ferramentas de trabalho; b) modo inábil para segurar materiais de trabalho ou ferramentas.
16.					16. Há grandes exigências da capacidade visual?
	17. a ____ c ____ b ____ d ____				17. O trabalho repetido, com o antebraço e a mão, é desempenhado com: a) movimentos de torção? c) posições desconfortáveis para a mão? b) movimentos forçados? d) interruptores ou teclados?

Método de aplicação

- Encontre a região do corpo lesionada.
- Acompanhe os espaços em branco à direita.
- As tarefas de trabalho contêm qualquer um dos fatores descritos?
- Se a resposta for afirmativa, marque no local apropriado.

Leve esses fatores também em consideração:

a) a possibilidade de fazer intervalos e pausas;
b) a possibilidade de escolher a ordem e o tipo de tarefas de trabalho ou ritmo de trabalho;
c) se a tarefa é desempenhada sob exigências de tempo ou estresse psicológico;
d) se o trabalho pode ter situações incomuns ou inesperadas;
e) presença de frio, calor, silêncio, ruído ou condições visuais problemáticas;
f) presença de trepidações ou vibrações.

Tabela 3.1 *Background* documentado pelo PLIBEL. As referências, conforme numeradas na nota de rodapé, são dadas para cada fator de risco em relação às regiões do corpo, como no formulário PLIBEL. Entretanto, nota-se que nesta apresentação a distribuição é feita pelas quatro regiões corporais. Quadris, joelhos e pés são combinados na tabela.

Item	Pescoço/ombros parte superior do dorso	Cotovelos, antebraços, mãos	Quadris, joelhos, pés	Lombar
1			40 49 63	49 63
2	11 12	11 12	2	2 15 30
3	1 3 7 9 11 12 21	7 9 18 60	30	3 9 15
4	1 3 9 11 12 21			3 9 15 30
5	3 9 11 12 21			3 9 30
6			15 28 38 49	28
7			38	
8a			38	44
8b			8 19 38	28
8c			8 38	39
9a	36			15 26 39 56
9b	36			15 26 39 48 56
9c	36			15 26 39 48 56
9d	36			15 26 39 48 56
10a	10 11 12 14 36 57 62			
10b	12 36 55 62			
10c	12 36 55 62			
10d	29 62			
11a	23 43 47 55 58 61			48 56
11b	21 23 34 43 57			48 56
11c	7			53
11d	44			15 26 48 56
11e	21 57			15 38 48
11f	53			15 26 56
11g	21 34 41 47 57			48 56
12	17 54	23		58 54 56
13	1 4 11 14 29 47 62			
14a	4 11 14 16 21 34 37	16 23 31 52 58 61		
14b	1 4 14 21 29 62	1 4 14 21 55 62		
15a	1 21 34 41 57 62	1 18 31 52 55 58		
15b	1 7	18 23 31 52 58 60		
16	1 11 22 33			
17a		23 31 52 58 60 61		
17b		16 23 31 52 60 61		
17c		16 23 31 52 60 61		
17d		11 55		

Artigos originais

1 Aaras 1987
2 Anderson 1984
3 Bhatnager et al. 1985
4 Bjelle et al. 1981
5 Bovenzi 1991
6 Chen 1991
7 Drury 1985

8 Felson 1988
9 Grandjean et al. 1983
10 Harms-Ringdahl 1986
11 Hünting et al. 1980
12 Hünting et al. 1981
13 Johansson and Aronsson 1980
14 Jonsson et al. 1988
15 Keyserling et al. 1988
16 Kilbom 1994a
17 Kilbom et al. 1984

18 Kilbom et al. 1991
19 Kivimaki et al. 1992
20 Kjellberg et al. 1992
21 Kvarnström 1983
22 Laville 1968
23 Luopajärvi et al. 1979
24 Magnusson 1991
25 Mathiassen 1993
26 Punnett et al. 1991
27 Riihimaki 1990

28 Ryan 1989
29 Sakakibara et al. 1987
30 Shute e Starr 1984
31 Silverstein et al. 1986
32 Sköldström 1987

33 Starr et al. 1985
34 Stenlund et al. 1993
35 Sundelin 1992
36 Tola et al. 1988
37 Vanden Bossche e Lahaye 1984
38 Vingard et al. 1991
39 Vink et al. 1992
40 Winkel e Ekblom 1982
41 Örtengren et al. 1982

Artigos de revisão e livros

42 Bongers et al. 1993
43 Chaffin 1973
44 Chaffin e Andersson 1984
45 Enander 1984
46 Gerune et al. 1993
47 Hagberg e Wegman 1987
48 Jørgensen e Biering-Sørensen 198
49 Jørgensen et al. 1993
50 Karasek e Theorell 1990
51 Lloyd 1986
52 Mital e Kilbom 1992
53 Mital et al. 1993

54 Pedersen et al. 1992
55 Rempel et al. 1992
56 Riihimaki 1991
57 Sommerich et al. 1993

58 Stock 1991
59 Sundström-Frisk 1990
60 Tichamer 1978
61 Wallace e Buckle 1987
62 Winkel e Westgaard 1992
63 Hansen, Winkel e Jörgensen 1998

Tabela 3.2 *Background* documentado para fatores modificadores (para referências, ver nota de rodapé da Tabela 3.1)

Também leve esses fatores em consideração:									
A possibilidade de fazer intervalos e pausas	21	25	35	50	57	59	61		
A possibilidade de escolher a ordem e o tipo de tarefas de trabalho ou ritmo de trabalho.	13	21	35	50	57				
Se o trabalho pode ter situações incomuns ou inesperadas.	13	21	35	42	50	59	61		
Presença de:	34	38	50	56					
frio;	6	45	51						
calor;	32	53							
silêncio;	35	36							
ruído;	20								
condições visuais problemáticas;	1	11	22	33	61				
agitações, trepidação ou vibrações.	5	24	34	37	46	48	52	54	56

Somente uma – sobre quadris, joelhos, pé e a região espinhal baixa – apresenta um novo tipo de informação pesquisada e, portanto, foi inserida na documentação do *background* (Tabela 3.1).

3.2 Procedimento

Uma avaliação de local de trabalho utilizando PLIBEL inicia-se com uma entrevista com o empregado e uma observação preliminar. As avaliações focam-se nas partes representativas do trabalho, ou seja, nas tarefas que são conduzidas na maior parte das horas trabalhadas e nas atividades que o trabalhador e/ou observador consideram particularmente estressante ao sistema musculoesquelético. Assim, diversos formulários PLIBEL tem de ser preenchidos para cada trabalhador. As avaliações devem ser relacionadas à capacidade do indivíduo observado. As formas incomuns ou pessoais de executar uma tarefa também são registradas.

Quando há um perigo ergonômico observado, a área numerada no formulário é marcada ou um curto relato é feito. No relatório final, no qual as respostas dicotômicas brutas são arrumadas em ordem de importância, as citações da lista de perigos ergonômicos podem ser utilizadas. Os fatores modificadores – duração e quantidade de fatores ambientais e organizacionais – são levados então em consideração (Quadro 3.1).

Geralmente o PLIBEL é utilizado para identificar fatores de risco de lesão musculoesquelética para uma região específica do corpo e apenas as questões relevantes àquela região corporal precisam ser respondidas. Em casos nos quais uma aplicação mais geral é desejada, toda a lista é utilizada e o resultado pode ser referente a uma ou mais regiões do corpo.

Para utilizar o PLIBEL, primeiramente, localize a região acometida, depois, acompanhe os espaços em branco para a direita e marque quaisquer fatores para a tarefa de trabalho. A avaliação continuada é mais difícil, já que exige consideração das questões de a até f (Quadro 3.1). Elas podem tanto melhorar quanto minimizar o problema. Os riscos adicionais evidentes, não mencionados no *checklist,* são anotados e dirigidos.

Por exemplo, não há critérios de duração para um registro PLIBEL e os eventos pesados, porém, os de curta duração e/ou raros também podem ser registrados. De fato, a finalidade da entrevista com o trabalhador, que precede a observação, é apontar cada aspecto da tarefa.

Uma abordagem participativa deste tipo já foi também sugerida por outros autores (por ex. Drury, 1990), que recomendam que observadores falem com operadores para perceberem o que é importante. Se somente indivíduos e trabalho "normais" são escolhidos para avaliações, muitas condições incomuns que são capazes de constituir maiores danos podem ser esquecidas.

Um manual (material não publicado) foi compilado para fornecer um *background* científico para cada item e auxiliar na identificação do ponto de corte para respostas "sim" ou "não". Isso facilita as avaliações, que devem ser executadas por observadores experientes e com vasto conhecimento. Para que o *checklist* seja de fácil utilização e aplicável a diversas situações, as questões são básicas.

A análise de possíveis danos ergonômicos é feita no local de trabalho, e somente a informação relevante de risco com base na avaliação é considerada. As questões identificadas como riscos são organizadas em ordem de importância. O relatório final dá uma interpretação das condições ergonômicas de trabalho, começando com os movimentos e posturas mais fatigantes.

3.3 Vantagens

O método PLIBEL é um método de avaliação geral, ou seja, não destinado a quaisquer ocupações ou tarefas específicas. Ele observa uma parte, ou o todo, e resume a identificação real dos danos ergonômicos em poucas frases.

É simples e projetado para uma avaliação inicial. Para inspetores de trabalho e outros inspetores de muitas tarefas diárias, estar equipado e bem familiarizado com o *checklist* com certeza é o suficiente.

PLIBEL é um método investigativo inicial para o observador do posto de trabalho identificar riscos ergonômicos, e isto pode ser suprido por outras mensurações, como peso e tempo ou citações/observações de outros estudos.

Embora seja tentador adicionar outros itens ao *checklist* para obter uma medida simples e quantitativa das condições ergonômicas após uma avaliação do local de trabalho, o PLIBEL não pode ser modificado ou utilizado desta forma. Prejuízos ergonômicos diferentes não apresentam uma influência idêntica sobre a lesão do trabalhador, e certos problemas podem aparecer com mais de um fator danoso no *checklist.*

3.4 Desvantagens

O PLIBEL é um método de avaliação geral e não destinado a ocupações ou tarefas específicas. Muitos outros métodos são destinados a uma ocupação ou região corporal específicos e podem registrar respostas mais detalhadas. Se necessário, esses métodos mais específicos podem facilmente ser utilizados para completar as questões do PLIBEL.

3.5 Exemplo

A análise PLIBEL da seguinte tarefa (Figura 3.1) revela que a atividade implica um risco de estresse musculoesquelético para a região lombar em decorrência de uma superfície de caminhar não resiliente, ferramentas e equipamentos inadequadamente planejados e a falta de qualquer possibilidade para sentar e descansar. O trabalho repetitivo e permanente é desempenhado com a coluna levemente flexionada para frente, inclinada para as laterais e levemente torcida. As cargas são levantadas manual, repetida e frequentemente acima dos ombros. Note que a ordem do texto foi expressa de modo a demonstrar primeiro a região corporal mais exposta e as condições ambientais e instrumentais. A segunda sentença acima dá "as respostas" com base no corpo, acompanhada de uma descrição de um modo fatigante, e talvez individual, de desempenhar uma tarefa.

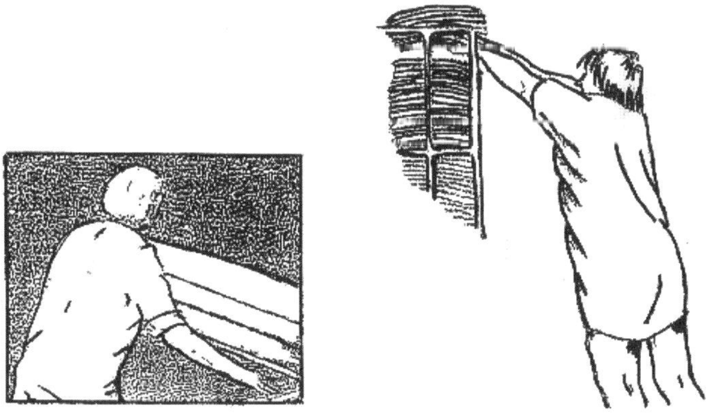

FIGURA 3.1 Exemplo de uma tarefa com riscos ergonômicos na postura, analisada através do PLIBEL.

3.6 Métodos relacionados

Para fornecer um instrumento de referência para o PLIBEL, foi elaborado e disponibilizado um inventário científico sobre fatores de risco ocupacionais. Foram analisados os artigos originais, artigos de revisão e livros. Após uma revisão completa da literatura, o procedimento alemão de análise ergonômica AET (Arbeitswissenschaftliche Erhebungsverfahren zur Tätigkeitsanalyse) foi escolhido como referência para as pesquisas de campo (Rohmert e Landau, 1983).

Como o PLIBEL, o AET é aplicável a todos os tipos de tarefas ocupacionais. Ele abrange os postos de trabalho, ferramentas e objetos, grau de repetitividade, organização de trabalho, exigências cognitivas e fatores ambientais, tais como: condições visuais, ruído e vibração. Mas enquanto o AET analisa todos os componentes em um sistema "homem no trabalho", o PLIBEL tem foco em um fenômeno extremo: a ocorrência de um risco ergonômico.

Dois pesquisadores, cada um utilizando o AET e PLIBEL e aplicando-os em muitas avaliações de locais de trabalho, identificaram 18 itens correspondentes nos dois métodos. Para o PLIBEL, somente respostas dicotômicas são utilizadas, ao passo que códigos de vários níveis em etapas de 0 a 5 são aplicados no AET. Para cada um dos itens, o nível correspondente entre os dois métodos foi identificado. Ambos os métodos foram depois utilizados simultaneamente para observações de um total de 25 trabalhadores, homens e mulheres, em diferentes atividades.

Quando os resultados do PLIBEL e AET foram comparados, a concordância entre os itens correspondentes foi considerável. No entanto, as modificações das pontuações AET para uma codificação dicotômica não poderia eliminar completamente as diferenças entre os métodos. Em concordância com essas finalidades, o PLIBEL foi mais sensível aos danos ergonômicos.

3.7 Normas e regulamentações

O PLIBEL foi desenvolvido para atender às necessidades de um método padronizado e prático para a identificação de danos ergonômicos e para uma avaliação inicial de fatores de risco. Uma ferramenta de triagem ergonômica foi sugerida por outros pesquisadores como um instrumento viável para a avaliação de condições ergonômicas em locais de trabalho.

Além disso, é de grande valor ter um método sistemático de avaliação quando se faz acompanhamentos e análises de como a intervenção, após o início de lesões ocupacionais musculoesqueléticas, poderia ter sido mais eficiente.

O PLIBEL segue as normas e regulamentações atuais e, embora seja um método autoexplicativo, registrando somente um nível dicotômico, ele exige um sólido entendimento de ergonomia. Para utilizar o método habilmente, é recomendado ter certo grau de prática.

3.8 Tempo aproximado de treinamento e de aplicação

Identificar uma situação inadequada não é difícil, como também não há dificuldade de encontrar uma situação assim com o auxílio de um *checklist*. O PLIBEL é de rápida aplicação e de fácil compreensão, e os usuários ficarão familiarizados com a ferramenta dentro de horas. No entanto, embora o PLIBEL seja um método de avaliação subjetiva autoexplicativa que faz julgamentos dicotômicos sobre riscos, ele exige um entendimento ergonômico sólido e, para um manuseio hábil, requer prática.

3.9 Confiabilidade e validade

Um estudo da confiabilidade e validade do método foi executado de acordo com Carmines e Zeller (1979); ele foi testado (Kemmlert, 1995) para:

Validade do construto
Validade dos critérios
Confiabilidade
Aplicabilidade

A concordância entre itens correspondentes foi considerável e a confiabilidade interobservador resultou em valores *kappa*, expressando concordância de leve a moderada sobre as seguintes questões:

O conteúdo do PLIBEL e o conjunto de itens são consistentes com as expectativas teóricas derivadas?

A ocorrência de critérios (dano ergonômico) pode ser validada pela comparação com outro método? Os resultados de diferentes usuários do método PLIBEL são consistentes na observação da mesma situação de trabalho?

Como o método foi utilizado? Quais são as experiências?

O PLIBEL foi traduzido em diversos idiomas, incluindo inglês, holandês, francês, espanhol (Serratos-Pérez e Kemmlert, 1998) e grego (Serratos-Pérez e Kemmlert, 1998).

Os achados observacionais forneceram uma base para melhores recomendações, para discussão de problemas ergonômicos e para a educação no local de trabalho. Além disso, o PLIBEL tem sido utilizado para educação ergonômica tanto na indústria como no sistema escolar sueco.

3.10 Ferramentas necessárias

Papel, lápis, régua dobrável e uma câmera são suficientes para observações ordinárias no posto de trabalho e para identificação inicial de danos ergonômicos.

Referências

Carmines, E.G. and Zeller, R.A. (1979), *Reliability and Validity Assessment*, Sage Publications, London, pp. 1–71.

Drury, C.G. (1990), *Evaluation of Human Work*, Wilson, J.R. and Corlett, E.N., Eds., Taylor & Francis, London, pp. 35–57.

Kemmlert, K. (1995), A method assigned for the identification of ergonomic hazards – PLIBEL, *Appl. Ergonomics*, 126, 199–211.

Kemmlert, K. (1996a), Prevention of occupational musculo-skeletal injuries, *Scand. J. Rehabil. Med.*, Suppl. 35, 1–34.

Kemmlert, K. (1996b), New Analytic Methods for the Prevention of Work-Related Musculoskeletal Injuries. Fifteen Years of Occupational-Accident Research in Sweden, Swedish Council for Work Life Research, Stockholm, pp. 176–185.

Kemmlert, K. (1997), On the Identification and Prevention of Ergonomic Risk Factors, Ph.D. thesis, National Institute of Occupational Health, Luleå University of Technology, Sweden.

Rohmert, W. and Landau, K. (1983), *A New Technique for Job Analysis*, Taylor & Francis, London, pp. 1–95.

Serratos-Pérez, N. and Kemmlert, K. (1998), Assessing ergonomic conditions in industrial operations: a field for global cooperation, *Asian Pac. Newsl. Occup. Health Saf.*, 5, 67–69.

4

Pesquisas sobre desconforto musculoesquelético utilizadas no NIOSH

Steven L. Sauter
NIOSH

Naomi G. Swanson
NIOSH

Thomas R. Waters
NIOSH

Thomas R. Hales
NIOSH

Robin Dunkin-Chadwick
NIOSH

4.1 *Background*

Medições autorrelatadas sobre desconforto musculoesquelético são muito utilizadas e geralmente aceitas como um representante ou fator de risco para desordens musculoesqueléticas em pesquisa epidemiológica e na vigilância de saúde no local de trabalho. As mensurações de desconforto também são comumente utilizadas para avaliar intervenções ergonômicas ou como ferramentas de triagem no contexto da verificação de risco e para detectar no local de trabalho os agentes físicos estressores.

Com a popularização do trabalho clássico de Corlett e Bishop (1976), as formas de pesquisas de desconforto musculoesquelético mais conhecidas empregam mapas com escalas de classificação para avaliar atributos de desconforto em múltiplas regiões do corpo. Cameron (1996) e Straker (1999) fornecem excelentes revisões da literatura sobre mensuração da parte corporal com desconforto, incluindo uma ampla gama de métodos empregados.

Dos muitos métodos de pesquisa sobre desconforto musculoesquelético, poucos têm sido utilizados repetidamente de forma padronizada. As exceções incluem o Standardized Nordic Questionnaire (SNQ) (Kourinka et al., 1987) e o University of Michigan Upper Extremity Questionnaire (UMUEQ) (Franzblau et al., 1997). Esses dois instrumentos são semelhantes em muitos aspectos às pesquisas sobre desconforto utilizadas pelo National Institute for Occupational Safety and Health (NIOSH).

O Quadro 4.1 descreve as características dos principais estudos do NIOSH sobre desconforto musculoesquelético que foram conduzidos na última década, incluindo as investigações epidemiológicas e as avaliações do dano à saúde no local de trabalho. A maioria desses estudos (todos exceto 8, 10 e 20) foi conduzida em locais de trabalho reais e envolveram trabalho com terminais de vídeo, processador de carne e manuseio de produtos de mercearia. Nove estudos eram prospectivos por natureza (8, 10, 13, 16, 17, 19, 20, 22 e 23) e caracterizaram várias intervenções com *follow-up*, principalmente em campo. As exigências físicas e o *design* de tarefa foram examinados em todos os estudos. Os aspectos psicológicos mais amplos da tarefa (ex.: participação nas tomadas de decisão, apoio social, satisfação no trabalho) foram também investigados em dez estudos (3, 7, 9, 11, 12, 14, 15, 18, 19 e 21), e em três desses estudos (3, 7 e 11) os modelos de regressão múltipla foram capazes de distinguir os efeitos únicos dos fatores psicossociais sobre resultados de desconforto.

Quadro 4.1 Estudos representativos do NIOSH empregando medidas de desconforto em partes do corpo

Estudos[a]	Tipo de trabalho investigado	Fatores estudados[b]	*Design* do estudo[c]	Segmentos corporais visados[d]	Mensuração de gravidade[e]
1. NIOSH (1989a)	processamento de carne de ave	ef	t	ms	d, f
2. NIOSH (1989b)	processamento de carne bovina	ef	t	ms	d, f
3. NIOSH (1990a)	jornal/monitor	ef, fps	t	ms, ds	d, f
4. NIOSH (1990b)	processamento de aves	ef	t	ms	d, f
5. Sauter, Schleifer e Knutson (1991)	processamento de dados/ monitor	ef	t	ms, mi	d, f
6. NIOSH (1991); Baron e Habes (1992)	digitalização de mercadoria	ef	t	ms, ds	f
7. NIOSH (1992); Hales, Sauter, Petersen, Fine, Putz-Anderson e Schleifer (1994)	telecomunicações/ monitor	ef, fps	t	ms	d, f, i
8. Sauter e Swanson (1992)	processamento de dados/ monitor (laboratório)	ef	pi	ms, mi, ds	i
9. NIOSH (1993a)	armazém de mercearia	ef, fps	t	ms, mi, ds	i
10. Swanson e Sauter (1993)	processamento de dados/ monitor	ef	pi	ms, mi, ds	i
11. NIOSH (1993b); Bernard, Sauter, Fine, Petersen e Hales (1994)	jornal/monitor	ef, fps	t	ms, ds	d, f, i
12. NIOSH (1994); Hoesktra, Hurrell, Swanson e Tepper (1996)	atendimento ao cliente/ monitor	ef, fps	t	ms, ds	d, f, i
13. Becker, Swanson, Sauter e Galinsky (1995)	processamento de dados/ monitor	ef	pi	ms, mi, ds	i
14. NIOSH (1995)	armazém de mercearia	ef, fps	t	ms, mi, ds	i
15. NIOSH (1996a)	laboratório médico	ef, fps	t	ms, ds	d, f, i
16. NIOSH (1996b)	distribuição de bebidas	ef	pi	ms, mi, ds	i
17. Galinsky, Swanson, Sauter, Hurrell e Dunkin (1997)	processamento de dados / monitor	ef	pi	ms, mi, ds	i
18. NIOSH (1997)	fabricação de eletrodoméstico	ef, fps	t	ms, mi, ds	d, f, i
19. Sauter, Swanson, Conway, Lim e Galinsky (1997)	processamento de dados/ monitor	ef, fps	pi	ms, mi, ds	d, f, i
20. Swanson, Galinsky, Cole, Pan e Sauter (1997)	processamento de dados/ monitor (laboratório)	ef	pi	ms, mi, ds	i
21. NIOSH (1998)	indústria têxtil	ef, fps	t	ms, mi, ds	i
22. Galinsky, Swanson, Sauter, Hurrell e Schleifer (2000)	processamento de dados/ monitor	ef	pi	ms, mi, ds	i
23. Lowe, Moore, Swanson, Perez e Alderson (2001)	escritório/monitor	ef	pi	ms, ds	d, f, i

[a]Segunda entrada em sequência denota publicação em periódico do estudo.
[b]ef = exigências físicas e *design* de tarefa; fps = fatores psicossociais.
[c]t = transversal; pi = prospectivo com intervenção.
[d]ms = membro superior; mi = membro inferior; ds = dorso.
[e] = duração; f = frequência; i = intensidade.

Dez dos estudos (1-4, 6, 7, 11, 12, 15 e 23) focaram nos membros superiores em separado ou juntamente com desconforto no dorso. Todos os estudos remanescentes examinaram o desconforto tanto nos membros superiores como nos inferiores. No total, os dados de desconforto musculoesquelético foram coletados com base em aproximadamente seis mil indivíduos nesses estudos.

4.2 Métodos de pesquisa em desconforto no NIOSH

Quase todos os estudos NIOSH relacionados no Quadro 4.1 empregaram pesquisas que combinaram mapeamentos do corpo e escalas de classificação para avaliar o desconforto em múltiplas regiões corporais. A pesquisa de desconforto empregada no estudo NIOSH (1993b) sobre trabalhadores de jornal ilustra os mapas do corpo e as escalas de classificação utilizadas em muitos dos estudos NIOSH (este relatório e a pesquisa de estudo podem ser vistas e impressas em http://www.cdc.gov/niosh/hhe/reports/pdfs/1990-0013-2277.pdf). Embora a maioria dos estudos NIOSH tenha compartilhado elementos comuns de pesquisa, houve algumas variações no modo como os segmentos corporais foram mapeados e nas medidas utilizadas para classificações de desconforto.

Os mapas do corpo utilizados em muitos estudos NIOSH são bastante próximos aos diagramas padronizados usados para distinguir várias regiões da extremidade superior e infeiror no SNQ (pescoço, ombros, cotovelos, punhos e mãos, parte alta e baixa do dorso, quadril/coxas, joelhos, tornozelos/pés), ao contrário do UMUEQ, que emprega descritores verbais para distinguir as regiões do corpo (um diagrama é utilizado somente para localizar desconforto na mão). Entretanto, o desconforto em diferentes partes do corpo é caracterizado no inventário NIOSH utilizando procedimentos mais semelhantes ao UMUEQ, que captura a informação mais rica dos atributos de desconforto (ex.: intensidade e aspectos temporais) do que o SNQ.

Exceto pelas quatro investigações (8, 10, 16 e 20), nas quais os questionários foram autoadministrados por um computador, todos os questionários foram administrados individualmente, ou em pequenos grupos, por uma equipe de pesquisa.

4.2.1 Definindo a localização do desconforto

As pesquisas de desconforto musculoesquelético colecionam informações sobre a localização da queixa álgica através da referência às regiões específicas do corpo ou pelo uso de diagramas corporais, parciais ou completos, que discriminam os segmentos a serem avaliados. De forma menos frequente, os mapas corporais são sombreados pelos entrevistados, identificando as regiões de desconforto. O número de segmentos varia em relação aos interesses do estudo. Uma pesquisa de finalidade geral sugerida por Cameron (1996) segmentou mais de 100 regiões com modificações de esquerda, direita, partes anterior e posterior do corpo.

Os dez estudos NIOSH que objetivaram principalmente o desconforto das extremidades superiores segmentaram as mesmas extremidades como no SNQ (pescoço, ombros, cotovelos, punhos e mãos). Porém, diferente do SNQ e do UMUEQ, a avaliação de desconforto não diferenciou o lado da queixa (esquerda e direita) em nove desses estudos. Os 13 estudos NIOSH restantes que segmentaram tanto as extremidades superiores como inferiores avaliaram as queixas à esquerda e à direita separadamente. Excetuando alguns pequenos grupos de estudos que utilizaram mapas corporais idênticos, essas investigações restantes exibiram uma considerável variação nas regiões do corpo segmentadas. Um estudo NIOSH (1996b) mapeou separadamente as regiões anterior, posterior e laterais esquerda e direita do corpo, semelhante a Cameron (1996). As diferenças nos segmentos corporais nos estudos NIOSH foram ditadas, até certo ponto, pelos agentes físicos de estresse sob investigação. Por exemplo, os nove estudos segmentando as regiões das extremidades superiores centralizaram somente o processamento de alimento e outras tarefas envolvendo esforços principalmente dos braços e mãos.

Dois diferentes formatos de exibição foram usados para identificar partes corporais nos estudos NIOSH. Para aproximadamente metade dos estudos, incluindo as dez investigações das extremidades superiores, os diagramas parciais do corpo forneceram múltiplos pontos de vista de determinadas regiões de interesse, conforme ilustrado na Figura 4.1 (alto). Cada uma dessas regiões segmentadas foi acompanhada na pesquisa por uma série de questões e escalas de classificação (descritas abaixo da Figura 4.1) para avaliar múltiplas facetas do desconforto local. Na maioria dos estudos restantes (os quais pesquisaram o desconforto em ambas as extremidades do corpo, alta e baixa), somente um atributo de desconforto (geralmente a intensidade) foi classificado. Assim, foi possível atingir todas as regiões de interesse em um único diagrama integrado, com um espaço para registro contínuo das classificações de cada região designada, conforme ilustrado na Figura 4.1 (no final da página). Semelhante ao SNQ, perspectivas retrovisoras do corpo são apresentadas na maioria dos diagramas de corpo inteiro. Dois estudos NIOSH (Galinsky et al. 1997, 2000) utilizaram somente descrições verbais dos locais do corpo para segmentar avaliações de desconforto, semelhante ao UMUEQ.

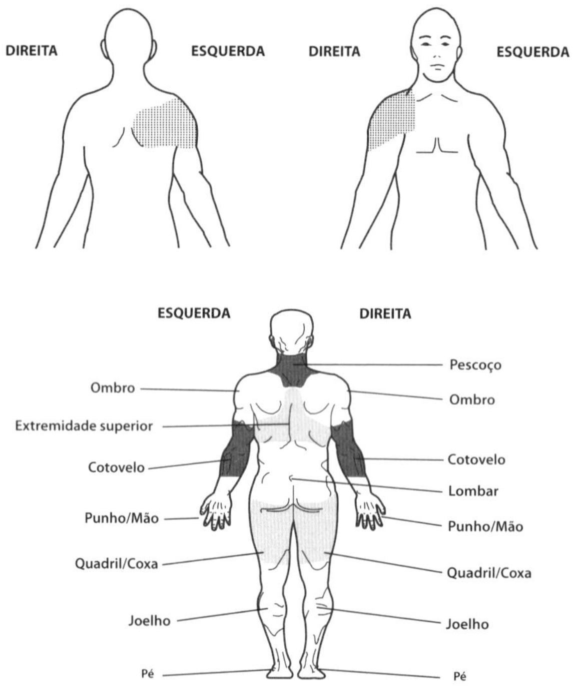

Figura 4.1 Exemplo de diagramas parciais e de corpo inteiro utilizados como referências para as avaliações de desconforto nos estudos NIOSH.

4.2.2 Avaliando a natureza do desconforto

A maioria das pesquisas de desconforto, incluindo SNQ, utilizam descritores tais como "dor", "incômodo", "problemas" e "desconforto" sem uma definição mais aprofundada dessas condições para enquadrar a presença de um estado fatídico dentro de um período específico (geralmente um ano) e depois de classificar essas condições utilizando vários indicadores de severidade. O UMUEQ, do mesmo modo, questiona a presença e a severidade de um "problema" em uma região específica, mas também pede ao entrevistado que qualifique o problema em termos de tipos de sintomas experimentados (queimação, rigidez, formigamento etc.). As pesquisas de desconforto utilizadas na maioria dos estudos NIOSH no Quadro 4.1 têm uma abordagem um pouco diferente. Em vez de começar questionando sobre a presença de desconforto ou uma condição semelhante em termos gerais, a pesquisa se inicia com uma simples questão que enquadra a presença de um ou mais dos seis sintomas (dor, desconforto, rigidez, queimação, dormência e formigamento) em cada região do corpo. Depois, uma resposta afirmativa é seguida de uma classificação deste "problema", ao utilizar três medidas de severidade (duração, frequência e intensidade).

Conforme o Quadro 4.1, seis dos estudos NIOSH (Baron e Habes, 1992; NIOSH, 1989a, 1989b, 1990a,1990b; Sauter et al., 1991) classificaram a intensidade do desconforto; mais da metade dos estudos utilizou duas ou mais medidas de severidade; e cerca de um terço das investigações utilizou todas as três medidas. O Quadro 4.2 descreve o desconforto real classificando as escalas mais utilizadas nos estudos NIOSH.

Quadro 4.2 Escalas de Classificação de Desconforto Comumente Utilizadas em Estudos NIOSH

Duração do desconforto	Frequência do desconforto	Intensidade do desconforto
Menos de 1 hora	Às vezes (uma vez por mês)	Sem dor
1 a 24 horas	Raramente (a cada 2 a 3 meses)	Leve
25 horas a 1 semana	Quase nunca (a cada 6 meses)	Moderado
Mais de 1 a 2 semanas	Frequentemente (uma vez por semana)	Severo
Mais de 2 semanas a 1 mês	Quase sempre (diariamente)	A pior dor em toda vida
Mais de 1 a 2 meses		
Mais de 3 meses		

As escalas de duração de desconforto utilizadas nos estudos NIOSH foram adaptadas com base no trabalho da University of Michigan (Silverstein e Fine, 1984; Silverstein, 1985) e são semelhantes à escala de duração de desconforto no UMUEQ. Onze dos 12 estudos NIOSH (todos exceto o estudo 1) que classificaram a duração do desconforto utilizaram a escala apresentada no Quadro 4.2 ou uma variação próxima da escala. Nove dos 13 estudos (todos exceto 1, 2, 5, 18) que classificaram a frequência do desconforto utilizaram a escala no Quadro 4.2 ou uma versão levemente alterada da escala. Menor consistência é vista na classificação de intensidade de desconforto entre os estudos NIOSH. Somente seis estudos (7, 11, 12, 15, 18 e 23) utilizaram a escala de intensidade mostrada no Quadro 4.2. Outros oito artigos empregaram escalas numéricas verbais com quatro a seis níveis de intensidade variando de "confortável" ou "sem dor/desconforto" a um extremo oposto "muito/extremo/severo desconforto" ou "a pior dor imaginável". Semelhantes ao UMUEQ, duas investigações (16 e 20) utilizaram escalas numéricas de dez pontos para classificar a intensidade do desconforto. Nessas duas exceções, nem as escalas de frequência nem as escalas de intensidade utilizadas apresentam paralelos próximos no SNQ ou UMUEQ.

Diversas pesquisas NIOSH também incorporaram as questões sobre acompanhamento médico no desconforto, seus efeitos sobre o desempenho, além de uma série de questões para averiguar a relação entre trabalho e desconforto (ex.: início em relação ao emprego atual; lesão traumática anterior e condições médicas subjacentes). Itens semelhantes aparecem no UMUEQ, ao passo que o SNQ questiona somente em relação a acompanhamento médico e a restrições de atividade.

Cerca de metade dos estudos NIOSH (1-4, 6-7, 11, 12, 15, 18) utilizou classificações de desconforto juntamente com informação baseada em questões sobre a relação entre trabalho e desconforto para definir casos de "desordens" musculoesqueléticas relacionadas ao trabalho e examinar a preponderância de desordens e suas relações com vários fatores de trabalho. A definição do caso mais empregado pelo NIOSH exigiu satisfação de todos os critérios a seguir:

- desconforto dentro de um ano;
- desconforto teve início após emprego no trabalho atual;
- não houve acidente anteriormente ou lesão repentina (afetando a área focal de desconforto);
- episódios de queixas dolorosas ocorrem mensalmente ou a duração excede uma semana.

Sete estudos (3, 6, 7, 11, 12, 15, 18) utilizaram essa definição ou uma variante próxima. Como etapa adicional, em sete dos estudos NIOSH (1, 2, 4, 7, 9, 11, 23), exames físicos foram conduzidos. Descobertas positivas foram utilizadas juntamente com informação de sintoma para derivar casos para cálculo de taxas de incidência de desordens musculoesqueléticas e para análise estatística dessas desordens em relação à situação de trabalho.

4.3 Qualidade dos métodos NIOSH de pesquisa sobre desconforto

Seja para pesquisa epidemiológica ou para fins de fiscalização, as investigações sobre desconforto precisam ser práticas, isto é, rápidas e fáceis de administrar em uma variedade de populações e locais de trabalho, prontamente analisadas etc. Elas também precisam demonstrar propriedades psicométricas aceitáveis (confiabilidade e validade). No entanto, com somente poucas exceções (ex.: avaliações recentes de confiabilidade e validade do UMUEQ), esses aspectos de pesquisas sobre desconforto surpreendentemente receberam pouca atenção em estudos.

Em um exame recente sobre pesquisas de sintomas musculoesqueléticos, pesquisadores do NIOSH (Baron et al., 1996) mencionam o uso muito difundido das pesquisas SNQ e NIOSH como evidência de sua qualidade prática. Uma busca superficial na literatura revela mais de três dezenas de estudos em muitos países, desde 1990, que contavam com o SNQ ou uma variação desse instrumento. Adicionalmente, Baron et al. (1996) percebeu que a típica pesquisa NIOSH exige uma média de apenas 30 minutos para ser administrada e foi usada entre centenas de trabalhadores em ocupações com diferentes exigências de grau de instrução.

4.3.1 Confiabilidade

Os dados de confiabilidade testados e retestados sobre pesquisas de desconforto NIOSH não foram previamente relatados. No entanto, uma recente análise de dados de uma administração repetida (dentro de 48 horas) da pesquisa aplicada por Lowe et al. (2001) produziu descobertas incentivadoras em uma amostra de 89 trabalhadores em escritório. Respostas idênticas ao longo das administrações da pesquisa foram examinadas para itens denotando desconforto (sim/não) durante sete dias em oito regiões da extremidade superior. As taxas através de administrações de pesquisa para esses itens variaram de 91 a 99% (modo = 93%). O índice *kappa* variou de 0,75 a 0,89 para sete itens (0,95 para o oitavo item). Pode-se suspeitar do forte aumento dessas taxas de concordância e valores *kappa* relacionados a efeitos na memória por causa de um curto período de intervalo entre teste e reteste. No entanto, essas taxas de concordância e valores *kappa* comparam-se de forma muito favorável com as descobertas relatadas nos dois estudos de confiabilidade do UMUEQ (Franzblau et al., 1997; Salerno et al., 2001), no qual o intervalo entre teste e novo teste foi de três semanas para itens questionando sobre a presença de desconforto na extremidade superior no último ano. Por exemplo, as taxas de concordância para as questões de desconforto para as mãos esquerda e direita foram 92% e 96% (*kappa* = 0,82 e 0,87), respectivamente; no novo teste da pesquisa NIOSH, as taxas de concordância do item de desconforto da mão (as duas juntas) nos estudos UMUEQ foram 93% em cada estudo (*kappa* = 0,84 e 0,86 em ambos).

Em adição aos estudos de UMUEQ, pesquisas de confiabilidade de teste e novo teste do SNQ são descritos por Kourinka et al. (1987) e Dickinson et al. (1992). Novos testes de uma semana, 15 dias e três semanas nesses estudos resultaram em categorias idênticas de respostas às questões, variando de 70 a 100%. Ademais, van der Grinten (1991) descreveu boa confiabilidade no novo teste de uma pesquisa de desconforto em uma região do corpo por uma quinzena. No entanto, a ausência de uma análise estatística nesses estudos limitam a interpretação dos dados.

4.3.2 Validade

Assim como "fadiga" ou "esforço", o desconforto é uma construção psicológica. Como tal, a validade de uma medida de desconforto pode ser avaliada ao julgar a adequação dos itens incluídos na medida (validação do conteúdo) e por examinar sua associação com outras que, em teoria, deveriam ser relacionadas ao desconforto (validação da construção).

Muitas das pesquisas sobre desconforto empregaram nas amostras dos estudos NIOSH um amplo domínio de atributos do fenômeno, incluindo múltiplas qualidades de queixas álgicas e múltiplos indicadores de gravidade, sugerindo assim uma validade forte de conteúdo dessas pesquisas. Baron et al. (1996) relatou correlações significativas (0,27 a 0,38) entre a duração, a frequência e as medidas de intensidade do desconforto na mão em pesquisas NIOSH, indicando uma construção comum subjacente. A análise dos dados posteriormente coletados no contexto de dois outros estudos NIOSH (Lowe et al., 2001; Sauter et al., 1997) demonstram uma relação ainda mais forte entre essas variáveis para desconforto da mão (0,39 a 0,64 e 0,31 a 0,59, respectivamente, para esses dois estudos).

No que diz respeito à validade de construção de pesquisas NIOSH, dois tipos de evidência são relevantes. Talvez o mais interessante seja que as medidas de desconforto provaram-se sensíveis aos fatores ergonômicos abordados na maioria das investigações NIOSH na última década. Esses fatores variaram amplamente, desde o levantamento de cargas pesadas em armazéns até as breves pausas para descanso em trabalhos de processamento de dados.

Ademais, associações entre medidas de pesquisas de desconforto NIOSH e outros resultados relevantes à saúde são encontrados em Baron et al. (1996) e em análises de dados com base na amostra de Lowe et al. (2001). Baron et al. (1996) relataram um aumento significativo nas probabilidades de cuidado médico entre trabalhadores com elevada duração, frequência e intensidade de desconforto da mão (*odds ratio* [OR] = 2,1). Resultados semelhantes foram encontrados para análises de medidas de gravidade de desconforto e cuidado médico buscando em uma amostra de aproximadamente 200 trabalhadores de escritório no estudo de Lowe et al. (2001) (OR = 2,7 para mãos e 1,6 a 4,0 para outras regiões). Utilizando uma pesquisa semelhante a pesquisas NIOSH, Marley e Kumar (1994) foram capazes de antever a busca de cuidado médico com 82% de sensibilidade baseado em um algoritmo, com base na frequência e na duração de desconforto musculoesquelético (embora a especificidade era de apenas 56%).

Baron et al. (1996) também relataram sensibilidade razoável (71%) e especificidade (72%) de elevado desconforto na mão ao detectar casos de desordens na mão conforme definido por um exame físico. Além disso, Lowe et al. (2001) descobriram que medidas NIOSH de desconforto nos membros superiores foram significativas para antever (mais do que medidas eletromiográficas de carregamento dos membros superiores) desordens dos membros superiores definidos pelo exame físico.

Os estudos relacionados também foram conduzidos por pesquisadores escandinavos e da University of Michigan. Utilizando SNQ, Ohlsson et al. (1994) encontraram níveis semelhantes de sensibilidade e especificidade, assim como Baron et al. (1996), para detectar diagnósticos na extremidade superior, embora a sensibilidade para desordens da mão tenha sido menor (67%). Pesquisadores de Michigan (Homan et al., 1999) encontraram fraca concordância entre os casos de síndrome do túnel do carpo conforme definida pelo UMUEQ, por exames físicos e por critérios de eletrodiagnóstico. Entretanto, com base em análises desses dados, os investigadores concluíram que pesquisas de desconforto fossem os únicos procedimentos que poderiam ser utilizados para vigilância da síndrome do túnel do carpo no local de trabalho.

4.4 Resumo e implicações

As pesquisas de desconforto musculoesquelético possuem grande variação, em muitas dimensões: o período de tempo para avaliação (ex.: último ano, últimos 30 dias, últimos sete dias, desconforto atual); avaliação de aspectos qualitativos (dor ou problema vs. sintomas específicos); avaliação dos aspectos quantitativos (características de intensidade e temporais) e métodos de avaliação empregados (desde escolhas binárias sim/não até escalas de Borg); e a derivação de listas concisas de desconforto (variando de casos de região específica de desordens musculoesqueléticas a medidas contínuas do desconforto do corpo inteiro). Muitas dessas variações podem ser vistas na comparação de versões da pesquisa NIOSH, do UMUEQ e em variações do SNQ.

É interessante que, independentemente das diferenças de *design*, as pesquisas de desconforto musculoesquelético provaram-se de fato efetivas em aplicações ergonômicas. As investigações têm apontado que NIOSH, UMUEQ e SNQ são sensíveis a uma ampla gama de agentes físicos de estresse entre muitas ocupações e têm valor prognóstico para diversas medidas objetivas de desordens musculoesqueléticas. Os fatores psicossociais que acredita-se serem influentes nas desordens musculoesqueléticas são também associados com desconforto em estudos NIOSH (Bernard et al., 1994; Hales et al., 1994). Essas descobertas fornecem forte evidência convergente de validade e robustez das pesquisas de desconforto.

A diversidade de pesquisas de desconforto, no entanto, levanta a questão sobre as melhores medidas. Essa questão não pode ser respondida sem especificar o critério de medida (isto é, o padrão para desordens musculoesqueléticas em relação ao qual a medida será julgada). Enquanto não há um padrão-ouro, sinais físicos, eletrodiagnósticos e incapacidades representam resultados de interesse comum. No entanto, surpreendentemente, poucos estudos examinaram a relação entre o *design* das pesquisas de desconforto e seu poder preditivo para esses diferentes resultados. Em outro estudo similar, Homan et al. (1999) avaliaram as combinações de medidas de desconforto nas mãos, obtidas com o questionário Michigan (sintomas recorrentes de mão/punho/dedos, sintomas correntes, sintomas noturnos, intensidade do sintoma e diagramas de pontuação da mão), e sua relação com a evidência do eletrodiagnóstico de síndrome do túnel do carpo em uma população de trabalhadores. Curiosamente, sintomas recorrentes por si só provaram ser o melhor método para prever anormalidades elétricas. Outras investigações dessa natureza podem levar a melhorias no *design* das pesquisas de desconforto musculoesquelético, permitindo aos pesquisadores otimizar o conteúdo examinado e a economia na relação da capacidade preditiva (sensibilidade, especificidade, valor preditivo positivo e negativo) para diferentes resultados.

Referências

Baron, S., Hales, T., and Hurrell, J. (1996), Evaluation of symptom surveys for occupational musculoskeletal disorders, *Am. J. Ind. Med.*, 29, 609–617.

Baron, S. and Habes, D. (1992), Occupational musculoskeletal disorders among supermarket cashiers, *Scand. J. Work Environ. Health*, 18, 127–129.

Becker, A., Swanson, N., Sauter, S., and Galinsky, T. (1995), Compatibility of Job Rotation Subtasks in Data Entry Work, poster session presented at the 39th Annual Meeting of the Human Factors and Ergonomics Society, Oct. 1995, San Diego, CA.

Bernard, B., Sauter, S., Fine, L., Petersen, M., and Hales, T. (1994), Job task and psychosocial risk factors for work-related musculoskeletal disorders among newspaper employees, *Scand. J. Rehabil. Med.*, 15, 417–426.

Cameron, J.A. (1996), Assessing work-related body-part discomfort: current strategies and a behaviorally oriented assessment tool, *Int. J. Ind. Ergonomics*, 18, 389–398.

Corlett, E. and Bishop, R. (1976), A technique for assessing postural discomfort, *Ergonomics*, 19, 175–182.

Dickinson, C., Campion, K., Foster, A., Newman, S., O'Rourke, A., and Thomas, P. (1992), Questionnaire development: an examination of the Nordic Musculoskeletal Questionnaire, *Appl. Ergonomics*, 23,197–201.

Franzblau, A., Salerno, D., Armstrong, T., and Werner, R. (1997), Test–retest reliability of an upperextremity discomfort questionnaire in an industrial population, *Scand. J. Work Environ. Health*, 23, 299–307.

Galinsky, T., Swanson, N., Sauter, S., Hurrell, J., and Dunkin, R. (1997), Discomfort and Performance Effects of Supplemental Restbreaks for Data Entry Operators: Empirical Evidence from Two Worksites, paper presented at HCI International '97, San Francisco, August 1997.

Galinsky, T., Swanson, N., Sauter, S., Hurrell, J., and Schleifer, L. (2000), A field study of supplementary rest breaks for data-entry operators, *Ergonomics*, 43, 622–638.

Hales, T., Sauter, S., Petersen, M., Fine, L., Putz-Anderson, V., and Schleifer, L. (1994), Musculoskeletal disorders among visual display terminal users in a telecommunications company, *Ergonomics*, 37, 1603–1621.

Hoekstra, E., Hurrell, J., Swanson, N., and Tepper, A. (1996), Ergonomic, job task, and psychosocial risk factors for work-related musculoskeletal disorders among teleservice center representatives, *Int. J. Hum.-Comput. Interact.*, 8, 421–431.

Homan, M., Franzblau, A., Werner, R., Albers, J., Armstrong, T., and Bromberg, M. (1999), Agreement between symptom surveys, physical examination procedures and electrodiagnostic findings for carpal tunnel syndrome, *Scand. J. Work Environ. Health*, 25, 115–124.

Kourinka, I., Jonsson, B., Kilbom, A., Vinterberg, H., Biering-Sorensen, F., Andersson, G., and Jorgensen, K. (1987), Standardized Nordic questionnaire for the analysis of musculoskeletal symptoms, *Appl. Ergonomics*, 18, 233–237.

Lowe, B., Moore, J.S., Swanson, N., Perez, L., and Alderson, M. (2001), Relationships between upper limb loading, physical findings, and discomfort associated with keyboard use, in *Proceedings of the Human Factors and Ergonomics Society 45th Annual Meeting*, Santa Monica, CA, pp. 1087–1091.

Marley, R. and Kumar, N. (1994), An improved musculoskeletal discomfort assessment tool, in *Advances in Industrial Ergonomics and Safety VI*, Aghazadeh, F., Ed., Taylor & Francis, London, pp. 45–52.

NIOSH (1989a), Health evaluation and technical assistance report: Cargill Poultry Division, Buena Vista, GA, Report HETA 89-251-1997, U.S. Department of Human Services, Public Health Service, Centers for Disease Control and Prevention, National Institute for Occupational Safety and Health, Cincinnati.

NIOSH (1989b), Health evaluation and technical assistance report: John Morrell & Co., Sioux Falls, SD, Report HETA 88-180-1958, U.S. Department of Human Services, Public Health Service, Centers for Disease Control and Prevention, National Institute for Occupational Safety and Health, Cincinnati.

NIOSH (1990a), Health evaluation and technical assistance report: Newsday, Inc., Melville, NY, Report HETA 89-250-2046, U.S. Department of Human Services, Public Health Service, Centers for Disease Control and Prevention, National Institute for Occupational Safety and Health, Cincinnati.

NIOSH (1990b), Health evaluation and technical assistance report: Perdue Farms, Inc., Lewingston, NC, Robersonville, NC, Report HETA 89-307-2009, U.S. Department of Human Services, Public Health Service, Centers for Disease Control and Prevention, National Institute for Occupational Safety and Health, Cincinnati.

NIOSH (1991), Health evaluation and technical assistance report: Shoprite Supermarkets, New Jersey–New York, Report 88-344-2092, U.S. Department of Human Services, Public Health Service, Centers for Disease Control and Prevention, National Institute for Occupational Safety and Health, Cincinnati.

NIOSH (1992), Health evaluation and technical assistance report: US West Communications, Phoenix, AR, Minneapolis, MN, Denver, CO, Report HETA 89-299-2230, U.S. Department of Human Services, Public Health Service, Centers for Disease Control and Prevention, National Institute for Occupational Safety and Health, Cincinnati.

NIOSH (1993a), Health evaluation and technical assistance report: Big Bear grocery warehouse, Report HETA 91-405-2340, U.S. Department of Human Services, Public Health Service, Centers for Disease Control and Prevention, National Institute for Occupational Safety and Health, Cincinnati.

NIOSH (1993b), Health evaluation and technical assistance report: Los Angeles Times, Los Angeles, CA, Report HETA 90-013-2277, U.S. Department of Human Services, Public Health Service, Centers for Disease Control and Prevention, National Institute for Occupational Safety and Health, Cincinnati.

NIOSH (1994), Health evaluation and technical assistance report: Social Security Administration teleservice centers, Boston, MA, Fort Lauderdale, FL, Report HETA 92-0382-2450, U.S. Department of Human Services, Public Health Service, Centers for Disease Control and Prevention, National Institute for Occupational Safety and Health, Cincinnati.

NIOSH (1995), Health evaluation and technical assistance report: Kroger grocery warehouse, Nashville, TN, Report HETA 93-0920-2548, U.S. Department of Human Services, Public Health Service, Centers for Disease Control and Prevention, National Institute for Occupational Safety and Health, Cincinnati.

NIOSH (1996a), Health evaluation and technical assistance report: Scientific Application International Corp., Frederick, MD, Report HETA 95-0294-2594, U.S. Department of Human Services, Public Health Service, Centers for Disease Control and Prevention, National Institute for Occupational Safety and Health, Cincinnati.

NIOSH (1996b), Ergonomics Interventions for the Soft Drink Beverage Delivery Industry, Publication 96-109, U.S. Department of Human Services, Public Health Service, Centers for Disease Control and Prevention, National Institute for Occupational Safety and Health, DHHS, Cincinnati.

NIOSH (1997), Health evaluation and technical assistance report: Frigidare laundry products, Webster City, IA, Report HETA 95-0154, U.S. Department of Human Services, Public Health Service, Centers for Disease Control and Prevention, National Institute for Occupational Safety and Health, Cincinnati.

NIOSH (1998), Health evaluation and technical assistance report: Foss Manufacturing Company, Inc, Hampton, NH, Report HETA 96-0258-2673, U.S. Department of Human Services, Public Health Service, Centers for Disease Control and Prevention, National Institute for Occupational Safety and Health, Cincinnati.

Ohlsson, K., Attewell, R., Johnsson, B., Ahlm, A., and Skerfving, S. (1994), An assessment of neck and upper extremity disorders by questionnaire and clinical examination, *Ergonomics*, 37, 891–897.

Salerno, D., Franzblau, A., Armstrong, T., Werner, R., and Becker, M. (2001), Test-retest reliability of the upper extremity questionnaire among keyboard operators, *Am. J. Ind. Med.*, 40, 655–666.

Sauter, S., Schleifer, L., and Knutson, S. (1991), Work posture, workstation design, and musculoskeletal discomfort in a VDT data entry task, *Hum. Factors*, 33, 151–167.

Sauter, S., Swanson, N., Conway, F., Lim, S., and Galinsky T. (1997), Prospective Study of Restbreak Interventions in Keyboard Intensive Work, paper presented at the Marconi '97 Research Conference, April 1997, Marshall, CA.

Sauter, S. and Swanson, N. (1992), The Effects of Frequent Rest Breaks on Performance and Musculoskeletal Comfort in Repetitive VDT Work, paper presented at the Work with Display Units '92 International Conference, September 1992, Berlin.

Silverstein, B. and Fine, L. (1984), Evaluation of Upper Extremity and Low Back Cumulative Trauma Disorders, School of Public Health, University of Michigan, Ann Arbor.

Silverstein, B. (1985), The Prevalence of Upper Extremity Cumulative Trauma Disorders in Industry, Ph.D. dissertation, University of Michigan, Ann Arbor.

Straker, L.M. (1999), Body discomfort assessment tools, in *The Occupational Ergonomics Handbook*, Karwowski, W. and Marras, W.S., Eds., CRC Press, Boca Raton, FL, pp. 1239–1252.

Swanson, N., Galinsky, L., Cole, L., Pan, C., and Sauter, S. (1997), The impact of keyboard design on comfort and productivity in a text-entry task, *Appl. Ergonomics*, 28, 9–16.

Swanson, N.G. and Sauter, S.L. (1993), The effects of exercise on the health and performance of data entry operators, in *Work with Display Units 92*, Luczak, H., Cakir, A., and Cakir, G., Eds., North Holland, Amsterdam, pp. 288–291.

van der Grinten, M.P. (1991), Test-retest reliability of a practical method for measuring body part discomfort, in *Designing for Everyone*, Proceedings of the 11th Congress of the International Ergonomics Association, Quennec, Y. and Daniellou, R., Eds., Taylor & Francis, Paris, pp. 54–56.

5

The Dutch Musculoskeletal Questionnaire (DMQ) (Questionário musculoesquelético holandês)

Vincent H. Hildebrandt
TNO Work and Employment
Body@Work Research Center

5.1 *Background* e aplicação

O Dutch Musculoskeletal Questionnaire (DMQ) permite aos ergonomistas e professores de saúde ocupacional mensurar os fatores de risco musculoesquelético relacionados ao trabalho e aos sintomas em populações de trabalhadores de maneira rápida e padronizada. A versão padronizada do questionário conta com nove páginas, com cerca de 25 questões por página, para serem respondidas pelos próprios trabalhadores. O tempo de preenchimento do questionário é de aproximadamente 30 minutos. Uma versão reduzida (quatro páginas) e uma versão estendida (14 páginas) também estão disponíveis. O questionário inclui as seguintes seções:

Variáveis de background: idade, gênero, formação, duração do emprego, histórico do trabalho, mudança de trabalho.

Tarefas: taxas de prevalência e a percepção das exigências nas tarefas.

Carga de trabalho musculoesquelético: posturas, forças, movimentos.

Ritmo de trabalho e condições de trabalho psicossocial: demanda, controle e autonomia, organização no trabalho, satisfação no emprego. Tais fatores podem desempenhar um importante papel para trabalhadores com desordens musculoesqueléticas (Bongers et al., 1993).

Saúde: em sintomas musculoesqueléticos específicos; a formulação de perguntas sobre a prevalência é comparável com o questionário nórdico sobre as desordens musculoesqueléticas (Kuorinka et al., 1987), incluindo a definição de áreas do corpo por gravuras; acionadas, a versão estendida contém questões mais detalhadas sobre a natureza e a gravidade desses sintomas.

Estilo de vida: ex.: esportes, fumar (somente na versão estendida do questionário).

Percepção de "gargalos" e ideias para melhorias: sugeridas pelos próprios trabalhadores (opcional).

O questionário busca obter uma simples representação das relações entre tarefas de trabalho e sintomas musculoesqueléticos (Dul et al., 1992; Paul, 1993). Os sintomas musculoesqueléticos relacionados ao trabalho são vistos como o resultado de carga física interna elevada, causados por posturas inadequadas, movimentos ruins e grandes esforços necessários para o desempenho da atividade laboral. Outros fatores, tais como outras condições de trabalho, fatores individuais (gênero), aspectos psicossociais ou estilo de vida podem também influenciar essas relações.

Para assegurar uma boa validade de conteúdo do questionário, a escolha de variáveis para serem medidas foi baseada nas revisões da literatura epidemiológica (Hildebrandt, 1987; Riihimäki, 1991; Stock, 1991; Walsh et al., 1989) que identificaram um grande número de posturas, movimentos e esforços excessivos e outras condições potencialmente prejudiciais (Ariëns, 2000; Bernard, 1997; Hoogendoorn, 1999).

A força de trabalho musculoesquelética (posturas, forças, movimentos) é abordada em 63 questões, categorizadas em sete índices e quatro questões separadas, como visto no Quadro 5.1.

As questões são formuladas para indicar a presença ou a ausência de exposição, e não a quantidade de desconforto causado pela exposição, que é abordada em uma parte separada do questionário. A formulação precisa é baseada em diversos estudos de campo que usam versões preliminares do questionário. Para a concisão, as exposições abordadas nas questões não estão definidas, explicadas ou ilustradas. Nenhum treinamento prévio é necessário para completar o questionário. A maioria das questões exige respostas dicotômicas (sim/não). Essa abordagem qualitativa não quantifica a frequência e a duração das variáveis. A validade de pesquisas quantitativas MSD (desordens musculoesqueléticas) foi seriamente questionada (Baty et al., 1987; Kilbom, 1994; Kumar, 1993; Viikari-Juntura et al., 1986; Wiktorin et al., 1993; Winkel e Mathiassen, 1994).

Por ser exigida a participação dos trabalhadores, o DMQ enquadra-se bem em uma abordagem ergonômica participativa (Vink et al., 1992). Uma cópia completa do DMQ pode ser encontrada para *download* em http://www.workandhealth.org.

Quadro 5.1 Nome, conteúdo e índice Alpha de Cronbach de sete índices e quatro questões em separado

	Nome	Conteúdo	Nº[a]	Alfa[b]
1	Vigor de esforço	Levantar, empurrar e puxar, carregar, movimentos forçados com os braços, com grande esforço físico, levantamento em posturas desfavoráveis, com peso afastado do corpo, acima da região peitoral, com apreensão ruim, levantamento de peso com o tronco em rotação, com carga excessiva, esforço leve, exercendo grande força nas mãos.	13	0,90
2	Cargas dinâmicas	Movimentos do tronco (inclinado e/ou em rotação); movimentos do pescoço, ombros ou punhos; alcançar; fazer movimentos repentinos e/ou inesperados; beliscar; trabalhar abaixo ou acima do nível dos ombros.	12	0,83
3	Cargas estáticas	Leve inclinação, postura rotacional do tronco; inclinação forte, postura com tronco em rotação, posturas do pescoço ou punhos.	11	0,87
4	Cargas repetitivas	Trabalhar com as mesmas posturas; fazer os mesmos movimentos com o tronco, braços, mãos, punhos ou pernas; fazer pequenos movimentos com mãos em um ritmo alto.	6	0,85
5	Ambiente ergonômicos	Espaço disponível no trabalho, falta de apoio, escorregar e cair, problemas ao alcançar coisas com ferramentas, sem espaço suficiente acima para desempenhar trabalho sem inclinar-se.	6	0,78
6	Vibração	Vibração do corpo inteiro, ferramentas de vibração, direção.	3	0,57
7	Clima	Frio, ar seco, mudanças na temperatura, umidade.	4	0,84
	Posturas desconfortáveis	Ter de lidar frequentemente com posturas desconfortáveis no trabalho.	1	
	Sentado	Sentar-se frequentemente no trabalho.	1	
	Em pé	Permanecer frequentemente em pé no trabalho.	1	
	Caminhando	Caminhar frequentemente no trabalho.	1	
	Índice geral	Índices 1-7	55	0,95

[a] Número de questões. A pontuação máxima iguala o número de questões no índice e corresponde a uma resposta positiva para todas as questões. Quanto mais alta a pontuação média, mais alta a exposição autorrelatada.

[b] Alfa Cronbach's, uma medição de confiabilidade indicando a homogeneidade do índice.

Fonte: Hildebrandt et al., 2001.

5.2 Procedimento

5.2.1 Preparação

5.2.1.1 Definição da população em risco

Os grupos de trabalhadores devem ser selecionados por quem está desempenhando tarefa(s) mais ou menos idêntica(s), como grupos ocupacionais, departamentos, companhias ou ramos. Isso permite a identificação de uma associação entre sintomas encontrados e situações específicas de trabalho. A seleção depende das questões a serem respondidas. Nesta fase é crucial definir essas questões.

Um grupo de referência conhecido por ser exposto a uma carga de trabalho menor deveria ser também utilizado para permitir uma melhor interpretação comparativa de resultados. Um mínimo de 20 trabalhadores por grupo é recomendado para que as conclusões sejam válidas.

5.2.1.2 Introdução do projeto nos grupos de trabalhadores envolvidos

O gerenciamento de apoio e compromisso para implementar quaisquer recomendações com base nos resultados é importante para assegurar altos índices de respostas do trabalhador. As razões para uma pesquisa, assim como suas metas e conteúdo, devem ser comunicadas de forma clara para todos os trabalhadores envolvidos, juntamente com a maneira como os resultados serão divulgados, e projetos posteriores ou intervenções, implementados.

5.2.1.3 Análise de tarefas predominantes nos grupos

Utilizando documentos existentes, assim como discussões com os responsáveis pelo gerenciamento e com trabalhadores, um inventário do número e dos tipos de tarefa mais predominantes deve ser compilado. Se as tarefas são muito heterogêneas, os grupos devem ser subdivididos em unidades mais homogêneas, de acordo com sua carga de trabalho física. Até nove tarefas podem ser acomodadas na seção específica de grupo do DMQ.

5.2.1.4 Definição do modo como o DMQ é administrado aos trabalhadores

Três opções possíveis são:

- pesquisa pelo correio (de custo baixo e fácil, mas há o risco de poucas respostas);
- distribuição no local de trabalho, com uma solicitação para completar o questionário durante ou após o expediente;
- sessões em grupo durante o horário de trabalho, nas quais cada trabalhador é convidado a preencher seu questionário (recomendado).

5.2.2 A pesquisa real

Nesta fase, o DMQ deve ser impresso e distribuído. Os índices de resposta devem ser monitorados para que seja possível lembrar àqueles que inicialmente não responderam. É muito importante que uma grande proporção dos trabalhadores selecionados realmente participe da pesquisa, já que os resultados devem ser representativos para todos os trabalhadores com as mesmas tarefas.

5.2.3 Entrada de dados, análise de dados e relatório

O uso de um programa estatístico para calcular resultados é recomendado. No entanto, uma planilha pode ser suficiente para computar os índices mais importantes. O relatório dos resultados da pesquisa pode ser feito com base em pequenas tabelas, resumindo as principais descobertas:

- resposta e características gerais dos trabalhadores envolvidos (idade, gênero, instrução etc.);
- tarefas: predomínio e esforço percebidos;
- carga física de trabalho;
- carga psicossocial de trabalho;
- predomínio de 12 meses de sintomas musculoesqueléticos por área corporal.

Os dados devem ser apresentados para todos os grupos de trabalhadores e para a população de referência. Se o número de pessoas que responderem for maior do que 20, a significância estatística das diferenças entre os grupos deve ser testada.

Para capacitar especialistas a trabalhar facilmente com este questionário, um *software* (LOQUEST) foi desenvolvido para entrada e análise de dados e autorrelatório dos principais resultados. O programa (em MS-DOS) está disponível somente em holandês (http://www.arbeid.tno.nl/kennisgebieden/bewegen_bewegingsapparaat/files/loquest.zip).

5.2.4 Implementação dos resultados

Com base nos resultados da triagem, os grupos de trabalhadores ou locais de trabalho que exigem uma análise ergonômica mais completa, utilizando métodos mais sofisticados, podem ser identificados e priorizados. Os grupos de trabalhadores com índices relativamente altos de sintoma, e/ou cargas de trabalho relativamente exacerbadas, exigirão uma análise ergonômica mais complexa na determinação das intervenções laborais apropriadas. Seguindo a implementação, uma segunda pesquisa utilizando o DMQ pode ser conduzida para quantificar melhorias na carga de trabalho e na saúde entre os trabalhadores envolvidos.

5.2.5 Vantagens

- Padronização do método;
- Relativamente fácil e de baixo custo;
- Visão ampla dos possíveis fatores de risco e morbidade (dados sobre exposição e efeito);
- Nenhum equipamento técnico necessário;
- *Input* feito pelos próprios trabalhadores;
- Pode ser utilizado para avaliar os efeitos das soluções implementadas.

5.2.6 Desvantagens

- Dados de autorrelatório (não é possível uma medição detalhada da exposição);
- Grupo de referência recomendado, mas pode não estar sempre disponível;
- Menos adequado para grupos pequenos de trabalhadores;
- Não há quantificação dos riscos;
- É fundamental a cooperação de administradores e trabalhadores;
- Entrada de dados torna-se laboriosa quando os grupos são grandes;
- Análise de dados mais detalhada exige conhecimento estatístico.

5.2.7 Exemplo de *Output* (saída)

O Gráfico 5.1 mostra os resultados de uma pesquisa DMQ em cinco departamentos de uma companhia de aço (Hildebrandt et al., 1996). Os altos riscos são facilmente identificados e apresentados aos administradores e trabalhadores em formato gráfico. Um exemplo de uma pesquisa DMQ em agricultura pode ser encontrado em Hildebrandt (1995).

5.2.8 Métodos relacionados

Os ergonomistas, os médicos do trabalho, as enfermeiras e os higienistas necessitam de métodos simples e rápidos para obter informações relevantes sobre fatores relacionados ao trabalho que contribuam para a carga laboral musculoesquelética e para as desordens relacionadas. Com base em tal seleção, as prioridades podem ser ajustadas para os grupos de trabalhadores ou locais de trabalho que exigem uma análise ergonômica mais completa. Uma medição mais detalhada de carga de trabalho musculoesquelética (posturas, movimentos e vigor de esforços) por métodos diretos, como observações ou uso de inclinômetro, é complexa e consome tempo quando há grandes grupos de trabalhadores envolvidos, além de serem necessários analistas qualificados para medições seguras (Buckle, 1987; Hagberg, 1992; Kilbom, 1994; Winkel e Mathiassen, 1994).

Os instrumentos mais simples de triagem para identificar grupos de trabalhadores em risco (trabalhos, departamentos, tarefas etc.) incluem *checklists* (Keyserling et al., 1992), classificação de exigências de trabalho físico (Buchholz et al., 1996), pesquisas (Bishu, 1989) ou fiscalização periódica (Weel et al., 2000). Embora a quantificação dos níveis absolutos de exposição tenha suas limitações, ao utilizar esses métodos, a informação colhida pode ser suficiente para classificar os grupos de acordo com seus níveis de exposição (Burdorf, 1999). Posteriormente, uma análise ergonômica detalhada pode ser restrita àqueles trabalhadores e locais de trabalho de alto risco.

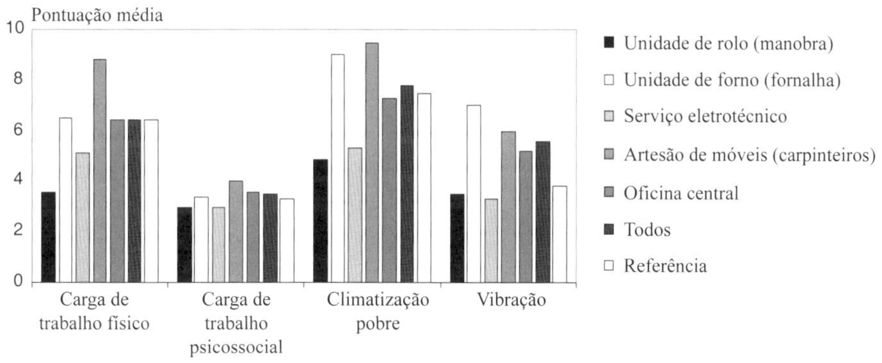

GRÁFICO 5.1 Pontuação média de quatro índices de carga de trabalho e condições de trabalho relatadas por funcionários de manutenção em cinco departamentos de uma companhia de aço (n = 436) e um grupo de referência de trabalhadores não sedentários (n = 396).

5.2.9 Normas e regulamentações

O DMQ pode ser utilizado para atender a necessidades dos empregados, ao realizar uma avaliação de risco de condições de trabalhos físicos. No entanto, deve ser ressaltado que uma pesquisa DMQ é apenas uma ferramenta para estabelecer prioridades para análises mais aprofundadas e para o desenvolvimento de soluções.

5.2.10 Tempo aproximado de treinamento e de aplicação

Não há exigência de treinamento específico para conduzir uma pesquisa DMQ. Recomenda-se alguma experiência em epidemiologia para conduzir uma análise mais detalhada. O tempo para completar o DMQ (edição padronizada) é entre 20 a 60 minutos, dependendo em especial do nível de instrução do trabalhador. Para trabalhadores com menor escolaridade, a edição mais curta do DMQ é mais apropriada.

5.2.11 Custos

Os custos são restritos à impressão (e algumas vezes ao envio pelo correio) do questionário. Outros custos incluem o tempo de preparação do ergonomista, condução, análise e relatar a pesquisa. Isso pode levar até 120 horas, dependendo da quantidade de esforço necessário para motivar a companhia e os trabalhadores e do número de trabalhadores que realmente responderão o questionário.

5.2.12 Confiabilidade e validade

Diversos aspectos da confiabilidade têm sido abordados por análises de uma base de dados contendo dados de 1.575 trabalhadores, em várias ocupações, que completaram o questionário. Da análise fatorial, as questões sobre carga de trabalho musculoesquelética e as condições de trabalho potencialmente perigosas associadas foram agrupadas em sete índices: força, carga dinâmica, carga estática, fatores climáticos, vibração e fatores ambientais. Juntamente com quatro questões separadas sobre estar em pé, sentado, caminhando e sobre posturas desconfortáveis, os índices constituem uma breve visão global das principais descobertas sobre carga de trabalho musculoesquelética e sobre as condições de trabalho potencialmente perigosas associadas. A homogeneidade dos índices, avaliados com base no cálculo do alfa de Cronbach, foi satisfatória, assim como a validade divergente dos índices avaliados por intercorrelações do computador com um índice de condições de trabalho psicossocial. O poder discriminativo foi bom: os grupos de trabalhadores com cargas musculoesqueléticas contrastantes poderiam ser diferenciados com base nos índices. As associações significantes da maioria dos índices com sintomas musculoesqueléticos demonstraram validade operacional (Hildebrant et al., 2001).

Para estudar a validade das questões sobre força de trabalho físico, quatro grupos homogêneos de trabalhadores (pessoas que usam computadores, funcionários de escritório, condutores de veículos e trabalhadores em linha de montagem) completaram o questionário e foram observados (através de um vídeo) no desempenho de suas principais atividades laborais. O autorrelato de exposição às posturas foi computado para cada grupo, assim como a frequência média e a duração das posturas em diferentes categorias de flexão do tronco e ângulo de rotação. Ambos os métodos identificaram, nos mesmos grupos, as mais altas exposições para posturas desfavoráveis. As simples questões qualitativas pareceram adequadas (Hildebrant, 2001). Para os estudos de validade sobre as questões dos sintomas musculoesqueléticos, outros quatro grupos heterogêneos de trabalhadores (pessoas que usam computadores, funcionários de escritório, condutores de veículos e operadores gráficos) foram examinados; eles completaram o questionário, bem como um exame físico padronizado. O questionário pareceu identificar o mesmo grupo de trabalhadores com altas taxas de predomínio de dor na lombar, assim como o exame físico. As taxas de prevalência de sete dias resultaram em alta especificidade, ao passo que as taxas de prevalência de sobrevida resultaram na melhor sensibilidade. De maneira geral, as taxas de prevalência de um ano acabaram por ser uma escolha intermediária razoável (Hildebrant, 2001).

5.2.13 Ferramentas necessárias

O DMQ pode ser preenchido utilizando uma caneta e papel. A entrada de dados exige *software* especializado. Para grandes grupos, a entrada de dados utilizando *software* OCR (reconhecimento óptico de caracteres) deve ser considerado. Para pequenos grupos, uma planilha deve ser suficiente. O *software* estatístico é recomendado para analisar dados de grandes grupos de trabalhadores.

Referências

Ariëns, G.A.M., Van Mechelen, W., Bongers, P.M., Bouter, L.M., and Van der Wal, G. (2000), Physical risk factors for neck pain, *Scand. J. Work Environ. Health*, 26, 7–19.

Baty, D., Buckle, P.W., and Stubbs, D.A. (1987), Posture recording by direct observation, questionnaire assessment and instrumentation: a comparison based on a recent field study, in *The Ergonomics of Working Postures*, Corlett, E.N., Manenica, I., and Wilson, J.R., Eds., Taylor & Francis, London, pp. 283–292.

Bernard, B.P., Ed. (1997), Musculoskeletal Disorders and Workplace Factors: A Critical Review of Epidemiologic Evidence for Work Related Musculoskeletal Disorders of the Neck, Upper Extremities and Low Back, National Institute for Occupational Safety and Health, U.S. Department of Health and Human Services, Cincinnati.

Bishu, R.R. (1989), Risks of back pain: can a survey help? A discriminant analytic approach, *J. Occup. Accid.*, 11, 51–68.

Bongers, P.M., De Winter, C.R., Kompier, M.A.J., and Hildebrandt, V.H. (1993), Psychosocial factors at work and musculoskeletal disease, *Scand. J. Work Environ. Health*, 19, 297–312.

Buchholz, B., Paquet, V., Punnett, L., Lee, D., and Moir, S. (1996), PATH: a work sampling-based approach to ergonomic job analysis for construction and other non-repetitive work, *Appl. Ergonomics*, 27, 177–187.

Buckle, P. (1987), Musculoskeletal disorders of the upper extremities: the use of epidemiological approaches in industrial settings, *J. Hand Surg.*, 12A, 885–889.

Burdorf, A. (1999), In musculoskeletal epidemiology are we asking the unanswerable in questionnaires on physical load? *Scand. J. Work Environ. Health*, 25, 81–83.

Dul, J., Delleman, N.J., and Hildebrandt, V.H. (1992), Posture and movement analysis in ergonomics: principles and research, in *Biolocomotion: A Century of Research Using Moving Pictures*, Cappozzo, A., Marchetti, M., and Tosi, V., Eds., proceedings of symposium held at Formia, Italy, April 1989, ISB Series Vol. 1, Promograph, Rome.

Hagberg, M. (1992), Exposure variables in ergonomic epidemiology, *Am. J. Ind. Med.*, 21, 91–100.

Hildebrandt, V.H. (1987), A review of epidemiological research on risk factors of low back pain, in *Musculoskeletal Disorders at Work*, Buckle, P., Ed., proceedings of conference held at the University of Surrey, Guildford, U.K., April 1987, Taylor & Francis, London, pp. 9–16.

Hildebrandt, V.H. (1995), Musculoskeletal symptoms and workload in 12 branches of Dutch agriculture, *Ergonomics*, 38, 2576–2587.

Hildebrandt, V.H. (2001), Prevention of Work Related Musculoskeletal Disorders: Setting Priorities Using the Standardized Dutch Musculoskeletal Questionnaire, Ph.D. thesis, TNO Work and Employment, Hoofddorp, Netherlands.

Hildebrandt, V.H., Bongers, P.M., Dul, J., Dijk, F.J.H., and Van Kemper, H.C.G. (1996), Identification of high-risk groups among maintenance workers in a steel company with respect to musculoskeletal symptoms and workload, *Ergonomics*, 39, 232–242.

Hildebrandt, V.H., Bongers, P.M., van Dijk, F.J., Kemper, H.C., and Dul, J. (2001), Dutch musculoskeletal questionnaire: description and basic qualities, *Ergonomics*, 44, 1038–1055.

Hoogendoorn, W.E., Van Poppel, M.N.M., Bongers, P.M., Koes, B.W., and Bouter, L.M. (1999), Physical load during work and leisure time as risk factors for back pain, *Scand. J. Work Environ. Health*, 25, 387–403.

Keyserling, W.M., Brouwer, M., and Silverstein, B.A. (1992), A checklist for evaluating ergonomic risk factors resulting from awkward postures of the legs, trunk and neck, *Int. J. Ind. Ergonomics*, 9, 283–301.

Kilbom, A. (1994), Assessment of physical exposure in relation to work related musculoskeletal disorders: what information can be obtained from systematic observations? *Scand. J. Work Environ. Health*, 20(special issue), 30–45.

Kumar, S. (1993), The accuracy of trunk posture perception among young males subjects, in *Advances in Industrial Ergonomics and Safety*, Nielsen, R. and Jorgensen, V., Eds., Taylor & Francis, London, pp. 225–229.

Kuorinka, I., Jonsson, B., Kilbom, Å., et al. (1987), Standardised Nordic questionnaires for the analysis of musculoskeletal symptoms, *Appl. Ergonomics*, 18, 233–237.

Paul, J.A. (1993), Pregnancy and the Standing Working Posture, Ph.D. thesis, University of Amsterdam.

Riihimäki, H. (1991), Low back pain, its origin and risk indicators, *Scand. J. Work Environ. Health*, 17, 81–90.

Stock, S.R. (1991), Workplace ergonomic factors and the development of musculoskeletal disorders of the neck and upper limbs: a meta-analysis, *Am. J. Ind. Med.*, 19, 87–107.

Viikari-Juntura, E., Rauas, S., Martikainen, R., Kuosma, E., Riihimäki, H., Takala, E.P., and Saarenmaa K. (1996), Validity of self-reported physical work load in epidemiologic studies on musculoskeletal disorders, *Scand. J. Work Environ. Health*, 22, 251–259.

Vink, P., Lourijsen, E., Wortel, E., and Dul, J. (1992), Experiences in participatory ergonomics: results of a roundtable session during the 11th IEA Congress, Paris, July 1991, *Ergonomics*, 35, 123–127.

Walsh, K., Varnes, N., Osmond, C., Styles, R., and Coggon, D. (1989), Occupational causes of low back pain, *Scand. J. Work Environ. Health*, 15, 54–59.

Weel, A.N.H., Broersenn, J.P.J., and Van Dijk, F.J.H. (2000), Questionnaire surveys on health and working conditions: development of an instrument for risk assessment in companies, *Int. Arch. Occup. Environ. Health*, 73, 47–55.

Wiktorin, C., Karlqvist, L., and Winkel, J. (1993), Validity of self-reported exposures to work postures and manual materials handling, *Scand. J. Work Environ. Health*, 19, 208–214.

Winkel, J. and Mathiassen, S.E. (1994), Assessment of physical work load in epidemiologic studies: concepts, issues and operational considerations, *Ergonomics*, 37, 979–988.

6

Checklist rápido de exposição (QEC) para avaliação de riscos no local de trabalho para distúrbios osteomusculares relacionados ao trabalho(DORT)

Guangyan Li
Human Engineering Limited

Peter Buckle
University of Surrey

6.1 *Background* e aplicações

O *checklist* rápido de exposição (QEC – Quick Exposure Checklist) avalia rapidamente a exposição a riscos para distúrbios osteomusculares relacionados ao trabalho (DORT) (Li e Buckle, 1999a). O QEC tem base nas necessidades dos praticantes e na pesquisa nos principais fatores de risco DORT (Bernard, 1997). Cerca de 150 praticantes testaram o QEC e o modificaram e validaram utilizando tarefas estimulantes e reais. O QEC tem um alto nível de sensibilidade e usabilidade, e confiabilidade muito aceitável inter e intraobservador. Os estudos de campo confirmam que o QEC é aplicável para uma ampla gama de tarefas. Com um curto período de treinamento e alguma prática, a avaliação pode, na maioria das vezes, ser preenchida rapidamente para cada tarefa.

O QEC oferece uma avaliação de um local de trabalho e do *design* de equipamento, o que facilita o seu *redesign*. O QEC auxilia na prevenção de muitos tipos de DORT, pois desenvolve e educa os usuários sobre eles e sobre os riscos presentes no local de trabalho.

6.2 Procedimento

A QEC utiliza cinco etapas:

6.2.1 Etapa 1: Autotreinamento

Os avaliadores que utilizam o QEC pela primeira vez devem ler o Guia para usuário do QEC (Apêndice 6.1) para compreender a terminologia e as categorias de avaliação que são utilizados no *checklist*. Usuários experientes podem pular a etapa 1.

6.2.2 Etapa 2: *Checklist* de avaliação do observador

O usuário da QEC (o observador) utiliza o *checklist* "Avaliação do observador" (Apêndice 6.2) para conduzir uma avaliação de risco para determinada tarefa. A maioria dos itens do *checklist* de avaliação é autoexplicativo. Novos usuários podem consultar o Guia para usuário do QEC (Apêndice 6.1). É importante observar pelo menos uma jornada inteira de trabalho antes da realização da avaliação. Se um trabalho consiste em uma variedade de tarefas, cada uma delas pode ser avaliada de forma separada; quando não pode facilmente ser decomposto em tarefas, deve-se observar a "pior" situação que nela se apresenta, ou seja, quando uma parte específica do corpo em questão é mais sobrecarregada. A avaliação pode ser realizada pela observação direta ou pelo uso de uma imagem de vídeo (se a informação sobre "Avaliação do trabalhador" puder ser obtida em outra hora; ver etapa 3).

6.2.3 Etapa 3: *Checklist* de avaliação dos trabalhadores

O trabalhador sendo observado deve completar o *checklist* "Avaliação do trabalhador" (Apêndice 6.3).

6.2.4 Etapa 4: Cálculo de pontuação de exposição

Utilize a "Tabela de Pontuações de Exposição" (Apêndice 6.4) para calcular as pontuações de exposição para cada tarefa avaliada, conforme segue:

1. Circule todas as letras correspondentes às respostas com base na "Avaliação do observador" e da "Avaliação do trabalhador".
2. Marque os números no ponto de passagem de cada par de letras circuladas. Por exemplo, para a exposição dorsal, o número 8 deve ser selecionado como pontuação 1, correspondente aos itens de avaliação A2 e A3.
3. Calcule a pontuação total para cada parte do corpo.

Cálculos de pontuação de exposição podem ser feitos com o auxílio de *software* (http://www.geocities.com/qecuk).

6.2.5 Etapa 5: Consideração das ações

O QEC identifica rapidamente os níveis de exposição para a dorsal, ombros/braços, punhos/mãos e o pescoço, e o método avalia se uma intervenção ergonômica pode efetivamente reduzir esses níveis de exposição. Os níveis de ações preliminares para o QEC, com base nas avaliações QEC e RULA (McAtamney e Corlett, 1993), foram sugeridos (Brown e Li, 2003) como visto na Tabela 6.1.

O nível de exposição E na Tabela 6.1 é calculado como uma taxa de porcentagem entre a pontuação de exposição real total X e o total máximo possível $X_{máx.}$. Para tarefas de manuseio, $X_{máx.}$MH = 176; para outras tarefas, $X_{máx.}$ = 162.

$$E\ (\%) = X/X_{máx.} \times 100\%$$

Tabela 6.1 Níveis preliminares de ação para o QEC

Pontuação QEC (E) (porcentagem total)	Ação	Pontuação equivalente RULA
≤40%	Aceitáveis	1-2
41-50%	Investigar a fundo	3-4
51-70%	Investigar a fundo e mudar em breve	5-6
>70%	Investigar e mudança imediata	7+

6.3 Vantagens

- Abrange alguns dos principais fatores de risco para DORT.
- Considera as necessidades do usuário e pode ser utilizada por usuários inexperientes.
- Considera a combinação e interação de fatores de risco múltiplos no local de trabalho.
- Fornece um bom nível de sensibilidade e aplicabilidade.
- Fornece nível de incentivo de confiabilidade inter e intraobservador.
- É de fácil aprendizagem e rápido para utilização.

6.4 Desvantagens

- O método focaliza somente fatores físicos do local de trabalho.
- As pontuações hipotéticas de exposição com a sugestão de "níveis de ação" necessitam ser validadas.
- Treinamento adicional e prática podem ser necessários para os usuários novatos para melhorar a confiabilidade na avaliação.

6.5 Exemplo de *output* QEC

Abaixo, um exemplo de um observador avaliando uma tarefa de manuseio.

A tarefa consiste em descarregar caixas de um carrinho para uma estante. A coluna vertebral do operador está quase ereta, com movimento raro durante o trabalho. As caixas são algumas vezes posicionadas a uma altura acima do nível dos ombros, com frequente arrumação para reposicioná-las, e constantemente utilizando apenas uma das mãos. As mãos/punhos foram vistos flexionados e moveram-se entre 11 e 20 vezes por minuto e o pescoço é por vezes visto rotacionando para ambos os lados. As caixas pesam cerca de 4 kg cada e o trabalho dura até 6 horas por dia. A exigência visual para a tarefa é considerada baixa. Os resultados da avaliação são mostrados no Gráfico 6.1.

A exposição total é: E = (106/176) × 100% = 60,2%. De acordo com a Tabela 6.1, a pontuação indica uma necessidade de "investigar a fundo e mudar em breve". As principais preocupações são a exposição para as regiões dos ombros/braços e punhos, uma vez que o operador deve segurar a carga no nível dos ombros ou acima deles. As soluções possíveis incluem fornecer ao trabalhador um banquinho para os pés, de forma a evitar muita elevação dos braços, utilizar máquinas (uma empilhadeira) para uma carga pesada ou introduzir pausas mais frequentes para reduzir a quantidade de tarefas repetitivas.

Após a intervenção no local de trabalho/tarefa, reavalie a atividade laboral utilizando a mesma abordagem QEC, conforme descrita nas etapas 2 a 5, e compare os resultados pré e pós-intervenção para ver se as exposições foram de fato reduzidas, preferivelmente abaixo de um nível "aceitável".

6.6 Métodos relacionados

Os "níveis de ação" sugeridos do sistema QEC foram baseados em pontuações equivalentes ao RULA (McAtamney e Corlett, 1993). A ferramenta foi desenvolvida com uma revisão crítica e análise de métodos existentes disponíveis na época (Li e Buckle, 1999b), pela adoção de abordagens de "participação do usuário" (ex.: utilizando questionários e grupos focais e por questionamento de usuários em potencial – saúde e segurança dos praticantes – para projetar uma ferramenta de exposição para os mesmos [Li e Buckle, 1999a]), bem como pela utilização da abordagem de "pensar em voz alta" para compreender os métodos que os médicos generalistas e do trabalho adotam quando se encarregam de uma avaliação de risco no local de trabalho (Bainbridge e Sanderson, 1995).

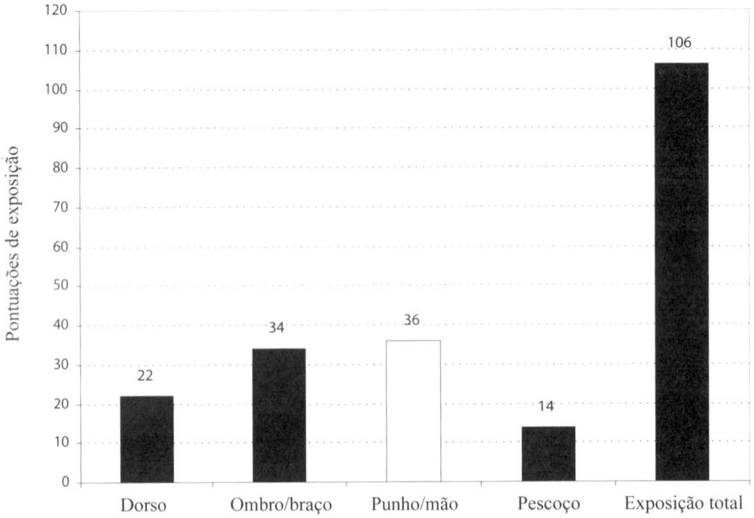

Gráfico 6.1 Resultados de avaliação da tarefa de exemplo.

6.7 Normas e regulamentações

U.K. Management of Health and Safety at Work Regulations 1992:

O regulamento 3 exige que "cada empregador deve fazer uma avaliação adequada e suficiente dos riscos para a saúde e a segurança de seus empregados, os quais são expostos enquanto no trabalho... A finalidade da avaliação de risco é auxiliar o empregador ou o autônomo a determinar quais medidas devem ser utilizadas para cumprir com os deveres das 'disposições salutares pertinentes'".

O regulamento 12 menciona que "trabalhadores tem o dever, sob a Seção 7 da Health and Safety at Work etc. Act 1974, de cooperar com o seu empregador para permitir que ele cumpra com os deveres legais para saúde e segurança".

O U.K. Manual Handling Operations Regulations 1992, Regulamento 4 (1)(b) exige que "cada empregador deve, se não for razoavelmente praticável, evitar a necessidade de submeter seus empregados a operações manuais no trabalho que envolvem um risco de lesão, fazer uma avaliação adequada e suficiente de todas as operações de manuseio a serem empreendidas por eles... Os pontos de vista da equipe podem ser particularmente valiosas na identificação de problemas de manuseio e soluções práticas para eles".

6.8 Tempo aproximado de treinamento e de aplicação

O tempo de treinamento inicial (autoaprendizagem) do QEC para um novo usuário é de aproximadamente 15 a 20 minutos, mas alguma prática é sugerida para usuários novatos, com avaliações de exercício tanto em tarefas reais como em tarefas gravadas em vídeo. Normalmente leva cerca de 10 minutos para completar uma avaliação para cada tarefa.

6.8.1 Confiabilidade e validade

A construção da validade do QEC é relatada em Li e Buckle (1999a). A ferramenta teve uma alta sensibilidade (a capacidade de identificar uma alteração na exposição antes e depois de uma intervenção ergonômica), uma boa confiabilidade intraobservador e uma confiabilidade interobservador praticamente aceitável (Li e Buckle, 1999a).

6.8.2 Ferramentas necessárias

O QEC é uma ferramenta de avaliação de exposição com uso de papel e caneta. O cálculo de pontuações de exposição pode ser feito com um programa de computador disponível em http://faculty.ksu.edu.sa/alsaleh/Pages/QuickExposureCheck%28QEC%29.aspx.

Referências

Bainbridge, L. and Sanderson, P. (1995), Verbal protocol analysis, in *Evaluation of Human Work*, 2nd ed., Wilson, J.R. and Corlett, E.N., Eds., Taylor & Francis, London, pp. 169–201.
Bernard, B.P., Ed. (1997), Musculoskeletal Disorders and Workplace Factors: A Critical Review of Epidemiologic Evidence for Work-Related Musculoskeletal Disorders of the Neck, Upper Extremity, and Low Back, 2nd ed., National Institute for Occupational Safety and Health (NIOSH), Cincinnati.
Brown, R. and Li, G. (2003), The development of action levels for the 'Quick Exposure Check' (QEC) system, in *Contemporary Ergonomics 2003*, McCabe, P.T., Ed., Taylor & Francis, London, pp. 41–46.
Li, G. and Buckle, P. (1999a), Evaluating Change in Exposure to Risk for Musculoskeletal Disorders: A Practical Tool, HSE contract report 251/1999, HSE Books, Suffolk.
Li, G. and Buckle, P. (1999b), Current techniques for assessing physical exposure to work-related musculoskeletal risks, with emphasis on posture-based methods, *Ergonomics*, 42, 674–695.
McAtamney, L. and Corlett, E.N. (1993), RULA: a survey method for the investigation of work-related upper limb disorders, *Appl. Ergonomics*, 24, 91–99.

Apêndice 6.1 Guia para usuário do QEC

Esta ferramenta de exposição foi projetada para avaliar a alteração na exposição a riscos musculoesqueléticos antes e depois de uma intervenção ergonômica. Antes de fazer a avaliação do risco, uma observação preliminar da tarefa deve ser feita para pelo menos uma jornada de trabalho. Registre toda a informação conforme assinalado no topo do *checklist* no Apêndice 6.2.

Avaliação de exposição para a coluna vertebral

Postura da coluna vertebral (A1 a A3)

A avaliação para postura da coluna vertebral deve ser feita no momento em que o dorso está mais sobrecarregado. Por exemplo, quando se carrega uma caixa, a coluna pode ser considerada sob alta sobrecarga ao se inclinar ou "jogar" o corpo para a frente a fim de segurar a carga.

- A coluna deve ser considerada como "**quase neutra**" (Nível A1) se a pessoa é vista no trabalho com flexão/extensão do tronco, torcido ou inclinado lateralmente a menos de 20°, conforme demonstra a Figura A1.
- A coluna deve ser considerada como "**moderadamente fletida ou torcida**" (Nível A2) se a pessoa é vista no trabalho com flexão/extensão do tronco, torcido ou inclinado lateralmente mais de 20° e menos de 60°, conforme demonstra a Figura A2.
- A coluna pode ser considerada como "**excessivamente fletida ou torcida**" (Nível A3) se a pessoa for vista trabalhando com o tronco flexionado ou torcido mais de 60° (ou próximo de 90°), conforme demonstra a Figura A3.

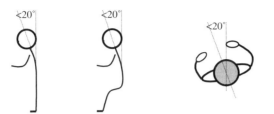

Figura A1 A coluna está "quase neutra".

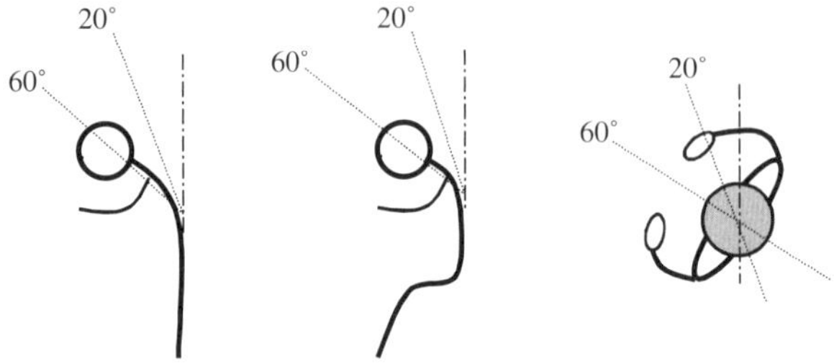

Figura A2 A coluna está "moderadamente fletida ou torcida".

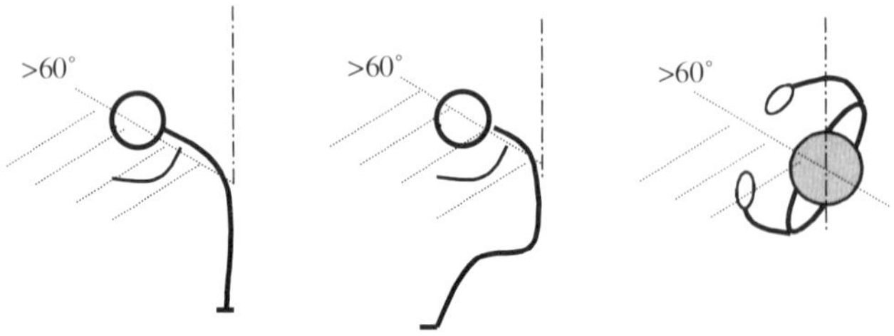

Figura A3 A coluna está "excessivamente fletida ou torcida".

Movimento dorsal (B1 a B5)

- Para tarefas de manuseio de materiais, avaliar B1 a B3. Isso refere a frequência de flexões e rotações que a pessoa necessita quando desempenha uma tarefa. Os diversos movimentos do tronco podem ocorrer dentro de uma jornada de tarefa.
- Para tarefas diferentes de manuseio, tais como trabalho sentado ou tarefas repetitivas desempenhadas em posição em pé, ignore B1 a B3 e avalie somente B4 e B5.

Avaliação de exposição para ombro/braço

Postura ombro/braço (C1 a C3)

A avaliação deve ser feita quando o ombro/braço está quase sobrecarregado durante o trabalho, mas não necessariamente na mesma hora em que a coluna é avaliada. Por exemplo, a carga no ombro pode não estar no nível mais alto quando o operador se flexiona para pegar uma caixa do chão, mas pode se tornar maior posteriormente, quando a caixa é posicionada em um nível mais alto.

Movimento ombro/braço (D1 a D3)

O movimento do ombro/braço é considerado:

- "**raro**", se não há padrão regular de movimento;
- "**frequente**", se há um padrão regular de movimento com algumas pausas curtas;
- "**muito frequente**", se há um padrão de movimento regular contínuo durante o trabalho.

Avaliação de exposição para punho/mão

Posição punho/mão (E1 a E2)

É avaliada durante o desempenho da tarefa no ponto em que a posição mais inábil do punho é adotada, incluindo flexão/extensão do punho, abdução e adução (desvio ulnar/radial) e rotação do punho no eixo do antebraço. O punho é considerado "**quase estendido**" (Nível E1) se seu movimento é limitado dentro de uma extensão angular pequena (ex.: < 15°) da posição neutra (Figura E1). De outra forma, se um ângulo evidente do punho pode ser observado durante o desempenho da tarefa, o punho é considerado "**com desvio ou fletido**" (Figura E2).

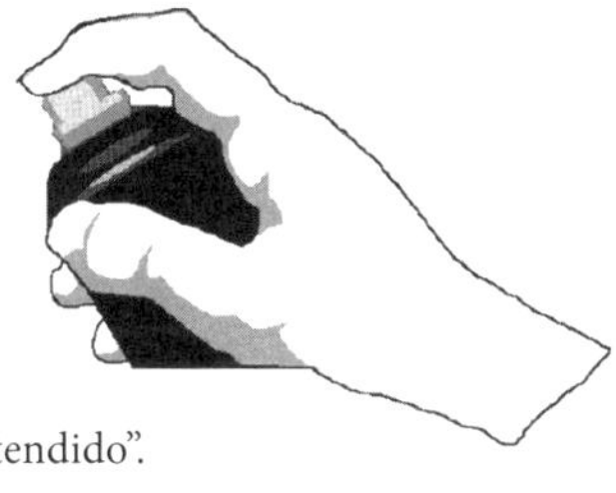

FIGURA E1 O punho está "quase estendido".

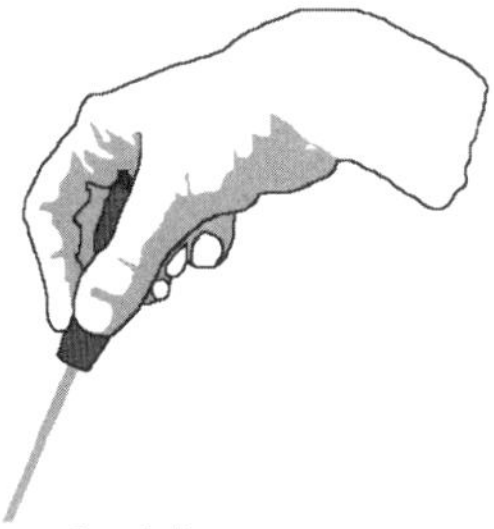

FIGURA E2 O punho está "com desvio ou fletido"

Movimento punho/mão (F1 a F3)

Refere-se ao movimento do punho/mão e antebraço, excluindo o movimento dos dedos. Um movimento é contado toda vez que o mesmo padrão de movimento ou similar é repetido por determinado período (ex.: 1 minuto).

Avaliação de exposição para o pescoço

O pescoço pode ser considerado "**excessivamente fletido ou rodado**" se estiver flexionado ou rodado em um ângulo evidente (ou mais de 20°) relativo ao tronco.

Avaliação de trabalhadores na mesma tarefa

Depois que a avaliação do observador é feita, peça ao trabalhador para responder às questões no *checklist* do Apêndice 6.3. Explique a ele o significado dos termos quando necessário.

Cálculo da pontuação total de exposição

A pontuação total de exposição pode ser obtida pela combinação de avaliações do observador (*checklist* QEC no Apêndice 6.2, itens A a G) e do trabalhador (*checklist* QEC no Apêndice 6.3, itens A até G). Assegure-se de que as pontuações corretas combinadas foram determinadas antes de adicioná-las no total.

Pontos adicionais

- Para trabalho em grupo, assegure-se de que um número de trabalhadores relativamente suficiente seja avaliado.
- Trabalhadores cujo padrão diário de trabalho e exigências de tarefa são variáveis devem ser observados mais de uma vez.

Apêndice 6.2 *Checklist* rápido de exposição (QEC) para avaliação de riscos no local de trabalho para distúrbios osteomusculares relacionados ao trabalho

Avaliação do observador

Cargo (título): Tarefa: Avaliação conduzida por: Nome do(a) trabalhador(a): Data: Horário:

Dorsal	Punho/Mão
• Ao executar a tarefa, a coluna vertebral está A1. Quase neutra? A2. Moderadamente fletida ou torcida ou fletida lateralmente? A3. Excessivamente fletida ou torcida ou fletida lateralmente? • Para tarefas manuais somente: O movimento do tronco B1: Raro? (Cerca de 3 vezes por minuto ou menos) B2: Frequente? (Cerca de 8 vezes por minuto) B3: Muito frequente? (Cerca de 12 vezes por minuto ou mais) • Outras tarefas: A tarefa é desempenhada em posturas estáticas a maior parte do tempo? (sentado ou em pé) B4: Não. B5: Sim.	• A tarefa é desempenhada E1: Com o punho quase estendido? E2: Com uma posição do punho fletida ou com desvio? • A tarefa é desempenhada com padrões semelhantes de movimentos repetitivos F1: 10 vezes por minuto ou menos? F2: 11 a 20 vezes por minuto? F3: Mais de 20 vezes por minuto?
Ombro/braço	**Pescoço**
• A tarefa é desempenhada C1: Na altura da cintura ou abaixo dela? C2: Na altura do peito? C3: Na altura do ombro ou acima? • O movimento do braço é repetido D1: Raramente? (Algum movimento intermitente do braço) D2: Frequentemente? (Movimento regular do braço com algumas pausas) D3: Muito frequentemente? (Movimento do braço quase contínuo)	• Quando desempenhando a tarefa, a cabeça/pescoço estão fletidos ou torcidos excessivamente? G1: Não. G2: Sim, ocasionalmente. G3: Sim, continuamente.

Apêndice 6.3 Avaliação de trabalhadores

Nome:	Cargo (Título):	Data:

- Qual é o peso máximo carregado na tarefa?

A1: Leve (5 kg ou menos)
A2: Moderado (6 a 10 kg)
A3: Pesado (11 a 29 kg)

- Quanto tempo em média você gasta por dia fazendo essa tarefa?

B1: Menos de 2 horas
B2: 2 a 4 horas
B3: Mais de 4 horas

- Quando desempenha essa tarefa (com uma ou as duas mãos), qual é o máximo de força exercida por elas?

C1: Baixo (ex.: Menos de 1 kg)
C2: Médio (ex.: 1 a 4 kg)
C3: Alto (ex.: Mais de 1 kg)

Você sente alguma vibração durante o trabalho?
D1: Baixa (ou não)
D2: Média
D3: Alta

Você tem dificuldade para se manter nesse trabalho?
F1: Nunca
F2: Algumas vezes
F3: Frequentemente

Quanto você acha esse trabalho estressante?
G1: Nem um pouco
G2: Pouco
G3: Médio
G4: Muito

Apêndice 6.4 Tabela de pontuações de exposição

Exposição para a dorsal:

	A1	A2	A3	Pontuação 1	B1	B2	B3	Pontuação 2	b1	b2	b3	Pontuação 3
A1	2	4	6		2	4	6		2	4	6	
A2	4	6	8		4	6	8		4	6	8	
A3	6	8	10		6	8	10		6	8	10	
A4	8	10	12		8	10	12		8	10	12	
				Pontuação 4				B4	B5	Pontuação 5		
B1	2	4	6		2	4	6	2	4			**Pontuação total para a dorsal = Soma das pontuações de 1 a 5**
B2	4	6	8		4	6	8	4	6			
B3	6	8	10		6	8	10	6	8			

Exposição para o ombro/braço:

	C1	C2	C3	Pontuação 1	D1	D2	D3	Pontuação 2	b1	b2	b3	Pontuação 3
A1	2	4	6		2	4	6		2	4	6	
A2	4	6	8		4	6	8		4	6	8	
A3	6	8	10		6	8	10		6	8	10	
A4	8	10	12		8	10	12		8	10	12	
				Pontuação 4				Pontuação 5	**Pontuação total para ombros/braços = Soma das pontuações 1 a 5**			
B1	2	4	6		2	4	6					
B2	4	6	8		4	6	8					
B3	6	8	10		6	8	10					

Exposição para punho/mão:

	F1	F2	F3	Pontuação 1	E1	E2	Pontuação 2	b1	b2	b3	Pontuação 3
C1	2	4	6		2	4		2	4	6	
C2	4	6	8		4	6		4	6	8	
C3	6	8	10		6	8		6	8	10	
				Pontuação 4			Pontuação 5	**Pontuação total para punho/mão = Soma das pontuações 1 a 5**			
B1	2	4	6		2	4					
B2	4	6	8		4	6					
B3	6	8	10		6	8					

Exposição do pescoço:

	G1	G2	G3	Pontuação 1	e1	e2	Pontuação 2	**Pontuação total para o pescoço = Pontuações 1 + 2**
b1	2	4	6		2	4		
b2	4	6	8		4	6		
b3	6	8	10		6	8		

Pontuações de exposição: Dorsal: ______ Ombro/braço:______ Punho/mão: ______ Pescoço:______

7

Avaliação rápida dos membros superiores (RULA)

Lynn McAtamney
COPE Occupational Health and Ergonomics Services Ltd.

Nigel Corlett
University of Nottingham

7.1 *Background*

A avaliação rápida dos membros superiores (método RULA; *rapid upper limb assessment*) (McAtamney e Corlett, 1993) fornece uma classificação facilmente calculada para cargas musculoesqueléticas em tarefas nas quais as pessoas correm risco de sobrecarga no pescoço e nos membros superiores. A ferramenta fornece uma simples classificação, como um "retrato instantâneo" da tarefa, que tem em conta a postura, a força e o movimento exigido. O risco é calculado em uma pontuação de 1 (baixa) a 7 (alta). Essas pontuações são agrupadas em quatro níveis de ação, que fornecem uma indicação do período de tempo no qual é razoável esperar que um controle de risco seja iniciado.

7.2 Aplicações

O método RULA é utilizado para avaliar a postura, a força e o movimento associado a tarefas sedentárias. Tais atividades incluem ações com base na tela ou no computador, manufaturas, ou tarefas de varejo nas quais o trabalhador fica sentado ou em pé sem deslocamento.

As quatro principais aplicações do RULA são:

1. medir risco musculoesquelético, geralmente como parte de uma investigação ergonômica mais ampla;
2. comparar a carga musculoesquelética de *designs* de estações de trabalho normais e modificados;

3. avaliar resultados tais como: produtividade ou adequação do equipamento;
4. educar trabalhadores sobre os riscos musculoesqueléticos criados por diferentes posturas no trabalho.

Em todas as aplicações, é fortemente recomendado que os usuários recebam um treinamento prévio no método RULA, embora não sejam exigidas habilidades prévias de avaliação ergonômica.

7.2.1 Medição de risco musculoesquelético

O RULA avalia uma postura de trabalho e o nível associado de risco em um curto período de tempo, sem necessidade de equipamentos, além de uma caneta e uma folha de papel. O RULA não é indicado para fornecer informação postural detalhada, tal como posição dos dedos, que pode ser relevante para o risco global do trabalhador. Pode ser necessário utilizar outras ferramentas de avaliação com o RULA como parte de uma investigação ergonômica mais ampla ou mais detalhada. Ao utilizar o RULA, o avaliador pode se beneficiar das seguintes informações quando forem recomendadas alterações (McAtamney e Corlett, 1992): conhecimento dos produtos, processos, tarefas, lesões musculoesqueléticas prévias, treinamento, *layout* e dimensões do local de trabalho e riscos ambientais relevantes ou restrições.

O RULA pode ser utilizado para avaliar uma tarefa ou postura específica para um único usuário ou para um grupo de usuários (Herbert et al., 1996). Pode ser necessário avaliar uma série de posturas diferentes durante uma jornada de trabalho para estabelecer um perfil da carga musculoesquelética. Em tais casos, é útil gravar em vídeo ou fotografar os trabalhadores em ambos os lados (perfil) e de costas, enquanto desempenham as tarefas.

7.2.2 Comparar *designs* de estações de trabalho normais e modificados

O RULA é útil na comparação de *designs* de locais de trabalho existentes e propostos como parte de uma justificativa ou opção para alterações ergonômicas. As pontuações RULA fornecem a qualquer pessoa leiga ou interessada evidências que propõem modificações que possibilitem reduzir a carga musculoesquelética, o que pode facilitar aprovação de financiamento.

Por exemplo, o RULA foi utilizada nos seguintes estudos:

- Gutierrez (1998), que avaliou trabalhadores de linha de montagem em uma fábrica de eletrônicos e comparou posturas quando as melhorias foram introduzidas;
- Hedge et al. (1995) avaliaram diferentes equipamentos de computador;
- Cook e Kothiyal (1998) avaliaram a influência da posição do *mouse* em atividade muscular utilizando o RULA e a eletromiografia (EMG);
- Leuder (1996) modificou o RULA (http://www.humanics-es.com/rulacite.htm) para incluir os riscos maiores associados a tarefas em escritório, por exemplo, brilho na tela do computador (ver http://www.humanics-es.com/files/rula.pdf). Embora a ferramenta modificada não tenha sido validada, fornece informações úteis sobre os riscos nas estações de trabalho.

7.2.3 Avaliar resultados

Como parte de uma investigação ergonômica detalhada, as pontuações do RULA podem ser comparadas a outros fatores resultantes. Em uma fábrica, Axellson (1997) encontrou uma correlação entre altas pontuações RULA e uma proporção maior de produtos que foram descartados como imperfeitos quando processados em uma estação de trabalho específica. Como parte de um programa de gerenciamento macroergonômico, a companhia, posteriormente, aperfeiçoou a estação de trabalho identificada com alto risco, levando a uma queda de 39% em deficiências de qualidade e uma economia anual de US$ 25.000,00.

7.2.4 Educar os trabalhadores

Muitos adultos desenvolveram posturas habituais nos padrões de movimento, de maneira que encontram muita dificuldade para alterá-las. O uso das fotografias de estagiários no trabalho, juntamente com uma pontuação RULA, incomprovadamente auxilia na motivação deles para que se esforcem para mudar técnicas.

7.3 Procedimento

O procedimento para utilizar o RULA é explicado nas três etapas seguintes:

1. a postura ou posturas para avaliação é (são) selecionada(s);
2. as posturas são classificadas utilizando a folha de pontuação, diagramas das partes corporais e tabelas;
3. essas pontuações são convertidas para um dos quatro níveis de ação.

7.3.1 Observando e selecionando as posturas para avaliação

Uma avaliação RULA representa um momento na jornada de trabalho e é importante observar as posturas adotadas durante uma jornada completa ou um significante período laboral anterior à seleção das posturas para avaliação. Dependendo do tipo de estudo, a seleção poderia ser a mais longa ou a que parece ser a pior das posturas adotadas. O RULA também pode ser útil para avaliar a proporção de tempo gasto nas várias posturas avaliadas (McAtamney e Corlett, 1992).

7.3.2 Avaliando e registrando a postura

Decida se o membro superior direito, esquerdo ou ambos estão correndo risco e necessitam ser avaliados. Depois, avalie a postura de cada parte do corpo utilizando o *software* livre encontrado *on-line* em: <http://www.ergonomics.co.uk/Rula/ergo.human.cornell.edu/ahRULA.html>.

Utilize os diagramas de avaliação RULA (a Figura 7.1 demonstra a versão do *software*) para classificar a postura para cada parte do corpo, juntamente com as forças/cargas para Grupos A e B utilizando a versão em papel (a versão em *software* faz isso para você). Utilize a tecla "calcular" do *software* ou a Tabela C para calcular a grande média.

7.3.3 Nível de ação

A grande média pode ser comparada com a lista de níveis de ação. Na maioria dos casos, para assegurar que o manual seja utilizado como um subsídio no controle eficiente e eficaz de quaisquer riscos identificados, as ações conduzem a uma investigação mais detalhada. Os níveis de ação estão relacionados no Quadro 7.1.

7.4 Exemplo

A ergonomia tem prioridade alta no *design* e no desenvolvimento de paletes para a Jaguar Cars Ltd., U.K., e o RULA tornou-se um dos critérios-chave utilizados por eles e seus fornecedores.

7.4.1 RULA utilizado no processo de *design* e desenvolvimento

A Jaguar utiliza o RULA em seus padrões de documentação para fabricação de palete/caixa para permitir que a companhia e seus fornecedores avaliem e melhorem a ergonomia de seus paletes/caixas antes que a produção se inicie, evitando, assim, rompimento e risco de lesão durante o *steady-state* de produção. Como parte do processo de desenvolvimento, todos os fornecedores preenchem uma avaliação de risco RULA completa sobre o uso de cada protótipo de palete, fazendo quaisquer alterações necessárias para eliminar possíveis riscos aos operadores. Os engenheiros e fisioterapeutas na Jaguar descobriram que esse processo minimiza flexão, alongamento ou torção.

Quando os materiais para as séries X200 foram fornecidos, o RULA foi utilizado para avaliar a tarefa de desempacotamento. Inicialmente, essa tarefa forçou o operador a adentrar a caixa, conforme é visto na Figura 7.2. Com o esvaziamento da caixa, o risco musculoesquelético aumentou. A pontuação RULA de postura retratada na Figura 7.2 é apresentada no Quadro 7.2, juntamente com comentários relevantes sobre a pontuação. É útil acompanhar a folha de pontuação e diagramas de partes do corpo (Figura 7.1) na leitura do Quadro 7.2.

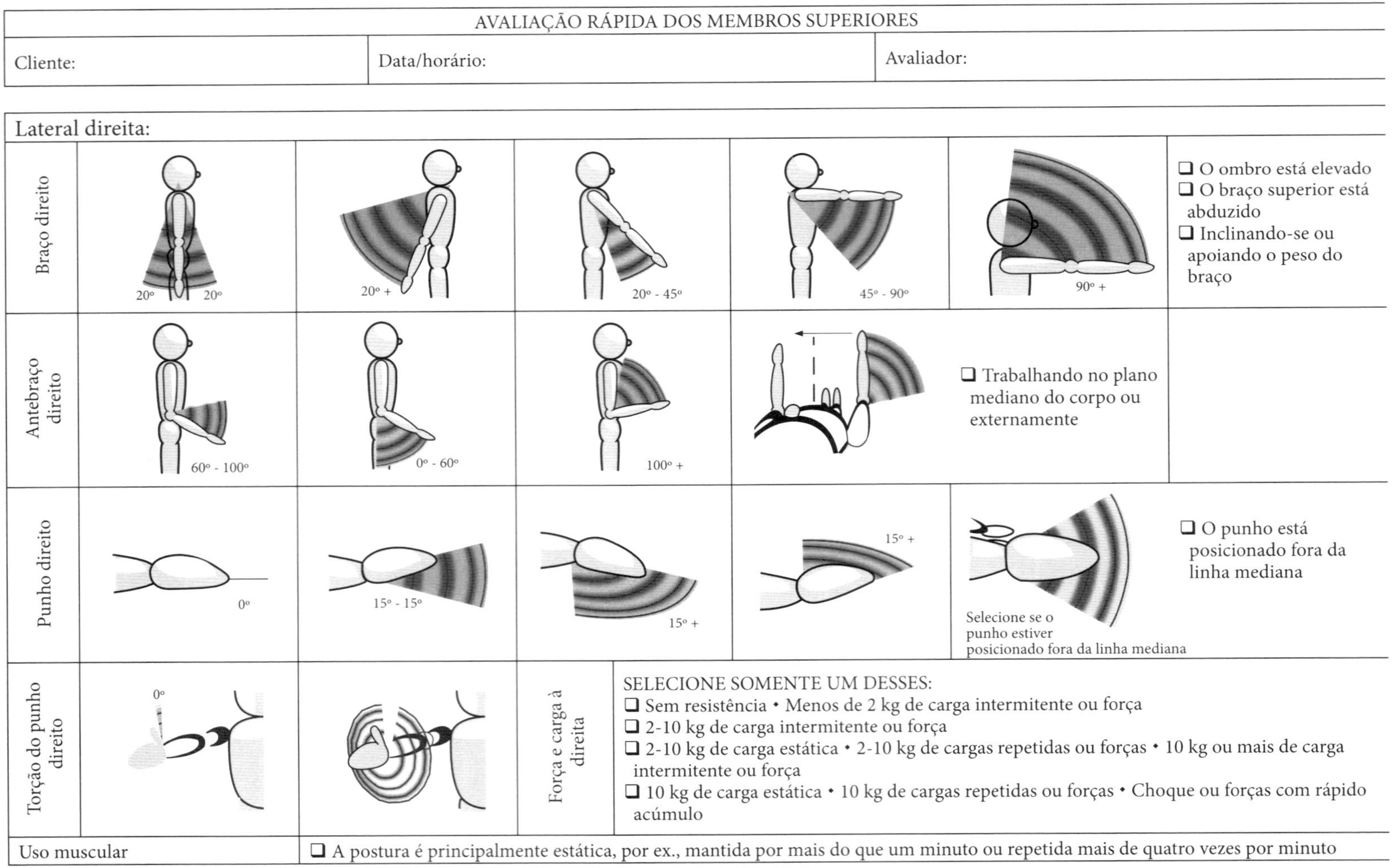
AVALIAÇÃO RÁPIDA DOS MEMBROS SUPERIORES
Cliente:
Data/horário:
Avaliador:
Lateral direita:
Braço direito
20°
20°
20° +
20° - 45°
45° - 90°
90° +
❑ O ombro está elevado
❑ O braço superior está abduzido
❑ Inclinando-se ou apoiando o peso do braço
Antebraço direito
60° - 100°
0° - 60°
100° +
❑ Trabalhando no plano mediano do corpo ou externamente
Punho direito
0°
15° - 15°
15° +
15° +
Selecione se o punho estiver posicionado fora da linha mediana
❑ O punho está posicionado fora da linha mediana
Torção do punho direito
0°
Força e carga à direita
SELECIONE SOMENTE UM DESSES:
❑ Sem resistência • Menos de 2 kg de carga intermitente ou força
❑ 2-10 kg de carga intermitente ou força
❑ 2-10 kg de carga estática • 2-10 kg de cargas repetidas ou forças • 10 kg ou mais de carga intermitente ou força
❑ 10 kg de carga estática • 10 kg de cargas repetidas ou forças • Choque ou forças com rápido acúmulo
Uso muscular
❑ A postura é principalmente estática, por ex., mantida por mais do que um minuto ou repetida mais de quatro vezes por minuto

FIGURA 7.1A Formulário de avaliação RULA em *software*.

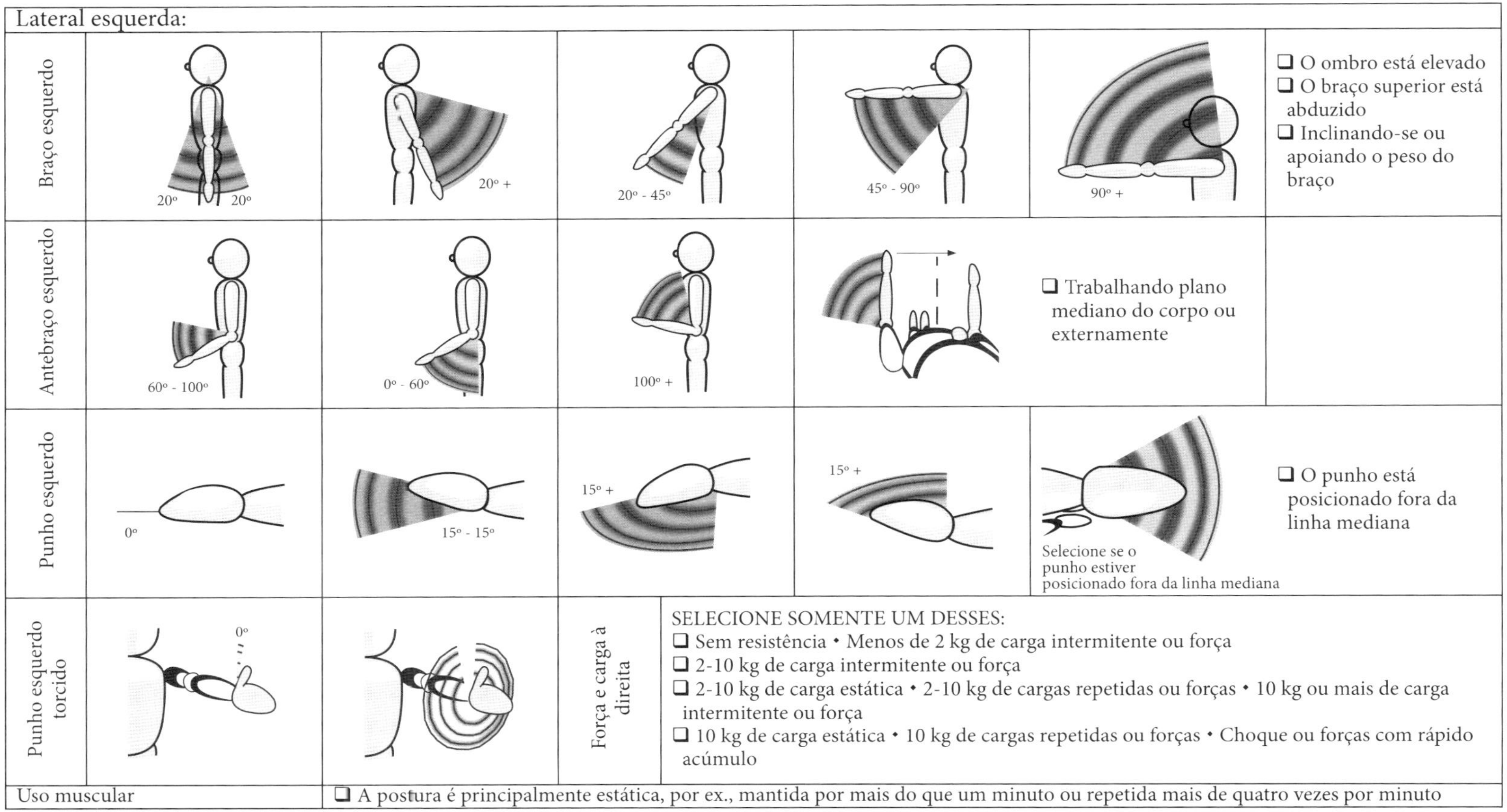

FIGURA 7.1B Formulário de avaliação RULA em *software*.

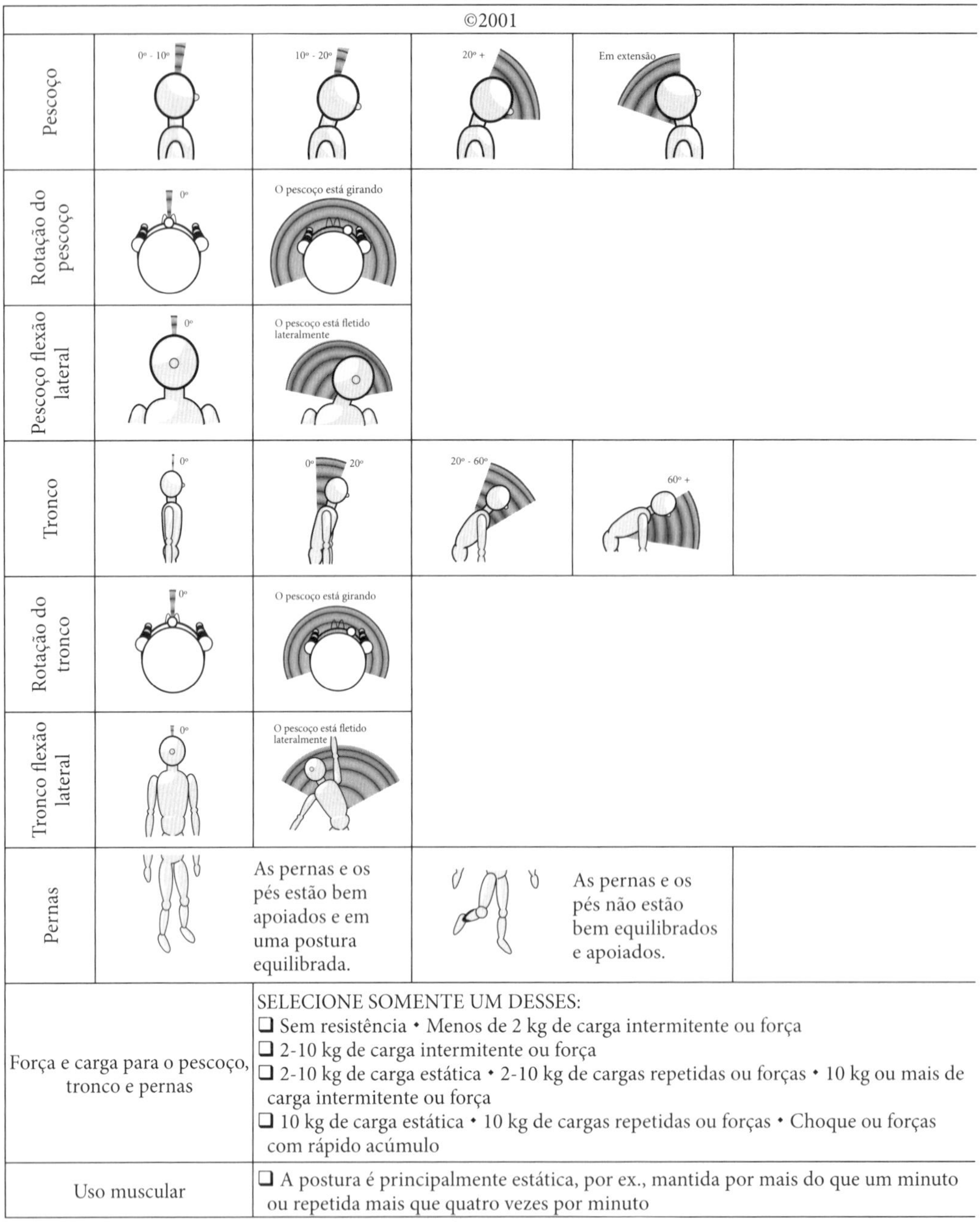
©2001
Pescoço
0° - 10°
10° - 20°
20° +
Em extensão
Rotação do pescoço
0°
O pescoço está girando
Pescoço flexão lateral
0°
O pescoço está fletido lateralmente
Tronco
0°
0° 20°
20° - 60°
60° +
Rotação do tronco
0°
O pescoço está girando
Tronco flexão lateral
0°
O pescoço está fletido lateralmente
Pernas
As pernas e os pés estão bem apoiados e em uma postura equilibrada.
As pernas e os pés não estão bem equilibrados e apoiados.
Força e carga para o pescoço, tronco e pernas
SELECIONE SOMENTE UM DESSES:
❑ Sem resistência • Menos de 2 kg de carga intermitente ou força
❑ 2-10 kg de carga intermitente ou força
❑ 2-10 kg de carga estática • 2-10 kg de cargas repetidas ou forças • 10 kg ou mais de carga intermitente ou força
❑ 10 kg de carga estática • 10 kg de cargas repetidas ou forças • Choque ou forças com rápido acúmulo
Uso muscular
❑ A postura é principalmente estática, por ex., mantida por mais do que um minuto ou repetida mais que quatro vezes por minuto

FIGURA 7.1C Formulário de avaliação RULA em *software*.

QUADRO 7.1 Níveis de ação RULA

Nível de Ação 1	Pontuação 1 ou 2 indica que a postura é aceitável se não for mantida ou repetida por longos períodos
Nível de Ação 2	Pontuação 3 ou 4 indica que uma investigação mais aprofundada é necessária e alterações podem ser exigidas
Nível de Ação 3	Pontuação 5 ou 6 indica que uma investigação mais aprofundada é necessária e as alterações serão exigidas em breve
Nível de Ação 4	Pontuação 7 indica que a investigação e as alterações são exigidas imediatamente

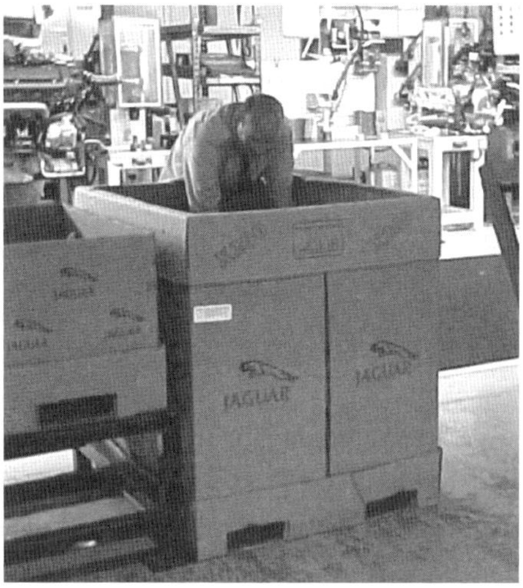

FIGURA 7.2 Tarefa de desempacotamento (antes da intervenção).

Está claro, pela avaliação RULA da Figura 7.2, que os riscos ergonômicos presentes exigem modificação. As partes do corpo em risco eram o dorso e as posturas do pescoço, com sobrecarga no alcance, causando risco aos membros superiores. A figura 7.3 ilustra a solução, um basculador hidráulico controlado pelo operador, permitindo que a altura e o ângulo do palete sejam ajustados. Esse dispositivo forneceu uma pontuação RULA de 1 a 4, dependendo da posição do item na caixa.

7.4.2 RULA utilizado em intervenção inicial e avaliação de risco relacionado a tensões e distensões musculoesqueléticas

Como parte das operações de produção, a Jaguar introduziu avaliações RULA como um de seus procedimentos quando:

1. houve relato de distensão e entorses relacionados ao trabalho;
2. uma análise de risco identifica que uma avaliação é exigida;
3. houve uma alteração para um processo;
4. há uma preocupação do operador.

A Figura 7.4 fornece uma descrição dos processos em andamento para encontrar soluções práticas para qualquer critério acima. Se uma modificação não pode ser feita a curto prazo, então medidas rígidas são introduzidas, tal como aumentar o tempo de recuperação (descanso) ou aumentar a rotatividade no trabalho. Avaliações RULA tornam-se acessíveis ao pessoal que executa a tarefa, mantendo-as nas imediações.

O processo descrito na Figura 7.1 oferece uma abordagem sistemática participativa para a solução do problema utilizando habilidades e conhecimentos baseados no grupo relevante na companhia. Nesse processo, o RULA fornece uma medida objetiva acerca de quais alterações podem ser sugeridas e investigadas, com o objetivo de implementar a melhor solução.

7.5 Tempo aproximado de treinamento e de aplicação

O RULA foi desenvolvido para exigir o mínimo de treino. Dismukes (1996) relatou que o pessoal não treinado em ergonomia poderia avaliar precisamente desordens dos membros superiores utilizando o RULA. No entanto, é recomendado que os usuários tenham treinamento para que utilizem a ferramenta de forma correta. Uma falha comum é que os usuários sem habilidade tentem adicionar pontuações de postura quando as Tabelas A e B devem ser utilizadas.

Sugere-se que novos usuários pratiquem utilizando fotografias e gravação em vídeo de posturas antes de usar a ferramenta em uma avaliação. Uma dificuldade com a ferramenta de observação é decidir o ângulo de articulação, principalmente se o ângulo de visão não está alinhado com as partes lateral e posterior do corpo. Quando o usuário é incapaz de decidir sobre a pontuação de postura, é recomendado que seja usada a pontuação mais alta entre as duas. Por exemplo, se é difícil estabelecer se o membro superior está em uma faixa 2 ou 3, então o 3 deve ser selecionado. Essa abordagem assegura que todos os riscos sejam incluídos, em vez de excluídos.

O usuário do *software* RULA (http://www.ergonomics.co.uk/Rula/Ergo/index.html) não precisa se preocupar com a utilização das tabelas. Usuários do sistema em papel buscam no manual a folha de pontuação para calcular a grande média RULA. A familiarização com as tabelas e o método exige entre uma a duas horas.

Quadro 7.2 Pontuação da postura na Figura 7.2

Parte do corpo		Pontuação	Comentários
Grupo A	Braços	3+1 para ombros elevados	Esta pontuação é feita com relação ao tronco; ombros são elevados por causa do alcance excessivo
	Antebraços	2	Os antebraços ficam estendidos
	Punho	1	A postura do punho é frequentemente obscurecida; anotações especiais precisam ser feitas sobre a posição do punho quando no local
	Torção do punho	1	Uma pontuação 1 é dada se a mão está em uma posição de aperto de mãos; do contrário, a pontuação é 2
	Utilizando a Tabela A, essas pontuações produzem uma pontuação de postura A = 4		
Grupo B	Pescoço	4	A postura do pescoço é notada com relação ao tronco; nessa posição, o pescoço pode realmente ser estendido para fornecer uma visão quando o tronco estiver flexionado anteriormente
	Tronco	3	Não há rotação ou flexão lateral
	Pernas	2	Se o operador estiver alcançando algo se apoiando nas pontas dos pés, então o risco de deslize aumenta; 1 é dado somente se o peso estiver igualmente distribuído sobre os dois pés e eles estiverem em uma boa posição
	Utilizando a Tabela B, essas pontuações produzem uma pontuação de postura B = 7		
Grupo A	Força	3	Alcançar o final do arco de movimento aumenta o risco biomecânico, o que cria um choque e um acúmulo rápido de carga sobre os ombros
	Uso do músculo	0	Essa tarefa é repetida, mas não com a frequência de quatro vezes por minuto
Pontuação da postura A (4) + 3 = 7			
Grupo B	Força	3	Apoiar/segurar no final da extensão cria um choque na coluna
	Uso do músculo	0	Caminhar e mudar de postura ocorre antes e depois da tarefa
Pontuação da postura B (7) + 3 = 10			
	Utilizando a Tabela C, o valor para essa postura é 7.		

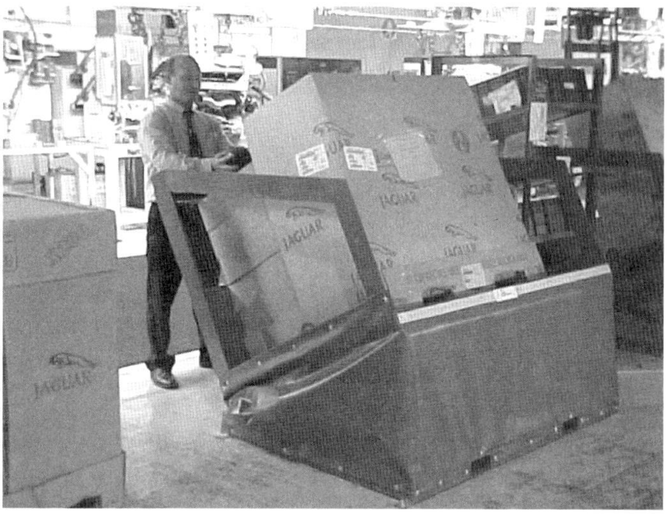

Figura 7.3 Tarefa de desempacotamento (após intervenção).

7.6 Confiabilidade e validade

Os estudos de confiabilidade e de validade realizados durante o desenvolvimento do RULA são detalhados por McAtamney e Corlett (1993). A validade foi avaliada com o uso de um conjunto de equipamentos DSE baseados em laboratório, em que a pontuação RULA e o desconforto em partes do corpo foram analisados. Estudos posteriores sobre validade e confiabilidade foram conduzidos em instalações industriais e escritórios por ergonomistas e fisioterapeutas como parte de seu treinamento de pós-graduação.

7.7 Custos e ferramentas necessárias

O RULA está disponível na internet. Enquanto o *download* do formulário de pontuação é realizado, o usuário deve fazer a pontuação *on-line*. O sistema no papel (McAtamney e Corlett, 1993) exige fotocópia e um lápis.

Ao utilizar o RULA, uma câmera pode auxiliar o usuário a registrar a postura, para aplicar a pontuação posteriormente. Fotografias devem ser tiradas diretamente da parte lateral ou posterior do corpo para evitar erro de paralaxe. Da mesma forma, registros em vídeo devem ser feitos da parte posterior, lateral e anterior, se possível.

7.8 Métodos relacionados

O RULA é uma de uma série de ferramentas de avaliação de postura por observação que são úteis na análise de tarefas. O RULA é útil como uma ferramenta inicial em investigações ergonômicas, embora a investigação adicional de tarefa específica possa ser exigida após uma avaliação com RULA. O REBA (*rapid entire body assessment*, ver Capítulo 8) deve ser utilizado em vez do RULA quando houver tarefas que envolvam manuseio, movimento do corpo inteiro ou risco para a dorsal e pernas, assim como membros superiores e pescoço.

Agradecimentos

Nosso agradecimento a Mike Huthnance, Anita McDonald e Janet King da Jaguar Cars por seu auxílio e apoio na preparação deste capítulo. Agradecimentos também ao *The Osmond Group* pela reprodução do *software* do RULA na *web*.

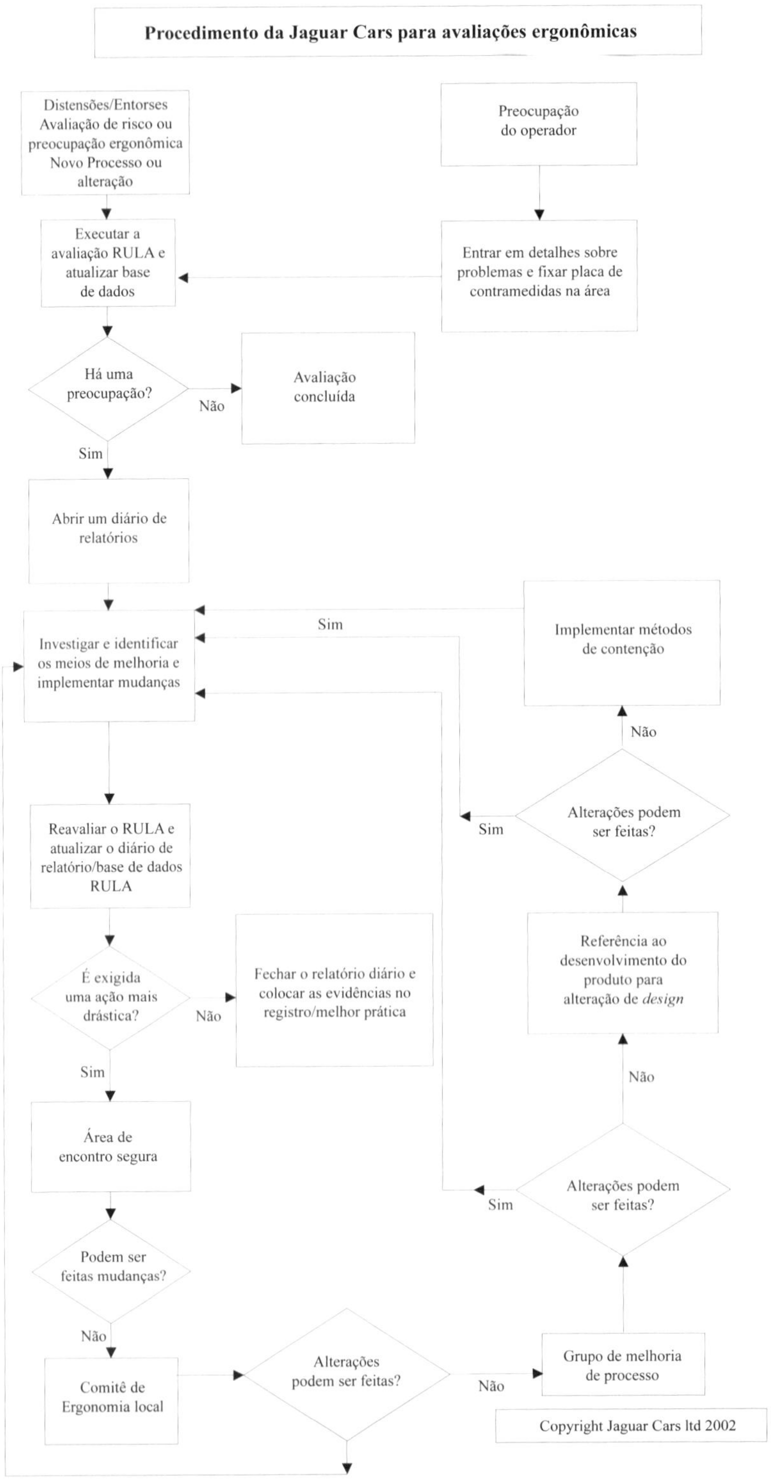

FIGURA 7.4 Descrição dos processos para encontrar soluções práticas.

Referências

Axelsson, J.R.C. (1997), RULA in action: enhancing participation and continuous improvements, from experience to innovation, in *Proceedings of the 13th Triennial Congress of the International Ergonomics Association*, Seppala, P., Luopajarvi, T., Nygard, C.H., and Mattila, M., Eds., Finnish Institute of Occupational Health, Helsinki, Vol. 4, pp. 251–253.

Cook, C.J. and Kothiyal, K. (1998), Influence of mouse position on muscular activity in the neck, shoulder and arm in computer users, *Appl. Ergonomics*, 29, 439–443.

Dismukes, S. (1996), An Ergonomic Assessment Method for Non-Ergonomists, in *Proceedings of the Silicon Valley Ergonomics Conference and Exposition: ErgoCon'96*, Silicon Valley Ergonomics Institute, San Jose State University, San Jose, CA, pp. 106–117.

Gutierrez, A.M.J.A. (1998), A workstation design for a Philippine semiconductor, in *Proceedings of the First World Congress on Ergonomics for Global Quality and Productivity*, Bishu, R.R, Karwowski, W., and Goonetilleke, R.S., Eds., Hong Kong University of Science and Technology, Clear Water Bay, Hong Kong, pp. 133–136.

Hedge, A., McRobie, D., Land, B., Morimoto, S., and Rodriguez, S. (1995), Healthy keyboarding: effects of wrist rests, keyboard trays, and a preset tiltdown system on wrist posture, seated posture, and musculoskeletal discomfort for the global village, in *Proceedings of the Human Factors and Ergonomics Society 39th Annual Meeting*, Human Factors and Ergonomics Society, Santa Monica, CA, Vol. 1, pp. 630–634.

Herbert, R., Dropkin, J., Sivin, D., Doucette, J., Kellogg, L., Bardin, J., Janeway, K., and Zoloth, S. (1996), Impact of adjustable chairs on upper extremity musculoskeletal symptoms among garment workers, in *Advances in Occupational Ergonomics and Safety I*, Mital, A., Krueger, H., Kumar, S., Menozzi, M., and Fernandez, J., Eds., International Society for Occupational Ergonomics and Safety, Cincinnati, Vol. 2, pp. 832–837.

Leuder, R. (1996), A Proposed RULA for Computer Users, paper presented at Ergonomics Summer Workshop, University of California, Berkeley, August 1996.

McAtamney, L. and Corlett, E.N. (1993), RULA: a survey method for the investigation of work-related upper limb disorders, *Appl. Ergonomics*, 24, 91–99.

McAtamney, L. and Corlett, E.N. (1992), Reducing the Risks of Work Related Upper Limb Disorders: A Guide and Methods, Institute for Occupational Ergonomics, University of Nottingham, U.K.

Mechan, J.E. and Porter, M.L. (1997), Stereophotogrammetry: a three-dimensional posture measuring tool, in *Contemporary Ergonomics*, Robertson, S.A., Ed., Taylor & Francis, London, pp. 456–460.

Smyth, G. and Haslam, R. (1995), Identifying risk factors for the development of work related upper limb disorders, in *Contemporary Ergonomics*, Robertson, S.A., Ed., Taylor & Francis, London, pp.440–445.

8

Avaliação rápida do corpo inteiro (REBA)

Lynn McAtamney
COPE Occupational Health and Ergonomics Services Ltd.

Sue Hignett
Loughborough University

8.1 *Background*

A avaliação rápida do corpo inteiro (REBA, na sigla em inglês) (Hignett e McAtamney, 2000) é um método desenvolvido para avaliar os tipos de posturas de trabalho imprevisíveis encontrados nos serviços de saúde e em outros setores da indústria. São coletados dados sobre a postura corporal, forças utilizadas, tipo de movimento ou ação, repetição e associações. A pontuação final REBA oferece uma indicação do nível de risco e urgência com a qual alguma providência deve ser realizada.

No que diz respeito às ferramentas de análise postural, o REBA está entre os sistemas detalhados conduzidos por eventos e ferramentas conduzidas por tempo. Os exemplos de ferramentas detalhadas conduzidas por eventos incluem uma observação em um sistema de três dimensões (Hsiao e Keyserling, 1990), ou a equação NIOSH (National Institute for Occupational Safety and Health) (Waters et al., 1993), que exige informação sobre parâmetros específicos para oferecer alta sensibilidade. Ferramentas de campo conduzidas pelo tempo, tais como OWAS (Ovako working posture analysis system (Karhu et al., 1977), fornecem uma elevada generalização, mas baixa sensibilidade (Fransson-Hall et al., 1995). O REBA foi desenvolvido para ser utilizado como uma ferramenta conduzida por evento em razão da complexidade para coletar dados. No entanto, o REBA foi recentemente computadorizado por Janik et al. (2002) sendo possível usá-lo em campo com um *palm top* e pode agora ser utilizado como ferramenta conduzida pelo tempo.

O desenvolvimento inicial foi baseado nas gamas de posições dos membros com base em conceitos do RULA (*rapid upper limb assessment*) (McAtamney e Corlett, 1993), OWAS (Karhu et al., 1977) e NIOSH (Waters et al., 1993). A postura base é a postura neutra, anatomicamente funcional (American Academy of Orthopedic Surgeons, 1965). Conforme a postura se afasta da posição neutra, a pontuação de risco aumenta. Tabelas estão disponíveis para transformar as 144 combinações de postura em uma única pontuação, que representa o nível de risco musculoesquelético. Essas pontuações depois são reunidas em cinco níveis de ação que advertem sobre a urgência de evitar ou reduzir o risco da postura avaliada.

8.2 Aplicação

O REBA pode ser utilizado quando uma avaliação ergonômica do local de trabalho identifica que uma análise postural mais aprofundada é exigida e:

- o corpo inteiro é utilizado;
- a postura é estática, dinâmica, instável ou muda rapidamente;
- cargas animadas ou inanimadas são carregadas frequente ou raramente;
- modificações no local de trabalho, equipamento, treinamento ou comportamento de risco do trabalhador são monitoradas antes/após alterações.

8.3 Procedimento

O REBA tem seis etapas:

1. observar a tarefa;
2. selecionar as posturas para avaliação;
3. classificar as posturas;
4. processar as pontuações;
5. estabelecer a pontuação REBA;
6. confirmar o nível de ação em relação à urgência das medidas de controle.

8.3.1 Observar a tarefa

Observe a tarefa para formular uma avaliação ergonômica geral, incluindo o impacto do *layout* e do ambiente de trabalho, o uso de equipamento e o comportamento do trabalhador em relação ao risco. Se possível, registrar dados utilizando fotografias ou uma câmera de vídeo. No entanto, como em qualquer ferramenta observacional, múltiplos pontos de vista são recomendados para controlar erros de desvio.

8.3.2 Selecionar posturas para avaliação

Decida quais posturas analisar baseadas nas observações na etapa 1. Os seguintes critérios podem ser utilizados:

- postura mais frequentemente repetida;
- postura mantida por mais tempo;
- postura que exige a maior atividade muscular ou mais força;
- postura conhecida por causar desconforto;
- postura extrema, instável ou inábil, especialmente onde a força é exercida;
- postura mais propensa a ser melhorada por intervenções, medidas de controle ou outras mudanças.

A decisão pode ser baseada em um ou mais dos critérios acima. Os critérios para decidir quais posturas analisar devem ser relatados com os resultados/recomendações.

8.3.3 Pontuação das posturas

Utilize a folha de pontuação (Figura 8.1) e de pontuações de partes do corpo (Tabelas 8.2 e 8.3) para classificar a postura. A pontuação inicial é por grupo:

- Grupo A: tronco, pescoço, pernas (Figura 8.2).
- Grupo B: braços, antebraços, punhos (Figura 8.3).

As posturas do Grupo B são pontuadas separadamente entre esquerda e direita, conforme indicado na folha de pontuação (Figura 8.1). Perceba que os pontos adicionais podem ser adicionados ou subtraídos, dependendo da posição. Por exemplo, no Grupo B, o braço pode ser apoiado em sua posição e então um ponto é deduzido. A pontuação carga/força (Tabela 8.1), a pontuação associada (Quadro 8.1) e a pontuação de atividade (Quadro 8.2) são alocadas neste estágio. Esse processo pode ser repetido para cada lado do corpo e para outras posturas.

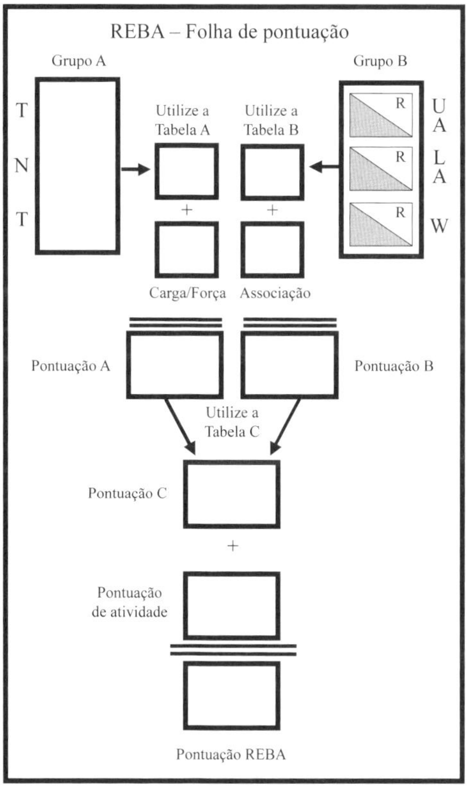

FIGURA 8.1 Folha de pontuação REBA.

8.3.4 Processar as pontuações

Utilize a Tabela A (Tabela 8.2) para gerar uma única pontuação com base nas pontuações do tronco, pescoço e pernas. Isso é registrado na caixa ou na folha de pontuação (Figura 8.1) e adicionado à pontuação carga/força (Tabela 8.1) para fornecer a pontuação A. Da mesma forma, as pontuações do braço, antebraço e punho são usadas para gerar uma pontuação única, com base na Tabela B (Tabela 8.3). Isso se repete se o risco musculoesquelético (e, portanto, as pontuações para os braços esquerdo e direito) for diferente. A pontuação então é adicionada à pontuação associada (Quadro 8.1) para produzir a pontuação B. Ambas são colocadas na Tabela C (Tabela 8.4) e uma pontuação simples é obtida (pontuação C).

8.3.5 Calcular a pontuação REBA

O tipo de atividade muscular desempenhada é então representado por uma pontuação de atividade (Quadro 8.2), que é adicionada para criar a pontuação REBA final.

8.3.6 Confirmar o nível de ação

A pontuação REBA então é comparada com os níveis de ação (Tabela 8.5). Estes são agrupados correspondendo à urgência crescente da necessidade de mudanças.

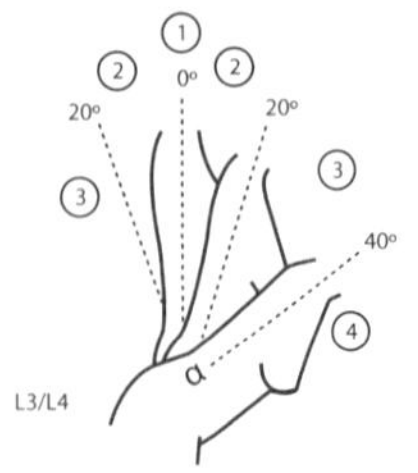

Tronco

Movimentos	Pontuação	
Vertical	1	Alterar a pontuação: +1, se girar ou fletir lateralmente
0°-20° de flexão 0°-20° de extensão	2	
20°-60° de flexão > 20° extensão	3	
> 60° de flexão	4	

Pescoço

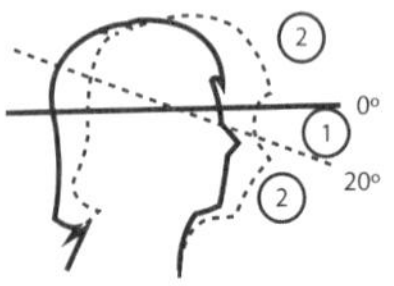

Movimentos	Pontuação	
0°-20° de flexão	1	Alterar a pontuação: +1, se girar ou fletir lateralmente
> 20° de flexão ou extensão	2	

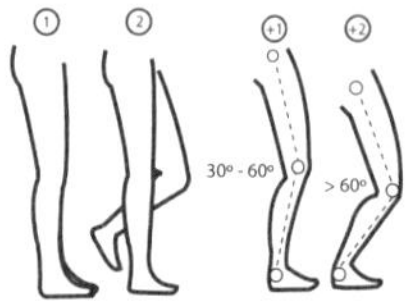

Pernas

Posição	Pontuação	Alterar pontuação:
Suportar o peso bilateralmente, deambulando ou sentado	1	+1, se o(s) joelho(s) estiver(em) a 30° e 60° de flexão
Suportar o peso unilateralmente, leve suporte de peso ou uma postura instável	2	+ 2, se o(s) joelho(s) estiver(em) > 60° de flexão (N.B. não para posição sentada)

FIGURA 8.2 Pontuação do Grupo A.

Braços

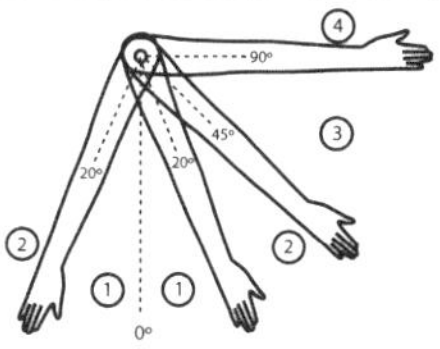

	Posição	Pontuação	Alterar pontuação:
	20° de extensão a 20° de flexão	1	+1, se o braço estiver: em abdução em rotação
	> 20° de extensão 20°-45° de flexão	2	+1, se o ombro for elevado
	45°-90° de flexão	3	−1 de peso leve, apoiado no peso do braço ou se a postura for auxiliada pela gravidade
	> 90° de flexão	4	

Antebraços

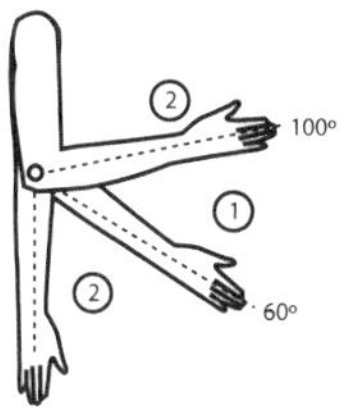

	Movimentos	Pontuação
	60°-100° de flexão	1
	< 60° de flexão > 100° de flexão	2

Punhos

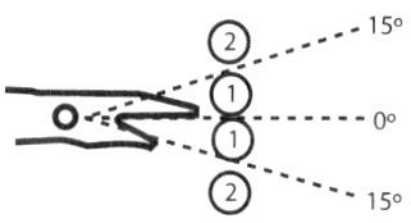

	Movimentos	Pontuação	Alterar pontuação:
	0°-15° de flexão/extensão	1	+1, se o punho estiver em desvio ou torcido
	> 15° de flexão/extensão	2	

Figura 8.3 Pontuação do Grupo B.

Tabela 8.1 Pontuação de Carga/Força

0	1	2	+1
< 5 kg	5-10 kg	> 10 kg	Choque ou acúmulo rápido de força

Quadro 8.1 Pontuação de carga associada

0 (Bom)	1 (Fraco)	2 (Ruim)	3 (Inaceitável)
Garra bem ajustada, aperto de porte médio de energia	Garra aceitável, mas não ideal **ou** Associação é aceitável por meio de outra parte do corpo	Garra não é aceitável, embora possível	Apreensão inábil, insegura, sem alças **ou** Associação é inaceitável utilizando outras partes do corpo

Quadro 8.2 Pontuação de atividade

Pontuação	Descrição
+1	Se uma ou mais partes do corpo estão estáticas, por ex., mantidas por mais que um minuto
+1	Se ações repetidas ou de pequena escala ocorrem, por ex., repetidas por mais que quatro vezes por minuto (não incluindo caminhada)
+1	Se a ação causa alterações rápidas em grande escala nas posturas ou em uma base instável

Tabela 8.2 Tabela A: Pontuação para partes do corpo A (tronco, pescoço, pernas)

	Pescoço											
	1				2				3			
Pernas	1	2	3	4	1	2	3	4	1	2	3	4
Tronco												
1	1	2	3	4	1	2	3	4	3	3	5	6
2	2	3	4	5	3	4	5	6	4	5	6	7
3	2	4	5	6	4	5	6	7	5	6	7	8
4	3	5	6	7	5	6	7	8	6	7	8	9
5	4	6	7	8	6	7	8	9	7	8	9	9

Tabela 8.3 Tabela B: Pontuação para partes do corpo B (braços, antebraços e punhos)

	Antebraços					
	1			2		
Punho	1	2	3	1	2	3
Braços						
1	1	2	2	1	2	3
2	1	2	3	2	3	4
3	3	4	5	4	5	5
4	4	5	5	5	6	7
5	6	7	8	7	8	8
6	7	8	8	8	9	9

Tabela 8.4 Tabela C: Grande média

		Pontuação do Grupo B											
		1	**2**	**3**	**4**	**5**	**6**	**7**	**8**	**9**	**10**	**11**	**12**
PONTUAÇÃO DO GRUPO A	**1**	1	1	1	2	3	3	4	5	6	7	7	7
	2	1	2	2	3	4	4	5	6	6	7	7	8
	3	2	3	3	3	4	5	6	7	7	8	8	8
	4	3	4	4	4	5	6	7	8	8	9	9	9
	5	4	4	4	5	6	7	8	8	9	9	9	9
	6	6	6	6	7	8	8	9	9	10	10	10	10
	7	7	7	7	8	9	9	9	10	10	11	11	11
	8	8	8	8	9	10	10	10	10	10	11	11	11
	9	9	9	9	10	10	10	11	11	11	12	12	12
	10	10	10	10	11	11	11	11	12	12	12	12	12
	11	11	11	11	11	12	12	12	12	12	12	12	12
	12	12	12	12	12	12	12	12	12	12	12	12	12

Tabela 8.5 Níveis de ação REBA

Pontuação REBA	Nível de risco	Nível de ação	Ação (incluindo avaliação aprofundada)
1	Insignificante	0	Não necessária
2-3	Baixo	1	Pode ser necessária
4-7	Médio	2	Necessária
8-10	Alto	3	Necessária em breve
11-15	Muito alto	4	Necessária imediatamente

8.3.7 Reavaliação posterior

Se ou quando a tarefa muda por causa das intervenções ou medidas de controle, o processo pode ser repetido e a nova pontuação REBA deve ser comparada à anterior para monitorar a eficácia das alterações.

8.4 Exemplo

O REBA provou ser útil na educação de trabalhadores da saúde como parte de seu processo de avaliação do risco para manipulação de pacientes. No exemplo da utilização de lençóis dobrados para virar um paciente, a postura correta é mostrada na Figura 8.4. A postura incorreta, porém comumente adotada, é apresentada na Figura 8.5. Classificar cada uma das posturas com o REBA permite que o profissional da saúde veja os diferentes níveis de risco para os quais está exposto. Isso pode chamar a atenção de profissionais da saúde na tarefa e em medidas de controle (por ex.: aumento da altura do leito).

Para facilitar a pontuação REBA, foram adicionadas linhas de referência nas fotografias das Figuras 8.4 e 8.5.

8.4.1 Pontuando a figura 8.4 – Postura correta

Utilize a folha de pontuação (Figura 8.1), o Grupo A (Figura 8.2) e o Grupo B (Figura 8.3) para classificar as respectivas partes do corpo. Na fotografia da Figura 8.4, o ângulo do tronco (T) está entre 20° e 90°, fornecendo uma pontuação 3. A postura (N) é neutra, com uma pontuação 1. A pontuação da perna (L) é feita em duas partes: o peso fica nos dois pés, fornecendo uma pontuação 1; o joelho está entre 30° e 60°, fornecendo +1. A carga/força de pontuação (Tabela 8.1) está entre 5 e 10 kg, fornecendo uma pontuação de 1.

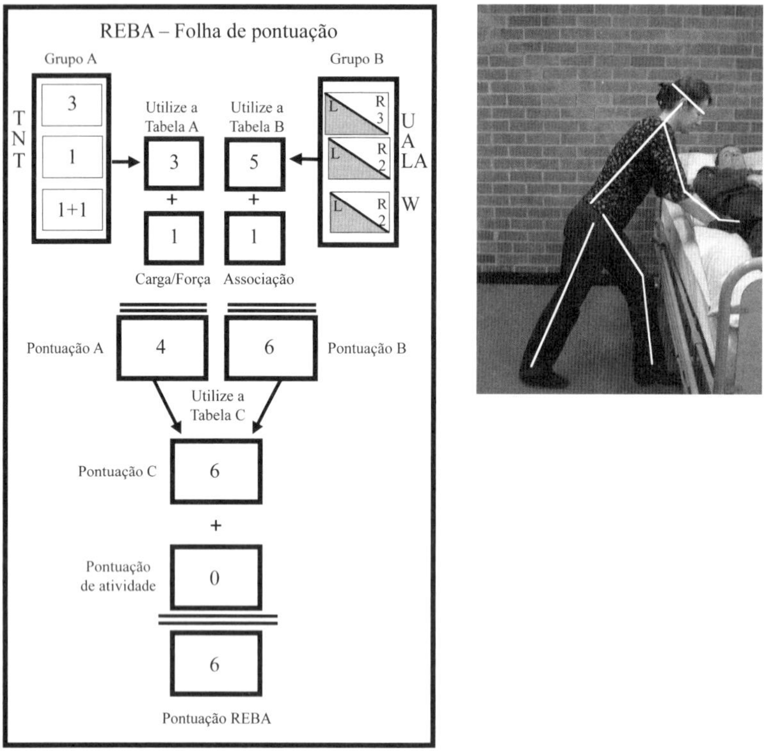

FIGURA 8.4 A postura correta.

Utilizando a Tabela A (Tabela 8.2) para o Grupo A (tronco, pescoço e pernas), as três pontuações de postura são inseridas para produzir uma pontuação 3, que é adicionada à carga/força de 1 para produzir uma pontuação A igual a 4.

Somente o braço direito é visível na Figura 8.4, então este é o membro que foi classificado. É provável que o braço esquerdo estivesse em postura semelhante. Se sim, isso poderia ter sido registrado utilizando fotografia multiangular. O braço (UA) está em uma posição entre 45º e 90º, fornecendo uma pontuação 3, enquanto o antebraço (LA) está entre 0º e 60º, fornecendo uma pontuação 2. O punho está obscurecido na fotografia, mas a posição foi registrada quando ela foi tirada. O punho (W) foi estendido com os dedos segurando o lençol, fornecendo uma pontuação 2. A associação é razoável, fornecendo uma pontuação de 1.

Utilize a Tabela B (Tabela 8.3) para encontrar a pontuação única de postura baseada nas pontuações de postura dos braços, antebraços e punhos. Isso fornece uma pontuação 5, que é somada à pontuação associada (1) para produzir uma pontuação B igual a 6.

As pontuações A (4) e a pontuação B (6) são colocadas na Tabela C (Tabela 8.4) para produzir uma pontuação C (6). A pontuação da atividade (0) (não repetida, estática, ou com grandes alterações repentinas na postura) é somada à pontuação C. A pontuação REBA final é 6. O nível de ação (Tabela 8.5) é confirmado como de nível médio de risco.

8.4.2 Pontuando a Figura 8.5 – Postura incorreta

A postura na Figura 8.5 é diferente, principalmente por causa da baixa altura do leito. O mesmo processo de classificação é utilizado, conforme descrito para a Figura 8.1, e a pontuação final REBA é 11. Ela é considerada como um alto nível de risco, com ação imediata necessária para controlá-los. Uma medida de controle imediata é elevar a altura do leito e a introdução de um leito mecânico facilitando o movimento (Dhoot e Georgieva, 1996; Hampton, 1998);

Outros fatores na avaliação de risco podem podem ser considerados por questões referentes ao trabalhador, como sua altura, o ambiente ao redor, a frequência de outras operações de manipulação, os recursos e equipamentos disponíveis (por ex.: guincho), e a capacidade do trabalhador em reconhecer quando uma tarefa está além de sua capacidade e requisitar ajuda.

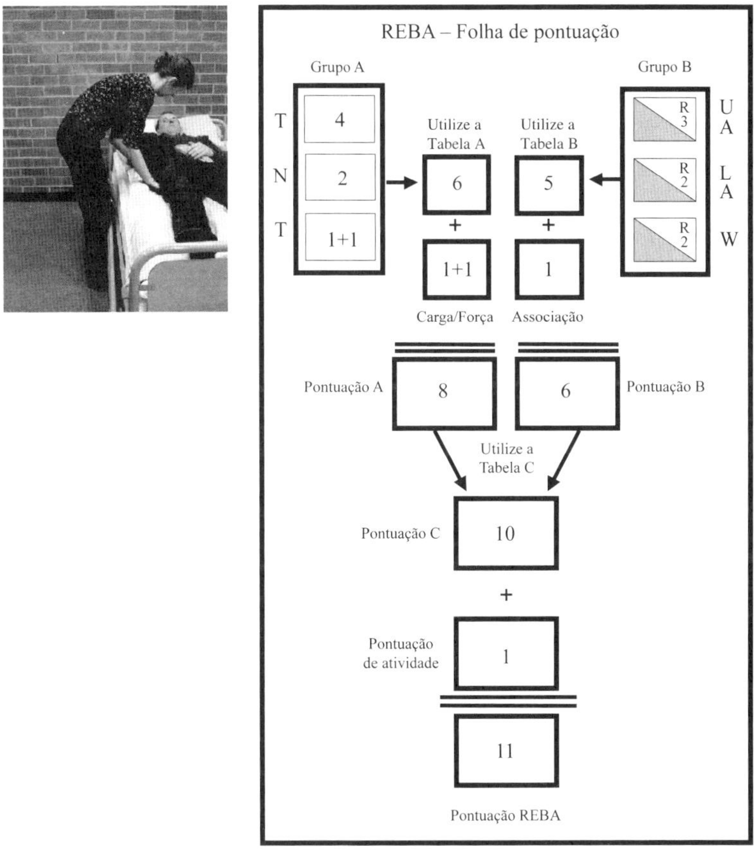

Figura 8.5 Postura incorreta.

8.5 Métodos relacionados

Existe uma série de ferramentas de análise postural observacional, e cada uma é desenvolvida para atender objetivos ligeiramente diferentes. Até a presente data, o REBA é a única ferramenta de análise desenvolvida para avaliar manipulação de carga animada.

Outras ferramentas relacionadas incluem:

- OWAS (Karhu et al., 1977)
- RULA (McAtamney e Corlett, 1993)
- HARBO (Wiktorn et al., 1995)
- Método PEO (observação ergonômica portátil) (Fransson-Hall et al., 1995)
- QEC (Quick Exposure Checklist) (Li e Buckle, 1999)

8.6 Normas e regulamentações

O REBA não foi especificamente projetado para obedecer a um padrão específico. No entanto, foi utilizado no Reino Unido para avaliações relacionadas às normas do Manual Handling Operations (HSE, 1998). Também foi muito utilizado internacionalmente, além de ser incluído no esboço do U.S. Ergonomic Program Standard (OSHA, 2000).

8.7 Tempo aproximado de treinamento e de aplicação

O tempo de treinamento para o REBA é de aproximadamente três horas, embora a experiência no uso do OWAS e do RULA reduza o tempo de forma considerável.

Leva-se menos de dois minutos para classificar uma postura utilizando caneta, papel e menos de 30 segundos utilizando um *palm top*.

8.8 Confiabilidade e validade

A confiabilidade do REBA foi estabelecida em dois estágios. O primeiro estágio envolveu três ergonomistas/fisioterapeutas codificando independentemente 144 combinações de postura. Eles debateram e solucionaram qualquer conflito nas pontuações e depois incorporaram as pontuações de risco adicionais para carga associadas às de atividade para gerar a pontuação REBA em uma ordem de 1 a 15. O segundo estágio envolveu dois *workshops* com 14 profissionais de saúde utilizando o REBA para codificar mais de 600 exemplos de posturas no trabalho nos serviços de saúde, fábricas e indústrias elétricas. Isso proporcionou uma boa validade, e o REBA continuou a ser muito utilizado, em especial nos serviços de saúde. Note, no entanto, que pequenas mudanças foram feitas para a codificação da parte posterior do braço (introdução do conceito de gravidade assistida) durante a validação do processo, então, um trabalho adicional é planejado para empreender uma confiabilidade mais detalhada e testar a validade.

8.9 Ferramentas necessárias

O REBA está disponível em domínio público e exige apenas uma fotocópia da ferramenta e as folhas de pontuação (Figura 8.1), juntamente com uma caneta. Um gravador de vídeo ou uma câmera podem ser também úteis, mas não são essenciais.

Referências

Ahonen, M., Launuis, M., and Kuorinka, I., Eds. (1989), *Ergonomic Workplace Analysis*, Finnish Institute of Occupational Health.

American Academy of Orthopaedic Surgeons (1965), *Joint Motion: Method of Measuring and Recording*, Churchill Livingstone, Edinburgh.

Borg, G. (1970), Perceived exertion as an indicator of somatic stress, *Scand. J. Med. Rehabil.*, 92–93.

Dhoot, R. and Georgieva, C. (1996), The Evolution Bed in the NHS Hospital Environment, unpublished report, The Management School, Lancaster University, Lancaster, U.K.

Fransson-Hall, C., Gloria, R., Kilbom, A., and Winkel, J. (1995), A portable ergonomic observation method (PEO) for computerized on-line recording of postures and manual handling, *Appl. Ergonomics*, 26, 93–100.

Hampton, S. (1998), Can electric beds aid pressure sore prevention in hospitals? *Br. J. Nursing*, 7, 1010–1017.

Hignett, S. and McAtamney, L. (2000), Rapid entire body assessment (REBA), *Appl. Ergonomics*, 31, 201–205.

Hignett, S. (1998), Ergonomics, in *Rehabilitation of Movement: Theoretical Basis of Clinical Practice*, Pitt-Brooke, Ed., W.B. Saunders, London, pp. 480–486.

HSE (1998), Manual Handling Operations Regulations, 1992, 1998, Guidance of Regulations, L23, HSE Books, London.

Hsiao, H. and Keyserling, W.M. (1990), A three-dimensional ultrasonic system for posture measurement, *Ergonomics*, 33, 1089–1114.

Janik, H., Münzbergen, E., and Schultz, K. (2002), REBA-verfahren (rapid entire body assessment) auf einem Pocket Computer, in *Proceedings of 42, Jahrestagung der Deutschen Gesellschaf für Arbeitsmedizin un Umweltmedizin e. V. (DGAUM)*, April 2002, München, p. V25.

Karhu, O., Kansi, P., and Kuorinka, I. (1977), Correcting working postures in industry: a practical method for analysis, *Appl. Ergonomics*, 8, 199–201.

Kuorinka, I., Jonsson, B., Kilbom, A., Vinterberg, H., Biering-Sorenson, F., Andersson, G., and Jorgenson, K. (1987), Standardised Nordic questionnaires for the analysis of musculoskeletal symptoms, *Appl. Ergonomics*, 18, 233–237.

Li, G. and Buckle, P. (1999), Evaluating Change in Exposure to Risk for Musculoskeletal Disorders: A Practical Tool, contract research report 251/1999 (HSE), Her Majesty's Stationery Office, Norwich, U.K.

McAtamney, L. and Corlett, E.N. (1993), RULA: a survey method for the investigation of work-related upper limb disorders, *Appl. Ergonomics*, 24, 91–99.

OSHA (2000), Final Ergonomics Program Standard, regulatory text (draft), OSHA, U.S. Department of Labor, Washington, D.C.

Waters, T.R., Putz-Anderson, V., Garg, A., and Fine, L.J. (1993), Revised NIOSH equation for the design and evaluation of manual lifting tasks, *Ergonomics*, 36, 749–776.

Wiktorin, C., Mortimer, M., Ekenvall, L., Kilbom, Å., and Wigaeus Hjelm, E. (1995), HARBO, a simple computer-aided observation method for recording work postures, *Scand. J. Work Environ. Health*, 21, 440–449.

9

O índice de esforço

J. Steven Moore
Texas A&M University

Gordon A. Vos
Texas A&M University

9.1 *Background* e aplicação

O índice de esforço (*strain index*) é um método para avaliar tarefas de trabalho e determinar se elas expõem os trabalhadores a um alto risco de desenvolvimento de desordens musculoesqueléticas das extremidades superiores distais (ESDs) (Moore e Garg, 1995). As ESDs são definidas como o cotovelo, antebraço, punho e mão. Desordens musculoesqueléticas das ESDs incluem diagnósticos específicos (por ex., epicondilite, peritendinite, compressão tendinosa no punho ou nos dedos e a síndrome do túnel do carpo) e condições sintomáticas menos específicas relacionadas às unidades musculotendíneas das ESDs.

O índice de esforço foi derivado de princípios fisiológicos, biomecânicos e epidemiológicos (ver Figura 9.1). De acordo com a fisiologia, a intensidade do esforço (como uma porcentagem de tarefas específicas de esforço máximo), a duração do esforço e a duração do tempo de recuperação entre esforços são parâmetros críticos para prever o início e a magnitude da fadiga muscular localizada. Sob o ponto de vista biomecânico, a carga de tensão de uma unidade musculotendínea é a soma da força contrátil do componente muscular e da força elástica relacionada ao estiramento (alongamento). Adicionalmente, quando tendões carregados cruzam articulações e mudam a direção, há forças de compressão localizadas que são proporcionais à carga de tensão e ao grau de desvio (postura da articulação) naquele local. Estudos epidemiológicos demonstram que a magnitude, a duração e a frequência de forças relacionadas a atividades manuais são associadas à morbidade das ESDs.

Utilizando esses princípios, pode-se sugerir um índice com base em duas medidas derivadas de uma única jornada de trabalho – o tempo total de esforço dividido pelo tempo de recuperação. O tempo de esforço é a soma da duração do esforço individual aplicada pela mão dentro de uma jornada de trabalho (pode haver uma ou mais). O tempo de recuperação é o tempo da jornada menos o tempo de esforço. Conforme aumenta o tempo de esforço (ao aumentar a duração ou frequência), o tempo de recuperação diminui e o índice de valor aumenta. Conforme diminui o tempo de esforço, o tempo de recuperação aumenta e o índice de valor diminui. Já que o estresse físico corporal também depende da magnitude desses esforços, quando eles são maiores, representam maior estresse do que esforços menos vigorosos. Assim, o tempo de duração de esforço no numerador é "medido" por suas respectivas intensidades.

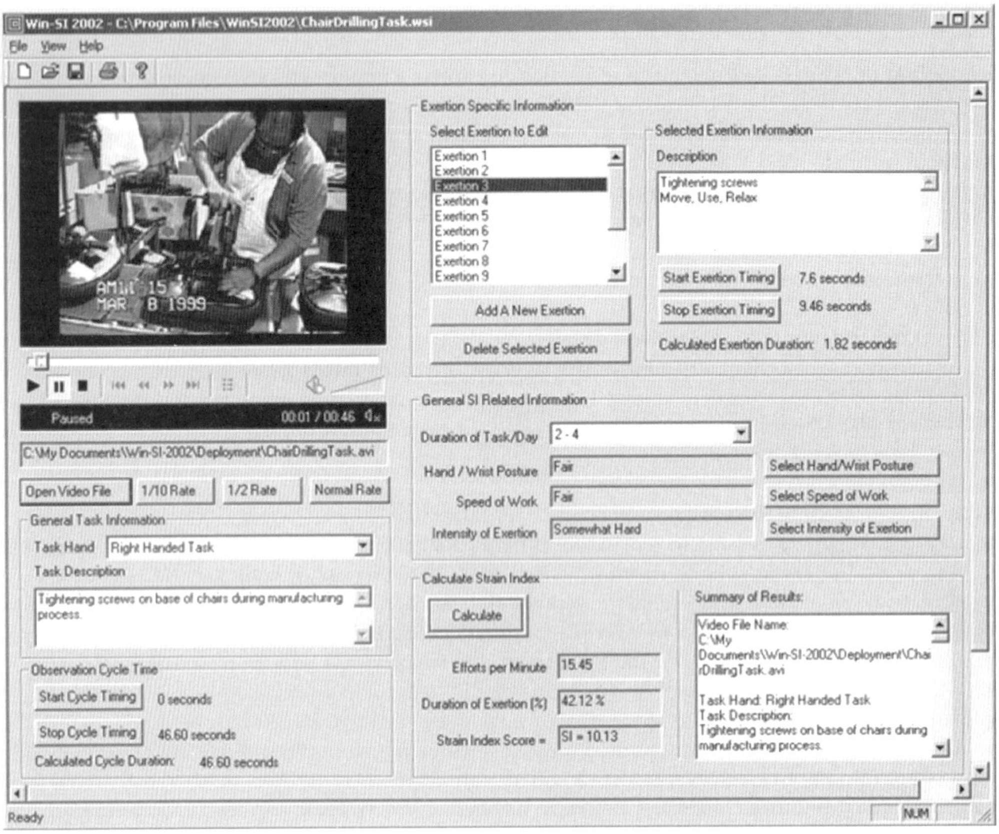

Figura 9.1 Cálculos de índice de esforço para uma tarefa de perfuração de cadeira.

Quando se observa alguém trabalhando, em geral, é fácil ver os trabalhadores aplicando forças com suas mãos, por exemplo, pegando, beliscando ou prensando, e pode ser possível medir esses esforços diretamente. Mas essas forças externas aplicadas surgem com base em forças internas nas unidades musculotendíneas das ESDs. Essas cargas internas são principalmente de tração e, dependendo da posição da articulação, podem ser também de compressão. As forças maiores aplicadas (aperto com força) implicam forças de tração maiores nas unidades musculotendíneas relevantes (músculos flexores dos dedos e extensores do punho). Se o punho estiver estendido, os tendões dessas unidades musculotendíneas não serão desviados, então, haverá uma força mínima de compressão. No entanto, conforme aumenta o desvio do punho, as forças de compressão aumentarão. Os modelos de patogênese para as desordens das ESDs acentuam os papéis desempenhados dessas trações e forças de compressão.

O índice de esforço usa seis variáveis de tarefa a fim de descrever o esforço da mão: intensidade do esforço, duração do esforço, esforços por minuto, posição mão/punho, velocidade do trabalho (quão rápido) e a duração por dia. Intensidade, duração e posição foram discutidas anteriormente. Esforços por minuto contam para efeitos relacionados à frequência. A velocidade do trabalho conta para eficiência de recuperação reduzida quando os esforços são muito dinâmicos. A duração da tarefa por dia integra esses estresses em durações variadas de desempenho de tarefa. O índice de esforço envolve a medição direta da duração do desempenho, esforços por minuto e duração por dia, bem como a estimativa ou medição direta da intensidade do esforço, posição mão/punho e velocidade do trabalho. Os valores dessas variáveis de tarefa representam descrições de *exposição* (estresse físico externo). A tradução dessa informação em *dose* e *posologia* (esforço físico interno) é feita por uma série de funções de ligação que especificam os valores de multiplicador para os valores de variáveis de tarefa. A pontuação de índice de esforço é o produto desses seis multiplicadores.

9.2 Procedimento

Para analisar uma tarefa de trabalho com o índice de esforço, é importante observar ou filmar uma amostra representativa da tarefa (Moore e Garg, 1995). É mais fácil executar a tarefa com base em uma gravação em vídeo, sendo que existe um *software* gratuito para facilitar a análise baseada em arquivos de vídeo digitalizados (formato AVI). Calculadores de índice de esforço foram desenvolvidos por diversos indivíduos e organizações. As laterais direita e esquerda são analisadas separadamente. A pontuação maior deve ser utilizada para caracterizar a tarefa como um todo.

Em termos de procedimento, há cinco etapas:

1. coletar dados das seis variáveis de tarefa;
2. atribuir uma ordem utilizando a tabela de classificação (Tabela 9.1);
3. determinar os valores de multiplicador utilizando a tabela de multiplicação (Tabela 9.2);
4. calcular a pontuação SI (o produto de seis valores de multiplicador);
5. interpretar o resultado.

A análise mais simples, descrita aqui, ocorre quando o trabalho envolve uma única tarefa e as intensidades e posições para cada esforço da mão são aproximadamente iguais. A coleta de dados geralmente tem início ao se estabelecer uma linha temporal dos esforços de uma mão durante uma jornada de trabalho representativa, semelhante ao estudo de tempo e movimento. Durações de desempenhos individuais e a jornada total de tempo podem ser mensuradas manualmente com um cronômetro ou facilitadas por um *software* que permite a marcação do início e do fim dos esforços e da jornada de trabalho. A variável de tarefa "duração de esforço" representa a porcentagem de tempo de esforço por jornada de trabalho e é calculada pela divisão do tempo total de esforço pelo tempo de jornada, sendo o resultado multiplicado por 100. As contagens dos esforços podem ser feitas manualmente ou via *software* e a variável de tarefa "esforços por minuto" é calculada pela divisão do número de esforços por jornada de trabalho pelo tempo total da jornada (minutos). Dados sobre duração da tarefa por dia podem ser mensurados, mas são usualmente verificados entrevistando os trabalhadores e os supervisores. Classificações correspondentes a esses dados são atribuídas utilizando-se a tabela de classificações (Tabela 9.1).

Tabela 9.1 Tabela de classificações para encontrar os valores de classificação para cada variável

Valores de classificação	Intensidade do esforço	Duração do esforço (%)	Esforços por minuto	Posição mão/punho	Velocidade do trabalho	Duração por dia (horas)
1	Leve	< 10	< 4	Muito boa	Muito lento	≤ 1
2	Um pouco pesado	10-29	4-8	Boa	Lento	1-2
3	Pesado	30-49	9-14	Fraca	Fraco	2-4
4	Muito pesado	50-79	15-19	Ruim	Rápido	4-8
5	Próximo do máximo	≥ 80	≥ 20	Muito ruim	Muito rápido	≥ 8

Nota: O valor de classificação para cada variável de tarefa é encontrado selecionando a célula correspondente na coluna com base na medida ou valor estimado para aquela variável de tarefa. O valor de classificação correspondente esta no canto esquerdo da mesma fileira.

Tabela 9.2 Tabela de multiplicadores para encontrar os multiplicadores para cada variável de tarefa

Valores de classificação	Intensidade do esforço	Duração do esforço	Esforços por minuto	Posição mão/punho	Velocidade do trabalho	Duração por dia
1	1	0,5	0,5	1,0	1,0	0,25
2	3	1,0	1,0	1,0	1,0	0,5
3	6	1,5	1,5	1,5	1,0	0,75
4	9	2,0	2,0	2,0	1,5	1,0
5	13	3,0	3,0	3,0	2,0	1,5

Nota: O multiplicador para cada variável de tarefa é encontrado pela identificação da célula dentro da coluna de variável de tarefa que corresponde a seu valor de classificação no canto esquerdo.

A coleta de dados para intensidade do esforço, posição mão/punho e velocidade do trabalho é geralmente feita qualitativamente, utilizando de forma direta as tabelas de classificação. Os valores de multiplicador para cada variável de tarefa são determinados utilizando a tabela de multiplicador (Tabela 9.2). A pontuação do índice de esforço é o produto dos seis multiplicadores.

A interpretação do índice de esforço é a última etapa. Até a presente data, estudos de validade preditiva de índice de esforço sugerem que uma pontuação de índice de esforço de 5,0 discrimina melhor entre as tarefas com e sem histórico de trabalhadores desenvolvendo desordens nas extremidades superiores distais (Knox e Moore, 2001; Moore e Garg, 1995, 1997; Moore et al., 2001; Rucker e Moore, 2002). Um trabalho ou tarefa com uma pontuação de índice de esforço maior que 5,0 poderia ser considerado "perigoso". Quando um perigo é previsto, o exame dos valores de multiplicador pode revelar estratégias de intervenção que tornariam o trabalho ou a tarefa mais seguros.

9.3 Vantagens

- É baseada em princípios relevantes à avaliação de exposição às desordens das ESDs e sua patogênese (Moore e Garg, 1995; Moore, 2002).
- Conta para (1) efeitos adversos relacionados à magnitude, duração e frequência da tração e de forças compressoras em ESDs, e para (2) efeitos benéficos do tempo de recuperação e duração limitada da tarefa.
- É um método semiquantitativo que utiliza procedimentos relacionados ao tempo e ao estudo do movimento.
- O resultado permite a classificação dicotômica de um trabalho ou tarefa que é conhecido e prático e permite simulação de possíveis intervenções.
- Sua validade previsível foi demonstrada e estaticamente modelada em diversos locais.

9.4 Desvantagens

- Não é um método de triagem rápido, do tipo "lápis e papel".
- É melhor utilizado por indivíduos com experiência e treinamento.
- Não conta para perigos ESDs relacionados à compressão localizada ou vibração mão/braço.
- Métodos para analisar trabalhos caracterizados por múltiplas tarefas simples desempenhadas por dia (rotação de trabalho) ou múltiplas tarefas desempenhadas dentro de uma jornada de trabalho (tarefas complexas) estão sendo desenvolvidos, mas tendem a ser complicados e não são válidos.

9.5 Exemplo

Exemplos de índice de esforço estão na literatura (Knox e Moore, 2001; Moore e Garg, 1995, 1997; Moore et al., 2001; Rucker e Moore, 2002). O *output* abaixo é do programa "Win-SI", que é gratuito, sendo possível fazer o *download* do *software* da ferramenta para implementação do índice de esforço. Utilizando um vídeo digital de uma tarefa de trabalho, o programa obtém toda a informação relativa ao tempo diretamente da gravação e calcula a pontuação de índice de esforço de forma automática, com base nos *inputs* do usuário. O programa destina-se à melhoria do processo de treinamento ao se instruir sobre o uso do índice de esforço, e para reduzir as fontes de falha humana em termos de tempo e contagem do número de esforços presentes em uma tarefa de trabalho. Ele está disponível gratuitamente em http://ergocenter.tamu.edu/win-si.

9.6 Métodos relacionados

Há relativamente poucos métodos que colocam as ESDs como uma entidade distinta. Os componentes da EDMS do método de Suzanne Rodger baseados em fadiga muscular localizada e o ACGIH TLV para HAL são provavelmente mais semelhantes. Rapid Upper Limb Assessment (RULA) e Rapid Entire Body Assessment (REBA) não são comparáveis, já que incorporam dados dos ombros e tronco. *Checklists* de fatores de risco poderiam ser consideradas relacionadas, mas elas sofrem de pouca sensibilidade ou especificidade em termos de identificação de perigo.

9.7 Normas e regulamentações

O índice de esforço foi identificado como um método aceitável de análise de tarefas de trabalho nos regulamentos de ergonomia promulgados pelo OSHA e adotados pelo estado de Washington. Os métodos de índice de esforço são consistentes com os princípios da análise de tarefas de trabalho mencionados no projeto de norma ASC Z-365.

9.8 Tempo aproximado de treinamento e de aplicação

O tempo de treinamento somente para o índice de esforço é tipicamente de um dia. O tempo de aplicação varia com a complexidade da tarefa. Excluindo a observação ou o tempo de gravação em vídeo, tarefas de trabalho simples podem ser analisadas em poucos minutos, ao passo que tarefas de trabalho complexas podem levar até uma hora.

9.9 Confiabilidade e validade

A validade previsível do índice de esforço foi demonstrada em atividades de processamento de carne de porco e de aves e em dois ambientes de fábrica. Em termos de segurança, os dados variáveis de tarefa e classificações têm o coeficiente de correlação intraclasse (CCI) entre 0,66 e 0,84 para indivíduos e 0,48 a 0,93 para equipes (Stevens, 2002). O CCI para índice de esforço foi de 0,43 e 0,64 para indivíduos e equipes, respectivamente (Stevens, 2002). Para classificação de perigo, o KR-20 foi de 0,91 para indivíduos e 0,89 para equipes (Stevens, 2002). No tocante a teste e re-teste da confiabilidade (especificamente de estabilidade a longo alcance), as classificações de tarefa têm coeficientes de estabilidade entre 0,83 e 0,93 para indivíduos e 0,68 a 0,96 para equipes (Stephens, 2002). Coeficientes de estabilidade para pontuações de índice de esforço foram de 0,7 e 0,84 para os indivíduos e 0,88 para as equipes (Stephens, 2002).

9.10 Ferramentas necessárias

Uma câmera de vídeo é recomendada. Se a gravação será digitalizada para análise utilizando o *software*, uma interface apropriada no computador também será necessária. A análise manual é melhor executada utilizando um cronômetro para medir os intervalos de tempo e um contador de notas ou os dedos para contar o empenho.

Referências

Knox, K. and Moore, J.S. (2001), Predictive validity of the strain index in turkey processing, *J. Occup. Environ. Med.*, 43, 451.

Moore, J.S. and Garg, A. (1995), The strain index: a proposed method to analyze jobs for risk of distal upper extremity disorders, *Am. Ind. Hyg. Assoc. J.*, 56, 443.

Moore, J.S. and Garg, A. (1997), Participatory ergonomics in red meat packing plant, Part 2: case studies, *Am. Ind. Hyg. Assoc. J.*, 58, 498–508.

Moore, J.S., Rucker, N.P., and Knox, K. (2001), Validity of generic risk factors and the strain index for predicting non-traumatic distal upper limb disorders, *Am. Ind. Hyg. Assoc. J.*, 62, 229–235.

Moore, J.S. (2002), Proposed biomechanical models for the pathogenesis of specific distal upper extremity disorders, *Am. J. Ind. Med.*, 41, 353–369.

Rucker, N.P. and Moore, J.S. (2002), Predictive validity of the strain index in manufacturing, *Appl. Occ. Env. Hyg.*, 17, 63.

Stevens, E. (2002), Inter-Rater Reliability of the Strain Index, Master's thesis, Texas A&M University, Bryan.

Stephens, J.-P. (2002), Test-Retest Repeatability of the Strain Index, Master's thesis, Texas A&M University, Bryan.

10

Checklist de postura utilizando tecnologia de assistente pessoal digital (PDA)

Karen Jacobs
Boston University

10.1 *Background* e aplicações

Papel, lápis e câmeras de vídeo têm prevalecido como o método de fato de inserção de dados para os *checklists* de postura por ergonomistas e profissionais de saúde ocupacional (por ex.: terapeutas ocupacionais). Isso pode sobrecarregar severamente o avaliador com muita burocracia, comprometer a precisão da informação obtida e aumentar os custos associados de entrega e de planejamento de serviços ergonômicos. Podem ocorrer erros no preenchimento dos *checklists* de postura ao transcrever os dados para digitalização em uma base de dados no computador ou ao processar as informações para a tabulação de resultados e geração de relatórios. Praticamente todos os dados registrados no papel são passados para o formato eletrônico no escritório do avaliador, onde são digitados ou transcritos por meio de um sistema de reconhecimento óptico de caracteres (OCR) para distribuição a uma base de dados centralizada ou remota. Soluções portáteis e móveis são então necessárias, não somente para facilitar a entrada eletrônica de dados no ponto do serviço, mas também para distribuí-los a vários usuários e dispositivos, nos quais esses dados podem ser armazenados ou processados para geração de relatórios ou integrados a outras bases de dados.

Os *palm tops*, chamados coletivamente de assistentes pessoais digitais (PDAs), são uma solução de emergência para entrada de dados remota e para tarefas de gerenciamento. O mercado para aplicativos de saúde e reabilitação para PDAs está a ponto de explodir. Dois milhões desses dispositivos foram vendidos no ano 2000, com a projeção de que elas excedam o número de seis milhões em 2003 (Giusto, 2000). A princípio desenvolvidos há uma década como um organizador pessoal um pouco maior do que uma agenda ou caderno telefônico, os PDAs rapidamente evoluíram em verdadeiros computadores pessoais de mão (PCs). O *boom* na sua popularidade está relacionado à capacidade de apresentar, se não todas, as características de um PC com o benefício de completa mobilidade e o uso de uma caneta *touchscreen* em vez do teclado, embora uma variedade de soluções para utilizar o teclado esteja também disponível.

A caneta permite que os usuários interajam com o PDA de maneira natural e familiarizada ao entrar com texto, números e dados "com tinta eletrônica" diretamente na tela (Figura 10.1).

A maioria dos aplicativos de PDA para saúde e reabilitação foi direcionada aos médicos (Sittig et al., 1998). Os aplicativos médicos mais populares são para sistemas de triagem de pacientes, seguidos de sistemas para impressão de formulário e prescrição, que fazem referência cruzada com base de dados farmacêuticas na internet e que avisam ao médico sobre possíveis interações medicamentosas prejudiciais ou contraindicações. Outros aplicativos populares incluem materiais de referência eletrônicos portáteis, ferramentas de suporte à decisão e sistemas de pagamento.

Um *checklist* de postura encontrado em um documento desenvolvido pelo Department of Defense (2002) foi também implementado em um PDA (Field Informatics, 2001). O *checklist* foi desenvolvido também como um manual de informação para uso de supervisores e usuários finais. Tipicamente, as posturas são documentadas em termos de posição das articulações, segmentos do corpo ou duração da posição neutra (Bohr, 1998). De fato, o *checklist* do computador da estação de trabalho do exército (ACWC) incluiu nessa implementação a avaliação da postura do indivíduo durante o trabalho no computador. As medidas típicas frequentemente utilizadas para descrever a postura – altura, largura, distância, curvatura e profundidade – são integradas na interface entre o usuário e o computador.

10.2 Procedimento

A ACWC (*checklist* do computador do exército) tem nove seções que avaliam a área de trabalho (mesa/escrivaninha, cadeira, descanso para os pés, monitor, apoio para documentos), a prática de trabalho, os dispositivos de entrada (teclado, *mouse, trackball*), iluminação e brilho. O usuário avalia cada uma dessas áreas marcando o espaço de resposta "sim" ou "não". Se a resposta for "não" para qualquer uma das perguntas, um problema potencial existe.

Na versão PDA, cada uma das nove áreas tem uma janela que sugere ao usuário responder às questões com "sim" ou "não" (Figura 10.2).

Dados podem também ser facilmente inseridos no PDA utilizando uma câmera digital (Figura 10.3).

Uma vez que o *checklist* estiver completo, qualquer resposta "não" gera automaticamente possíveis soluções, que são incluídas em um relatório que pode ser impresso no local (Figura 10.4).

10.3 Vantagens

- Medidas refletem posturas reais no trabalho.
- Normas especificadas no *checklist* têm como base os padrões ANSI/HFES e ISO (ANSI/HFES 100-1988, 1988; ISO 9241-1, 1997; ISO 9241-2, 1992; ISO 9241-3, 1992; ISO 9241-4, 1998; ISO 9241-5, 1998; ISO 9241-6, 1999; ISO 9241-11, 1998) e Grandjean (1992).

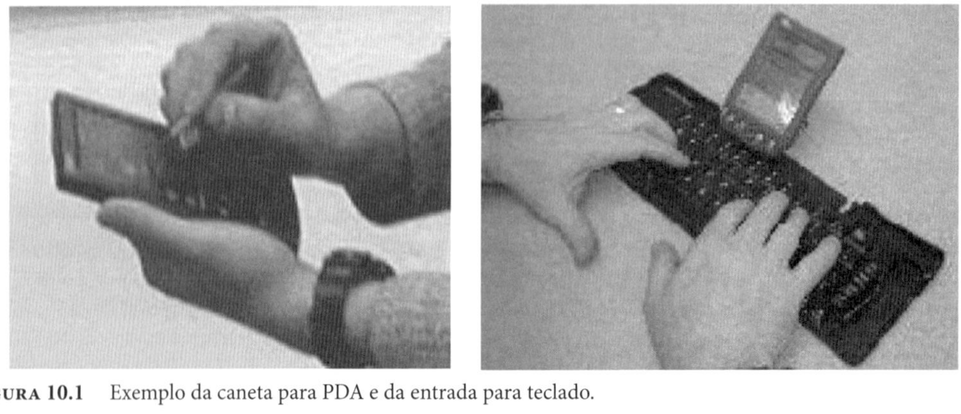

Figura 10.1 Exemplo da caneta para PDA e da entrada para teclado.

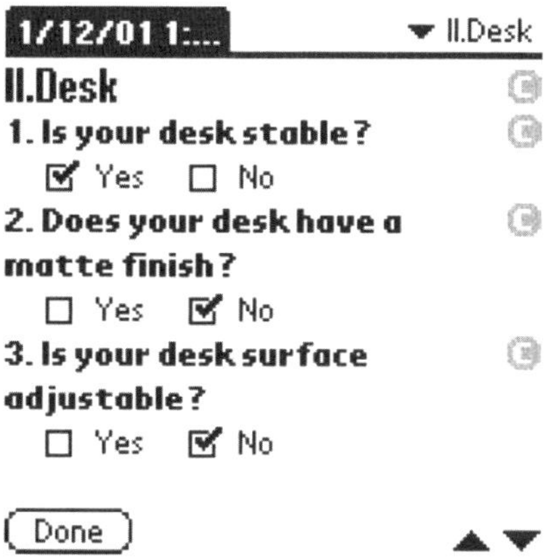
1/12/01 1:...
II.Desk
II.Desk
1. Is your desk stable?
Yes
No
2. Does your desk have a matte finish?
Yes
No
3. Is your desk surface adjustable?
Yes
No
Done

FIGURA 10.2 Exemplo de janela em PDA para a área "mesa".

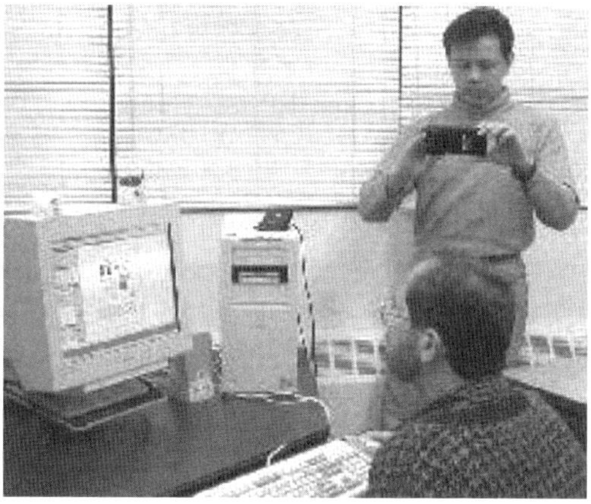

FIGURA 10.3 Uma câmera digital que se integra ao PDA permite que as fotografias sejam diretamente inseridas no *checklist* e no relatório final.

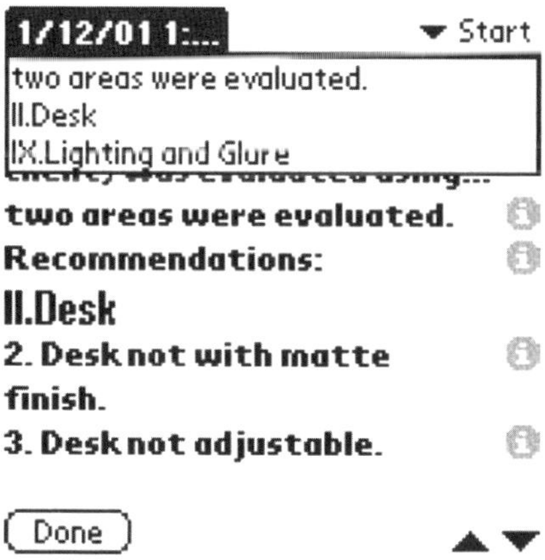
1/12/01 1:...
Start
two areas were evaluated.
II.Desk
IX.Lighting and Glare
two areas were evaluated.
Recommendations:
II.Desk
2. Desk not with matte finish.
3. Desk not adjustable.
Done

FIGURA 10.4 Exemplo de tela de PDA para o relatório de possíveis soluções geradas com base no *checklist*.

- É fácil para inserir dados e produzir análises breves e relatórios.
- O programa insere os dados diretamente em uma base de dados.

10.4 Desvantagens

- Nenhum dado de validade ou confiabilidade está disponível.
- As normas especificadas no *checklist* podem ser datadas por serem baseadas no American National Standard for Human Factor Engineering of Visual Display Terminal Workstation de 1988 (ANSI/HFS Standard 100-1988).
- O *checklist* não inclui fatores psicossociais.

10.5 Tempo aproximado de treinamento e de aplicação

O tempo de treinamento inicial (autoaprendizado) dos novos usuários é de aproximadamente 20 minutos. Mais tempo pode ser necessário para usuários que não estão familiarizados com a tecnologia do PDA e o uso das janelas do computador.

10.6 Confiabilidade e validade

Não há dados de segurança ou validade disponíveis. No entanto, normas especificadas no *checklist* foram baseadas no ANSI/HFES 100-1988 (1988), BSR/HFES 100 (2002), ISO 9241-1 (1997), ISO 9241-2 (1992), ISO 9241-3 (1992), ISO 9241-4 (1998), ISO 9241-5 (1998), ISO 9241-6 (1999), ISO 9241-11 (1998), Grandjean et al. (1983) e Grandjean (1992).

10.7 Ferramentas necessárias

A versão para PDA do *checklist* do exército está disponível para *download* gratuito no *site* da Field Informatics (http://www.fieldinformatics.com). O usuário precisará de um PDA com sistema operacional 3.0.

Agradecimento

Este autor gostaria de agradecer as contribuições de informação neste capítulo fornecidas pelo doutor Serge Roy, doutor Patrick Boissey e doutor Francois Galilee, anteriormente na Field Informatics LLC.

Referências

ANSI/HFS 100-1988 (1988), American National Standard for Human Factors Engineering of Computer Workstations, Human Factors and Ergonomics Society, Santa Monica, CA.

BSR/HFES 100 (2002), Draft American National Standard for Human Factors Engineering of Computer Workstations. Human Factors and Ergonomics Society, Santa Monica, CA.

Bohr, P. (1998), Work analysis, in *Sourcebook of Occupational Rehabilitation*, King, P., Ed., Plenum Press, New York, p. 229–245.

Department of Defense (DOD) Ergonomics Working Group (2002), Creating the Ideal Computer Workstation: A Step-by-Step Guide, June 2002.

Giusto R. (2000), Mobility by the numbers, *Mobile Comput. Commun.*, 11, 22–23.

Grandjean, E., Hunting, W., and Pidermans, M. (1983), VDT workstation design: preferred settings and their effects, *Hum. Factors*, 25, 161–175.

Grandjean, E. (1992), *Ergonomics in Computerized Offices*, Taylor & Francis, New York.

ISO 9241-1 (1997), Ergonomic Requirements for Office Work with Visual Display Terminals (VDTs), Part 1: General Introduction, International Organization for Standardization, Geneva.

ISO 9241-2 (1992), Ergonomic Requirements for Office Work with Visual Display Terminals (VDTs), Part 2: Guidance on Task Requirements, International Organization for Standardization, Geneva.

ISO 9241-3 (1992), Ergonomic Requirements for Office Work with Visual Display Terminals (VDTs), Part 3: Visual Display Requirements, International Organization for Standardization, Geneva.

ISO 9241-4 (1998), Ergonomic Requirements for Office Work with Visual Display Terminals (VDTs), Part 4: Keyboard Requirements, International Organization for Standardization, Geneva.

ISO 9241-5 (1998), Ergonomic Requirements for Office Work with Visual Display Terminals (VDTs), Part 5: Workstation Layout and Postural Requirements, International Organization for Standardization, Geneva.

ISO 9241-6 (1999), Ergonomic Requirements for Office Work with Visual Display Terminals (VDTs), Part 6: Guidance on the Work Environment, International Organization for Standardization, Geneva.

ISO 9241-11 (1998), Ergonomic Requirements for Office Work with Visual Display Terminals (VDTs), Part 11: Guidance on Usability, International Organization for Standardization, Geneva.

Sittig, D.F., Kuperman, G.J., and Fiskio, J. (1998), Evaluating Physician Satisfaction Regarding User Interactions with an Electronic Medical Record System, technical report, Clinical Systems Research & Development, Partners Healthcare System Publication, Boston, MA, pp. 1–4.

11

Experiências de dimensionamento durante o trabalho: esforço e dificuldade percebidos

Gunnar Borg
Stockholm University

11.1 *Background* e aplicação

O conceito de esforço percebido e os métodos associados para medição de variáveis relevantes foram introduzidos para melhorar nossa compreensão de trabalho físico e seus "custos" (Borg, 1962). O sistema sensorial humano pode funcionar como um instrumento eficiente para avaliar a carga de trabalho ao integrar muitos sinais de esforço periférico e central. Os métodos psicofísicos foram desenvolvidos para complementar os métodos fisiológicos. O modo pelo qual uma pessoa vivencia o trabalho e a situação é tão fundamental para sua adaptação, desempenho e satisfação que as avaliações subjetivas também são consideradas um valor em si mesmas em relação à qualidade de vida.

Os principais métodos para medir experiências subjetivas utilizaram escalas de avaliação numérica estabelecida (por ex.: 1 a 6) de modo simétrico, com expressões verbais definindo os pontos na escala. Nestes casos, as respostas da escala podem somente ser ordenadas por categoria. Em escala psicofísica, isso é uma grande desvantagem. Os métodos de escala de proporção foram desenvolvidos para a maioria dos tipos de funções de estímulo sensorial (S-R) (Stevens, 1975) e isso funciona bem para funções S-R relativas, mas não para níveis diretos de intensidade. Simples métodos de classificação fornecem níveis diretos, mas não fornecem boas propriedades métricas. Dois novos métodos de dimensionamento foram desenvolvidos, o primeiro inicialmente para diagnóstico clínico de desempenho global percebido, dispneia, fadiga muscular e dor, e o segundo para avaliação da maioria das percepções e sentidos, incluindo experiências de tarefas de trabalho (de importância em fatores humanos e ergonomia). Os estudos de esforço e dificuldade foram originalmente aplicados em manuseio de materiais (*manual materials handling -MMH*) e depois para a maioria dos tipos de trabalho físico e mental.

11.2 Procedimento

11.2.1 A escala RPE de Borg®

Muitos princípios e experiências estão por trás da construção da Escala RPE (Ratings of Perceived Exertion – Índices de Esforço Percebido) de Borg (Borg, 1998). Um deles é o de que a posição das âncoras verbais em uma escala numérica poderia ser utilizada para ajustar a fórmula da função de crescimento. Uma escala simples e simétrica deu uma função negativamente acelerada com carga de trabalho e frequência cardíaca durante testes ergométricos. Uma abordagem melhor seria construir uma escala que aumentaria linearmente com o consumo de oxigênio. Através de ensaios interativos, foi possível construir uma escala que cresceu de forma linear com a carga de trabalho e assim permaneceu equidistante com relação às exigências aeróbicas. Por meio de pontuação 6 para o número mais baixo e 20 para o mais alto na escala, obteve-se uma simples relação com a frequência cardíaca de pessoas de meia-idade saudáveis. Veja a Tabela 11.1 e o Gráfico 11.1.

Tabela 11.1 A escala RPE de Borg®

6	Nenhum esforço
7	Extremamente leve
8	
9	Muito leve
10	
11	Leve
12	
13	Um pouco difícil
14	
15	Difícil (pesado)
16	
17	Muito difícil
18	Extremamente difícil
19	
20	Esforço Máximo

Fonte: Borg, G. (1998), *Borg's Perceived Exertion and Pain Scales,* Human Kinetics, Champaign, IL. ©Gunnar Borg, 1970, 1985, 1998.

11.2.2 Escala Category-Ratio (CR)

Uma escala CR incorpora as melhores propriedades de uma escala *category-rating* (C) para níveis "absolutos" de intensidade e uma escala *ratio (R)* para boas propriedades métricas. A escala CR mais comum agora é a Borg CR10. O princípio fundamental por trás da construção da escala era que esta deveria ser um método de "escala de razão" (Stevens, 1975), mesmo que resultasse somente em uma escala de "semi-razão" (isto é, uma escala que não é uma escala real de razão, mas pode funcionar como tal para fins e previsões descritivos). As referências verbais foram utilizadas após uma determinação cuidadosa de suas "reais" posições em uma escala de razão. A semântica quantitativa foi utilizada para determinar a intensidade associada com adjetivos e advérbios. Já que estas podem funcionar parcialmente como constantes multiplicativas, uma primeira estimativa poderia ser obtida com relação à "interpretação" (significado e nível) e precisão (acordo interindividual). O modelo de extensão foi também um importante princípio, já que a maioria das pessoas e das modalidades tem aproximadamente a mesma escala de percepção. O tamanho dessa extensão (N) varia aproximadamente para um "expoente mágico" 6 ± 1 na equação:

$$N = a^{c-1}$$

onde **a** é 2 e **c** é o número de categorias. Assim, se c = 6, então um intervalo mínimo é 1:32.

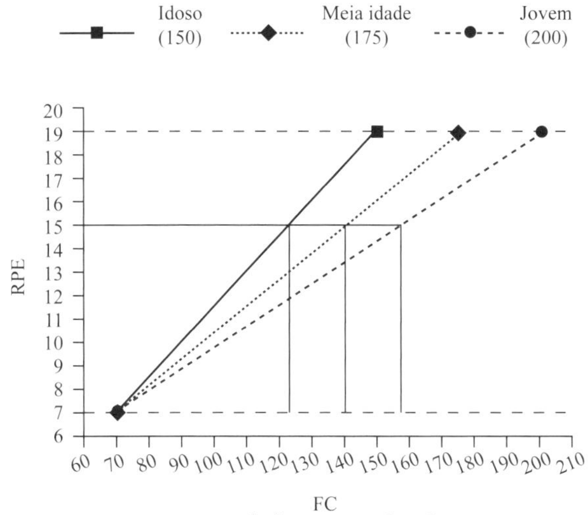

Gráfico 11.1 A relação entre RPE e FC para trabalho em uma bicicleta ergométrica em três diferentes grupos por idade com máxima diferente HR (150, 175 e 200 bpm).

Uma âncora principal específica como um "ponto fixo" é 10 na escala CR10. Para esforço percebido, a melhor âncora é a maior percepção que uma pessoa tenha experimentado. A percepção de esforço "máximo" e peso são também uma boa âncora para comparações intermodais. Para evitar efeitos de truncamento, a escala é aberta nos dois finais, permitindo assim a possibilidade de obtenção de uma estimativa maior ou menor do que os pontos finais ancorados. Para obter coerência de significado entre números e âncoras verbais, muitas experiências foram executadas com ensaios iterativos para corrigir as posições de todas as âncoras (Borg e Borg, 1994). Esforço especial foi também dedicado ao *design* visual da escala (Borg e Borg, 2001).

A escala CR10 é mostrada na Tabela 11.2. É uma escala geral de intensidade para intensidades mais perceptivas, experiências e emoções, não somente o esforço percebido e a dificuldade. Esta escala é direta, fornecendo uma resposta direta que pode ser interpretada diretamente. Pode ser utilizada em estudos estimativos, bem como para produção de intensidades, permitindo, assim, a possibilidade de uma comunicação bidirecional do indivíduo para o líder do teste e deste para o indivíduo. Isso não é possível com a escala popular visual análoga (VAS).

11.2.3 Administração das escalas

Para obter resultados confiáveis e válidos, a administração da escala deve seguir os princípios psicométricos gerais, isto é, a situação de teste deve ser bem preparada e o líder do teste deve estar completamente familiarizado com os métodos de classificação e saber como testar e avaliar. Um termo de consentimento livre e esclarecido referente ao desejo de participar pode ser necessário.

A finalidade do teste deve ser cuidadosamente explicada ao indivíduo, que deve se sentir confortável ao responder a questões específicas sobre sentimentos relacionados ao trabalho e à situação. Já que há diversos tipos de tarefa e situações e a finalidade pode tanto ser selecionada como mudar as pessoas ou tarefas, a explicação tem de ser bem adaptada à finalidade específica.

As definições de questões/variáveis devem ser simples e objetivas de acordo com definições constitucionais e contextuais comuns, de modo que o administrador do teste possa convertê-las às definições operacionais válidas. É fundamental que o administrador e o indivíduo que responde ao teste compreendam claramente o que será avaliado. Para o esforço percebido, isso pode ser uma percepção global ou algum sintoma específico, tal como falta de ar, fadiga muscular, dor ou outros sintomas.

A situação de teste – por exemplo, a presença de instrumentos ou outras pessoas – pode influenciar o participante. A pessoa deve estar bem motivada e sentir confiança no administrador do teste. Mesmo as questões mais simples sobre esforço percebido e dificuldade podem ser interpretadas como sensíveis.

TABELA 11.2 A Escala CR10 de Borg

0	Nada	
0,3		
0,5	Extremamente fraco	Apenas perceptível
0,7		
1	Muito fraco	
1,5		
2	Fraco	Leve
2,5		
3	Moderado	
4		
5	Forte	Pesado
6		
7	Muito forte	
8		
9		
10	Extremamente forte	"Máximo"
11		
•	Máximo absoluto	Mais alto possível

Fonte: Borg, G (1998), *Borg's Perceived Exertion and Pain Scales*, Human Kinetics, Champaign, IL.

As instruções específicas devem ser feitas de forma clara antes do teste, de modo que a pessoa que o responder compreenda a escala e como as âncoras verbais e os números devem ser utilizados. Ele(a) deve tentar ser o mais espontâneo(a) e natural possível e não subestimar ou superestimar o que será avaliado. Em vez disso, deve expressar honestamente o que sente, sem considerar o que a dificuldade pode ser, num sentido "objetivo". Para efetuar isso, o administrador do teste e a pessoa que o responde devem ter uma boa comunicação. A instrução objetiva deve ser subjetivamente verificada pelo administrador do teste para assegurar compreensão comparável por meio dos indivíduos que serão avaliados.

Uma resposta simples para o problema de como avaliar a resposta não pode ser dada, já que as escalas são adaptadas para os muitos tipos diferentes de situações e tarefas. O administrador do teste deve rever a literatura relacionada às tarefas específicas que serão avaliadas (por ex: para esforço específico [Borg, 1998]). Na maioria das situações, uma classificação acima de "moderada" ou "um pouco forte" é muito forte. "Quando é difícil, é muito difícil". No entanto, pode não haver qualquer "esforço perigoso" em um trabalho pesado (desempenhado de maneira correta), mesmo que algumas tarefas sejam "muito pesadas" (7 na CR10). As melhorias ergonômicas devem diminuir a dificuldade de tais tarefas, o que auxilia a evitar discriminação de gênero. O critério do que é "muito pesado e arriscado" também depende da duração sem pausas específicas. O trabalho em alta frequência, repetitivo ou monótono que perdura por horas, por exemplo, o trabalho de um caixa rápido, é um tipo de "tarefa traiçoeira", já que não é percebida como especialmente difícil. Mesmo que não seja somente percebida como intensidade "leve" a "moderada", pode ser uma tarefa arriscada em longo prazo (do tipo "Cinderela").

Um bom protocolo de resposta deve ser utilizado para registrar respostas. É também importante fornecer espaço para anotações de observações especiais "qualitativas".

11.3 Vantagens

- A escala RPE é de fácil utilização, e a instrução é simples.
- As relações lineares são obtidas para trabalho com altas exigências aeróbicas. A escala fornece uma medida individualizada de intensidade de exercício.
- A escala CR10 pode ser utilizada de maneira semelhante à escala RPE, mas a escala CR10 tem a vantagem de determinar funções "absolutas" (nível ancorado) S-R.
- Escalas CR podem ser utilizadas para a maioria dos tipos de experiências.
- Um perfil dos sintomas pode ser obtido.

11.4 Desvantagens

- As respostas obtidas pela escala RPE não refletem funções de crescimento "verdadeiras".
- A escala RPE somente pode ser utilizada para esforço percebido e sintomas relacionados.
- A escala CR10 é mais complicada do que a escala RPE em sua construção. Portanto, é mais difícil de compreender e exige maior tempo de explanação, instrução e treinamento.

11.5 Tabela e gráfico de exemplo de *output*

O esforço percebido de acordo com a escala RPE cresce, como a frequência cardíaca (FC), linearmente com força de trabalho para uma atividade aeróbica em uma bicicleta ergométrica (ver Gráfico 11.1). A fórmula da relação não muda com a idade, mas os níveis "absolutos" mudam por causa da diminuição da FC máxima. Quando a RPE é estudada para diferentes tipos de trabalho, por ex., quando a limpeza é feita com pano (um tanto leve) e com esfregão (um tanto pesada), com crescente duração, por ex. 30 minutos, a função ao longo do tempo segue um curso muito diferente, com um nível para FC, porém, com uma função crescente para RPE. A função RPE reflete melhor o aumento em fadiga do que a função FC (Winkel et al., 1983).

Para um trabalho de curto prazo levantando objetos, a função crescente é positivamente acelerada quando se utiliza a escala CR10. Uma função para cada indivíduo pode ser obtida com base em um peso bem leve até o muito pesado. As previsões de capacidade funcional podem ser feitas por extrapolações baseadas em avaliações submáximas de acordo com o Gráfico 11.2. A extrapolação é possível pela utilização de conhecimento das relações numéricas entre as âncoras e a fórmula da função S-R.

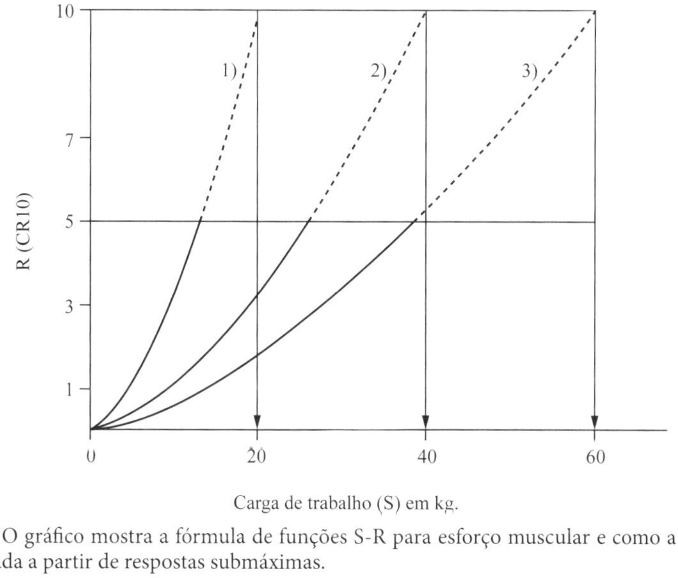

Gráfico 11.2 O gráfico mostra a fórmula de funções S-R para esforço muscular e como a capacidade funcional pode ser extrapolada a partir de respostas submáximas.

O gráfico 11.3 mostra um perfil de sintomas para diferentes tipos de trabalho físico ou mental. Os diversos perfis podem ser obtidos mostrando quais fatores são essenciais para tarefas específicas ou grupos de pessoas. Quando o interesse é focalizado em diferenças individuais, por exemplo, em diagnósticos clínicos ou testes de capacidade para gerenciar tarefas de dificuldade variada, esses perfis auxiliarão no tratamento ou para selecionar indivíduos. Quando o principal problema for encontrar pontos fracos em produtos ou situações, os perfis auxiliarão a identificar fatores críticos que têm de ser melhorados. Então, é importante ser capaz de utilizar uma e a mesma escala para avaliações. Raras vezes há necessidade de ter escalas distintas para diferentes tarefas. Isso é verdadeiro tanto para o trabalho físico e mental como para "informação ergonômica", incluindo o *design* de placas ou quadros, ou seja, ícones e símbolos para navegação no trabalho em computador. As instruções e as âncoras adicionais são as ferramentas a serem utilizadas para especificar o que avaliar.

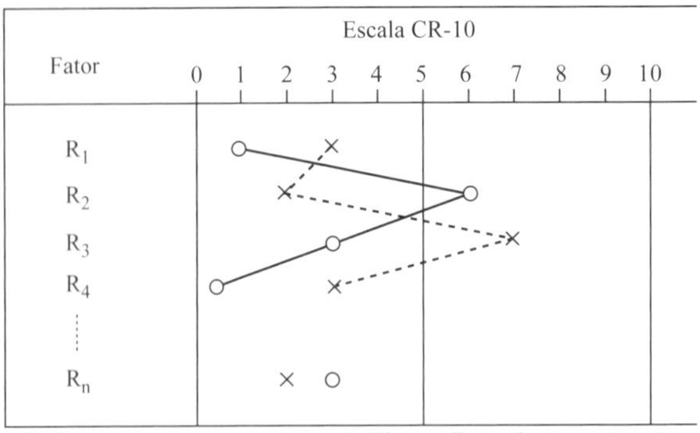

Gráfico 11.3 Um perfil de sintomas mostrando quais "fatores" são de importância crítica para diferentes pessoas ou produtos.

11.6 Métodos relacionados

Métodos relacionados utilizam escalas de classificação simples com fracas propriedades métricas (ver p. 109) e métodos de intervalo de dimensionamento são representados por diferentes escalas de divisão, tais como uma *equisection* ou escalas-z, nas quais um intervalo especificado de intensidades é dividido em etapas iguais. A escala visual análoga (VAS) pode ser uma escala de intervalo. As relativas escalas de razão são as escalas construídas por Stevens (1975) apresentadas anteriormente. Para esta classe podem ser adicionados alguns métodos que combinam diferentes escalas de razão, ou seja, com o auxílio de estimativas intermodais ou combinações (ver Gescheider, 1997).

A maioria dessas escalas é construída para cobrir uma extensão de grande intensidade. Podem ser utilizadas tanto para estimativa como para produção de uma carga de trabalho desejada. Alguns métodos de produção são aplicados para determinar níveis específicos, tais como um nível aceitável ou preferível, em que a pessoa pode confortavelmente trabalhar por um longo período (Mital et al., 1993).

11.7 Normas e regulamentações

Em 1981, a International Organization for Standardization (ISO) aceitou o seguinte princípio com relação a tarefas de trabalho e situações: "O ambiente de trabalho deve ser planejado e mantido de modo que as condições físicas, químicas e biológicas não tenham efeito nocivo sobre as pessoas, mas sirvam para assegurar a saúde, assim como a capacidade e prontidão para o trabalho. Serão levados em conta fenômenos objetivamente mensuráveis e avaliações subjetivas" (ISO, 1981). Consequentemente, é importante haver um acordo sobre um método padronizado para as "avaliações subjetivas". Mas, atualmente, não há padrões comuns nesta área. Alguns métodos são preferidos ou recomendados por diferentes organizações, mas ainda não há consenso. O uso da escala RPE Borg é recomendado pelas diretrizes da American College of Sport Medicine (ACSM) para avaliações de diagnóstico e prescrições (Franklin, 2000) e pela American Heart Association (AHA) Science Advisory tanto para trabalho aeróbico como para treinamento de resistência em curto prazo (Pollock et al., 2000).

O uso da escala CR10 de Borg é recomendado pela International Ergonomics Association (IEA), comitê técnico de desordens musculoesqueléticas (TC13), para avaliação subjetiva de força.

11.8 Tempo aproximado de treinamento e de aplicação

A escala RPE de Borg é de simples aplicação. A instrução leva alguns minutos, e a maioria dos indivíduos compreende imediatamente e sabe como avaliar o esforço percebido global ou específico. A escala CR-10 é mais complicada na sua construção, exigindo instrução mais detalhada e um *follow-up* para verificar se o indivíduo compreende a escala. Também é interessante utilizar questões de treinamento de outras modalidades: Quão azedo é o limão? (por volta de 7); Quão preto é um pedaço de veludo preto? (por volta de 9); Quão doce é uma banana madura? (por volta de 3).

11.9 Confiabilidade e validade

A confiabilidade e validade da escala RPE foram determinadas em intratestes, testes paralelos e refação de testes, com correlações acima de 0,90. Os resultados para a escala CR10 são quase iguais.

A validade das duas escalas é também muito semelhante. Outros estudos descreveram a escala RPE apresentando uma boa validade de construto, de concorrente e predição. As correlações entre RPE e a FC são de 0,80. As estimativas da capacidade funcional obtidas de escalas de testes ergométricos tem sido correlacionadas com os dados de campo, por ex., resultados das competições esportivas ou salariais. As maiores correlações são entre 0,50 e 0,70.

A validade da forma dos crescimentos funcionais é um problema peculiar. Uma das maiores diferenças entre as escalas é que o RPE dá uma relação linear das demandas aeróbicas, ao passo que cada escala CR10 fornece positivamente acelerações funcionais (força funcional como um exponente de 1,6). A última é mais congruente com outros estudos de esforço e fadiga (Borg, 1998).

11.10 Ferramentas necessárias

As escalas utilizadas podem ser aquelas construídas e planejadas por Borg sem qualquer adição de cores ou figuras. A administração das escalas deve seguir as regras sugeridas. Podem ser dadas respostas verbalmente ou o indivíduo pode utilizar uma calculadora, apontar com o dedo ou por meio de um *mouse.*

Referências

Borg, G. (1962), Physical performance and perceived exertion, in *Studia Psychologica et Paedagogica,* series altera, Investigationes XI, Gleerup, Lund, Sweden.

Borg, G. and Borg, E. (1994), Principles and experiments in category-ratio scaling, No. 789 in Reports from the Department of Psychology, Stockholm University, Stockholm.

Borg, G. (1998), *Borg's Perceived Exertion and Pain Scales*, Human Kinetics, Champaign, IL.

Borg, G. and Borg, E. (2001), A new generation of scaling methods: level-anchored ratio scaling, *Psychologica*, 28, 15–45.

Franklin, B.A., Ed. (2000), *ACSM's Guidelines for Exercise Testing and Prescription*, 6th ed., Lippincott Williams & Wilkins, Philadelphia.

Gescheider, G.A. (1997), *Psychophysics: The Fundamentals*, 3rd ed., Lawrence Erlbaum, Mahwah, NJ.

International Organization for Standardization (1981), Ergonomic Principles in the Design of Work Systems, part 4.2, ISO 6385, ISO, Geneva.

Mital, A., Nicholson, A.S., and Ayoub, M.M. (1993), *A Guide to Manual Materials Handling*, Taylor & Francis, London.

Pollock, M., Franklin, B., Balady, G., Chaitman, B., Fleg, J., Fletcher, B., Limacher, M., Piña, I., Stein, R.,Williams, M., and Bazzarre, T. (2000), Resistance exercise in individuals with and without cardiovascular disease, AHA science advisory, *Circulation 2000*, 101, 828–83.

Stevens, S.S. (1975), *Psychophysics: Introduction to Its Perceptual, Neural and Social Prospects*, Wiley, New York.

Winkel, J., Ekblom, B., Hagberg, M., and Jonsson, B. (1983), The working environment of cleaners: evaluation of physical strain in mopping and swabbing as a basis for job *redesign*, in *Ergonomics of Workstation Design*, Kvålseth, T.O., Ed., Butterworths, Woburn, MA.

12

Avaliação de fadiga muscular: técnica de análise funcional do trabalho

Suzanne H. Rodgers
Consultora em Ergonomia

12.1 *Background*

Este método de avaliação de fadiga muscular (MFA), também conhecido como técnica de avaliação funcional da tarefa, foi desenvolvido por Rodgers & William (1987) para caracterizar o desconforto descrito por trabalhadores em linhas de montagem de automóveis e em tarefas fabris. Ao observar tais operários, era evidente que eles estavam acumulando fadiga em alguns grupos musculares conforme seus turnos progrediam. Os pesquisadores perceberam que o desconforto não pode sempre ser explicado por análises biomecânicas da tarefa de trabalho, mas parecia se relacionar ao seu padrão temporal. Conforme a tarefa de trabalho aumentava, alguns operários "pegavam atalhos" para finalizar suas tarefas mais rapidamente do que o padrão exigido. Baseados em discussões, os funcionários relataram que aceleraram seu trabalho para aumentar o tempo de recuperação para músculos fatigados após cada ciclo de esforço.

Já que pareceu que os próprios operários estavam monitorando sua fadiga, procurou-se um método que estimasse a quantidade de fadiga acumulada em uma tarefa. Os estudos sobre fadiga muscular fisiológica em diferentes níveis de esforço e tempos de permanência forneceram a base para este método (Monod e Scherrer, 1957; Rohmert, 1960a, 1960b). A frequência de esforços musculares determina quanto tempo de recuperação está disponível entre os esforços. A quantidade de fadiga acumulada em um músculo durante uma tarefa pode ser caracterizada ao estimar quanto tempo é necessário para um trabalho isométrico/curvas do tempo de recuperação (Rohmert, 1973a) e comparando isto ao tempo real entre os esforços de mesma intensidade. Se o ciclo de tempo for curto, pode-se somar o *deficit* sobre um período de cinco minutos e definir a quantidade de fadiga acumulada. Quanto maior o *deficit*, mais problemática é a tarefa, especialmente se desempenhada por mais de cinco minutos.

Para facilitar o método e ajudar a priorizar entre as tarefas quando escolhas têm que ser feitas sobre qual problema deve ser abordado em primeiro lugar, os níveis de esforço, durações de esforço (ou tempos de permanência) e frequências de esforço foram reduzidos a três categorias cada um. Isso foi feito utilizando múltiplas combinações de três fatores para calcular quanta fadiga havia sido acumulada. Quatro resultados de fadiga foram escolhidos com base em análise mais detalhada, todos calculados valendo-se de um período contínuo de cinco minutos de trabalho na tarefa. Eles foram < 30 s (baixo), 30 a 90 s (moderado), > 90 s a 3 min (alto) e > 3 min (muito alto). Esses resultados são utilizados para definir a "prioridade de mudança" na tarefa. Isso é útil quando necessidades de melhorias são identicadas em diversas tarefas e uma pessoa tem que decidir por onde começar. Para a análise de tarefas de cada parte do corpo, as frequências escolhidas foram < 1 por minuto, 1 a 5 por minuto e > 5 a 15 por minuto. Os tempos de permanência ou durações de esforço foram <6s, 6 a 20 s e 20 a 30 s. Os níveis de esforço foram escolhidos como porcentagens de máxima força nas posturas utilizadas e foram os seguintes: baixo = < 40% máxima, moderado = 40 a < 70% de máxima e forte = $\geq$ 70% de máxima. A intensidade de esforço poderia ser encontrada ao olhar em uma lista de descrições de posturas representando diferentes graus de risco quando combinados com força. Alternativamente, a escala de 10 pontos para atividades do grupo muscular grande (Borg e Lindblad, 1976) poderia ser utilizada para permitir que os trabalhadores definam o nível de esforço para cada parte do corpo. Multiplica-se a escala de avaliação por aproximadamente 10 vezes do percentual de máximo esforço muscular para a classificação de avaliação de fadiga.

O método MFA foi utilizado para analisar mais de mil tarefas de trabalho em mais de cem treinamentos ergonômicos de equipe entre 1987 e 2002 e algumas modificações resultaram da sua utilização. Um quarto nível para cada um dos fatores foi adicionado; ele define quando o método menosprezará a fadiga ou risco de dano. Se qualquer um dos fatores de classificação for 4, o analista automaticamente deve atribuir a mais alta prioridade de mudança para a tarefa. Um quarto fator também foi acrescentado à análise após a determinação do potencial para fadiga. Este fator é o tempo total de tarefa contínua antes de outra tarefa ser feita. O tempo total de tarefa determina quais são algumas das opções para abordar a fadiga em uma base em curto prazo, mas não reduz a importância de se fazer mudanças para reduzir as tarefas classificadas com prioridade alta e muito alta. Em 2002, Bernard alterou o formato ao posicionar as definições da tabela de "intensidade de esforço" no corpo de um formulário, tendo uma tabela à parte para média de "prioridade para mudança" com base nas classificações de três números quando colocou o método MFA (também conhecido como ferramenta de fadiga Rodgers) em seu *site* (Bernard e Rodgers, 2000).

12.2 Aplicações

O método MFA funciona melhor para avaliação das tarefas de produção que têm menos que 12 a 15 repetições por minuto com os mesmos grupos musculares. Também pode ser utilizado para estudar alguns serviços e trabalhos em escritórios, mas subestimará as cargas de postura mantidas continuamente por mais de 30 segundos. Não é apropriado para utilização se a fadiga não é provável em uma tarefa, por ex., desempenhar um levantamento de peso ocasional. Qualquer tarefa que está além da capacidade de mais da metade da força de trabalho potencial deve ser fixada com base no nível de esforço muito alto. A fadiga deve ser considerada apenas se o esforço está inicialmente dentro de orientações razoáveis.

O método MFA funciona melhor se todos os grupamentos musculares forem classificados para cada tarefa, e não apenas aqueles que parecem estar mais envolvidos no trabalho mais pesado. Alguns dos músculos menos sobrecarregados podem ter uma combinação de tempo de permanência e frequência de uso que os torna mais vulneráveis à fadiga do que os músculos que podem estar envolvidos em esforços curtos e pesados. Além disso, quando são identificadas melhorias nas tarefas, é sábio classificar novamente a tarefa e todas as partes do corpo, pois a melhoria proposta pode alterar a tarefa para outro grupo muscular que agora se torna o grupo restrito.

O método MFA pode definir quais tarefas de trabalho podem ser apropriadas para as pessoas trabalharem por um curto prazo durante o período inicial de retorno ao trabalho após uma lesão ou doença. Ao classificar todas as partes corporais em uma tarefa, aquelas atividades laborais que podem agravar um músculo ou um problema articular podem ser separadas daquelas que devem ser aceitáveis para o dano ou doença em foco durante um período de reabilitação em curto prazo. Isso reduz a necessidade de restrições gerais de trabalho e minimiza a chance de uma nova lesão.

Quadro 12.1 Procedimento do método de avaliação da fadiga muscular

Etapa do procedimento	Como
1. Identificar um problema de trabalho.	Presença de lesões ou reclamações no trabalho Dificuldade para encontrar pessoas que executem a tarefa A reputação de trabalho com trabalhadores/supervisores
2. Identificar problemas de tarefas no trabalho.	Questionar trabalhadores/supervisores especialistas no trabalho quanto à dificuldade, duração da tarefa, frequência da tarefa e ao número de pessoas expostas. Rever dados de acidentes e lesão/doença.
3. Selecionar uma tarefa para análise.	Priorizar por classificações dos trabalhadores e supervisores na etapa 2.
4. Determinar níveis de intensidade de esforço para cada parte do corpo.	Utilizar fita de vídeo não editada (4 a 6 minutos de gravação contínua no mínimo) para estudar a tarefa. Pedir aos trabalhadores que classifiquem a intensidade de esforço utilizando uma escala psicofísica (Borg e Lindblad, 1976; Borg, 1998) Definir o nível de esforço com base nas definições do Quadro 12.2. Classificar o esforço para as laterais direita e esquerda, se necessário Se mais um nível de esforço estiver presente, (por ex.: moderado e pesado), incluir ambos.
5. Determinar a duração do esforço, em segundos, a cada intensidade para cada parte do corpo.	Utilizar um cronômetro para contar os segundos de esforço contínuo em determinada intensidade de esforço antes que um esforço diferente ou relaxamento ocorra.
6. Determinar a frequência, por minuto, da mesma intensidade de esforço para cada parte do corpo.	Contar o número de novos esforços em determinada intensidade de esforço por mais de um minuto; se a tarefa for muito variável, medir a frequência por mais de cinco minutos e dividir por 5 para obter os esforços por minuto.
7. Utilizar a classificação de três números gerada com base nas etapas 4 a 6 acima, determinar a média de "prioridade para mudança". Colocar na última coluna cada parte do corpo.	Utilizar a Tabela 12.2 para obter a média de "prioridade para mudança" da classificação de três números, baseada na intensidade do esforço, duração do esforço e frequência do esforço para cada parte do corpo.
8. Calcular quanto as classificações de "prioridade para mudança" alta e muito alta devem ser alteradas para mudá-las para uma prioridade menor para mudança.	Começar com a classificação de mudança de três números e com qualquer componente que tenha classificação 3; calcular quão melhor será a classificação de prioridade se 3 for reduzido a 2; repetir até que uma classificação baixa de "prioridade para mudança" seja encontrada (ver a Tabela 12.2).
9. Identificar por que as classificações de três números são para as "prioridades para mudança" alta e muito alta; desenvolver diversas estratégias para abordar as causas.	Utilizar um processo de solução de problema para encontrar as causas dos fatores de risco identificados por parte no corpo; continuar questionando até que a causa seja identificada.
10. Reavaliar a tarefa utilizando todas as partes do corpo para determinar o impacto de uma mudança sugerida sobre o conforto ou fadiga do trabalhador.	Classificar todas as partes do corpo para assegurar-se de que o problema não foi somente transferido para outro conjunto de músculos.

Este método subestima significantemente a fadiga acumulada em tarefas muito repetitivas nas quais a frequência de esforço muscular é ≥ 30 por minuto. A alta repetição representa esforços estáticos quase contínuos para os músculos ativos porque o tempo entre as contrações é muito curto para o relaxamento completo e para o fluxo sanguíneo adequado para restabelecimento.

O método MFA é ideal para avaliações de equipe de uma tarefa de trabalho. As estratégias para diminuir a exposição de risco podem ser desenvolvidas pela definição do nível de esforço por meio da identificação de fatores de risco de intensidade de força e postura, bem como a avaliação do padrão de trabalho pode aumentar ou diminuir o risco de fadiga. Questionar por que a postura é aplicada ali ou por que o tempo de permanência é tão longo para o esforço pode conduzir a novas estratégias para melhorar a tarefa.

12.3 Procedimento

O Quadro 12.1 delineia as etapas para utilizar o método MFA mostrado no Quadro 12.2 e na Tabela 12.1. A Tabela 12.2 mostra as classificações de três números em ordem de fadiga crescente. Da base para o topo e da direita para a esquerda, na Tabela 12.2, indica fadiga reduzida. As melhorias mais importantes vão de uma prioridade alta ou muito alta para uma prioridade baixa de mudança. Mover-se para cima na tabela, dentro de uma prioridade, indica uma melhoria.

Quadro 12.2 (A e B) Planilha para método de avaliação de fadiga muscular

Trabalho	Analista
Tarefa	Data / /

	Nível de esforço < 75% de todos os trabalhadores conseguem executar o esforço – **4**			**Classificações**			**Prioridade**
Região	Leve – **1**	Moderado – **2**	Pesado – **3**	**Esforço**	**Duração**	**Frequência**	
Pescoço	Cabeça parcialmente inclinada lateralmente, para trás ou levemente para frente	Cabeça inclinada lateralmente; cabeça completamente para trás; cabeça para frente cerca de 20°	O mesmo que o moderado, mas com força ou peso; cabeça estendida para frente				
Ombros	Braços levemente afastados para as laterais; braços estendidos com algum apoio	Braços afastados do corpo, sem apoio; trabalhando acima da cabeça	Forças de execução ou segurar peso com os braços afastados do corpo ou acima da cabeça	D E	D E	D E	D E
Dorsal	Inclinando lateralmente ou arqueando para trás	Flexionando; sem carga; elevando moderadamente cargas pesadas próximas ao corpo; trabalhando acima da cabeça	Elevando ou exercendo força enquanto girando; alta força ou carga enquanto flexiona				
Braços/ Cotovelos	Braços afastados do corpo, sem carga; forças leves elevadas próximas ao corpo	Girando os braços enquanto exerce força moderada	Altas forças exercidas com rotação; elevando com os braços estendidos	D E	D E	D E	D E
Punhos/ Mãos/ Dedos	Forças leves ou pesos mantidos próximos ao corpo; punhos estendidos; apertos tenazes confortáveis	Apertos com alcance amplo ou estreito; ângulos de punho moderados, especialmente flexão; uso de luvas com forças moderadas	Apertos com pressão; fortes ângulos nos punhos; superfícies escorregadias	D E	D E	D E	D E
Pernas/ Joelhos	Em pé, caminhando sem flexão ou inclinação; peso sobre os dois pés	Flexionando para frente, inclinando sobre mesa; peso em uma lateral; articulada enquanto exerce força	Exercendo alta força enquanto empurra ou levanta; agachado enquanto exerce força	D E	D E	D E	D E
Tornozelos/ Pés/ Dedos dos pés	Em pé, caminhando sem flexão ou inclinação; peso sobre os dois pés	Flexionando, inclinando sobre mesa; peso sobre uma lateral; articulada enquanto exerce força	Exercendo alta força enquanto empurra ou levanta; agachado enquanto exerce força; apoiar na ponta dos pés	D E	D E	D E	D E

Esforço contínuo duração	< 6 s **1**	6-20 s **2**	20-30 s **3**	> 30 s **4** (Entrar VH para prioridade)
Frequência de esforço	< 1/min **1**	1-5/min **2**	> 5-15/min **3**	> 15 s **4** (Entrar VH para prioridade)

A

continua

(Fonte: Bernard, T. e Rodgers, S. H. [2002]; Rodgers, S.H. [1987, 1988, 1992, 1997]. Com permissão.)

Quadro 12.2 (continuação)

Trabalho: Instalação de carpete – compartimento traseiro	Analista: S. H. Rodgers
Tarefa: Carregar o carpete até o carro e instalar no compartimento traseiro	Data: 25/11/1987

	Nível de esforço < 75% de todos os trabalhadores conseguem executar o esforço – **4**			Classificações			**Prioridade**
Região	Leve – **1**	Moderado – **2**	Pesado – **3**	**Esforço**	**Duração**	**Frequência**	
Pescoço	Cabeça parcialmente inclinada lateralmente, para trás ou levemente para frente.	Cabeça inclinada lateralmente; cabeça completamente para trás; cabeça para frente cerca de 20°.	O mesmo que o Moderado mas com força ou peso; cabeça estendida para frente.	2	2	2	M
Ombros	Braços levemente afastados para as laterais; braços estendidos com algum apoio.	Braços afastados do corpo, sem apoio; trabalhando acima da cabeça.	Forças de execução ou segurar peso com os braços afastados do corpo ou acima da cabeça.	D 3	D 1	D 3	D M
				E 2	E 2	E 3	E H
Dorsal	Inclinando lateralmente ou arqueando para trás.	Flexionando; sem carga; elevando moderadamente cargas pesadas próximas ao corpo; trabalhando acima da cabeça.	Elevando ou exercendo força enquanto girando; alta força ou carga enquanto flexiona.	3	2	2	H
Braços/ Cotovelos	Braços afastados do corpo, sem carga; forças leves elevadas próximas ao corpo.	Girando os braços enquanto exerce força moderada.	Altas forças exercidas com rotação; elevando com os braços estendidos.	D 3	D 1	D 3	D H
				E 2	E 2	E 3	E H
Punhos/ Mãos/ Dedos	Forças leves ou pesos mantidos próximos ao corpo; punhos estendidos; apertos tenazes confortáveis.	Apertos com alcance amplo ou estreito; ângulos de punho moderados, especialmente flexão; uso de luvas com forças moderadas.	Apertos com pressão; fortes ângulos nos punhos; superfícies escorregadias.	D 3	D 1	D 3	D H
				E 2	E 2	E 3	E H
Pernas/ Joelhos	Em pé, caminhando sem flexão ou inclinação; peso sobre os dois pés.	Flexionando para frente, inclinando sobre mesa; peso em uma lateral; articulada enquanto exerce força.	Exercendo alta força enquanto empurra ou levanta; agachado enquanto exerce força.	D 3	D 1	D 3	D H
				E 2	E 1	E 3	E H
Tornozelos/ Pés/ Dedos dos Pés	Em pé, caminhando sem flexão ou inclinação; peso sobre os dois pés.	Flexionando, inclinando sobre mesa; peso sobre uma lateral; articulada enquanto exerce força.	Exercendo alta força enquanto empurra ou levanta; agachado enquanto exerce força; apoiar na ponta dos pés.	D 3	D 1	D 3	D H
				E 2	E 1	E 3	E H

Esforço contínuo duração	< 6 s **1**	6-20 s **2**	20-30 s **3**	> 30 s **4** (Entrar VH para prioridade)
Frequência de esforço	< 1/min **1**	1-5/min **2**	> 5-15/min **3**	> 15 s **4** (Entrar VH para prioridade)

B

12.4 Exemplo utilizando o método de análise de fadiga muscular para estudar instalação de carpete em montagem de automóveis

Os trabalhadores de linha de montagem de automóveis tiveram de instalar um carpete no compartimento traseiro dos carros, em uma frequência de um a cada minuto. A tarefa envolveu carregar o carpete

Tabela 12.1 Pontuação de "prioridade para mudança" com base na classificação de três números

Nível de esforço = 1			Nível de esforço = 2			Nível de esforço = 3		
Duração	Frequência	Prioridade	Duração	Frequência	Prioridade	Duração	Frequência	Prioridade
1	1	B	1	1	B	1	1	B
1	2	B	1	2	B	1	2	M
1	3	B	1	3	M	1	3	A
2	1	B	2	1	B	2	1	A
2	2	B	2	2	M	2	2	A
2	3	M	2	3	A	2	3	MA
3	1	B	3	1	M	3	1	MA
3	2	M	3	2	M	3	2	MA
3	3	- [a]	3	3	- [a]	3	3	- [a]

Nota: Insira as pontuações para o nível de esforço (linha no topo) e para duração e frequência (colunas dentro da seção para nível de esforço). Uma pontuação 4 para nível de esforço, duração ou frequência é automaticamente MA (muito alta). A "prioridade para mudança" com base na tabela é baixa (B), moderada (M), alta (A) ou muito alta (MA).

[a] Esta combinação de duração e frequência não é possível.

Tabela 12.2 Pontuações de categoria na ordem de fadiga crescente para classificação de três números (esforço, duração de esforço contínuo e frequência)

Baixo (B)	Moderado (M)	Alto (A)	Muito Alto (MA)
111	123	223	323
112	132	313	331
113	213	321	332
211	222	322	
121	231		4xx
212	232		x4x
311	312		xx4
122			
131			
221			

Nota: Nível de fadiga aumenta conforme você segue para baixo ou para a direita em cada coluna.

Quadro 12.3 Avaliação de tarefa para análise de fadiga muscular

Problema no trabalho: Instalação de carpete	Nº de pessoas afetadas: 4
Tarefa-problema: Carregar e instalar o carpete	Minutos/jornada: Até 8 horas

enrolado (cerca de 11 kg) do *rack* de abastecimento para o carro, colocando-o no compartimento traseiro e pressionando-o contra o chão para que ele se adaptasse ao formato do automóvel. O instalador teve de se inclinar no local quando colocou o carpete no carro em movimento e permaneceu curvado enquanto empurrava o carpete na posição e o pressionava contra o chão. O tempo para completar a instalação foi de cerca de 40 segundos no geral, e havia 20 segundos para recuperação (descanso) e preparação para o próximo carro.

Os trabalhadores reclamaram da dificuldade da atividade inteira e indicaram um estresse específico na coluna, braços, ombros e mãos. O trabalho completo foi analisado utilizando-se o método MFA. O Quadro 12.3 resume a situação inicial.

As posturas observadas incluíram flexão sustentada no compartimento após o posicionamento do carpete dentro do carro, com a lateral direita do corpo inclinada para frente para pressionar o carpete na estrutura do automóvel; puxões, apertos e beliscões no carpete para ajustá-lo corretamente. A lateral esquerda do corpo apoiou-se na estrutura do carro e o estabilizou durante os alcances prolongados. Com o carro em movimento, o instalador teve de caminhar conforme o serviço era feito, então a duração da carga em cada perna foi reduzida, comparada ao tempo que a coluna estava na postura inclinada. Os estresses na perna e no pé esquerdo foram menores, porque os alcances foram na lateral direita e muito do peso corporal

Tabela 12.3 Partes do corpo com alta prioridade para pontuações de mudança

Parte do corpo	Classificação de três números antes de intervenção (alta prioridade)	Meta de classificação de três números após intervenção (baixa prioridade)	Estratégia para reduzir a fadiga
Ombro D	313	212	Reduzir alcance, diminuir força
Ombro E	223	221, 212	Reduzir nº de empurrões forçados
Dorsal	322	221, 212	Diminuir força, reduzir alcance, nº
Braço/cotovelo D	313	212	Diminuir força, reduzir nº
Braço/cotovelo E	223	212	Reduzir nº e tempo
Punho/mão D	313	212	Reduzir apertos com pressão, alcance, nº
Punho/mão E	223	212	Reduzir nº e tempo
Perna/joelho D	313	212	Reduzir alcance e nº
Tornozelo/pé D	313	212	Reduzir alcance e nº

Nota: A Tabela 12.2 mostra as pontuações de categoria para os quatro níveis de prioridade de mudança (baixa, média, alta, muito alta).

estava apoiado na perna direita durante este tempo. Os alcances, as forças exigidas para pressionar o carpete no chão com um alcance estendido e o número de pressões feitas para obter um ajuste apropriado do carpete contribuíram para o alto estresse na coluna, bem como nos membros superior e inferior, como pode ser visto na lista das partes corporais, na qual a prioridade para mudança é alta (Tabela 12.3).

A análise indicou que a melhor estratégia para reduzir a fadiga exigiu uma diminuição da necessidade de altas e fortes pressões na extensão completa. A empresa estava atribuindo a tarefa para duas equipes de montadores que poderiam alternar os carros para obter um minuto extra de tempo de recuperação. No entanto, isso ainda era inadequado por causa da necessidade de carregamento do carpete por oito a dez segundos antes de colocá-lo no compartimento traseiro (uma pontuação 321 para os membros superiores, alta prioridade, por causa da espessura do carpete e da dificuldade para segurá-lo). Os montadores tentaram até mesmo acelerar a tarefa com cada indivíduo fazendo o trabalho separadamente, de modo que o tempo antes de repetir seria de 3min20s em vez de 80 segundos. Porém, isso não produziu a qualidade exigida para a operação.

Uma solução provisória foi fornecer uma terceira equipe de dois montadores, de modo que cada grupo tivesse 2min20s de tempo de recuperação entre as montagens. A solução final foi dividir o carpete de forma que ficasse achatado no compartimento, exigindo menos pressão e força. Isso também exigiu menor alcance estendido. O carpete menor foi mais fácil e mais leve para carregar, bem mais fácil de encaixar na estrutura e exigiu menos pressões. O fornecimento de carpetes poderia ser movido ao início da sua instalação, pois as duas metades seriam organizadas de cada lado da linha e ocupavam menos espaço do que o carpete inteiro de um lado da linha.

Reavaliando, com o carpete dividido e uma equipe de dois instaladores, a tarefa demonstrou uma redução de esforço e intensidade na força, frequência e duração da atividade de carregamento. As novas classificações foram 212s e 221s (baixa prioridade) na maioria dos casos. O tempo de esforço para a instalação foi reduzido de 40 para 20 segundos. Isso permitiu um tempo de recuperação para a dorsal e músculos da mão direita que estavam na categoria moderada para "prioridade para mudança" por causa do tipo de pegada utilizada (312) e a necessidade de trabalhar em posição inclinada por mais de seis segundos continuamente (222). Raramente reclamações sobre a tarefa de instalação do carpete foram ouvidas após as mudanças aplicadas ao carpete. Embora o custo para o *redesign* do carpete tenha sido significante, a proteção no trabalho (que havia sido adicionada por causa da fadiga), a melhoria na qualidade da instalação e a redução do risco para lesões pagaram o custo em curto prazo.

12.5 Vantagens

- Razoavelmente simples para utilizar.
- É necessária uma cooperação do trabalhador para estabelecer as classificações.
- Estimula a discussão sobre o trabalho enquanto se faz as classificações.
- Não é unidimensional; as interações são avaliadas para estimar fadiga.

- Avalia todos os grupos musculares.
- Identifica os padrões da produção de fadiga do trabalho e mostra como melhorá-los.
- Prioriza as tarefas para melhorias.
- Sugere diversas estratégias para melhoria de tarefas durante a análise.

12.6 Desvantagens

- Método semiquantitativo que exige capacidade crítica.
- O analista deve reunir informação da tarefa de trabalho no local.
- Necessidade de analisar tarefas separadamente.
- Concentra-se em ciclos musculares em vez de ciclos da tarefa.
- Menos eficaz se feito por um analista em vez de uma equipe de pessoas na fábrica.

12.7 Métodos relacionados

Diversas técnicas de análise foram incorporadas no desenvolvimento do método MFA. Os estudos sobre fadiga muscular na França e na Alemanha Ocidental (Monod e Scherrer, 1957; Rohmert, 1960a, 1961b, 1973a, 1973b) foram utilizados para previsões de fadiga acumulada nos músculos ativos durante cinco minutos de trabalho. A frequência do esforço muscular em determinada intensidade identificou se o tempo de recuperação necessário estaria disponível no padrão de trabalho exigido pela tarefa.

Determinar o nível de intensidade de esforço empresta de outros *checklists* sobre fatores de risco para lesão e doença musculoesquelética (ANSI ASC Z-365, 2001; OSHA, 2000). A porcentagem de esforço muscular máximo para um grupo muscular utiliza o método psicofísico de escala de atividade do grande grupo muscular desenvolvido por Borg e Lindblad (1976; Borg, 1998).

A abordagem de solução de problema que pega a avaliação de fadiga muscular com base em uma classificação para um conjunto de estratégias para melhoria da tarefa tem suas origens em duas análises de sistemas: análise do problema baseada no processo de solução de problema de Kepner-Tregoe (Kepner e Tregoe, 1965) e o FAST (Functional Analysis System Technique), método de diagramação utilizado em desenvolvimento de produto e análises organizacionais (Bytheway, 1971; Caplan et al., 1991).

12.8 Normas e regulamentações

As empresas norte-americanas podem ser citadas para problemas ergonômicos sob a General Duty Clause da lei OSHA de 1970 (Occupational Safety and Health Administration). A seção 5 (a) (1) desta lei diz que: "o empregador deve fornecer, a cada um de seus empregados, emprego e um local para o trabalho que seja livre de danos reconhecidos que causem ou possam causar morte ou lesões graves a seus empregados". Informações atuais sobre o programa de normas ergonômicas OSHA podem ser encontradas *on-line* em www.osha.gov.

O regulamento ASC Z-365 (ANSI, 2001) do ANSI (American National Standards Institute) está na etapa final para aprovação.

A American Conference of Governmental Industrial Hygienists (ACGIH) está desenvolvendo valores-limite (VL) para o nível aceitável de atividade repetitiva da mão para um trabalho manual e para levantamento, e fornecendo limites de peso com base na frequência e no tempo total de levantamento (ver http://www.acgih.org).

As diversas normas internacionais (ILO e EU) incorporam a ergonomia (ver www.europa.eu.int, www.iso.org, www.cenorm.be e www.perinorm.com) (Stuart-Buttle, 2003).

12.9 Tempo aproximado de treinamento e de aplicação

O método básico de classificação pode ser ensinado para equipes industriais em uma a duas horas. Um avaliador treinado pode analisar a tarefa em 15 a 30 minutos (Bernard, 2002).

12.10 Confiabilidade e validade

Um importante estudo de cerca de 700 tarefas de trabalho em seis fábricas de automóveis avaliou os métodos analíticos para ver o quanto eles previam bem as lesões e doenças musculoesqueléticas. O estudo verificou o método MFA como o melhor identificador de boas tarefas de trabalho, isto é, tarefas que não precisavam de melhorias (Bernard e Bloswick, em preparação). O MFA é muito sensível, porém não específico para detectar os potencias riscos MSD (Desordens musculoesqueléticas) (Bernard, 2002).

O método MFA é um bom preditor dos problemas de tarefa laborais que não apresentam problemas biomecânicos substanciais, especialmente onde as taxas de trabalho são altas e o controle do trabalhador sobre o padrão da atividade laboral é baixo, por ex., as linhas de montagem regulamentadas (Rodgers e Day, 2002). O método foi utilizado por muitas equipes da indústria automotiva por mais de cinco anos (Ford, 1995).

12.11 Ferramentas necessárias

Embora medições mais sofisticadas possam ser feitas, as ferramentas básicas necessárias para esta análise são:

- papel e lápis;
- vídeo mostrando filmagem contínua (não editada, pelo menos quatro a seis minutos) das exigências de trabalho;
- cronômetro;
- escala psicofísica (atividade de dez pontos do grupo muscular grande).

Referências

ANSI (2001), Management of Work-Related Musculoskeletal Disorders, ASC Z-365, National Safety Council, www.nsc.org.

Bernard, T. (2000), personal communication, UAW/Ford study on MSDs.

Bernard, T.E. and Bloswick, D., Report on UAW/Ford Study of Job Analysis Methods to Evaluate the Risk of MSDs, in preparation.

Bernard, T. and Rodgers, S.H. (2002), Fatigue Analysis Tool, available on-line at www.hsc.usf.edu/~tbernard/ergotools.

Borg, G. (1998), *Borg's Perceived Exertion and Pain Scales*, Human Kinetics, Champaign, IL.

Borg, G. and Lindblad, I.M. (1976), The Determination of Subjective Intensities in Verbal Descriptors of Symptoms, no. 75, Institute of Applied Psychology, University of Stockholm, Stockholm.

Bytheway, C.W. (1971), The creative aspects of FAST diagramming, in *Proceedings of the SAVE Conference*, pp. 301–312.

Caplan, S.H., Rodgers, S.H., and Rosenfeld, H. (1991), A novel approach to clarifying organizational roles, in *Proceedings of the Human Factors Society*.

Ford Motor Company (1995), Ergonomics Training Program for Teams in Plants, Rodgers's fatigue analysis tool was one of three methods included in the training; the Union Ford Ergonomics Process: *Fitting Jobs to People*.

Kepner, C.H. and Tregoe, B.B. (1965), *The Rational Manager*, McGraw-Hill, New York.

Monod, H. and Scherrer, J. (1957), Capacité de travail statique d'un groupe musculaire synergique chez l'homme, *C. R. Soc. Biol. Paris*, 151, 1358–1362.

OSHA (1970), Occupational Safety and Health Act, www.osha.gov.

OSHA/DOL (2000), Part II: 29 CFR Part 1910, Ergonomics Program: Final Rule, Fed. Reg. 65(22): 68262–68870, November 14, 2000.

Rodgers, S.H. (1987), Recovery time needs for repetitive work, *Semin. Occup. Med.*, 2, 19–24.

Rodgers, S.H. (1988), Job evaluation in worker fitness determination, in *Worker Fitness and Risk Evaluations*, Himmelstein, J. and Pransky, G., Eds., Hanley and Belfus, Philadelphia.

Rodgers, S.H. (1992), A functional job analysis technique, in *Ergonomics*, Moore, J.S. and Garg, A., Eds., Hanley and Belfus, Philadelphia.

Rodgers, S.H. (1997), Work physiology: fatigue and recovery, in *Handbook of Human Factors and Ergonomics*, 2nd ed., Salvendy, G., Ed., John Wiley & Sons, New York, pp. 36–65.

Rodgers, S.H. and Day, D.E. (1987 to 2002), Ergonomics team training courses have used the Muscle Fatigue Assessment method to analyze production and service jobs, personal communication.

Rohmert, W. (1960a), Ermittlung vor Erhohlenspausen fur statische Arbeit des Menschen, *Int. Z. Einschl. Angew. Arbeitsphysiol.*, 18, 123–164.

Rohmert, W. (1960b), Zur Theorie der Erhohlenspausen bei dynamischen Arbeit, *Int. Z. Einschl. Angew. Arbeitsphysiol.*, 18, 191–212.

Rohmert, W. (1973a), Problems in determining rest allowances: part 1, use of modern methods to evaluate stress and strain in static muscular work, *Appl. Ergonomics*, 4, 91–95.

Rohmert, W. (1973b), Problems in determining rest allowances: part 2, determining rest allowances in different human tasks, *Appl. Ergonomics*, 4, 158–162.

Stuart-Buttle, C. (2003), Standards (chap. 1), in *Ergonomic Design for People at Work*, 2nd ed., Chengalur, S., Rodgers, S.H., and Bernard, T., Eds., John Wiley & Sons, New York.

13

Tabelas psicofísicas: levantar, abaixar, empurrar, puxar e carregar

Stover H. Snook
Harvard School of Public Health

13.1 *Background* e aplicação

Uma questão básica quando se avalia uma tarefa manual é: "Quanto se deve exigir do trabalhador para levantar ou abaixar ou empurrar ou puxar ou carregar?". A psicofísica é uma ferramenta especialmente útil para responder a essa questão. Ela teve início há 165 anos, com investigações de Ernst Heinrich Weber (1795-1878). Weber estudou o sentido do tato e descobriu que o peso deveria ser aumentado por uma fração constante de seu valor (cerca de 1/40) para a percepção de peso ser apenas visivelmente diferente, independente da magnitude do peso. Ele formulou a lei de Weber:

$$\text{delta I/I} = \text{constante}$$

onde **I** é o peso (intensidade) e **delta I** é o incremento no qual o peso deve ser aumentado para ser apenas visivelmente diferente (Snook, 1999).

Gustav Theodor Fechner (1801-1887) expandiu o trabalho de Weber e, em 1860, propôs o que é conhecido hoje com a lei de Fechner, que declara que a força de uma sensação (S) é diretamente relacionada à intensidade de seu estímulo físico (I) por meio de uma função logarítmica:

$$S = k \log I$$

onde a constante **k** é uma função da unidade da medida específica utilizada.

A lei de Fechner é bastante precisa nas médias de estímulo e sensações, mas é imprecisa nos extremos. Stevens (1960) propôs que a relação entre estímulo e sensações não era logarítmica, mas uma função de potência

$$S = kI^n$$

que era mais exata ao longo de toda a extensão dos estímulos e sensações.

Quando plotada em coordenadas log-log, a função da potência é representada por uma linha reta, com o expoente, **n**, sendo igual ao declive da linha. Ao longo dos anos, os expoentes têm sido experimentalmente determinados por muitos tipos de estímulos: 3,5 para choque elétrico, 1,3 para paladar (salgado), 0,6 para ruído (binaural) e aproximadamente 1,6 para a percepção do esforço muscular e força. A psicofísica foi utilizada por Borg no desenvolvimento de classificações de esforço percebido (RPE), por Caldwell e associados no desenvolvimento de escalas de esforço e por Snook e associados no estudo de tarefas de movimento repetitivo (Snook, 1999).

Há aproximadamente 35 anos, o Liberty Mutual Research Center começou a aplicar a psicofísica nas tarefas manuais para desenvolver as recomendações de uso na redução dos pedidos de indenização nas indústrias referentes às queixas de lombalgia. Nesses estudos, o trabalhador teve o controle de uma das variáveis da tarefa, geralmente o peso do objeto a ser carregado. Todas as outras variáveis, tais como taxa de repetição, tamanho, altura, distância etc., eram controladas. Então, o trabalhador monitorou suas sensações de desempenho ou fadiga e ajustou o peso do objeto da forma necessária. Acredita-se que somente o trabalhador sozinho poderia (a) perceber os vários esforços associados a tarefas manuais e (b) integrar as entradas sensoriais em uma resposta significativa (Snook, 1978).

Onze experiências individuais foram conduzidas no Liberty Mutual Research Center por um período de 25 anos. Cada experiência teve duração de dois a três anos. Essas experiências foram únicas no sentido que utilizaram tarefas manuais realistas desempenhadas por trabalhadores industriais (homens e mulheres) por longos períodos (pelo menos 80 horas de teste para cada indivíduo). Equipes de três trabalhadores desempenharam atividades de levantar, abaixar, empurrar, puxar e carregar. As medidas fisiológicas de consumo de oxigênio e frequência cardíaca foram registradas para comparação com as medidas psicofísicas. O plano experimental também incluiu 16 a 20 horas de treinamento e condicionamento, assim como uma bateria de 41 medições antropométricas com base em cada indivíduo.

Os resultados das sete primeiras experiências foram combinados e integrados em tabelas de pesos máximos aceitáveis e as forças para várias porcentagens da população (Snook, 1978). Após quatro experiências adicionais, as tabelas foram revisadas (Snook e Ciriello, 1991). Elas consistiram do seguinte:

Tabela 13.1: Peso máximo aceitável para levantar – homens (n = 68 indivíduos).
Tabela 13.2: Peso máximo aceitável para levantar – mulheres (n = 51 indivíduos).
Tabela 13.3: Peso máximo aceitável para abaixar – homens (n = 48 indivíduos).
Tabela 13.4: Peso máximo aceitável para abaixar – mulheres (n = 39 indivíduos).
Tabela 13.5: Força máxima aceitável para empurrar – homens (n = 63 indivíduos).
Tabela 13.6: Força máxima aceitável para empurrar – mulheres (n = 51 indivíduos).
Tabela 13.7: Força máxima aceitável para puxar – homens (n = 53 indivíduos).
Tabela 13.8: Força máxima aceitável para puxar – mulheres (n = 39 indivíduos).
Tabela 13.9: Peso máximo aceitável para carregar (n = 38 homens e 27 mulheres).

13.2 Procedimento

Use o tipo de tarefa (por ex., levantar) e o gênero do trabalhador para identificar a tabela correta.

Para a tabela 13.1 até a tabela 13.4 (levantar e abaixar):

1. Use a altura da tarefa (por ex.: do chão até a altura das articulações) para identificar o conjunto correto de colunas (direita, meio ou esquerda) na tabela.

2. Use a largura da caixa ou objeto para identificar o conjunto correto de linhas (acima, no meio e abaixo) na tabela.
3. Na interseção dos conjuntos corretos de colunas e linhas, utilizar a distância vertical de levantamento (ou abaixamento) para identificar a matriz 5 × 8 correta (acima, no meio ou abaixo).
4. Use a repetição da tarefa (por ex.: um levantamento a cada 2 minutos) e o percentual da população para identificar o valor correto na matriz 5 × 8.

Para a Tabela 13.5 até a Tabela 13.8 (empurrar e puxar):

1. Determine separadamente a força inicial e a força mantida.
2. Utilize a distância horizontal do movimento (por ex.: empurrar por 15,2 m) para identificar o conjunto correto de colunas na tabela.
3. Utilize a altura das mãos, acima do chão, para identificar o conjunto correto de linhas na tabela.
4. Na interseção dos conjuntos corretos de colunas e linhas, utilize a taxa de repetição e o percentual de população para identificar o valor correto.

Para a Tabela 13.9 (carregamento):

1. Utilize a distância de carregamento para identificar o conjunto correto de colunas na tabela.
2. Utilize a altura das mãos acima do chão para identificar o conjunto correto de linhas na tabela.
3. Na interseção dos conjuntos corretos de colunas e linhas, utilize a taxa de repetição e o percentual de população para identificar o valor correto.

É importante perceber que as Tabelas 13.1 a 13.4 e a Tabela 13.9 têm como base caixas com alças e caixas junto ao corpo. Os valores nas tabelas devem ser reduzidos em aproximadamente 15% quando segurar caixas sem alças e aproximadamente 50% quando segurar caixas menores com extensão horizontal alcançando entre a altura dos joelhos e ombros.

É também importante perceber que alguns dos pesos e forças das Tabelas 13.1 a 13.9 irão exceder os critérios fisiológicos recomendados quando desempenhados continuamente por 8 horas ou mais. Os critérios recomendados de 8 horas são de aproximadamente 1000 ml/min de consumo de oxigênio para homens e 700 ml/min para mulheres (NIOSH, 1981). O peso e a força que excederem esses critérios aparecem em negrito e itálico nas Tabelas 13.1 a 13.9.

As Tabelas 13.1 a 13.9 fornecem pesos máximos aceitáveis e forças para tarefas ou componentes manuais individuais (por ex.: levantar). No entanto, frequentemente as tarefas industriais envolvem combinações com mais de um componente (por ex., levantar, carregar e abaixar). Cada componente de uma tarefa combinada deve ser analisado separadamente, utilizando a taxa de repetição da tarefa combinada. O menor peso ou força máxima aceitável para os componentes representa o peso ou força máxima aceitável para a tarefa combinada. No entanto, já que o custo fisiológico da tarefa combinada será maior do que o custo para componentes individuais, deve-se reconhecer que algumas das tarefas combinadas podem exceder critérios fisiológicos recomendados para períodos estendidos de tempo (NIOSH, 1981).

13.3 Vantagens

As principais vantagens e desvantagens da abordagem psicofísica foram revisados por Snook (1985) e Ayoub e Dempsey (1999). As vantagens incluem:

- capacidade para simular de forma realista o trabalho industrial;
- capacidade para estudar as tarefas manuais muito intermitentes e as repetitivas muito rápidas (métodos fisiológicos apresentam dificuldade com tarefas intermitentes e métodos biomecânicos apresentam dificuldades com tarefas repetitivas rápidas);
- resultados que são consistentes com o conceito de engenharia industrial "dia de trabalho justo para o pagamento justo de um dia de trabalho";
- resultados são bastante reprodutíveis.

Tabela 13.1 Peso máximo aceitável para levantar – homens (kg)

Largura da caixa[a] (cm)	Distância vertical do levantamento (cm)	Percentual da população industrial	Do chão até altura da articulação								Altura da articulação até altura dos ombros								Altura dos ombros até alcance dos braços							
			Um levantamento por vez								Um levantamento por vez								Um levantamento por vez							
			5	9	14	1	2	5	30	8	5	9	14	1	2	5	30	8	5	9	14	1	2	5	30	8
			s			min				h	s			min				h	s			min				h
75	76	90	***6***	7	9	11	13	14	14	17	8	10	12	13	14	14	16	17	6	8	9	10	10	11	12	13
		75	***9***	11	13	16	19	20	21	24	10	14	16	18	18	19	21	23	8	10	12	14	14	14	16	17
		50	***12***	***15***	17	22	25	27	28	32	13	17	20	22	23	24	26	29	10	13	15	17	17	18	20	22
		25	***15***	***18***	***21***	28	31	34	35	41	16	***21***	***24***	27	27	28	32	35	11	16	18	21	21	22	24	27
		10	***18***	***22***	***25***	33	37	40	41	48	***19***	***24***	***28***	31	32	33	37	40	***14***	18	21	24	24	25	28	31
	51	90	6	8	9	12	13	15	15	17	8	11	13	15	15	16	18	19	6	8	9	12	12	12	14	15
		75	***9***	11	13	17	19	21	22	25	11	15	17	20	20	21	23	25	8	11	12	15	15	16	18	20
		50	***13***	15	18	23	26	28	29	34	14	19	21	25	25	26	29	32	10	14	16	19	20	20	23	25
		25	***16***	***19***	22	29	33	35	36	42	***17***	***23***	26	30	31	32	36	39	13	17	19	23	24	25	27	30
		10	***19***	***22***	***26***	34	38	42	43	50	***20***	***26***	***30***	35	36	37	41	45	***15***	19	22	27	27	29	32	35
	25	90	8	9	11	13	15	16	17	20	10	13	15	18	18	19	21	23	7	10	11	14	14	14	16	18
		75	***11***	13	15	19	22	24	24	28	13	17	20	23	24	25	27	30	10	13	15	18	18	19	21	23
		50	***15***	18	21	26	29	32	33	38	17	22	25	30	30	31	35	38	12	16	19	23	23	24	27	29
		25	***18***	***22***	26	33	37	40	41	48	***20***	***27***	***30***	36	36	38	42	46	15	20	22	28	28	29	32	35
		10	***22***	***26***	***31***	38	44	47	49	57	***23***	***31***	***35***	42	42	44	49	53	***17***	***23***	26	32	32	34	38	41
49	76	90	7	8	10	13	15	16	17	20	8	10	12	13	14	14	16	17	7	9	10	12	12	13	14	16
		75	***10***	12	14	19	22	24	24	28	10	14	16	18	18	19	21	23	9	11	13	16	16	17	19	21
		50	***14***	***16***	19	26	29	32	33	38	13	17	20	22	23	24	26	29	11	15	17	20	21	21	24	26
		25	***17***	***20***	***24***	33	37	40	41	48	16	21	24	27	27	28	32	35	13	18	20	25	25	26	29	31
		10	***20***	***24***	***28***	38	43	47	48	57	***19***	***24***	***28***	31	32	33	37	40	***15***	***21***	23	28	29	30	33	36
	51	90	7	9	10	14	16	17	18	20	8	11	13	15	15	16	18	19	7	9	11	14	14	14	16	18
		75	10	13	15	20	23	25	25	30	11	15	17	20	20	21	23	25	9	12	14	18	18	19	21	23
		50	***14***	17	20	27	30	33	34	40	14	19	21	25	25	26	29	32	12	15	18	23	23	24	27	29
		25	***18***	***21***	25	34	38	42	43	50	17	23	26	30	31	32	36	39	14	19	21	28	28	29	32	35
		10	***21***	***25***	***29***	40	45	49	50	59	***20***	***26***	***30***	35	36	37	41	45	***16***	***22***	25	32	32	34	37	41
	25	90	8	10	12	16	18	19	20	23	10	13	15	18	18	19	21	23	9	11	12	16	16	17	19	21
		75	12	15	17	23	26	28	29	33	13	17	20	23	24	25	27	30	11	14	16	21	21	22	25	27
		50	***16***	20	23	30	34	37	38	45	17	22	25	30	30	31	35	38	14	18	21	27	27	28	32	35
		25	***21***	***25***	29	38	43	47	48	56	***20***	***27***	30	36	36	38	42	46	16	22	25	33	33	34	38	42
		10	***24***	***29***	***34***	45	51	56	57	67	***23***	***31***	***35***	42	42	44	49	53	***19***	***25***	***29***	38	38	40	44	48

Tabela 13.1 Peso máximo aceitável para levantar – homens (kg) (continuação)

Largura da caixa[a] (cm)	Distância vertical do levantamento (cm)	Percentual da população industrial	Do chão até altura da articulação								Altura da articulação até altura dos ombros								Altura dos ombros até alcance dos braços							
			Um levantamento por vez								Um levantamento por vez								Um levantamento por vez							
			5 s	9 s	14 s	1 min	2 min	5 min	30 min	8 h	5 s	9 s	14 s	1 min	2 min	5 min	30 min	8 h	5 s	9 s	14 s	1 min	2 min	5 min	30 min	8 h
34	76	90	8	10	11	15	17	19	19	23	8	11	13	15	15	16	18	19	8	10	12	14	14	15	16	18
		75	***12***	14	17	22	25	28	28	33	11	15	17	20	20	21	23	25	10	14	16	18	19	19	22	24
		50	***16***	***19***	22	30	34	37	38	44	14	19	21	25	25	26	29	32	13	17	20	23	24	25	27	30
		25	***20***	***24***	***28***	37	42	47	47	55	17	***23***	26	30	31	32	36	39	***16***	***21***	24	28	29	30	33	36
		10	***24***	***29***	***33***	44	50	54	56	65	***20***	***26***	***30***	35	36	37	41	45	***18***	***24***	***28***	33	33	34	38	42
	51	90	9	10	12	16	18	20	20	24	9	12	14	17	17	18	20	22	8	11	13	16	16	17	18	20
		75	***12***	15	18	23	26	28	29	34	12	16	18	22	23	23	26	29	11	14	17	21	21	22	24	26
		50	***17***	20	24	31	35	38	39	46	15	20	23	28	29	30	33	36	14	18	21	26	27	28	31	34
		25	***21***	***25***	***30***	39	44	48	49	57	18	24	27	34	35	36	40	44	***17***	22	25	32	32	33	37	41
		10	***25***	***30***	***35***	46	52	57	58	68	***21***	***28***	***32***	40	40	42	46	51	***19***	***26***	***29***	37	37	39	43	47
	25	90	10	12	14	18	20	22	23	27	11	14	16	20	20	21	23	26	10	13	15	19	19	19	22	24
		75	***15***	18	21	26	30	32	33	38	14	18	21	26	27	28	31	34	13	17	20	24	25	26	29	31
		50	***20***	24	28	35	40	43	44	52	18	23	27	33	34	35	39	43	16	22	25	31	31	33	36	40
		25	***26***	***30***	***35***	44	50	54	55	65	***21***	***28***	32	40	41	42	47	52	***20***	***26***	***30***	37	38	39	44	46
		10	***29***	***35***	***41***	52	59	64	66	76	***25***	***33***	***37***	47	47	49	55	60	***23***	***30***	***35***	43	44	45	51	55

Nota: Valores em negrito e itálico excedem os critérios de 8 horas fisiológicas (ver texto).

[a]A dimensão afastada do corpo.

TABELA 13.2 Peso máximo aceitável para levantar – mulheres (kg)

Largura da caixa[a] (cm)	Distância vertical do levantamento (cm)	Percentual da população industrial	Do chão até altura da articulação								Altura da articulação até altura dos ombros								Altura dos ombros até alcance dos braços							
			Um levantamento por vez								Um levantamento por vez								Um levantamento por vez							
			5 s	9 s	14 s	1 min	2 min	5 min	30 min	8 h	5 s	9 s	14 s	1 min	2 min	5 min	30 min	8 h	5 s	9 s	14 s	1 min	2 min	5 min	30 min	8 h
75	76	90	***5***	6	7	7	8	8	9	12	5	6	7	9	9	9	10	12	4	5	5	6	7	7	7	8
		75	***7***	8	9	9	10	10	11	14	6	7	8	10	11	11	12	14	5	6	6	7	8	8	8	10
		50	***8***	10	10	11	12	12	13	17	7	8	9	11	12	12	13	16	6	7	7	8	9	9	10	11
		25	***9***	***11***	12	13	14	14	15	21	***8***	9	10	13	14	14	15	18	7	7	8	9	10	10	11	13
		10	***11***	***13***	***14***	14	15	16	17	23	***9***	10	11	14	15	15	17	20	7	8	9	10	11	11	12	14
	51	90	***6***	7	8	8	9	9	10	14	6	7	8	9	10	10	11	13	5	6	7	7	7	7	8	9
		75	***7***	***9***	9	10	11	11	13	17	7	8	9	11	12	12	13	15	6	7	8	8	9	9	9	11
		50	***9***	***10***	11	12	13	14	15	21	***9***	9	11	13	14	14	15	17	7	8	9	9	10	10	11	13
		25	***10***	***12***	***13***	15	16	16	18	24	***10***	11	12	14	16	16	17	20	8	9	10	10	11	11	12	14
		10	***11***	***14***	***15***	17	18	18	20	27	***11***	12	14	16	17	17	19	22	***9***	10	11	12	13	13	14	16
	25	90	***6***	8	8	9	9	9	11	14	6	7	8	10	11	11	12	14	5	6	7	8	8	8	9	10
		75	***8***	10	11	11	12	12	13	18	7	8	9	12	13	13	14	17	6	7	8	9	9	9	10	12
		50	***10***	***12***	13	13	14	14	16	21	9	10	11	14	15	15	16	19	7	8	9	10	11	11	12	14
		25	***11***	***14***	15	15	16	17	19	25	10	11	12	16	17	17	19	22	8	9	10	12	12	12	14	16
		10	***13***	***16***	***17***	17	19	19	21	29	***11***	12	14	18	19	19	21	24	9	10	11	13	14	14	15	17
49	76	90	5	6	7	8	8	8	9	13	5	6	7	9	9	9	10	12	4	5	5	7	7	7	8	9
		75	7	8	9	10	10	10	12	16	6	7	8	10	11	11	12	14	5	6	6	8	8	8	9	11
		50	***8***	10	10	12	12	13	14	19	7	8	9	11	12	12	13	16	6	7	7	9	10	10	11	12
		25	***9***	11	12	14	15	15	17	22	***8***	9	10	13	14	14	15	18	7	7	8	10	11	11	12	14
		10	***11***	***13***	14	15	17	17	19	25	***9***	10	11	14	15	15	17	20	7	8	9	11	12	12	13	15
	51	90	***6***	7	8	9	10	10	11	15	6	7	8	9	10	10	11	13	5	6	7	7	8	8	9	10
		75	***7***	9	9	11	12	12	14	18	7	8	9	11	12	12	13	15	6	7	8	9	9	9	10	12
		50	***9***	10	11	13	15	15	16	22	***9***	9	11	13	14	14	15	17	7	8	9	10	11	11	12	14
		25	***10***	***12***	13	16	17	17	19	26	***10***	11	12	14	16	16	17	20	8	9	10	11	12	12	13	15
		10	***11***	***14***	15	18	19	20	22	30	***11***	12	14	16	17	17	19	22	***9***	10	11	13	14	14	15	17
	25	90	6	8	8	9	10	10	11	15	6	7	8	10	11	11	12	14	5	6	7	8	9	9	10	11
		75	***8***	10	11	12	12	13	14	19	7	8	9	12	13	13	14	17	6	7	8	9	10	10	11	13
		50	***10***	12	13	14	15	15	17	23	9	10	11	14	15	15	16	19	7	8	9	11	12	12	13	15
		25	***11***	14	15	16	18	18	20	27	10	11	12	16	17	17	19	22	8	9	10	12	13	13	15	17
		10	***13***	***16***	17	19	20	21	23	31	***11***	12	14	18	19	19	21	24	9	10	11	14	15	15	16	19

TABELA 13.2 Peso máximo aceitável para levantar – mulheres (kg) (continuação)

Largura da caixa[a] (cm)	Distância vertical do levantamento (cm)	Percentual da população industrial	Do chão até altura da articulação								Altura da articulação até altura dos ombros								Altura dos ombros até alcance dos braços							
			Um levantamento por vez								Um levantamento por vez								Um levantamento por vez							
			5	9	14	1	2	5	30	8	5	9	14	1	2	5	30	8	5	9	14	1	2	5	30	8
			s			min				h	s			min				h	s			min				h
34	76	90	***7***	8	9	9	10	10	11	15	6	7	8	9	10	10	11	13	5	6	7	8	9	9	10	11
		75	***8***	10	11	12	13	13	14	19	7	8	9	11	12	12	13	15	6	7	8	9	10	10	11	13
		50	***10***	***12***	13	14	15	16	17	23	***9***	9	11	13	14	14	15	17	7	8	9	11	12	12	13	15
		25	***12***	***14***	15	17	18	18	20	27	***10***	11	12	14	16	16	17	20	8	9	10	12	13	13	15	17
		10	***13***	***16***	***18***	19	20	21	23	31	***11***	12	13	16	17	17	19	22	***9***	10	11	14	15	15	16	19
	51	90	***7***	9	9	11	12	12	13	18	8	8	9	10	11	11	12	14	7	7	8	9	10	10	11	12
		75	***9***	***11***	12	14	15	15	16	22	9	10	11	12	13	13	14	17	8	8	9	11	11	11	12	14
		50	***11***	***13***	***14***	16	18	18	20	27	***10***	11	13	14	15	15	17	19	***9***	10	11	12	13	13	14	17
		25	***13***	***15***	***17***	19	21	21	24	32	***12***	13	14	16	17	17	19	22	***10***	11	12	14	15	15	16	19
		10	***14***	***18***	***19***	22	24	24	27	36	***13***	14	16	18	19	19	21	24	***11***	***12***	14	15	16	16	18	21
	25	90	***8***	10	11	11	12	12	14	19	8	8	9	12	12	12	14	16	7	7	8	10	11	11	12	14
		75	***10***	12	13	14	15	15	17	23	9	10	11	13	14	14	16	18	8	8	9	12	12	12	14	16
		50	***12***	***15***	16	17	18	19	21	28	10	11	13	16	17	17	18	21	9	10	11	13	14	14	16	18
		25	***14***	***17***	***19***	20	22	22	24	33	12	13	14	18	19	19	21	24	10	11	12	15	16	16	18	21
		10	***16***	***20***	***21***	23	25	25	28	38	***13***	14	16	19	21	21	23	27	***11***	12	14	17	18	18	20	23

Nota: Valores em negrito e itálico excedem os critérios de 8 horas fisiológicas (ver texto).

[a] A dimensão afastada do corpo.

TABELA 13.3 Peso máximo aceitável para abaixar – homens (kg)

Largura da caixa[a] (cm)	Distância vertical do abaixamento (cm)	Percentual da população industrial	Altura da articulação até o chão								Altura dos ombros até altura da articulação								Alcance dos braços até altura dos ombros							
			Um abaixamento por vez								Um abaixamento por vez								Um abaixamento por vez							
			5 s	9 s	14 s	1 min	2 min	5 min	30 min	8 h	5 s	9 s	14 s	1 min	2 min	5 min	30 min	8 h	5 s	9 s	14 s	1 min	2 min	5 min	30 min	8 h
75	76	90	7	9	10	12	14	15	16	20	10	11	14	14	15	15	16	19	6	7	9	9	10	10	11	13
		75	10	13	14	18	20	22	22	29	13	16	18	18	21	21	21	26	9	10	12	12	14	14	14	18
		50	***14***	17	19	23	27	29	30	38	18	20	24	24	27	27	28	34	11	13	15	16	18	18	19	23
		25	***17***	***21***	24	29	33	36	37	47	21	25	29	29	34	34	34	42	14	16	19	20	23	23	23	28
		10	***20***	***25***	***28***	34	39	42	44	56	***25***	29	34	34	39	39	39	49	16	19	22	23	26	26	27	33
	51	90	8	10	11	13	15	16	17	21	11	12	14	15	17	17	18	22	7	8	9	10	12	12	12	15
		75	11	14	15	18	21	23	23	30	14	17	20	21	24	24	24	30	9	11	13	14	16	16	16	20
		50	***14***	18	20	24	28	30	31	40	19	21	25	27	31	31	31	38	12	14	16	18	21	21	21	26
		25	***18***	22	25	30	34	37	39	49	23	26	31	33	38	38	38	47	15	17	20	22	25	25	26	32
		10	***21***	***26***	***29***	36	41	44	46	58	***27***	31	36	38	44	44	44	55	17	20	24	26	30	30	30	37
	25	90	9	11	12	15	17	18	19	24	12	14	17	18	21	21	21	26	8	9	11	12	14	14	14	17
		75	13	16	17	21	24	25	26	34	17	20	23	24	28	28	28	35	11	13	15	16	19	19	19	24
		50	***17***	21	23	27	31	34	35	45	22	25	30	32	36	36	37	45	14	16	19	21	24	24	25	31
		25	***21***	26	29	34	39	42	44	56	27	31	37	39	44	44	45	56	17	20	24	26	30	30	30	38
		10	***24***	***31***	34	40	46	49	51	66	***31***	36	43	45	52	52	52	65	20	23	28	30	35	35	35	44
49	76	90	8	10	11	15	17	18	19	24	10	11	14	14	15	15	16	19	7	8	10	11	12	12	12	15
		75	12	15	16	21	24	26	26	34	13	16	18	18	21	21	21	26	10	11	14	15	17	17	17	21
		50	***15***	19	21	27	31	34	35	45	18	20	24	24	27	27	28	34	13	15	17	19	22	22	22	27
		25	***19***	***24***	26	34	39	42	44	56	21	25	29	29	34	34	34	42	16	18	21	23	27	27	27	33
		10	***25***	***28***	***31***	40	46	49	51	65	25	29	34	34	39	39	39	49	18	21	25	27	31	31	31	39
	51	90	9	11	12	15	17	19	19	25	11	12	14	15	17	17	18	22	8	9	10	12	14	14	14	17
		75	12	15	17	22	25	26	28	35	14	17	20	21	24	24	24	30	10	12	14	16	19	19	19	24
		50	16	20	22	29	33	35	37	47	19	21	25	27	31	31	31	38	14	16	18	21	24	24	25	31
		25	***20***	25	27	36	41	44	46	58	23	26	31	33	38	38	38	47	17	19	23	26	30	30	30	37
		10	***23***	***29***	32	42	48	51	54	68	27	31	36	38	44	44	44	55	19	22	26	30	35	35	35	44
	25	90	10	13	14	17	20	21	22	28	12	14	17	18	21	21	21	26	9	10	12	14	16	16	16	20
		75	14	18	19	24	28	30	31	40	17	20	23	24	28	28	28	35	12	14	17	19	22	22	22	28
		50	***19***	24	26	32	37	40	41	54	22	25	30	32	36	36	37	45	16	18	22	25	29	29	29	36
		25	***23***	***29***	32	40	46	49	51	65	27	31	37	39	44	44	45	56	20	23	27	31	35	35	36	44
		10	***27***	***34***	38	47	54	58	60	77	31	36	43	45	52	52	52	65	23	26	31	36	41	41	42	52

Tabela 13.3 Peso máximo aceitável para abaixar – homens (kg) (continuação)

Largura da caixa[a] (cm)	Distância vertical do abaixamento (cm)	Percentual da população industrial	Altura da articulação até o chão – Um abaixamento por vez								Altura dos ombros até altura da articulação – Um abaixamento por vez								Alcance dos braços até altura dos ombros – Um abaixamento por vez							
			5 s	9 s	14 s	1 min	2 min	5 min	30 min	8 h	5 s	9 s	14 s	1 min	2 min	5 min	30 min	8 h	5 s	9 s	14 s	1 min	2 min	5 min	30 min	8 h
34	76	90	10	12	13	17	19	21	21	27	11	12	14	15	17	17	18	22	9	10	12	12	14	14	14	18
		75	***14***	17	19	24	27	29	30	39	14	17	20	21	24	24	24	30	12	13	16	17	19	19	19	24
		50	***18***	***23***	25	32	36	39	40	51	19	21	25	27	31	31	31	38	15	17	21	22	25	25	25	31
		25	***23***	***29***	31	39	45	48	50	64	23	26	31	33	38	38	28	47	19	21	25	27	31	31	31	38
		10	***27***	***34***	***37***	46	53	57	59	75	27	31	36	38	44	44	44	55	22	25	30	31	36	36	36	45
	51	90	10	13	14	17	20	22	22	29	11	13	15	17	20	20	20	24	9	10	12	14	16	16	16	20
		75	14	18	20	25	28	30	32	40	15	18	21	23	27	27	27	33	12	14	17	19	22	22	22	27
		50	***19***	24	26	33	37	40	42	53	20	23	27	30	35	35	35	43	16	19	22	24	28	28	28	35
		25	***24***	***30***	33	41	47	50	52	67	24	28	33	37	42	42	43	53	20	23	27	30	34	34	35	43
		10	***28***	***35***	***38***	48	55	59	62	78	28	33	39	43	49	49	50	62	23	27	31	35	40	40	40	50
	25	90	12	15	16	20	23	24	25	32	13	15	18	20	23	23	23	29	11	12	15	16	19	19	19	23
		75	17	21	23	28	32	34	36	46	18	21	25	27	31	31	32	39	15	17	20	22	26	26	26	32
		50	***23***	28	31	37	42	46	47	60	23	27	32	35	41	41	41	51	19	22	26	29	33	33	33	41
		25	***28***	***35***	38	46	53	57	59	75	29	33	39	43	50	50	50	63	23	27	32	35	41	41	41	51
		10	***33***	***41***	***45***	54	62	67	70	89	33	39	46	51	58	58	59	73	27	31	37	41	47	47	48	59

Nota: Valores em negrito e itálico excedem os critérios de 8 horas fisiológicas (ver texto).

[a] A dimensão afastada do corpo.

Tabela 13.4 Peso máximo aceitável para abaixar – mulheres (kg)

Largura da caixa[a] (cm)	Distância vertical do abaixamento (cm)	Percentual da população industrial	Altura da articulação até o chão								Altura dos ombros até altura da articulação								Alcance dos braços até altura dos ombros							
			Um abaixamento por vez								Um abaixamento por vez								Um abaixamento por vez							
			5 s	9 s	14 s	1 min	2 min	5 min	30 min	8 h	5 s	9 s	14 s	1 min	2 min	5 min	30 min	8 h	5 s	9 s	14 s	1 min	2 min	5 min	30 min	8 h
75	76	90	5	6	7	7	8	8	9	12	6	6	7	8	9	10	10	13	5	5	5	6	7	7	7	9
		75	6	8	8	9	10	10	11	14	7	8	8	10	11	12	12	15	5	6	6	7	8	9	9	11
		50	7	9	10	11	12	12	13	17	8	9	10	12	13	14	14	18	7	8	8	8	10	10	10	13
		25	***9***	11	12	12	14	14	15	20	9	11	11	13	15	17	17	21	***8***	***9***	9	10	11	12	12	15
		10	***10***	13	13	14	15	16	17	23	***11***	12	13	15	17	19	19	24	***9***	***10***	10	11	12	14	14	17
	51	90	6	7	7	8	9	10	10	14	7	8	8	9	10	11	11	14	5	6	6	6	7	8	8	10
		75	***7***	8	9	10	11	12	13	17	8	9	9	11	12	13	13	17	7	7	8	8	9	10	10	12
		50	***8***	10	11	12	14	14	15	20	10	11	11	13	15	16	16	20	8	9	9	9	11	12	12	15
		25	***10***	12	13	14	16	17	18	24	11	13	13	15	17	19	19	23	***9***	***10***	11	11	12	13	13	17
		10	***11***	***13***	14	16	18	19	20	27	***13***	15	15	17	19	21	21	26	***10***	***12***	12	12	14	15	15	19
	25	90	6	8	8	9	10	10	11	14	7	8	8	10	11	12	12	15	5	6	6	7	8	9	9	11
		75	8	10	10	11	12	12	13	17	8	9	9	12	13	15	15	19	7	7	8	9	10	11	11	13
		50	***9***	11	12	13	14	15	16	21	10	11	11	14	16	18	18	22	8	9	9	10	12	13	13	16
		25	***11***	13	14	15	17	17	19	25	11	13	13	16	19	20	20	26	9	10	11	12	13	15	15	19
		10	***12***	15	16	17	19	20	21	28	13	15	15	19	21	23	23	29	10	12	12	13	15	17	17	21
49	76	90	5	6	7	8	8	9	10	13	6	6	7	8	9	10	10	13	5	5	5	6	7	8	8	10
		75	6	8	8	9	10	11	12	16	7	8	8	10	11	12	12	15	5	6	6	8	9	9	9	12
		50	8	9	10	11	13	13	14	19	8	9	10	12	13	14	14	18	7	8	8	9	10	11	11	14
		25	9	11	12	13	15	16	17	22	9	11	11	13	15	17	17	21	***8***	***9***	9	11	12	13	13	16
		10	***10***	13	13	15	17	18	19	25	***11***	12	13	15	17	19	19	24	***9***	***10***	10	12	13	15	15	19
	51	90	6	7	7	9	10	10	11	15	7	8	8	9	10	11	11	14	5	6	6	7	8	9	9	11
		75	7	8	9	11	12	13	14	18	8	9	10	11	12	13	13	17	7	7	8	8	10	10	10	13
		50	***8***	10	11	13	15	15	16	22	10	11	11	13	15	16	16	20	8	9	9	10	11	13	13	16
		25	***10***	12	13	15	17	18	19	26	11	13	13	15	17	19	19	23	***9***	***10***	11	12	13	15	15	18
		10	***11***	13	14	17	19	20	22	29	***13***	15	15	17	19	21	21	26	***10***	***12***	12	13	15	16	16	21
	25	90	6	8	8	9	10	11	12	15	7	8	8	10	11	12	12	15	5	6	6	8	9	9	9	12
		75	8	10	10	11	13	13	14	19	8	9	10	12	13	15	15	19	7	7	8	9	10	12	12	14
		50	9	11	12	14	15	16	17	23	10	11	11	14	16	18	18	22	8	9	9	11	13	14	14	17
		25	***11***	13	14	16	18	19	20	27	11	13	13	16	19	20	20	26	9	10	11	13	15	16	16	20
		10	***12***	15	16	18	20	21	23	30	13	15	15	19	21	23	23	29	10	12	12	15	16	18	18	23

TABELA 13.4 Peso máximo aceitável para abaixar – mulheres (kg) (continuação)

Largura da caixa[a] (cm)	Distância vertical do abaixamento (cm)	Percentual da população industrial	Altura da articulação até o chão – Um abaixamento por vez: 5 s	9 s	14 s	1 min	2 min	5 min	30 min	8 h	Altura dos ombros até altura da articulação – Um abaixamento por vez: 5 s	9 s	14 s	1 min	2 min	5 min	30 min	8 h	Alcance dos braços até altura dos ombros – Um abaixamento por vez: 5 s	9 s	14 s	1 min	2 min	5 min	30 min	8 h
34	76	90	6	8	9	9	10	11	12	15	7	8	8	9	10	11	11	14	6	6	7	8	9	9	9	12
		75	8	10	11	11	13	13	14	19	8	9	9	11	12	13	13	17	7	8	8	9	10	11	11	14
		50	***10***	12	13	14	15	16	17	23	10	11	11	13	15	16	16	20	8	9	10	11	13	14	14	17
		25	***11***	14	15	16	18	19	20	27	11	13	13	15	17	19	19	23	***9***	***11***	11	13	15	16	16	20
		10	***13***	***16***	17	18	20	21	23	30	***12***	14	15	17	19	21	21	26	***11***	***12***	13	14	16	18	18	23
	51	90	7	9	9	11	12	13	14	18	8	9	9	10	11	12	12	15	7	8	8	8	10	11	11	13
		75	***9***	11	11	13	15	16	17	22	9	11	11	12	14	15	15	19	8	9	10	10	12	13	13	16
		50	***10***	13	14	16	18	19	20	27	11	13	13	14	16	18	18	22	***10***	11	11	12	14	15	15	19
		25	***12***	***15***	16	19	21	22	24	31	13	15	15	17	19	21	21	26	***11***	***13***	13	14	16	18	18	22
		10	***14***	***17***	***18***	21	24	25	27	35	***16***	***17***	17	19	21	23	23	29	***13***	***15***	15	16	18	20	20	25
	25	90	8	10	10	11	13	13	14	19	8	9	9	11	12	13	13	17	7	8	8	9	11	12	12	15
		75	***10***	12	13	14	15	16	17	23	9	11	11	13	15	16	16	21	8	9	10	11	13	14	14	18
		50	***12***	14	15	17	19	20	21	28	11	13	13	16	18	20	20	25	10	11	11	14	15	17	17	21
		25	***14***	***17***	18	20	22	23	24	33	13	15	15	18	21	23	23	29	11	13	13	16	18	19	19	24
		10	***15***	***19***	20	22	25	26	28	37	15	17	17	21	23	26	26	32	***13***	***15***	15	18	20	22	22	28

Nota: Valores em negrito e itálico excedem os critérios de 8 horas fisiológicas (ver texto).

[a] A dimensão afastada do corpo.

Tabela 13.5 Força máxima aceitável para empurrar – homens (kg)

Do chão até as mãos (cm)	Percentagem de população industrial	Empurrar por 2,1 m							Empurrar por 7,6 m							Empurrar por 15,2 m						
		Um empurrão por vez							Um empurrão por vez							Um empurrão por vez						
		6	12	1	2	5	30	8	15	22	1	2	5	30	8	9	14	1	2	5	30	8
		s		min				h	s		min				h	s		min				h
		Força inicial (a força exigida para movimentar objeto)																				
144	90	20	22	25	25	26	26	31	14	16	21	21	22	22	26	16	18	19	19	20	21	25
	75	26	29	32	32	34	34	41	18	20	27	27	28	28	34	21	23	25	25	26	27	32
	50	32	36	40	40	42	42	51	23	25	33	33	35	35	42	26	29	31	31	33	33	40
	25	38	43	47	47	50	51	61	27	31	40	40	42	42	51	31	35	37	37	40	40	48
	10	44	49	55	55	58	58	70	31	35	46	46	48	49	58	36	40	43	43	45	46	55
95	90	21	24	26	26	28	28	34	16	18	23	23	25	25	30	18	21	22	22	23	24	28
	75	28	31	34	34	36	36	44	21	23	30	30	32	32	39	24	27	28	28	30	30	36
	50	34	38	43	43	45	45	54	26	29	38	38	40	40	48	29	33	35	35	37	38	45
	25	41	46	51	51	54	55	65	31	35	45	45	48	48	58	35	40	42	42	45	45	54
	10	47	53	59	59	62	63	75	35	40	52	52	55	56	66	40	46	49	49	52	52	62
64	90	19	22	24	24	25	26	31	13	14	20	20	21	21	26	15	17	19	19	20	20	24
	75	25	28	31	31	33	33	40	16	19	26	26	27	28	33	19	21	24	24	26	26	31
	50	31	35	39	39	41	41	50	20	23	32	32	34	35	41	23	27	30	30	32	33	39
	25	38	42	46	46	49	50	59	25	28	39	39	41	41	50	28	32	36	36	39	39	47
	10	43	48	53	53	57	57	68	28	32	45	45	47	48	57	32	37	42	42	44	45	54

Do chão até as mãos (cm)	Percentagem de população industrial	Empurrar por 30,5 m					Empurrar por 45,7 m					Empurrar por 61,0 m			
		Um empurrão por vez					Um empurrão por vez					Um empurrão por vez			
		1	2	5	30	8	1	2	5	30	8	2	5	30	8
		min				h	min				h	min			h
144	90	15	16	19	19	24	13	14	16	16	20	12	14	14	18
	75	19	21	25	25	31	16	18	21	21	26	16	18	18	23
	50	24	27	31	31	38	20	23	26	26	33	20	22	22	28
	25	28	32	37	37	46	24	27	32	32	39	23	27	27	34
	10	32	37	42	42	53	28	31	36	36	45	27	31	31	39
95	90	17	19	22	22	27	14	16	19	19	23	14	16	16	20
	75	21	24	28	28	35	18	21	24	24	30	18	21	21	26
	50	27	30	35	35	44	23	26	30	30	37	22	26	26	32
	25	32	36	42	42	52	27	31	36	36	45	27	31	31	38
	10	37	41	48	48	60	32	36	41	41	52	31	35	35	44
64	90	14	16	19	19	23	12	14	16	16	20	12	14	14	17
	75	18	21	24	24	30	16	18	21	21	26	15	18	18	22
	50	23	26	30	30	37	20	22	26	26	32	19	22	22	28
	25	28	31	36	36	45	24	27	31	31	39	23	26	26	33
	10	32	36	41	41	52	27	31	36	36	44	26	30	30	38

Tabela 13.5 Força máxima aceitável para empurrar – homens (kg) (continuação)

Do chão até as mãos (cm)	Percentagem de população industrial	Empurrar por 2,1 m							Empurrar por 7,6 m							Empurrar por 15,2 m							Empurrar por 30,5 m					Empurrar por 45,7 m					Empurrar por 61,0 m			
		Um empurrão por vez							Um empurrão por vez							Um empurrão por vez							Um empurrão por vez					Um empurrão por vez					Um empurrão por vez			
		6	12	1	2	5	30	8	15	22	1	2	5	30	8	9	14	1	2	5	30	8	1	2	5	30	8	1	2	5	30	8	2	5	30	8
		s		min				h	s		min				h	s		min				h	min				h	min				h	min			h
		Força Sustentada (a força exigida para manter um objeto em movimento)																																		
144	90	10	13	15	16	18	18	22	***8***	9	13	13	15	16	18	***8***	9	11	12	13	14	16	***8***	10	12	13	16	***7***	8	10	11	13	7	8	9	11
	75	***13***	17	21	22	24	25	30	***10***	***13***	17	18	20	21	25	***11***	***13***	15	16	18	18	22	***11***	13	16	18	21	***10***	***11***	13	15	18	***9***	11	13	15
	50	***17***	22	27	28	31	32	38	***13***	***16***	22	23	26	27	32	***14***	***17***	***20***	20	23	24	28	***15***	***17***	20	23	28	***12***	***14***	17	19	23	***12***	14	16	19
	25	***21***	***27***	33	34	38	40	47	***16***	***20***	28	29	32	33	39	***17***	***20***	***24***	25	28	29	34	***18***	***21***	25	29	34	***15***	***18***	21	24	28	***15***	17	20	24
	10	***25***	***31***	38	40	45	46	54	***19***	***23***	***32***	33	38	39	46	***20***	***24***	***28***	29	33	34	40	***21***	***25***	29	33	39	***18***	***21***	24	28	33	***17***	***20***	23	28
95	90	10	13	16	17	19	19	23	***8***	10	13	13	15	15	18	***8***	***10***	11	12	13	13	16	***8***	10	12	13	16	***7***	8	9	11	13	7	8	9	11
	75	***14***	18	22	22	25	26	31	***11***	***13***	17	18	20	21	25	***11***	***13***	15	16	18	18	21	***11***	13	16	18	21	***9***	***11***	13	15	18	***9***	11	12	15
	50	18	23	28	29	33	34	40	14	17	22	23	26	27	32	14	17	19	20	23	23	28	15	17	20	23	27	12	14	17	19	23	12	14	16	19
	25	***22***	***28***	34	35	40	41	49	***17***	***21***	27	29	32	33	39	20	***21***	***24***	25	28	***29***	34	18	21	25	28	33	***15***	***18***	21	26	28	***15***	17	20	23
	10	***26***	***33***	40	41	46	48	57	***20***	***24***	***32***	33	37	38	45	***21***	***25***	***28***	29	32	33	40	21	25	29	33	39	***17***	***20***	24	27	32	***17***	***20***	23	27
64	90	10	13	16	16	18	19	23	***8***	10	12	13	14	15	18	***8***	***10***	11	11	12	13	15	8	9	11	13	15	***7***	8	9	11	13	7	8	9	10
	75	***14***	18	21	22	25	26	31	***11***	***13***	17	17	19	20	24	***11***	***13***	14	15	17	17	21	11	13	15	17	20	***9***	***11***	12	14	17	9	10	12	14
	50	***18***	***23***	28	29	32	33	39	***14***	***17***	21	22	25	26	31	***14***	***17***	***19***	19	22	22	27	14	16	19	22	26	***12***	***14***	16	18	22	12	14	15	18
	25	***22***	***28***	34	35	39	41	48	***17***	***21***	26	27	31	32	37	***18***	***21***	***23***	24	27	28	33	17	20	24	27	32	***14***	***17***	20	23	27	14	17	19	22
	10	***26***	***32***	39	41	46	48	56	***20***	***25***	***30***	32	36	37	44	***21***	***25***	***27***	28	31	32	38	20	24	28	32	37	***17***	20	23	26	31	16	19	22	26

Nota: Valores em negrito e itálico excedem os critérios de 8 horas fisiológicas (ver texto).

TABELA 13.6 Força máxima aceitável para empurrar – mulheres (kg)

Do chão até as mãos (cm)	Percentagem de população industrial	Empurrar por 2,1 m							Empurrar por 7,6 m							Empurrar por 15,2 m							Empurrar por 30,5 m					Empurrar por 45,7 m					Empurrar por 61,0 m			
		Um empurrão por vez							Um empurrão por vez							Um empurrão por vez							Um empurrão por vez					Um empurrão por vez					Um empurrão por vez			
		6	12	1	2	5	30	8	15	22	1	2	5	30	8	9	14	1	2	5	30	8	1	2	5	30	8	1	2	5	30	8	2	5	30	8
		s		min				h	s		min				h	s		min				h	min				h	min				h	min			h
		Força Inicial (a força exigida para movimentar objeto)																																		
135	90	14	15	17	18	20	21	22	15	16	16	16	18	19	20	12	14	14	14	15	16	17	12	13	14	15	17	12	13	14	15	17	12	13	14	15
	75	17	18	21	22	24	25	27	18	19	19	20	22	23	24	15	17	17	17	19	20	21	15	16	17	19	21	15	16	17	19	21	14	15	17	19
	50	20	22	25	26	29	30	32	21	23	23	24	26	27	29	18	20	20	20	22	23	25	18	19	21	22	25	18	19	21	22	25	17	18	20	22
	25	24	25	29	30	33	35	37	25	26	27	28	31	32	34	20	23	23	24	26	27	29	20	22	24	26	29	20	22	24	26	29	20	21	23	26
	10	26	28	33	34	38	39	41	28	30	30	31	34	36	38	23	26	26	26	29	31	32	23	25	27	29	33	23	25	27	29	33	22	24	26	29
89	90	14	15	17	18	20	21	22	14	15	16	17	19	19	21	11	13	14	14	16	16	17	12	14	15	16	18	12	14	15	16	18	12	13	14	16
	75	17	18	21	22	24	25	27	17	18	20	20	22	23	25	14	16	17	17	19	20	21	15	16	18	19	21	15	16	18	19	21	15	16	17	19
	50	20	22	25	26	29	30	32	20	21	23	24	27	28	30	16	19	20	21	23	24	25	18	20	21	23	26	18	20	21	23	26	18	19	20	23
	25	24	25	29	30	33	35	37	23	25	27	28	31	33	34	19	22	23	24	27	28	29	21	23	24	26	30	21	23	24	26	30	20	22	24	27
	10	26	28	33	34	38	39	41	26	28	31	32	35	37	39	22	24	26	27	30	31	33	24	26	28	30	33	24	26	28	30	33	23	25	26	30
57	90	11	12	14	14	16	17	18	11	12	14	14	16	16	17	9	11	12	12	13	14	15	11	12	12	13	15	11	12	12	13	15	10	11	12	13
	75	14	15	17	17	19	20	21	14	15	17	17	19	20	21	11	13	14	15	16	17	18	13	14	15	16	18	13	14	15	16	18	12	13	14	16
	50	16	17	20	21	23	24	25	16	18	20	21	23	24	25	14	15	17	18	19	20	21	15	17	18	19	22	15	17	18	19	22	15	16	17	19
	25	19	20	23	24	27	28	30	19	21	23	24	27	28	29	16	18	20	20	23	24	25	18	19	21	22	25	18	19	21	22	25	17	19	20	23
	10	21	23	26	27	30	31	33	22	23	26	27	30	31	33	18	20	22	23	25	26	28	20	22	23	25	28	20	22	23	25	28	19	21	23	25

Tabela 13.6 Força máxima aceitável para empurrar – mulheres (kg) (continuação)

Força Sustentada (a força exigida para manter um objeto em movimento)

Do chão até as mãos (cm)	Percentagem de população industrial	Empurrar por 2,1 m – Um empurrão por vez							Empurrar por 7,6 m – Um empurrão por vez						
		6 s	12 s	1 min	2 min	5 min	30 min	8 h	15 s	22 s	1 min	2 min	5 min	30 min	8 h
135	90	***6***	8	10	10	11	12	14	***6***	***7***	7	7	8	9	11
	75	***9***	***12***	14	14	15	17	21	***9***	***10***	11	11	12	13	16
	50	***12***	***16***	19	20	21	23	28	***12***	***14***	***14***	15	16	17	21
	25	***16***	***20***	24	25	27	29	36	***15***	***17***	***18***	18	20	22	27
	10	***18***	***23***	28	29	32	34	42	***18***	***20***	***21***	22	24	26	32
89	90	***6***	7	9	9	10	11	13	***6***	***7***	8	8	9	9	11
	75	***8***	***11***	13	13	15	16	19	***9***	***10***	11	11	13	13	17
	50	***11***	***15***	18	18	20	21	26	***12***	***13***	***15***	15	17	18	22
	25	***14***	***18***	22	23	25	27	33	***15***	***17***	***19***	19	21	23	28
	10	***17***	***22***	26	27	30	32	39	***17***	***20***	***22***	23	25	27	33
57	90	***5***	6	8	8	9	9	12	***6***	***7***	7	7	8	9	11
	75	***7***	***9***	11	12	13	14	17	***8***	***10***	10	11	12	12	15
	50	***10***	***13***	15	16	17	18	23	***11***	***13***	***14***	14	16	17	21
	25	***12***	***16***	19	20	22	23	29	***14***	***17***	***18***	18	20	21	26
	10	***15***	***19***	23	23	26	28	34	***17***	***20***	***21***	21	23	25	31

Do chão até as mãos (cm)	Percentagem de população industrial	Empurrar por 15,2 m – Um empurrão por vez							Empurrar por 30,5 m – Um empurrão por vez				
		9 s	14 s	1 min	2 min	5 min	30 min	8 h	1 min	2 min	5 min	30 min	8 h
135	90	***5***	***6***	***6***	6	7	7	9	***5***	***6***	6	6	8
	75	***7***	***8***	***9***	9	10	11	13	***7***	***8***	9	9	12
	50	***10***	***11***	***12***	***12***	14	14	18	***10***	***11***	12	12	16
	25	***12***	***14***	***15***	***16***	17	18	22	***13***	***14***	***15***	15	21
	10	***14***	***17***	***18***	***18***	20	22	27	***15***	***17***	***17***	18	25
89	90	***5***	***6***	***6***	7	7	8	10	***5***	***6***	6	7	9
	75	***7***	***8***	***9***	10	11	11	14	***6***	***9***	9	10	13
	50	***9***	***11***	***13***	***13***	14	15	19	***10***	***12***	12	13	17
	25	***12***	***14***	***16***	***16***	18	19	24	***13***	***15***	***15***	16	22
	10	***14***	***17***	***19***	***19***	21	23	28	***16***	***18***	***18***	19	26
57	90	***5***	***6***	***6***	6	7	7	9	***5***	***6***	6	6	8
	75	***7***	***8***	***9***	9	10	10	13	***7***	***8***	8	9	12
	50	***9***	***11***	***12***	***12***	13	14	17	***10***	***11***	11	12	16
	25	***12***	***14***	***15***	***15***	17	18	22	***12***	***14***	14	15	20
	10	***14***	***16***	***17***	***18***	20	21	26	***15***	***16***	***17***	18	24

Do chão até as mãos (cm)	Percentagem de população industrial	Empurrar por 45,7 m – Um empurrão por vez					Empurrar por 61,0 m – Um empurrão por vez			
		1 min	2 min	5 min	30 min	8 h	2 min	5 min	30 min	8 h
135	90	***5***	***5***	5	6	8	***4***	4	4	6
	75	***7***	***8***	8	8	11	***6***	6	6	9
	50	***9***	***10***	***11***	11	15	***8***	***8***	9	12
	25	***11***	***13***	***13***	14	19	***10***	***10***	11	15
	10	***14***	***15***	***16***	17	22	***12***	***12***	13	17
89	90	***5***	***6***	6	6	8	***4***	4	5	6
	75	***7***	***8***	8	9	12	***6***	6	7	9
	50	***10***	***11***	***11***	12	16	***8***	***9***	9	12
	25	***12***	***14***	***14***	15	20	***11***	***11***	12	15
	10	***14***	***16***	***17***	18	24	***13***	***13***	14	18
57	90	***5***	***5***	5	6	7	***4***	4	4	6
	75	***7***	***7***	8	8	11	***6***	6	6	8
	50	***9***	***10***	***10***	11	15	***8***	***8***	8	11
	25	***11***	***13***	***13***	14	19	***10***	***10***	11	14
	10	***13***	***15***	***16***	16	22	***12***	***12***	13	17

Nota: Valores em negrito e itálico excedem os critérios de 8 horas fisiológicas (ver texto).

Tabela 13.7 Força máxima aceitável para puxar – homens (kg)

Do chão até as mãos (cm)	Percentagem de população industrial	Puxar por 2,1 m – Uma puxada por vez							Puxar por 7,6 m – Uma puxada por vez							Puxar por 15,2 m – Uma puxada por vez						
		6 s	12 s	1 min	2 min	5 min	30 min	8 h	15 s	22 s	1 min	2 min	5 min	30 min	8 h	9 s	14 s	1 min	2 min	5 min	30 min	8 h
		Força Inicial (a força exigida para movimentar objeto)																				
144	90	14	16	18	18	19	19	23	11	13	16	16	17	18	21	13	15	15	15	16	17	20
	75	17	19	22	22	23	24	28	14	15	20	20	21	21	26	16	18	19	19	20	20	24
	50	20	23	26	26	28	28	33	16	18	24	24	25	26	31	19	21	22	22	24	24	29
	25	24	27	31	31	32	33	39	19	21	28	28	29	30	36	22	25	26	26	28	28	33
	10	26	30	34	34	36	37	44	21	24	31	31	33	33	40	24	28	29	29	31	31	38
95	90	19	22	25	25	27	27	32	15	18	23	23	24	24	29	18	20	21	21	23	23	28
	75	23	27	31	31	32	33	39	19	21	28	28	29	30	36	22	25	26	26	28	28	33
	50	28	32	36	36	39	39	47	23	26	33	33	35	35	42	26	29	31	31	33	33	40
	25	33	37	42	42	45	45	54	26	30	39	39	41	41	49	30	34	36	36	38	39	46
	10	37	42	48	48	51	51	61	30	33	43	43	46	47	56	33	38	41	41	43	44	52
64	90	22	25	28	28	30	30	36	18	20	26	26	27	28	33	20	23	24	24	26	26	31
	75	27	30	34	34	37	37	44	21	24	31	31	33	34	40	24	28	29	29	31	32	38
	50	32	36	41	41	44	44	53	25	29	37	37	40	40	48	29	33	35	35	37	38	45
	25	37	42	48	48	51	51	61	30	34	44	44	46	47	56	34	39	41	41	43	44	52
	10	42	48	54	54	57	58	69	33	38	49	49	52	53	63	38	43	46	46	49	49	59

Do chão até as mãos (cm)	Percentagem de população industrial	Puxar por 30,5 m – Uma puxada por vez					Puxar por 45,7 m – Uma puxada por vez					Puxar por 61,0 m – Uma puxada por vez			
		1 min	2 min	5 min	30 min	8 h	1 min	2 min	5 min	30 min	8 h	2 min	5 min	30 min	8 h
		Força Inicial (a força exigida para movimentar objeto)													
144	90	12	13	15	15	19	10	11	13	13	16	10	11	11	14
	75	14	16	19	19	23	12	14	16	16	20	12	14	14	17
	50	17	19	22	22	27	15	16	19	19	24	14	16	16	20
	25	20	22	26	26	32	17	19	22	22	28	16	19	19	24
	10	22	25	29	29	37	20	22	25	25	31	18	21	21	27
95	90	16	18	21	21	26	14	16	18	18	23	13	16	16	19
	75	20	22	26	26	32	17	19	22	22	28	16	19	19	24
	50	24	27	31	31	38	20	23	27	27	33	20	23	23	28
	25	27	31	36	36	45	24	27	31	31	38	23	26	26	33
	10	31	35	40	40	50	27	30	35	35	43	26	30	30	37
64	90	18	21	24	24	30	16	18	21	21	26	15	18	18	22
	75	22	25	29	29	36	19	22	25	25	31	19	21	21	27
	50	27	30	35	35	43	23	26	30	30	37	22	26	26	32
	25	31	35	41	41	50	27	30	35	35	43	26	30	30	37
	10	35	39	46	46	57	30	34	39	39	49	29	34	34	42

Tabela 13.7 Força máxima aceitável para puxar – homens (kg) (continuação)

Do chão até as mãos (cm)	Percentagem de população industrial	Puxar por 2,1 m							Puxar por 7,6 m						
		Uma puxada por vez							Uma puxada por vez						
		6	12	1	2	5	30	8	15	22	1	2	5	30	8
		s		min				h	s		min				h
		Força sustentada (a força exigida para manter um objeto em movimento)													
144	90	8	10	12	13	15	15	18	6	8	10	11	12	12	15
	75	10	13	16	17	19	20	23	8	10	13	14	16	16	19
	50	13	16	20	21	23	24	28	10	13	16	17	19	20	23
	25	15	20	24	25	28	29	34	12	15	20	20	23	24	28
	10	17	22	27	28	32	33	39	14	17	22	23	26	27	**32**
95	90	10	13	16	17	19	20	24	***8***	10	13	14	16	16	19
	75	***13***	17	21	22	25	26	30	***11***	13	17	18	20	21	25
	50	***16***	21	26	27	31	32	37	***13***	17	21	22	25	26	31
	25	***19***	***26***	31	33	37	38	45	***16***	20	26	27	30	31	37
	10	***22***	***29***	36	37	42	43	51	***18***	23	29	31	34	36	42
64	90	11	14	17	18	20	21	25	***9***	11	14	15	17	17	20
	75	***14***	19	23	23	26	27	32	***11***	14	19	19	22	22	26
	50	***17***	***23***	28	29	32	34	40	***14***	18	23	24	27	28	33
	25	***20***	***27***	33	35	39	40	48	***17***	21	27	28	32	33	39
	10	***23***	***31***	38	40	45	46	54	***19***	***24***	31	32	37	38	45

Do chão até as mãos (cm)	Percentagem de população industrial	Puxar por 15,2 m							Puxar por 30,5 m				
		Uma puxada por vez							Uma puxada por vez				
		9	14	1	2	5	30	8	1	2	5	30	8
		s		min				h	min				h
144	90	7	8	9	9	10	11	13	7	8	9	11	13
	75	9	10	12	12	14	14	17	***9***	10	12	14	16
	50	11	13	14	15	17	17	20	***11***	13	15	17	20
	25	13	15	17	18	20	21	24	***13***	15	18	20	24
	10	14	17	19	20	23	24	28	***15***	17	20	23	27
95	90	***9***	10	12	12	14	14	17	9	10	12	14	17
	75	***11***	14	15	15	18	18	22	12	13	16	18	21
	50	***14***	***17***	19	19	22	23	27	***14***	17	19	22	26
	25	***17***	***20***	22	23	26	27	32	***17***	20	23	27	32
	10	***19***	***23***	26	27	30	31	37	***19***	23	27	31	36
64	90	***9***	11	12	13	15	15	18	9	11	13	15	18
	75	***12***	***14***	16	17	19	19	23	12	14	17	19	23
	50	***15***	***18***	20	21	23	24	28	***15***	18	21	24	27
	25	***18***	***21***	24	25	28	29	34	***18***	21	25	28	33
	10	***20***	***24***	27	28	32	33	39	***21***	24	28	32	38

Do chão até as mãos (cm)	Percentagem de população industrial	Puxar por 45,7 m					Puxar por 61,0 m			
		Uma puxada por vez					Uma puxada por vez			
		1	2	5	30	8	2	5	30	8
		min				h	min			h
144	90	***6***	7	8	9	10	6	6	7	9
	75	***7***	9	10	11	14	7	8	10	11
	50	***9***	***11***	12	14	17	***9***	10	12	14
	25	***11***	13	15	17	20	***11***	12	14	17
	10	***12***	14	17	19	23	***12***	14	16	19
95	90	***7***	9	10	12	14	7	9	10	12
	75	***10***	11	13	15	18	***9***	11	13	15
	50	***12***	14	16	19	22	***12***	14	16	18
	25	***14***	17	19	22	26	***14***	16	19	22
	10	***16***	19	22	25	30	***16***	19	21	25
64	90	***8***	9	11	12	15	8	9	10	12
	75	***10***	12	14	16	19	***10***	12	13	16
	50	***13***	15	17	20	23	***12***	14	16	20
	25	***15***	18	21	24	28	***15***	17	20	23
	10	***17***	20	24	27	32	***17***	***20***	23	27

Nota: Valores em negrito e itálico excedem os critérios de 8 horas fisiológicas (ver texto).

Tabela 13.8 Força máxima aceitável para puxar – mulheres (kg)

Força inicial (a força exigida para movimentar objeto)

Do chão até as mãos (cm)	Percentagem de população industrial	Puxar por 2,1 m							Puxar por 7,6 m							Puxar por 15,2 m						
		Uma puxada por vez							Uma puxada por vez							Uma puxada por vez						
		6	12	1	2	5	30	8	15	22	1	2	5	30	8	9	14	1	2	5	30	8
		s		min				h	s		min				h	s		min				h
135	90	13	16	17	18	20	21	22	13	14	16	16	18	19	20	10	12	13	14	15	16	17
	75	16	19	20	21	24	25	26	16	17	19	19	21	22	24	12	14	16	16	18	19	20
	50	19	22	24	25	28	29	31	19	20	22	23	25	26	28	14	16	19	19	21	22	24
	25	21	25	28	29	32	33	35	21	23	25	26	29	30	32	16	19	21	22	25	26	27
	10	24	28	31	32	36	37	39	24	26	28	29	32	34	36	18	21	24	25	27	29	30
89	90	14	16	18	19	21	22	23	14	15	16	17	19	20	21	10	12	14	14	16	17	18
	75	16	19	21	22	25	26	27	17	18	19	20	22	23	25	12	15	17	17	19	20	21
	50	19	23	25	26	29	30	32	19	21	23	24	26	27	29	14	17	19	20	22	23	25
	25	22	26	29	30	33	35	37	22	24	26	27	30	31	33	16	20	22	23	26	27	28
	10	25	29	32	33	37	39	41	25	27	29	30	33	35	37	18	22	25	26	29	30	32
57	90	15	17	19	20	22	23	24	15	16	17	18	20	21	22	11	13	15	15	17	18	19
	75	17	20	22	23	26	27	28	17	19	20	21	23	24	26	13	15	17	18	20	21	22
	50	20	24	26	27	30	32	33	20	22	24	25	28	29	30	15	18	20	21	23	24	26
	25	23	27	30	31	35	36	38	23	25	27	29	32	33	35	17	21	23	24	27	28	30
	10	26	31	34	35	39	40	43	26	28	31	32	35	37	39	19	23	26	27	30	31	33

Do chão até as mãos (cm)	Percentagem de população industrial	Puxar por 30,5 m					Puxar por 45,7 m					Puxar por 61,0 m			
		Uma puxada por vez					Uma puxada por vez					Uma puxada por vez			
		1	2	5	30	8	1	2	5	30	8	2	5	30	8
		min				h	min				h	min			h
135	90	12	13	14	15	17	12	13	14	15	17	12	13	14	15
	75	14	16	17	18	20	14	16	17	18	20	14	15	16	18
	50	17	18	20	21	24	17	18	20	21	24	16	18	19	21
	25	19	21	23	24	27	19	21	23	24	27	19	20	22	25
	10	22	24	25	27	31	22	24	25	27	31	21	23	24	27
89	90	13	14	15	16	18	13	14	15	16	18	12	13	14	16
	75	15	16	18	19	21	15	16	18	19	21	15	16	17	19
	50	18	19	21	22	25	18	19	21	22	25	17	18	20	22
	25	20	22	24	25	29	20	22	24	25	29	20	21	23	26
	10	23	25	26	28	32	23	25	26	28	32	22	24	25	29
57	90	13	14	15	17	19	13	14	15	17	19	13	14	15	17
	75	16	17	18	20	22	16	17	18	20	22	15	16	18	20
	50	18	20	22	23	26	18	20	22	23	26	18	19	21	23
	25	21	23	25	27	30	21	23	25	27	30	21	22	24	27
	10	24	26	28	30	34	24	26	28	30	34	23	25	27	30

Tabela 13.8 Força máxima aceitável para puxar – mulheres (kg) (continuação)

Força sustentada (a força exigida para manter um objeto em movimento)

Do chão até as mãos (cm)	Percentagem de população industrial	Puxar por 2,1 m							Puxar por 7,6 m							Puxar por 15,2 m						
		Uma puxada por vez							Uma puxada por vez							Uma puxada por vez						
		6 s	12 s	1 min	2 min	5 min	30 min	8 h	15 s	22 s	1 min	2 min	5 min	30 min	8 h	9 s	14 s	1 min	2 min	5 min	30 min	8 h
135	90	***6***	***9***	10	10	11	12	15	***7***	***8***	9	9	10	11	13	***6***	***7***	***7***	8	8	9	11
	75	***8***	***12***	13	14	15	16	20	***9***	***11***	12	12	13	14	18	***7***	***9***	***10***	10	11	12	15
	50	***10***	***16***	17	18	19	21	25	***12***	***13***	***15***	16	17	18	22	***9***	***11***	***13***	***13***	14	15	19
	25	***13***	***19***	21	21	23	25	31	***14***	***16***	***18***	19	21	22	27	***11***	***14***	***15***	***16***	17	19	23
	10	***15***	***22***	24	25	27	29	36	***16***	***19***	***21***	22	24	26	32	***13***	***16***	***18***	***18***	20	22	27
89	90	***6***	***9***	10	10	11	12	14	***7***	***8***	9	9	10	10	13	***5***	***6***	***7***	7	8	9	11
	75	***8***	***12***	13	13	15	16	19	***9***	***10***	11	12	13	14	17	***7***	***8***	***10***	10	11	12	14
	50	***10***	***15***	16	17	19	20	25	***11***	***13***	***15***	15	16	18	22	***9***	***11***	***12***	***13***	14	15	18
	25	***12***	***18***	20	21	23	24	30	***14***	***16***	***18***	18	20	22	27	***11***	***13***	***15***	***15***	17	18	22
	10	***14***	***21***	23	24	26	28	35	***16***	***18***	***21***	21	23	25	31	***13***	***15***	***17***	***18***	20	21	26
57	90	***5***	8	9	9	10	11	13	***6***	***7***	8	8	9	10	12	***5***	***6***	***7***	7	7	8	10
	75	***7***	***11***	12	12	13	14	18	***8***	***9***	11	11	12	13	16	***7***	***8***	***9***	9	10	11	13
	50	***9***	***14***	15	16	17	18	23	***10***	***12***	13	14	15	16	20	***8***	***10***	***11***	***12***	13	14	17
	25	***11***	***17***	18	19	21	22	27	***13***	***15***	***16***	17	19	20	24	***10***	***12***	***14***	***14***	16	17	21
	10	***13***	***20***	21	22	24	26	32	***15***	***17***	***19***	20	22	23	28	***12***	***14***	***16***	***16***	18	19	24

Do chão até as mãos (cm)	Percentagem de população industrial	Puxar por 30,5 m					Puxar por 45,7 m					Puxar por 61,0 m			
		Uma puxada por vez					Uma puxada por vez					Uma puxada por vez			
		1 min	2 min	5 min	30 min	8 h	1 min	2 min	5 min	30 min	8 h	2 min	5 min	30 min	8 h
135	90	***6***	***7***	7	8	10	***6***	***6***	7	7	9	***5***	5	5	7
	75	***8***	***9***	10	10	14	***8***	***9***	9	9	12	***7***	7	7	10
	50	***11***	***12***	12	13	17	***10***	***11***	***11***	12	16	***8***	***9***	9	12
	25	***13***	***15***	***15***	16	21	***12***	***13***	***14***	14	19	***10***	***11***	11	15
	10	***15***	***17***	***17***	18	25	***14***	***15***	***16***	17	23	***12***	***12***	13	17
89	90	***6***	***7***	7	7	10	***5***	***6***	6	7	9	***5***	5	5	7
	75	***8***	***9***	9	10	13	***7***	***8***	9	9	12	***6***	7	7	9
	50	***10***	***12***	12	13	17	***9***	***11***	***11***	12	15	***8***	***8***	9	12
	25	***12***	***14***	***15***	15	21	***11***	***13***	***13***	14	19	***10***	***10***	11	15
	10	***15***	***16***	***17***	18	24	***13***	***15***	***16***	16	22	***12***	***12***	13	17
57	90	***6***	***6***	6	7	9	***5***	***6***	6	6	8	***4***	5	5	6
	75	***7***	***8***	9	9	12	***7***	***8***	8	8	11	***6***	6	6	9
	50	***9***	***11***	11	12	16	***9***	***10***	***10***	11	14	***8***	***8***	8	11
	25	***11***	***13***	13	14	19	***11***	***12***	***12***	13	17	***9***	***10***	10	13
	10	***13***	***15***	***16***	16	22	***12***	***14***	***14***	15	20	***11***	***11***	12	16

Nota: Valores em negrito e itálico excedem os critérios de 8 horas fisiológicas (ver texto).

Tabela 13.9 Peso máximo aceitável para carregar (kg)

Do chão até as mãos (cm)	Percentagem de população industrial	Carregar por 2,1 m							Carregar por 4,3 m							Carregar por 8,5 m						
		Um carregamento por vez							Um carregamento por vez							Um carregamento por vez						
		6	12	1	2	5	30	8	10	16	1	2	5	30	8	18	24	1	2	5	30	8
		s		min				h	s		min				h	s		min				h
		Homens																				
111	90	10	14	17	17	19	21	25	9	11	15	15	17	19	22	10	11	13	13	15	17	20
	75	14	19	23	23	26	29	34	13	16	21	21	23	26	30	13	15	18	18	20	23	27
	50	***19***	25	30	30	33	38	44	17	20	27	27	30	34	39	17	19	23	24	26	29	35
	25	***23***	30	37	37	41	46	54	***20***	25	33	33	37	41	48	***21***	***24***	29	29	32	36	43
	10	***27***	***35***	43	43	48	54	63	***24***	29	38	39	43	48	57	***24***	***28***	34	34	38	42	50
79	90	13	17	21	21	23	26	31	11	14	18	19	21	23	27	13	15	17	18	20	22	26
	75	18	23	28	29	32	36	42	16	19	25	25	28	32	37	17	20	24	24	27	30	35
	50	***23***	30	37	37	41	46	54	***20***	25	32	33	36	41	48	***22***	***26***	31	31	35	39	46
	25	***28***	***37***	45	46	51	57	67	***25***	30	40	40	45	50	59	***27***	***32***	38	38	42	48	56
	10	***33***	***43***	53	53	59	66	78	***29***	***35***	47	47	52	59	69	***32***	***38***	44	45	50	56	65
		Mulheres																				
105	90	11	12	13	13	13	13	18	9	10	13	13	13	13	18	10	11	12	12	12	12	16
	75	***13***	14	15	15	16	16	21	***11***	12	15	15	16	16	21	***12***	***13***	14	14	14	14	19
	50	***15***	16	18	18	18	18	25	***12***	13	18	18	18	18	24	***14***	***15***	16	16	16	16	22
	25	***17***	***18***	20	20	21	21	28	***14***	15	20	20	21	21	28	***15***	***17***	18	18	19	19	25
	10	***19***	***20***	22	22	23	23	31	***16***	17	22	22	23	23	31	***17***	***19***	20	20	21	21	28
72	90	***13***	14	16	16	16	16	22	10	11	14	14	14	14	20	***12***	12	14	14	14	14	19
	75	***15***	***17***	18	18	19	19	25	11	13	16	16	17	17	23	***14***	***15***	16	16	17	17	23
	50	***17***	***19***	21	21	22	22	29	***13***	15	19	19	20	20	26	***16***	***17***	19	19	20	20	26
	25	***20***	***22***	24	24	25	25	33	***15***	17	22	22	22	22	30	***18***	***19***	21	22	22	22	30
	10	***22***	***24***	27	27	28	28	37	***17***	***19***	24	24	25	25	33	***20***	***21***	24	24	25	25	33

Nota: Valores em negrito e itálico excedem os critérios de 8 horas fisiológicas (ver texto).

- capacidade para medir as variáveis subjetivas tais como dor, fadiga e desconforto – variáveis que não podem ser medidas objetivamente;
- aplicação industrial que tem menor custo e consumo de tempo do que a maioria dos outros métodos;
- capacidade de expor os indivíduos a tarefas perigosas sem risco excessivo.

13.4 Desvantagens

As principais desvantagens da psicofísica incluem:

- confiança nos julgamentos subjetivos dos indivíduos;
- resultados podem exceder critérios fisiológicos de tarefas manuais com altas taxas de repetição;
- falta aparente de sensibilidade para movimentos inclinados ou torcidos que são frequentemente associados aos primeiros sintomas de dor na lombar.

13.5 Exemplos

Utilizar as Tabelas 13.1 a 13.9 para responder às seguintes questões:

1. Qual é o peso máximo aceitável para 90% dos homens levantando uma caixa de 34 cm de largura com alças a uma distância de 76 cm do chão uma vez a cada minuto? Resposta: 15 kg.
2. Qual é a força inicial máxima aceitável para 75% das mulheres empurrando um carrinho com altura de 89 cm por uma distância de 15,2 m uma vez a cada 5 minutos? Resposta: 19 kg.
3. Qual é a força sustentada máxima aceitável para o item 2? Resposta: 11 kg.
4. Qual é o peso máximo aceitável para 75% dos homens levantando uma caixa de 34 cm de largura com alças a uma distância de 76 cm entre o chão e a altura das articulações, carregando-a a uma altura de 79 cm por 8,5 m e depois levando-a de volta à altura original? A tarefa combinada é desempenhada uma vez a cada minuto. Resposta: 22 kg.

13.6 Métodos relacionados

Os métodos biomecânicos, fisiológicos, de pressão intra-abdominal, epidemiológicos e psicofísicos foram todos utilizados para estabelecer as coordenadas para as tarefas manuais. Diversos pesquisadores compararam os diferentes métodos (Ayoub e Dempsey, 1999; Dempsey, 1998; Nicholson, 1989). Há evidências de que uma pessoa incorpora estresses fisiológicos e biomecânicos quando faz julgamentos psicofísicos (Karwowski e Ayoub, 1986; Haslegrave e Corlett, 1995).

13.7 Normas e regulamentações

Nos Estados Unidos, a "cláusula de obrigação geral" (Artigo 5.A.1) do Occupational Safety and Health Act (OSHA) exige que empregadores forneçam emprego e um local de trabalho "livre de perigos reconhecidos ou com possibilidade de causar morte ou dano físico sério a seus empregados". As tarefas manuais há muito têm sido associadas às desordens lombares. Em resposta, o National Institute for Occupational Safety and Health (NIOSH) utilizou métodos psicofísicos, biomecânicos, fisiológicos e epidemiológicos para desenvolver o *Work Practices Guide for Manual Lifting*, em 1981, e a equação de levantamento NIOSH, revisada em 1993 (NIOSH, 1981; Waters et al., 1993). A carga constante para a equação de levantamento NIOSH revisada (23 kg) é derivada de tabelas psicofísicas; especificamente, este é o peso máximo aceitável de levantamento entre o chão e a altura das articulações para 75% de trabalhadoras sob condições ótimas. Essas condições são definidas como levantamento ocasional (uma vez a cada 8 horas), pequeno objeto (caixa de 34 cm), distância pequena de levantamento (25 cm) e boas alças.

As orientações NIOSH foram desenvolvidas especificamente para tarefas de levantamento, e assumem que tarefas de levantamento e abaixamento têm o mesmo nível de risco para lesões na lombar (Waters et al., 1993). As tabelas psicofísicas não fazem essa suposição e podem ser utilizadas para avaliar diretamente todos os tipos de tarefas manuais (isto é, levantar, abaixar, empurrar, puxar e carregar).

13.8 Tempo aproximado de treinamento e de aplicação

Uma hora é o tempo suficiente para familiarizar-se com as tabelas psicofísicas. O tempo de aplicação é essencialmente o tempo exigido para medir os pesos necessários, forças, distâncias e tamanhos. Encontrar o valor correto nas tabelas psicofísicas deve exigir não mais do que um ou dois minutos.

13.9 Confiabilidade e validade

Um estudo feito por Marras et al. (1999) investigou a eficácia do *Work Practices Guide for Manual Lifting* (NIOSH, 1981), da equação de levantamento NIOSH de 1993 e das tabelas psicofísicas em tarefas corretamente identificadas com risco alto, médio e baixo para desordens da lombar. O estudo utilizou uma base de dados com 353 tarefas industriais representando mais de 21 milhões de pessoas-horas de exposição. Os

Tabela 13.10 Identificação correta de tarefas de trabalho com risco alto, médio e baixo de desordens na lombar, por meio de três métodos diferentes de avaliação

	NIOSH 81	NIOSH 93	Psicofísico
Tarefas com alto risco (sensibilidade)	10%	73%	40%
Tarefas com médio risco	43%	21%	36%
Tarefas com baixo risco (especificidade)	91%	55%	91%

Fonte: Marras, W.S. et al. (1999), Ergonomics, 42, 229–245.

resultados indicaram que os três métodos podem prever desordens na lombar, mas de maneiras diferentes. A Tabela 13.10 descreve a porcentagem que cada método previu corretamente riscos altos, médios e baixos nas tarefas de trabalho.

O *Work Practices Guide* (NIOSH, 1981) subestimou o risco ao prever que a maioria das tarefas era de baixo risco (baixa sensibilidade, alta especificidade). A equação de levantamento NIOSH de 1993 superestimou o risco ao prever que a maioria das tarefas de trabalho era de alto risco (alta sensibilidade, especificidade moderada). As tabelas psicofísicas ficaram entre as duas (sensibilidade moderada, alta especificidade).

Outros estudos também concluíram que as recomendações com base em resultados psicofísicos podem reduzir desordens na lombar em indústrias (Snook et al., 1978; Liles et al., 1984; Herrin et al., 1986).

13.10 Ferramentas necessárias

Um dinamômetro ou uma balança de mola simples, uma fita métrica e várias cintas para tarefas de empurrar são necessárias para coletar os dados para as tabelas psicofísicas.

Referências

Ayoub, M.M. and Dempsey, P.G. (1999), The psychophysical approach to manual materials handling task design, *Ergonomics*, 42, 17–31.

Dempsey, P.G. (1998), A critical review of biomechanical, epidemiological, physiological and psychophysical criteria for designing manual materials handling tasks, *Ergonomics*, 42, 73–88.

Haslegrave, C.M. and Corlett, E.N. (1995), Evaluating work conditions for risk of injury: techniques for field surveys, in *Evaluation of Human Work*, Wilson, J.R. and Corlett, E.N., Eds., Taylor & Francis, London.

Herrin, G.D., Jaraiedi, M., and Anderson, C.K. (1986), Prediction of overexertion injuries using biomechanical and psychophysical models, *Am. Ind. Hyg. Assoc. J.*, 47, 322–330.

Karwowski, W. and Ayoub, M.M. (1986), Fuzzy modelling of stresses in manual lifting tasks, *Ergonomics*, 29, 237–248.

Liles, D.H., Deivanayagam, S., Ayoub, M.M., and Mahajan, P. (1984), A job severity index for the evaluation and control of lifting injury, *Hum. Factors*, 26, 683–693.

Marras, W.S., Fine, L.J., Ferguson, S.A., and Waters, T.R. (1999), The effectiveness of commonly used lifting assessment methods to identify industrial jobs associated with elevated risk of low-back disorders, *Ergonomics*, 42, 229–245.

NIOSH (1981), Work Practices Guide for Manual Lifting, DHHS (NIOSH) publication 81-122, National Institute for Occupational Safety and Health, Cincinnati.

Nicholson, A.S. (1989), A comparative study of methods for establishing load handling capabilities, *Ergonomics*, 32, 1125–1144.
Snook, S.H. (1978), The design of manual handling tasks, *Ergonomics*, 21, 963–985.
Snook, S.H. (1985), Psychophysical considerations in permissible loads, *Ergonomics*, 28, 327–330.
Snook, S.H. (1999), Future directions of psychophysical studies, *Scand. J. Work Environ. Health*, 25, 13–18.
Snook, S.H., Campanelli, R.A., and Hart, J.W. (1978), A study of three preventive approaches to low back injury, *J. Occup. Med.*, 20, 478–481.
Snook, S.H. and Ciriello, V.M. (1991), The design of manual handling tasks: revised tables of maximum acceptable weights and forces, *Ergonomics*, 34, 1197–1213.
Stevens, S.S. (1960), The psychophysics of sensory function, *Am. Scientist*, 48, 226–253.
Waters, T.R., Putz-Anderson, V., Garg, A., and Fine, L.J. (1993), Revised NIOSH equation for the design and evaluation of manual lifting tasks, *Ergonomics*, 36, 749–776.

14

Monitor de movimento lombar

W. S. Marras
Ohio State University

W. G. Allread
Ohio State University

14.1 *Background* e aplicação

Estima-se que, nos EUA, a prevalência de dor na dorsal relacionada ao trabalho, com pelo menos uma perda de dia de trabalho, seja de 5,6% (Guo et al., 1999). Isso sugere que aproximadamente 1 em cada 20 trabalhadores sempre sofra dessa desordem. Nacionalmente, custos totais indiretos em razão das desordens na lombar (DL) são estimados em US$ 40 a US$ 60 bilhões (Cats-Baril, 1996). Uma variedade de ferramentas está disponível para avaliação do risco LBD. Muitas delas (por ex.: modelos estáticos, equações de levantamento NIOSH) assumem que o movimento não é um fator significante na causalidade de lesão ou que todos os movimentos são lentos e suaves. Entretanto, a pesquisa sugere que (por ex.:, Bigos et al., 1986; Punnett et al., 1991) o movimento do tronco desempenha um importante papel no risco de DL.

O monitor de movimento lombar (MML) foi desenvolvido como resposta a essa necessidade. Ele avalia os componentes dinâmicos do risco DL em ambientes ocupacionais, tais como aqueles que exigem materiais manuais para segurar (MMS). O MML patenteado (Figura 14.1) é um eletrogoniômetro triaxial (de três eixos) que atua como um leve exoesqueleto da coluna. Ele é posicionado no dorso do indivíduo, diretamente alinhado com a coluna, e preso utilizando faixas em torno da pelve e sobre os ombros. O MML utiliza potenciômetros para medir a posição instantânea da coluna (como unidade) relativa à pelve, em espaço tridimensional. Os dados de posição são registrados em um computador utilizando um *software* associado, que também calcula a velocidade e a aceleração da coluna para o movimento de interesse.

O modelo de risco DL desenvolvido que utiliza o MML foi derivado com base em 400 tarefas repetitivas MMS (Marras et al., 1993). Dados cinemáticos do tronco, em adição a outro local de trabalho e fatores pessoais, foram registrados. Essa informação foi comparada entre tarefas de "baixo risco" (aquelas não apresentando DL e sem volume de tarefa) e de "alto risco" (aquelas apresentando 12 ou mais DL anualmente por 100 trabalhadores de tempo integral). A análise dos dados determinou que cinco fatores juntos determinam a probabilidade de que uma tarefa medida com esse método será semelhante àquelas previa-

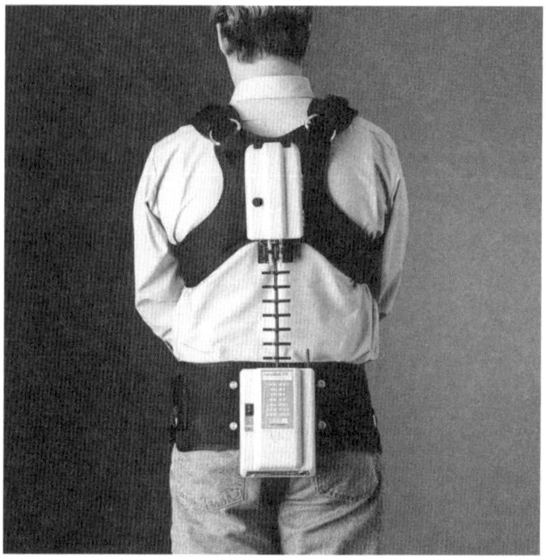

FIGURA 14.1 O monitor de movimento lombar (MML).

mente consideradas de "alto risco". Esses fatores incluem duas medidas de local de trabalho (o momento externo máximo sobre a coluna e a taxa de levantamento da tarefa) e três parâmetros de movimento do tronco (posição de flexão sagital máxima, velocidade lateral máxima e velocidade de torção média).

O movimento lombar permite coletar dados conforme os empregados desempenham suas tarefas reais. Pode ser utilizado em uma ampla variedade de locais, incluindo ambientes industriais, depósitos e estabelecimentos de saúde.

14.2 Procedimento

Avaliações de risco utilizando MML são realizadas com base em uma abordagem de quatro etapas:

- posicionamento de MML dos trabalhadores;
- determinação de componentes MML de uma tarefa de trabalho;
- coleta de dados;
- análise.

Cada uma das etapas é descrita abaixo.

14.2.1 Posicionamento do MML no trabalhador

O sistema MML acomoda a maioria dos tamanhos corporais individuais e é ajustável a quatro tamanhos (extra pequeno, pequeno, médio e grande). É importante assegurar um ajuste apropriado, de modo que os movimentos exatos do corpo sejam medidos. O tamanho apropriado utilizado durante a coleta de dados depende de uma série de fatores, principalmente da altura de uma pessoa em pé, e do comprimento do tronco e da quantidade de flexão sagital exigida para a tarefa. Os arneses ajustáveis usados com LMM também auxiliam para que o ajuste esteja correto.

14.2.2 Determinação de componentes MMS de uma tarefa de trabalho

Para avaliar com exatidão o nível de uma tarefa de trabalho LBD, é importante identificar corretamente todos os elementos da tarefa que tem potencial para produzir lesão. Isso normalmente envolve as tarefas de levantar, abaixar, empurrar, puxar e carregar que são desempenhadas como parte das exigências do trabalho. Para trabalhos que exigem algum tipo de rotação, todas as atividades laborais que abrangem esse movimento também devem ser incluídas. O *software* utilizado para coletar dados permite que até oito tarefas sejam definidas.

Para as atividades laborais que apresentam poucas tarefas, pode ser útil (especialmente durante interpretação dos dados) definir diferenças dentro de uma atividade que possa existir, particularmente se sua natureza física variar. Por exemplo, em uma tarefa de trabalho que exige que um palete seja carregado, categorizar a tarefa como "posicionar a caixa em nível baixo", "posicionar a caixa em nível médio" etc. pode auxiliar o usuário a compreender com mais facilidade onde existe o maior risco de DL dentro da atividade laboral.

14.2.3 Coleta de dados

O *software* MML induz os usuários a estruturar tarefas de trabalho de maneira hierárquica. Antes do início da coleta de dados, o usuário é induzido a definir a companhia dentro da qual a atividade é executada, o trabalho por si só, as tarefas que compõem o trabalho e os empregados que executarão a tarefa. Para finalidades de tarefas posteriores, o *software* permite a entrada de informação adicional dentro de cada uma dessas categorias (por ex.: endereço da companhia, informação do departamento, dados relacionados ao *design* físico do local de trabalho, idade do empregado, gênero e medidas antropométricas), embora não seja necessário avaliar o risco DL.

O objetivo primário da coleta de dados é reunir informação sobre uma tarefa de trabalho que seja completamente descritiva para toda a atividade laboral. Por exemplo, se a tarefa de trabalho exige segurar objetos de diferentes pesos ou de/para uma variedade de locais, então mais dados devem ser coletados para representar aspectos da tarefa de trabalho. Quanto mais dados são colhidos, mais probabilidade há de representar as exigências da tarefa de trabalho. Pesquisas prévias (Allread et al., 2000) descobriram que, dentro dos mesmos pesos de um objeto e dos locais de levantamento, não há redução adicional na variabilidade dos dados para uma tarefa após três ciclos de sua realização e após três empregados desempenharem-na.

14.2.4 Análise

O *software* fornece numerosos métodos de avaliação dos dados coletados, conforme os detalhes a seguir.

14.2.4.1 Informação descritiva sobre cinemática do tronco

Isso inclui detalhes das posições, velocidades e acelerações de três planos de movimento para cada triagem de dados coletada. Esta informação pode ser útil para descrições gerais do MMS desempenhado ou para comparações com outras tarefas ou trabalhos. Esta informação pode também ser valiosa para usuários que têm hipóteses formadas sobre, por exemplo, quais tarefas exigem mais movimentos do tronco do que as outras.

14.2.4.2 Probabilidade de participação em grupo de alto risco (risco DL)

São produzidos gráficos que comparam cada um dos cinco modelos de fatores de risco (ver Seção 14.1) para a base de dados a fim de determinar a extensão para a qual cada um é semelhante a um conhecido grupo de outras tarefas de trabalho de "alto risco". O gráfico mostra uma média de cada um desses cinco níveis de fatores e calcula a "probabilidade de participação em grupo de alto risco" global (ou risco DL).

O risco DL pode ser computadorizado de diversas maneiras. Pode ser determinado para um indivíduo empregado, para uma tarefa de trabalho específica ou ao longo de um trabalho todo que abrange diversas tarefas. O risco também pode ser computadorizado para uma tarefa ou trabalho que seja a média entre dois ou mais empregados que tenham desempenhado a atividade ao usar o MML.

Essas avaliações permitem ao usuário averiguar quantitativamente quais fatores da tarefa de trabalho (por ex.: flexão sagital, velocidade de torção, índice de levantamento) têm mais probabilidade para o nível de risco produzido. Também, para trabalhos com múltiplas tarefas, fornece uma avaliação de quais tarefas produzem o maior risco. Esses resultados podem orientar o usuário ao fazer recomendações para melhoria da tarefa (isto é, diminuir o risco de LBD) com base em uma perspectiva ergonômica.

O *software* também permite que os dados sejam exportados em arquivos de texto que podem ser analisados por outros aplicativos. A base de dados por si só fica armazenada em formato Microsoft Access® para manipulação utilizando o *software,* se for o desejo.

14.3 Vantagens

- Dados recolhidos utilizando o LMM são quantitativos e permitem cinemática do tronco tridimensional para ser recolhida em ambientes reais.
- O modelo de risco LBD determina a extensão para a qual o nível de um fator de risco específico ou o nível de risco LBD global, por si só, é "muito".
- Níveis de risco são comparados com uma base de dados dos fatores do local de trabalho real e dos movimentos do tronco previamente reconhecidos por apresentarem taxas altas e baixas de LBD.
- O impacto de intervenções de tarefas de trabalho pode ser avaliado rapidamente.
- O modelo de risco foi validado.

14.4 Desvantagens

- O uso de LMM exige o treinamento dos usuários.
- A coleta de dados exige envolvimento ativo por parte dos trabalhadores.
- As avaliações exigem normalmente mais tempo de coleta de dados do que outras ferramentas.
- O LMM pode vir em contato com outro equipamento quando usado em espaços restritos de trabalho.
- O modelo de risco LBD não avalia o risco potencial de lesão para outras partes do corpo.

14.5 Exemplo de *output*

As Figuras 14.2, 14.3 e 14.4 ilustram *outputs* que podem ser derivados do *software* LMM. A Figura 14.2 descreve a tela vista durante a coleta de dados, que mostra os movimentos do tronco em tempo real, nos planos lateral, sagital e transversal. As linhas verticais são *inputs* do usuário, sinalizando o início e o fim do ciclo de uma tarefa que envolve manipulação de material. Uma amostra de *output* cinemático é apresentada na Figura 14.3. Acompanhando a coleta de dados, as posições computadas, velocidades e acelerações podem ser vistas para cada plano de movimento. A Figura 14.4 mostra uma amostra do gráfico de modelo de risco LBD. As barras horizontais representam as magnitudes para cada fator de risco utilizado no modelo. O gráfico também mostra o valor da probabilidade de risco calculado.

14.6 Métodos relacionados

Há muitas ferramentas de avaliação de risco LBD disponíveis atualmente, tais como as equações de levantamento NIOSH (Waters et al., 1993), valores de limite de levantamento ACGIH (ACGIH, 2002) e tabelas psicofísicas (Snook e Ciriello, 1991), embora nenhuma outra combine fatores de cinemática do tronco com as medidas utilizadas mais tradicionalmente, tais como frequência de levantamento e peso da carga. Há outros métodos disponíveis para avaliar de forma quantitativa os movimentos do tronco (por ex.: *Motion Analysis*, Santa Rosa, CA), mas estes são mais difíceis para uso fora do laboratório.

14.7 Tempo aproximado de treinamento e de aplicação

Leva-se por volta de oito horas para aprender o LMM, compreender como adequar o dispositivo apropriadamente aos usuários e determinar os métodos pelos quais coletar e analisar os dados. O *software* desenvolvido para reunião de dados e análise de avaliação de risco que acompanha o LMM é uma aplicação para Microsoft Windows, o que reduz o tempo de aprendizado para aqueles que estão familiarizados com este formato.

14.8 Confiabilidade e validade

A capacidade do LMM para medir de forma precisa os movimentos do tronco foi estabelecida por Marras et al. (1992). Seu estudo descobriu que leituras feitas com base no LMM, em todos os três planos de movimento, não foram significantemente diferentes daquelas determinadas utilizando outro sistema confiável de análise motora.

O modelo de risco LBD utilizado com o LMM também foi prospectivamente validado (Marras et al., 2000) para assegurar que reflete de maneira realista um risco de lesão no trabalho. Aqui as tarefas de trabalho MMH foram avaliadas utilizando o modelo de risco antes e depois de intervenções ergonômicas significantes. As taxas de lesão para lombar no trabalho também foram determinadas antes da ocorrência da intervenção e após um significante período de tempo com base no qual a tarefa de trabalho foi modificada. Alterações nas taxas de lesão e avaliações de risco relativas a um grupo de comparação de tarefas de trabalho nas quais não foram feitas alterações. Os resultados indicaram que existiu uma correlação estatisticamente significante entre as mudanças no risco LBD estimado das tarefas de trabalho e mudanças em taxas de incidência real para lombar por um período de observação.

Estes dados indicaram que o LMM e o modelo de risco LBD fornecem informação útil, confiável e válida para avaliar um risco de lesão da lombar em tarefa de trabalho.

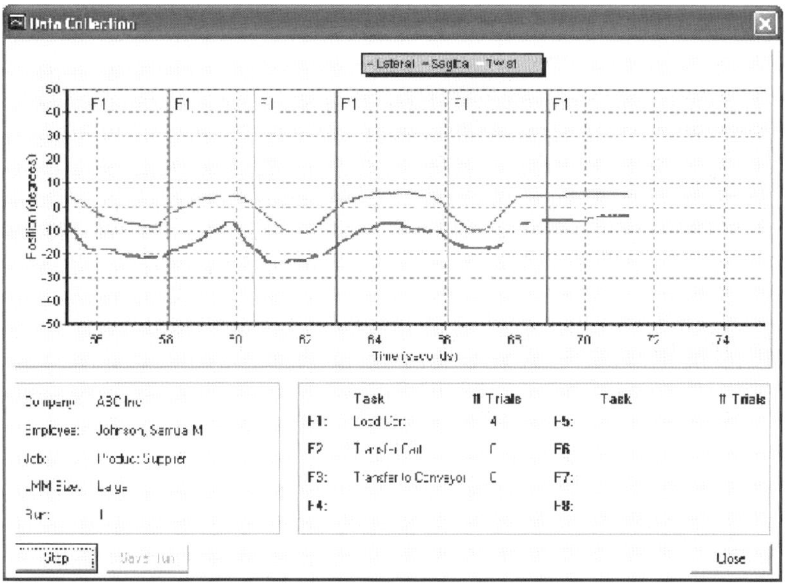

FIGURA 14.2 Tela do *software* LMM para coleta de dados.

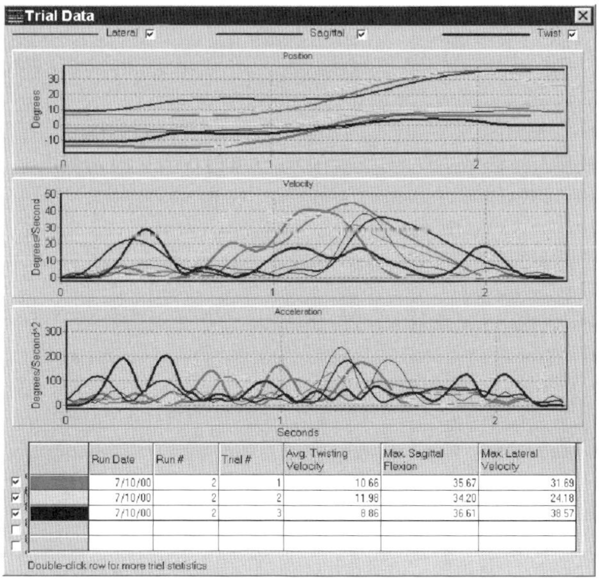

FIGURA 14.3 Aparência da tela do *software* de dados LMM.

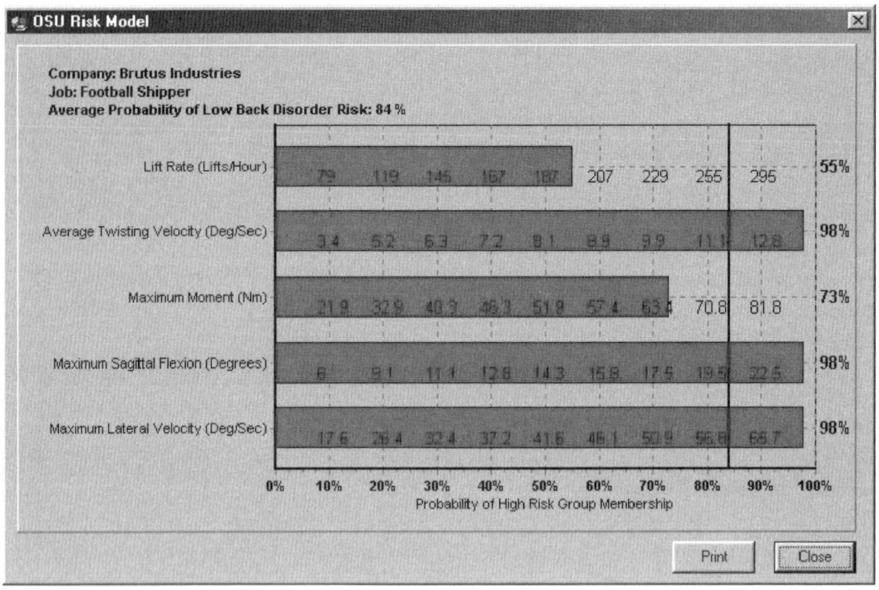

Figura 14.4 Tela do *software* de *output* do modelo de risco LMM.

14.9 Ferramentas necessárias

A avaliação de risco LBD com o LMM exige o uso do sistema Acupath™ (LMM, arneses, equipamento eletrônico relacionado e um *laptop* equipado com o *software* Ballet™). O usuário também precisará de uma fita métrica, balança ou dinamômetro *push-pull* e formulários de registro de dados.

Referências

ACGIH (2002), 2002 TLVs and BEIs: Threshold Limit Values for Chemical Substances and Physical Agents and Biological Exposure Indices, American Conference of Governmental Industrial Hygienists, Cincinnati.

Allread, W.G., Marras, W.S., and Burr, D.L. (2000), Measuring trunk motions in industry: variability due to task factors, individual differences, and the amount of data collected, *Ergonomics*, 43, 691–701.

Bigos, S.J., Spengler, D.M., Martin, N.A., Zeh, J., Fisher, L., and Nachemson, A. (1986), Back injuries in industry: a retrospective study, Part III: employee-related factors, *Spine*, 11, 252–256.

Cats-Baril, W. (1996), Cost of Low Back Pain Prevention, paper presented at the Low Back Pain Prevention, Control, and Treatment Symposium, St. Louis, MO, March 1996.

Guo, H.R., Tanaka, S., Halperin, W.E., and Cameron, L.L. (1999), Back pain prevalence in the U.S. industry and estimates of lost workdays, *Am. J. Public Health*, 89, 1029–1035.

Marras, W.S., Fathallah, F., Miller, R.J., Davis, S.W., and Mirka, G.A. (1992), Accuracy of a three dimensional lumbar motion monitor for recording dynamic trunk motion characteristics, *Int. J. Ind. Ergonomics*, 9, 75–87.

Marras, W.S., Lavender, S.A., Leurgans, S., Rajulu, S., Allread W.G., Fathallah, F., and Ferguson, S.A. (1993), The role of dynamic three dimensional trunk motion in occupationally related low back disorders: the effects of workplace factors, trunk position and trunk motion characteristics on injury, *Spine*, 18, 617–628.

Marras, W.S., Allread, W.G., Burr, D.L., and Fathallah, F.A. (2000), Prospective validation of a low-back disorder risk model and assessment of ergonomic interventions associated with manual materials handling tasks, *Ergonomics*, 43, 1866–1886.

Punnett, L., Fine, L.J., Keyserling, W.M., Herrin, G.D., and Chaffin, D.B. (1991), Back disorders and nonneutral trunk postures of automobile assembly workers, *Scand. J. Work, Environ., Health*, 17, 337–346.

Snook, S.H. and Ciriello, V.M. (1991), The design of manual handling tasks: revised tables of maximum acceptable weights and forces, *Ergonomics*, 34, 1197–1213.

Waters, T.R., Putz-Anderson, V., Garg, A., and Fine, L.J. (1993), Revised NIOSH equation for the design and evaluation of manual lifting tasks, *Ergonomics*, 36, 749–776.

15

Os métodos de ação ocupacional repetitiva (OCRA): índice OCRA e *checklist* OCRA

Enrico Occhipinti
EPM-CEMOC

Daniela Colombini
EPM-CEMOC

15.1 *Background* e aplicações

Occhipinti e Colombini (1996) desenvolveram os métodos de ação ocupacional repetitiva (OCRA) para analisar a exposição dos trabalhadores a tarefas que caracterizam vários fatores de risco de lesão nos membros superiores (repetição, força, posturas e movimentos errados, falta de períodos de recuperação e outros, definidos como "adicionais"). Os métodos OCRA são amplamente baseados em um documento consensual da International Ergonomics Association (IEA), comitê técnico de desordens musculoesqueléticas (Colombini et al., 2001), além de gerarem indicadores sintéticos que também consideram a rotação do trabalhador em diferentes tarefas.

O índice OCRA pode ser preditivo para risco de distúrbios osteomusculares relacionados ao trabalho (DORT) dos membros superiores (MMSS) em populações expostas. O índice OCRA foi o primeiro, o mais analítico e confiável método desenvolvido. Geralmente é utilizado para o (re)*design* ou a análise detalhada das estações e atividades laborais (Colombini et al., 1998, 2002). O *checklist* OCRA, baseado no índice OCRA, é mais simples de aplicar e geralmente recomendado para o rastreio inicial das estações de trabalho caracterizadas por tarefas repetitivas (Occhipinti et al., 2000; Colombini et al., 2002).

Ambos os métodos OCRA são observacionais e amplamente planejados para serem utilizados por especialistas técnicos corporativos (operadores de saúde e segurança ocupacional, ergonomistas, analistas de tempo e métodos, engenheiros de produção), que na prática comprovaram ser mais adequados para aprender e aplicar os métodos para prevenção e também para a melhoria de processos de produção em geral.

Os métodos foram aplicados a um amplo leque de indústrias e locais de trabalho. Eles selecionaram tarefas de trabalho em fábricas e no setor de serviços que envolvem movimentos repetitivos e/ou esforços dos membros superiores (componentes de fábrica ou mecânicos, eletrodomésticos, automóveis, têxteis e vestuário, cerâmica, joias, processamento de carne e comida). Na Europa, estima-se que estes métodos são atualmente utilizados em mais de cinco mil tarefas que se enquadram nessas categorias, envolvendo mais de vinte mil empregados.

Os métodos não são adequados para avaliar tarefas de trabalho que utilizam teclado e *mouse*, ou outras ferramentas informatizadas.

15.2 Procedimentos

15.2.1 Aspectos gerais

Os dois métodos avaliam quatro principais fatores de risco coletivos, com base em sua respectiva duração:

1. repetição;
2. força;
3. postura inadequada;
4. falta de períodos de recuperação apropriados.

Outros "fatores adicionais" são também considerados, tais como: mecânicos, ambientais e organizacionais, para os quais há evidência de relação causal com as DORT MMSS. Cada fator de risco identificado é apropriadamente descrito e classificado para ajudar a identificar possíveis exigências e intervenções preliminares preventivas. Todos os fatores que contribuem para a "exposição" total são considerados em quadro geral e integrado.

15.2.2 Definições do OCRA

O trabalho (atividade laboral) é composto de uma ou mais tarefas em uma jornada de trabalho:

- Dentro de uma simples tarefa, *ciclos* são sequências de ações técnicas que são repetidas diversas vezes, sempre de forma igual.
- Dentro de cada ciclo, diversas *ações técnicas* podem ser identificadas. São operações elementares que permitem a realização das exigências operacionais do ciclo (isto é, pegar, colocar, virar, empurrar, puxar, substituir).

O procedimento para avaliar o risco pode ser:

1. identificar as tarefas repetitivas caracterizadas por aqueles ciclos com durações significantes;
2. encontrar a sequência de ações técnicas em um ciclo representativo de cada tarefa;
3. descrever e classificar os fatores de risco dentro de cada ciclo;
4. reunião dos dados relativos aos ciclos em cada tarefa durante todo o turno de trabalho, levando em consideração a duração e as sequências das diferentes tarefas e dos períodos de recuperação;
5. avaliação breve e estruturada dos fatores de risco para a tarefa de trabalho como um todo (exposição ou índice de risco).

15.2.3 Índice de risco do OCRA

O índice OCRA é o resultado da razão entre o número de ações técnicas realmente realizadas durante o período de trabalho e o número de ações técnicas especificamente recomendado. Na prática, ele é definido por:

$$\text{OCRA} = \frac{\text{Número total de ações técnicas realizadas no turno}}{\text{Número total de ações técnicas recomendadas no turno}}$$

As ações técnicas não devem ser identificadas como os movimentos articulares. Para tornar a análise de frequência de ação mais acessível, uma unidade de medida convencional foi escolhida, a "ação técnica" do membro superior. Essa definição é bem semelhante aos elementos do método de medição do tempo (MTM) (Barnes, 1968).

O número total das ações técnicas reais (ATA) realizadas dentro do turno pode ser calculado pela análise organizacional (número de ações por ciclo e número de ações por minuto, com esta última multiplicada pela duração efetiva da(s) tarefa(s) repetitiva(s) analisada(s) para obter ATA). A fórmula geral a seguir calcula o número total de ações técnicas recomendadas (RTA) dentro de um turno:

$$\text{Número de ações técnicas recomendadas} = \sum_{x=1}^{n} [CF \times (Ffi \times Fpi \times Fci) \times Di] \times Fr \times Fd$$

onde

n = número de tarefa(s) repetitiva(s) executadas durante o turno.
i = tarefa genérica repetitiva.
CF = frequência constante de ações técnicas (30 ações por minuto).
Ff, Fp, Fc = fatores multiplicadores com médias variando de 0 a 1, selecionados para "força" (Ff), "postura" (Fp) e "elementos adicionais" (Fc) em cada uma das tarefas n.
D = duração efetiva em minutos de cada tarefa repetitiva.
Fr = fator multiplicador para "falta de período de recuperação".
Fd = fator multiplicador de acordo com a duração diária de tarefas repetitivas.

Na prática, para determinar o número total de RTAs dentro de um turno, procede-se da seguinte maneira:

1. Para cada tarefa repetitiva, comece com base em uma CF de 30 ações/min.
2. Para cada tarefa, a frequência constante deve ser corrigida pela presença e grau dos seguintes fatores de risco: força, postura e adicional.
3. Multiplicar a frequência de peso para cada tarefa pelo número de minutos de cada tarefa repetitiva.
4. Somar os valores obtidos para as diferentes tarefas.
5. O valor resultante é multiplicado pelo fator multiplicador para períodos de recuperação.
6. Aplicar o último fator multiplicador, que considera o tempo total gasto em tarefas repetitivas.
7. O valor então obtido representa o número total recomendado de ações (RTA) no turno de trabalho.

As seguintes seções revisam brevemente os critérios e procedimentos envolvidos na determinação das variáveis de cálculo do índice OCRA. Para detalhes adicionais, fazer referência ao manual preparado por Colombini et al. (2002).

15.2.3.1 Frequência de ação constante (FAC)

A literatura, embora não explicitamente, fornece sugestões de valores de frequência de ação "limite", variando entre 10 e 25 ações/movimentos por minuto. Com base no que foi mencionado acima e dadas as considerações práticas de aplicabilidade destas propostas no local de trabalho, a frequência de ação (FAC) é fixada em 30 ações por minuto.

15.2.3.2 Fator de força (Ff)

A força é uma boa representação direta do comprometimento biomecânico que é necessário para realizar determinada ação técnica. Difícil é quantificar a força em ambientes reais de trabalho. Para superar essa dificuldade, pode-se utilizar a escala de Borg-10 para a classificação de esforço percebido (Borg, 1982). Uma vez que as ações exigindo esforço forem determinadas, pede-se que os operadores atribuam para cada uma (ou para um grupo homogêneo) uma pontuação progressiva de 1 a 10. O cálculo de esforço médio pesado ao longo do tempo envolve multiplicar o ponto da escala de Borg atribuído para cada ação por sua porcentagem de duração dentro do ciclo. Os resultados parciais devem então ser adicionados.

Quando escolher um fator multiplicador, é necessário fazer referência ao valor da força média, ponderada pela duração do ciclo.

15.2.3.3 Fator postural (Fp)

A descrição/avaliação das posturas deve ser feita ao longo de um ciclo representativo para cada uma das tarefas repetitivas examinadas. Deve ser feito pela descrição da duração das posturas e/ou movimentos dos quatro principais segmentos anatômicos (à esquerda e à direita): ombros, punho e mão.

Para finalidades de classificação, é suficiente ver que, dentro da execução de cada ação, o segmento articular envolvido alcança uma excursão maior que 50% de extensão articular por pelo menos um terço do ciclo de tempo. Quanto maior o tempo, mais alta é a pontuação.

A presença de movimentos estereotipados aumenta as pontuações para as articulações envolvidas.

Todos esses elementos juntos conduzem ao *design* de um esquema útil para identificar os valores do fator multiplicador de postura (Fp).

15.2.3.4 Fator "adicional" (Fc)

Esses fatores são definidos como adicionais, não porque eles são de importância secundária, mas porque cada um deles pode estar presente ou ausente nos contextos examinados. A lista desses fatores não é completa e inclui o uso de ferramentas de vibração; exigência para precisão absoluta; compressões localizadas; exposição ao frio; uso de luvas que interferem com a capacidade de "pegada" exigida; objetos que apresentam superfície escorregadia para segurar; movimentos repentinos, movimentos para "rasgar" ou romper ou movimentos rápidos; impactos repetitivos (por ex.: martelar, bater etc.).

Há alguns fatores (psicossociais) que se referem à esfera individual e não podem ser incluídos em métodos que consideram um tipo de exposição coletiva e ocupacional. Há outros fatores, definidos como organizacionais (ritmo de trabalho determinado pela máquina, trabalho com objeto em movimento), que devem ser levados em consideração.

Para cada fator adicional indicado, pontuações variáveis podem ser atribuídas de acordo com o tipo e duração.

15.2.3.5 Fator de "Períodos de Recuperação" (Fr)

Um período de recuperação é uma fase durante a qual um ou mais grupos de músculos e tendões estão basicamente em descanso. Pode-se considerar o seguinte como períodos de recuperação:

- pausas, incluindo a pausa para almoço;
- tarefas de controle visual;
- períodos dentro do ciclo que deixam os grupos musculares totalmente em descanso consecutivamente por pelo menos 10 segundos quase a cada poucos minutos.

Ao utilizar as indicações fornecidas por alguns padrões como um ponto inicial, no caso de tarefas repetidas, é aconselhável ter um período de recuperação a cada 60 minutos, com uma proporção de cinco minutos de trabalho para cada um de descanso. Com base nesta distribuição ótima, é possível planejar critérios para avaliar a presença de risco em uma situação concreta. O risco global é determinado pelo número total de horas em risco. Para cada hora sem um período adequado de recuperação, há um fator multiplicador correspondente.

15.2.3.6 Fator de duração (Fd)

Dentro de um turno de trabalho, a duração total de tarefas com movimentos repetitivos e/ou forçados dos membros superiores é importante para determinar a exposição total. O modelo de cálculo do índice é baseado em cenários nos quais tarefas manuais repetitivas continuam por boa parte (6 a 8 horas) do turno.

15.2.3.7 Cálculo da Exposição OCRA

A tabela 15.1 fornece os parâmetros necessários para lidar com todos os fatores multiplicadores e calcular o índice OCRA. Esses resultados fornecem a base para sugerir ações técnicas recomendadas de acordo com o índice OCRA.

Tabela 15.1 Cálculo do Índice de Exposição OCRA

Braço direito / Braço esquerdo

	A	B	C	D	A	B	C	D	Tarefas/s
• Constante de frequência de ação (ações/min)	30	30	30	30	30	30	30	30	CAF

• Fator de força (esforço percebido)

Borg	0,5	1	1,5	2	2,5	3	3,5	4	4,5	5
Fator	1	0,85	0,75	0,65	0,55	0,45	0,35	0,2	0,1	0,01

A	B	C	D	A	B	C	D	Tarefas(s)
								Ff

• Fator postural

Valor	0-3	4-7	8-11	12-15	16
Fator	1	0,70	0,60	0,50	0,33

	A	B	C	D	A	B	C	D	Tarefa(s)
Ombro									(*) selecione o fator mais baixo entre cotovelo, punho e mão
Cotovelo									
Punho									
Mão									FP
(*)									

• Fatores adicionais

Valor	0	4	8	12
Fator	1	0,95	0,90	0,80

A	B	C	D	A	B	C	D	Tarefa(s)
								Fc

X

• Duração de tarefa repetitiva

A	B	C	D	A	B	C	D	Tarefa(s)

• Número de ações recomendadas para tarefa repetitiva e no total (resultado parcial, sem fator de recuperação)

								Direita	Esquerda
α	β	γ	δ	α	β	γ	δ	(α + β + γ + δ)	(α + β + γ + δ)

• Fator referente à falta de períodos de recuperação (descanso) (nº de horas sem recuperação adequada)

Horas	0	1	2	3	4	5	6	7	8
Fator	1	0,90	0,80	0,70	0,60	0,45	0,25	0,10	0

Fr

• Fator referente à duração total de tarefas repetitivas

Minutos	<120	120-239	240-480	>480
Fator	2	1,5	1	0,5

Fd =

DIREITO	ESQUERDO
ARP = π x FR x FD	ARP = π x FR x FD

$$\frac{\text{Número total de ações técnicas observadas em tarefas repetitivas}}{\text{Número total de ações técnicas recomendadas}} = \frac{\text{ATA}}{\text{RTA}} =$$

DIREITO	ESQUERDO	DIREITO	ESQUERDO

Tabela 15.2 Otimização progressiva da tarefa utilizando o índice OCRA

Membro direito	Ações/min	Ações/Turno	Força	Postura	Períodos de recuperação	Índice OCRA
A	53,3	18.144	0,9	0,6	0,6	6,1
B	63,7		0,9	0,5		
A	**45**	14.472	0,9	0,6	0,6	4,9
B	**45**		0,9	0,5		
A	53,3	18.144	**1**	0,6	0,6	5,5
B	63,7		**1**	0,5		
A	53,3	18.144	0,9	0,6	**0,8**	4,5
B	63,7		0,9	0,5		
A	53,3	18.144	**1**	0,6	**0,8**	4,1
B	63,7		**1**	0,5		
A	**45**	14.472	**1**	0,6	**0,8**	3,3
B	**45**		**1**	0,5		
A	**45**	14.472	**1**	0,7	**1**	2,1
B	**45**		**1**	0,7		
Membro esquerdo	**Ações/min**	**Ações/Turno**	**Força**	**Postura**	**Períodos de recuperação**	**Índice OCRA**
A	40	12.864	0,8	0,5	0,6	5,4
B	40		0,9	0,5		
A	**35**	11.256	0,8	0,5	0,6	4,7
B	**35**		0,9	0,5		
A	40	12.864	**1**	0,5	0,6	4,4
B	40		**1**	0,5		
A	40	12.864	0,8	0,5	**0,8**	4
B	40		0,9	0,5		
A	**40**	12.864	**1**	0,5	**0,8**	3,3
B	**40**		**1**	0,5		
A	**35**	11.256	**1**	0,5	**0,6**	2,9
B	**35**		**1**	0,5		
A	**35**	11.256	**1**	0,7	**1**	1,7
B	**35**		**1**	0,7		

Nota: Itens em negrito representam fatores sendo otimizados.

15.2.3.8 Exemplo de como utilizar o índice OCRA para o *redesign* de tarefas/estações de trabalho

Uma vez que a estação de trabalho foi analisada utilizando o índice OCRA e após verificar a presença de fatores de risco para os membros superiores, é teoricamente possível utilizar o mesmo índice para detectar com quais fatores de risco deve-se lidar para minimizar a exposição do trabalhador. Portanto, diversas versões do índice OCRA são descritas, nas quais os diferentes fatores de risco que compõem o índice são gradualmente reduzidos. A tabela 15.2 propõe um resumo dos índices OCRA nos quais a otimização para cada fator individual ou conjunto de fatores é demonstrada.

1. Os valores iniciais OCRA podem ser vistos como altos: 6,1 para a direita e 5,4 para a esquerda. A tarefa de trabalho a ser analisada compreende duas atividades alternadas (A e B), caracterizando: ações de alta frequência (tarefa A = 53,3 ações/min, tarefa B = 63,7 ações/min, ambas envolvendo o membro direito); uso moderado de força; postura de alto risco da mão; e distribuição inadequada de períodos de recuperação (há um período quase adequado de descanso de 38 minutos, mas concentrado em apenas dois intervalos).
2. Após reduzir a frequência de ação para ambas as tarefas A e B para 45 ações/min para a direita e 35 para a esquerda, o número total de ações no turno é reduzido para 14,472 para a direita e 11,256 para a esquerda. Se o índice OCRA for recalculado, os valores resultantes caem para 4,9 na direita e 4,7 na esquerda.
3. Introduzindo uma redução no uso da força, o índice OCRA cai para 5,5 na direita e 4,4 na esquerda.
4. Também é possível recalcular o índice OCRA quando nada além da distribuição de períodos de recuperação for otimizado, neste caso pela divisão dos 38 minutos disponíveis em quatro intervalos de 9 a 10 minutos cada.

5. Os valores resultantes OCRA caem para 4,5 na direita e 4 na esquerda.
6. Ao otimizar dois fatores simultaneamente (uso de força e distribuição dos tempos de recuperação), os índices OCRA caem para 4,1 na direita e 3,3 na esquerda.
7. Se três variáveis são otimizadas (as duas anteriores, mais uma redução na frequência de ação), os valores OCRA caem para 3,3 na direita e 2,9 na esquerda.
8. Se o objetivo é alcançar o nível "risco ausente", então as modificações mais profundas devem ser introduzidas, tais como uma melhoria na postura da mão e dos tempos de recuperação (quando seis intervalos de 8 minutos, obtidos pelo aumento do fator de descanso de 39 para 48 minutos). Os valores OCRA depois caem para 2,1 na direita e 1,7 na esquerda; esses resultados podem ser considerados na área de risco ausente. Já que não é possível aumentar os períodos de recuperação, a frequência de ação pode ser reduzida (ainda relativamente alta: 45 ações/min) ou, alternativamente, os trabalhadores podem alternar para tarefas de baixo risco.

15.2.4 Classificação dos resultados do índice OCRA

Os estudos e experiências executados até o momento (Occhipinti e Colombini, 2004) permitem a identificação de diferentes áreas de exposição com as pontuações-chave OCRA. Considerando a tendência de DORT MMSS referente às populações de trabalhadores que não são expostas a riscos ocupacionais específicos, é possível definir os seguintes critérios de classificação do índice OCRA e indicar as ações corretivas consequentes a serem adotadas:

1. Valores do índice ≤ 1,5 indicam aceitação completa da condição examinada (área verde ou ausência de risco).
2. Valores do índice entre 1,6 e 2,2 (área amarela/verde ou risco não relevante) significam que a exposição ainda não é relevante ou não é grande o bastante para prever excessos significativos na ocorrência de DORT MMSS.
3. Os valores do índice entre 2,3 e 3,5 (área amarela/vermelha ou risco muito baixo) significa que a exposição não é severa, mas pode haver níveis de doença mais altos nos grupos expostos em relação a um grupo de controle (não expostos). Nesses casos, aconselha-se a introdução da vigilância de saúde, educação em saúde, treinamento e procedimento para uma melhoria das condições de trabalho.
4. Valores do índice ≥ 3,6 (área vermelha ou de risco médio até 9,0, alto risco ≥ 9,1) indicam significantes níveis de exposição. As condições de trabalho devem ser melhoradas e o monitoramento próximo de todos os efeitos deve ser ajustado.

15.2.5 *Checklist* OCRA

O sistema de análise sugerido com o *checklist* inicia-se com o estabelecimento de pontuações pré-designadas para cada um dos quatro fatores de risco (períodos de recuperação, frequência, força, postura) e os fatores adicionais. Dessa forma, a soma total dos valores parciais obtidos produz uma pontuação final que estima o nível real de exposição.

O *checklist* descreve o local de trabalho e estima o nível intrínseco de exposição, como se o local fosse utilizado integralmente na jornada por um trabalhador. Esse procedimento possibilita encontrar rapidamente quais locais de trabalho na companhia implicam um nível de exposição significativo (classificado como ausente, leve, médio e alto).

No estágio seguinte, é possível calcular os índices de exposição para os operadores, considerando sua rotação através dos diferentes locais de trabalho, e aplicando a seguinte fórmula:

$$(\text{pontuação A} \times \%\text{PA}) + (\text{pontuação B} \times \%\text{PB}) + \text{etc.}$$

onde "pontuação A" e "pontuação B" são os pontos obtidos com um *checklist* para os diversos locais de atividade laboral nos quais o mesmo operador trabalha, e %PA e %PB representam a porcentagem da duração de tarefas repetitivas dentro de uma jornada de trabalho.

O Quadro 15.1 apresenta os conteúdos do *checklist* para cada fator de risco e as pontuações correspondentes: quanto maior o risco, mais alta é a pontuação.

Quadro 15.1 O *checklist* OCRA

TIPO DE INTERRUPÇÃO DE TRABALHO (COM PAUSAS OU OUTRAS TAREFAS DE CONTROLE VISUAL)
Escolha uma alternativa. É possível escolher valores intermediários.

0 - Há uma interrupção de pelo menos 5 minutos a cada hora no trabalho repetitivo (também incluindo a pausa para almoço).
1 - Há duas interrupções pela manhã e duas no período da tarde (mais o intervalo para almoço), com duração de pelo menos 7-10 minutos no turno de 7-8 horas, ou pelo menos quatro interrupções por turno (mais o intervalo para almoço), ou quatro interrupções de 7-10 minutos no turno de 6 horas.
3 - Há duas pausas, com duração de 7-10 minutos cada em um turno de 6 horas (sem pausa para almoço); ou três pausas, mais o intervalo para almoço, em um turno de 7-8 horas.
4 - Há duas pausas, mais o intervalo para almoço, com duração de 7-10 minutos cada por um período de 7-8 horas de turno (ou três pausas sem a pausa para almoço), ou uma pausa de pelo menos 7-10 minutos por um período de 6 horas de turno.
6 - Há uma única pausa, com duração de pelo menos 10 minutos, em um turno de 7 horas sem pausa para almoço; ou, em um turno de 8 horas há somente uma pausa para almoço (a pausa para almoço não é incluída nas horas de trabalho).
10 - Não há pausas reais exceto por alguns minutos (menos do que 5) em um turno de 7-8 horas.

FREQUÊNCIA DE ATIVIDADE DOS MEMBROS SUPERIORES COM OS QUAIS OS CICLOS SÃO EXECUTADOS (SE NECESSÁRIO, PONTUAÇÕES INTERMEDIÁRIAS PODEM SER ESCOLHIDAS)
Escolha uma alternativa (indique se o braço esquerdo ou direito é mais envolvido na atividade).

0 - Movimentos dos braços são lentos, e interrupções frequentes e curtas são possíveis (20 ações por minuto).
1 - Movimentos do braço não são muito rápidos, são constantes e regulares. Curtas interrupções são possíveis (30 ações por minuto).
3 - Movimentos do braço são bem rápidos e regulares (cerca de 40), mas interrupções curtas são possíveis.
4 - Movimentos do braço são bem rápidos e regulares, somente pausas ocasionais e irregulares são possíveis (cerca de 40 ações por minuto).
6 - Movimentos do braço são rápidos. Somente pausas ocasionais e irregulares são possíveis (cerca de 50 ações por minuto).
8 - Movimentos do braço são bem rápidos. A falta de interrupções no ritmo torna difícil a manutenção do mesmo, que é cerca de 60 ações por minuto.
10 - Frequências muito altas, 70 ações por minuto ou mais. Nenhuma interrupção é possível.

PRESENÇA DE ATIVIDADES DE TRABALHO ENVOLVENDO USO REPETIDO DE FORÇA NAS MÃOS OU BRAÇOS (PELO MENOS UMA VEZ A CADA POUCOS CICLOS DURANTE TODA A TAREFA ANALISADA).
Mais do que uma resposta pode ser escolhida.

ESTA TAREFA DE TRABALHO IMPLICA: □ MANUSEIO DE OBJETOS COM PESO ACIMA DE 3 KG □ SEGURAR UM OBJETO ENTRE O DEDO INDICADOR E O POLEGAR E ELEVAR OBJETOS COM PESO ACIMA DE 1 KG (EM PRESSÃO) □ UTILIZAR O PESO DO CORPO PARA OBTER FORÇA NECESSÁRIA PARA EXECUTAR UMA AÇÃO DE TRABALHO □ AS MÃOS SÃO UTILIZADAS COMO FERRAMENTAS PARA GOLPEAR OU BATER EM ALGO	1- UMA VEZ A CADA POUCOS CICLOS 2 - UMA VEZ A CADA CICLO 4 - CERCA DE METADE DO CICLO 8 - POR CERCA DE METADE DO CICLO
A ATIVIDADE EXIGE O USO DE FORÇA INTENSA PARA: □ PUXAR OU EMPURRAR ALAVANCAS □ APERTAR BOTÕES □ FECHAR OU ABRIR □ PRESSIONAR OU MANUSEAR COMPONENTES □ UTILIZAR FERRAMENTAS	4 - 1/3 DO TEMPO 6 - CERCA DE METADE DO TEMPO 8 - MAIS DA METADE DO TEMPO (*) 16 - APROXIMADAMENTE TODO O TEMPO (*)
A ATIVIDADE DE TRABALHO EXIGE O USO DE FORÇA MODERADA PARA: □ PUXAR OU EMPURRAR ALAVANCAS □ APERTAR BOTÕES □ FECHAR OU ABRIR □ PRESSIONAR OU MANUSEAR COMPONENTES □ UTILIZAR FERRAMENTAS	2 - 1/3 DO TEMPO 4 - CERCA DE METADE DO TEMPO 6 - MAIS DA METADE DO TEMPO 8 - APROXIMADAMENTE TODO O TEMPO

PRESENÇA DE POSIÇÕES INADEQUADAS DOS BRAÇOS DURANTE TAREFA REPETITIVA.

□ DIREITO □ ESQUERDO □ AMBOS (marque o membro com maior envolvimento)

1 - O(S) BRAÇO(S) NÃO ESTÁ(ÃO) APOIADO(S) NA BANCADA, MAS UM POUCO ELEVADO(S) POR CERCA DE METADE DO TEMPO. 2 - OS BRAÇOS NÃO TÊM APOIO E SÃO MANTIDOS NA ALTURA DOS OMBROS POR CERCA DE 1/3 DO TEMPO. 4 - OS BRAÇOS SÃO MANTIDOS NA ALTURA DOS OMBROS, SEM APOIO, POR MAIS DA METADE DO TEMPO. 8 - OS BRAÇOS SÃO MANTIDOS NA ALTURA DOS OMBROS, SEM APOIO, O TEMPO TODO. I____ I A
2 - O PUNHO DEVE SER FLEXIONADO EM UMA POSIÇÃO EXTREMA OU DEVE MANTER-SE EM POSIÇÕES INADEQUADAS (TAIS COMO FLEXÕES AMPLAS OU EXTENSÕES OU DESVIOS LATERAIS AMPLOS) POR PELO MENOS 1/3 DO TEMPO. 4 - O PUNHO DEVE SER FLEXIONADO EM UMA POSIÇÃO EXTREMA OU DEVE MANTER POSIÇÕES INADEQUADAS (TAIS COMO FLEXÕES, EXTENSÕES OU DESVIOS LATERAIS AMPLOS) POR PELO MENOS METADE DO TEMPO. 8 - O PUNHO DEVE DOBRAR EM POSIÇÃO EXTREMA O TEMPO TODO. I____I B
2 - O COTOVELO EXECUTA MOVIMENTOS REPENTINOS (MOVIMENTOS DE LANÇAMENTO E BATIDA) POR CERCA DE 1/3 DO TEMPO. 4 - O COTOVELO EXECUTA MOVIMENTOS REPENTINOS (MOVIMENTOS DE LANÇAMENTO E BATIDA) POR MAIS DA METADE DO TEMPO. 8 - O COTOVELO EXECUTA MOVIMENTOS REPENTINOS (MOVIMENTOS DE LANÇAMENTO E BATIDA) APROXIMADAMENTE TODO O TEMPO. I____I C
□ SEGURAR OBJETOS, PARTES OU FERRAMENTAS COM AS PONTAS DOS DEDOS COM OS DEDOS CONTRAÍDOS (PINÇA). □ SEGURAR OBJETOS, PARTES OU FERRAMENTAS COM AS PONTAS DOS DEDOS COM A MÃO UM POUCO ABERTA (PREENSÃO PALMAR). □ MANTER OS DEDOS EM FORMA DE GANCHO. 2 - POR CERCA DE 1/3 DO TEMPO 4 - POR MAIS DA METADE DO TEMPO 8 - O TEMPO TODO I____I D
PRESENÇA DE MOVIMENTOS IDÊNTICOS DO OMBRO E/OU COTOVELO, E/OU PUNHO, E/OU MÃOS, REPETIDOS POR PELO MENOS 2/3 DO TEMPO (POR FAVOR, ASSINALE 3 SE O CICLO É MAIS CURTO DO QUE 15 MINUTOS). E 3

POR FAVOR, NOTE: utilize o valor mais alto obtido entre os quatro grupos de questões (A, B, C, D) somente uma vez e, se possível, adicione a ela a última questão.

PRESENÇA DE FATORES DE RISCO ADICIONAIS:
ESCOLHA SOMENTE UMA RESPOSTA POR GRUPO DE QUESTÕES.
2 - LUVAS INADEQUADAS PARA A TAREFA SÃO UTILIZADAS POR MAIS DA METADE DO TEMPO (DESCONFORTÁVEIS, MUITO GROSSAS, TAMANHO ERRADO ETC.).
2 - FERRAMENTAS QUE VIBRAM SÃO UTILIZADAS POR MAIS DA METADE DO TEMPO.
2 - AS FERRAMENTAS EMPREGADAS CAUSAM COMPRESSÕES DA PELE (VERMELHIDÃO, CALOSIDADES, BOLHAS ETC.).
2 - TAREFAS DE PRECISÃO SÃO EXECUTADAS POR MAIS DA METADE DO TEMPO (TAREFAS POR ÁREAS MENORES DO QUE 2 OU 3 MM).
2 - UM OU MAIS FATORES ADICIONAIS ESTÃO PRESENTES AO MESMO TEMPO E, NO GERAL, OCUPAM MAIS DA METADE DO TEMPO.
3 - UM OU MAIS FATORES ADICIONAIS ESTÃO PRESENTES E OCUPAM TODO O TEMPO (ISTO É, ...).
1 - O RITMO DE TRABALHO É ESTABELECIDO PELA MÁQUINA, MAS HÁ “AMORTECEDORES” NOS QUAIS O RITMO DE TRABALHO PODE SER DIMINUÍDO OU ACELERADO.
2 - O RITMO DE TRABALHO É COMPLETAMENTE DETERMINADO PELA MÁQUINA.

A Tabela 15.3 e a Figura 15.1, a Figura 15.2A e a Figura 15.2B relatam um exemplo de mapeamento de risco para uma linha de montagem, para departamentos individuais e para todos os locais de trabalho dentro de uma companhia. Por causa dos valores numéricos indicados nos *checklists* terem sido calibrados para os fatores multiplicadores do índice OCRA, o valor final da pontuação do *checklist* pode ser interpretado em termos de sua correspondência com os valores OCRA. A tabela 15.4 mostra a pontuação do *checklist* e o índice OCRA correspondente, conforme recente atualização (Occhipinti e Colombini, 2004).

15.3 Vantagens

As vantagens dos dois métodos são:

Índice OCRA

- Fornece uma análise detalhada dos principais determinantes mecânicos e organizacionais do risco para DORT MMSS.
- Relacionado à análise MTM e subsequente *design* de tarefa: linguagem facilmente compreendida pelos técnicos.
- Prevê (dentro de um conjunto de limitações) efeitos na saúde (DORT MMSS).
- Compara contextos distintos de trabalho (também pré/pós-intervenção): pode simular diferentes soluções de *design* ou *redesign* do local de trabalho e organização da atividade laboral.
- Considera todas as tarefas repetitivas envolvidas em uma atividade laboral complexa (ou rotativa) e estima o nível de risco do trabalhador.

***Checklist* OCRA**

- Simplesmente observacional; fácil e rápido para utilizar.
- Produz classificações relacionadas ao nível de exposição (verde, amarelo, vermelho, muito vermelho).
- Produz um "mapa de exposição" na unidade de produção referente ao total da população e a homens e mulheres separadamente.
- Útil para prioridades de local e planejamento de rotatividade de tarefas de trabalho e para avaliar exposições prévias com relação a complicações legais.
- Considera todas as tarefas repetitivas envolvidas em uma atividade laboral repetitiva (ou rotativa), estimando o nível de exposição do trabalhador.

15.4 Desvantagens

As desvantagens dos dois métodos são:

Índice OCRA

- Pode levar muito tempo, especialmente para tarefas de trabalho complexas e múltiplas.
- Valor dos fatores multiplicadores determinado pela utilização de abordagens não homogêneas e dados da literatura.
- Inicialmente, o conceito de "ação técnica" é difícil para se aprender, a menos que se esteja familiarizado com a análise MTM.
- Não considera todos os fatores psicossociais relacionados à esfera do indivíduo.
- Exige uma câmera de vídeo para executar a análise em câmera lenta.

***Checklist* OCRA**

- Permite somente uma análise preliminar dos principais determinantes de risco com uma superestimativa preestabelecida.
- Permite somente uma estimativa de exposição por área de risco (verde, amarela, vermelha, muito vermelha), e não uma avaliação de risco precisa (como para o índice OCRA).
- Se os observadores não são bem treinados, há a possibilidade de que os fatores de risco não sejam classificados de forma correta.
- Não considera todos os fatores psicossociais relacionados à esfera do indivíduo.
- Não é útil para o *design* ou *redesign* analítico de tarefas e locais de trabalho (para essa proposta, o índice OCRA é preferível).

15.5 Métodos relacionados

Os métodos OCRA baseiam-se e ampliam as indicações contidas no documento do comitê técnico IEA sobre as desordens musculoesqueléticas, intitulado "Exposure Assessment of upper limb repetitive movements: a consensus document" (Colombinin et al., 2001).

Onde a frequência das ações técnicas dos membros superiores é analisada, na abordagem do índice OCRA, há uma conexão específica com os conceitos vislumbrados no método de medição de tempo de movimento (MTM) (Barnes, 1968). No caso do *checklist* OCRA, há semelhanças com uma proposta fomentada por um grupo de pesquisadores da University of Michigan que foi incorporada no nível de atividade manual (NAM) proposto por ACGIH (2000).

Tabela 15.3 Exemplo de procedimentos para análise de exposição a movimentos repetitivos utilizando o *checklist* OCRA: resultados analíticos de *checklists* únicas em linha de montagem

Nº do *checklist*	LOCAL DE TRABALHO	Recuperação	Frequência	Força	Local	Ombro	Punho	Cotovelo	Mão	Estereotipia	Classificação total da postura	Adicional	Pontuação do *checklist*	Tipo de turno	Nº de estações de trabalho semelhantes	Estações de trabalho analisadas: Total	Homens	Mulheres
LINHA DE MONTAGEM A																		
1-2	1	3	6	2	direita	2	0	0	6	0	6	3	20	3	2	6	6	0
3-4	2	3	7	1	direita	2	1	0	8	3	11	1	23	3	2	6	6	0
5-6	3	3	7	1	direita	1	0	0	7	3	10	1	22	3	2	6	6	0
7-8	4	3	4	2	direita	2	0	0	4	0	4	1	14	3	2	6	6	0
9	5	3	3	1	direita	1	0	0	3	3	6	1	14	3	1	3	3	0
10	6	3	3	0	direita	1	0	0	0	3	4	1	11	3	1	3	2	1
11	7	3	6	0	direita/ esquerda	2	0	0	6	3	9	1	19	3	1	3	3	0
12-13-1	8	3	6	2	direita/ esquerda	1	2	0	2	3	5	1	17	3	2	6	6	0
15	9	3	0	0	direita/ esquerda	3	0	0	0	2	5	1	9	3	1	3	3	0
16	10	3	2	0	direita	3	2	0	0	3	6	1	12	3	1	3	3	0
17	11	3	3	0	direita/ esquerda	4	2	2	4	3	7	1	14	3	1	3	3	0
18	12	3	1	0	direita	0	0	0	0	3	3	2	9	3	1	3	1	2
19	13	3	6	4	direita/ esquerda	1	2	2	3	3	6	1	20	3	1	3	1	2
20	14	3	4	1	direita	2	0	0	0	3	5	3	16	3	1	3	0	3
21	15	3	1	2	direita	4	0	0	1	3	7	1	14	3	1	3	0	3
22-23	16	3	1	4	direita	4	4	0	4	3	7	5	20	3	1	3	0	3
25	17	1	1	0	direita	1	0	0	1	1	2	1	5	3	1	3	1	2
26	18	3	0	0	direita/ esquerda	1	0	0	0	3	4	2	9	3	1	3	2	1
27-28	19	3	4	4	direita/ esquerda	1	2	0	4	3	7	1	19	3	2	6	5	1
1-E23	20	3	1	2	direita	2	0	2	0	3	5	1	12	3	1	3	3	0
	Média	2,9	3,3	1,3		1,9	0,8	0,3	2,7	2,6	6,0	1,5	**15**			78	60	18

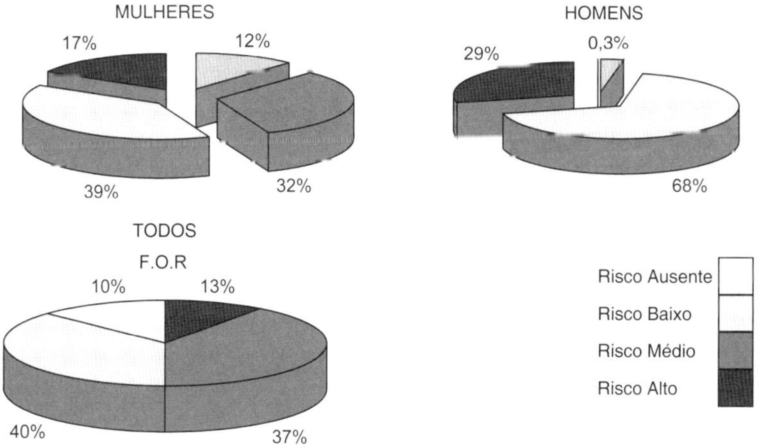

Figura 15.1 Resultados das pontuações finais do *checklist* em um departamento de produção no total e por gênero.

15.6 Normas e regulamentações

O documento European Council Directive 89/331/EEC, "Introdução de medidas para estimular melhorias na segurança e saúde dos trabalhadores no local de trabalho", foi incorporado à legislação de todos os Estados membros europeus. Essa diretiva exige que os empregadores façam uma "avaliação de risco".

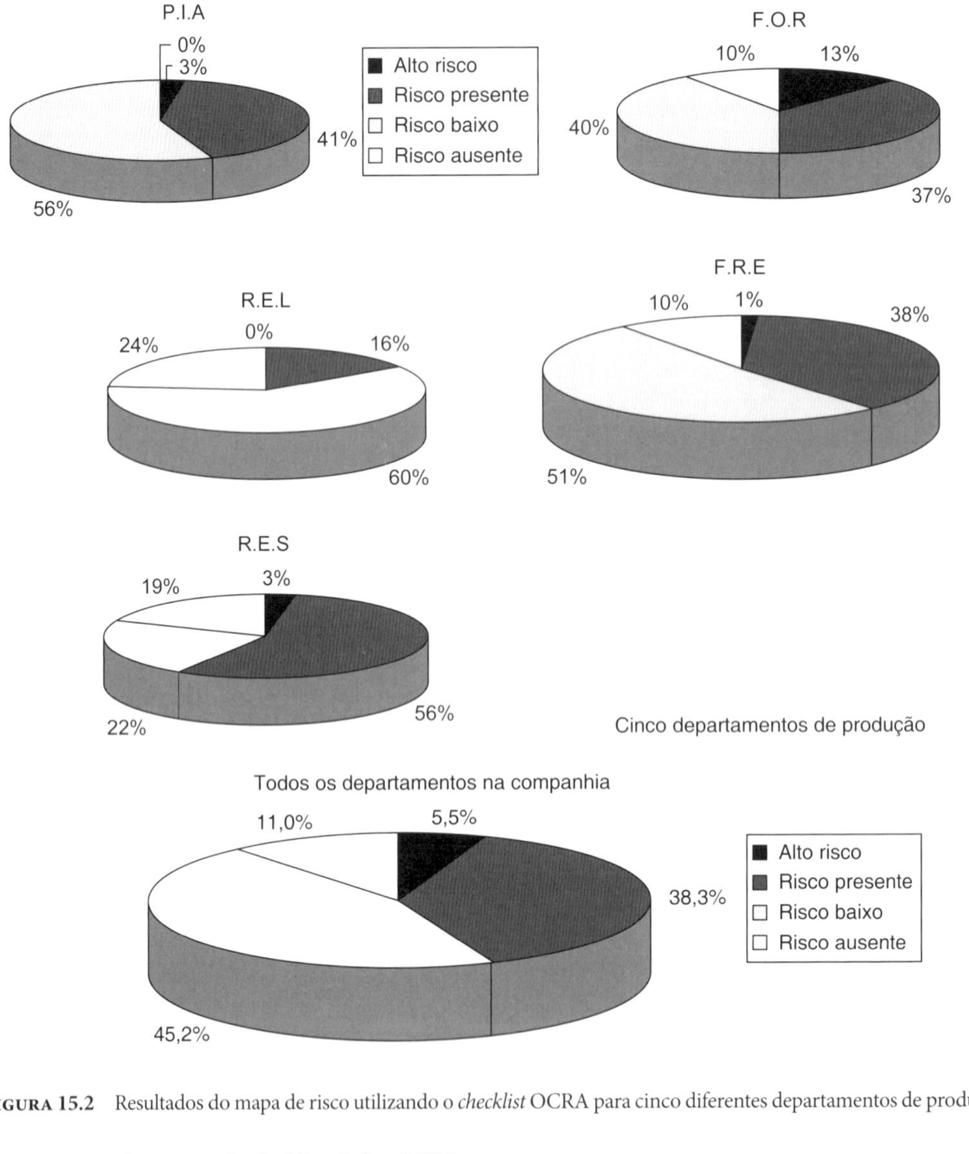

Figura 15.2 Resultados do mapa de risco utilizando o *checklist* OCRA para cinco diferentes departamentos de produção.

Tabela 15.4 Pontuação do *checklist* e índice OCRA

Pontuação do *checklist*	Índice OCRA	Nível de exposição
≤ 7,5	2,2	Nenhuma exposição
7,6–11	2,3–3,5	Exposição muito baixa
11,1–11,4	3,6–4,5	Exposição leve
14,1–22,5	4,6–9,0	Exposição média
≥ 22,6	≥ 9,1	Exposição alta

Especificamente, o termo diretivo aponta que "os empregadores devem[...] avaliar os riscos para a segurança e saúde dos empregados; subsequente a esta avaliação e conforme necessário, as medidas preventivas, os métodos de trabalho e produção implementados pelo empregador devem assegurar uma melhoria no nível de proteção". Os métodos OCRA, em diferentes níveis, são ferramentas produzidas para a avaliação e gerenciamento de riscos associados a DORT MMSS.

Outra diretiva europeia, 98/37/EEC e as modificações relevantes, anuncia as exigências essenciais de segurança e ergonômicas no *design*, construção e *marketing* de novas máquinas. O documento levou o European Committee for Standardization a desenvolver inúmeras regulamentações técnicas focadas na verificação da complacência dessas exigências. Entre essas regulamentações, aqueles pertencentes à série EN-1005 focam o uso de força manual em maquinário. O regulamento 1005-5, ainda em fase de projeto, foca atividades manuais caracterizando baixa força e alta frequência. O projeto atual é amplamente baseado nos procedimentos de avaliação do método OCRA.

15.7 Duração aproximada de treinamento e aplicação

Ambos os métodos, intimamente relacionados, em geral exigem dois dias de treinamento. As sessões de *follow-up* para assegurar a eficácia do treinamento (oito horas) são altamente recomendadas. O tempo de aplicação para o índice OCRA depende da complexidade da tarefa/atividade laboral. Para uma tarefa de trabalho com tempo de ciclo de 30 segundos, leva-se cerca de 30 a 45 minutos para completar a análise. A análise de uma tarefa/local de trabalho genérico utilizando o *checklist* leva cerca de 10 a 15 minutos.

15.8 Confiabilidade e validade

Com base nos estudos existentes, Occhipinti e Colombini (2004) relatam que o índice OCRA é altamente associado à prevalência de DORT MMSS nas populações expostas. Em particular, a equação linear a seguir pode ser utilizada para predizer a prevalência esperada de pessoas acometidas por DORT MMSS (com um limite de confiança de 95%):

$$\text{DORT MMSS \%} = (2{,}39 \pm 0{,}27) \times \text{índice OCRA}$$

A associação expressada pela equação de regressão mostra $R^2 = 0{,}92$ e é estatisticamente muito significante ($p < 0{,}00001$).

Occhipinti et al. (2000) relataram uma alta concordância e uma associação muito próxima entre o índice OCRA e as classificações do *checklist* quando os dois métodos são aplicados nos mesmos contextos de trabalho por dois especialistas diferentes. Ainda não há estudos formais sobre a variabilidade inter e intraobservador. No entanto, os dados empíricos sugerem que a confiabilidade e a validação são altamente dependentes do treinamento e especialidade do avaliador.

15.9 Ferramentas necessárias

Os dois métodos podem ser realizados utilizando-se apenas caneta e papel. No entanto, o método do índice OCRA frequentemente exige o uso de uma câmera de vídeo que capture imagens em câmera lenta. O *checklist,* por definição, é preenchido diretamente no local de trabalho. Ambos os métodos têm um *software* especializado disponível para carregar, processar os dados e resultados (Colombini et al., 2002).

Referências

ACGIH (2000), Threshold Limit Values for Chemical Substances in the Work Environment, American Conference of Governmental Industrial Hygienists, Cincinnati, pp. 119–121.

Barnes, R.M. (1968), *Motion and Time Study: Design and Measurement of Work*, 6th ed., Wiley, New York.

Borg, G.A.V. (1982), A category scale with ratio properties for intermodal and interindividual comparison, in *Psychophysical Judgement and the Process of Perception,* Geissler, H.G. and Petrold, P., Eds., VEB Deutscher Verlag der Wissenschaften, Berlin, pp. 25–34.

Colombini, D., Grieco, A., and Occhipinti, E. (1998), Occupational musculoskeletal disorders of the upper limbs due to mechanical overload, *Ergonomics*, 41 (special issue).

Colombini, D., Occhipinti, E., Delleman, N., Fallentin, N., Kilbom, A., and Grieco, A. (2001), Exposure assessment of upper limb repetitive movements: a consensus document, in *International Encyclopaedia of Ergonomics and Human Factors*, Karwowski, W., Ed., Taylor & Francis, London.

Colombini, D., Occhipinti, E., and Grieco, A. (2002), *Risk Assessment and Management of Repetitive Movements and Exertions of Upper Limbs*, Vol. 2, Elsevier Science, New York.

Occhipinti, E. and Colombini, D. (1996), Alterazioni muscolo-scheletriche degli arti superiori da sovraccarico biomeccanico: metodi e criteri per l'inquadramento dell'esposizione lavorativa, *Med. Lav.*, 87, 491–525.

Occhipinti, E. and Colombini, D. (2004), Metodo OCRA: aggiornamento dei valori di riferimento e dei modelli di previsione di UL-WMSDs in popolasioni lavozative esposte a movimenti e sfors rifetuti degli arti superiori, *Med. Lav.*, in press.

Occhipinti, E., Colombini, D., Cairoli, S., and Baracco, A. (2000), Proposta e validazione preliminare di una checklist per la stima dell'esposizione lavorativa a movimenti e sforzi ripetuti degli arti superiori, *Med. Lav.*, 91, 470–485.

16

Avaliação de exposição à manipulação de paciente em enfermarias: índice MAPO (movimento e assistência de pacientes hospitalizados)

Olga Menoni
EPM-CEMOC
Milan, Italy

Maria Grazia Riccci
EPM-CEMOC
Milan, Italy

Daniela Panciera
EPM-CEMOC
Milan, Italy

Natale Battevi
EPM-CEMOC
Milan, Italy

16.1 *Background* e aplicação

A pesquisa prévia confiou em dois critérios principais para avaliar a exposição ao risco de lesão musculoesquelética: aqueles com base em investigações epidemiológicas e aqueles com base na análise de carga excessiva do potencial biomecânico nos discos lombares. Os dados de estudos epidemiológicos apontam inequivocamente para a existência de uma relação entre o tipo e o número de manobras envolvidas em manipulação de pacientes e a ocorrência de certas desordens agudas e crônicas da coluna lombar (Bordini et al., 1999; Colombini et al., 1999a, 1999b). Os estudos biomecânicos referem-se brevemente a medições de cargas lombares durante movimentos de elevação ou carregamento com pacientes não cooperativos. Gagnon (1986) calculou em 641 kg o peso máximo atuando sobre os discos lombares quando se levanta um paciente de 75 kg da posição sentado para a posição em pé. Garg et al. (1991) calculou em 448 kg a carga média no disco L5/S1 quando movimentando um paciente da cama para a cadeira de rodas. Em um estudo recente, Ulin e Chaffin (1997) calcularam uma carga no disco de 1.020 kg quando um sujeito movimentou um paciente não cooperativo de 95 kg.

Estes e outros estudos demonstraram como a manipulação dos pacientes em geral produz uma carga excessiva no disco intervertebral, ultrapassando os valores definidos como toleráveis (cerca de 275 kg para as mulheres e 400 kg para os homens), o que grosseiramente corresponde ao conceito de "limite de ação" (NIOSH, 1981). Outros estudos (Dehlin, 1976; Magora, 1970; Stobbe et al., 1988; Takala, 1987; Winkelmolen et al., 1994) também correlacionam o risco de lesão em razão da manipulação de pacientes com:

- grau de incapacidade do paciente;
- tipo de operação de transferência executada;
- frequência diária de operações de elevação;
- inadequação de leitos ou ausência de equipamento (para auxiliar a elevação do paciente).

Menoni et al. (1999) desenvolveu o método MAPO (movimento e assistência de pacientes hospitalizados), ferramenta prática para análise, intervenção e prevenção. O índice de exposição MAPO foi calculado em 440 diferentes tipos de enfermarias em hospitais e residências (casa de repouso/saúde) para pacientes com problemas agudos e de longo prazo (com poucas exceções) e em 6.400 enfermeiros(as) expostos(as) à manipulação de paciente. Este método não é aplicável em locais de atendimento a acidentes e emergências, em salas de operação ou ao setor de Fisioterapia.

16.2 Procedimentos

16.2.1 Aspectos gerais

É necessário identificar os seguintes fatores principais que, juntos, caracterizam a exposição ocupacional:

- carga de atendimento ao paciente produzida pela presença de pacientes com necessidades especiais;
- tipo e grau de incapacidade motora dos pacientes;
- aspectos estruturais do ambiente de trabalho e enfermarias;
- treinamento de pessoal no tópico específico.

Para calcular o índice MAPO, utilizamos uma folha de registros de dados (ver Figura 16.1) que consiste em duas partes:

1. A parte I é preenchida durante uma entrevista com o(a) enfermeiro(a) chefe. O entrevistador recolhe toda a informação abrangendo aspectos organizacionais e de treinamento.
2. A parte II é preenchida durante uma inspeção no local. Essa seção da folha é especificamente planejada para facilitar a análise de aspectos ambientais e de equipamento e para avaliar manobras auxiliares.

16.2.1.1 Paciente com necessidade especial/proporção de operador (NC/Op e PC/Op)

Para uma descrição de carga de atendimento, as seguintes informações precisam ser recolhidas:

- número e tipo de trabalhadores (operadores) empregados na unidade e o número atribuído para manipulação de pacientes divididos em três turnos (Op);
- tipo de pacientes geralmente encontrados em manipulação (não cooperativos [NC] ou parcialmente cooperativos [PC]).

É necessário saber o número médio de pacientes com necessidades especiais presentes na unidade. Tais pacientes são classificados mais além, com base em capacidade motora residual e doença atual, em totalmente não cooperativos (NC) e parcialmente cooperativos (PC). Ao aplicar a classificação totalmente não cooperativos, significa que um paciente está impossibilitado de utilizar os membros superiores e inferiores e que, portanto, tem de ser completamente carregado em operações de transferência.

FOLHA DE COLETA DE DADOS PARA O ÍNDICE MAPO

HOSPITAL: **UNIDADE: Medicina**

NÚMERO TOTAL DE PESSOAL ENVOLVIDO EM TRANSFERÊNCIA DE PACIENTE EM TRÊS TURNOS:

Manhã **4** Tarde **3** Noite **2** Total de operadores: |**9**|

TIPO DE PACIENTE:

COM NECESSIDADES ESPECIAIS (D) 22 (Número Médio)

Nº de pacientes não cooperativos (NC): 16 Nº de pacientes parcialmente cooperativos (PC): 6

QUAIS OPERAÇÕES MANUAIS DE TRANSFERÊNCIA DE PACIENTE (D) SÃO EXECUTADAS?

☒ leito-cadeira de rodas ☒ leito-carrinho ☐ para o travesseiro ☒ outra ....

....

CADEIRA DE RODAS E CADEIRA SANITÁRIA

CARACTERÍSTICAS E CLASSIFICAÇÃO DE INADEQUAÇÃO DE CADEIRAS DE RODAS (Cr) ou CADEIRAS (C)	Pontuação	**TIPO DE CADEIRA DE RODAS OU CADEIRA SANITÁRIA** A ☐ Cr ☐ C nº 3	B ☐ Cr ☐ C nº 1	C ☐ Cr ☐ C nº 3	D ☐ Cr ☐ C nº 3	E ☐ Cr ☐ C nº	F ☐ Cr ☐ C nº	G ☐ Cr ☐ C nº	Nº de cadeiras de rodas |**10**|
Manutenção deficiente									
Avaria dos freios	1	X	X		X				
Braços não removíveis	1		X		X				
Apoio para pés removível									Total da pontuação de cadeira de rodas
Encosto incômodo	1	X	X		X				
Largura excede 70 cm	1								
Coluna de pontuação nº (Cr ou C) × soma dos pontos		**6**	**4**	**0**	**9**				**19**

Pontuação média (PMCr) = total de pontuação da cadeira de rodas/nº de cadeira de rodas |1.9| PMCr

A QUANTIDADE DE CADEIRA DE RODAS É SUFICIENTE? (pelo menos 50% do nº total de pacientes com necessidade especial)

☐ SIM ☒ NÃO

EQUIPAMENTOS DE ELEVAÇÃO: MANUAL Nº |**1**| ELÉTRICO Nº |**1**|

OS DISPOSITIVOS DE ELEVAÇÃO SÃO NORMALMENTE UTILIZADOS? ☒ SIM

Se sim, para quantas operações? __ *é apenas usado para tipo elétrico* __________

Se não, por quê?

☒ não são adequados às exigências da unidade

☐ falta de treinamento

☒ frequentemente quebrados

☐ o uso consome muito tempo

☐ não há espaço suficiente para utilizá-los

AS OPERAÇÕES DE ELEVAÇÃO MANUAL DE PACIENTE SÃO COMPLETAMENTE ELIMINADAS PELO USO DE DISPOSITIVOS DE ELEVAÇÃO?

☐ SIM ☒ NÃO

Figura 16.1 Folha de coleta de dados para índice MAPO. Exemplo de aplicação.

OUTROS AUXÍLIOS DISPONÍVEIS:

DESLIZADORES	DISCOS DE TRANSFERÊNCIA	ROLADORES	CINTOS ERGONÔMICOS	LENÇÓIS DESLIZANTES
Nº______	Nº______	Nº___1___	Nº______	Nº______

PARA QUAIS OPERAÇÕES ESSES AUXÍLIOS SÃO UTILIZADOS?
☐ transferência de leito/cadeira de rodas ☐ transferência de leito/carrinho ☐ movimentar na cama ☐ outro: ____________________

CARACTERÍSTICAS ESTRUTURAIS DO AMBIENTE

BANHEIROS (centralizados ou individuais em quartos):

CARACTERÍSTICAS E CLASSIFICAÇÃO DE INADEQUAÇÃO DE BANHEIROS COM CHUVEIRO/BANHEIRA Centr. = centralizados Indiv. = individual	Pontuação	TIPO DE BANHEIRO COM CHUVEIRO/BANHEIRA							
		A □ Centr. □ Indiv.	B □ Centr. □ Indiv.	C □ Centr. □ Indiv.	D □ Centr. □ Indiv.	E □ Centr. □ Indiv.	F □ Centr. □ Indiv.	G □ Centr. □ Indiv.	
		nº 1	nº 2	nº	nº	nº	nº	nº	Nº total de banheiros |3|
Espaço livre inadequado para uso de auxílios	2	X	X						
A porta abre para dentro (não para fora)									
Sem chuveiro									
Sem banheira fixa									
A largura da porta é menor que 85 cm	1	X							Total da pontuação de banheiros:
Obstáculos não removíveis	1								
Coluna de pontuação (nº de banheiros × soma dos pontos)		3	4						7

Pontuação média de banheiros **(PMB)** = pontuação total de banheiros/nº total de banheiros: **|2,33| PMB**

TOALETES (WC) (centralizados ou individuais em quartos):

CARACTERÍSTICAS E CLASSIFICAÇÃO DE INADEQUAÇÃO DE TOALETES Centr. = centralizados Indiv. = individual	Pontuação	TIPO DE TOALETE							
		A □ Centr. □ Indiv.	B □ Centr. □ Indiv.	C □ Centr. □ Indiv.	D □ Centr. □ Indiv.	E □ Centr. □ Indiv.	F □ Centr. □ Indiv.	G □ Centr. □ Indiv.	
		nº 1	nº 7	nº	nº	nº	nº	nº	Nº total de toaletes |8|
Espaço livre inadequado para movimentar a cadeira de rodas	2	X	X						
A porta abre para dentro (não para fora)									
Altura insuficiente do toalete (menor que 50 cm)	1	X							
Toalete sem apoios laterais	1		X						
Largura da porta é menor que 85 cm	1								Total da pontuação de toaletes
Espaço ao lado do toalete menor do que 80 cm	1		X						
Coluna de pontuação (nº de toaletes × soma dos pontos)		3	28						31

Pontuação média de toaletes (**PMWC**) = total de pontuação WC/ nº WC: l **3.87** l **PMWC**

FIGURA 16.1 Folha de coleta de dados para índice MAPO. Exemplo de aplicação. (continuação)

Nº DE ENFERMARIAS: 10

		TIPO DE ENFERMARIA							
CARACTERÍSTICAS E CLASSIFICAÇÃO DE INADEQUAÇÃO DE ENFERMARIAS	Pontuação	Nº 2 Enfermarias Nº 4 Leitos	Nº 8 Enfermarias Nº 2 Leitos	Nº __ Enfermarias Nº __ Leitos	Nº __ Enfermarias Nº __ Leitos	Nº __ Enfermarias Nº __ Leitos	Nº __ Enfermarias Nº __ Leitos	Nº __ Enfermarias Nº __ Leitos	
Espaço entre os leitos ou entre leito e parede menor do que 90 cm	2	X	X						Nº total de enfermarias |10|
Espaço nos pés do leito menor do que 120 cm	2	X							
Presença de obstáculos não removíveis									
Leitos fixos com altura menor do que 70 cm									
Leito inadequado: precisa ser parcialmente elevado	1								
Abas laterais inadequadas									
Espaço entre leito e chão menor do que 15 cm									
Leitos com duas rodas ou sem rodas	2								Total da pontuação enfermaria
Altura do assento da poltrona menor do que 50 cm	0,5	X							
Coluna de pontuação (nº de enfermarias × soma dos pontos)		**9**	**16**						**25**

Pontuação média de enfermarias (**PME**) = pontuação total de enfermarias/nº total de enfermarias |2,5| **PME**

PONTUAÇÃO MÉDIA DE AMBIENTE = PMB + PMWC + PME = |8,7| PMA

Presença de leitos com altura ajustável: ☐ SIM ☒ NÃO

Se a resposta for sim, nº (em unidades) ______________ ☐ com três seções ☐manual ☐ elétrica

Espaço entre o leito e o chão menor do que 15 cm: ☐ SIM ☐ NÃO

TREINAMENTO DE PESSOAL EM MANIPULAÇÃO MANUAL DE CARGA
☒ não fornecido (2)
☐ incluído no treinamento (0,75)
☐ fornecido somente via treinamento do uso de auxílios (1)
☐ somente via brochuras de treinamento (1)

FIGURA 16.1 Folha de coleta de dados para índice MAPO. Exemplo de aplicação. (continuação)

Ao classificar parcialmente cooperativos (PC), indicamos um paciente que tem capacidade motora residual e que é, portanto, somente parcialmente elevado.

A escolha de divisão dos pacientes com necessidade especial em totalmente não cooperativos (NC) e parcialmente cooperativos (PC), que é também bem comprovada na literatura, é derivada com base na evidência indicando uma sobrecarga biomecânica diferente na coluna lombar em relação aos diversos tipos de manobras executadas.

16.2.1.2 Fator dispositivo de elevação (DE)

A avaliação de dispositivos de elevação de pacientes combina dois aspectos: um número suficiente comparado ao número de pacientes totalmente não cooperativos, e sua adequação comparada às necessidades da unidade. Por "número suficiente" entende-se a presença de um dispositivo de elevação para cada oito pacientes totalmente não cooperativos (NC).

CARACTERÍSTICAS ESTRUTURAIS DO AMBIENTE

<table>
<tr><th colspan="6">NÚMERO DE PACIENTES COM NECESSIDADES ESPECIAIS/PROPORÇÃO DE OPERADORES</th></tr>
<tr><td>Nº de pacientes não cooperativos (NC) 16</td><td>média</td><td>nº de operadores</td><td>(OP) 9 =</td><td>1,77</td><td>média NC/OP</td></tr>
<tr><td>Nº de pacientes parcialmente cooperativos (PC) 6</td><td>média</td><td>nº de operadores</td><td>(OP) 9 =</td><td>0,66</td><td>média PC/OP</td></tr>
</table>

<table>
<tr><th>FATOR DISPOSITIVO DE ELEVAÇÃO (DE)</th><th>VALOR DO DE</th><td rowspan="5">|2| DE</td></tr>
<tr><td>Dispositivos de elevação AUSENTES ou</td><td>4</td></tr>
<tr><td>INADEQUADOS + INSUFICIENTES</td><td>2</td></tr>
<tr><td>Dispositivos de elevação INSUFICIENTES ou INADEQUADOS</td><td>0,5</td></tr>
<tr><td>Dispositivos de elevação ADEQUADOS e SUFICIENTES</td><td></td></tr>
</table>

<table>
<tr><th>FATOR AUXÍLIO MENOR (AM)</th><th>VALOR DO AM</th><td rowspan="3">|1| AM</td></tr>
<tr><td>Auxílio menor AUSENTE ou INSUFICIENTE</td><td>1</td></tr>
<tr><td>Auxílio menor SUFICIENTE e ADEQUADO</td><td>0,5</td></tr>
</table>

<table>
<tr><th colspan="7">FATOR CADEIRA DE RODAS (CR)</th><td rowspan="4">|1| CR</td></tr>
<tr><td>Pontuação média de cadeira de rodas (PMCr)</td><td colspan="2">0,5-1,33</td><td colspan="2">1,34-2,66</td><td colspan="2">2,67-4</td></tr>
<tr><td>Numericamente suficiente</td><td>SIM</td><td>NÃO</td><td>SIM</td><td>NÃO</td><td>SIM</td><td>NÃO</td></tr>
<tr><td>VALOR DE CR</td><td>0,75</td><td>1</td><td>1,12</td><td>1,5</td><td>1,5</td><td>2</td></tr>
</table>

<table>
<tr><th colspan="4">FATOR AMBIENTE (FA)</th><td rowspan="3">|1,25| FA</td></tr>
<tr><td>Pontuação média de ambiente (PMA)</td><td>0-5,8</td><td>5,9-11,6</td><td>11,7-17,5</td></tr>
<tr><td>VALOR DA FA</td><td>0,75</td><td>1,25</td><td>1,5</td></tr>
</table>

<table>
<tr><th>FATOR TREINAMENTO</th><th>FATOR FT</th><td rowspan="4">|2| FT</td></tr>
<tr><td>Treinamento adequado</td><td>0,75</td></tr>
<tr><td>Somente informação</td><td>1</td></tr>
<tr><td>Sem treinamento</td><td>2</td></tr>
</table>

ÍNDICE DE EXPOSIÇÃO MAPO

<table>
<tr><td>ÍNDICE</td><td>= [(|1,77|</td><td>× |2|)</td><td>+ (|0,66|</td><td>× |1|)]</td><td>× |1|</td><td>× |1,25|</td><td>× |2|</td><td>= 10,56</td></tr>
<tr><td>MAPO</td><td>NC/OP</td><td>DE</td><td>PC/OP</td><td>AM</td><td>CR</td><td>FA</td><td>FT</td><td></td></tr>
</table>

FIGURA 16.1 Folha de coleta de dados para índice MAPO. Exemplo de aplicação (continuação).

Consideramos "inadequado para as necessidades da unidade" um dispositivo que:

- não pode ser utilizado para o tipo de paciente normalmente presente no setor;
- esteja em mau estado de conservação (frequentemente quebrado);
- não possa ser utilizado por causa de características ambientais das enfermarias e/ou banheiros.

O valor atribuído ao fator dispositivo de elevação (DE) varia de 0,5 a 4, como pode ser visto no Quadro 16.1. Em resumo, os valores atribuídos têm como base as características do número suficiente e/ou adequação descrita acima, tendo em primeiro lugar uma frequência padronizada de elevação estimada (um paciente NC é geralmente movido pelo menos quatro vezes por dia), o que produz a pontuação máxima alcançável para o parâmetro: DE = 4.

Quadro 16.1 Valores atribuídos ao fator dispositivo de elevação (DE)

Características do dispositivo de elevação	Valor DE
Ausente ou inadequado + insuficiente	4
Insuficiente ou inadequado	2
Suficiente + adequado	0,5

16.2.1.3 Fator auxílio menor (AM)

Consideramos como equipamento de auxílio menor aquele que reduz o número de sobrecarga produzida por certas operações para parcialmente mover o peso do paciente (lençol deslizante, disco de transferência, rolador, cinto ergonômico). Considera-se que estejam presentes quando a unidade é equipada com um lençol deslizante mais pelo menos dois dos outros auxílios mencionados.

Um valor reduzido (0,5) foi atribuído ao fator relativo, considerando que a presença desses auxílios reduz o número das operações mencionadas. Quando auxílios menores não estão presentes ou são insuficientes, o valor atribuído é 1.

16.2.1.4 Fator cadeira de rodas (CR)

A avaliação de cadeiras de rodas e/ou cadeiras sanitárias considera dois aspectos de maneira integrada: número suficiente comparado ao número de pacientes com necessidades especiais e a presença de exigências ergonômicas. Por número suficiente indicamos a presença de um número de cadeiras de rodas igual a pelo menos metade dos pacientes com necessidades especiais na unidade. Esta escolha foi feita com base na observação de alguns pacientes totalmente não cooperativos (acamados) ou parcialmente cooperativos que não utilizam cadeiras de rodas. A avaliação de exigências ergonômicas é feita pela atribuição de um valor igual a 1 para cada tipo de cadeira de roda/cadeira sanitária identificada durante inspeção no local para ausência de cada uma das características:

- descanso de braço, que deve ser removível;
- encosto, que não deve ser pesado;
- equipada com freios confiáveis;
- largura, que não pode exceder 70 cm.

Com base na soma da pontuação de "inadequação" para cada tipo de cadeira de rodas, multiplicada pelo número de cadeiras de rodas (com as mesmas características), obtém-se a pontuação total para cada tipo (coluna de pontuação, ver Figura 16.1). Com base na soma das pontuações das várias colunas, dividida pelo número total de cadeiras de rodas, obtém-se a pontuação média de cadeiras de rodas, que é, portanto, uma avaliação da adequação ergonômica de todas as cadeiras de rodas/sanitárias presentes na unidade.

Portanto, é possível definir o valor do fator cadeira de rodas (CR) por meio da combinação de dois aspectos avaliados (número e requisitos ergonômicos), como mostra o Quadro 16.2. O valor desse fator varia de 0,75 a 2 porque, com base em observações anteriores, a presença de cadeiras de rodas ou de cadeiras sanitárias inadequadas ou numericamente insuficientes resulta em, no mínimo, dobrar a frequência de operações de transferência de pacientes, o que produz uma sobrecarga biomecânica da coluna lombar.

16.2.1.5 Fator ambiente (FA)

Somente os aspectos estruturais do ambiente que podem causar um aumento ou diminuição nos movimentos de sobrecarga de transferência à lombar foram considerados. Três seções na folha de registro de dados foram reservadas para essa finalidade (ver Figura 16.1), que abrange a análise de banheiros, toaletes e enfermarias.

Quadro 16.2 Valores atribuídos para o fator cadeira de rodas (CR)

	Pontuação Média de Cadeira de Rodas					
	0-1,33		1,34-2,66		2,67-4	
Numericamente suficiente	Sim	Não	Sim	Não	Sim	Não
Valor do fator cadeira de rodas (CR)	0,75	1	1,12	1,5	1,5	2

Quadro 16.3 Pontuações atribuídas a características estruturais registradas em banheiros, toaletes e enfermarias

Características estruturais	Pontuação
Banheiros:	
Espaço livre inadequado para uso de auxílios	2
Largura da porta menor do que 85 cm	1
Obstáculos não removíveis	1
Toaletes:	
Espaço livre insuficiente para girar a cadeira de rodas	2
Altura da cadeira de rodas insuficiente (abaixo de 50 cm)	1
Cadeira de rodas sem apoio lateral	1
Largura da porta menor do que 85 cm	1
Espaço ao lado da cadeira de rodas menor do que 80 cm	1
Enfermarias:	
Espaço entre as camas menor do que 90 cm	2
Espaço nos pés da cama menor do que 120 cm	2
Cama inadequada: precisa ser parcialmente elevada	1
Espaço entre a cama e o chão menor do que 15 cm	2
Poltronas inadequadas (altura do assento menor que 50 cm)	0,5

Para cada seção, identificamos um número de características de inadequação com pontuações indicadas no Quadro 16.3. As pontuações mais altas (1 ou 2) foram atribuídas aos aspectos ambientais que, se inadequados, obrigam os operadores a executar maior número de manobras de transferência de paciente. A pontuação mais baixa (0,5) foi atribuída à presença de móveis (por ex.: poltronas) que impedem que o paciente cooperativo utilize qualquer capacidade motora, de modo que o operador tem de levantar o paciente.

Para cada seção – banheiros (B), toaletes (WC), enfermarias (E) – o procedimento é o mesmo que para cadeiras de rodas, isto é, calcular a pontuação média (PM) de "inadequação" das seções (PMB, PMWC, PME). A soma das pontuações médias das três seções constitui a pontuação média de ambiente (PMA), que é dividida em três categorias de escala equidistante para expressar inadequação baixa, média e alta, como demonstrado no Quadro 16.4.

O valor do fator ambiente (FA) varia de 0,75 a 1,5. Com base em observações preliminares, foi possível estabelecer que a total ausência de exigências ergonômicas em estruturas ambientais conduz a um aumento de cerca de 1,5 no número de manobras, produzindo uma sobrecarga biomecânica na coluna lombar.

16.2.1.6 Fator treinamento (FT)

O último fator determinante que contribui para uma definição do índice de exposição é o treinamento específico de operadores. A experiência na verificação da eficácia do treinamento permitiu exigências mínimas a serem definidas para treinamento específico de adequação com base nas seguintes características:

- treinamento com duração de seis horas dividido em seção teórica e exercícios práticos em técnicas para elevar parcialmente os pacientes que produzem o mínimo de sobrecarga;
- exercícios práticos sobre o uso correto de equipamento.

Quando o treinamento teve essas características, notou-se, via observações no local, que mesmo as atividades não tendo sido executadas sistematicamente, o número de movimentos que produz sobrecarga à coluna lombar diminuiu consideravelmente, e os movimentos restantes foram executados de modo a produzir "menos sobrecarga". Por essas razões, um valor reduzido de 0,75 foi atribuído aos casos de treinamento adequado. Quando o treinamento foi simplesmente fornecer informações (verbal ou por folhetos), não houve redução significativa observada no número de movimentos produzindo sobrecarga. Portanto, um fator de treinamento número 1 foi atribuído. Nos casos nos quais nenhum tipo de treinamento foi oferecido, a frequência de severidade de movimentos de sobrecarga foi dobrada (fator de treinamento 2).

Quadro 16.4 Valores atribuídos ao fator ambiente (FA)

Grau de inadequação	Baixo	Médio	Alto
Pontuação média de ambiente (PMA)	0-5,8	5,9-11,6	11,7-17,5
Valor de fator ambiente (FA)	0,75	1,25	1,5

16.2.2 Características gerais do modelo de cálculo do índice MAPO

O índice sintético de exposição MAPO é calculado utilizando a seguinte expressão:

$$MAPO = [(NC/Op \times DE) + (PC/Op \times AM)] \times CR \times FA \times FT$$

Na expressão acima, as relações entre pacientes com necessidades especiais e operadores (NC/Op e PC/Op) são, diante de observações prévias, de importância básica e são uma função da frequência de operações de elevação e/ou transferência objetivamente exigidas dos operadores na unidade estudada.

As proporções NC/Op e PC/Op são "medidas" com respeito a fatores de "elevação" e "auxílios menores", respectivamente, a fim de avaliar a sobrecarga potencial biomecânica produzida por operações de transferência de acordo com a presença/ausência e a adequação dos auxílios em estudo. Os outros fatores (CR, FA, FT) atuam como multiplicadores (negativos ou positivos) de nível de exposição geral (aumento-diminuição na frequência ou sobrecarga em operações de manipulação de pacientes).

No módulo de cálculo, o fator dispositivo de elevação (DE) é um multiplicador ou um fator de redução somente em pacientes não cooperativos, ao passo que o fator auxílios menores (AM) é relacionado somente a pacientes parcialmente cooperativos. Essa abordagem foi escolhida para racionalizar o modelo, mesmo que na verdade ambos os tipos de auxílio façam referência ao número total de pacientes com necessidades especiais. Os outros fatores (cadeiras de rodas, ambiente e treinamento) foram correlacionados com pacientes não cooperativos e parcialmente cooperativos, já que, se eles são inadequados, podem produzir um aumento na frequência de severidade de operações de movimento de transferência de pacientes com necessidades especiais.

16.2.3 Classificação de resultados de índice MAPO

Os estudos e experiências realizados até agora possibilitaram identificar diferentes níveis de exposição (verde, amarelo e vermelho) com as pontuações-chave MAPO. Ao considerar a tendência de proporções ímpares em referência a níveis insignificantes de exposição, é possível definir o seguinte índice de critérios de classificação MAPO e indicar as ações preventivas consequentes a serem adotadas.

A faixa verde corresponde a um índice de nível entre 0 e 1,5, no qual o risco é insignificante salvo no caso de exceções previamente descritas (proporção de pacientes não cooperativos/operadores > 0,25 sem dispositivos de elevação). Dentro desse âmbito, a prevalência de dor na lombar aparece idêntica àquela da população geral (3,5%).

A faixa de "alerta" amarela cai dentro de um âmbito de índice de valores entre 1,51 e 5. Neste âmbito, a lombalgia pode ter uma incidência 2,5 vezes mais alta do que na faixa verde. Neste nível é necessário executar um plano de intervenção em médio e longo prazos para abordar as questões de vigilância sanitária, equipamento de apoio e treinamento.

A faixa vermelha, com índice de exposição acima de 5, corresponde a um risco certo e sempre mais alto, em que a lombalgia pode ter uma incidência acima de 5,6 vezes a incidência esperada. Neste caso, um plano de intervenção em curto prazo deve ser executado para abordar as questões de vigilância sanitária, equipamento de apoio, treinamento e ambiente.

16.3 Vantagens

- Permite a identificação de três níveis de ação de acordo com o conhecido modelo de semáforo (verde, amarelo, vermelho), que é de grande valor prático.
- Fornece análise detalhada dos determinantes de principal risco para dor na lombar em enfermeiros(as).
- Facilita comparação em diferentes enfermarias.
- Permite plano de comparação pré e pós-intervenção, que possibilita, dessa maneira, o estímulo de diferentes tipos de intervenção.
- Possibilita análises simples e rápidas.

16.4 Desvantagens

- MAPO não é um índice individual, mas representa um nível de risco da enfermaria analisada.
- MAPO não é aplicável em serviços de emergência.
- Em algumas situações específicas é possível ter um risco residual quando o valor MAPO é abaixo de 1,5.
- Algumas vezes, em clínicas de repouso, o valor do fator para cadeira de rodas é inadequado.

16.5 Métodos relacionados

O único método relacionado ao índice MAPO foi proposto por Stobbe em 1988. Stobbe identificou dois níveis de exposição – alto e baixo riscos – que foram correlacionados à frequência de elevação de paciente (alto sendo mais de cinco elevações por operador e por turno, baixo sendo menos do que três elevações). O autor utilizou uma entrevista com o(a) enfermeiro(a) chefe para quantificar o número médio de manobras de elevação para os operadores da enfermaria. Somente dois tipos de manobras foram considerados: leito-cadeira de rodas e toalete-cadeira de rodas.

16.6 Normas e regulamentações

Na Europa, um impulso especial foi dado à avaliação de risco envolvido em manipulação de cargas pela diretiva European Council Directive 90/269/EEC, que define o que se entende por manipulação de carga e as obrigações relevantes para o empregado. No espírito da legislação, o primeiro objetivo é eliminar o risco (possibilidade de seleção de automação ou mecanizações de operações completas).

O método MAPO é também uma ferramenta para operadores que não são considerados "suficientemente em boa forma".

Para avaliação de exigências ergonômicas ambientais (banheiro, toalete e enfermarias), MAPO leva em consideração as leis e regulamentações em demolição de barreiras arquitetônicas.

Quanto ao fator dispositivo de elevação do índice MAPO, é feita referência ao padrão EN ISO 10535.

16.7 Tempo aproximado de treinamento e de aplicação

O método MAPO exige, no total, 12 horas de tempo de treinamento. Um *follow-up* de treinamento de eficácia (quatro horas) é altamente recomendado.

Normalmente, leva-se cerca de 45 minutos para que um operador treinado avalie o risco de uma única enfermaria utilizando o índice MAPO. Uma reunião preliminar com os(as) enfermeiros(as) chefe (de todas as alas) é exigida para se obter as informações necessárias para calcular o índice.

16.8 Confiabilidade e Validade

Uma pesquisa da associação entre exposição (índice MAPO) e dor na lombar foi realizada com base em um estudo multicêntrico em 23 hospitais e casas de repouso, 234 enfermarias e 3.400 enfermeiros(as) (Menoni et al., 1999). A análise foi conduzida com razões ímpares (análises de regressão logística) e incidência de taxa de variação (regressão Poisson).

Resultados relatados por Battevi et al. (1999) demonstram que, a um nível de índice entre 0 e 1,5, a prevalência de lombalgia aparece idêntica àquela da população geral (3,5%). Sobre uma escala de índice MAPO entre 1,51 e 5, a incidência de dor na lombar é 2,5 vezes maior do que na população em geral.

Quando o índice MAPO está acima de 5, a incidência de dor na lombar pode ser 5,6 vezes acima da população geral.

16.9 Ferramentas necessárias

Apenas uma caneta e uma fita métrica são necessárias.

Referências

Battevi, N. et al. (1999), Application of the synthetic exposure index in manual lifting of patients: preliminary validation experience, *Med. Lav.*, 90, 256–275.

Bordini, L. et al. (1999), Epidemiology of musculo-skeletal alterations due to biomechanical overload of the spine in manual lifting of patients, *Med. Lav.*, 90, 103–116.

Colombini, D. et al. (1999a), Acute low back pain caused by manual lifting of patients in hospital ward: prevalence and incidence data, *Med. Lav.*, 90, 229–243.

Colombini, D. et al. (1999b), Preliminary epidemiological data on clinical symptoms in health care workers with tasks involving manual lifting of patients in hospital wards, *Med. Lav.*, 90, 201–228.

Dehlin, O. (1976), Back symptoms in nursing aides in a geriatric hospital, *Scand. J. Rehab. Med.*, 8, 47–52.

Gagnon, M. (1986), Evaluation of forces on the lumbo-sacral joint and assessment of work and energy transfers in nursing aides lifting patient, *Ergonomics*, 29, 407–421.

Garg, A. (1991), A biomechanical and ergonomics evaluation of patient transferring tasks: bed to wheelchair and wheelchair to bed, *Ergonomics*, 34, 289–312.

Magora, A. (1970), Investigation of the relation between low back pain and occupation work history, *Ind. Med. Surg.*, 39, 31–37.

Menoni, O. et al. (1999), Manual handling of patients in hospital and one particular kind of consequent diseases: acute and/or chronic spine alterations, *Medicina Lavoro*, 90, 99–436.

NIOSH (1981), Work Practices Guide for Manual Lifting, technical report 81-122, National Institute for Occupational Safety and Health, U.S. Department of Health and Human Services, Washington, D.C.

Stobbe, T.J. et al. (1988), Incidence of low back injuries among nursing personnel as a function of patient lifting frequency, *J. Saf. Res.*, 19, 21–28.

Takala, E.P. (1987), The handling of patients on geriatric wards, *Appl. Ergonomics*, 18, 17–22.

Ulin, S.S. and Chaffin, D.B. (1997), A biomechanical analysis of methods used for transferring totally dependent patients, *SCI Nurs.*, 14, 19–27.

Winkelmolen, G., Landeweerd, J.A., and Drost, M.R. (1994), An evaluation of patient lifting techniques, *Ergonomics*, 37, 921–932.

Métodos psicofisiológicos

17

Métodos psicofisiológicos

Karel A. Brookhuis
University of Groningen

Diversos métodos de fisiologia de medição utilizados na área médica estão sendo cada vez mais aplicados para estudar os fatores humanos e ergonômicos dos operadores em locais de trabalho em relação à carga de trabalho ou, mais especificamente, carga de trabalho mental. Há muitas razões pelas quais a medição da carga de trabalho mental dos operadores obtenha grande interesse nos dias de hoje e a tendência é de que cada vez mais essa área seja foco de interesse em um futuro próximo. Primeiramente, a natureza do trabalho mudou de forma drástica, ou pelo menos se ampliou, do físico (por ex.: medido por esforço muscular, abordado nesta seção) para o cognitivo (por ex.: medido na atividade cerebral, também abordado nesta seção), uma tendência que ainda não atingiu o limite. Em segundo lugar, os acidentes de todos os tipos em locais de trabalho são numerosos, dispendiosos, aparentemente erradicáveis e de fato muito atribuídos às próprias vítimas, os seres humanos. Em terceiro lugar, os erros relacionados à carga de trabalho mental, no sentido de processamento de informação inadequado, são as principais causas da maioria dos acidentes (Smiley e Brookhuis, 1987).

Enquanto ambas as cargas, baixa e alta, de trabalho mental (por ex.: conforme refletidas em parâmetros de frequência cardíaca [Smiley e Brookhuis, 1987]) são, sem dúvida, condições básicas para ocorrência de falhas; uma relação exata entre carga de trabalho mental e causa de acidente ainda não está bem estabelecida, muito menos medida na prática. De Waard e Brookhuis (1997) discriminaram entre subcarga e sobrecarga, a anterior conduzindo a um estado de alerta reduzido e diminuição da atenção (por ex.: refletida em parâmetro ocular), a última à distração, desvio de atenção e tempo insuficiente para processamento adequado de informação. Ambos os fatores foram estudados em relação ao estado do operador; no entanto, a ligação com ocorrência de erro não é feita por meio de vínculo direto (ver também Brookhuis et al., 2002). Critérios para *quando* o estado do operador estiver abaixo de um certo limiar, conduzindo a comportamento de erro, devem ser estabelecidos. Somente então acidentes e carga de trabalho mental (alta ou baixa) podem ser relacionados em conjunto com as origens do problema, tais como sobrecarga de informação (por ex.: medida por pressão sanguínea ou resposta galvânica de pele [Brookhuis et al., 2002]), fadiga (por ex.: refletida no eletroencefalograma [Brookhuis et al., 2002]), ou até um fator tal como o álcool (por ex.: medido com um bafômetro [Brookhuis et al., 2002]). O ambiente de trabalho do operador e a atividade em si somente ganharão em complexidade, pelo menos por enquanto, com o rápido crescimento em aplicativos eletrônicos complexos para controle e gerenciamento. E, por último, mas não menos importante, o envelhecimento desempenha um papel no interesse de medição da carga de trabalho mental do operador hoje em dia e, no futuro próximo, desempenhará interesse ainda maior (a "*gray wave*" [onda cinza]).

Há cerca de 30 anos, Kahneman (1973) definiu carga de trabalho mental como diretamente relacionada à proporção de capacidade mental que um operador despende na execução de uma tarefa. A medição de carga de trabalho mental é a especificação daquela proporção (O'Donnell e Eggemeier, 1986; De Waard e Brookhuis, 1997) em termos de custos do processo cognitivo, que também é referido como esforço mental

(Mulder, 1980). O esforço mental é semelhante ao que comumente é referido como fazer o seu melhor para atingir certo nível planejado, até mesmo o "tentar arduamente" no caso de uma demanda cognitiva forte, refletida em diversas medidas fisiológicas. As mudanças concomitantes no esforço não aparecerão de forma fácil nas medidas de execução de trabalho porque os operadores são inclinados a enfrentar mudanças em demandas de tarefas, por exemplo, no trânsito, conforme os motoristas fazem no trânsito, ao adaptar seu comportamento na direção para que a ação seja mais segura (Cnossen et al., 1997). No entanto, as modificações no esforço serão aparentes em autorrelatórios de motoristas e, *a fortiori,* nas mudanças em certas medidas fisiológicas, tais como atividade em certas regiões cerebrais, assim como a frequência cardíaca e sua variabilidade (cf. De Waard, 1996).

Mulder (1986) discrimina entre dois tipos de esforço mental, isto é, o esforço mental devotado ao processamento de informação de modo controlado (esforço computacional) e o esforço mental necessário para aplicar quando o estado de energia do operador é afetado (esforço compensatório). O esforço computacional é exercido para manter a execução da tarefa em um nível aceitável, por exemplo, quando o nível de complexidade da tarefa varia ou tarefas secundárias são adicionadas à tarefa primária. No caso de sobrecarga (ominosa), o esforço extracomputacional poderia prevenir riscos para a segurança. O esforço compensatório cuida da diminuição de empenho no caso de, por exemplo, fadiga até certo nível. Subcarga por aborrecimento, afetando a capacidade do operador de lidar com as demandas da tarefa, pode também ser compensado. No caso em que o esforço é exercido, seja computacional ou compensatório, tanto a dificuldade da tarefa como a carga de trabalho mental aumentarão. O esforço é um processo voluntário, controlado pelo operador, ao passo que a carga de trabalho mental é determinada pela interação do operador com a tarefa. Como alternativa ao esforço exercido, o operador pode decidir modificar as (sub)metas da tarefa. Adaptar o comportamento de condução de veículo como solução estratégica é um fenômeno bem conhecido. Por exemplo, a sobrecarga causada por uma tarefa adicional, como procurar números de telefones enquanto dirige, é demonstrada ao se diminuir a velocidade do veículo (ver De Waard et al., 1998, 1999).

Basicamente, há três categorias globais de medição distintas neste campo: medidas de execução de tarefa, relatórios subjetivos e medidas fisiológicas (ver também Eggemeier e Wilson, 1991; Wierwille e Eggemeier, 1993; Brookhuis, 1993). A primeira e mais utilizada categoria de medidas tem base nas técnicas de registro direto da capacidade do operador para executar uma tarefa em um nível aceitável, isto é, respeitando uma baixa probabilidade de acidente. Há dois tipos de relatórios subjetivos do desempenho do operador: os relatórios de observador, que são principalmente fornecidos por especialistas, e autorrelatórios feitos pelos trabalhadores. O valor dos relatórios de observador decorre de protocolos rígidos que limitam a variação conforme produzidos por interpretação pessoal; o valor dos autorrelatórios é decorrente sobretudo da validação por meio de múltiplas aplicações em ambientes controlados. Exemplos bastante conhecidos deste último são o índice de carga de tarefa da NASA (NASA-TLX) (Hart e Staveland, 1988) e a escala de classificação de esforço mental (RMSE) (Zijlstra, 1993). Por fim, medidas fisiológicas são o tipo mais natural de índice de carga de trabalho, já que, por definição, o trabalho exige atividade fisiológica. Tanto a carga de trabalho físico como mental têm, por exemplo, um impacto claro sobre: a frequência cardíaca e sua variabilidade (Mulder, 1980, 1986, 1988, 1992; Brookhuis et al., 1991) a resposta galvânica da pele (Boucsein, 1992), a pressão sanguínea (Rau, 2001) e a respiração (Mulder, 1992; Wientjes et al., 1998). A carga de trabalho mental pode aumentar ou diminuir a variabilidade da frequência cardíaca ao mesmo tempo (Mulder et al., Capítulo 20, neste volume). Outras medidas de grande interesse são fenômenos na atividade cerebral relacionados a eventos (Kramer, 1991; Noesselt et al., 2002) e os efeitos ambientais em certos músculos (Jessurun, 1997).

Nesta seção e nos próximos nove capítulos do manual (Capítulo 18 até o Capítulo 26), a metodologia de medição de um número de parâmetros fisiológicos relevantes é elaborada. Estes incluem os parâmetros cardiovasculares de frequência cardíaca e sua variabilidade; os parâmetros eletrocortical das bandas de frequência no eletroencefalograma e potenciais relacionados a eventos; respostas galvânicas da pele; respostas de pressão arterial; frequência respiratória; reflexos das atividades magnéticas do cérebro; movimentos da pálpebra e atividade muscular.

A seção se inicia com uma visão geral de um método muito antigo, a medição de fenômeno elétrico na pele (Capítulo 18). As técnicas de medição incluem resposta galvânica da pele (GSR), potencial de pele, potenciais de superfície autonômica periférica etc., todas com o objetivo de estudar atividade eletrodérmica. A última pode ser considerada um indicador psicofisiológico de excitação, processos de estresse-esforço excessivo e emoção. A medição de atividade eletrodérmica é utilizada para investigar respostas orientadoras e sua habituação, estudar condicionamento autonômico, determinar a quantidade de capacidade de processamento de informação necessária durante uma tarefa e determinar o nível de excitação/estresse, especialmente em situações evocando emoções negativas. Também foi utilizada para medir carga de trabalho e esforço mental excessivo, especificamente esforço emocional excessivo; aumentos em certos tipos de atividade eletrodérmica indicam prontidão para ação.

O Capítulo 19 aborda eletromiografia (EMG), isto é, a função muscular através da análise de sinais elétricos emanados durante contrações musculares. A EMG é muito utilizada em pesquisa de ergonomia e saúde ocupacional porque não é invasiva, permitindo medições convenientes de esforço físico durante movimentos, assim como reações fisiológicas causadas por processos controlados mentalmente.

No Capítulo 20, o tópico central é a frequência cardíaca. Ela é derivada do eletrocardiograma (ECG), que reflete a atividade (elétrica) do coração. Para a avaliação de esforço mental, o ECG por si só não é de interesse; preferivelmente, o tempo de duração entre batimentos cardíacos é a informação mais interessante. Durante o desempenho de tarefa, operadores têm de despender esforço (mental), que é geralmente refletido em uma variabilidade crescente e decrescente de frequência cardíaca quando comparado a situações de repouso. O padrão geral de resposta cardiovascular que é encontrado em muitos estudos de esforço mental pode ser caracterizado por um aumento da frequência cardíaca e da pressão arterial e diminuição da variabilidade da frequência cardíaca e pressão arterial em todas as faixas de frequência. Esse padrão é comparável a uma reação de defesa e é predominantemente encontrado em estudos laboratoriais utilizando tarefas de curta duração, que requerem operações mentais que desafiam a memória durante trabalho.

O Capítulo 21 descreve a técnica para detecção de hipovigilância, sonolência, ou até mesmo sono, por registro ambulatorial de EEG (e EOG), possibilitando ao investigador obter uma medida, segundo a segundo, da manifestação de sonolência (e sono). A técnica de medição é relativamente antiga, muito utilizada, confiável e bem aceita pela comunidade de pesquisa.

O Capítulo 22 descreve cronometria mental utilizando o potencial relacionado a eventos (PRE), que é derivado como uma série transitória de oscilações de voltagem no cérebro que podem ser registradas com base no epicrânio em resposta a estímulos discretos e respostas. Alguns componentes PRE, geralmente definidos em termos de polaridade e latência ligados a estímulos discretos e respostas, têm provado refletir uma série de distintos processos motores, cognitivos e perceptivos, provando ser úteis, portanto, na decomposição dos requisitos de processamentos de tarefas complexas. PREs têm sido aplicados no estudo de aspectos de cognição que são relevantes a fatores humanos e em pesquisas ergonômicas, incluindo tópicos como insônia, carga de trabalho mental, fadiga, auxiliadores adaptativos, fatores estressantes na cognição e automação.

O Capítulo 23 é um complemento ao Capítulo 22. Ambos os capítulos descrevem a medição de atividade neural no interior do cérebro, mas o Capítulo 23 foca no uso de uma técnica não invasiva na cabeça que utiliza campos magnéticos para monitorar atividade neural (profunda) dentro do cérebro. Os registros correspondentes são conhecidos como magnetoencefalograma (MEG), que é suplementado por uma técnica comparável chamada de ressonância nuclear magnética (RNM). Recentemente, essas técnicas adquiriram considerável interesse em aplicações neurofisiológicas porque permitem a análise do substrato de processos cognitivos específicos. Tentativas recentes para empregar esses métodos no diagnóstico de certas doenças neurológicas parecem ser bem-sucedidas.

O Capítulo 24 descreve técnicas para avaliar carga de trabalho com medição ambulatorial de pressão arterial. Esse tipo de técnica ambulante pode avaliar as interações – comportamento, emoção e ativação – com carga de trabalho sob reais condições de trabalho. Os efeitos da carga de trabalho sobre atividades, comportamento, tensão após trabalho e efeitos de recuperação durante o descanso podem também ser mensuradas. Isso implica melhoria do paradigma carga-tensão com base em efeitos em curto prazo (fadiga, aborrecimento, insônia etc.) para efeitos em longo prazo de trabalho (processos de recuperação perturbada após trabalho, doenças cardiovasculares, diabetes *mellitus,* depressão etc.).

O Capítulo 25 é sobre monitoramento de estado de alerta. Certas medidas de psicofisiologia ocular têm sido identificadas pelo seu potencial em detectar modificações minuto a minuto de sonolência e hipovigilância, que são associados a lapsos de atenção e diminuição de estado de alerta durante o desempenho. Uma medida de fechamento lento de pálpebra, referida como uma porcentagem de fechamento (PERCLOS), correlacionou-se altamente com lapsos de desempenho visual de vigilância. A técnica está sendo muito utilizada para monitorar operadores em seus ambientes de trabalho (por ex.: motoristas profissionais).

Por último, o Capítulo 26 descreve a medição de respiração em pesquisa aplicada. A medição respiratória é um ativo potencialmente poderoso, já que parece muito relacionada a uma variedade de dimensões psicológicas funcionais importantes, incluindo requisitos de resposta e padrões de avaliação. As medidas respiratórias podem também prover informação suplementar de grande valor para medidas alternativas (medidas subjetivas e outras medidas de carga de trabalho de operador) e em casos onde o ambiente de tarefa é estressante ou potencialmente perigoso.

Os critérios de seleção para os capítulos incluídos nesta seção foram: (a) não invasivos e (b) efeitos comprovados em relação a condições de trabalho mental. A medição da maioria dos parâmetros fisiológicos incluídos é relativamente fácil, ou pelo menos viável, no ambiente de trabalho. No entanto, algumas medidas da atividade cerebral no ambiente de trabalho são difíceis (potenciais relacionados a eventos no eletroencefalograma) ou até mesmo impossíveis (fenômenos magnéticos dentro do córtex), pelo menos até o presente momento. Todavia, todas essas técnicas de medição são relevantes dentro do contexto desta seção.

Referências

Boucsein, W. (1992), *Electrodermal Activity*, Plenum Press, New York.

Brookhuis, K.A. (1993), The use of physiological measures to validate driver monitoring, in *Driving Future Vehicles*, Parkes, A.M. and Franzén, S., Eds., Taylor & Francis, London, pp. 365–377.

Brookhuis, K.A., De Vries, G., and De Waard, D. (1991), The effects of mobile telephoning on driving performance, *Accident Anal. Prev.*, 23, 309–316.

Brookhuis, K.A., Van Winsum, W., Heijer, T., and Duynstee, L. (1999), Assessing behavioural effects of invehicle information systems, *Transp. Hum. Factors*, 1, 261–272.

Brookhuis, K.A., de Waard, D., and Fairclough, S.H. (2002), Criteria for driver impairment, *Ergonomics*, 45, 433–445.

Cnossen, F., Brookhuis, K.A., and Meijman, T. (1997), The effects of in-car information systems on mental workload: a driving simulator study, in *Simulators and Traffic Psychology*, Brookhuis, K.A., de Waard, D., and Weikert, C., Eds., Centre for Environmental and Traffic Psychology, Groningen, the Netherlands, pp. 151–163.

De Waard, D. (1996), The Measurement of Drivers' Mental Workload, Ph.D. thesis, Traffic Research Centre, University of Groningen, Haren, the Netherlands.

De Waard, D. and Brookhuis, K.A. (1997), On the measurement of driver mental workload, in *Traffic and Transport Psychology*, Rothengatter, J.A. and Carbonell Vaya, E., Eds., Pergamon, Amsterdam, pp. 161–171.

De Waard, D., Van der Hulst, M., and Brookhuis, K.A. (1998), The detection of driver inattention and breakdown, in *Human Factors in Road Traffic II, Traffic Psychology and Engineering*, Santos, J., Albuquerque, P., Pires da Costa, A., and Rodrigues, R., Eds., University of Minho, Braga, Portugal.

De Waard, D., Van Der Hulst, M., and Brookhuis, K.A. (1999), Elderly and young drivers' reaction to an in-car enforcement and tutoring system, *Appl. Ergonomics*, 30, 147–157.

Eggemeier, F.T. and Wilson, G.F. (1991), Performance-based and subjective assessment of workload in multitask environments, in *Multiple-Task Performance*, Damos, D.L., Ed., Taylor & Francis, London, pp. 207–216.

Hart, S.G. and Staveland, L.E. (1988), Development of NASA-TLX (task load index): results of experimental and theoretical research, in *Human Mental Workload*, Hancock, P.A. and Meshkati, N., Eds., North-Holland, Amsterdam.

Jessurun, M. (1997), Driving through a Road Environment, Ph.D. thesis, Traffic Research Centre, University of Groningen, Haren, the Netherlands.

Kahneman, D. (1973), *Attention and Effort*, Prentice-Hall, Englewood Cliffs, NJ.

Kramer, A.F. (1991), Physiological metrics of mental workload: a review of recent progress, in *Multiple--Task Performance*, Damos, D.L., Ed., Taylor & Francis, London, pp. 279–328.

Mulder, G. (1980), The Heart of Mental Effort, Ph.D. thesis, University of Groningen, Groningen, the Netherlands.

Mulder, G. (1986), The concept and measurement of mental effort, in *Energetics and Human Information Processing*, Hockey, G.R.J., Gaillard, A.W.K., and Coles, M.G.H., Eds., Martinus Nijhoff Publishers, Dordrecht, the Netherlands, pp. 175–198.

Mulder, L.J.M. (1988), Assessment of Cardiovascular Reactivity by Means of Spectral Analysis, Ph.D. thesis, University of Groningen, Groningen, the Netherlands.

Mulder, L.J.M. (1992), Measurement and analysis methods of heart rate and respiration for use in applied environments, *Biol. Psychol.*, 34, 205–236.

Noesselt, T., Hillyard, S.A., Woldorff, M.G., Schoenfeld, A., Hagner, T., Jäncke, L., Tempelmann, C., Hinrichs, H., Heinze, H.J. (2002), Delayed striate cortical activation during spatial attention, *Neuron*, 35, 575–687.

O'Donnell, R.D. and Eggemeier, F.T. (1986), Workload assessment methodology, in *Handbook of Perception and Human Performance*, Boff, K.R., Kaufman, L., and Thomas, J.P., Eds., Vol. II, 42, Cognitive Processes and Performance, Wiley, New York, pp. 1–49.

Rau, R. (2001), Objective characteristics of jobs affect blood pressure at work, after work and at night, in *Progress in Ambulatory Assessment*, Fahrenberg, J. and Myrtek, M., Eds., Hogrefe and Huber, Seattle, WA, pp. 361–386.

Smiley, A. and Brookhuis, K.A. (1987), Alcohol, drugs and traffic safety, in *Road Users and Traffic Safety*, Rothengatter, J.A. and de Bruin, R.A., Eds., Van Gorcum, Assen, the Netherlands, pp. 83–105.

Wientjes, C.J.E., Grossman, P., and Gaillard, A.W.K. (1998), Influence of drive and timing mechanisms on breathing pattern and ventilation during mental task performance, *Biol. Psychol.*, 49, 53–70.

Wierwille, W.W. and Eggemeier, F.T. (1993), Recommendation for mental workload measurement in a test and evaluation environment, *Hum. Factors*, 35, 263–281.

Zijlstra, F.R.H. (1993), Efficiency in Work Behavior: A Design Approach for Modern Tools, Ph.D. thesis, Delft University of Technology, Delft University Press, the Netherlands.

18

Mensuração eletrodérmica

Wolfram Boucsein
University of Wuppertal

18.1 *Background* e aplicações

Atividade eletrodérmica (AED) é um termo comum para fenômenos elétricos na pele. O termo compreende resposta galvânica da pele (GSR), potencial da pele, potenciais de superfície autonômica periférica etc. Pode ser mensurado com ou sem a aplicação de uma voltagem externa à pele, embora o uso constante de 0,5 V seja mais comum. Os registros dos dados eletrodérmicos remetem ao século XIX e têm sido muito utilizados como um método psicofisiológico (Boucsein, 1992) de fácil medição e interpretação.

Já que a AED é gerada pela atividade das glândulas sudoríparas, sua origem do sistema nervoso central reside unicamente no ramo simpático do sistema nervoso autonômo. Portanto, a AED pode ser considerada um indicador psicofisiológico de excitação, de processos de estresse tensão e de emoções que não são influenciadas pela porção parassimpática do sistema nervoso autonômo. A parte fásica da AED depende, em grande medida, do número de vias de glândulas sudoríparas que são momentaneamente preenchidas com suor, provendo, assim, desvios elétricos entre a superfície da pele e a boa condução dos tecidos profundos. Por outro lado, a AED tônica depende em grande parte do grau de umidade nas camadas superiores epidérmicas como uma consequência dos fenômenos eletrodérmicos fásicos. Uma vez que essas chamadas respostas eletrodérmicas (RED) irão umectar as camadas superiores, sua contagem pode também ser utilizada como um índice de AED tônica.

Em configurações de laboratórios, a AED tem sido utilizada para investigar a orientação de respostas e sua habituação, para condicionamento autonômicos, para determinar a quantidade de capacidade de processamento de informação necessária durante uma tarefa e para medir níveis de excitação/estresse, especialmente em situações que evoquem emoções negativas (Boucsein, 1992). Como um método em fatores humanos e ergonomia, a AED tem sido utilizada para determinar carga de trabalho, esforço mental excessivo e, mais especificamente, a quantidade de esforço emocional excessivo (Boucsein e Backs, 2000). No contexto de processamento de informação relacionado à tarefa, um aumento em AED fásica indica a orientação e a direção de atenção do indivíduo para um estímulo, ao passo que um aumento em AED tônica indica prontidão para ação (Figura 18.1).

18.2 Procedimento

18.2.1 Locais de registro

Embora a atividade das glândulas sudoríparas apareça mais ou menos em toda a superfície corporal, as palmas das mãos e as plantas dos pés têm sido consideradas os locais mais ativos, especialmente quando componentes emocionais de estresse ou carga de trabalho estão envolvidos. Se as razões ergonômicas ou físicas não permitirem registro desses locais, a AED pode ser tirada do aspecto interno do pé adjacente à planta (ver Boucsein, 1992, Figura 28). Dois eletrodos são anexados a uma distância entre 3 e 4 cm. Nenhum tratamento prévio dos locais é requerido, exceto para um local de referência inativo no caso de medição de potencial da pele, que é, no entanto, incomum em ergonomia.

18.2.2 Eletrodos e eletrólitos

O registro eletrodérmico é executado com discos de eletrodos de 6 mm de diâmetro com uma superfície de prata/cloreto de prata e uma câmara cilíndrica de plástico para o eletrólito. Eles são ligados à pele com colares adesivos dupla face, colocada no buraco onde se encaixa o diâmetro da câmera. Um gel eletrólito isotônico (0,9% de cloreto de sódio em pomada neutra) é utilizado para impedir interações não desejadas entre a pele e o eletrólito. É necessário esperar por volta de 10 a 15 minutos antes do registro AED, para que o sistema se estabilize. Após a medição, os eletrodos devem ser limpos com água morna sem destruição mecânica de sua superfície.

18.2.3 Dispositivos de registro

A medição de condutividade de corrente contínua (DC) na pele mais comumente utilizada requer um acoplador especial entre os eletrodos da pele e um bioamplificador (Figura 18.2). Por razões de segurança, a voltagem 0,5 V constante deve ser gerada com base em uma bateria, e o sinal deve ser alimentado pelo amplificador, via fibras ópticas. É recomendado que dispositivos de registro futuros façam uso de técnicas de medição com AC (corrente alternada), a fim de evitar a polarização do eletrodo e permitir uma medição de nível independente de ângulo de fase (Schaefer e Boucsein, 2000). O potencial da pele pode ser registrado por um bioamplificador sem acoplador, mas essa técnica requer um local de registro eletrodermicamente inativo e os resultados não são tão fáceis de interpretar (Boucsein, 1992). Os amplificadores devem ser do tipo de alta resistência e permitir constantes de tempo de pelo menos 10 segundos.

18.2.4 Armazenamento de sinal e avaliação

O registro simultâneo de nível eletrodérmico e características de resposta requer pelo menos uma resolução de 16 bits quando armazenado digitalmente. Uma taxa de amostragem de 20 Hz é suficiente, já que as mudanças fásicas AED são relativamente lentas. A medição de voltagem de corrente contínua constante produz valores de condutividade tônicos e fásicos (expressos em μS = micro Siemens, que é idêntico a μmho) que são rotulados, respectivamente, nível de condutividade da pele (NCP) e resposta de condutividade da pele (RCP). Para RCP, em adição à amplitude de resposta, o tempo de subida e tempo de recuperação são também avaliados (Figura 18.3) e, no caso de um estímulo distinto, a latência RCP é também medida (isto é, o tempo com base no início do estímulo para início da resposta). Em vez do NCP, o número de RCPs por minuto que excede uma mudança mínima em amplitude pode também ser contado como uma medida para AED tônica (rotulada frequência NE.RCP, isto é, frequência de RCP não específica, ou mais geralmente rotuladas NE.RED, ou seja, respostas eletrodérmicas não específicas). A sensibilidade desta medida para esforço emocional excessivo tem sido demonstrada repetidamente em ergonomia (ver Boucsein e Backs, 2000, Tabela 1.4).

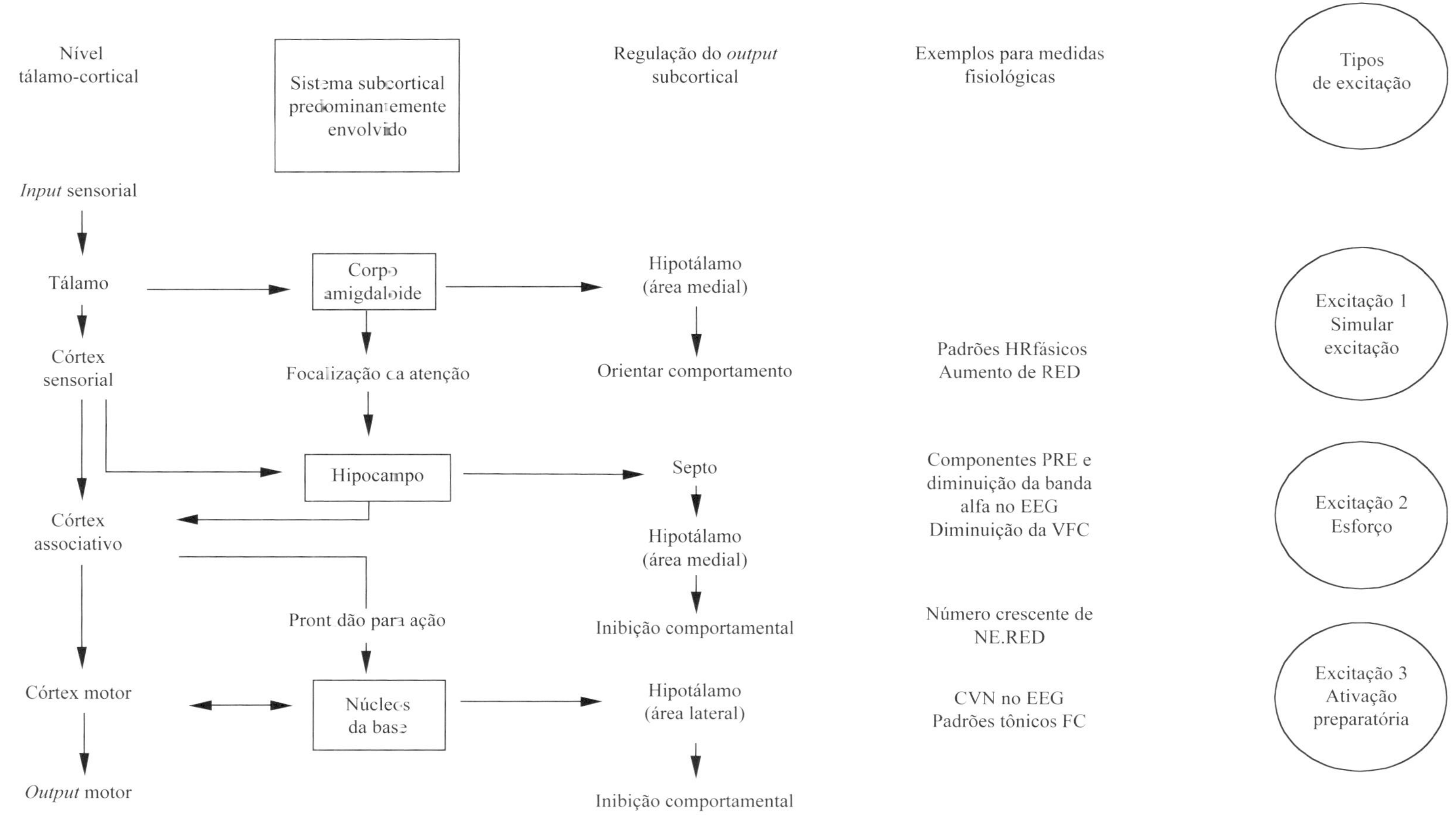

FIGURA 18.1 Um modelo de excitação tripla para o uso de psicofisiologia em ergonomia. CVN, variação de contingente negativa; EEG, eletroencefalograma; RED, resposta eletrodérmica; PRE, potencial relacionado a evento; FC, frequência cardíaca; VFC, variabilidade de frequência cardíaca; NE.RED, respostas eletrodérmicas com estímulos não específicos. (Adaptado de Boucsein, W. e Backs R.W. [2000], *Engineering Psychophysiology: Issues and Applications,* Backs, R.W. e Boucsein, W., Eds., Lawrence Erlbaum Associates, Mahwah, NJ. Copyright © 2000 por Lawrence Erlbaum Associates. Utilizado sob permissão do editor.).

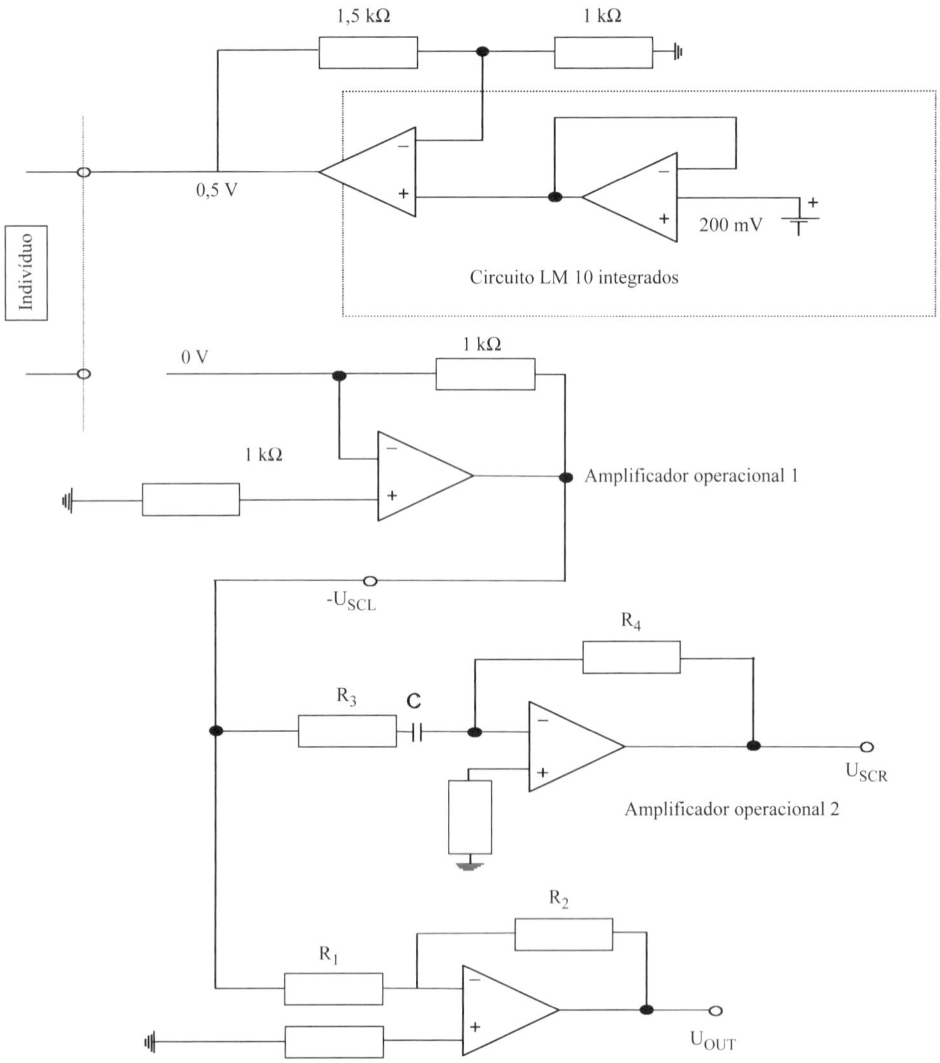

FIGURA 18.2 Acoplador AED (parte superior), eletrodos ligados à pele do indivíduo (parte superior esquerda) e um conjunto de bioamplificadores (parte inferior). O circuito integrado LM 10 fornece uma voltagem altamente constante de 0,5 V. O primeiro amplificador operacional converte a corrente que flui através da pele do indivíduo para uma voltagem negativa, $-U_{NCP}$, que é proporcional à NCP, com uma sensibilidade de 0,5 V/μS. A saída superior, U_{RCP}, na parte inferior da figura, fornece um RCP amplificado, ao passo que a saída inferior, U_{OUT}, fornece o NCP total.

18.2.5 Precauções

Várias possibilidades têm de ser consideradas para gerar artefatos, especialmente em ambientes não laboratoriais. Altas temperaturas no ambiente elevam ADE, ao passo que aumentos na umidade podem ter o efeito oposto. Suor excessivo pode conduzir ao destacamento dos colares adesivos de eletrodos na pele, mas não se correlaciona necessariamente com aumento de AED. Artefatos de registro podem resultar do destacamento ou pressão dos eletrodos, movimentos do corpo ou fala. Respirar fundo, em especial, pode produzir mudanças no sinal parecidas com RED. Portanto, é recomendado que se evitem possíveis artefatos o máximo possível ou pelo menos fazer registros da atividade respiratória (Schneider et al., 2003). Para fontes de artefatos e seu tratamento, ver Boucsein (1992).

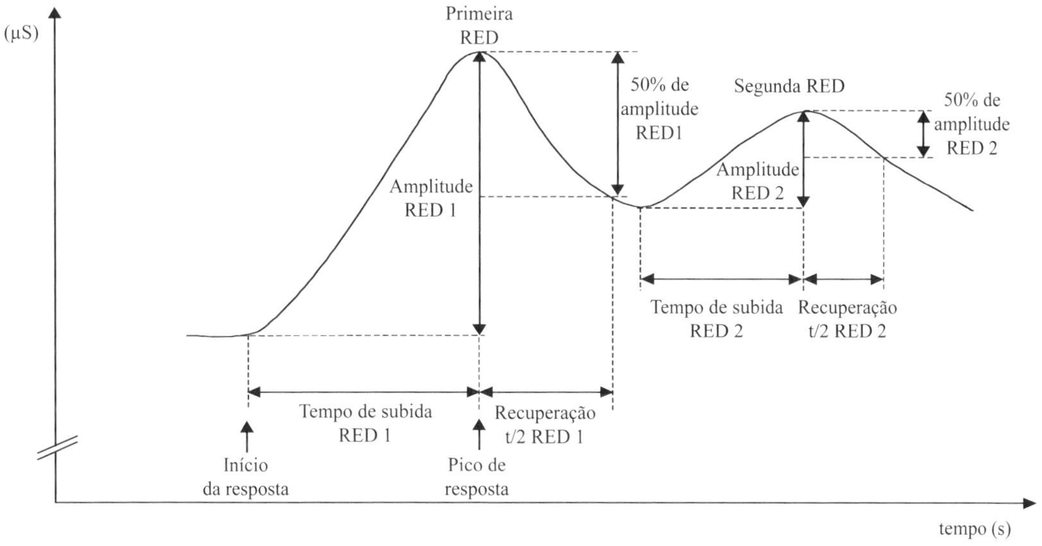

FIGURA 18.3 Uma resposta eletrodérmica típica (RED) com seus parâmetros (tempo de subida, amplitude, tempo de recuperação) conforme medida pela aplicação de uma voltagem externa. Recuperação t/2 se refere à queda para metade da amplitude. No evento que uma segunda RED começa antes de atingir esse ponto, que não é o caso no exemplo demonstrado, a RED de recuperação t/2 não pode ser obtida sem extrapolação.

18.3 Vantagens

- Um sinal fisiológico fácil de medir e interpretar.
- Medida isolada da porção simpática.
- Sensibilidade demonstrada para carga de trabalho e esforço emocional excessivo.

18.4 Desvantagens

- Necessidade de um acoplador específico para registro.
- Propensão de artefatos em ambientes não laboratoriais.
- Indistintamente reativa/sensível a qualquer atividade simpática.

18.5 Exemplo de medição eletrodérmica em fatores humanos/ ergonomia

O seguinte exemplo foi retirado de um estudo realizado no European Patent Office em The Hague, na Holanda (Boucsein e Thum, 1996, 1997). A avaliação ambulatorial de atividade eletrodérmica foi aplicada para monitorar processos de estresse-esforço excessivo durante oito horas de demanda alta de trabalho no computador sob diferentes horários de trabalho/repouso. Onze examinadores de patentes desempenharam sua complexa tarefa no computador sob dois diferentes regimes em ordem contrabalançada: um intervalo de 7,5 minutos após cada 50 minutos de trabalho em um dia e um intervalo de 15 minutos após cada 100 minutos de trabalho no outro dia.

18.5.1 Registro

Por meio de um sistema de monitoramento ambulatorial (VITAPORT 1, ver Jain et al., 1996), a AED foi continuamente registrada como condutância da pele ao longo do dia de trabalho. Eletrodos padrões de prata/cloreto de prata foram preenchidos com um gel eletrólito isotônico e ligados à lateral mediana do pé direito, conforme descrito por Boucsein (1992, Fig. 28), por meio de colares adesivos dupla face. A aderência dos eletrodos AED foi melhorada utilizando uma cola especial para prender os colares à pele. Os locais de registro foram marcados com uma caneta hidrográfica para assegurar posições idênticas do eletrodo para o segundo dia. Um anel de proteção de um colar adesivo foi utilizado para a marcação, a fim de evitar que a cola se espalhasse na área da pele na qual o gel de eletrodo seria aplicado. Esperou-se de 5 a 10 minutos para a secagem da cola, evitando que os fios entrassem em contato com ela. Os eletrodos foram adicionalmente fixados com uma fita adesiva específica para pele. Os fios dos eletrodos foram fixados com fita acima do tornozelo e transportados entre as pernas e as calças do indivíduo até a linha da cintura, onde o sistema de registro é colocado. A técnica utilizada nesse estudo foi bem-sucedida ao evitar deslocamento do eletrodo, mesmo havendo movimentação de subida e descida de diversos degraus de uma escada várias vezes ao dia. Para reduzir o risco de artefatos mecânicos, os indivíduos foram instruídos a usar chinelos ou sandálias que não exercessem pressão sobre os eletrodos.

18.5.2 Armazenamento de dados e análise

O canal AED desse sistema de registro executou uma pré-avaliação em tempo real da condutância da pele, o que permitiu uma taxa de armazenamento baixa a cerca de 8 Hz com uma resolução de 16 bits. Após o término de cada nove horas de registro, o sinal foi enviado a um computador pessoal e analisado por um programa de avaliação de AED desenvolvido internamente (EDA_PARA, ver Schaefer, 1995) que permitiu detectar e eliminar artefatos. A resolução foi de 0,01 µS para cada período de avaliação de dois minutos; a frequência NS.RCP foi automaticamente detectada e armazenada para cálculos mais aprofundados. Os períodos de avaliação de dois minutos foram selecionados com base em registros no início e no final de cada intervalo. Durante esses períodos, os indivíduos foram instruídos a relaxar sentados em uma cadeira, evitando o máximo de artefatos de movimento possível.

A Figura 18.4 descreve diferenças na frequência NE.RCP entre os períodos de dois minutos após o intervalo e períodos de dois minutos do início do intervalo, em três horários idênticos ao dia, durante dois dias de trabalho/repouso (isto é, intervalo de 7,5 minutos após cada 50 minutos de trabalho *vs* intervalo de 15 minutos após cada 100 minutos de trabalho). A análise de variável forneceu uma interação significante entre o tipo de cronograma de trabalho/repouso e o horário do dia. Os resultados sugerem que um cronograma com longo intervalo realmente aumenta o esforço emocional excessivo durante o intervalo

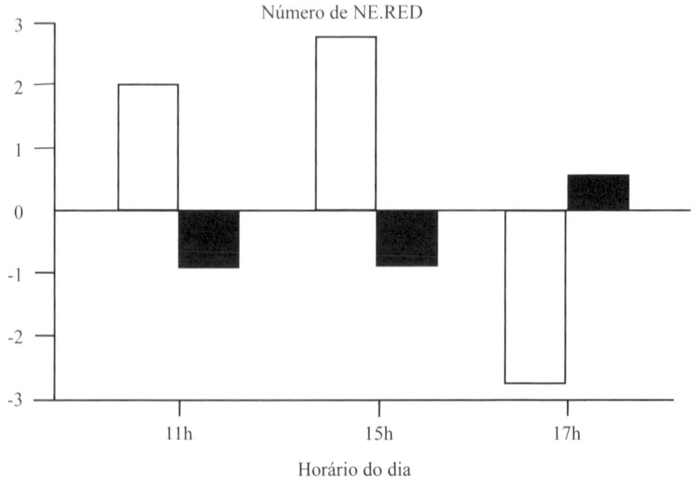

Figura 18.4 Diferenças em AED tônica (expressas em NE.RED antes do intervalo subtraído por aquelas após o intervalo) sob dois cronogramas diferentes de trabalho/descanso durante o dia de trabalho. Branco: trabalho longo e intervalo de repouso longo; preto: trabalho curto e intervalo de descanso curto.

às 11h e às 15h. Isso está de acordo com os resultados obtidos anteriormente com horários de resposta do sistema excessivamente longos (Boucsein, 2000). Em contraste, o intervalo às 17h durante o cronograma de intervalo longo foi associado a uma redução de esforço emocional excessivo, resultando em uma recomendação a preferir curtos intervalos de repouso até o início da tarde e depois disso prolongar os intervalos.

18.6 Padrões

Padrões para registro e interpretação de AED são exaustivamente descritos por Boucsein (1992). Os dispositivos de registro devem atender a critérios de segurança médica.

18.7 Tempo aproximado de treinamento e de aplicação

O uso do método psicofisiológico requer um treino especial de vários meses em um laboratório especializado em combinar as abordagens psicológicas e fisiológicas. O monitoramento ambulatorial, quando aplicado no exemplo anterior, adicionará mais um mês ao treino. O conhecimento básico do *software* da avaliação especial do AED pode ser adquirido dentro de dois dias.

18.8 Confiabilidade e validade

A confiabilidade de curta duração para respostas eletrodérmicas (isto é, dentro de uma única sessão de registro no mesmo dia) é de pelo menos 0,8 e frequentemente excedem 0,9, ao passo que, após um ano, o coeficiente de confiabilidade cai para 0,6, o que é bem comum para medições psicofisiológicas. A frequência NE.RCP, conforme utilizada no exemplo anterior, é uma medida mais confiável de AED tônica do que NCP (Schell et al., 2002). Os coeficientes de validade entre AED e força emocional podem exceder 0,9 em sessões de laboratório (Boucsein, 1992), mas não estão quantitativamente disponíveis para estudos aplicados. A frequência NE.RCP é considerada um indicador válido para força de uma emoção e para a descrição do curso de esforço emocional excessivo sob ambas as condições laboratoriais e de campo, como oposta à força física, que é refletida de maneira mais adequada em medidas cardiovasculares, como frequência cardíaca e pressão sanguínea (Boucsein, 1992, 2001). As estimativas quantitativas de validade estão disponíveis com base na aplicação de EDA no campo de detecção de fraude, em que 68 a 86% das classificações corretas para indivíduos com culpa foram relatadas (Boucsein, 1992).

18.9 Custos e ferramentas necessárias

Na época em que foi escrito, o custo do sucessor do sistema que foi utilizado no exemplo anterior era de 10 mil dólares para *hardware* e *software*, excluindo um *laptop* para instalação e avaliação. Para os estudos em laboratório, os dispositivos de registro não portáteis podem ser utilizados, incluindo um acoplador específico de AED que custa cerca de 2 mil dólares. O *software* de avaliação AED descrito aqui está disponível por 400 dólares. Os eletrodos, os colares adesivos e o gel para os eletrodos adicionam cerca de mil dólares por estudo com 12 indivíduos. No entanto, se bem conservados, os eletrodos podem ser usados em diversos estudos.

18.10 Métodos relacionados

A mensuração eletrodérmica é um dos métodos não invasivos para avaliação psicofisiológica em fatores humanos/ergonomia. Outras medições muito utilizadas nesse campo são frequência cardíaca, variabilidade de frequência cardíaca, temperatura corporal, taxa de piscar de olhos, movimentos oculares, eletromiograma, eletroencefalograma e medições endócrinas. Para uma visão geral desses métodos, ver Boucsein e Backs (2000) ou Boucsein (2001).

Referências

Boucsein, W. (1992), *Electrodermal Activity*, Plenum Press, New York.

Boucsein, W. (2000), The use of psychophysiology for evaluation of stress-strain processes in human computer interaction, in *Engineering Psychophysiology: Issues and Applications*, Backs, R.W. and Boucsein, W., Eds., Lawrence Erlbaum Associates, Mahwah, NJ, pp. 289–309.

Boucsein, W. (2001), Psychophysiological methods, in *International Encyclopedia of Ergonomics and Human Factors*, Vol. III, Karwowski, W., Ed., Taylor & Francis, London, pp. 1889–1895.

Boucsein, W. and Backs, R.W. (2000), Engineering psychophysiology as a discipline: historical and theoretical aspects, in *Engineering Psychophysiology: Issues and Applications*, Backs, R.W. and Boucsein, W., Eds., Lawrence Erlbaum Associates, Mahwah, NJ, pp. 3–30.

Boucsein, W. and Thum, M. (1996), Multivariate psychophysiological analysis of stress-strain processes under different break schedules during computer work, in *Ambulatory Assessment*, Fahrenberg, J. and Myrtek, M., Eds., Hogrefe and Huber, Seattle, WA, pp. 305–313.

Boucsein, W. and Thum, M. (1997), Design of work/rest schedules for computer work based on psychophysiological recovery measures, *Int. J. Ind. Ergonomics*, 20, 51–57.

Jain, A., Martens, W.L.J., Mutz, G., Weiss, R.K., and Stephan, E. (1996), Towards a comprehensive technology for recording and analysis of multiple physiological parameters within their behavioral and environmental context, in *Ambulatory Assessment*, Fahrenberg, J. and Myrtek, M., Eds., Hogrefe and Huber, Seattle, WA, pp. 215–235.

Schaefer, F. (1995), EDR_PARA: An Interactive Computer Program for the Evaluation of Electrodermal Recordings, unpublished report, University of Wuppertal, Wuppertal, Germany.

Schaefer, F. and Boucsein, W. (2000), Comparison of electrodermal constant voltage and constant current recording techniques using phase angle between alternating voltage and current, *Psychophysiology*, 37, 85–91.

Schell, A.M., Dawson, M.E., Nuechterlein, K.H., Subotnik, K.L., and Ventura, J. (2002), The temporal stability of electrodermal variables over a one-year period in patients with recent-onset schizophrenia and in normal subjects, *Psychophysiology*, 39, 124–132.

Schneider, R., Schmidt, S., Binder, M., Schaefer, F., and Walach, H. (2003), Respiration-related artifacts in EDA recordings: introducing a standardized method to overcome multiple interpretations, *Psychol. Rep.*, 93, 907–920.

19

Eletromiografia (EMG)

Matthias Göbel
Berlin University of Technology

19.1 *Background* e aplicação

A eletromiografia (EMG) estuda a atividade muscular através da análise de sinais elétricos emanados durante contrações musculares.

Os potenciais elétricos evocados durante a contração muscular voluntária foram observados muito antes da função bioquímica de geração de força muscular ser explorada (Matteucci, 1844; Piper, 1912). Apesar da simplicidade dos eletrodos de mensuração colocados na superfície da pele, exige-se tecnologia avançada de semicondutor para revelar informações significantes com base no sinal complexo e ruidoso do eletrodo. Durante as últimas décadas, instrumentação eletrônica sofisticada e métodos de análise mais potentes permitiram o uso de EMG em diversas áreas de pesquisa.

A atividade motora é iniciada por comandos gerados na coluna anterior da medula espinhal e transmitidos ao longo dos neurônios motores alfa até a região periférica. Cada fibra muscular consiste de redes múltiplas de sarcômeros contráteis (unidades de filamentos de actina e miosina) que criam a força da ação muscular. O composto do corpo celular, a placa motora e o conjunto de fibras musculares constroem uma unidade motora na qual todas as fibras musculares são ativadas de maneira sincrônica.

O neurônio local de cada unidade motora ativa quimicamente as fibras musculares conectadas em sua junção mioneural por uma despolarização celular (amplitude ≅ 100m V, duração 2 a 14 ms). Espalhando-se pela membrana do músculo, esse potencial de ação muscular estimula a contração dos sarcômeros. Os eletrólitos nesses tecidos e na pele conduzem potenciais elétricos, que tornam tecnicamente possível rastrear a atividade muscular ao medir a voltagem local dos eletrodos inseridos no músculo ou ligados à superfície da pele.

A força muscular é controlada pelo número de unidades motoras recrutadas e pela variação de taxa de descarga de cada unidade motora (5 a 50/s). Desse modo, os eletrodos com fios maiores, assim como eletrodos de superfície, detectam a soma (algébrica) de diferentes potenciais de unidade motora em torno de sua zona de captação (Basmajian e DeLuca, 1985). Quanto maior forem as dimensões do eletrodo e a distância entre as fibras musculares e ele, mais unidades motoras serão detectadas. O disparo assíncrono de diferentes unidades motoras e a variação de taxa de disparo e recrutamento da unidade motora constroem um padrão de interferência no eletrodo (Figura 19.1). O sinal EMG é, consequentemente, descrito como uma "sucessão" de formas de picos quase aleatórias, variando em amplitude e duração sem uma sequência identificável (Kramer et al., 1972). A despeito de seu caráter ruidoso, informações substanciais podem ser processadas com base no sinal EMG.

Há uma correlação entre o número e intensidade de picos gerados e a força de contração muscular. Assim, a média de sinal EMG aumenta com a contração muscular. Além dessa categoria muito utilizada, diversos tipos de processamento de sinal e padrões de análise permitem uma visão mais profunda da ativação e do esforço muscular. De qualquer maneira, é importante reconhecer que o EMG não mensura a força, posição articular ou qualquer outra coisa além da atividade elétrica, representando o recrutamento muscular local.

Em ergonomia, as mensurações EMG são utilizadas para o local de trabalho e para o *design* de ferramentas, bem como para agendamento de processo de trabalho com base no exame de:

- carga muscular (estática e dinâmica);
- fadiga muscular local por causa de sobrecarga;
- sincronismo muscular e coordenação;
- padrão de recrutamento das unidades motoras, explicando o baixo nível de fadiga muscular e de esforço mentalmente induzido.

Na maioria dos casos, a EMG é complementada por medidas de carga externa, posturas corporais ou movimentos da articulação para auxiliar a interpretação.

Os registros de EMG podem ser executados por eletrodos invasivos (agulhas) inseridos no músculo ou por eletrodos de superfície presos à pele sobre o músculo alvo. Os eletrodos de agulha são utilizados sobretudo para finalidades médicas e de reabilitação, extraindo informações detalhadas sobre a inervação do músculo. A EMG de superfície é comumente utilizada em ergonomia e saúde ocupacional por não ser invasivo, permitindo, assim, medições convenientes durante movimentos. No entanto, a mensuração mais indireta da EMG de superfície complica a aplicação e o processamento, uma vez que apenas os músculos superficiais são acessíveis, e a *cross-talk* (linha cruzada) dos músculos adjacentes pode interferir na coleta do sinal de EMG. Além disso, baixa recepção e alta variabilidade do sinal complicam a avaliação sem perturbações e com dimensionamento adequado.

19.2 Procedimento

19.2.1 Equipamento

Para cada músculo, o sinal de eletrodo é passado por um pré-amplificador, tornando o sinal adequado para processamento posterior. A filtragem subsequente passa frequências relacionadas à atividade muscular e corta distúrbios elétricos (50 ou 60 Hz, algumas vezes chamado zumbido), ruídos e artefatos. Após ser checado, o sinal é processado para informação relacionada (por ex.: intensidade média) e depois armazenado, ou, de maneira inversa, o sinal é armazenado de forma bruta e depois filtrado e processado. Por fim, o sinal processado é estatisticamente avaliado em conjunto com as condições de tarefas ou outras medidas de controle.

19.2.2 Seleção dos músculos

Por causa do grande número de músculos envolvidos nos movimentos, requer-se uma seleção apropriada de músculos acessíveis. Assim, o investigador, utilizando eletromiografia, deve ter um bom conhecimento sobre anatomia humana.

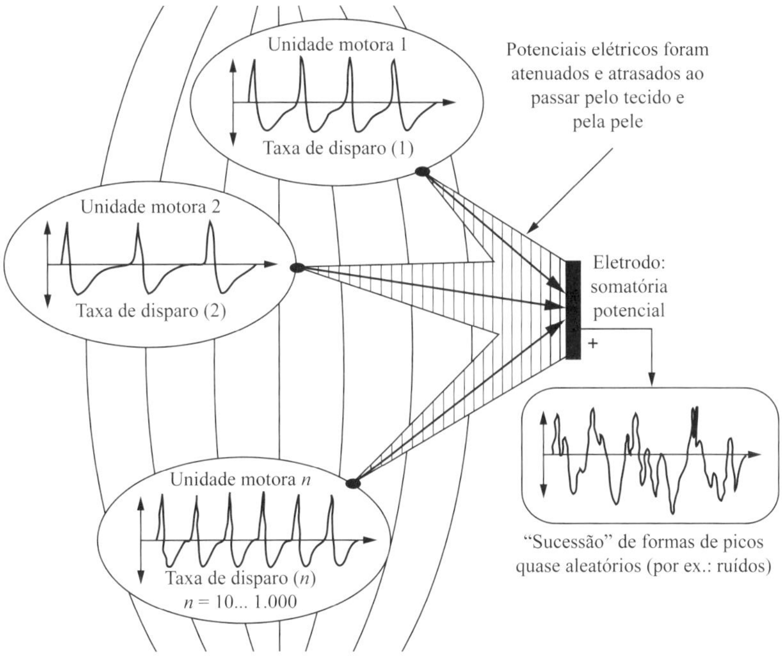

FIGURA 19.1 Composição do sinal EMG utilizando eletrodos de superfície.

19.2.3 Configuração e posicionamento do eletrodo

Os eletrodos são geralmente discos de 5 a 10 mm cobertos ou feitos de prata/cloreto de prata que são conectados à pele por um gel condutor e presos com fita adesiva. A fixação requer uma rotina para preencher o espaço com gel, ao passo que o colar adesivo deve ficar sem ele.

Para melhorar o contato elétrico e mecânico, a superfície da pele deve ser limpa com álcool antes de se fixar os eletrodos. Os cabos devem ser presos sem provocar tensão interna pela fita adesiva. Os eletrodos são posicionados no ventre muscular; acidentes ósseos ou pontos motores podem auxiliar no posicionamento.

A mensuração básica de EMG (monopolar) utiliza um único eletrodo ativo posicionado no músculo e um eletrodo terra posicionado acima dos ossos ou do tecido passivo. Um direcionamento melhorado com redução do *cross-talk* e outros músculos pode ser obtido através de um arranjo bipolar utilizando dois eletrodos ativos (com cerca de 2 cm de distanciamento um do outro) e por uma amplificação diferencial (Gath e Stalberg, 1976). Com esse arranjo mais amplamente aplicado, apenas a diferença de sinal entre os eletrodos ativos é amplificada e as porções de sinal comum (dos músculos afastados) são suprimidas. Um terceiro, o arranjo de eletrodo tripolar, utiliza três eletrodos ativos (ou um eletrodo concêntrico de três polos) e uma diferenciação dupla. Essa instalação fornece melhor direcionamento do que o arranjo bipolar.

19.2.4 Ajuste de amplificação, filtragem e armazenamento

O sinal do eletrodo tem um nível muito baixo (tipicamente 0,1 a 5 mV) e alta impedância (20.000 a 1 milhão de ohms). Isso requer, no início, uma amplificação com alto *input* de impedância (> 10^8 ohms) e baixo ruído; os amplificadores para arranjos bipolar e tripolar devem fornecer uma rejeição de modo comum de > 80 dB. Para evitar a migração de ruído e distúrbios de nível baixo nos cabos, eletrodos ativos com amplificadores embutidos podem ser utilizados.

A grande variação de intensidade de sinal requer um ajuste do ganho individual. A filtragem de sinal é requerida para cortar o ruído de alta frequência, artefatos de movimento de baixa frequência e interferências das linhas de energia. Na EMG bruta, a maior parte do sinal está entre 20 e 200 Hz (dependendo do tamanho e do posicionamento do eletrodo), com menos componentes acima de 1.000 Hz e abaixo de 2 a 3

Hz. Insere-se um filtro passa-baixa ajustado a 500-600 Hz porque os componentes de alta frequência contêm ruído crescente, mas não contribuem com informação significante. O gradiente de carga na interface eletrodo-eletrólito altera sua capacidade durante movimentos, assim, as interferências de baixa frequência (artefatos motores) devem ser eliminadas por um filtro passa-alta de 10 a 20 Hz. A interferência das linhas de energia, especialmente causada por contato escasso do eletrodo, pode ser suprimida por um filtro rejeita-faixa. Há um longo debate sobre as configurações de filtro (dependente do *design* e do posicionamento do eletrodo, bem como dos indivíduos avaliados), mas por não haver informação específica a ser encontrada dentro de um determinado intervalo de frequência de EMG bruto estocástica, uma filtragem mais poderosa compromete os resultados de forma irrelevante.

19.2.5 Controle de sinal

Por causa da característica estocástica dos sinais EMG, não se pode discriminar facilmente entre ruído e outra interferência. Recomenda-se um controle de sinal manual (como um osciloscópio), em particular para detectar fios de eletrodo escassos. O teste é executado com verificação de variação de sinal durante contração voluntária e relaxamento. Uma visão analítica espectral pode auxiliar a identificar perturbação e sobreposição de ruído.

19.2.6 Processamento de sinal

O tipo mais utilizado de processamento é computar a intensidade média de sinal que corresponde diretamente ao nível de ativação muscular (Figura 19.2). Basicamente, isso é executado pela retificação (ou computação *root-mean-square* (RMS) – raiz quadrática da média) do EMG bruto com integração de sinal subsequente ou filtro passa-baixa. Assim como a configuração de filtro, as opções de processamento diferem sutilmente, mas a seleção de intervalo de integração (ou frequência *cutoff*) é muito importante, pois ela afeta a resolução temporal e o ruído (para mais detalhes, veja Luczak e Göbel, 2000). Então, as medidas do nível de ativação muscular são interpretadas de acordo com movimento ou sequências de trabalho, para condições de trabalho, ou correlacionadas com parâmetros de movimento. A distribuição de amplitude pode fornecer uma informação adicional estática ou ativação de pico. As contrações isométricas com carga constante podem ser checadas para fadiga muscular se a ativação muscular crescente for observada no domínio do tempo.

Um segundo tipo de processamento foca no espectro de frequência do sinal de EMG bruto. Conforme a fadiga do músculo, a velocidade de propagação dos potenciais de ação diminui por causa do acúmulo da acidez metabólica. Isso conduz a um deslocamento e a uma compressão do espectro de frequência de EMG para baixas frequências (Lindström e Magnusson, 1977). Há também outras numerosas abordagens de análise de sinal, sobretudo focando nas características de recrutamento de unidade motora (por ex.: Forsman et al., 1999).

19.2.7 Dimensionamento

A amplitude do potencial de ação de unidade motora detectada depende de muitos fatores, tais como: o tamanho do eletrodo, a distância entre a fibra muscular ativa e o local de detecção etc. Por isso, a amplitude de EMG absoluta varia muito entre indivíduos e medidas (até um fator 100). No entanto, é necessário

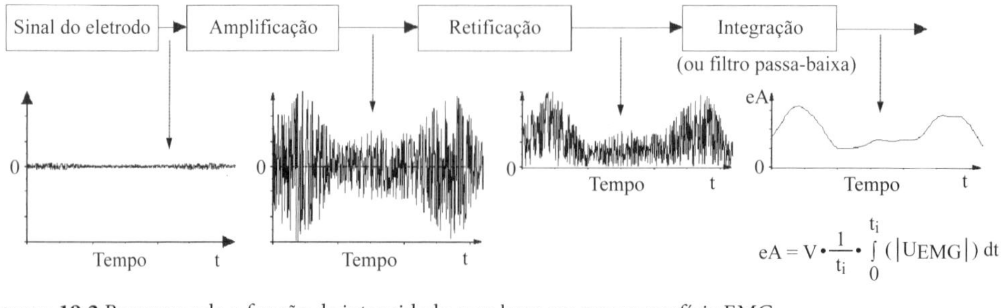

Figura 19.2 Recuperando a função de intensidade com base em uma superfície EMG.

apresentar dados em formato comum para comparações. Portanto, uma segunda medida é utilizada como referência de dimensionamento. A técnica mais utilizada envolve o dimensionamento de amplitude EMG como uma porcentagem do valor medido durante contração voluntária máxima (constituindo uma referência individual). Outra variante refere-se à amplitude de sinal EMG quando exercendo uma força predefinida (constituindo uma referência física). Os dois tipos de referência perdem a confiabilidade para força de controle voluntário de um músculo específico (variação típica de ± 20%).

Complementares ao dimensionamento de amplitude, os intervalos de tempo podem ser padronizados para correlação padrão, mas essa abordagem também tem dificuldades semelhantes em relação à confiabilidade.

19.2.8 Medição

Durante a coleta de dados, o ponto mais crucial é assegurar a fixação correta do eletrodo. Conforme passam as horas, o gel do eletrodo se difunde na pele e a transpiração pode dissolver a adesão do eletrodo. Além disso, as amplitudes de sinal precisam ser checadas para possível supermodulação.

19.3 Vantagens

A EMG fornece dados contínuos e quantitativos com uma alta resolução temporal e somente interferência marginal com execução de tarefa. Permite a detecção de fadiga muscular nos estágios iniciais e pode, assim, ser utilizada como uma medida objetiva, mesmo para reações motoras acessíveis não deliberadamente. A EMG de multicanais serve como meio prático para identificar estrangulamento muscular.

19.4 Desvantagens

Ao utilizar a EMG superficial, apenas os músculos localizados abaixo da pele podem ser avaliados. Uma análise apropriada somente é viável para músculos únicos de indivíduos que não estão muito obesos. Ela requer calibração cuidadosa, instrumentação, tratamento de dados e interpretação. A preparação de medidas EMG é um pouco longa (15 a 30 minutos para ergonomistas experientes) e a interpretação de dados requer informação adicional (por ex.: condições de local de trabalho ou medidas simultâneas de posições de trabalho). A calibração perde a confiabilidade por causa das características não lineares, que podem requerer ao usuário uma definição de função individual de calibração.

19.5 Exemplo

O exemplo a seguir (Göbel, 1996) mostra um tipo sutil de análise: a coordenação de movimento é, pelo menos parcialmente, controlada por *feedback* sensorial de diferentes modalidades. Para otimizar tarefas de controle motor e ferramentas, o conhecimento sobre o uso de *feedback* sensorial é muito útil. Embora tal medida não seja diretamente acessível, pode ser explorada pela EMG. Por causa da inevitável demora no processamento da informação humana, curvas em *feedback* produzem componentes oscilantes. Sua frequência depende da demora da curva de processamento de informação, mas é também mais alta do que a frequência de movimentos externos. Assim, a atividade de *feedback* sensorial pode ser estimada pelos componentes de frequência mais altos da função de intensidade EMG (Figura 19.3).

Utilizando esse método para analisar a fase de aprendizado de uma tarefa manual em linha de montagem, pode ser demonstrado que a atividade reflexa (monossináptica e polissináptica) correlacionou-se negativamente com a velocidade de execução durante os períodos iniciais de trabalho (até 8 a 12 horas de duração total de trabalho), mas esse efeito desapareceria com altos graus de experiência (Figura 19.4, lado superior). Em contraste, o tato mais demorado e a curva de *feedback* visual não afetam a velocidade de trabalho durante os períodos iniciais da atividade, mas mostraram uma correlação positiva forte durante as últimas fases de aprendizado (Figura 19.4, lado inferior). Pode-se concluir que um *feedback* sensorial é primeiramente incorporado para reflexos monossinápticos e depois para reflexos polissinápticos.

Os *feedbacks* de tato e visual seguem novamente com atraso. Conforme a experiência aumenta, todos os tipos de atividade de *feedback* sensorial estimulam a velocidade de execução.

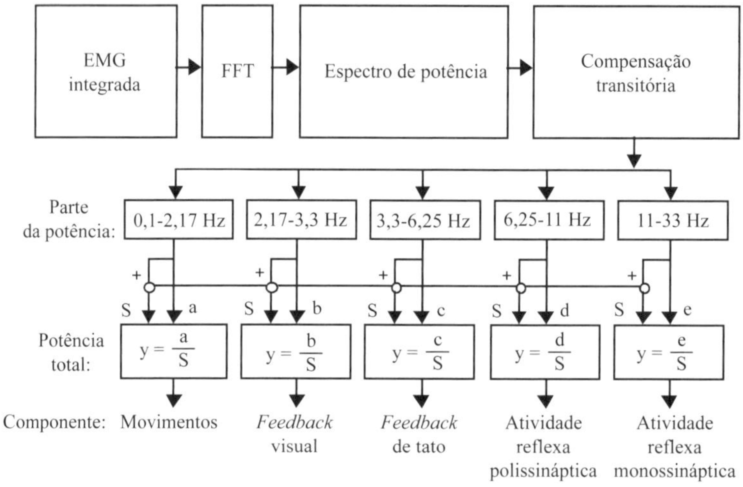

Figura 19.3 Estrutura de processamento de sinal para estimar a atividade de *feedback* sensorial sobre controle de movimento (simplificada).

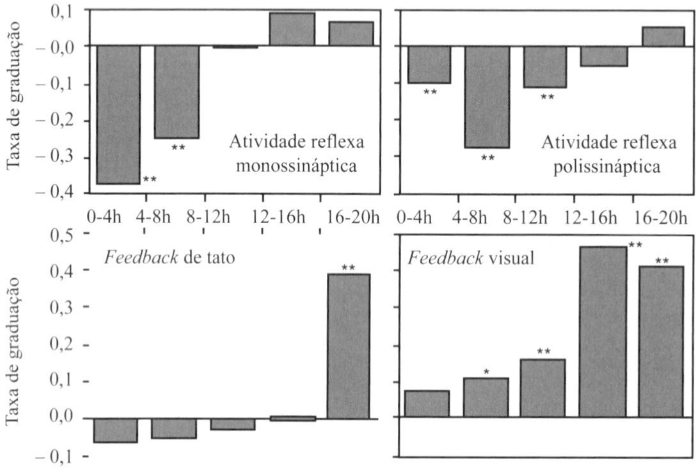

Figura 19.4 Correlação entre controle de *feedback* e velocidade de execução durante uma fase de aprendizado para uma tarefa manual de linha de montagem (dez indivíduos durante cinco períodos subsequentes, cada um com quatro horas de duração; duração média de ciclo: 22 segundos, *: $p < 0{,}05$; **: $p < 0{,}01$).

19.6 Métodos relacionados

A EMG é um subconjunto de medidas psicofisiológicas, uma técnica não invasiva para detectar reações fisiológicas causadas por processos controlados mentalmente. Como outras medidas psicofisiológicas (por ex.: variabilidade de frequência cardíaca, resistência tecidual, frequência de fechamento de pálpebra, eletroencefalograma etc.), a avaliação indireta de reações biológicas complica a detecção e interpretação dos dados. A EMG utilizada para análise de carga muscular também representa uma medida fisiológica, tais como consumo de oxigênio e frequência cardíaca.

Além da aplicação de EMG em pesquisas de ergonomia e fatores humanos, outra grande área é estabelecida em EMG clínica para análise médica de funções musculares e de controle motor.

19.7 Normas e regulamentações

O equipamento deve ter segurança contra choques elétricos, por se tratar de uma conexão elétrica aplicada em humanos. O *hardware* de EMG deve fornecer segurança e regulações de controle para equipamento médico, e apenas equipamento certificado deve ser utilizado.

Houve muitas tentativas para padronizar registros de EMG (Winter et al., 1980; Zipp, 1982). No entanto, por causa do número absoluto de fatores que influenciam o conteúdo das informações de EMG detectadas (tamanho do eletrodo, tipo, configuração e localização, frequências de filtragem e características, processamento de sinal, normalização etc.), assim como o fato de que as configurações dos parâmetros dependem dos indivíduos, do delineamento experimental e de cada um, ainda não há uma padronização geral estabelecida em ergonomia. Consequentemente, a documentação de registro e processamento de condições para EMG é requerida, restringindo assim a comparação de resultados e tornando os relatórios um pouco trabalhosos.

19.8 Tempo aproximado de treinamento e de aplicação

Embora as medições possam ser executadas rapidamente, é requerida uma vasta experiência para a definição da configuração experimental e de medidas auxiliares, assim como para seleção muscular, posicionamento do eletrodo, seleção de filtragem, calibração e interpretação de dados. Assim, enquanto as medidas com propósito de demonstração podem ser executadas de maneira rápida, as exigências de experiência aumentam dramaticamente com precisão e detalhamento de medições (ao longo dos anos).

Enquanto o equipamento de *hardware* e o *software* básicos estão disponíveis para quase qualquer tipo de aplicativo, um *software* para interpretação de dados precisa ser frequentemente criado ou modificado de acordo com a configuração experimental.

19.9 Confiabilidade e validade

Apesar do extensivo uso de EMG nas últimas décadas, há poucas pesquisas completas que examinem questões de confiabilidade. A confiabilidade das medidas diretas é muito baixa entre os indivíduos e entre as configurações de eletrodo por causa de diferenças na geometria muscular, tecido subcutâneo e localização do eletrodo. Com a normalização, os coeficientes de confiabilidade máximos variam entre 0,8 e 0,9 para contrações submáximas e entre 0,5 e 0,8 para contrações máximas (Viitasalo e Komi, 1975; Yang e Winter, 1983). A confiabilidade intraindivíduos é muito superior se os eletrodos não forem substituídos (0,9 a 0,99, relatado por Lippold, 1952). Em geral, comparações transversais do músculo são impedidas por causa das diferenças no músculo e circunscrições de tecidos corporais.

A validade depende principalmente da localização de acordo com o local do músculo e possíveis conflitos de separação.

19.10 Ferramentas necessárias

Investimento	Consumos
• Eletrodos e cabos • Pré-amplificadores • Unidades de filtragem de *hardware* • Conversor digital/analógico • Computador ou outro meio de armazenamento • *Software* de registro e de controle • *Software* de análise de dados	• Fita adesiva e gel para eletrodo ou eletrodos descartáveis • Fita adesiva para fixação de cabo

Embora haja disponibilidade de uma grande variedade de produtos móveis e fixos, deve-se estar consciente de que eles são designados apenas para um tipo de configuração de eletrodo (em geral, arranjo bipolar).

Referências

Basmajian, J.V. and DeLuca, C.J. (1985), *Muscles Alive: Their Functions Revealed by Electromyography*, Williams & Wilkins, Baltimore, MD.

Forsman, M., Kadefors, R., Zhang, Q., Birch, L., and Palmerud, G. (1999), Motor-unit recruitment in the trapezius muscle during arm movements and in VDU precision work, *Int. J. Ind. Ergonomics*, 24, 619–630.

Gath, I. and Stalberg, E.V. (1976), Techniques for improving the selectivity of electromyographical recordings, *IEEE Trans. BME*, 23, 467–472.

Göbel, M. (1996), Electromyographic evaluation of sensory feedback for movement control, in *Proceedings of the XIth International Ergonomics and Safety Conference*, July 1996, Zurich.

Kramer, H., Kuchler, G., and Brauer, D. (1972), Investigations of the potential distribution of activated skeletal muscles in man by means of surface electrodes, *Electromyogr. Clin. Neurophysiol.*, 12, 19–24.

Lindström, L. and Magnusson, R. (1977), Interpretation of myoelectric power spectra: a model and its application, *Proc. IEEE*, 65, 653–662.

Lippold, O.C.J. (1952), The relation between integrated action potentials in a human muscle and its isometric tension, *J. Physiol.*, 117, 492–499.

Luczak, H. and Göbel, M. (2000), Signal processing and analysis in application, in *Engineering Psychophysiology*, Backs, R.W. and Boucsein, W., Eds., Lawrence Erlbaum, Mahwah, NJ, pp. 79–110.

Matteucci, C. (1844), *Traites des Phenomenes Electropysiologiques*, Paris.

Piper, H. (1912), *Electrophysiologie menschlicher Muskeln*, Springer, Berlin.

Viitasalo, J.H. and Komi, P.V. (1975), Signal characteristics of EMG with special reference to reproducibility of measurements, *Acta Physiol. Scand.*, 93, 531–539.

Winter D.A., Rau, G., Kadefors, R., Broman, H., and DeLuca, C.J. (1980), Units, Terms, and Standards in the Reporting of EMG Research, a report by the ad hoc committee of the International Society of Electrophysiology and Kinesiology.

Yang, J.F. and Winter D.A. (1983), Electromyography reliability in maximal and submaximal isometric contractions, *Arch. Phys. Med. Rehabil.*, 64, 417–420.

Zipp, P. (1982), Recommendations for the standardization of lead positions in surface electromyography, *Eur. J. Appl. Physiol.*, 50, 55–70.

20

Estimativa de esforço mental utilizando a frequência cardíaca e a variabilidade de frequência cardíaca

Lambertus (Ben) J. M. Mulder
University of Croningen

Dick De Waard
University of Croningen

Karel A. Broohuis
University of Croningen

20.1 *Background* e aplicações

A frequência cardíaca pode ser derivada do eletrocardiograma (ECG), que reflete a atividade (elétrica) do coração. Para avaliação do esforço mental, não é o ECG que importa, mas sim o tempo de duração entre os batimentos cardíacos. A esse respeito, a frequência cardíaca (FC) é o número de batimentos cardíacos em um certo período de tempo (geralmente 1 minuto), enquanto o batimento cardíaco médio ou intervalo entre as frequências (IR-R) é o tempo de duração médio dos batimentos cardíacos no mesmo período. Os batimentos cardíacos têm durações de tempo variáveis, resultando em séries temporais IR-R com padrões característicos e conteúdos de frequência. Isso é chamado variabilidade de frequência cardíaca (VFC). Durante o desempenho da tarefa, indivíduos têm de despender esforço mental, que é geralmente refletido em aumento de FC e diminuição de VCF, quando comparado a situações de repouso.

O ritmo normal do coração é controlado pelos processos do nó sinoatrial cardíaco, que são modulados pela inervação de ramos simpáticos e parassimpáticos do sistema nervoso autônomo (Berntson et al., 1997; Levy, 1977). Levy (1977) apontou uma relação clara não linear entre a atividade simpática e parassimpática entre os dois ramos autônomos e o período cardíaco, onde este foi muito mais linear. Van Roon (1998) demonstrou esse mesmo fenômeno utilizando um modelo de simulação barorreflexo no qual a parte do controle da frequência cardíaca foi descrita pelas famosas equações de Rosenblueth e Simeone (1934).

A FC é principalmente controlada por núcleos no tronco encefálico, modulados pelo hipotálamo e pelas estruturas corticais (córtex pré-frontal). Dois modos devem ser distinguidos (Van Roon, 1998):

1. *Output* parassimpático (vagal) e simpático para o coração. Este é diretamente controlado pelo hipotálamo via núcleos do tronco encefálico; Porges (1995) rotulou-os, respectivamente, como tônus vagal e tônus simpático.
2. A mediação de atividade barorreflexo. Nesse caso, a informação que chega dos barroreceptores no núcleo do trato solitário que serve como *input* para os núcleos do tronco encefálico, determinando a atividade vagal e simpática. O papel do hipotálamo nesse modo é a mediação dos fatores de ganho barorreflexo para os ramos do sistema autonômico.

A distinção entre esses dois modos de controle cardíaco é importante no que diz respeito à interpretação das mudanças em FC e VFC durante esforço mental e estresse.

A VFC pode ser relacionada a mudanças em controle autonômico. As duas principais fontes de variabilidade podem ser distinguidas: arritmia sinusal respiratória e flutuações espontâneas, principalmente relacionadas ao controle de pressão arterial em curto prazo (barorreflexo). A arritmia sinusal respiratória (Porges, 1995) é um reflexo do padrão respiratório no padrão FC. Durante a inspiração, o controle vagal para o coração é diminuído (*vagal gating*), resultando em uma crescente FC, ao passo que durante a expiração essa supressão vagal desaparece, resultando em uma crescente FC (Porges et al. 1982; Grossman et al., 1991). De acordo com esse mecanismo, e relacionado à relativa alta frequência de respiração normal, acredita-se que a arritmia sinusal respiratória é determinada principalmente pela vagal. A segunda fonte de variação é relacionada ao controle barorreflexo e ao *"eigenrhythm"* dessa curva de controle. Em muitas variáveis cardiovasculares, incluindo VFC, pode-se descobrir um ritmo característico de 10 segundos (componente 0,10 Hz) que é modulado pelo ganho barorreflexo. Wesseling e Settels (1985) consideraram esse tipo de variação como flutuações aleatórias dentro do barorreflexo. Utilizando análise espectral, Mulder (1992) distinguiu-as entre três diferentes bandas de frequência: uma área de baixa frequências entre 0,02 e 0,06 Hz; uma banda de frequência média entre 0,07 e 0,14 Hz; e uma banda de alta frequência entre 0,15 e 0,40 Hz. Outros autores (Berntson et al., 1997) não utilizam a banda de baixa frequência (às vezes estendida) e indicam a área de frequência média como banda de baixa frequência. Alguns autores (Pagani et al., 1986) consideram a área de alta frequência como completamente determinada pela vagal e consideram a potência na banda de baixa frequência como um índice para atividade simpática. O último é uma visão muito simplista por causa dos grandes efeitos de controle vagal sobre as baixas frequências.

O padrão de resposta cardiovascular geral que é encontrado em inúmeros estudos de esforço mental pode ser caracterizado por um aumento de FC e pressão arterial e uma diminuição de VFC e variabilidade de pressão arterial em todas as bandas de frequência. Esse padrão é comparável a uma reação de defesa e é principalmente encontrado em estudos laboratoriais que utilizam tarefas de curta duração que requerem operações mentais desafiadoras à memória de trabalho. Uma importante descoberta empírica indica que a banda de frequência média é a medida mais sensível para as variações de esforço mental (Mulder e Mulder, 1987). Os estudos de simulação (Van Roon, 1998) indicaram que isso poderia ser atribuído ao fato de que dois efeitos ocorrem ao mesmo tempo: uma ativação vagal decrescente e uma ativação simpática crescente.

20.2 Procedimento

Há uma série de etapas a fim de se obter FC livre de artefatos e para computar o espectro de valores das bandas de potência.

20.2.1 Medição de ECG

O ECG pode ser medido com três eletrodos no tórax. Assim, um bom condutor produzindo uma onda R relativamente alta e uma onda T suprimida (mais apropriada para detectar picos R) é um bipolar precordial com eletrodos na posição V6 e outro no esterno. Derivações utilizando eletrodos nas extremidades (braços, pernas) devem ser evitadas por razões de sensibilidade do artefato. Para os registros de longa duração, recomendam-se eletrodos autoadesivos que são utilizados em cardiologia infantil. O sinal da fonte de ECG é no nível *Multivolt*, e isto implica que o sinal é relativamente insensível aos distúrbios de 50 ou 60 Hz. No entanto, se tais distúrbios ocorrerem, um filtro passa-baixa com frequência *cut-off* de cerca de 35 Hz e uma atenuação de 20 a 40 dB (fator 10 ou 100) a 50 Hz pode resolver tais problemas com facilidade.

20.2.2 Amostragem e detecção do pico da onda R

Hardware de detecção de picos R em ECG e registro de vezes de evento de onda R com uma precisão de 1 ms é o método mais eficaz e simples de aquisição de dados e pode ser considerado como a técnica preferida. Mulder (1992) descreve um dispositivo que pode obter uma precisão de 1ms, ao passo que erros de detecção (isto é, picos R perdidos ou desencadeamento adicional na onda T) são pouco vistos. Alternativamente, as mesmas características podem ser implementadas em *software* para aplicação *off-line*. Neste caso, o ECG tem de ser amostrado pelo menos a 400 Hz a fim de se obter uma precisão na detecção de 2 a 3 ms. Em situações nas quais pequenas mudanças VFC têm de ser medidas (por ex.: estudos de bloqueio vagal), tal nível de precisão pode ser criticamente baixo. Com muita frequência, o ECG é medido em combinação com outros sinais, tais como respiração, pressão arterial nos dedos e EEG. Nesses, é escolhida uma taxa de amostragem mais baixa do que o necessário para uma detecção adequada de pico R.

20.2.3 Detecção de artefato e correção

A detecção e correção de artefatos na série de eventos de pico R medidos é muito crítica por causa da alta sensibilidade das medidas de potência espectral ou eventos adicionais. Mulder (1992) descreve que um pico R perdido em um segmento de tempo de 100 s aumenta as medidas VFC computadas em 100%. Artefatos podem ter diferentes causas. Com indivíduos em posição regular sentada de descanso, não mais do que 10% dos artefatos apresentam *background* técnico, isto é, a maioria dos problemas é relacionada a origens fisiológicas, variando de extrassístoles ocorrendo ocasionalmente a padrões específicos de curta duração de ativação vagal repentina ou artefatos relacionados à respiração (suspirando). Os avaliadores inexperientes podem não estar atentos ao fato de que indivíduos podem apresentar sístoles extras ou outros problemas de transmissão no coração sem ter constatações médicas de problemas cardíacos. A detecção automática e a correção de tais "artefatos" é muito difícil, mas não impossível; em consequência disso, quando o número de artefatos no indivíduo é muito grande, ele deve ser excluído do estudo. Por essa razão, dados de cerca de um a vinte indivíduos têm de ser deixados de lado. No campo, por exemplo, em um veículo em movimento, os artefatos causados por distúrbios elétricos e/ou vibração são mais comuns, mas ainda restritos. A perda de dados em estudos *on-road* (em movimento) é estimada em 5 a 15 % (por ex.: de Waard et al., 1995; Steyvers e de Waard, 2000).

Enquanto a detecção automática e a correção não são sempre bem-sucedidas e satisfatórias, a detecção e a classificação com suporte visual são mais adequadas, embora consumam tempo. Os artefatos corretamente detectados e classificados podem ser corrigidos de maneira fácil utilizando interpolação linear (Mulder, 1992).

20.2.4 Procedimentos espectrais

Análise espectral serve para decompor as séries de tempo IR-R em diferentes ritmos, por exemplo, para distinguir o componente 0,10 Hz dos componentes relacionados à respiração em VFC. De fato, a variação (potência) em cada uma das três bandas previamente definidas deve ser determinada.

Diversas técnicas e procedimentos são utilizados para análise espectral dos dados IBI corrigidos a fim de se obter valores de potência espectral VFC (Berntson et al., 1997; Berger et al., 1986; Mulder, 1992). Uma variedade de procedimentos espectrais pode ser aplicada, cada uma com suas vantagens e restrições próprias. Os resultados não são realmente dependentes do modo como os espectros são computados. No entanto, sérias diferenças podem ser esperadas quando espectros de FC e IR-R são comparados. Isso será discutido na próxima seção.

20.2.5 FC, IR-R ou valores normalizados?

Embora espere-se intuitivamente que espectros de FC e IR-R produzam os mesmos resultados, esse não é o caso. Quando a VFC diminui em certo período de medição, isso será refletido em valores mais baixos para espectros de FC e IR-R. No entanto, isso não ocorre de forma linear por causa da relação inversa entre FC e IR-R. De Boer et al. (1984) e Mulder (1992) descreveram em particular a forte dependência de FC média. Mulder (1992) concluiu que a probabilidade de encontrar resultados significantes em uma experiência em esforço mental seria maior se fossem tiradas medidas de IR-R em vez de FC. Isso é causado pela esperada diminuição simultânea de IR-R e VFC em tais situações. Em nossa opinião, tal diferença é indesejável em resultados esperados entre medidas FC e IR-R. Portanto, Mulder (1992) propôs que fossem utilizados os números normalizados. Isso significa que, para o cálculo de variabilidade de frequência cardíaca, os valores na série temporal original, tanto para FC como para IR-R, são divididos pelos seus valores médios no segmento de análise disponível. Isso corresponde a tomar o coeficiente da variação em vez de computar o desvio padrão. Mulder (1992) mostrou que essa transformação evita as estranhas discrepâncias entre os resultados de FC e IR-R. Por essa razão, preferimos utilizar valores de potência normalizados. Os valores de potência obtidos têm a unidade "índice de modulação quadrado".

20.2.6 Transformação logarítmica

Bendat e Piersol (1986) demostraram que os valores de potência espectral têm uma distribuição estatística qui-quadrado. Por essa razão, Van Roon (1998) argumentou que tomando os dados de *log* desses valores de potência é a transformação mais apropriada, tanto no campo teórico como no prático, a fim de se obter uma distribuição mais normal que seja adequada para análise estatística. Portanto, nós sugerimos tomar os logaritmos naturais para todos os valores de banda espectrais antes da análise estatística.

20.3 Desvantagens

A FC e a VFC são utilizadas como indicador de esforço mental: quanto mais alto o esforço investido, mais alta é a FC e mais baixa é a VFC. No entanto, por causa da complexa relação da FC com o controle de pressão arterial barorreflexo e com a atividade nervosa autônoma, há diversas razões pelas quais um simples ponto de partida como o indicado anteriormente não se sustente em todas as circunstâncias. Os resultados mais estáveis, de acordo com esse ponto de vista, são obtidos quando tarefas de laboratório de curta duração são desempenhadas com demandas consideradas altas em trabalho de memória.

Sua sensibilidade para artefatos na série IR-R obtida e para mudanças no padrão respiratório são desvantagens práticas e restrições ao método. Com relação ao último, são grandes os efeitos de fala e respiração em VFC. A correção de artefato consome tempo. Além disso, a necessidade de utilizar eletrodos e ter aparatos de registro pode ser considerada obstrusiva. No entanto, os relógios de pulso de medicina esportiva disponíveis hoje em dia podem registrar a FC batimento a batimento de maneira confiável, com nível de precisão adequado para estudos de fatores humanos (Van de Ven, 2002).

20.4 Exemplo

Em um simulador de condução avançado, 22 participantes completaram testes de passeio em diferentes tipos de trajeto. Entre esses testes, havia rotatórias, faixas duplas e vias urbanas. Durante os testes de passeio, as frequências cardíacas dos participantes foram registradas. (Para um relatório completo, veja de Waard et al. [1999].) Com base em intervalos entre frequências registrados, uma frequência cardíaca de média de movimento e a potência na banda 0,10 Hz de variabilidade de frequência cardíaca foram calculadas com o auxílio da técnica conhecida como técnica de perfil (por ex.: Mulder, 1992). Com essa técnica, médias são calculadas, neste caso, utilizando 30 segundos de dados como *input*. Depois a janela move-se com uma etapa de 10 segundos e novamente as médias são calculadas. As médias de movimento resultantes são mostradas na Figura 20.1.

O passeio por diferentes tipos de trajeto é claramente refletido na frequência cardíaca e no componente 0,10 Hz. Conduzir em um trajeto de alta intensidade (rotatórias) exige mais empenho – a frequência cardíaca é mais alta e a variabilidade é reduzida – do que em uma faixa dupla. A informação adicional fornecida pelo componente de 0,10 Hz da VFC é muito ilustrativa. Quando se observa o passeio pela primeira área construída, a frequência cardíaca é relativamente alta comparada à condução em faixa dupla, e permanece alta durante aquela parte do passeio. A variabilidade de frequência cardíaca, no entanto, é somente baixa (isto é, grande esforço) durante a primeira metade do passeio pela cidade. E aquela parte é, na verdade, apenas do condutor, pois durante a segunda parte os participantes aguardavam no farol vermelho até que ele ficasse verde. Evidentemente, a espera por si só não é uma tarefa que demande esforço, o que é refletido no VFC.

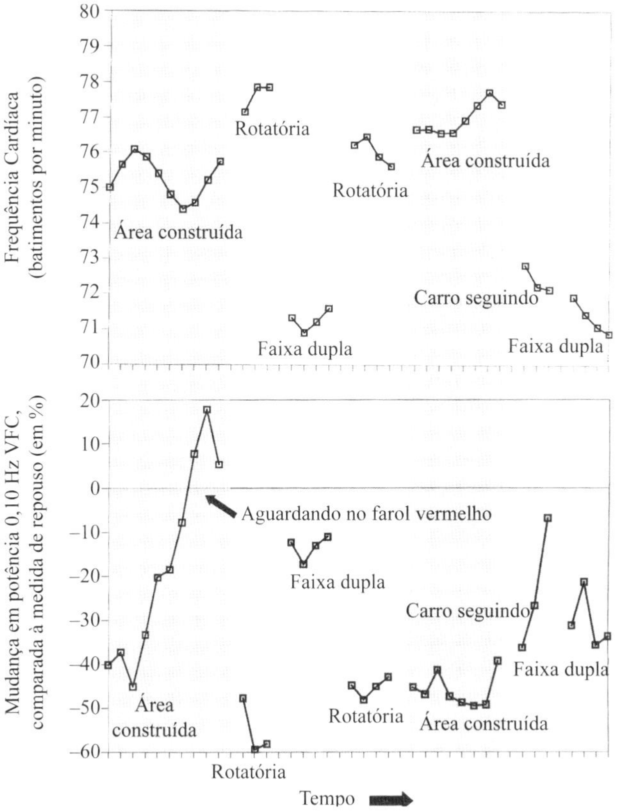

Figura 20.1 Média de frequência cardíaca (painel do alto) e o componente 0,10 Hz de VFC (painel embaixo) durante teste de passeio em um simulador de condução (N = 22). O tempo é exibido em etapas de 10 segundos. A VFC é exibida comparada ao nível de repouso 0. (Adaptado de De Waard, D. [1996], The Measurement of Driver's Mental Workload, tese para Ph.D, University of Groningen, Groningen, the Netherlands. Com permissão).

20.5 Métodos relacionados

Há diversos métodos relacionados, tais como escalas subjetivas e questionários, para obter indicações do esforço investido (Zijlstra e Van Doorn, 1985; Hart e Staveland, 1988). No entanto, tais métodos devem ser considerados complementares e não como substitutos para medidas VFC, uma vez que há diversos motivos pelos quais índices subjetivos e psicofisiológicos podem diferir. Há ligações fortes entre FC e VFC com mudanças na pressão arterial e padrões respiratórios. Por essa razão, é instrutivo medir a respiração e pressão arterial (dedo) frequência a frequência em situações onde isso é possível. Obter informação adicional sobre o padrão respiratório a um nível individual muito auxilia a interpretação de VFC. Isso vale para a fala e a respiração, assim como para alterações em frequência respiratória principal. Por exemplo, quando a taxa de respiração aumenta durante o desempenho de tarefa, há uma diminuição de VFC em banda de alta frequência simplesmente por esta razão (Angelone e Coulter, 1964). Além disso, quando a frequência respiratória vem com a banda de frequência média, isso conduz a um grande aumento em VFC.

A medição de pressão arterial no dedo possibilita a obtenção de valores de pressão arterial sistólica e diastólica frequência a frequência. O discernimento a respeito do que ocorre com o controle de processos do Sistema Nervoso Autônomo (SNA) é consideravelmente alto por causa da forte dependência, por meio do barorreflexo, da pressão arterial e da FC. Em particular, com relação à interpretação de mudanças da

FC em relação aos dois mecanismos apresentados (tanto o controle direto hipotalâmico como a ocorrência de uma reação de defesa), a disponibilidade de índices de pressão arterial é essencial.

20.6 Normas e regulamentações

Não há normas e regulamentações com relação à medição e análise de FC e VFC, embora existam dois estudos de revisão que fornecem conhecimento e recomendações para a aplicação de tais técnicas no campo da cardiologia (Task Force, 1996) e psicofisiologia (Berntson et al., 1997).

20.7 Tempo aproximado de treinamento e de aplicação

Com a medição correta e dispositivos de registro, um pacote adequado de análise de dados, assim como o *software* para transformação de dados em formato correto, o treinamento para utilizar a medição mencionada e técnicas de análise não requer mais do que duas a três horas. No entanto, a experiência tem nos ensinado que requer mais tempo para a compreensão de *backgrounds* de VFC, assim como a necessária transformação de dados e algoritmos de transformação de dados. Diversas semanas ou meses de trabalho com esses dados pode ser necessária para a compreensão total do que está ocorrendo com FC e VFC durante o desempenho de uma tarefa mental.

20.8 Confiabilidade e validade

Confiabilidade e repetibilidade das FC e VFC obtidas durante resultados de tarefas de laboratório com carga mental de curta duração são geralmente altas, mas isso não vale para o uso em ambientes práticos. A razão para isso pode estar ligada à incerteza sobre o que os indivíduos estão fazendo em termos de atividades cognitivas, por um lado e fatores emocionais/de motivação assim como esforço compensatório, por outro lado. De acordo com os dois principais mecanismos de regulação da FC mencionados na introdução, isso pode ter importantes implicações. Além disso, oscilações em padrão respiratório, por exemplo durante a fala, têm grandes efeitos na VFC.

Com relação aos diagnósticos, diferentes posições são tomadas. Gaillard e Kramer (2000) consideram um não diagnóstico VFC como um índice para esforço mental porque diferenças em tipos de operações não podem ser distinguidas. Mulder et al. (2000), entretanto, consideram o mesmo índice um diagnóstico porque é possível fazer uma clara distinção entre trabalho mental que demanda atenção e que não demanda atenção.

Deve-se perceber, no entanto, que a sensibilidade da medida não é muito alta, tornando difícil a distinção entre níveis de carga de tarefa e esforço relacionado investido. Além disso, utilizar o índice ou um nível individual requer diversas repetições a fim de se obter confiança estatística adequada.

O aspecto de validade, por fim, tem que ser relacionado aos mecanismos de regulação FC mencionados na introdução. Se apenas o segundo mecanismo, isto é, uma reação do tipo defesa, está em jogo, consideramos o índice de VFC como muito válido para o esforço mental investido. Contudo, se mecanismos compensatórios se tornam mais importantes, a interpretação de mudanças da FC e VFC, em termos de esforço mental, não são suficientemente confiáveis.

20.9 Ferramentas necessárias

A coleta de dados requer três eletrodos, um amplificador, um dispositivo de onda R (em *hardware* ou *software*) e um dispositivo de coleta de dados que salva os dados como amostras de ECG ou como pontos de tempo em evento de pico R. O último é o mais eficaz. Diversos tipos de equipamento estão disponíveis, variando de um relógio de pulso, ou outro dispositivo portátil de coleta de evento, até um aparato de registro eletrofisiológico. Para análise de dados, a princípio, dois métodos são seguidos. O primeiro é a transformação de séries de eventos não equidistantes em uma série equidistante de amostras (Berger et al., 1986) enquanto se utiliza um pacote padrão para análise espectral. O segundo inclui uma transformação Fourier direta dos pacotes de *software* de séries de eventos que combinam as etapas necessárias de processamento (por ex.: Carspan, ver Mulder [1992]), incluindo processamento de dados de séries de tempo cardiovascular.

Referências

Angelone, A. and Coulter, N.A. (1964), Respiratory-sinus arrhythmia: a frequency dependent phenomenon, *J. Appl. Physiol.*, 19, 479–482.

Bendat, J.S. and Piersol, A.G. (1986), *Random Data: Analysis and Measurement Procedures*, 2nd ed., John Wiley & Sons, New York.

Berntson, G.G., Cacioppo, J.T., Quigley, K.S., and Fabro, V.T. (1994), Autonomic space and psychophysiological response, *Psychophysiology*, 31, 44–61.

Berntson, G.G. et al. (1997), Heart rate variability: origins, methods, and interpretive caveats, *Psychophysiology*, 34, 623–648.

Berger, R.D., Akselrod, S., Gordon, D., and Cohen, R.J. (1986), An efficient algorithm for spectral analysis of heart rate variability, *IEEE Trans. Biomed. Eng.*, 33, 900–904.

De Boer, R.W., Karemaker, J.M., and Strackee, J. (1984), Comparing spectra of a series of point events, particularly for heart rate variability data, *IEEE Trans. Biomed. Eng.*, 31, 384–387.

De Waard, D. (1996), The Measurement of Drivers' Mental Workload, Ph.D. thesis, University of Groningen, Groningen, the Netherlands.

De Waard, D., Jessurun, M., Steyvers, F.J.J.M., Raggatt, P.T.F., and Brookhuis, K.A. (1995), Effect of road layout and road environment on driving performance, drivers' physiology and road appreciation, *Ergonomics*, 38, 1395–1407.

De Waard, D., Van Der Hulst, M., and Brookhuis, K.A. (1999), Elderly and young drivers' reaction to an in-car enforcement and tutoring system, *Appl. Ergonomics*, 30, 147–157.

Gaillard, A.W.K. and Kramer, A.F. (2000), Theoretical and methodological issues in psychophysiological research, in *Engineering Psychophysiology: Issues and Applications*, Backs, R.W. and Boucsein, W., Eds., Lawrence Erlbaum Associates, Mahwah, NJ, pp. 31–58.

Grossman, P., Karemaker, J., and Wieling, W. (1991), Prediction of tonic parasympathetic cardiac control using respiratory sinus arrhythmia: the need for respiratory control, *Psychophysiology*, 28, 201–216.

Hart, S.H. and Staveland, L.E. (1988), Development of NASA-TLX (task load index): results of empirical and theoretical research, in *Human Mental Workload*, Hancock, P.A. and Meshkati, N., Eds., North-Holland, Amsterdam, pp. 139–183.

Levy, M.N. (1977), Parasympathetic control of the heart, in *Neural Regulation of the Heart*, Randall, W.C., Ed., Oxford University Press, New York, pp. 95–129.

Mulder, L.J.M. (1992), Measurement and analysis methods of heart rate and respiration for use in applied environments, *Biol. Psychol.*, 34, 205–236.

Mulder, L.J.M. and Mulder, G. (1987), Cardiovascular reactivity and mental workload, in *The Beat-by-Beat Investigation of Cardiovascular Function*, Rompelman, O. and Kitney, R.I., Eds., Oxford University Press, Oxford, pp. 216–253.

Mulder, G., Mulder, L.J.M., Meijman, T.F., Veldman, J.B.P., and Van Roon, A.M. (2000), A psychophysiological approach to working conditions, in *Engineering Psychophysiology: Issues and Applications*, Backs, R.W. and Boucsein, W., Eds., Lawrence Erlbaum Associates, Mahwah, NJ, pp. 139–159.

Pagani, M. et al. (1986), Power spectral analysis of heart rate and arterial pressure variabilities as a marker of sympathovagal interaction in man and conscious dog, *Circ. Res.*, 59, 178–193.

Porges, S.W. (1995), Orienting in a defensive world: mammalian modifications of our evolutionary heritage — a polyvagal theory, *Psychophysiology*, 32, 301–318.

Porges, S.W., McCabe, P.M., and Yongue, B.G. (1982), Respiratory-heart-rate interactions: psychophysiological implications for pathophysiology and behavior, in *Perspectives in Cardiovascular Psychophysiology*, Cacioppo, J. and Petty, R., Eds., Guilford Press, New York, pp. 223–259.

Rosenblueth, A. and Simeone, F.A. (1934), The interrelations of vagal and accelerator effects on the cardiac rate, *Am. J. Physiol.*, 265, H 1577–1587.

Steyvers, F.J.J.M. and de Waard, D. (2000), Road-edge delineation in rural areas: effects on driving behaviour, *Ergonomics*, 43, 223–238.

Task Force of the European Society of Cardiology and the North American Society of Pacing and Electrophysiology (1996), Heart rate variability: standards of measurement, physiological interpretation, and clinical use, *Circulation*, 93, 1043–1065.

Van de Ven, T. (2002), Getting a Grip on Mental Workload, Ph.D. thesis, Catholic University, Nijmegen, the Netherlands.

Van Roon, A.M. (1998), Short-term Cardiovascular Effects of Mental Tasks: Physiology, Experiments and Computer Simulations, Ph.D. thesis, University of Groningen, Groningen, the Netherlands.

Wesseling, K.H. and Settels, J.J. (1985), Baromodulation explains short-term blood pressure variability, in *The Psychophysiology of Cardiovascular Control*, Orlebeke, J.F., Mulder, G., and van Doornen, L.P.J., Eds., Plenum Press, New york, pp. 69–97.

Zijlstra, F.R.H. and Van Doorn, L. (1985), The Construction of a Subjective Effort Scale, Technical University of Delft, Delft, the Netherlands.

21

Métodos ambulatoriais de EEG e sonolência

Torbjörn Åkerstedt
National Institute for Psychosocial Factors and Health

21.1 *Background* e aplicações

A sonolência tem sido identificada como uma das principais causas de acidentes em transporte e indústria (Dinges, 1995). As causas envolvem principalmente perda de sono, muito tempo desperto, trabalho no ritmo circadiano de ativação e de alerta psicológicos, e monotonia. De fato, drogas incluindo álcool, sedativos, hipnóticos, anti-histamínicos e outros podem também ser incluídas na lista.

O conceito de sonolência geralmente se refere a sinais que indicam uma tendência ao sono (Dement e Carskadon, 1982). Esse conceito do senso comum envolve componentes subjetivos, bem como comportamentais e fisiológicos. Muito do conhecimento existente sobre sonolência tem sido baseado em técnicas de autoavaliação. Contudo, tais técnicas apresentam limitações com relação à validade e à possibilidade de capturar oscilações momento a momento. As medições de desempenho apresentam problemas semelhantes e dificilmente podem ser indicadores de sonolência por si mesmas (embora certamente o possam as consequências delas). Outras técnicas mais fisiologicamente orientadas incluem potenciais evocados, pupilografia e fusão de oscilação crítica. Nenhuma dessas, no entanto, podem ser utilizadas de maneira fácil para monitorar a sonolência continuamente. Para essa finalidade, apenas métodos de polissonografia funcionariam, isto é, registro e análise de eletroencefalografia (EEG), eletro-oculografia (EOG) e eletromiografia (EMG).

A EEG representa a soma de atividade elétrica cerebral que pode ser registrada superficialmente no escalpo ou com eletrodo invasivo (agulhas). Em estudos em animais também são utilizados os eletrodos implantados profundamente no cérebro. Normalmente, o cérebro em estado de alerta apresenta um padrão de alta frequência irregular (16 a 50 Hz), já que diferentes estruturas estão ativas de forma diferente. Quando o estado de alerta cai, a frequência da EEG cai e a amplitude aumenta conforme mais e mais neurônios estão sincronizados para excitar o tálamo ao mesmo tempo. Essa é essencialmente a lógica por trás do uso da EEG como um indicador de sonolência.

As primeiras descrições de EEG do processo de sonolência foram realizadas por Loomis et al. (1935a, 1935b, 1937). Elas demonstraram que os indivíduos em relaxamento, deitados com os olhos fechados, apresentam uma atividade alfa predominante (8 a 12 Hz) e responderam ao estímulo ambiental. Todavia, quando alfa começou a dispersar, os indivíduos deixaram de responder. Uma progressão mais profunda mostrou que a frequência da EEG diminuiu para teta (4 a 8 Hz) e depois para delta (0 a 2 Hz), isto é, o sono propriamente dito. Bjerner et al. (1949) mostrou que tempos de reação excepcionalmente longos foram associados com bloqueio alfa em direção a teta, e interpretaram isso como um "fenômeno transitório de mesma natureza que o sono".

Não apenas o fechamento das pálpebras, mas também o movimento dos olhos, é relacionado a mudanças na EEG. Geralmente os movimentos lentos dos olhos (0,1 a 0,6 Hz) começam a aparecer quando a atividade alfa diminui e o indivíduo começa a "divagar" no estágio 1 do sono (Kuhlo e Lehman, 1964). Conforme o sono é mais firmemente estabelecido, os movimentos lentos dos olhos começam a desaparecer, embora eles algumas vezes permaneçam por um momento durante o estágio 2 de sono.

Deve ser enfatizado que os estudos citados utilizaram as condições de relaxamento com olhos fechados, na presença de sinais de alerta alfa. No entanto, se os olhos estiverem abertos, esse processo é invertido (Daniel, 1967) e uma discreta detecção de desempenho da covariável com aumento das atividades de alfa e teta (O'Hanlon e Beatty, 1977). Além disso, indivíduos que adormecem enquanto fazem uma tarefa mostram crescente atividade alfa antes do evento e uma ruptura "terminal" teta quando o tônus muscular do pescoço diminui e a cabeça do indivíduo "pende" (Torsvall e Åkerstedt, 1988). Os movimentos lentos dos olhos também aumentam com o aumento da atividade alfa.

A atividade alfa e teta, assim como os movimentos lentos dos olhos, também aumentam gradualmente com a crescente perda de sono e a proximidade do ciclo circadiano, mas os efeitos não são vistos até que o indivíduo alcance níveis de sonolência subjetiva, indicando algum esforço para se manter desperto (Åkerstedt e Gillberg, 1990). Recentemente foi demonstrado que diferentes bandas 1 Hz reagem de modo diferente à perda de sono e à proximidade do ciclo circadiano (Aeschbach et al., 1997), isto é, parece que há um tipo de sonolência homeostática e circadiana.

Utilizando as abordagens indicadas, uma série de estudos do sono focaram na polissonografia em diferentes ambientes de trabalho. Lecret e Pottier (1971) mostraram que o tempo com atividade alfa (filtrado) aumentou com a condução rural e sem intercorrências. O'Hanlon e Kelley (1977) mostraram crescente atividade alfa e mudança de faixa quando a atividade de direção estava monótona (e aumento dos movimentos lentos dos olhos), conforme se aproximavam horários avançados da noite (Torsvall e Åkerstedt, 1987). Os caminhoneiros comportam-se da mesma maneira (Kecklund e Åkerstedt, 1993). Um quarto dos operadores de processo demonstra sono real durante os turnos da noite (Torsvall et al., 1989). Contudo, Mitler et al. (1997) encontraram poucas mudanças nas bandas alfa e teta na direção de caminhões a longa distância, apesar de haver autorrelatos de sonolência e evidência em vídeo. As tripulações apresentaram uma crescente atividade na onda alfa e teta durante voos de longa duração (Gundel et al., 1995). Recentemente, houve uma série de estudos demonstrando um aumento de teta/alfa em simuladores de direção tal como ocorre em perda de sono e uso de álcool, uma tendência que foi contabilizada por frenagens, cochilos, ruído etc. (Reyner e Horne, 1997, 1998; Landström et al., 1998).

21.2 Procedimento

O procedimento para preparação de registro polissonográfico é extensivamente descrito na literatura, mais central do que é o "padrão ouro" manual por Rechteschaffen e Kales (1968) e o *Principles and Practice of Sleep Medicine* (Kryger et al., 2000). O procedimento utiliza parte do sistema internacional conhecido como sistema 10-20 de posicionamento dos eletrodos. Ele começa com a medição da distância entre o násio (recessão entre os olhos onde o osso do nariz começa a sobressair do crânio) e o inion (recessão onde o crânio se encontra com o pescoço). A distância entre o ponto mediano da parte frontal de uma orelha até a outra também deve ser medida. Utilizando essas medidas, as posições ideais de eletrodo são então identificadas. Para sono, são utilizados os eletrodos C3 e A2 (mastoide atrás da orelha direita) ou os eletrodos C4 e A1 (mastoide atrás da orelha esquerda). Para as medições de sono, a derivação O2-P4 é frequentemente preferida. Em geral a atividade alfa é mais pronunciada em derivações occipital ou parietal. Frequentemente, as posições frontais contêm grandes artefatos dos movimentos oculares e, portanto, podem ser de difícil utilização. O posicionamento exato de eletrodos é muito importante quando se utiliza uma derivação bipolar, já que a amplitude do registro aumentará de forma crescente com a distância entre os pontos (eletrodos).

Após a identificação com uma caneta marcadora, os locais dos eletrodos são limpos com álcool e acetona (para remover gordura). Uma fricção apropriada é necessária para um bom registro. Um eletrodo de prata/cloreto de prata (Ag/AgCl) é aplicado no local e preso utilizando gel líquido ou um anel autoadesivo. Os eletrodos (EOG) são posicionados como um par horizontal (no canto externo de cada olho) e como um par vertical (acima e abaixo do olho). Se poucos canais estiverem disponíveis, o indivíduo pode deixar apenas um par posicionado obliquamente, isto é, um eletrodo no canto externo, levemente acima da linha mediana do olho, e outro abaixo. Isso permite o registro da piscada dos olhos e os movimentos de varredura (horizontais). Frequentemente, eletrodos autoadesivos podem ser usados para registro de EEG, principalmente pela alta voltagem do sinal (0,5 mV).

Quando os eletrodos forem aplicados por um meio condutor, o gel é injetado através do buraco no topo do eletrodo, utilizando uma agulha hipodérmica de ponta romba. Para um bom contato, pode-se tocar a pele utilizando uma agulha sem ponta. No entanto, deve-se tomar cuidado para que não ocorra sangramento, já que isso pode alterar as propriedades elétricas do eletrodo. A resistência dos eletrodos aplicados deve ser abaixo de 5 kOhm. Os altos níveis de artefatos serão pronunciados e criarão um sinal ruim com ruído. O nível deve ser verificado com uma medida de impedância e, quando não satisfatório, deve-se aplicar mais gel ou a pele deve ser aquecida um pouco mais. A EOG, com seu sinal de alta voltagem (0,5 mV), pode aceitar níveis de impedância mais altos do que a EEG, com seu nível de 0,01 a 0,05 mV para atividade da banda alfa e teta.

Na próxima etapa, os condutores dos eletrodos são coletados juntos, como um "rabo de cavalo" de modo que não haja interferência com o movimento da cabeça. Em diversos pontos, o "rabo de cavalo" deve ser preso com fita cirúrgica ao pescoço a fim de evitar os artefatos de movimento. Quando aplicar a fita, é importante deixar uma folga suficiente nos fios para permitir a movimentação da cabeça.

Os fios são, então, conectados a um equipamento de EEG pequeno e portátil para registro dos sinais, que é posicionado em sua bolsa (presa ao cinto, por exemplo). O gravador, que foi programado para certos tipos de registros, é então iniciado e calibrado. Isso geralmente envolve diversas repetições de "olhe para a direita, olhe para a esquerda", "contraia os músculos da face", "feche seus olhos" e "olhe para frente".

A cada exercício de calibração deve ser identificado por um marcador de evento no EEG. Esses registros são, depois, utilizados para encontrar padrões específicos na EEG e para remover artefatos. O indivíduo é então dispensado para seguir com suas atividades regulares ou aguardar para que o experimento se inicie. Na maioria dos casos, o indivíduo será instruído a pressionar o marcador de evento ao deitar-se e quando se levantar ou quando iniciar e finalizar um turno de trabalho, dependendo do projeto do estudo. Esses eventos são depois utilizados para identificar inequivocamente os segmentos críticos do registro. Na maioria dos estudos, o indivíduo também receberá um pequeno diário no qual anotará os horários em que se deita e levanta, início e término do trabalho etc. O diário também é utilizado para registrar sonolência, estresse e outros estados a cada duas a três horas, bem como quaisquer eventos importantes, tais como desligar o gravador etc.

O indivíduo retorna tipicamente 24 horas depois para ter os eletrodos e o gravador removidos. Contudo, ele frequentemente receberá instruções de como remover os eletrodos (acetona em um chumaço de algodão), de modo que a logística possa ser simplificada e a gravação retornar ou ser retirada em tempo eficiente. O conteúdo dos registros é descarregado em um computador para processamento posterior. No entanto, uma inspeção visual nos registros obtidos é importante para estabelecer se os dados serão utilizáveis ou se um novo registro deve ser feito.

21.3 Análise

A análise dos registros encefalográficos é feita na tela, na maioria das vezes com auxílio de uma análise espectral. O marcador divide cada janela de 20 segundos em segmentos de 4 segundos e avalia a presença de sonolência (atividade da onda alfa, da onda teta, movimentos lentos dos olhos). Ao mesmo tempo, todos os artefatos são removidos das trilhas para fazer uma possível análise espectral quantitativa posteriormente. Também é necessário ser preparado para mensurar o registro nos estágios tradicionais do sono (Rechtschaffen e Kales, 1968), já que o sono profundo pode ocorrer. Essencialmente, o sono é dividido em estágio 1 (a atividade da banda alfa desaparece, movimentos lentos dos olhos ocorrem, atividade da banda teta está presente), estágio 2 (atividade de teta com fusos de sono, isto é, 14 a 16 Hz de atividade maior do que 0,5 s, junto com complexos K – ondas rápidas, grande amplitude), estágio 3 (atividade de delta entre 20 a 50% do período e com uma amplitude > 75μV), estágio 4 (atividade delta > 50%) e sono REM (atividade de teta, movimentos rápidos dos olhos, atividade eletromiográfica drasticamente reduzida).

A análise computadorizada é principalmente algum tipo de análise espectral, que substituiu técnicas mais simples utilizando filtros analógicos ou digitais. A análise espectral na maioria das vezes utiliza a transformada rápida de Fourier (FFT). O espectro resultante (amplitude ou potência) pode ser integral ou feito com base em uma média das frequências de interesse. Ele divide a atividade de EEG em bandas de frequência dependendo da quantidade de atividade em cada uma delas. A largura da banda depende de intervalo de amostragem, por exemplo, um intervalo de 4 s permite uma resolução em ¼ de bandas. Pode-se apresentar os dados como potência total, expressa por microvolts ao quadrado por Hertz. Frequentemente é preferível integrar (somar) potência ao longo de diversas bandas, tais como alfa (8 a 12 Hz), teta (4 a 8 Hz), beta (16 a 30 Hz) e delta (0,5 a 4 Hz). Em geral, cada banda é expressa na porcentagem da média entre o estudo ou em relação ao valor em uma situação controlada no início. Frequentemente, por exemplo, a banda alfa é dicotomizada em uma parte lenta e outra rápida, ou as bandas alfa e teta são somadas. Ainda não há um nível absoluto que é utilizado. Portanto, é relativamente difícil comparar os resultados de diferentes condições.

21.4 Vantagens e desvantagens

A principal vantagem do registro ambulatorial de EEG (e EOG) é que o investigador obtém uma medida segundo a segundo da manifestação de sonolência (e sono). Nenhum outro método pode fornecer isso. No entanto, a ausência de tais mudanças não pode ser considerada como indicador de baixa sonolência (latente), já que uma variedade de fatores pode mascarar a aparência da sonolência na EEG. Para obter uma medida segura de sonolência latente "profunda", é necessário que se introduza alguma condição de baixa estimulação controlada (ver Seção 21.6, Métodos Relacionados).

Um problema é também que o avaliador geralmente não sabe o que o indivíduo faz a cada minuto quando está fora do laboratório. Uma sessão de extrema sonolência ou até mesmo sono pode ser completamente inócua se ocorrer durante um repouso, mas fatal se ocorrer enquanto se opera um equipamento. Assim, é de grande valor que o indivíduo faça anotações diárias.

A abundância de artefatos em razão do movimento ou interferência elétrica do ambiente é também um problema evidente. Os artefatos de movimento podem ser eliminados através da aplicação cuidadosa dos eletrodos. A interferência do sinal elétrico na maioria das vezes pode ser filtrada. No âmbito individual, um sinal fraco da onda alfa pode dificultar a análise.

21.5 Exemplo

A Figura 21.1 mostra o padrão EEG/EOG de um indivíduo com severa sonolência desempenhando um teste com olhos abertos. Os primeiros segundos mostram atividade beta com os olhos fechados relativamente normal (formas triangulares). Isso é acompanhado por um aumento em atividade alfa junto a um fechamento evidente dos olhos e movimentos oculares circulares lentos. Quinze segundos depois, o episódio de cochilo é finalizado, a atividade beta reaparece e o piscar de olhos retorna.

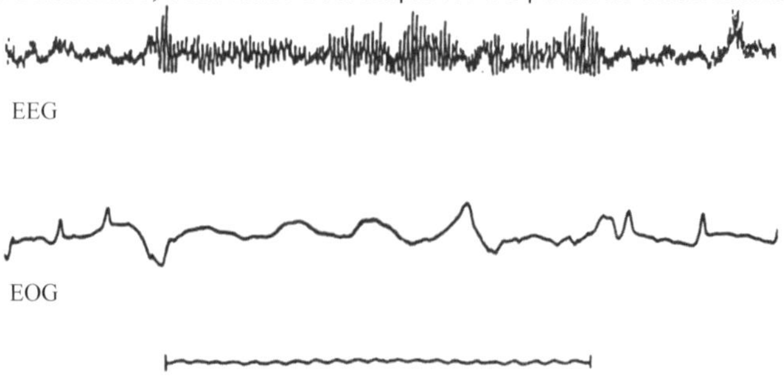

FIGURA 21.1 Registro EEG e EOG durante um episódio de cochilo em um indivíduo fazendo um teste.

21.6 Métodos relacionados

Não há método alternativo para medição de oscilações contínuas de estado de alerta, mas há três ou quatro relacionados. Todos têm base na ideia de analisar o EEG durante um período bem controlado de relaxamento com olhos abertos ou fechados. Certamente, a vantagem é que a interferência externa seja reduzida e que a sonolência latente seja trazida à superfície através de uma situação relaxante e soporífera.

O primeiro é o teste de latência múltipla do sono, que simplesmente envolve deitar-se na cama em um quarto escuro por 20 minutos com a instrução para relaxar e permitir-se dormir (Carskadon et al., 1986). O teste é finalizado quando as três fases de estágio 1 do sono aparecerem. Os valores normais em indivíduos alertas são 15 a 20 minutos, enquanto 5 minutos constitui um indicador de patologia ou presença de severa sonolência por causa da perda de sono, trabalho até tarde da noite ou ingestão de drogas. O teste é geralmente repetido quatro ou cinco vezes ao longo do dia, e a média é utilizada como classificação. No início do sono REM pode sugerir narcolepsia ou depressão. Esse teste tem a desvantagem de que os indivíduos com boa capacidade para relaxar podem obter latências curtas ilegítimas.

O teste de manutenção de vigília utiliza a mesma lógica, mas envolve uma instrução para ficar acordado pelo maior tempo possível (Mitler et al., 1982). Nele há um acréscimo de 60 minutos.

O teste de sonolência é executado por 10 minutos com olhos abertos e 5 minutos com olhos fechados (Åkerstedt e Gillberg, 1990). O tempo com indicações de sonolência é utilizado como medida, e o tempo com atividade alfa ou teta clara e/ou movimentos lentos dos olhos em EOG é somado. Esse teste tem a vantagem de chegar próximo de tarefas de trabalho sedentárias.

Outro método interessante é denominado "teste de atenuação alfa". Ele é baseado numa relação entre a potência alfa na EEG com olhos abertos e olhos fechados, registrada alternadamente em intervalos de 1 minuto. Já que a potência alfa (conteúdo espectral) diminui com sonolência quando os olhos estão fechados e aumenta com os olhos abertos, a relação aumentará com aumento de sonolência (Stampi e Stone, 1995).

21.7 Ferramentas necessárias

A principal ferramenta para esse tipo de medição é um equipamento de EEG pequeno, leve, ambulatorial. Os antigos EEG de fita foram substituídos pelos discos rígidos ou unidade de estados sólidos (SSD) de microcomputadores que podem registrar em um grande número de canais por 24 horas. Dois instrumentos muito utilizados são Embla de Flaga (Islândia) e Vitaport (Holanda). O primeiro têm 17 canais; o segundo utiliza um sistema modular que pode adicionar uma série de amplificadores. Ambos podem registrar qualquer tipo de medida eletrofisilógica, incluindo respiração, luz, atividade física etc. Diversos outros tipos de equipamento são utilizados para análise de sono em casa, mas não se sabe sua eficácia em relação a monitoramento real em ambulatório.

À parte de equipamento de registro, um computador pessoal é necessário para o *download* dos sinais registrados. O *software* para análise manual de sono e análise espectral é fornecido por fabricantes de gravadores, mas o usuário precisa fazer modificações. Estamos utilizando o pacote de programas LabView para produzir pacotes de análise customizados.

O registro de EEG também requer consumíveis como eletrodos (Ag/AgCl ou outros tipos), álcool e acetona para limpeza dos locais de aplicação.

21.8 Aplicação e tempo de treinamento

O tempo de aplicação para um especialista experiente é entre 15 e 20 minutos para o número mínimo de eletrodos. Aprender a aplicar os eletrodos leva apenas poucas horas, mas são necessárias 10 a 20 aplicações com *follow-up* de registro de qualidade antes que o desempenho seja razoavelmente confiável. A avaliação do EEG, por outro lado, leva poucos meses de treinamento com monitoramento de qualidade acompanhado de perto por um avaliador experiente. Além disso, verificações repetidas de qualidade são necessárias.

21.9 Normas e regulamentações

Não há normas desenvolvidas especificamente para registro contínuo de EEG para sonolência, embora existam normas para registro de sono (Rechtschaffen e Kales, 1968). A literatura estabelecida citada anteriormente deve ser utilizada como guia.

21.10 Confiabilidade e validade

A confirmação da confiabilidade ainda não foi estabelecida para métodos ambulatoriais de EEG de sonolência, visto que se refere à precisão da medida de um determinado método. Essa definição é dispensável, pois os métodos definem exatamente o que têm a intenção de medir, e a confiabilidade é, então, essencialmente perfeita. Outra abordagem é para avaliar a repetibilidade da medida, mas já que a EEG está constantemente mudando, esta abordagem também perde o significado.

Com relação à validade como um indicador de sonolência, uma série de estudos supracitados estabeleceram uma relação entre o desempenho do sono subjetivo e do *deficit* de sono. Essencialmente, uma interação intencional com o ambiente não é viável quando o EEG é dominado por atividade alfa ou teta com movimentos lentos dos olhos.

Referências

Aeschbach, D.R., Postolache, T.T., Jackson, M.A., Giesen, H.A., and Wehr, T.A. (1997), Dynamics of the human EEG during prolonged wakefulness: evidence for frequency-specific circadian and homeostatic influences, *Neurosci. Lett.*, 239, 121–124.

Åkerstedt, T. and Gillberg, M. (1990), Subjective and objective sleepiness in the active individual, *Int. J. Neurosci.*, 52, 29–37.

Bjerner, B. (1949), Alpha depression and lowered pulse rate during delayed actions in a serial reaction test, *Acta Physiol. Scand.*, 19, 1–93.

Carskadon, M.A., Dement, W.C., Mitler, M.M., Roth, T., Westbrook, P.R., and Keenan, S. (1986), Guidelines for the multiple sleep latency test (MSLT): a standard measure of sleepiness, *Sleep*, 9, 519–524.

Daniel, R.S. (1967), Alpha and theta EEG in vigilance, *Perceptual Motor Skills*, 25, 697–703.

Dement, W.C. and Carskadon, M.A. (1982), Current perspectives on daytime sleepiness: the issues, *Sleep*, 5, 56–66.

Dinges, D.F. (1995), An overview of sleepiness and accidents, *J. Sleep Res.*, 4, 4–14.

Gundel, A., Drescher, J., Maass, H., Samel, A., and Vejvoda, M. (1995), Sleepiness of civil airline pilots during two consecutive night flights of extended duration, *Biol. Psychol.*, 40, 131–141.

Kecklund, G. and Åkerstedt, T. (1993), Sleepiness in long distance truck driving: an ambulatory EEG study of night driving, *Ergonomics*, 36, 1007–1017.

Kryger, M.H., Roth, T., and Dement, C.W. (2000), *Principles and Practice of Sleep Medicine*, W.B. Saunders, Philadelphia, 1336 pp.

Kuhlo, W. and Lehman, D. (1964), Das Einschlaferleben und seine neurophysiologischen Korrelate, *Arch. Psychiat. Z. Ges Neurol.*, 205, 687–716.

Landström, U., Englund, K., Nordström, B., and Åström, A. (1998), Laboratory studies of a sound system that maintains wakefulness, *Perceptual Motor Skills*, 86, 147–161.

Lecret, F. and Pottier, M. (1971), La vigilance, facteur de sécurité dans la conduite automobile, *Travail Humain*, 34, 51–68.

Loomis, A.L., Harvey, E.N., and Hobart, G. (1935a), Further observations on the potential rhythms of the cerebral cortex during sleep, *Science*, 82, 198–200.

Loomis, A.L., Harvey, E.N., and Hobart, G. (1935b), Potential rhythms of the cerebral cortex during sleep, *Science*, 81, 597–598.

Loomis, A.L., Harvey, E.N., and Hobart, G. (1937), Cerebral states during sleep, as studied by human brain potentials, *J. Exp. Psychol.*, 21, 127–144.

Mitler, M., Gujavarty, K., and Broman, C. (1982), Maintenance of wakefulness test: a polysomnographic technique for evaluating treatment efficacy in patients with excessive somnolence, *Electroencephalogr. Clin. Neurophysiol.*, 1982, 658–661.

Mitler, M.M., Miller, J.C., Lipsitz, J.J., Walsh, J.K., and Wylie, C.D. (1997), The sleep of long-haul truck drivers, *N. Engl. J. Med.*, 337, 755–761.

O'Hanlon, J.F. and Beatty, J. (1977), Concurrence of electroencephalographic and performance changes during a simulated radar watch and some implications for the arousal theory of vigilance, in *Vigilance*, Mackie, R.R., Ed., Plenum Press, New York, pp. 189–202.

O'Hanlon, J.F. and Kelley, G.R. (1977), Comparison of performance and physiological changes between drivers who perform well and poorly during prolonged vehicular operation, in *Vigilance*, Mackie, R.R., Ed., Plenum Press, New York, pp. 87–111.

Rechtschaffen, A. and Kales, A. (1968), A Manual of Standardized Terminology, Techniques and Scoring System for Sleep Stages of Human Subjects, U.S. Department of Health, Education and Welfare, Public Health Service, Bethesda, MD.

Reyner, L.A. and Horne, J.A. (1997), Suppression of sleepiness in drivers: combination of caffeine with a short nap, *Psychophysiology*, 34, 721–725.

Reyner, L.A. and Horne, J.A. (1998), Evaluation of "in-car" countermeasures to sleepiness: cold air and radio, *Sleep*, 21, 46–50.

Stampi, C. and Stone, P. (1995), A new quantitative method for assessing sleepiness: the alpha attention test, *Work Stress*, 9, 368–376.

Torsvall, L. and Åkerstedt, T. (1987), Sleepiness on the job: continuously measured EEG changes in train drivers, *Electroencephalogr. Clin. Neurophysiol.*, 66, 502–511.

Torsvall, L. and Åkerstedt, T. (1988), Extreme sleepiness: quantification of EOG and spectral EEG parameters, *Int. J. Neurosci.*, 38, 435–441.

Torsvall, L., Åkerstedt, T., Gillander, K., and Knutsson, A. (1989), Sleep on the night shift: 24-hour EEG monitoring of spontaneous sleep/wake behavior, *Psychophysiology*, 26, 352–358.

22

Avaliação da função cerebral e da cronometria mental com potenciais relacionados a eventos (PRE)

Arthur F. Kramer
University of Illinois

Artem Belopolsky
University of Illinois

22.1 *Background* e aplicações

O potencial relacionado a eventos (PRE) é uma série transitória de oscilações de voltagem no cérebro que pode ser registrada no couro cabeludo com base em discretos estímulos e respostas. Componentes específicos PRE, geralmente definidos em termos de polaridade e mínima latência com relação a discreto estímulo ou resposta, demonstraram refletir uma série de processos perceptual, cognitivo e motor distintos, provando, assim, serem úteis em decompor as exigências de processamento de tarefas complexas (Fabiani et al., 2000).

Os PREs têm um longo histórico, sendo utilizados para examinar aspectos de cognição que se relacionam a uma série de questões relevantes aos fatores humanos e ergonomia, incluindo vigilância, carga de trabalho mental, fadiga, auxiliares adaptativos, efeitos estressores da cognição e automação. (Ver Kramer e Weber [2000] e Byrne e Parasuraman [1996] para revisões desta literatura). Por exemplo, Kramer et al. (1983) descobriram que uma dificuldade crescente em tarefa primária resultou em diminuições na amplitude de componente positivo tardio de PRE, o P300, suscitando uma tarefa secundária. Em um estudo posterior, Sirevaag et al. (1987) encontrou reciprocidade na amplitude de P300s extraídos por tarefas primárias e secundárias.

Como a tarefa primária se tornou mais difícil, P300s extraídos por eventos de tarefa primária aumentaram em amplitude concomitantemente com diminuições na amplitude de P300s extraídos por eventos de tarefas secundárias. Esse padrão de reciprocidade P300 está de acordo com as trocas de recursos previstas por modelos de processamento multitarefa (Wickens e Hollands, 2000). Outros estudos têm empregado PRE para examinar mudanças no desempenho como uma função de tempo na tarefa (Humphrey et al., 1994), em algoritmos de comunicação adaptável em tempo real (Farwell e Donchin, 1988), como um meio para examinar efeitos de drogas em cognição humana (Ilan e Polich, 2001), bem como em outras questões de fatores humanos.

22.2 Procedimento

O registro e análise de PRE requerem uma série de etapas com pontos de ramificação (isto é, escolhas considerando métodos de registro e análises) em muitas delas.

22.2.1 Etapa 1: *Design* do paradigma experimental

Uma vez que muitos componentes PRE apresentam uma proporção relativamente pequena de sinal para ruído, os paradigmas PRE necessitam ser frequentemente projetados, de modo que uma série de verificações pode ser registrada em cada uma das condições de interesse. As exceções para a necessidade de múltiplas verificações incluem os componentes posteriores de PRE, tais como o P300 e a onda lenta, que podem ser resolvidos com poucas verificações (Humphrey e Kramer, 1994). Há, também, a necessidade de isolar os eletrodos e o dispositivo de registro de outras fontes elétricas. Por fim, PREs são mais úteis como um meio de decompor os aspectos de cognição em paradigmas bem projetados, nos quais os processos perceptual, cognitivo e motor podem ser sistematicamente manipulados.

22.2.2 Etapa 2: Preparando o indivíduo para registro PRE

Esta etapa envolve a aplicação de eletrodos ao couro cabeludo do indivíduo ou operador, a seleção de ganhos apropriados e filtros para os amplificadores e assegurar que sinais "limpos" (ou seja, sinais elétricos não contaminados por linha de ruído elétrico, artefato motor, movimento etc.) estejam sendo registrados. Monitorar sinais elétricos durante a condução do experimento significa também ser prudente ao assegurar a qualidade dos dados.

22.2.3 Etapa 3: Preparação de dados PRE para análise

Essa etapa engloba filtragem adicional com base nas características de componentes PRE nas quais o indivíduo está interessado, assim como rastreio de movimentos oculares, que podem contaminar a atividade elétrica registrada do cérebro. Experimentos nos quais ocorre movimento ocular podem ser rejeitados ou ajustados para reduzir a influência de atividade elétrica associada com movimentos sacádicos de atividade registrada ou ajustada ao cérebro. São aplicadas técnicas para aumentar a proporção de sinal para ruído de componentes PRE. Em muitos casos, isso envolve média de sinal, embora outras abordagens, tais como filtragem espacial e modelagem autorregressiva, também tenham sido empregadas tendo bons resultados (Graton, 2000; Gratton et. al., 1988).

22.2.4 Etapa 4: Definição de componente e reconhecimento de padrão

Antes da análise estatística, é importante determinar como os componentes PRE são resolvidos e medidos. Talvez a abordagem mais simples seja examinar os componentes em janelas restritas de tempo e defini-los em termos de medidas de amplitude da linha de base para pico, pico para pico, ou área. No entanto, enquanto direta, essa abordagem dificulta calcular componentes sobrepostos temporalmente. Isso pode ser realizado com técnicas como análise de componentes principais, filtragem vetorial e análise de leve ondulação (Effern et al., 2000; van Boxtel, 1998).

22.2.5 Etapa 5: Análise de dados

Componentes PRE podem ser analisados com uma variedade de procedimentos tradicionais uni e multivariados na tentativa de examinar a sensibilidade de componentes específicos para manipulação experimental e parâmetros de sistema. Pode-se consultar periódicos como *Psychophysiology, Biological*

Psychology e *Electroencephalography and Clinical Neurophysiology* para obter exemplos de aplicação de métodos estatísticos específicos de análise de dados.

22.3 Vantagens

Talvez a principal vantagem do registro PRE seja a riqueza de conhecimento que possuímos atualmente, considerando a significância funcional dos diferentes componentes PRE. Esse conhecimento pode ser utilizado para decompor os requisitos de processamento de informação de diferentes tarefas e configurações de sistema. Ou seja, PREs podem e têm sido usados para decompor, de maneira temporalmente precisa, as atividades de processamento de informação que acontecem entre o tempo em que os estímulos afetam os receptores sensoriais até que um indivíduo produza uma ação, seja um movimento ocular, uma vocalização ou um movimento habilidoso das mãos ou pés. (Veja Kramer [1991] e Rugg e Coles [1995] para um resumo dessa literatura).

Outra vantagem importante de PREs é que, em muitos casos (isto é, para uma série de componentes PRE), as regiões do cérebro das quais um componente se origina são conhecidas. Esse conhecimento permite ao pesquisador buscar informações em uma extensa literatura neuropsicológica sobre o mapeamento de funções cognitivas específicas para circuitos neuroanatômicos. Por exemplo, com base no PRE e outros dados de neuroimagem, Just et al. (2003) sugeriram um modelo com base em um recurso de carga de trabalho mental que prevê *deficit* de desempenho oriundos de regiões do cérebro distintas ou sobrepostas que serão utilizadas na realização de tarefas específicas.

PREs podem também ser obtidos na ausência de ações e desempenho do operador. Isso é especialmente útil em situações de vigilância, nas quais poucas ações do operador são requeridas, assim como em sistemas altamente automatizados, nos quais os operadores servem apenas como monitores ou supervisores do sistema.

22.4 Desvantagens

Dados os problemas com artefatos motores e ruído elétrico, é preferível registrar PREs de indivíduos que não estão em ambulatório. Isso reduz claramente o número de situações nos quais os PREs podem ser utilizados. Todavia, há ainda diversas profissões para as quais o registro de PRE é possível (por ex.: piloto, motorista, trabalhadores de escritório, operador de controle de processo etc.).

Os PREs requerem um estímulo discreto ou resposta. Portanto, situações nas quais é difícil registrar PRE de estímulos que já aparecem em uma tarefa ou sistema (por ex.: aparecimento de um novo trajeto na tela de controle de tráfego aéreo) ou situações em que é inviável introduzir sinais dos quais os PREs podem ser registrados (por ex.: em tarefa secundária) não se adequam facilmente para registro PRE.

Por fim, registro, análise e interpretação de PRE requerem treinamento relativamente substancial em termos de procedimentos de registro, assim como também é necessário conhecimento nas literaturas relevantes de psicologia e fisiologia.

22.5 Exemplo

A Figura 22.1 apresenta um conjunto de média PREs registradas de oito locais diferentes no couro cabeludo de dez jovens adultos voluntários em um experimento conduzido para examinar os requisitos de atenção da marcação visual. Marcação visual é um fenômeno que engloba focalizar a atenção em um conjunto de estímulos enquanto se ignora outros estímulos fisicamente intercalados. Os PREs mostrados na Figura 22.1 foram registrados com base na apresentação de um conjunto de estímulos que os indivíduos foram instruídos a ignorar (condição *gap* [intervalo]), memorizar para relato posterior (condição de memória) ou determinar se um dos estímulos mudou (condição neutra). Foi retirada uma média dos PREs apresentados na Figura 22.1 para os dez voluntários, após terem sido filtrados e rastreados para artefatos potenciais. Os diversos componentes PRE podem ser identificados na forma de ondas: um P100 a aproximadamente 150 ms pós-estímulo (o estímulo é indicado por uma onda positiva chamada P300). Como pode ser visto em vários eletrodos diferentes (por ex.: P3 e O1), as três diferentes condições são claramente discriminadas pelo componente N100. Dado que N100 reflete a alocação de atenção espacial, esses dados sugerem que a atenção é de fato distribuída durante as três condições.

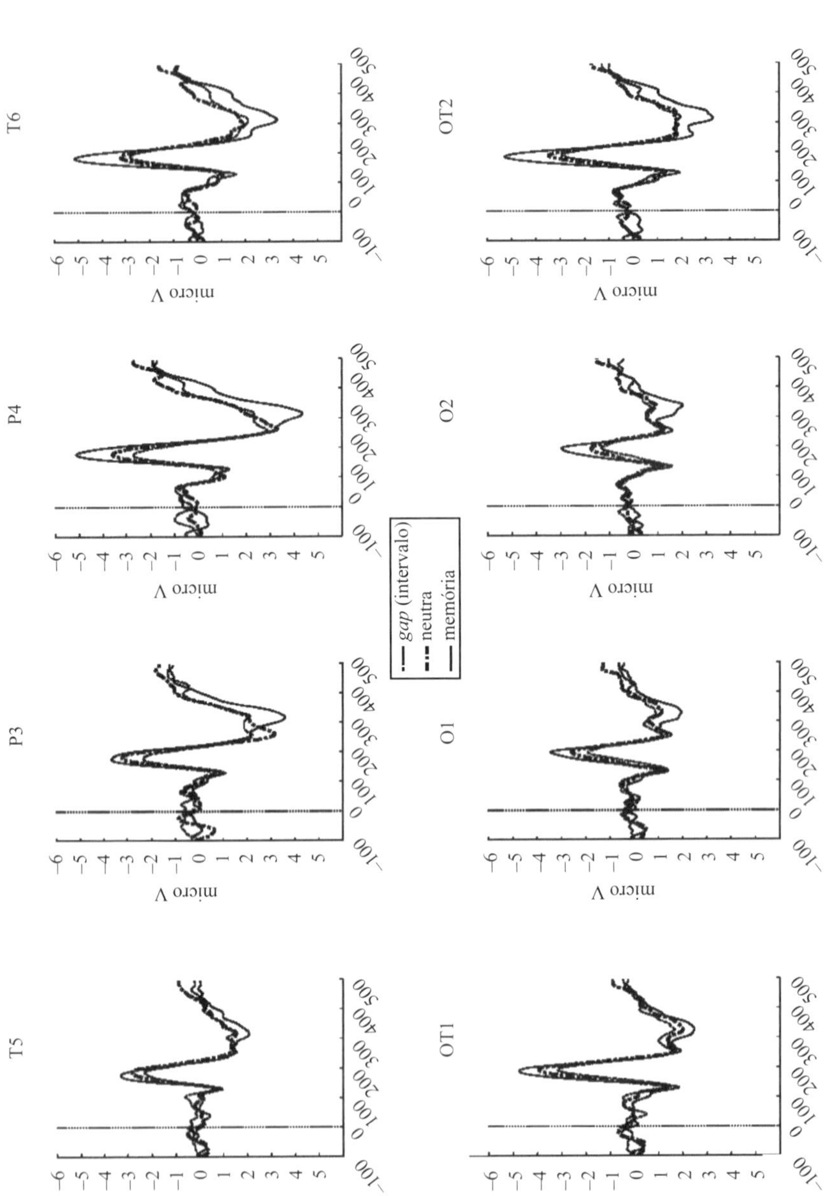

FIGURA 22.1 Cada painel da figura apresenta os traçados PRE de uma diferente localização no couro cabeludo para três diferentes condições experimentais. O eixo *x* indica o tempo, relativo à apresentação de busca no *display* (a 0 ms), de diferentes componentes de ondas. O eixo *y* fornece a medida da amplitude dos componentes PRE em microvolts.

22.6 Métodos relacionados

O método mais intimamente relacionado é o registro eletroencefalográfico (EEG). Os PREs são atividades elétricas transitórias, extraídas por estímulos específicos ou respostas, dentro do sinal EEG. Ao contrário dos PREs, no entanto, a atividade EEG é geralmente analisada na frequência em vez do domínio do tempo e tende a não ser relacionada com estímulo específico e/ou respostas (embora o possa ser). Como PRE, a EEG pode também ser registrada em laboratório, simulador e ambientes de campo.

Outras técnicas que capacitam uma avaliação da atividade do sistema nervoso central inclui tomografia por emissão de pósitrons (PET) e ressonância nuclear magnética funcional (fMRI). A PET e a fMRI são utilizadas para imagem funcional da atividade cerebral, na maioria das vezes durante o desempenho de uma tarefa específica por parte do indivíduo. Ambas as técnicas envolvem mudanças inferidas da atividade neuronal com base em alterações do fluxo sanguíneo ou atividade metabólica do cérebro (Reiman et al., 2000). Na PET, o fluxo sanguíneo cerebral e a atividade metabólica são medidos com base na liberação de radionuclídeos de tecido cortical. Esses radionuclídeos, que são inalados ou injetados, declinam pela emissão de pósitrons que se combinam com elétrons para produzir raios gama, que são detectados por uma série de sensores posicionados em torno da cabeça. Cada imagem PET, que é adquirida dentro de um intervalo de 1 a 45 minutos, dependendo da natureza do radionuclídeo empregado em um estudo, representa toda a atividade cerebral durante o período de integração. Essas imagens PET são depois corregistradas com sondas estruturais, frequentemente obtidas de MRIs, para indicar a localização da atividade funcional. A fMRI é semelhante ao PET no sentido que fornece um mapa de atividade funcional do cérebro. No entanto, a atividade fMRI pode ser obtida de maneira mais rápida (dentro de poucos segundos), uma vez que não depende de inalação ou injeção de isótopos radioativos e pode ser coletada no mesmo sistema que a informação estrutural. A técnica de dependência do nível de oxigênio no sangue (BOLD) de fMRI utiliza a irregularidade de campos magnéticos locais por causa de alterações no conteúdo de oxigênio do sangue durante o aumento da pressão arterial para a imagem funcional de atividade cerebral (Belliveau et al., 1991; Ogawa e Lee, 1990). Apesar de a PET e a fMRI fornecerem uma excelente resolução espacial para atividade cerebral relacionada a diferentes aspectos de cognição, nenhuma das técnicas pode ser utilizada fora do laboratório.

22.7 Normas e regulamentações

Não há regulamentações que controlem a coleta e a análise de dados PREs. No entanto, uma série de orientações com relação a registro, análise e apresentação de dados PRE foi publicada (ver Picton et al., 2000).

22.8 Tempo aproximado de treinamento e de aplicação

O tempo requerido para aprender como registrar e analisar dados PRE varia, pois depende da necessidade em aprender o básico (alguns meses) ou, em vez disso, ficar bem informado sobre a base de sinais PRE (um grau avançado). Tempos de aplicação para eletrodos PRE também variam de aproximadamente 15 minutos, para poucos locais, a 45 minutos, para uma gama maior de eletrodos.

22.9 Confiabilidade e validade

A validade de diferentes componentes PRE como métrica de construções cognitivas específicas (por ex.: atenção, aspectos de processamento de linguagem, aspectos de memória etc.) tem sido demonstrada de forma convincente por meio de uma série de operações convergentes (Kramer, 1991; Fabiani et al., 2000).

A confiabilidade de componentes PRE foi estabelecida através de repetições extensivas de uma variedade de efeitos, que envolveram o mapeamento de latência do componente PRE e alterações na amplitude para manipulações experimentais específicas. As análises de confiabilidade mais formais também foram executadas com um subconjunto de componentes PRE. Por exemplo, Fabiani et al. (1987) avaliaram a confiabilidade da amplitude P300 e das medidas de latência em uma série de estudos simples com o paradigma do *oddball*, nos quais os indivíduos foram instruídos a responder a uma série de estímulos. A confiabilidade *split-half* foi de 0,92 para amplitude P300 e de 0,83 para a latência P300. A confiabilidade teste e re-teste avaliado durante um período de diversos dias foi 0,83 para amplitude P300 e 0,63 para latência P300.

22.10 Ferramentas necessárias

O registro PRE requer sensores (eletrodos); amplificadores; um sistema computacional para coleta de dados, análise e apresentação de estímulo; bem como um *software* para coleta e análise de dados. Há muitos sistemas completos disponíveis no mercado para registro EEG/PRE. No entanto, muitos deles são projetados para uso clínico e, portanto, não fornecem a flexibilidade frequentemente necessária para pesquisas. Alguns poucos exemplos de sistemas que são planejados para pesquisa PRE incluem Neuroscan (http://www.neuro.com/medsys/), BIOPAC (http://www.biopac.com/newsletter/september/PRE.htm), Biologic Systems (http://www.blsc.com/neurology/explorerep/index.html) e Nicolet (http://www.nicoletbiomedical.com/tr_intuition.shtml)

Referências

Belliveau, J.W., Kennedy, D.N., Mckinstry, R.C., Buchbinder, B.R., Weisskoff, R.M., Cohen, M.S., Vevea, J.M., Brady, T.J., and Rosen, B.R. (1991), Functional mapping of the human visual cortex by magnetic resonance imaging, *Science*, 254, 716–719.

Byrne, E.A. and Parasuraman, R. (1996), Psychophysiology and adaptive automation, *Biol. Psychol.*, 42, 249–268.

Effern, A., Lehnertz, K., Grunwald, T., Fernandez, G., David, P., and Elger, C.E. (2000), Time adaptive denoising of single trial event-related potentials in the wavelet domain, *Psychophysiology*, 37, 859–865.

Fabiani, M., Gratton, G., and Coles, M.G.H. (2000), Event-related brain potentials, in *Handbook of Psychophysiology*, Cacioppo, J., Tassinary, L., and Bertson, G., Eds., Cambridge University Press, New York, pp. 53–84.

Fabiani, M., Gratton, G., Karis, D., and Donchin, E. (1987), Definition, identification, and reliability of measurement of the P300 component of the event-related brain potential, in *Advances in Psychophysiology*, Ackles, P., Ed., JAI Press, New York, pp. 1–78.

Farewell, L.A. and Donchin, E. (1988), Talking off the top of your head: toward a mental prosthesis utilizing event-related brain potentials, *Electroencephalogr. Clin. Neurophysiol.*, 70, 510–523.

Gratton, G. (2000), Biosignal processing, in *Handbook of Psychophysiology*, Cacioppo, J., Tassinary, L., and Bertson, G., Eds., Cambridge University Press, New York, pp. 900–923.

Gratton, G., Coles, M.G.H., and Donchin, E. (1988), A procedure for using multi-electrode information in the analysis of components of the event-related potential, *Psychophysiology*, 26, 222–232.

Humphrey, D. and Kramer, A.F. (1994), Towards a psychophysiological assessment of dynamic changes in mental workload, *Hum. Factors*, 36, 3–26.

Humphrey, D., Kramer, A.F., and Stanny, R. (1994), Influence of extended-wakefulness on automatic and non-automatic processing, *Hum. Factors*, 36, 652–669.

Ilan, A.B. and Polich, J. (2001), Tobacco smoking and event-related brain potentials in a Stroop task, *Int. J. Psychophysiol.*, 40, 109–118.

Just, M.A., Carpenter, P.A., and Miyake, A. (2003), Neuroindices of cognitive workload: neuroimaging, pupillometric, and event-related potential studies of brain work, *Theor. Issues Ergonomic Sci.*, 4, 56–88.

Kramer, A.F. (1991), Physiological measures of mental workload: a review of recent progress, in *Multiple Task Performance*, Damos, D., Ed., Taylor & Francis, London, pp. 279–328.

Kramer, A.F. and Weber, T. (2000), Application of psychophysiology to human factors, in *Handbook of Psychophysiology*, Cacioppo, J., Tassinary, L., and Bertson, G., Eds., Cambridge University Press, New York, pp. 794–814.

Kramer, A.F., Wickens, C.D., and Donchin, E. (1983), An analysis of the processing demands of a complex perceptual-motor task, *Hum. Factors*, 25, 597–622.

Ogawa, S. and Lee, T.M. (1990), Magnetic resonance imaging of blood vessels at high fields: *in vivo* and *in vitro* measurements and image simulation, *Magn. Resonance Med.*, 16, 9–18.

Picton, T.W., Bentin, S., Berg, P., Donchin, E., Hillyard, S.A., Johnson, R., Miller, G.A., Ritter, W., Ruchkin, D.S., Rugg, M.D., and Taylor, M.J. (2000), Guidelines for using human event-related potentials to study cognition: recording standards and publication criteria, *Psychophysiology*, 37, 127–152.

Reiman, E.M., Lane, D., Van Petten, C., and Bandetinni, P.A. (2000), Positron emission tomography and functional magnetic resonance imaging, in *Handbook of Psychophysiology*, 2nd ed., Cacioppo, J.T., Tassinary, L.G., and Berntson, G.G., Eds., Cambridge University Press, New York, pp. 85–118.

Rugg, M. and Coles, M.G.H. (1995), *Electrophysiology of Mind: Event-related Brain Potentials and Cognition*, Oxford University Press, New York.

Sirevaag, E., Kramer, A.F., Coles, M.G.H., and Donchin, E. (1987), Resource reciprocity: an event-related brain potentials analysis, *Acta Psychol.*, 70, 77–90.

Van Boxtel, G.J.M. (1998), Computational and statistical methods for analyzing event-related potential data, *Behav. Res. Methods, Instrum., and Comput.*, 30, 87–102.

Wickens, C.D. and Hollands, J.G. (2000), *Engineering Psychology and Human Performance*, 3rd ed., Prentice-Hall, Upper Saddle River, NJ.

23

MEG e fMRI

Hermann Hinrichs
University of Magdeburg

23.1 *Background* e aplicações

A atividade neural do cérebro gera correntes elétricas que, de acordo com as leis gerais da física, podem ser monitoradas fora da cabeça por meio de seus campos elétricos e magnéticos resultantes. Os registros correspondentes são conhecidos como eletroencefalograma (EEG) e magnetoencefalograma (MEG), respectivamente. Os registros EEG são utilizados há muitos anos para avaliar condições clínicas como epilepsia, ao passo que as tecnologias que permitem registros MEG são relativamente recentes. Por causa do ruído intrínseco presente nos sensores e amplificadores usados para obter registros MEG, apenas os campos relativamente fortes produzidos pelo disparo simultâneo de grandes conjuntos de neurônios similarmente orientados podem ser detectados.

Ademais, a crescente atividade metabólica produzida por regiões locais de atividade neuronal aumentada conduz a aumentos locais no fornecimento de sangue para esses neurônios. O aumento em hemoglobina oxigenada pode ser detectado por técnicas apropriadas de ressonância magnética (MRI). Por serem modulações locais em fornecimento de sangue como uma consequência da execução de funções cerebrais, essa variante MRI é chamada MRI funcional (fMRI).

Recentemente, essas técnicas ganharam grande importância nas neurociências aplicadas, tais como análise de substrato neural de processos cognitivos específicos. Muito recentemente, houve tentativas de empregar esses métodos em diagnóstico de certas doenças neurológicas. MEG e fMRI são, de certa maneira, complementares. MEG pode monitorar funções neurais com excelente resolução temporal (no âmbito de ms), mas com uma pobre resolução espacial, ao passo que MRI pode localizar ativações com resolução espacial substancial (em poucos milímetros), mas apenas resoluções temporais grosseiras (poucos segundos). Portanto, ao combinar os dois métodos é possível executar análises tempo-espaciais precisas de funções neurais mais altas.

Por causa da utilidade de MEG para diagnósticos médicos ainda estar em debate, o número de laboratórios de MEG ainda é limitado (cerca de 50 na época da publicação) e as aplicações MEG ainda estão muito restritas a investigações científicas puras. Por outro lado, a fMRI está sendo aplicada em mais do que cem pesquisas clínicas e institutos em todo mundo, assim como em estudos.

Tanto fMRI como MEG são mais adequados para análise de funções cognitivas e outras que são restritas a determinadas áreas cerebrais. A fMRI é igualmente sensível ao longo de todas as regiões cerebrais, com a exceção de algumas regiões próximas a cavernas e ventrículos. Em contraste, MEG é sensível principalmente à atividade neural de regiões superficiais do cérebro que são orientadas tangencialmente com relação ao crânio. Processos no centro do cérebro e/ou com uma orientação radial são quase indetectáveis pelo MEG.

Algumas áreas de pesquisa em neurociências responsáveis pela investigação com MEG e fMRI são:

- ativação cerebral relacionada ao movimento;
- processos de memória (codificação e recuperação);
- percepção visual, atenção e seleção;
- percepção auditiva, atenção e seleção;
- produção e processamento da linguagem;
- percepção de música;
- aprendizado e plasticidade cerebral em relação às funções cognitivas.

Algumas aplicações clínicas dessas técnicas incluem a localização de áreas cerebrais funcionalmente importantes no contexto da neurocirurgia, a identificação de focos epiléticos com base em áreas específicas de pico neural (com MEG completando o EEG para essa finalidade) e a estimativa de impacto de certas lesões cerebrais em funções neurais altas.

Em algumas investigações, não haverá base canônica para a escolha entre um dos dois métodos discutidos aqui, sendo que ela dependerá do sistema que estiver disponível. No entanto, se uma análise de respostas temporais é desejada, o MEG deverá ser escolhido. Se a ênfase é em especificidade de respostas, fMRI é preferível. Como foi indicado anteriormente, a informação máxima será derivada quando os métodos puderem ser combinados. Contudo, deve-se notar que alguns indivíduos ou pacientes não podem ser examinados por nenhum dos métodos por causa das considerações técnicas ou de segurança (por exemplo, a presença de inserções ferromagnéticas).

23.2 Mecanismos básicos

23.2.1 MEG

Os campos magnéticos do cérebro são aproximadamente 10^{-8} menores do que o campo magnético da Terra. Os dispositivos de medição magnética convencionais (tais como *fluxgates*) não podem ser utilizados para monitorar amplitudes de campo tão baixas. Em vez disso, os dispositivos de interferência supercondutores *quantum* (SQUIDs) devem ser empregados. Esses sensores exploram o *quantum* mecânico "efeito Josephson" (Josephson, 1962), que pode ser observado quando certos materiais estão em estado supercondutor. A fim de atingir o referido estado, esses dispositivos precisam ser mantidos a uma temperatura de 4 K (–269 °C) atingida por meio do uso de hélio líquido. Sistemas modernos MEG registram o sinal de cerca de 150 a 300 SQUIDs distribuídos igualmente pela superfície da cabeça (sem necessidade de contato físico), proporcionando, assim, uma distância intersensor de cerca de 2 a 3 cm. A fim de eliminar ruído magnético externo (por exemplo, ruído causado por objetos de metal em movimento, como carros), os experimentos com MEG devem ser conduzidos em uma sala específica, isolada magneticamente, com múltiplas camadas de mu-metal, uma liga de metal especialmente desenvolvida para blindagem magnética. O peso total dessa blindagem pode ser de muitas toneladas.

Para suprimir ainda mais o ruído externo, foram desenvolvidas variantes especiais de sensores MEG. Essas novas variantes são conhecidas como gradiômetros, em contraste aos magnetômetros originais (para detalhes ver Hämäläinen et al., 1993; Lounasmaa et al., 1996).

23.2.2 fMRI

Quando a inclinação rotativa de prótons é alinhada por um forte campo magnético e esta é momentaneamente agitada por um pulso eletromagnético breve, os prótons emitirão um estouro de energia de rádio frequência (RF) conforme retornam ao seu estado inicial alinhado. A MRI, em geral, depende de uma análise de energia RF produzida durante o período de retorno e relaxamento. As características do sinal RF emitido dependerão do caráter e da sequência dos pulsos perturbadores, bem como da intensidade de campo de alinhamento. Se a força do campo de alinhamento é fornecida em gradiente espacial (por superimposição de um campo gradiente à parte), os sinais emitidos terão um sinal RF que depende de sua localização no gradiente. Já que a força total de um sinal emitido é dependente da densidade de prótons gerando aquele sinal, a força de sinal emitido suportando um sinal RF específico permitirá que se determine a densidade do próton (e assim características de tecido) na localização espacial que é a fonte daquele sinal. (Para detalhes, ver Jezzard et al. [2001] ou Turner et al. [1998]). Desse modo, pode-se derivar um mapa de densidades de tecido através do cérebro. No caso da fMRI, uma constante de sinal de tempo de relaxamento (que é designado T2*) é de especial interesse. Essa constante de tempo caracteriza a queda exponencial de estouro RF emitido pelos prótons acesos (ver acima). Os valores T2* variam de acordo com o nível de oxigenação de atividade neural em uma localização, uma vez que há um aumento sobrecompensador no fornecimento de sangue em regiões com metabolismo melhorado. A alteração em sinal RF que reflete essa alteração em hemoglobina oxigenada é conhecida como resposta dependente de nível de oxigenação no sangue (BOLD). Respostas BOLD iniciam quatro segundos após um aumento em atividade metabólica e têm duração total de cerca de 15 segundos. A fMRI mapeia distribuição espacial dessas respostas BOLD.

Para gerar o grande campo magnético estático requerido para MRI e fMRI (tipicamente 1,5 tesla, embora sistemas de até 7 tesla tenham sido construídos), o sistema requer fortes correntes correspondentes. Isso só pode ser fornecido por supercondução. Portanto, sistemas MRI requerem esfriamento permanente utilizando hélio líquido. Em adição, amplificadores e receptores rápidos e potentes são requeridos para configurar os gradientes magnéticos, gerar pulsos curtos RF com formas arbitrárias e registrar ecos RF emitidos. A blindagem RF de sala MRI é essencial para evitar interferência. Veja a Figura 23.1, um *scanner* típico MRI.

Imagens de MRI e fMRI são organizadas em camadas de poucos milímetros de espessura, cada uma feita com base em uma matriz retangular de *voxels* (isto é, elementos de volume), que representam o sinal de um pequeno volume retangular de tecido. O número de *voxels* por camada é tipicamente 256 × 256 a 1.024 × 1.024 para escaneamentos estruturais, e 64 × 64 a 128 × 128 para escaneamentos funcionais. A região geométrica coberta pelas camadas é chamada campo de visão (CV).

23.3 Procedimento

23.3.1 MEG

No início do período de medição, um cavalete com forma de capacete segurando os sensores é posicionado na cabeça do indivíduo. Bobinas fixas também posicionadas na cabeça fornecem fontes magnéticas fracas em locais anatômicos conhecidos. Essas fontes são utilizadas para estabelecer um sistema anatômico coordenado, que é necessário para assinalar os campos magnéticos para estruturas apropriadas. Após estabelecer esse sistema coordenado, o MEG é registrado de forma contínua ou acoplado no estímulo/com base na época, dependendo do projeto experimental. Os campos magnéticos evocados são demonstrados na variação de algumas centenas de Hertz.

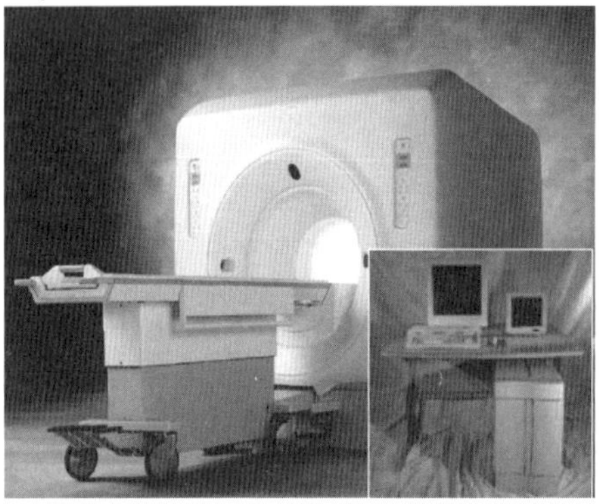

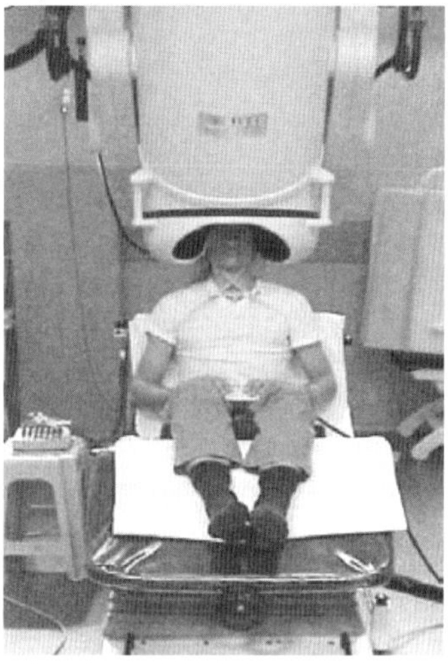

Figura 23.1 Exemplos típicos de *scanner* MRI e dispositivo MEG. O computador anexado à imagem MRI indica o console do sistema necessário para controlar o processo de imagem, localizado do lado de fora da sala MRI blindada.

23.3.2 fMRI

Os indivíduos reclinam sobre a máquina, que é deslocada para a perfuração do magneto. Geralmente, experiências fMRI requerem pelo menos duas etapas: (1) escaneamento estrutural para adquirir uma imagem da estrutura anatômica em alta resolução (levando apenas 10 minutos) e (2) escaneamentos funcionais repetidos (até algumas centenas) que adquirem a imagem de tarefa específica BOLD em baixa resolução estrutural. Dependendo do tipo de experiência, o processo total pode levar até uma hora. Os sinais BOLD são tipicamente adquiridos com uma amostragem de frequência de 0,1 Hz. Durante o processo subsequente, a sequência de imagens funcionais é analisada de forma estatística (ver Seção 23.4.1) e combinada com escaneamento estrutural (um processo chamado corregistro) permitindo uma localização precisa anatômica dos resultados funcionais.

23.4 Configuração experimental

Durante o registro de dados, uma sequência de estímulos visuais, auditivos ou outros é apresentada para o indivíduo, que tem que processá-las de acordo com a tarefa predefinida. Por exemplo, uma sequência de palavras deve ser codificada, ou figuras geométricas devem ser classificadas, ou, ainda, pode haver uma sequência de estímulos táteis que requerem uma resposta não evidente. Frequentemente, estímulos iguais ou semelhantes são repetidos, alterando-se o grau de exigência das tarefas. Geralmente, diferenças entre as respostas BOLD nas diversas condições experimentais são avaliadas para determinar que regiões específicas do cérebro são ativadas por uma tarefa particular ou um tipo particular de *input* sensorial. A fim de avaliar a generalidade dos resultados obtidos, diversos indivíduos (tipicamente 10 a 20) são examinados com base na mesma manipulação experimental.

Em aplicações clínicas, certos eventos fásicos, como padrões de sinal epilético MEG ou EEG, podem ser utilizados como gatilhos para o processo de extração de dados. As técnicas de medida de sinal podem, então, ser aplicadas para extrair características específicas dos sinais ou imagens associados com aqueles eventos.

23.4.1 Análise de dados

23.4.1.1 MEG

Já que a força da tarefa ou formas de ondas de resposta de estímulo específico são normalmente, em pelo menos uma ordem de magnitude, menores do que a atividade *background* em curso, períodos de evento fechado têm, inicialmente, sua média calculada para cada indivíduo, cada canal (sensor) e cada tarefa ou condição. Segmentos contendo artefatos (em razão dos movimentos do indivíduo, ou outras fontes de distorção) são rejeitados ou corrigidos (ver, por exemplo, Nolte e Curio, 1999). Depois disso, a grande média de formas de ondas (ondas com médias calculadas para todos os indivíduos) são escaneadas para componentes, isto é, picos e baixas temporais. Em geral, estes apresentam uma duração de 50 a 100 ms. As medidas de tempo e amplitude são determinadas para cada componente, tarefa e indivíduo, e depois submetidas à análise estatística para determinar se há qualquer diferença significante entre as diferentes tarefas e condições. Por fim, componentes significantemente diferentes são localizados com relação a sua origem intracerebral pela aplicação de técnicas de análise de fonte. Os dipolos atuais equivalentes foram introduzidos nesse contexto como um modelo para descrever fontes restritas de atividade neural. Infelizmente, essas técnicas de localização não são exatas. Para mais informação, ver Dale e Sereno, 1993; Scherg et al., 1999; e Fuchs et al., 1999.

Fontes significantes podem ser anatomicamente localizadas se as coordenadas do sensor puderem ser descritas em termos de sistema coordenado MRI. Diversas técnicas de corregistro foram propostas para essa finalidade.

Inúmeras abordagens para analisar registros MEG contínuos foram sugeridas. Entre elas está a estimativa de parâmetros não lineares utilizando algorítimos da teoria do caos (ver por exemplo Kowalik e Elbert, 1994), medidas de coerência para identificar oscilações sincronizadas (Singh et al., 2002) e análises espectrais de Fourier (Hari et al., 1997). Os detalhes desses métodos estão além do escopo deste capítulo.

23.4.1.2 fMRI

Os dados continuamente registrados de fMRI/BOLD são escolhidos de acordo com diferentes estímulos ou condições de tarefa durante a aquisição. Como o MEG, os conjuntos resultantes de dados são comparados utilizando comparações estatísticas padronizadas. Erros potenciais relacionados a movimento e outras distorções são corrigidos por um processo de algorítimos. As imagens funcionais resultantes mostram diferenças significantes nos níveis de ativação e de *voxels* individuais. Em contraste ao MEG, o fMRI geralmente permite análises estatísticas para um único indivíduo por causa da melhor proporção entre sinal e ruído obtida em experimentos fMRI. Pacotes de avaliação compreensíveis estão disponíveis; uma versão popular é o pacote de mapeamento estatístico paramétrico (SPM), que é fornecido de forma livre pelo grupo de imagem do Welcome Institute, em Londres, Reino Unido. Há também técnicas de aplicações avançadas para redução de sobreposições temporárias de respostas BOLD (ver por exemplo Hinrichs et al., 2000).

23.4.2 Análise combinada

Ainda não há um método canônico para combinar as análises MEG e fMRI. Uma opção de abordagem é executar as duas análises individualmente e depois atribuir fontes encontradas no MEG aos picos de ativação mais próximos em fMRI. Alternativamente, os resultados de fMRI podem ser incluídos na análise de fonte MEG, ao enfatizar áreas cerebrais onde ativações significantes de fMRI foram encontradas como localizações potenciais de fonte.

23.5 Exemplo

Em um recente estudo, conduzimos um experimento focando em processos espaciais visuais (Noesselt et al., 2002). Foram apresentadas aos indivíduos sequências de estímulos curtos bilaterais incluindo uma cruz de fixação. Em execuções repetidas, eles tiveram de direcionar sua atenção para os cantos da tela e detectar ocasionalmente padrões objetivos ocorrentes. Em sessões separadas, imagens fMRI e sinais MEG foram adquiridos durante a tarefa. Conforme visto na Figura 23.2, o fMRI mostrou uma clara ativação de atenção específica em diversas áreas do córtex occipital, incluindo V1, da área cortical visual primária de recebimento. Registros MEG revelaram um componente relacionado à atenção forte, que poderia também ser atribuído ao V1. Ao observar o *timing* nos sinais MEG, pôde ser mostrado que a ativação V1, nesse caso, não refletiu uma modulação direta por *input* sensorial mas, em vez disso, refletiu um *feedback* atrasado para V1 de áreas visuais cortical mais altas.

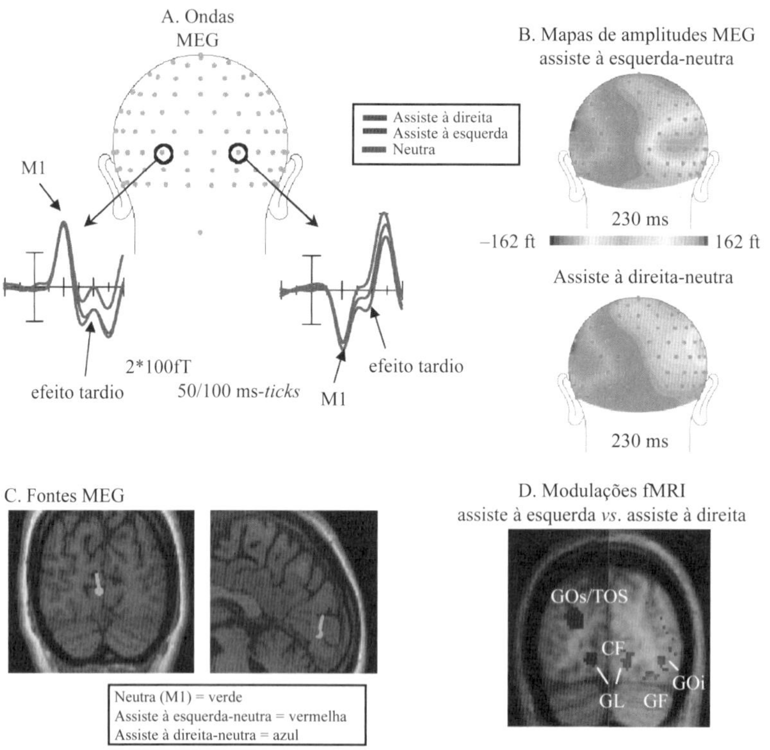

Figura 23.2 (A) Média relacionada ao estímulo de ondas MEG em dois dos 148 locais de sensores. Médias à parte são mostradas para assistência à esquerda, assistência à direita e condições neutras. (B) Distribuição topográfica das amplitudes de diferença em latência de 230 ms. (C) Fontes de melhor ajuste dipolos equivalentes para essas amplitudes de diferença. Em adição, o dipolo ajustado para atender à condição esquerda a 80 ms é mostrado. Ele reflete a resposta primária/sensorial ao estímulo (indicando assim a área visual V1). (D) Modulações fMRI relacionadas à atenção. *Pixels* mostrados em vermelho (figura apresentada aqui está em preto e branco) tiveram sinais BOLD significantemente maiores durante a assistência à esquerda do que a assistência à direita, e os *pixels* mostrados em azul tiveram o inverso. O nível de significância foi $p < 0,05$, corrigido para extensão espacial. Abreviações: sulco calcarino (SC = área visual V1), giro lingual (GL), giro fusiforme (GF), giro occipital inferior (Goi), giro occipital superior /giro transversal (Gos/GT). Perceba a ativação no sulco calcarino (SC), que corresponde à fonte dipolar encontrada no MEG (Figura 23.2C) (Adaptado de Noesselt, T. et al. [2002], *Neuron*, 35, 575–687).

23.6 Normas

Com relação ao sistema de calibração, espectros com propriedades físicas conhecidas estão disponíveis para ambos os métodos. Do lado MEG, correntes dipolo técnicas contidas em uma solução salina são usadas para checar a precisão dos sensores. Para fMRI, volumes semelhantes preenchidos com solução salina mais alguns aditivos químicos permitem controlar distorções espaciais em potencial, assim como a intensidade de heterogeneidades.

Ainda não há bases de dados amplamente aceitas para ambas as modalidades.

23.7 Treinamento requerido

Protocolos de rotina predefinidos podem ser executados por técnicos após um período de treinamento de algumas semanas. Para aplicações mais sofisticadas, pelo menos um engenheiro treinado deve estar disponível em tempo integral (esse treinamento requer por volta de seis meses). Em caso de aplicações clínicas, a cooperação de um médico dedicado é requerida para uma interpretação adequada dos dados. Nas aplicações de neurociências, é importante que os pesquisadores tenham um *background* sólido em desenho experimental, bem como uma educação neurofisiológica. O treinamento específico necessário dependerá, até certo ponto, da especificidade da investigação a ser conduzida.

23.8 Tempo de teste

O tempo requerido para conduzir um experimento dependerá da natureza da investigação. Entretanto, ele normalmente gira em torno de 1,5 horas, com outros 15 minutos necessários para a preparação do indivíduo.

23.9 Confiabilidade e validade

23.9.1 MEG

Mesmo com uma profunda blindagem e pós-processamento para reduzir artefatos residuais, não é possível evitar artefatos em registros MEG. Em sinais brutos, normalmente essas distorções serão reconhecidas por um avaliador experiente. O impacto potencial de artefatos dependerá das proporções sinal-ruído. Para evitar interpretação equivocada de média de ondas MEG, em geral, as seguintes medidas são tomadas:

1. monitoramento cuidadoso durante registro;
2. detecção automática de artefato e rejeição;
3. uma verificação das ondas obtidas de morfologia e topografia razoáveis.

Em caso de análise de fonte subsequente, o investigador deve saber que embora esse método possa fornecer soluções razoáveis quando aplicado com cuidado, ele está longe de ser infalível e pode, em alguns casos, produzir resultados muito enganosos. Em resumo, a confiabilidade e a validade do método MEG se apoiam na experiência do usuário.

23.9.2 fMRI

Como o *scanner* MRI está em contínua manutenção, as imagens brutas são aceitáveis na maioria dos casos. No entanto, artefatos atribuídos a descontinuidades em sensibilidade magnética (que pode ocorrer na proximidade dos ventrículos, cavidades intracraniais e partes internas ou externas não biológicas) podem conduzir a distorções locais estruturais e à perda de sinal. Se não especialistas executarem essas análises, resultados inválidos podem ser obtidos por causa de uma configuração inadequada de vários parâmetros que conduzem à avaliação. Mas, ainda que a condução formal do fMRI esteja correta, conclusões errôneas podem ser extraídas com base nos dados obtidos utilizando *designs* experimentais inadequados. Em resumo, a confiabilidade e a validade do método fMRI também invoca a experiência do usuário.

23.10 Custos

23.10.1 Investimento

O investimento requerido para um sistema MEG será cerca de dois milhões de dólares. Um *scanner* 1,5 tesla custa cerca de 1,5 milhões de dólares. Certamente, custos reais dependerão de detalhes sobre o sistema de configuração (para MEG, o número de canais/sensores, *software* de análise etc.; para fMRI, o tipo de campo gradiente, número de canais RF etc.).

23.10.2 Despesas de funcionamento

23.10.2.1 MEG

Os custos de MEG são principalmente determinados pelo consumo de hélio líquido. Assumindo cerca de 100 L/semana, a quantidade total chega a aproximadamente 30.000 L/ano. O consumo de energia (eletrônicos e ar-condicionado) soma um adicional de 2 mil dólares, dependendo do tipo de sistema MEG e das variações de energia local.

23.10.2.2 fMRI

Os custos totais/ano são compostos de frações para energia elétrica, resfriamento (eletrônico e temperatura da sala), água e hélio líquido. No total, cerca de 30.000 L/ano são necessários, mas o custo real dependerá substancialmente do tipo e frequência de uso, tipo de sistema e taxas locais para água, energia etc.

23.10.3 Manutenção

23.10.3.1 MEG

Em muitos institutos, a manutenção é fornecida principalmente pela equipe local, apoiada pelo sistema fabricante. No entanto, também existem acordos de manutenção. O custo desses acordos gira em torno de 50 mil dólares por ano, mas varia substancialmente, dependendo de detalhes de dispositivo e do contrato.

23.10.3.2 fMRI

Acordos de manutenção são bem usuais para esses dispositivos. A taxa anual é em média de cem mil dólares por ano.

23.11 Ferramentas necessárias

Não há ferramentas especiais para utilizar esses sistemas sob condições normais, exceto pelos dispositivos usados para apresentar estímulos visuais, auditivos e outros para indivíduos e registrar qualquer resposta comportamental. Esses sistemas devem ser compatíveis com o campo magnético forte produzido por *scanners* MRI e os sistemas sensíveis RF desses *scanners* ou com extrema sensibilidade magnética do MEG. Há fornecedores que podem prover esse equipamento especializado.

A maioria dos fornecedores apresenta ferramentas de análise de dados como parte integrante do sistema. No entanto, para análises sofisticadas e/ou para desenhos experimentais complexos, programas especiais estão disponíveis para grupos comerciais e não comerciais.

23.12 Métodos relacionados

23.12.1 MEG

O EEG, em princípio, reflete a mesma atividade neural que o MEG. Em contraste com sua contrapartida magnética, o EEG possui a mesma sensibilidade a fontes tangenciais e radiais. No entanto, em contraste ao MEG, a distribuição topográfica dos potenciais EEG é determinada não apenas por correntes intraneurais, mas também pelas correntes de volume distribuídas pelo volume inteiro do cérebro. Em consequência, a resolução espacial do EEG é claramente menor do que a do MEG. Contudo, muitos laboratórios adquirem dados com ambos os tipos de sistemas simultaneamente, a fim de reunir o máximo de informação possível. Utilizando um *hardware* especializado, o EEG pode até ser adquirido durante o MRI. Isso permite paradigmas, como imagem provocada pelo pico da atividade neural.

23.12.2 fMRI

A tomografia por emissão de positrons (PET) com água ^{15}*O-labeled* como traçador pode ser utilizada para monitorar a ativação neural de modo semelhante ao fMRI. A PET tem a vantagem de que seus resultados refletem mais diretamente as modulações no sangue cerebral regional e, assim, é menos propensa a artefatos. Por outro lado, por requerer marcadores radioativos, a PET só pode ser repetida poucas vezes com um determinado indivíduo. Pela mesma razão, os indivíduos não devem ser submetidos a PET mais do que uma vez ao ano. Ademais, a resolução espacial da PET é substancialmente menor do que a resolução do fMRI.

Recentemente, a espectroscopia de infravermelho próximo ganhou algum interesse porque permite monitoramento direto de certos processos metabólicos cerebrais. A luz infravermelha dos diodos emissores de luz (LED) é transmitida através do crânio e captada por fototransitores. A quantidade de difração e a intensidade da luz retornada é modulada por certos processos metabólicos ligados à atividade neural. No entanto, enquanto esse método pode revelar diretamente uma atividade neural, sua resolução espacial e sensibilidade profunda são insignificantes.

Referências

Dale, A. and Sereno, M. (1993), Improved localization of cortical activity by combining EEG and MEG with MRI cortical surface reconstruction: a linear approach, *J. Cognitive Neurosci.*, 5, 162–176.

Fuchs, M., Wagner, M., Kohler, T., and Wischmann, H.A. (1999), Linear and nonlinear current density reconstructions, *J. Clin. Neurophysiol.*, 16, 267–95.

Hämäläinen, M., Hari, R., Ilmoniemi, R.J., Knuutila, J., and Lounasmaa, O.V. (1993), Magnetoencephalography: theory, instrumentation, and applications to noninvasive studies of the working human brain, *Rev. Modern Phys.*, 65, 413–497.

Hari, R., Salmelin, R., Makela, J.P., Salenius, S., and Helle, M. (1997), Magnetoencephalographic cortical rhythms, *Int. J. Psychophysiol.*, 26, 51–62.

Hinrichs, H., Scholz, M., Tempelmann, C., Woldorff, M.G., Dale, A.M., and Heinze, H.J. (2000), Deconvolution of event-related fMRI responses in fast-rate experimental designs: tracking amplitude variations, *J. Cognitive Neurosci.*, 12, 76–89.

Jezzard, P., Matthews, P.M., and Smith, S.M. (2001), *Functional MRI: An Introduction to Methods*, Oxford University Press, New York.

Josephson, B.D. (1962), Possible new effects in superconducting tunnelling, *Phys. Lett.*, 1, 251–253.

Lounasmaa, O.V., Hamalainen, M., Hari, R., and Salmelin, R. (1996), Information processing in the human brain: magnetoencephalographic approach, *Proc. Natl. Acad. Sci. U.S.A.*, 93, 8809–8815.

Kowalik, Z.J. and Elbert, T. (1994), Changes of chaoticness in spontaneous EEG/MEG, *Integr. Physiol. Behav. Sci.*, 29, 270–282.

Noesselt, T., Hillyard, S.A., Woldorff, M.G., Schoenfeld, A., Hagner, T., Jäncke, L., Tempelmann, C., Hinrichs, H., and Heinze, H.J. (2002), Delayed striate cortical activation during spatial attention, *Neuron*, 35, 575–687.

Nolte, G. and Curio, G. (1999), The effect of artifact rejection by signal space projection on source localization accuracy in MEG measurements, *IEEE Trans. Biomed. Eng.*, 46, 400–408.

Scherg, M., Bast, T., and Berg, P. (1999), Multiple source analysis of interictal spikes: goals, requirements, and clinical value, *J. Clin. Neurophysiol.*, 16, 214–224.

Singh, K.D., Barnes, G.R., Hillebrand, A., Forde, E.M., and Williams, A.L. (2002), Task-related changes in cortical synchronization are spatially coincident with the hemodynamic response, *Neuroimage*, 16, 103–114.

Turner, R., Howseman, A., Rees, G.E., Josephs, O., and Friston, K. (1998), Functional magnetic resonance imaging of the human brain: data acquisition and analysis, *Exp. Brain Res.*, 123, 5–12.

24

Avaliação ambulatorial de pressão arterial para avaliar carga de trabalho

Renate Rau
University of Technology, Dresden

24.1 *Background* e aplicações

Embora o esforço excessivo seja indicado entre os critérios que afetam humor, comportamento, desempenho, assim como esforço fisiológico, a maioria das análises de esforço excessivo apenas consideraram os parâmetros psicológicos (apoiadas por uma ampla gama de questionários). Um dos desenvolvimentos mais notáveis no campo de análises de esforço excessivo nas últimas décadas é o avanço em técnicas de análise ambulatorial. O progresso em técnicas ambulatoriais permitiu a avaliação de interação comportamental, emocional e ativacional com carga de trabalho sob reais condições de trabalho. Além disso, efeitos de transporte de carga de trabalho em atividades, comportamento e esforço excessivo após o trabalho, assim como efeitos de recuperação durante a noite, podem ser medidos. Isso significa um reforço do paradigma carga-esforço para efeitos em curto prazo, tais como fadiga, tédio, vigilância etc., a efeitos de trabalho em longo prazo, tais como processos perturbadores de recuperação após trabalho, e para efeitos em longo prazo tais como doenças cardiovasculares, diabetes *mellitus*, depressão etc.

O foco deste capítulo será o uso de monitoramento de pressão arterial ambulatorial (MPAA) para avaliar efeitos de esforço excessivo durante e após o trabalho em relação à sua carga. O MPAA é uma forma de avaliação desenvolvida, em primeiro lugar, com finalidades clínicas. No entanto, desde meados da década de 1980, essa técnica também tem sido utilizada para a investigação de características de trabalho psicossocial relacionado ao risco de doença cardiovascular. A maioria dos estudos de MPAA teve base no modelo tarefa de trabalho-demanda/decisão-latitude proposto por Karased e colegas (Karasek, 1979; Karasek e Theorell, 1990). Dados relatados por Theorell et al. (1991), Pickering (1991), Rau (1996), Schnall et al. (1998) e Belkic et al. (1998) indicam que a atividade simpática pode ser aumentada durante uma exposição a grande esforço de tarefa de trabalho, sendo ela uma combinação de grandes demandas no trabalho com latitude de baixa decisão ou controle. Há uma considerável evidência relacionando a exposição ao "esforço excessivo de tarefa de trabalho" com hipertensão (por ex.: Schnall et al., 1990; Theorell et al., 1993; Van Egeren, 1992; Pickering, 1993; Schnall et al., 1998; Peter e Siegrist, 2000; Rau et al., 2001). Além dos estudos feitos para investigar o impacto e/ou efeitos diretos de tarefa de trabalho com grande esforço ou alterações na pressão arterial ou, ainda, em *status* de pressão arterial, os efeitos de apoio social (Unden et al., 1991), de controle percebido (Gerin et al., 1992), ou desigualdade esforço-recompensa (Siegrist, 1998) e de plenitude sequencial e hierárquica de tarefas (Hacker, 1994; Rau, 2001) também foram testados.

24.2 Procedimento

O monitoramento ambulatorial de pressão arterial refere-se ao uso de registradores portáteis para registro automático, repetido e não invasivo de pressão arterial. Os parâmetros avaliados são: o nível médio de pressão arterial sistólica e diastólica e, algumas vezes, também a arterial, assim como a pressão arterial dinâmica.

Avaliar carga de trabalho por meios de MPAA envolve os seguintes passos:

1. adquirir um dispositivo MPAA;
2. selecionar uma análise adequada de trabalho para métodos objetivos (por ex.: Task Diagnosis Survey, Pohlandt et al., 1999; Job Exposure Matrix, Fredlund et al., 2000) e/ou por métodos subjetivos de análise (por ex.: Job Content Questionnaire, Karasek et al., 1998);
3. desenvolver um pré-questionário sobre atividades diárias normais (necessário para intervalos de medição de programação em monitor PA);
4. manter um diário no computador ou folhas com questões para:
   - tempo de resposta (registrar o tempo utilizando o computador portátil);
   - ambiente (onde você está, atividade atual, posição do corpo, só/acompanhado etc.);
   - *status* atual (observações recomendadas incluem a carga mental percebida e carga física, humor, controle percebido);
5. preparar o monitor de PA com o número do indivíduo, data e intervalos de medição;
6. ajustar o monitor de PA ao indivíduo (uma recomendação adicional é ajustar um sensor de atividade);
7. instruir o indivíduo sobre medição PA, possibilidade de interrupção, medição de PA autoinduzida, uso de computador ou diário, como dormir com o equipamento;
8. o indivíduo pode iniciar com rotina diária, por ex.: com trabalho;
9. remover o monitor de PA e diários após o tempo de monitoramento ambulatorial (por ex.: após 24 horas);
10. transferir dados para o computador.

Hipertensão é uma doença definida por pressão arterial elevada acima do normal, que atua nas artérias como uma força mecânica danosa, que, por sua vez, pode contribuir para o aumento dos riscos cardiovasculares tais como arteriosclerose, infarto agudo do miocárdio ou AVE. O *status* da PA pode ser determinado pela avaliação da média diária de pressão arterial registrada pelo MPAA.

Há evidências de que o local de trabalho desempenha um importante papel etiológico em hipertensão desenvolvida (essencial). Dados empíricos são fortes com relação à exposição a esforço excessivo de tarefa (que é a combinação de grandes demandas psicológicas e baixa latitude de decisão) e elevada pressão arterial ambulatorial no trabalho (Belkic et al., 2001). Os estudos que investigam os efeitos de esforço excessivo de tarefas de trabalho no *status* PA relataram probabilidades aumentadas em empregados dependendo do esforço da tarefa de trabalho, principalmente em homens (por ex., Landsbergis et al., 1994: índice de probabilidade 2,9, 95% intervalo de confiança 1,3 a 6,6, n = 262 homens; Tsutsumi et al., 2001: índice de probabilidade 1,18, 95% intervalo de confiança 1,05 a 1,32, n = 3.178 homens).

Leituras da PA descrevem o efeito de esforço excessivo real individual em carga de trabalho porque ela reage rapidamente a mudanças situacionais. Essa reação pode também ser condicional ao tipo de carga, e tal condição pode ser patológica. Um exemplo para essa reação condicional é que motoristas profissionais com doença isquêmica do coração mostraram reatividade diastólica PA maior a uma tarefa de evasão visual do que não motoristas (Emdad et al., 1998). Esse padrão de reatividade é assumido como sendo condicionado pela experiência em conduzir e pelas vias cerebrais que contribuem para o desenvolvimento de hipertensão (Belkic et al., 1994). Exemplos para o estudo dos efeitos em curto prazo das alterações PA ou situacionais durante o trabalho foram relatadas para apoio social e para carga de trabalho (por ex.: Theorell, 1992; Melamed et al., 1998).

Os resultados do estudo de Framingham (Kannel et al., 1971; Stokes et al., 1989; Fiebach et al., 1989) revelaram repetidamente que a pressão arterial sistólica prevê doença cardiovascular (por ex.: infarto do miocárdio). Há muitos estudos que sugerem que ações de esforço excessivo de tarefa de trabalho, em parte, causam doenças cardiovasculares pelo mecanismo de elevada pressão arterial (van Egeren, 1992; Theorell et al., 1991, 1993; Schnall et al., 1992; Rau et al., 2001). Além disso, o risco de alterações patológicas do sistema cardiovascular aumenta com a frequência de altura dos picos situacionais PA (Schmidt, 1982). Por exemplo, alterações situacionais PA foram avaliadas com relação a ruído relacionado ao trabalho (Van Kempen et al., 2002).

Se o esforço excessivo na tarefa desempenha um papel no desenvolvimento de hipertensão sustentada, deve ser possível demonstrar que esforço excessivo na tarefa pode aumentar a pressão arterial não apenas durante o trabalho, mas também durante o lazer e à noite. O estudo de tal efeito de transporte de esforço de tarefa em PA noturno é importante, já que nesse período ela é associada independentemente a um dano orgânico final acima do risco associado à PA diurna (Verdecchia et al., 1997). Além disso, foi também demonstrado que uma redução na taxa de PA noturna (nenhum ou apenas pequenas alterações de PA) está associada ao envolvimento do órgão-alvo. Efeitos de PA noturna relacionados ao trabalho foram descritos por Theorell et al. (1991), Pickering et al. (1991), van Egeren (1992), Fox et al. (1993), Pickering (1997), Schnall et al. (1998) e Rau et al. (2001). Os dados desses pesquisadores indicam que a PA pode aumentar no trabalho em atividades de grande esforço (a definição de grande esforço com base no modelo tarefa-demanda/controle por Karasek [1979]) e permanece elevada à noite, assim prejudicando a recuperação.

Os rótulos "horário de lazer" e "tempo em casa" têm sido muito utilizados relativamente sem distinção a respeito de esforço de trabalho e dos efeitos do transporte após ele. Já que as atividades após a jornada laboral consistem de atividades estressantes e de relaxamento passivo, os rótulos "tempo de lazer" e "tempo em casa" têm de ser definidos em estudos futuros.

24.3 Requisitos para avaliação MPAA

A avaliação de valores de pressão arterial somente é possível com informações sobre a posição do corpo e a atividade motora no momento de sua medição. No entanto, esses são os mínimos detalhes de informação. O monitoramento de pressão arterial ambulatorial deve ser combinado com dados psicológicos monitorados por anotações em um diário ou, melhor, por questionários feitos em computador portátil. Assim, a avaliação de esforço por MPAA inclui a pressão arterial ambulatorial medida, a informação sobre o ajuste momentâneo e, se possível, avaliações sobre o estado psicológico momentâneo (por ex.: a carga mental percebida, controle percebido, humor, motivação etc.).

Ambos os monitoramentos, MPAA e de dados psicológicos ambulantes, requerem:

- determinação de método de amostragem;
- determinação de segmentação de dados;
- redução de dados.

24.3.1 Determinação de método de amostragem

O método utilizado pode ser uma amostra de tempo, evento ou uma combinação de tempo e evento. Um típico exemplo de amostra de tempo em estudos de esforço de tarefa é o registro automático de pressão arterial, com intervalos de 15 minutos durante o dia e de 30 a 60 minutos à noite. Orientações para MPAA indicam que os intervalos de medição de 15 a 20 minutos durante o dia e 30 minutos à noite são suficientes para uma avaliação válida do nível de pressão arterial e sua variabilidade (Pickering, 1991; Palatini et al., 1994). Ao passo que no início dos estudos de MPAA utilizou-se um segmento padronizado entre 6h e 22h para definir o horário diurno e o intervalo entre 22h e 6h para definir o horário noturno, agora é comum definir o dia e a noite de acordo com o cronograma do indivíduo, isto é, quando o indivíduo vai para a cama e quando se levanta. Apenas o uso de amostragem de evento não é comum para MPAA, mas a combinação de tempo e evento tem sido aplicada mais frequentemente. Além do plano tempo-evento descrito acima, os participantes podem também ser requisitados a medir a pressão arterial e/ou responder às questões no computador do início ao fim da jornada laboral, quando mudarem de atividade no trabalho, quando começarem e terminarem atividades em casa e/ou quando forem para a cama etc. Outros tipos de eventos para os métodos de amostragem de evento são as emoções (Myrtek et al., 2001; Triemer e Rau, 2001) ou situações estressantes (Perrez e Reicherts, 1996).

24.3.2 Determinação de segmentação de dados

A segmentação é necessária para distinguir unidades de dados homogêneos dentro de todo o andamento de monitoramento ambulatorial (Fahrenberg, 1996). Os dados podem ser separados por diferentes critérios, dependendo do objetivo do estudo. Por exemplo, tais critérios podem ser as principais atividades (por ex.: horários de: trabalho, da jornada para o trabalho e de retorno dele, afazeres domésticos, lazer, noite) ou, geralmente, mais do início e fim dos horários selecionados. Outro critério pode ser um evento, por ex., uma emoção. Então, o momento de início ou o número de medições da pressão arterial antes desse evento, e o momento final, ou o número de medições da pressão arterial após o evento, determinam o segmento. A precondição da segmentação é que há informação sobre o ajuste para todas as medições de pressão arterial.

24.3.3 Redução de dados

A tecnologia de avaliação ambulatorial produz um enorme conjunto de dados que deve ser reduzido antes de uma avaliação mais aprofundada. As estratégias de redução de dados devem ser especificadas antes da aquisição de dados. Por exemplo, utilizar somente valores médios e valores da variação de pressão arterial de um segmento definido; utilizar apenas dados sem impacto físico ou utilizar a mediana das avaliações psicológicas dos segmentos definidos etc.

24.4 Vantagens

O MPAA permite a medição repetida de PA em combinação com um registro simultâneo de carga de trabalho, assim como a experiência de esforço do indivíduo e seu comportamento. Além disso, efeitos relacionados ao esforço no trabalho em recuperação da PA durante a noite podem ser avaliados.

24.5 Desvantagens

O MPAA pode afetar a atividade diária (por ex.: o indivíduo evita atividades esportivas, embora tal ação seja possível com o monitor) e a qualidade do sono de alguns indivíduos.

24.6 Exemplo

O objetivo deste estudo foi explorar, de forma objetiva, a medida do esforço de tarefa de trabalho em reações cardiovasculares ao longo da jornada de trabalho, após ela e durante o sono, acompanhando um dia inteiro fazendo a medição da frequência cardíaca e da pressão arterial.

24.6.1 *Background*

A combinação de altas demandas psicológicas no trabalho e baixa latitude de decisão (alto esforço em tarefa de trabalho) foi associada a um aumento de risco de doença cardíaca.

24.6.2 Método

Uma amostra de 105 mulheres foi testada durante 24 horas de um dia de trabalho real por meio de um diário computadorizado e um aparelho móvel de medição de pressão arterial (ver Figura 24.1). Utilizando a pesquisa de diagnóstico de tarefa (Pohlandt et al., 1999) para uma análise objetiva do trabalho, os locais foram classificados de acordo com seu potencial de funcionários expostos a alto esforço *vs.* funcionários expostos a baixo esforço. Da amostra total, 41 participantes foram expostas a baixo esforço e 17 a alto esforço. As outras 47 mulheres foram expostas a um alto ou baixo esforço de tarefa de trabalho.

24.6.3 Resultado

O alto esforço da tarefa de trabalho foi relacionado aos níveis de pressão sistólica e diastólica durante a vida diária. Um alto esforço na atividade laboral foi associado a uma pressão arterial elevada no trabalho e à noite, e também durante o tempo entre o trabalho e noite (ver Gráfico 24.1). No entanto, não foi o tempo de lazer que mostrou algo significativo em relação ao esforço de tarefa de trabalho, mas o tempo que inclui carga adicional de atividades, como afazeres domésticos, cuidados com crianças ou cuidar de idosos, doentes etc. Além disso, no grupo de alto esforço em tarefas de trabalho, mais mulheres relataram distúrbio na capacidade de relaxar e problemas para dormir.

24.6.4 Conclusão

A exposição ao esforço na tarefa de trabalho no presente estudo foi avaliada por observadores externos de forma independente. Os resultados sustentam a demanda por uma alteração no *design* de locais de trabalho com vistas a trabalhos saudáveis.

24.7 Métodos relacionados

Os métodos relacionados incluem avaliação ambulatorial de outros parâmetros (por ex.: eletrocardiograma, acelerometria) e dados psicológicos. Para uma boa visão geral, ver Fahrenberg e Myrtek (1996, 2001).

24.8 Normas e regulamentações

Além das normas relacionadas à carga de trabalho mental (ISO 10075-1/-2; ISO 10075-3), há normas especiais para diagnóstico, procedimento e técnicas de MPAA.

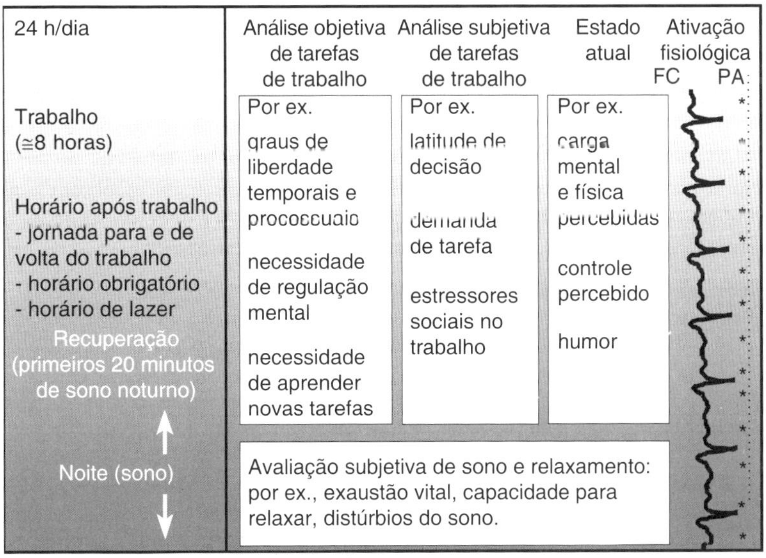

FIGURA 24.1 Visão geral de todos os dados registrados.

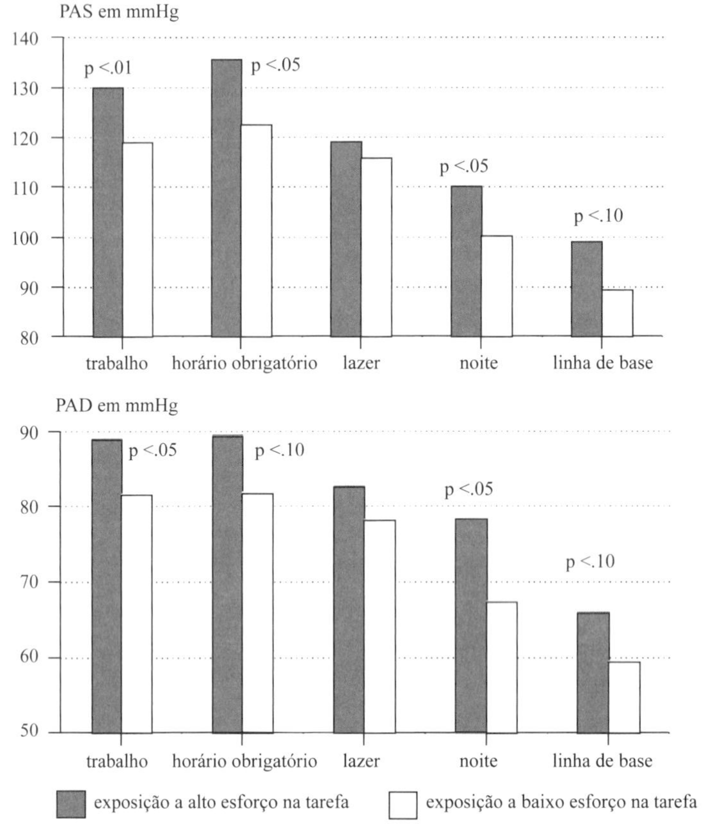

GRÁFICO 24.1 Relação entre pressão arterial sistólica (PAS) e diastólica (PAD) e a exposição a esforço na tarefa em mulheres que trabalham em profissões administrativas.

24.8.1 Normas e diagnóstico relacionado a PA

Pela pressão medida por MPAA ser sistematicamente menor do que medições cirúrgicas ou clínicas em pessoas hipertensas e normotensos, os níveis de classificação do que é leitura MPAA "normal" teve de ser ajustado para baixo comparado com leituras em escritório (Parati et al., 1998; Staessen et al., 1993; Lefevre e Aronson, 2001). A American Society of Hypertension (O'Brien et al., 2000) e a British Hypertension Society (Myers et al., 1999) emitiram as seguintes recomendações para interpretar as medições ambulatoriais de pressão arterial: leituras normais para adultos são consideradas uma média-dia de pressão arterial sistólica (PAS) com menos que 135 mmHg e uma média-dia de pressão arterial diastólica (PAD) com menos do que 85 mmHg. Assim, uma leitura de pressão arterial média-dia igual ou maior do que 135 a 140 mmHg (sistólica), além de 85 a 90 mmHg (diastólica) é considerada limítrofe elevada, e maior que 140 mmHg (sistólica), além de 90 mmHg (diastólica), é considerada (provavelmente) elevada.

24.8.2 Normas para dispositivos ambulatoriais de PA

Os dispositivos ambulatoriais de PA devem ser avaliados em relação à precisão de acordo com os dois protocolos mais utilizados: o da British Hypertension Society (protocolo BHS) e/ou o da Association for the Advancement of Medical Instrumentation (norma AAMI). Utilize apenas equipamento calibrado (O'Brien, 2001; O'Brien et al. 2001).

24.8.3 Normas para variáveis de medição PA que devem ser controladas

A medição correta da pressão arterial depende de uma série de fatores. Os mais importantes, e que devem ser considerados no MPAA, são os seguintes:

24.8.3.1 Idade e índice de massa corporal

Há um aumento linear em PAS com a idade e um aumento simultâneo em PAD e pressão arterial média até cerca de 50 anos de idade (Franklin et al., 1997). Além disso, PAS e PAD elevam com o aumento do índice de massa corporal (IMC = peso [kg]/ altura [m^2]) (Kannel et al., 1967; Sowers, 1998). Portanto, todas as análises estatísticas devem ser controladas pela idade e pelo índice de massa corporal (por ex.: considerar a idade e o IMC como covariáveis ou constituir grupos que sejam homogêneos pela idade e pelo IMC).

24.8.3.2 Posição corporal e atividade física

Em estudos de carga de trabalho mental, dados confundidos por atividade motora são, via de regra, excluídos de análises mais aprofundadas (Pickering, 1991; Gellman et al., 1990). Todas as discussões de resultados com base em comparação de segmentos de dados em diferentes posições corporais devem ser levadas em conta para esses efeitos de confusão de atividade motora.

24.8.3.3 Episódios emocionais

Pelo fato de episódios emocionais influenciarem na atividade cardiovascular (James et al., 1986; Shimomitsu e Theorell, 1996; Triemer e Rau, 2001), unidades de dados associadas a eles devem ser excluídas. A informação dos participantes sobre o episódio é necessária (por ex.: informação dos autorrelatos de avaliação do estado momentâneo) para definir a duração de medições ou o número de medidas que devem ser excluídas.

24.8.3.4 Sexo

Todos os estudos que avaliam recuperação noturna de pressão arterial devem excluir os participantes que tiveram relações sexuais durante a noite. O *background* é que a relação sexual produz um aumento extremo em pressão arterial (Falk, 2001), acompanhado de um rápido declínio dentro de poucos minutos após o orgasmo. Consequentemente, todos os parâmetros de pressão arterial que descrevem recuperação noturna são afetados por essas alterações.

24.8.3.5 Uso de tabaco

Envolver usuários de tabaco em um estudo requer procedimentos de controle (por ex.: incluir a variável em análises de regressão), já que os fumantes e os não fumantes apresentaram de dia uma elevação ambulatorial significativa da PAD no ambulatório (Bolinder e de Faire, 1998).

24.8.3.6 Medicação anti-hipertensiva

A medicação anti-hipertensiva inclui todos os medicamentos que influenciam no sistema cardiovascular. As análises de esforço para avaliar carga de trabalho devem excluir todos os participantes em potencial que utilizam drogas anti-hipertensivas ou drogas que influenciam no sistema cardiovascular, assim como todos os participantes diagnosticados como hipertensos (com a exceção clara de um estudo comparando indivíduos normais *versus* indivíduos hipertensos).

24.8.3.7 Doenças renais

Todos os participantes em potencial que sofrem de doenças renais devem ser excluídos de registro de dados.

24.8.3.8 Tamanho do manguito

A relação entre a circunferência do braço e o tamanho do manguito aferidor de pressão arterial tem um impacto na medição precisa da pressão arterial. Utilizar um manguito muito pequeno em relação à circunferência do braço conduz a uma superestimativa da pressão arterial (por ex.: Linfors et al., 1984); utilizar um manguito muito grande pode subestimar a pressão arterial (Graves, 2001). A Tabela 24.1 mostra tamanhos de braçadeira recomendados pela American Heart Association (Frohlic et al., 1988) e pela British Hypertension Society (O'Brien et al., 1997).

Tabela 24.1 Tamanhos de manguito recomendados

American Heart Association		British Hypertension Society [a]	
Circunferência do braço	Tamanho de manguito recomendado	Circunferência do braço	Tamanho de manguito recomendado
24-32 cm	13 cm × 24 cm	17-26 cm	10 cm × 18 cm
32-42 cm	17 cm × 32 cm	26-33 cm	12 cm × 26 cm
> 42 cm	20 cm × 42 cm	> 33 cm	12 cm × 40 cm

[a]Todas as dimensões têm uma tolerância de ± 1 cm; o centro do manguito fica acima da artéria braquial.

24.8.3.9 Gênero

As análises devem incluir o gênero como uma variável adicional independente, já que os estudos correspondentes ao esforço de tarefa de trabalho mostram diferentes resultados para homens e mulheres (Pickering, 1991).

24.9 Tempo aproximado de treinamento e de aplicação

O investigador deve ser experiente nos princípios de medição tradicional de pressão arterial, funcionamento do monitor (incluindo o efeito do tamanho do manguito) e a interpretação de leituras do MPAA (por ex.: determinar o *status* da PA, impacto de carga física etc.). Adicionalmente, as principais variáveis que influenciam a pressão arterial devem ser conhecidas, e o avaliador deve ser capaz de controlá-las (por ex.: utilizar um protocolo diário no *notebook* ou no papel, registrar a idade, o IMC, o histórico de doença cardiovascular na família, uso de tabaco etc.).

Ajustar o monitor de PA em um indivíduo leva cerca de 15 a 20 minutos. Os indivíduos devem ser instruídos sobre o procedimento de medição, incluindo a frequência de inflação e deflação, a necessidade de repetição automática da medição na ocasião que a medida falhar e como o indivíduo pode esvaziar o manguito. A instrução para medição (manter o braço estabilizado, sem movimento durante a medição; praticar atividades normalmente entre as medições) deve ser verbal e por escrito. Um ou mais testes de medição devem ser feitos para treinar o indivíduo.

A remoção do monitor de PA deve ser feita pelo avaliador, com a próxima etapa sendo um *follow-up* feito em forma de entrevista sobre as atividades e os eventos durante o curso da medição (o tempo de entrevista é de cerca de 30 minutos).

Uma boa visão geral do treinamento, aplicação e interpretação (clínica) de MPAA é fornecida pela British Hypertension Society (O'Brien et al., 2001).

24.10 Ferramentas necessárias

É requerido um dispositivo para medição ambulatorial que tenha sido validado independentemente de acordo com a norma BHS ou AAM.

Recomenda-se um *notebook* para registrar os dados psicológicos e a informação de configuração. O dispositivo deve incluir um relógio e ter uma tela grande para mostrar as questões, avaliações e itens de múltipla escolha.

Referências

Belkic, K.L., Schnall, P.L., Landsbergis, P.A., Schwartz, J.E., Gerber, L.M., Baker, D., and Pickering, T.G. (2001), Hypertension at the workplace: an occult disease? The need for work site surveillance, *Adv. Psychosomatic Med.*, 22, 116–138.

Belkic, K., Emdad, R., and Theorell, T. (1998), Occupational profile and cardiac risk: possible mechanisms and implications for professional drivers, *Int. J. Occup. Med. Environ. Health*, 11, 37–57.

Belkic, K., Savic, C., Theorell, T., Rakic, L., Ercegovac, D., and Djordjevic, M. (1994), Mechanisms of cardiac risk factors among professional drivers, *Scand. J. Work Environ. Health*, 20, 73–86.

Bolinder, G. and de Faire, U. (1998), Ambulatory 24-h blood pressure monitoring in healthy, middleaged smokeless tobacco users, smokers, and nontobacco users, *Am. J. Hypertension*, 11, 1153–1163.

Emdad, R., Belkic K., Theorell, T., Cizinsky, S., Savic, C., and Olsson, K. (1998), Psychophysiologic sensitization to headlight glare among professional drivers with and without cardiovascular disease, *J. Occup. Health Psychol.*, 3, 147–160.

Fahrenberg, J. (1996), Ambulatory assessment: issues and perspectives, in *Ambulatory Assessment: Computer-Assisted Psychological and Psychophysiological Methods in Monitoring and Field Studies*, Fahrenberg, J. and Myrtek, M., Eds., Hogrefe and Huber, Seattle, WA, pp. 3–20.

Fahrenberg, J. and Myrtek, M., Eds. (1996), *Ambulatory Assessment: Computer-assisted Psychological and Psychophysiological Methods in Monitoring and Field Studies*, Hogrefe and Huber, Seattle, WA.

Fahrenberg, J. and Myrtek, M., Eds. (2001), *Progress in Ambulatory Assessment*, Hogrefe and Huber, Seattle, WA.

Falk, R.H. (2001), The cardiovascular response to sexual activity: do we know enough? *Clin. Cardiol.*, 24, 271–275.

Fiebach, N.H., Hebert, P.R., Stampfer, M.J., Colditz, G.A., Willett, W.C., Rosner, B., Speizer, F.E., and Hennekens, C. (1989), A prospective study of high blood pressure and cardiovascular disease in women, *Am. J. Epidemiol.*, 130, 646–654.

Fox, M.L., Dwyer, D.J., and Ganster, D.C. (1993), Effects of stressful job demands and control on physiological and attitudinal outcomes in a hospital setting, *Acad. Manage. J.*, 36, 289–318.

Franklin, S.S., Gustin, W., Wong, N.D., Weber, M., and Larson, M. (1997), Hemodynamic patterns of age-related changes in blood pressure: Framingham heart study, *Circulation*, 96, 308–315.

Fredlund, P., Hallqvist, J., and Diderichsen, F. (2000), Psykosocial yrkesexponeringsmatris: en uppdatering av ett klassifikationssystem för yrkesrela terade psykosociala exponeringar, Arbete och Hälsa, 2000, 11, Arbetslivsinstitutet, Stockholm.

Frohlich, E.D., Grim, C., Labarthe, D.R., Maxwell, M.H., Perloff, D., and Weidman, W.H. (1988), Recommendations for human blood pressure determination by sphygmomanometers: report of a special task force appointed by the steering committee, American Heart Association, *Hypertension*, 11, 209A–222A.

Gellman, M., Spitzer, S., Ironson, G., Llabre, M., Saab, P., DeCarlo Pasin, R., Weidler, D.J., and Schneiderman, N. (1990), Posture, place, and mood effects on ambulatory blood pressure, *Psychophysiology*, 27, 544–551.

Gerin, W., Pieper, C., Marchese, L., and Pickering, T.G. (1992), The multidimensional nature of active coping: differential effects of effort and enhanced control on cardiovascular reactivity, *Psychosomatic Med.*, 54, 707–719.

Graves, J.W. (2001), Prevalence of blood pressure cuff sizes in a referral practice of 430 consecutive adult hypertensives, *Blood Pressure Monitoring*, 6, 17–20.

Hacker, W. (1994), Action regulation theory and occupational psychology: review of German empirical research since 1987, *German J. Psychol.*, 18, 91–120.

ISO (1991), Ergonomic Principles Related to Mental Work-load: General Terms and Definitions, ISO 10075, International Organization for Standardization, Geneva.

ISO (1996), Ergonomic Principles Related to Mental Work-load, Part 2: Design Principles, ISO 10075-2, International Organization for Standardization, Geneva.

ISO (2001), Ergonomic Principles Related to Mental Workload: Measurement and Assessment of Mental Workload, ISO/CD 10075-3:2001, committee draft, International Organization for Standardization, Geneva.

James, G.D., Yee, L.S., Harshfield, G.A., Blank, S.G., and Pickering, T.G. (1986), The influence of happiness, anger, and anxiety on the blood pressure of borderline hypertensives, *Psychosomatic Med.*, 48, 502–508.

Kannel, W.B., Brand, M., Skinner, J.J., Jr., Dawber, T.R., and McNamara, P.M. (1967), The relation of adiposity to blood pressure and development of hypertension: the Framingham study, *Ann. Intern. Med.*, 67, 48–59.

Kannel, W.B., Gordon, T., and Schwartz, M.J. (1971), Systolic versus diastolic blood pressure and risk of coronary heart disease: the Framingham study, *Am. J. Cardiol.*, 27, 335–345.

Karasek, R. (1979), Job demands, job decision latitude, and mental strain: implications for job *redesign, Administrative Sci. Q.*, 24, 285–307.

Karasek, R.A. and Theorell, T. (1990), *Healthy Work*, Basic Books, New York.

Karasek, R., Brisson, C., Kawakami, N., Houtman, I., and Bomgers, P. (1998), The job content questionnaire (JCQ): an instrument for internationally comparative assessments of psychosocial job characteristics, *J. Occup. Health Psychol.*, 3, 322–355.

Landsbergis, P., Schnall, P., Warren, K., Pickering, T.G., and Schwartz, J.E. (1994), Association between ambulatory blood pressure and alternative formulations of job strain, *Scand. J. Work Environ. Health*, 20, 349–363.

Lefevre, F.V. and Aronson, N. (2001), Ambulatory Blood Pressure Monitoring for Adults with Elevated Office Blood Pressure, Blue Cross and Blue Shield Association, government sponsorship contract 290-97-001-5, http://www.cms.hhs.gov/mcac/8b1-e3.pdf.

Linfors, E.W., Feussner, J.R., Blessing, C.L., Starmer, C.F., Neelon, F.A., and McKee, P.A. (1984), Spurious hypertension in the obese patient: effect of sphygmomanometer cuff size on prevalence of hypertension, *Arch. Int. Med.*, 144, 1482–1485.

Melamed, S., Kristal-Boneh, E., Harari, G., Froom, P., and Ribak, J. (1998), Variation in the ambulatory blood pressure response to daily work load: the moderating role of job control, *Scand. J. Work Environ. Health*, 24, 190–196.

Myers, M.G., Haynes, R.B., and Rabkin, S.W. (1999), Canadian hypertension society guidelines for ambulatory blood pressure monitoring, *Am. J. Hypertension*, 12, 1149–1157.

Myrtek, M., Zanda, D., and Aschenbrenner, E. (2001), Interactive psychophysiological monitoring of emotions in students' everyday life: a replication study, in *Progress in Ambulatory Assessment: Computer-assisted Psychological and Psychophysiological Methods in Monitoring and Field Studies*, Fahrenberg, J. and Myrtek, M., Eds., Hogrefe and Huber, Seattle, pp. 399–414.

O'Brien, E. (2001), State of the market in 2001 for blood pressure measuring devices, *Blood Pressure Monitoring*, 6, 171–176.

O'Brien, E., Waeber, B., Parati, G., Staessen, G., and Myers, M.G. (2001), Blood pressure measuring devices: recommendations of the European Society of Hypertension, *Brit. Med. J.*, 322, 531–536.

O'Brien, E., Coats, A., Owens, P., Petrie, J., Padfield, P.L., Littler, W.A., de Swiet, M., and Mee, F. (2000), Use and interpretation of ambulatory blood pressure monitoring: recommendations of the British Hypertension Society, *Brit. Med. J.*, 320, 1128–1134.

O'Brien, E., Petrie, J., Littler, W.A., de Swiet, M., Padfield, P.D., and Dillon, M.J. (1997), *Blood Pressure Measurement: Recommendations of the British Hypertension Society*, BMJ Books, London.

Palatini, P., Mormino, P., and Canali, C. (1994), Factors affecting ambulatory blood pressure reproducibility: results of the HARVEST trial, *Hypertension*, 23, 211–216.

Parati, G., Omboni, S., Staessen, J., Thijs, L., Fagard, R., Ulian, L., and Mancia, G. (1998), Limitations of the difference between clinic and daytime blood pressure as a surrogate measure of the "whitecoat" effect, *J. Hypertension*, 16, 23–29.

Perrez, M. and Reicherts, M. (1996), A computer-assisted self-monitoring procedure for assessing stress related behavior under real-life conditions, in *Ambulatory Assessment: Computer-assisted Psychological and Psychophysiological Methods in Monitoring and Field*, Fahrenberg, J. and Myrtek, M., Eds., Hogrefe and Huber, Seattle, WA, pp. 51–67.

Peter, R. and Siegrist, J. (2000), Psychosocial work environment and the risk of coronary heart disease, *Int. Arch. Occup. Environ. Health*, 73, S41–S45.

Pickering, T. (1997), The effects of occupational stress on blood pressure in men and women, *Acta Physiol. Scand. Suppl.*, 640, 125–128.

Pickering, T.G. (1991), *Ambulatory Monitoring and Blood Pressure Variability*, Science Press, London.

Pickering, T.G. (1993), Applications of ambulatory blood pressure monitoring in behavioral medicine, *Ann. Behavioral Med.*, 15, 26–32.

Pickering, T.G., Gary, D.J., Schnall, P.L., Schlussel, Y.R., Pieper, C.F., Gerin, W., and Karasek, R.A. (1991), Occupational stress and blood pressure, in *Women, Work, Health*, Frankenhaeuser, M., Lundberg, U., and Chesney, M., Eds., Plenum Press, New York, pp. 171–186.

Pohlandt, A., Hacker, W., and Richter, P. (1999), Das Tätigkeitsbewertungssystem TBS, in *Handbuch psychologischer Arbeitsanalyseverfahren: ein praxisorietierter Überblick*, Dunckel, H., Hrsg., (Schriftenreihe Mensch, Technik, Organisation, Band 14, S. 515-530), vdf Hochschulverlag an der ETH Zürich, Zürich.

Rau, R. (2001), Objective characteristics of jobs affect blood pressure at work, after work and at night, in *Progress in Ambulatory Assessment*, Fahrenberg, J. and Myrtek, M., Eds., Hogrefe and Huber, Seattle, WA, pp. 361–386.

Rau, R. (1996), Psychophysiological assessment of human reliability in a simulated complex system, *Biol. Psychol.*, 42, 287–300.

Rau, R., Georgiades, A., Lemne, C., de Faire, U., and Fredrikson, M. (2001), Psychosocial work characteristics and perceived control in relation to cardiovascular rewind at night, *J. Occup. Health Psychol.*, 6, 171–181.

Schmidt, T.H. (1982), Die Situationshypertonie als Risikofaktor, in *Essentielle Hypertonie*, Vaitl, D., Hrsg., Springer, Berlin.

Schnall, P.L., Schwartz, J.E., Landsbergis, P.A., Warren, K., and Pickering, T.G. (1998), A longitudinal study of job strain and ambulatory blood pressure: results from a three-year follow-up, *Psychosomatic Med.*, 60, 697–706.

Schnall, P.L., Schwartz, J.E., Landsbergis, P.A., Warren, K., and Pickering, T.G. (1992), The relationship between job strain, alcohol and ambulatory blood pressure, *Hypertension*, 19, 488–494.

Schnall, P.L., Pieper, C., Schwartz, J.E., Karasek, R.A., Schlussel, Y., Devereux, R.B., Ganau, A., Alderman, M., Warren, K., and Pickering, T.G. (1990), The relationship between "job strain", work place diastolic blood pressure, and left ventricular mass index, *J.A.M.A.*, 263, 1929–1935.

Shimomitsu, T. and Theorell, T. (1996), Intraindividual relationships between blood pressure level and emotional state, *Psychotherapy Psychosomatics*, 65, 137–144.

Siegrist, J. (1998), Berufliche Gratifikationskrisen und Gesundheit: ein soziogenetisches Modell mit differentiellen Erklärungschancen, in *Gesundheits- oder Krankheitstheorie? Saluto-versus pathogenetische Ansätze im Gesundheitswesen*, Margraf, J., Siegrist, J., and Neumer, S., Hrsg., Springer, Berlin.

Sowers, J.R. (1998), Obesity and cardiovascular disease, *Clin. Chem.*, 44, 1821–1825.

Staessen, J.A., O'Brien, E.T., Atkins, N., and Amery, A.K. (1993), Short report: ambulatory blood pressure in normotensive compared with hypertensive subjects, ad hoc working group, *J. Hypertension*, 11, 1289–1297.

Stokes, J., III, Kannel, W.B., Wolf, P.A., D'Agostino, R.B., and Cupples, L.A. (1989), Blood pressure as a risk factor for cardiovascular disease: the Framingham study, 30 years of follow-up, *Hypertension*, 13, I13–I18.

Theorell, T. (1992), The psycho-social environment stress and coronary heart disease, in *Coronary Heart Disease, Epidemiology*, Marmott, M. and Elliott, P., Eds., Oxford University Press, Oxford, pp. 256–273.

Theorell, T., Ahlberg-Hulten, G., Jodko, M., Sigala, F., and Torre, B. (1993), Influence of job strain and emotion on blood pressure in female hospital personnel during work hours, *Scand. J. Work Environ. Health*, 19, 313–318.

Theorell, T., de Faire, U., Johnson, J., Hall, E., Perski, A., and Stewart, W. (1991), Job strain and ambulatory blood pressure profiles, *Scand. J. Work Environ. Health*, 17, 380–385.

Triemer, A. and Rau, R. (2001), Stimmungskurven im Arbeitsalltag, eine Feldstudie, *Z. Differentielle Diagnostische Psychologie*, 22, 42–55.

Tsutsumi, A., Kayaba, K., Tsutsumi, K., and Igarashi, M. (2001), Association between job strain and prevalence of hypertension: a cross-sectional analysis in a Japanese working population with a wide range of occupations: the Jichi Medical School cohort study, *Occup. Environ. Med.*, 58, 367–73.

Unden, A.L., Orth-Gomer, K., and Elofsson, S. (1991), Cardiovascular effects of social support in the work place: twenty-four-hour ECG monitoring in men and women, *Psychosomatic Med.*, 53, 50–60.

Van Egeren, L.F. (1992), The relationship between job strain and blood pressure at work, at home, and during sleep, *Psychosomatic Med.*, 54, 337–343.

Van Kempen, E.E, Kruize, H., Boshuizen, H.C., Ameling, C.B., Staatsen, B.A., and de Hollander, A.E. (2002), The association between noise exposure and blood pressure and ischemic heart disease: a meta-analysis, *Environ. Health Perspect.*, 110, 307–317.

Verdecchia, P., Schillaci, G., Borgioni, C., Ciucci, A., Gattobigio, R., Guerrieri, M., Comparato, E., Benemio, G., and Porcellati, C. (1997), Altered circadian blood pressure profile and prognosis, *Blood Pressure Monitoring*, 2, 347–352.

25

Monitoramento do estado de alerta por fechamento da pálpebra

Melissa M. Mallis
NASA Ames Research Center

David F. Dinges
University of Pennsylvania

25.1 *Background* e aplicações

A identificação objetiva das alterações a cada momento em estado de alerta e sonolência é complicada por dois fatores:

1. O estado de alerta e a sonolência são produtos neurobiológicos de uma interação entre marcapasso circadiano endógeno e a necessidade da homeostase pelo sono (Van Dongen e Dinges, 2000), resultando em alterações não lineares de fadiga endógena, no estado de alerta e na vigilância ao longo do tempo.
2. Frequentemente, os sinais objetivos biocomportamentais e a sonolência requerem um monitoramento intrusivo fisiológico ou tarefas de desempenho sondadas, o que complica sua utilidade em ambientes operacionais como os de transporte, em que há demanda de atenção contínua.

O desenvolvimento biocomportamental baseado em tecnologias que forneçam de forma objetiva medidas em tempo real do estado de alerta e sonolência foram submetidos, recentemente, a intensas atividades por causa das demandas impostas pela expectativa, de certo modo irreal, de que os seres humanos podem trabalhar e manter o desempenho continuamente durante 24 horas por dia. Os desenvolvimentos em tecnologia na área de detecção contínua de fadiga enquanto as pessoas desempenham sua função (por ex.: dirigir) concentraram-se em sensores e monitores que podem detectar sonolência e hipovigilância. Os avanços em eletrônica, óptica, sistema de aquisição de dados, desenvolvimentos de algoritmo, entre tantas outras áreas, tornaram muito mais provável que a meta de um sistema acessível e discreto da detecção de sonolência seja incorporada e implementada em vários ambientes operacionais em um futuro próximo.

A necessidade de desenvolver tais tecnologias de detecção de estados de alerta objetivos e sonolência é crítica porque muitas experiências mostraram que estimativas subjetivas não são confiáveis, e um indivíduo não pode determinar precisamente quando ele ou ela experimentará um estado de sonolência incontrolável, o que resulta em sérios lapsos de vigilância (Dinges, 1989). Se as tecnologias *on-line* de detecção de sonolência objetiva demonstram identificar de modo válido esse fenômeno, então elas podem oferecer o potencial para um alerta mais confiável de uma sonolência prejudicial ao desempenho, antes que a fadiga conduza a um resultado catastrófico. Uma detecção válida em tempo real de sonolência e hipovigilância pode se tornar um componente-chave em gerenciamento de fadiga (Dinges e Mallis, 1998). Potencialmente, tal tecnologia poderia prover aos indivíduos informação imediata sobre seus níveis de fadiga, em especial a associada à sonolência e episódios rápidos de sono. Posteriormente, através do *feedback*, usuários podem então tomar algumas contramedidas adequadas quando a sonolência é detectada.

Recentemente, uma série de medidas de psicofisiologia ocular foi identificada por seu potencial em detectar as alterações de sonolência e hipovigilância a cada minuto, associadas a lapsos de atenção durante o desempenho da atividade laboral. Para determinar a validade e a confiabilidade de um subconjunto dessas tecnologias prototípicas em detectar sonolência durante o desempenho, um estudo laboratorial duplo-cego controlado de seis tecnologias que alegavam detectar sonolência foi executado na University of Pennsylvania (Dinges et al., 1998). Esse estudo revelou que uma medida de fechamento lento da pálpebra – chamada porcentagem de fechamento lento de pálpebra (PERCLOS) (Wierwille et al., 1994; Wierwille e Ellsworth, 1994) – está extremamente relacionada a lapsos de desempenho em vigilância visual em todos os indivíduos ao longo de 42 horas de vigília (Dinges et al., 1998). A PERCLOS, que envolveu avaliação com base em vídeo de fechamentos lentos das pálpebras por observadores treinados, não somente teve a maior coerência das tecnologias testadas, mas também correlacionou mais com lapsos de desempenho do que as próprias avaliações dos indivíduos sobre sua própria sonolência. Consequentemente, os resultados dessa experiência, em conjunto com o trabalho de Wierwille et al. (1994), sugeriram que a PERCLOS tinha o potencial de detectar lapsos de atenção induzidos por fadiga. No entanto, isso somente seria o caso uma vez que o algoritmo de avaliação PERCLOS utilizado por observadores humanos fosse automatizado em um algoritmo de computador, com interface para fornecer *feedback* informativo sobre níveis de estado de alerta e sonolência e cientificamente validado em uma experiência controlada em laboratório.

25.2 Procedimento

Um algoritmo de avaliação automatizado PERCLOS foi desenvolvido com base nos resultados dos estudos de validação conduzidos por Dinges e Mallis (1998), conforme descrito acima, que demonstrou que PERCLOS tem o potencial para detectar lapsos de atenção induzidos por fadiga. O sistema automatizado envolve monitoramento de fechamento lento de pálpebras utilizando monitor PERCLOS *on-line* com infravermelho e refletância retinal (CoPilot®), que fornece uma avaliação do algoritmo. Com base nos valores calculados por PERCLOS, o indivíduo monitorado recebe *feedback* sobre estado de alerta e sonolência. O *feedback* atual é um tom de alerta que é reforçado por um indicador visual (Grace, 2001), que estimula o indivíduo monitorado a utilizar uma contramedida eficaz para a fadiga. O CoPilot foi desenvolvido especificamente para uso em operações comerciais envolvendo condução de veículos à noite em ambiente de transporte (Grace, 2001).

O CoPilot é capaz de medir o fechamento da pálpebra em baixas condições de iluminação, utilizando a tecnologia de imagem com dispositivo de carga acoplada e um PC/104 com plataforma computadorizada PCI Bus. Os valores PERCLOS são calculados em tempo real, com base nos registros de medidas de fechamento de olhos. O monitor PERCLOS registra o fechamento de pálpebra baseando-se na propriedade fisiológica de que a retina humana reflete diferentes quantidades de luz infravermelha em ondas variadas. A retina reflete 90% da luz incidente a 850 nm; no entanto, a 950 nm, a intensidade de reflexão é nitidamente reduzida por causa da absorção de luz por moléculas de água.

O monitor utiliza duas câmeras separadas, situadas à distância de um ângulo de 90° em relação à outra, mas ambas focalizam o mesmo ponto do olho. A imagem é passada através de um divisor de feixe que transmite ou reflete a imagem nas lentes de cada câmera. A fim de isolar as ondas de luz corretas, uma câmera é equipada com um filtro de 850 nm, e a outra tem um filtro de 950 nm. O filtro de 850 nm produz uma imagem de "olhos brilhantes" (isto é, uma luz incandescente na pupila do indivíduo, ou o efeito "olhos vermelhos"), como visto no painel A da Figura 25.1. O filtro de 950 nm produz uma imagem de "olhos escuros", como visto no painel B da Figura 25.1. Dessa forma, as duas imagens são idênticas, exceto pelo brilho nas pupilas na imagem. Uma terceira imagem aumenta os olhos brilhantes ao calcular a diferença das duas imagens, como pode ser visto no painel C da Figura 25.1 (Grace et al., 1999). Os olhos do usuário são identificados nessa terceira imagem aplicando-se um limiar. Este é determinado ao examinar o brilho médio em cada painel do vídeo. Os tamanhos da imagem da retina são medidos e os resultados são usados para calcular os valores PERCLOS. Esse processo é repetido diversas vezes por segundo (Grace, 2001).

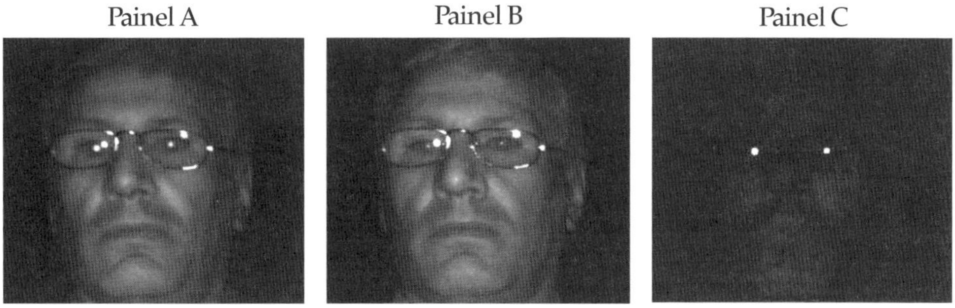

Figura 25.1 As três imagens obtidas pelo PERCLOS são mostradas. A imagem com "olhos brilhantes" (Painel A) e a imagem com "olhos escuros" (Painel B) são essencialmente idênticas, exceto pelas pupilas brilhantes na imagem com "olhos brilhantes". A imagem de diferença (Painel C) elimina todas as características da imagem, exceto as pupilas brilhantes.

O sistema automatizado *on-line* de PERCLOS, o CoPilot, é um exemplo de tecnologia que aparece para medir o estado de alerta por meio do cálculo dos valores do algoritmo. O CoPilot foi submetido a uma verificação controlada inicial no laboratório que demonstrou que a medida *on-line* dos fechamentos lentos de pálpebras (PERCLOS), em indivíduos fatigados, tem forte relação com lapsos de atenção, um indicador de estado de alerta reduzido em indivíduos sonolentos (Dinges et al., 2000). Ademais, atualmente o CoPilot está sendo testado nos estudos de campo para confiabilidade e utilidade no gerenciamento e na prevenção de condução de veículos sob estado de sonolência.

25.3 Vantagens

A identificação de sonolência e estado de alerta por meio de um sistema *on-line,* quase em tempo real e automatizado de fechamento de pálpebras lento que mede o PERCLOS, utilizando imagens de vídeo dos olhos, é discreto ao usuário. Em outras palavras, um sistema de fechamento de pálpebras lento automatizado não tem contato direto com o usuário. Idealmente, o sistema determinaria níveis de estado de alerta durante o desempenho (por ex.: dirigindo) com base nos limiares presentes no algorítimo validado do dispositivo, ignorando, assim, a necessidade de apoiar-se em estimativas subjetivas. Se a validade e a confiabilidade requeridas de tal monitor puder ser estabelecida, o sistema poderia ser implantado em ambientes operacionais que envolvam tarefas que demandam atenção e exijam um operador fixo com atividade física limitada durante o desempenho. A incorporação de uma interface de *feedback* de um estado de alerta em um sistema sensor automatizado de fechamento lento de pálpebras pode fornecer ao operador informações ou aumentar a probabilidade de hipovigilância, permitindo ao usuário tomar a atitude adequada, como uma contramedida biologicamente eficaz para a fadiga (por ex.: sesta, cafeína), evitando, assim, um incidente catastrófico ou um acidente causado por sonolência ou estado de alerta reduzido.

25.4 Desvantagens

Há potenciais desvantagens mesmo para os bem-validados sistemas *on-line* de monitoramento de estado de alerta. Primeiramente, eles podem não funcionar em todas as situações. Por exemplo, o uso de um sistema automatizado de fechamento de pálpebras lento requererá, muito provavelmente, um campo de visão restrito. Em consequência disso, se operacionalmente o usuário é requisitado a movimentar-se com frequência e não permanece sentado em uma posição, o sistema não pode captar os olhos do usuário apenas com uma única câmera. A detecção de estado de alerta e sonolência em um ambiente operacional no qual o usuário se movimenta requer um conjunto de câmeras ou um sistema modificado, que seria montado na direção da cabeça do usuário, tornando-o obstrusivo e restringindo o campo geral de visão do indivíduo. Em segundo lugar, o uso de um sistema automatizado *on-line* de sonolência que se apoia em fechamentos lentos de pálpebras conforme o *input* variável não é ideal em ambientes de baixa umidade, onde usuários estão propensos a fechar seus olhos lentamente (e mantê-los fechados por um período de tempo) para manter a umidade dos olhos. Um sistema de fechamento de pálpebras lento, apenas com base em imagens de vídeo, não pode diferenciar entre olhos fechados pela fadiga ou olhos fechados para sua umidificação, o que pode resultar em falsos positivos. Por fim, mesmo sistemas *on-line* eficientes de monitoramento de estado de alerta não podem ser utilizados de maneira segura sem alguma instrução na interpretação adequada do *feedback* do dispositivo (informação sobre estado de alerta fornecida por uma interface). Uma utilização ruim consistiria em um operador em uma ocupação segura, sensível, assumindo que a informação do sistema evita erros, fadiga ou ataques incontrolados de sono. A informação, mesmo quando apresentada como alertas, alarmes ou avisos, não reduz a fadiga de forma tão eficiente como o sono de recuperação, sestas, cafeína e outras intervenções biológicas. Em vez disso, a informação de um monitor de sonolência *online* tem a intenção de informar ao operador sobre um aumento do comprometimento comportamental (por ex.: hipovigilância) e para reforçar a percepção da necessidade de engajar-se em uma contramedida biologicamente eficaz. Por isso, sem uso adequado, monitores de fadiga e estado de alerta *on-line* podem ter um mau uso (por ex.: um motorista que continua dirigindo quando o sistema repetidamente alerta sobre sonolência porque ele conclui que os alertas o mantém acordado).

25.5 Normas e regulamentações

Atualmente, não há normas ou regulamentações federais determinadas a respeito de dispositivos de detecção de sonolência. O U.S. Department of Transportation desenvolveu seu próprio requisito, já que é um dos ambientes de crescimento mais rápido para detecção desse fenômeno. Eles indicaram uma expectativa de que qualquer dispositivo ou sistema *on-line* para monitoramento de estado de alerta ou de sonolência de um motorista deve ser submetido à validação segundo uma norma cientificamente estabelecida para sonolência e seus efeitos no desempenho relevantes à condução de veículos (Rau, 1999). No entanto, por causa do rápido aumento no desenvolvimento de dispositivo de detecção de sonolência (e seu uso sugerido em programas de gerenciamento de fadiga), agências do governo e a comunidade científica precisarão trabalhar em colaboração para estabelecer normas mínimas para critérios científicos e de engenharia, critérios práticos e de implementação e critérios legais e de regulamentação (Dinges e Mallis, 1998). Audiências realizadas pelo U.S. National Transportation Safety Board (NTSB) sobre tais tecnologias revelou diferenças substanciais de opinião entre usuários de estradas (por ex.: companhias de caminhão, motoristas, policiais, defensores de segurança, investigadores de acidentes etc.) com relação à utilidade de tais tecnologias, especialmente se os dispositivos de detecção de sonolência armazenam a informação de estado de alerta na memória para serem avaliados por uma ou mais dessas entidades.

25.6 Tempo aproximado de treinamento e de aplicação

Com exceção de ensinar os operadores a interpretar *feedback* indicando sonolência (por ex.: parar de dirigir e engajar uma contramedida para fadiga), nenhum tempo de treinamento é requerido para utilizar a versão automatizada do sistema PERCLOS. Já que seu desenvolvimento básico para uso é o ambiente de condução de veículos, ele foi projetado para ser pequeno e instalado no painel, à direita da direção, com liberdade de dois graus de ajuste. Os motoristas podem, então, ajustar a unidade como se ajustaria um espelho retrovisor até que possam ver seu reflexo na face da unidade (Grace, 2001).

25.7 Confiabilidade e validade

Para ser seguro e eficaz, qualquer sistema *on-line* projetado para detectar perda de estado de alerta, sonolência ou hipovigilância deve demonstrar ser cientificamente válido. A variável biocomportamental que ele mede e o algoritmo que ele utiliza para fornecer *feedback* de estado de alerta e sonolência deve realmente refletir uma porção substancial de variação de desempenho induzida por fadiga (Dinges e Mallis, 1998). Falhar em encontrar esse critério básico torna inútil ou perigoso até o monitor mais tecnicamente sofisticado. Em outras palavras, a meta é a detecção precisa da perda de capacidade de desempenho (isto é, uma detecção precisa de hipovigilância com mínimas perdas ou falsos alarmes). Criadores de tais sistemas, na maioria das vezes, falham ao verificar que há dois níveis de validação. O primeiro deles consiste na seleção de parâmetro(s) biocomportamental(is) consistentemente afetado(s) por sonolência. Ao contrário do que as crenças muito difundidas afirmam, esse nível de validação somente pode ser estabelecido em um experimento científico laboratorial (idealmente duplo-cego), no qual o estado de alerta é manipulado em uma ampla gama de diversos indivíduos e no qual o marcador biocomportamental selecionado para monitoramento muda em uma relação próxima aos efeitos de desempenho de aumento e diminuição de fadiga (Dinges et al., 1998). Assumindo a validação apenas com base em uma crença ou afirmação (independente da forma autoritária) que uma medida (por ex.: algoritmos específicos para piscadas de olho, inclinações com a cabeça etc.) reflete sonolência é inadequado para a validação. O segundo nível de validação refere-se à especificidade do parâmetro biocomportamental medido. Uma vez que um dispositivo automatizado foi desenvolvido para registrar estado de alerta e sonolência (por ex.: medir fechamentos lentos de pálpebras), é crítico que se demonstre que funciona, registrando o que se afirma registrar e o faça consistentemente, demonstrando, assim, a validade e a confiabilidade da engenharia. Por exemplo, um dispositivo para medir fechamentos lentos de pálpebras deveria medir apenas fechamentos lentos de pálpebras, e não piscadas de olhos ou outros parâmetros. Infelizmente, por serem sistemas na maioria das vezes criados e desenvolvidos por engenheiros, seu foco é exclusivamente no segundo nível de validação, com pouca consideração pelo fato de que é inexpressivo se falhar em incluir um marcador biocomportamental de estado de alerta e sonolência em primeiro lugar (validação de nível 1).

A validade e a confiabilidade científica devem ser estabelecidas em primeiro lugar ao longo de uma gama dinâmica de desempenho (de alerta a sonolento) para assegurar que a tecnologia e o algoritmo associado meçam uma alteração induzida por fadiga significante. É também importante que seja fácil de usar e que identifique todos (ou quase todos) os eventos relacionados à fadiga ou sonolência em indivíduos fatigados (sensibilidade) sem falsos alarmes (especificidade). Se o dispositivo automatizado tem alta sensibilidade, mas baixa especificidade ao detectar sonolência, ele pode dar muitos falsos alarmes, afetando adversamente a complacência do usuário. Em contraste, se o dispositivo tem uma baixa sensibilidade, mas alta especificidade, ele dará muitos falsos alarmes, mas pode perder também muitos eventos de fadiga e sonolência.

25.8 Exemplo

Acompanhando um teste laboratorial extensivo de validação de seis dispositivos de detecção de sonolência para detectar hipovigilância, previamente descrito em Dinges et al. (1998), uma primeira geração de dispositivo PERCLOS automatizado foi desenvolvida por pesquisadores na Carnegie Mellon University e testada na pesquisa de ambientes de transporte. Mallis e colegas (2000) conduziram um estudo na Carnegie Mellon University que implementou uma primeira geração automatizada de dispositivo PERCLOS, com sonolência e *feedback* de estado de alerta, em um simulador de caminhão de alta fidelidade para avaliar as respostas biocomportamentais de motoristas durante um trajeto noturno. O sistema automatizado PERCLOS foi montado no painel do simulador de direção do caminhão. Ele foi planejado com três níveis de interação (*feedback*) para o motorista (indicador visual, aviso sonoro e odor *vs.* voz de comando). O estudo estabeleceu que o *feedback* desse dispositivo, quando os valores PERCLOS estavam acima de um limiar, melhoraram a variabilidade de condução e estado de alerta do condutor, especialmente quando os motoristas estavam muito sonolentos (Mallis et al., 2000).

Esse estudo demonstrou que era possível interagir com uma tecnologia automatizada de detecção de sonolência em um ambiente simulador com alguma modificação e melhoria, conduzindo ao desenvolvimento do CoPilot (Grace, 2001). Ele está atualmente sendo implantado com outras tecnologias de gerenciamento de fadiga *on-line* em um estudo piloto de caminhões de longa distância conduzido pelo U.S. Department of Transportation, o Federal Motor Carrier Safety Administration e o Trucking Research Institute of the American Trucking Associatons Foundation. O estudo procura determinar como motoristas de caminhão reagem ao ter uma variedade de dispositivos que os informam sobre seu estado de alerta e necessidade de sono.

25.9 Métodos relacionados

Embora o foco deste capítulo tenha sido o fechamento lento de pálpebras como uma medida válida para sonolência, há muitos outros dispositivos de detecção desse fenômeno em diversos estágios de desenvolvimento (Mallis, 1999). Independentemente de um dispositivo estar sendo desenvolvido pelo governo, pelo meio acadêmico ou pelo setor privado, todos devem obedecer às mesmas normas de validade e confiabilidade detalhadas anteriormente. Deve ser válido pela ciência (medição de marcador biocomportamental de hipovigilância causado por sonolência) e confiável (trabalhar o tempo todo e para todos os usuários). Mesmo que um dispositivo de detecção de sonolência possa evitar um incidente catastrófico ou um acidente, ele não é um substituto para estabelecer as capacidades funcionais de um indivíduo antes que ele inicie o trabalho.

Referências

Dinges, D.F. (1989), The nature of sleepiness: causes, contexts and consequences, in *Perspectives in Behavioral Medicine: Eating, Sleeping and Sex*, Stunkard, A. and Baum, A., Eds., Lawrence Erlbaum, Hillsdale, NJ.

Dinges, D.F. and Mallis, M.M. (1998), Managing fatigue by drowsiness detection: can technological promises be realized? in *Managing Fatigue in Transportation*, Hartley, L., Ed., Elsevier Science, Oxford, pp. 209–229.

Dinges, D.F., Mallis, M., Maislin, G., and Powell, J.W. (1998), Evaluation of Techniques for Ocular Measurement as an Index of Fatigue and the Basis for Alertness Management, final report for the U.S. Department of Transportation, Report DOT HS 808, National Highway Traffic Safety Administration, Washington, D.C.

Dinges, D.F., Price, N., Maislin, G., Powell, J.W., Ecker, A., Mallis, M., and Szuba, M. (2002), Prospective Laboratory Re-Validation of Ocular-Based Drowsiness Detection Technologies and Countermeasures (Subtask A), final report for the U.S. Department of Transportation, National Highway Traffic Safety Administration, Washington, D.C.

Grace, R. (2001), Drowsy Driver Monitor and Warning System, in Proceedings International Driving Symposium on Human Factors in Driving Assessment, Training and Vehicle Design, Snowmass, CO.

Grace, R., Byrne, V.E., Legrand, J.M., Gricourt, D.J., Davis, R.K., Staszewski, J.J., and Carnahan, B. (1999), A Machine Vision Based Drowsy Driver Detection System for Heavy Vehicles, Report FHWA-MC-99-136, U.S. Department of Transportation, National Highway Traffic Safety Administration, in *Ocular Measures of Driver Alertness: Technical Conference Proceedings,* Herndon, VA, pp. 75–86.

Mallis, M.M. (1999), Evaluation of Techniques for Drowsiness Detection: Experiment on Performance-Based Validation of Fatigue-Tracking Technologies, Ph.D. thesis, Drexel University, Philadelphia.

Mallis, M., Maislin, G., Konowal, N., Byrne, V., Bierman, D., Davis, R., Grace, R., and Dinges, D.F. (2000), Biobehavioral Responses to Drowsy Driving Alarms and Alerting Stimuli, Report DOT HS 809 202, final report for the U.S. Department of Transportation, National Highway Traffic Safety Administration, Washington, D.C.

Rau, P.S. (1999), A Heavy Vehicle Drowsy Driver Detection and Warning System: Scientific Issues and Technical Challenges, Report FHWA-MC-99-136, U.S. Department of Transportation, National Highway Traffic Safety Administration, in *Ocular Measures of Driver Alertness: Technical Conference Proceedings*, Herndon, VA, pp. 24–30.

Van Dongen, H.P.A. and Dinges, D.F. (2000), Circadian rhythms in fatigue, alertness and performance, in *Principles and Practice of Sleep Medicine*, 3rd ed., Kryger, M.H., Roth, T., and Dement, W.C., Eds., W.B. Saunders, Philadelphia, pp. 391–399.

Wierwille, W.W. and Ellsworth, L.A. (1994), Evaluation of driver drowsiness by trained raters, *Accident Anal. Prev.*, 26, 571–581.

Wierwille, W.W., Ellsworth, L.A., Wreggit, S.S., Fairbanks, R.J., and Kirn, C.L. (1994), Research on Vehiclebased Driver Status/Performance Monitoring: Development, Validation, and Refinement of Algorithms for Detection of Driver Drowsiness, Final Report DOT HS 808 247, National Highway Traffic Safety Administration, Washington, D.C.

26

Mensurações respiratórias em pesquisa aplicada de fatores humanos e ergonomia

Cornelis J. E. Wientjes
NATO Research and Technology Agency

Paul Grossman
Freiburg Institute for Mindfulness Research

26.1 *Background* e aplicações

A mensuração respiratória pode ser um poderoso ativo em certos estudos aplicados. A respiração parece estar estreitamente associada a uma variedade de dimensões psicológicas funcionais importantes, tais como requisições de resposta e padrões de avaliação (Boiten et al., 1994), e também variações sutis de investimento em esforço mental (Wientjes et al., 1998). Contudo, talvez a característica mais notável de algumas medidas respiratórias é o grau ao qual elas estão ligadas a várias dimensões de emoção, afeto e humor (Boiten et al., 1994; Nyklíek et al., 1997), assim como a experiência de sintomas psicossomáticos (Grossman e Wientjes, 1989; Wientjes e Grossman, 1994).

As medidas respiratórias somente podem ser discutidas aqui de maneira superficial. Um tratamento muito mais amplo do tema pode ser encontrado em Harver e Lorig (2000) e em Wientjes (1992). Brevemente, há dois tipos principais de avaliação respiratória a serem considerados: (a) avaliação de como a profundidade e a frequência respiratória contribuem para a ventilação e (b) medição de parâmetros associados à troca gasosa. A profundidade da respiração é geralmente expressa em termos de volume de corrente (isto é, o volume deslocado por uma respiração única) e a frequência, em termos de frequência respiratória (o número de incursões respiratórias por minuto). O volume de ar deslocado por minuto é expresso como ventilação/minuto, que é o produto do volume de corrente e da frequência respiratória. Ele reflete a atividade metabólica. Além desses três parâmetros básicos, a medição respiratória frequentemente inclui uma avaliação mais sofisticada do ciclo respiratório em termos da duração das fases (tempo inspiratório e tempo expiratório), do ciclo total de tempo, da taxa média de fluxo inspiratório (volume de corrente/tempo inspiratório) e do tempo de ciclo de função (ver Wientjes, 1992). A medição de troca gasosa inclui a avaliação do volume de oxigênio (VO_2) consumido por unidade de tempo e a quantidade de dióxido de carbono (VCO_2) produzido. Essas medidas podem ser utilizadas para calcular o consumo de oxigênio. Um último aspecto, e não menos importante, de regulação respiratória deve ser adicionado. Enquanto a ventilação está normalmente em sintonia com requisitos metabólicos, o equilíbrio pode ser quebrado sob certas condições. Em excesso de demandas metabólicas, a ventilação (isto é, hiperventilação) causa mais eliminação de CO_2 do corpo por unidade de tempo do que o normalmente produzido por processos metabólicos. Como consequência, os níveis arteriais parciais de CO_2 (PCO_2) diminuem abaixo dos valores normais, o que resulta em um estado de hipocapnia. A ocorrência da hiperventilação e da hipocapnia podem ser determinadas por medição de PCO_2 no final da expiração normal ($P_{et}CO_2$). Se medido adequadamente, o $P_{et}CO_2$ pode ser considerado uma aproximação válida de PCO_2 (Wientjes, 1992).

26.2 Aplicações

As medidas respiratórias podem fornecer uma informação valiosa complementar para as mensurações subjetivas entre as investigações que avaliam demandas de tarefa ou sistemas, carga de trabalho dos operadores e aspectos estressantes ou potencialmente prejudiciais dos ambientes de tarefas (Wientjes, 1992; Wientjes et al., 1998). Em virtude de sua fácil avaliação, é inquestionável que a taxa respiratória é a medida mais utilizada nesse contexto. Foi sugerido que ela possa ser mais sensível às variações da carga laboral ou à dificuldade da tarefa do que a frequência cardíaca (Brookings et al., 1996). Embora a frequência respiratória possa, de fato, ser algumas vezes uma medida conveniente de carga de trabalho e estresse, uma advertência é necessária. Pelas alterações nas taxas de respiração serem, normalmente, secundárias ou compensatórias, recomenda-se uma avaliação simultânea de medidas volumétricas, na maioria das vezes para alterações em volume respiratório (Wientjes et al., 1998).

Wientjes et al. (1998) elaboraram muitos detalhes da resposta respiratória para demandas de tarefa mental variadas em estudos de laboratório. Além disso, diversos estudos ambulatoriais avaliaram respostas respiratórias, incluindo volume de corrente, frequência respiratória, ventilação minuto e $P_{et}CO_2$ para carga de trabalho mental e estresse. Harding (1987) identificou perfis de voo altamente exigentes com base na ventilação minuto e $P_{et}CO_2$ entre pilotos de jato em aeronaves de alto desempenho. Bles et al. (1988) e Bles e Wientjes (1988) descobriram que a exposição à estimulação vestibular (movimentos de navio) induziu uma hiperventilação entre equipes da Marinha. Brookings et al. (1996) relataram que a frequência respiratória foi uma das medidas mais sensíveis para diferenciação entre diferentes níveis de carga de trabalho de controle aéreo, enquanto Wientjes et al. (1996), também avaliando a carga de trabalho de controle aéreo, descobriram que PCO_2 transcutâneo (como uma estimativa do PCO_2) distinguiu-se entre episódios de alta carga e episódios caracterizados por estresse. Em uma série de estudos intraindivíduos entre astronautas e cosmonautas durante voos espaciais simulados de longa duração (135 dias), Wientjes et al. (1996, 1997) avaliaram os efeitos cumulativos do isolamento, carga de trabalho do operador e fadiga em volume de corrente, frequência respiratória, ventilação/minuto, frequência cardíaca e pressão arterial. Eles descobriram que a ventilação/minuto e a pressão arterial sistólica eram elevadas durante os episódios de estresse, em particular entre a tripulação responsável por aspectos críticos das missões. Wilhelm e Roth (1996, 1998), com base em medição ambulatorial de ventilação/minuto, forneceram um procedimento inovador destinado a caracterizar as respostas ambulatoriais comportamentais ou emocionais de frequência cardíaca que dissociam da alteração total da atividade metabólica. Isso corresponde à taquicardia por excesso emocional e *overperfusion* sistêmica, primeiramente demonstrada por Obrist (1981). Essa medida adicional de frequência cardíaca foi também utilizada entre a equipe militar durante exposição à tarefa de estresse real (atravessar uma ponte de cordas em uma ravina de 80 m de profundidade) (Fahrenberg e Wientjes, 2000). Embora poucos estudos laboratoriais tenham avaliado $P_{et}CO_2$, esse tipo de monitoramento parece bem promissor e pode documentar a extensão da melhora clínica e a sincronia de alteração entre a ansiedade autorrelatada e alterações em respiração (Grossman et al., 1985).

Diversos estudos utilizaram medidas respiratórias não como suas respostas alvo, mas a fim de obter aproximações de gasto energético (por ex.: Wertheim, 1998), ou como estimativas para computar a frequência cardíaca adicional (ver acima). As mensurações respiratórias podem também ser empregadas como parâmetros de controle importantes em estudos medindo tônus cardíaco vagal por meio de arritmia sinusal respiratória (por ex.: Grossman et al., 1991; Grossman e Kollai, 1993).

26.3 Medição

Nas últimas décadas, as diversas abordagens de mensuração respiratória foram desenvolvidas fornecendo uma estimativa quantitativa razoavelmente válida sem a interferência introduzida por respiração espontânea, um problema que é típico das técnicas clássicas mais intrusivas (Wientjes, 1992). Em geral, os movimentos separados da caixa torácica e do abdômen são medidos, principalmente, por meio de pletismografia respiratória indutiva (Inductotrace™, Ambulatory Monitoring, Inc., Ardsley, NY; ou Respitrace™, Vivometrics, Inc., Ventura, CA). Essa abordagem tem base em um modelo que foi introduzido por Konno e Mead (1967), que afirmaram que o volume de ar que é deslocado durante cada ciclo respiratório pode ser calculado com base na circunferência das alterações da caixa torácica e nos compartimentos abdominais (ver Figura 26.1). Uma série de diferentes técnicas de calibração foi desenvolvida para permitir a estimativa dos ganhos da caixa torácica e abdominais por meio de regressão múltipla ou outros procedimentos (por ex.: Banzett et al., 1995; Brown et al., 1998; Groote et al., 2001; Leino et al., 2001; Millard, 2002; Reilly et al., 2002, Sackner, 1996; Strömberg, 2001; Strömberg et al., 1993). Um dispositivo ambulatorial recentemente desenvolvido, LifeShirt™ (Vivometrics, Inc., Ventura, CA), incorpora Respitrace, acelerometria, ECG e oximetria ou $P_{et}CO_2$ em um sistema completo, que permite monitoramento em longo prazo e a análise de todos os principais parâmetros volumétricos e de tempo de respiração, assim como medidas autonômicas e cardíacas, atividade física e postura.

Embora o equipamento mais utilizado para avaliar a respiração de $P_{et}CO_2$ seja o analisador de gases (capnógrafo), poucos estudos têm empregado uma medição ambulatorial de PCO_2 transcutâneo (Wientjes, 1992).

26.4 Procedimento

O monitoramento e a análise da respiração requerem consideração e preparação de uma série de diferentes estágios. Em razão de os fatores humanos e as pesquisas ergonômicas utilizarem frequentemente monitoramento sob condições reais, descreveremos um procedimento empregando o único sistema laboratorial não intrusivo comercialmente, disponível na atualidade, que permite a estimativa de componentes volumétricos e de tempo de respiração, o LifeShirt (ver Figura 26.2). Um microprocessador incorporado também permite o registro de informação eletrônica diária. Esse sistema certamente também pode ser utilizado em ambientes laboratoriais e, se desejado, pode ser equipado com um monitor portátil de $P_{et}CO_2$.

26.4.1 Etapa 1: Projeto de pesquisa

Os parâmetros respiratórios provaram ser muito adequados como medidas de carga de trabalho físico, mental e emocional e parecem refletir variações sistemáticas em motivação e esforço. Estudos destinados a quaisquer dessas dimensões podem ser bons candidatos para medição respiratória. Por empregar deslocamentos torácicos e abdominais para avaliar todos os parâmetros respiratórios, a pletismografia é melhor para minimizar a probabilidade de movimentos posturais extremos a fim de reduzir artefatos. No entanto, ajustes normais e posturais motores não atrapalham muito a estimativa, e as grandes mudanças posturais que podem causar artefatos podem ser eliminadas do registro durante a análise de dados.

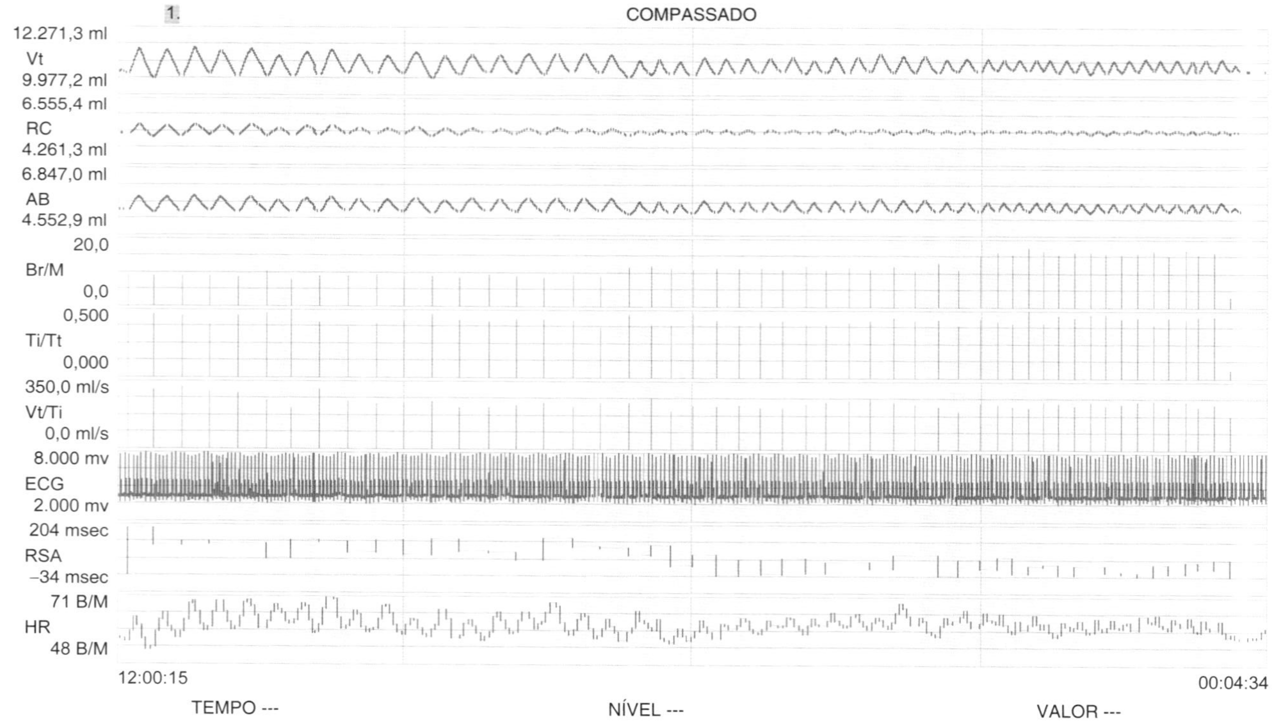

Figura 26.1 Imagem da tela Vivologic™ de parâmetros respiratórios e cardíacos selecionados, analisados com base em uma condição de respiração compassada em três taxas de respiração. Do alto até a base, volume de corrente (milímetros de ar por respiração), contribuição da caixa torácica para o volume de corrente (VC); contribuição abdominal (AB); frequência respiratória (incursões respiratórias por minuto – irpm); tempo respiratório (tempo de inspiração/ciclo total de tempo, Ti/Tt); taxa de fluxo inspiratório (volume de corrente/Ti), sinal eletrocardiográfico bruto (ECG); arritmia sinusal respiratória *peak-valley* (ASR, flutuações respiratórias mediadas por atividade parassimpática da frequência cardíaca); frequência cardíaca momentânea (FC). Perceba como os diferentes parâmetros respiratórios divergem, mesmo com mera voluntariedade em taxa e volume. Também note que a magnitude RSA (refletida nos dois traços mais baixos) é relacionada a frequência respiratória e volume.

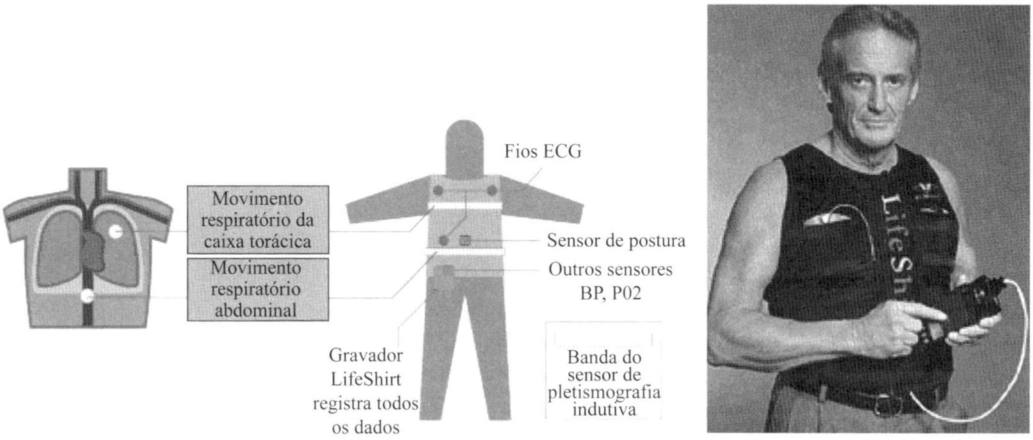

FIGURA 26.2 À esquerda, representação do sistema de monitoramento LifeShirt; à direita, um exemplo real de jaqueta de monitoramento e aquisição de dados e unidade de diário eletrônico.

26.4.2 Etapa 2: Preparando o indivíduo para registro

As vestes do LifeShirt são ajustáveis ao tamanho do indivíduo (ver Figura 26.2, bandas respiratórias instaladas adequadamente), os eletrodos ECG são aplicados, todos os cabos conectados e as unidades são iniciadas. De forma breve, o indivíduo é instruído sobre o uso do monitor, emprego do diário eletrônico opcional e procedimento de calibração. A calibração, usando uma bolsa de respiração descartável de 800 ml e *clip* nasal, é executada em quaisquer posturas assumidas durante o monitoramento real. Uma verificação em tempo real dos sinais da tela do microprocessador é feita para assegurar que o registro seja confiável.

26.4.3 Etapa 3: Monitoramento fisiológico

Sinais respiratórios são continuamente amostrados a 50 Hz (ECG a 1.000 Hz e acelerometria bidimensional a 10 Hz) durante o período de medição. Os dados são armazenados em mídia removível, sendo que a duração da bateria é de 24 horas. A bateria e a mídia de armazenamento são facilmente substituídas pelos indivíduos durante registros mais longos. As vestes podem ser usadas por períodos de 24 horas ou mais, apenas gerando algum desconforto sob condições extremamente quentes.

26.4.4 Etapa 4: Aquisição de dados e análise

Faz-se o *download* dos dados no disco rígido de um computador através de um *flashcard* convencional. A análise dos dados é executada por meio de um programa adequado (VivoLogic, Vivometrics, Inc., Ventura, CA). Ambos os traços de ondas originais e até 40 diferentes medidas derivadas são exibidas em uma tela do tipo gráfico com linhas para avaliação interativa (parâmetros de volume, tempo, mecânica, coordenação torácico-abdominal, derivativos, função cardíaca, postura e atividade física; ver Figura 26.1). Dados podem ser exportados para processamento de sinal mais profundo ou análises estatísticas, como os traços originais, valores/minuto, médias para um segmento específico ou valores respiração a respiração.

26.5 Vantagens

Como foi observado por Gaillard e Kramer (2000), as medidas fisiológicas são particularmente valiosas em estudos aplicados de tarefa complexa ou sistemas de demandas e investimento de esforço entre operadores humanos. Nessas situações, métodos com base em desempenho ou métodos subjetivos, embora indispensáveis, podem falhar com frequência ao fornecer *insight* suficiente acerca de como os recursos disponíveis são gerenciados pelo operador. Enquanto isso é verdadeiro para a gama de medidas fisiológicas, o valor suplementar potencial do emprego de respiração é que os parâmetros respiratórios fornecem uma gama de informação com relação a dimensões de esforço mental, carga de trabalho físico e esforço emocional excessivo. Pelo fato de a ventilação/minuto, produto da frequência respiratória e volume de corrente, ser uma medida de atividade metabólica sob circunstâncias normais, a quantificação respiratória permite uma avaliação relativamente precisa e contínua de gasto energético durante diferentes tipos de atividades física e mental. Ao mesmo tempo, parâmetros respiratórios, como a taxa de fluxo inspiratório, também parece afetar o índice de informação produzida sobre níveis de ansiedade aguda e crônica, assim como dor física (Wilhelm et al., 2001). De fato, quando um número suficiente de parâmetros é considerado, a respiração é capaz de distinguir entre uma ampla variedade de dimensões de desempenho físico e mental (Grossman, e Wientjes, 2001). Somente essa interação multifacetada de dimensões metabólicas, cognitivas e emocionais de parâmetros de respiração pode servir para fazer um monitoramento respiratório desejável ou complicado, dependendo das necessidades e interesses do pesquisador. Se uma pessoa está interessada em desemaranhar essas diferentes dimensões, a avaliação de respiração pode fornecer uma ferramenta particularmente valiosa.

26.6 Desvantagens

Para muitas finalidades de pesquisa aplicada, a respiração pode parecer uma escolha não provável como sistema de resposta-alvo. A regulação da respiração é realizada via interação complexa das influências do tronco cerebral e influências metabólicas e volitivas de difícil desassociação. Além disso, a respiração pode não ser conveniente para medir quando uma pessoa está apenas interessada em monitorar consumo de oxigênio, produção de $P_{et}CO_2$ ou CO_2. Diferentes tipos de equipamento de registro, muitos não familiares ao pesquisador convencional, podem ser requisitados para avaliar diferentes aspectos de comportamento respiratório. Conforme mencionado anteriormente, a respiração não é um fenômeno simples, unidimensional, mas, normalmente, respostas respiratórias variam de maneira complexa ao longo de dimensões de volume e tempo e de padrão e intensidade. Ao determinar essas qualificações, os pesquisadores interessados em avaliação respiratória devem se questionar se é a quantificação respiratória que pode melhor abordar as questões em mente.

26.7 Exemplo

Wientjes et al. (1998) descrevem uma investigação na qual parâmetros respiratórios localizaram diferentes níveis de carga mental enquanto sentados em silêncio. Demandas de tarefa de memória-comparação foram variadas por meio de *feedback* e incentivo monetário para produzir três condições de aumento progressivo de demandas mentais e motivação. Os monitoramentos Respitrace e $P_{et}CO_2$ foram executados. Os aumentos monotônicos de ventilação minuto e taxa de fluxo inspiratório espelharam a intensidade das demandas das tarefas. A frequência respiratória e o $P_{et}CO_2$ não variou entre as condições de tarefa, mas o volume de corrente exibiu aumentos monotônicos. Esses dados indicam que a ventilação/minuto e a taxa de fluxo inspiratório parecem refletir sensivelmente variações em carga mental por causa da dificuldade da tarefa e/ou motivação. As alterações na arritmia sinusal respiratória indicaram efeitos relacionados à tarefa sobre tônus vagal cardíaco (Grossman et al., 2002). Além disso, a demanda mental variada parece ter um pequeno – porém discernível e sistemático – efeito sobre a atividade metabólica, conforme indexado por variações de ventilação/minuto. As descobertas posteriores não relatadas sobre as diferenças individuais em regularidade respiratória podem sugerir níveis diferenciais de ansiedade relacionada à tarefa.

26.8 Métodos relacionados

A respiração está intimamente relacionada a outros processos fisiológicos, talvez mais aparentemente ao sistema cardiovascular (Grossman, 1983). A arritmia sinusal respiratória é de considerável interesse atual (também chamada variabilidade da frequência cardíaca de alta frequência). Ela é muito empregada como índice não invasivo de tônus vagal cardíaco. A arritmia sinusal respiratória é definida como flutuações na frequência cardíaca que estão em fase com respiração: a frequência cardíaca aumenta durante a inspiração e diminui durante a expiração. A medição da respiração é necessária para quantificar adequadamente a arritmia sinusal respiratória. Além disso, pelo fato de as variações em frequência respiratória e volume de corrente muito influenciarem a magnitude da arritmia sinusal respiratória sem afetar o tônus cardíaco vagal, a respiração pode confundir severamente a relação entre tom vagal e arritmia sinusal respiratória (Grossman et al., 1991; Grossman e Kollai, 1993). Portanto, as variações respiratórias devem ser consideradas com cautela quando se quer avaliar um tônus vagal utilizando arritmia sinusal respiratória. Da mesma forma, alterações na respiração podem exercer efeitos significantes sobre outras funções fisiológicas, tais como atividade cerebral ou resistência da pele (por ex.: Stern e Anschel, 1968).

26.9 Normas e regulamentações

Não há norma ou regulamento para o registro e análise de respiração, exceto para protocolos médicos clínicos. No entanto, um resumo útil das orientações práticas mais importantes é fornecido por Wientjes (1992).

26.10 Tempo aproximado de treinamento e de aplicação

Inevitavelmente, como na dominação da maioria das habilidades complexas, é necessário haver um investimento considerável em tempo, esforço e recursos para familiarizar-se o suficiente com a fisiologia subjacente, a medição e a análise de respostas respiratórias. Sob supervisão especializada, um estudante ou assistente de laboratório pode aprender a base necessária para conduzir medições em poucas semanas. No entanto, desenvolver um conhecimento especializado e avançado, o que é necessário para supervisionar pesquisa respiratória séria, é uma tarefa maior, que pode levar muito mais tempo.

A aplicação de sensores, execução do procedimento de calibração e verificação da qualidade dos sinais pode variar entre 10 a 30 minutos, em particular quando empregando o auxilio dos sistemas Respitrace e LifeShirt.

26.11 Confiabilidade e validade

A confiabilidade e a validade de vários métodos de calibração para o Respitrace têm recebido na última década muita atenção dos pesquisadores (por ex.: Banzett et al., 1995; Brown et al., 1998; Groote et al., 2001; Leino et al., 2001; Millard, 2002; Reilly et al., 2002; Sackner, 1996; Strömberg, 2001; Strömberg et al., 1993).

Um importante contratempo potencial que precisa ser abordado é o de que as bandas do Respitrace respondem não só aos movimentos associados à atividade respiratória, como também às alterações posturais e outros movimentos. Alguns pesquisadores têm utilizado filtros simples para remover artefatos relacionados ao movimento durante o processamento em tempo real dos sinais respiratórios (por ex., Anderson e Frank, 1990). Essa abordagem, de certo modo não refinada, tem recebido críticas de Wilhelm e Roth (1998), que argumentaram que a análise de dados respiratórios é muito complexa para ser executada de forma completamente automática.

O sistema LifeShirt emprega filtragem avançada do sinal respiratório, e estimativas simultâneas de alterações posturais através da acelerometria permitem ajustes manuais e automáticos para artefatos relacionados ao movimento. Ademais, o programa de análise fisiológica permite inspeção visual e correção de segmentos propensos aos artefatos.

A medição de $P_{et}CO_2$ pode também apresentar sérios problemas de validação que precisam ser considerados. As ondas CO_2 devem ser inspecionadas com cuidado antes da sua inclusão nas análises. Respirações com uma baixa porcentagem de onda de ar final (principalmente respirações superficiais) podem ser reconhecidas pelo fato de que a onda CO_2 não alcança um platô horizontal, em vez disso, aumenta gradualmente e depois se quebra de forma repentina (Gardner et al., 1986). A identificação automática e exclusão de tais respirações é ainda um tema para discussão.

26.12 Ferramentas necessárias

Pode-se obter informações úteis sobre o Respitrace e o LifeShirt em http://www.vivometrics.com/site/index.html. Informações sobre um dispositivo alternativo para pletismografia indutiva, o Inductotrace, pode ser obtida em http://www.ambulatory-monitoring.com/. Informações sobre um sistema alternativo de monitoramento ambulatorial, que pode ser equipado com um módulo Respitrace para medições cardiorrespiratórias, podem ser obtidas em http://www.rrz.uni-koeln.de/phil-fak/psych/diagnostik/VITAPORT/.

Referências

Anderson, D.E. and Frank, L.B. (1990), A microprocessor system for ambulatory monitoring of respiration, *J. Ambulatory Monitoring*, 3, 11–20.

Banzett, R.B., Mahan, S.T., Garner, D.M., Brughera, A., and Loring, S.H. (1995), A simple and reliable method to calibrate respiratory magnetometers and Respitrace, *J. Appl. Physiol.*, 79, 2169–2176.

Bles, W. and Wientjes, C.J.E. (1988), Well-being, task performance and hyperventilation in the tilting room: effects of visual surround and artificial horizon (Dutch), IZF Report 1988–30, TNO Institute for Perception, Soesterberg, the Netherlands.

Bles, W., Boer, L.C., Keuning, J.A., Vermeij, P., and Wientjes, C.J.E. (1988), Seasickness: dose-effect registrations with HMS Makkum (Dutch), IZF Report 1988–5, TNO Institute for Perception, Soesterberg, the Netherlands.

Boiten, F.A., Frijda, N.H., and Wientjes, C.J.E. (1994), Emotions and respiratory patterns: review and critical analysis, *Int. J. Psychophysiol.*, 17, 103–128.

Brookings, J.B., Wilson, G.F., and Swain, C.R. (1996), Psychophysiological responses to changes in workload during simulated air traffic control, *Biol. Psychol.*, 42, 361–377.

Brown, K., Aun, C., Jackson, E., Mackersie, A., Hatch, D., and Stocks, J. (1998), Validation of respiratory inductive plethysmography using the qualitative diagnostic calibration method in anaesthetized infants, *Euro. Respir. J.*, 12, 935–943.

Fahrenberg, J. and Wientjes, C.J.E. (2000), Recording methods in applied environments, in *Engineering Psychophysiology*, Backs, R.W. and Boucsein, W., Eds., Lawrence Erlbaum Associates, Mahwah, NJ.

Gaillard, A.W.K. and Kramer, A.F. (2000), Theoretical and methodological issues in psychophysiological research, in *Engineering Psychophysiology*, Backs, R.W. and Boucsein, W., Eds., Lawrence Erlbaum Associates, Mahwah, NJ.

Gardner, W.N., Meah, M.S., and Bass, C. (1986), Controlled study of respiratory responses during prolonged measurement in patients with chronic hyperventilation, *Lancet*, i, 826–830.

Groote de, A., Paiva, M., and Verbandt, Y. (2001), Mathematical assessment of qualitative diagnostic calibration for respiratory inductive plethysmography, *J. Appl. Physiol.*, 90, 1025–1030.

Grossman, P. (1983), Respiration, stress and cardiovascular function, *Psychophysiology*, 20, 284–300.

Grossman, P., DeSwart, H., and Defares, P.B. (1985), A controlled study of breathing therapy for hyperventilation syndrome, *J. Psychosomatic Res.*, 29, 49–58.

Grossman, P., Karemaker, J., and Wieling, W. (1991), Respiratory sinus arrhythmia, cardiac vagal tone and respiration: within- and between-individual relations, *Psychophysiology*, 30, 486–495.

Grossman, P. and Kollai, M. (1993), Prediction of tonic parasympathetic cardiac control using respiratory sinus arrhythmia, *Psychophysiology*, 28, 201–216.

Grossman, P. and Wientjes, C.J.E. (1989), Respiratory disorders; asthma and hyperventilation syndrome, in *Handbook of Clinical Psychophysiology*, Turpin, G., Ed., Wiley, Chichester, U.K.

Grossman, P. and Wientjes, C.J.E. (2001), How breathing adjusts to mental and physical demands, in *Respiration and Emotion*, Haruki, Y., Homma, I., Umezawa, A., and Masaoka, Y., Eds., Springer, New York.

Grossman, P., Wilhelm, F.H., and Wientjes, C.J.E. (2002), On the ambiguity of high-frequency heart-rate variability (respiratory sinus arrhythmia) as a measure of cardiac vagal tone during mental tasks: further evidence of RSA as a respiratory rate– and volume-dependent phenomenon, *Psychophysiology*, 39, S64.

Harding, R.M. (1987), Human Respiratory Responses during High Performance Flight, AGARDograph 312, NATO Advisory Group for Aerospace Research and Development (AGARD), Neuilly-sur-Seine, France.

Harver, A. and Lorig, T.S. (2000), Respiration, in *Handbook of Psychophysiology*, 2nd ed., Cacioppo, J.T., Tassinari, L.G., and Berntson, G.G., Eds., Cambridge University Press, Cambridge, U.K.

Konno, K. and Mead, J. (1967), Measurement of the separate volume changes of rib cage and abdomen during breathing, *J. Appl. Physiol.*, 22, 407–422.

Leino, K., Nunes, S., Valta, P., and Takala, J. (2001), Validation of a new respiratory inductive plethysmograph, *Acta Anaesthesiol. Scand.*, 45, 104–111.

Millard, R.K. (2002), Key to better qualitative diagnostic calibrations in respiratory inductive plethysmography, *Physiol. Meas.*, 23, N1–8.

Nyklíek, I., Thayer, J.F., and van Doornen, L.J.P. (1997), Cardiorespiratory differentiation of musically induced emotions, *J. Psychophysiol.*, 11, 304–321.

Obrist, P.A. (1981), *Cardiovascular Psychophysiology: A Perspective*, Plenum Press, New York.

Reilly, B.P., Bolton, M.P., Lewis, M.J., Houghton, L.A., and Whorwell, P.J. (2002), A device for 24 hour ambulatory monitoring of abdominal girth using inductive plethysmography, *Physiol. Meas.*, 23, 661–670.

Sackner, M.A. (1996), A simple and reliable method to calibrate respiratory magnetometers and Respitrace, *J. Appl. Physiol.*, 81, 516–517.

Stern, R.M. and Anschel, C. (1968), Deep inspirations as a stimulus for responses of the autonomic nervous system, *Psychophysiology*, 5, 132–141.

Strömberg, N.O.T. (2001), Error analysis of a natural breathing calibration method for respiratory inductive plethysmography, *Med. Biol. Eng. Comput.*, 39, 310–314.

Strömberg, N.O.T, Dahlbäck, G.O., and Gustafsson, P.M. (1993), Evaluation of various models for respiratory inductance plethysmography calibration, *J. Appl. Physiol.*, 74, 1206–1211.

Wertheim, A.H. (1998), Working in a moving environment, *Ergonomics*, 41, 1845–1858.

Wilhelm, F.H, Gevirtz, R., and Roth, W.T. (2001), Respiratory dysregulation in anxiety, functional cardiac, and pain disorders: assessment, phenomenology, and treatment, *Behav. Modification*, 25, 513–545.

Wilhelm, F.H. and Roth, W.T. (1996), Ambulatory assessment of clinical anxiety, in *Ambulatory Assessment*, Fahrenberg, J. and Myrtek, M., Eds., Hogrefe and Huber, Göttingen, Germany.

Wilhelm, F.H. and Roth, W.T. (1998), Using minute ventilation for ambulatory estimation of additional heart rate, *Biol. Psychol.*, 49, 137–150.

Wientjes, C.J.E. (1992), Respiration in psychophysiology: measurement issues and applications, *Biological Psychol.*, 34, 179–203.

Wientjes, C.J.E., Gaillard, A.W.K., and ter Maat, R. (1996), Measurement of transcutaneous PCO2 among air traffic controllers: differential responding to workload and stress, *Biol. Psychol.*, 43, 250–251.

Wientjes, C.J.E. and Grossman, P. (1994), Overreactivity of the psyche or the soma? Interindividual associations between psychosomatic symptoms, anxiety, heart rate, and end/tidal partial carbon dioxide pressure, *Psychosomatic Med.*, 56, 533–540.

Wientjes, C.J.E, Grossman, P., and Gaillard, A.W.K. (1998), Influence of drive and timing mechanisms on breathing pattern and ventilation during mental task performance, *Biol. Psychol.*, 49, 53–70.

Wientjes, C.J.E., Veltman, J.A., and Gaillard, A.W.K. (1996), Cardiovascular and respiratory responses during complex decision-taking task under prolonged isolation, in *Advances in Space Biology and Medicine*, Vol. 5, Bonting, S.L., Ed., JAI Press, Greenwich, CT.

Wientjes, C.J.E., Veltman, J.A., and Gaillard, A.W.K. (1997), Cardiovascular and respiratory responses during simulation of a 135-day space flight: a longitudinal within-subject study, *Biol. Psychol.*, 46, 79–80.

Métodos comportamentais e cognitivos

27

Métodos comportamentais e cognitivos

Neville A. Stanton
Brunel University

27.1 Introdução

Os métodos comportamentais e cognitivos têm sua fundamentação original nas disciplinas da psicologia. Os métodos apresentados nesta seção do manual geralmente fornecem informações sobre as percepções, processos cognitivos e resposta(s) (potencial), embora essas informações possam ser agregadas a muitas pessoas. Esse dado pode ser apresentado de diferentes formas e aspectos, incluindo falha humana, tarefa humana, tempo de tarefa, objetivos e submetas, decisões, carga de trabalho e preferências do usuário. Abrangendo e integrando esses dados estão os modelos psicológicos de desempenho humano. Três dos modelos existentes têm dominado os fatores humanos e ergonomia nas últimas três décadas: o modelo de ação de Norman (1986), o modelo de múltiplos recursos atencionais em processamento de informação de Wickens (1992) e o modelo do ciclo perceptivo em ecologia humana. Cada um desses modelos é discutido a seguir brevemente.

O modelo de ação de Norman (1986) apresenta uma descrição da atividade humana em duas fases distintas: execução (quando a ação humana acarreta mudanças no mundo) e avaliação (na qual as mudanças no mundo são avaliadas). Ambas as fases são ligadas por metas que definem a finalidade da atividade. No modelo de sete estágios, uma meta é traduzida em intenção, que é, por sua vez, traduzida em uma sequência de ações, que são, por fim, executadas. O *feedback* dos efeitos da ação são percebidos pelos sistemas sensoriais, e essas percepções são, então, interpretadas, e as interpretações, avaliadas e relacionadas ao objetivo. Norman utilizou o modelo para ilustrar a extensão na qual o *design* do sistema apoia ou falha em suportar as fases de execução e avaliação de atividade humana. Esse modelo de ação pode ser relacionado aos métodos ergonômicos; por exemplo, a análise hierárquica de tarefas (HTA) fornece uma metodologia de representação humana e de objetivos de sistema.

O modelo de múltiplos recursos atencionais no processamento de informação de Wickens (1992) é construído com base em um padrão de modelo de processo fundamentado em estágio (isto é, no qual a informação é percebida via sistemas sensoriais, apresentada a um sistema de tomada de decisão que se baseia na memória, da qual algumas ações são decididas e executadas). Wickens estende o modelo para propor uma teoria de *pools* múltiplos de recursos atencionais com relação a diferentes demandas de processamento de informação: discurso e texto utilizam um código de processamento de informação verbal e baseiam-se em um *pool* diferente de recursos atencionais do que tons e imagens, e utilizam um código de processamento espacial. Wickens argumenta que quando os recursos atencionais designados para o código de processamento verbal se esgotam, demandas de carga de trabalho podem ser aumentadas pelo uso de código de processamento de informação espacial, por meio da apresentação de tons e figuras (embora esses *pools* não sejam total e mutuamente exclusivos). A ideia de demandas e recursos fornece uma estrutura conceitual útil para ergonomia. Demandas e recursos podem vir da tarefa, do dispositivo e do usuário. Por exemplo, recursos do usuário (como conhecimento, experiência e perícia) e demandas (como objetivos do usuário e normas) interagem com demandas de tarefa (como objetivos de tarefa e normas) e recursos de tarefa (como manuais de instrução e treinamento). Essa interação é mediada por demandas (como complexidade do dispositivo) e recursos (como clareza da interface do usuário, que pode reduzir demandas) do dispositivo sendo operado. Isso é um conceito familiar em discussões de carga de trabalho de tarefa e conscientização situacional e é implícito que o desequilíbrio entre demanda e recurso pode ocorrer com subcarga e sobrecarga de tarefa, ambos prejudiciais para o desempenho.

Neisser (1976) apresenta uma visão de como o pensamento humano é estreitamente associado à interação de uma pessoa com o mundo. Ele argumentou que o conhecimento de como o mundo funciona (por ex.: modelos mentais) conduz à antecipação de certos tipos de informação, que, por sua vez, direciona o comportamento a buscar certos tipos de informação e prover meios rápidos de interpretação. Durante o curso dos acontecimentos, conforme o ambiente é apresentado, a informação serve para atualizar e modificar o esquema interno, cognitivo do mundo, que ganhará pesquisa direta. Indiscutivelmente, as construções do produto provocadas pela metodologia de grade de repertório baseiam-se nesses esquemas. Se, conforme prevê a teoria do esquema, a ação é dirigida pelo esquema, então sua ativação ou falha conduzirá a um desempenho errôneo. Conforme demonstra a Tabela 27.1, isso pode ocorrer pelo menos de três maneiras. Primeiro, nós podemos selecionar o esquema errado por causa de uma interpretação equivocada da situação. Em segundo lugar, podemos ativar o esquema errado por causa das semelhanças nas condições de disparo. Em terceiro, podemos ativar os esquemas cedo demais ou tarde demais. As metodologias de previsão de erros baseiam-se na tentativa de identificar o que pode ocorrer de errado com base em uma descrição do que deve acontecer.

Hancock e Dias (2002) identificam um obstáculo importante para uma teoria unificada de ergonomia como requisito de abrangência total: prever todos os modos de interação de sistemas em uma ampla variedade de contextos. Não deve ser surpresa que especificidade de contexto em desenvolvimento teórico seja a atual ordem do dia. Apesar de todos esses problemas, Hancock e Dias são otimistas sobre a integração de conceitos em ergonomia. Como um exemplo, eles mencionam a interseção entre a pesquisa em campo seguro e o trabalho de conscientização situacional. A anterior vem de uma tradição de psicologia ecológica (por ex.: Neisser, 1976), ao passo que a última vem de uma teoria de processamento de informação (por ex.: Wickens, 1992). Eles argumentam que há mais questões unindo do que separando essas teorias, já que ambas estão interessadas nas percepções das pessoas, interpretações e previsões do mundo.

O desenvolvimento passado de métodos vêm de uma variedade de processos com base em melhorias, modificações e combinações dos métodos existentes de transferência de métodos de um domínio e adaptando-os a outro. Os exemplos de melhorias e modificações incluem os desenvolvimentos para análise hierárquica de tarefas e desenvolvimentos para a abordagem sistemática de redução e previsão do erro humano. Os exemplos de combinação de métodos incluem a combinação de diagramas estado-espaço, a análise hierárquica de tarefa e as matrizes de transição a fim de produzir a avaliação da tarefa para identificação de erros. Os exemplos de movimentação de um método de análise de um domínio adaptando-o a outro inclui a aplicação de metodologia de grade de repertório proveniente do desenvolvimento de um questionário de personalidade para o campo de avaliação de construção de produto e a aplicação da metodologia de análise de caminho crítico do gerenciamento de projeto para modelagem cognitiva multimodal.

Os métodos nesta seção foram classificados em quatro categorias: métodos de análise geral, métodos de análise cognitiva de tarefas, métodos de análise de erros e carga de trabalho e métodos de análise situacional. Segue uma visão geral dos métodos.

27.2 Métodos de análise geral

Cinco dos métodos apresentados nesta seção do manual abordam aspectos gerais dos fatores humanos. Esses métodos são observações (Capítulo 28), entrevistas (Capítulo 29), análise de protocolo verbal (Capítulo 30), grades de repertório (Capítulo 31) e grupo focal (Capítulo 32).

A observação das atividades, combinada a entrevistas de pessoas que as desempenharam, são as abordagens fundamentais do conjunto de ferramentas do ergonomista. Essas abordagens alimentam dados em muitos outros métodos, tais como análise hierárquica de tarefas, análise cognitiva de tarefas, análise de protocolo verbal, metodologias de identificação de falha humana e análises de carga de trabalho. A observação ainda é uma etapa carregada de muitas dificuldades práticas e metodológicas. Seus principais problemas como uma técnica de coleta de dados incluem o efeito que o observador tem sobre o observado e a representatividade das pessoas e das tarefas observadas. A superação desses problemas requer planejamento, experimentação dos métodos, seleção cuidadosa dos participantes e tarefas, familiarização do participante com o(s) observador(es) e estudos de confiabilidade e validade dos dados. As três principais formas de coleta de dados são observação direta (isto é, observar o desempenho ao vivo da tarefa), observação indireta (isto é, observar e/ou ouvir uma gravação da tarefa) e observação participativa (isto é, participar da tarefa). Esses métodos podem ser utilizados em combinação uns com os outros a fim de obter uma compreensão mais ampla da tarefa. Os dados observacionais podem ter diversas formas, tais como dados de tempo e erro, descrições e frequência das atividades, protocolos textuais e narrativas comportamentais.

De maneira semelhante à observação, as entrevistas podem ter diversos formatos: de um questionário completamente desestruturado (isto é, questões aleatórias, conforme o entrevistador as pensa), a semiestruturado (ou seja, acompanhando uma ordem de questões, mas desviando para outras questões interessantes do questionário antes de retornar aos itens ordenados), para completamente estruturado (isto é, um questionário verbal no qual o entrevistador simplesmente fala as questões escritas e registra as respostas). Certamente, o tipo de abordagem adotado dependerá da finalidade da entrevista de avaliação do produto. Um planejamento permite ao entrevistador seguir um curso intencional, mas com a flexibilidade de obter linhas adicionais relevantes, acompanhando com questões de sondagem e finalizando com questões fechadas.

A análise de protocolo verbal utiliza dados de transcrições verbais para estudar o conteúdo deles. Essas transcrições podem vir de protocolos reunidos de gravações de desempenho da tarefa ao vivo. Elas podem ser codificadas e analisadas em vários níveis de detalhe, de palavras individuais a frases, sentenças, temas. Se os protocolos devem vir de uma situação como "pense alto", o participante deve primeiramente ser instruído e treinado na atividade de geração de protocolo. O processo de geração de protocolos verbais enquanto a tarefa é simultaneamente desempenhada adiciona uma demanda para o participante, o que precisa ser levado em consideração. Não obstante, os protocolos verbais de executores principiantes e experientes podem prover uma fonte de dados útil. A codificação de verbalizações exige o desenvolvimento de um esquema de categorização exclusivo e exaustivo, que deve ser testado primeiramente em sua confiabilidade antes de ser utilizado para analisar as transcrições. Uma vez que a confiabilidade foi estabelecida, o esquema pode ser aplicado com alguma convicção. Quaisquer alterações no esquema ou nas tarefas requerem que a confiabilidade seja restabelecida.

A técnica de grade de repertório é um método utilizado para extrair construções pessoais. É uma abordagem fundamentada em teoria, confiando ao participante a geração do conjunto de dados, em vez de impor uma grade de trabalho dentro da qual a pessoa apenas responde. Com base na teoria da construção pessoal desenvolvida no campo da psicologia da personalidade, a metodologia de grade de repertório apresenta três estágios principais. Primeiro, o *pool* de artefatos nos quais as construções serão baseadas e definidas. Segundo, tríades (isto é, grupos de três artefatos), que se baseiam no *pool*, na qual os participantes são convidados a indicar o que torna dois dos artefatos iguais e diferentes do terceiro. Isso resulta em uma construçao que deve ter um oposto lógico. O processo é repetido até que todas as construções e/ou todas as combinações de tríades forem esgotadas. Terceiro, os participantes são convidados a classificar todos os artefatos em relação às construções e então a matriz é analisada. O resultado fornece um conjunto de construções pessoais para a avaliação de produto. Se o processo é repetido com um grande grupo de indivíduos e um grande número de artefatos, é provável que algumas construções comuns surjam. O processo é suscetível a ser mais útil no nível de classes de artefato a examinar os diferentes tipos de construções que as pessoas mantém, em vez de buscar fatores comuns entre tudo.

Os grupos focais são uma extensão da entrevista individual e têm uma longa tradição em pesquisas de mercado e *design* de produto. Eles têm sido considerados úteis quando reúnem as pessoas para falar sobre reações individuais e coletivas a eventos. Falar em um grupo tem conotações positivas e negativas. Do lado positivo, há segurança nos números. As pessoas podem ficar mais dispostas a discutir suas reações com outras que compartilham semelhantes pontos de vista. Pode, também, ser possível chegar a um consenso com relação ao evento discutido. Do lado negativo, as pessoas podem se sentir inibidas pela presença das outras se a questão é de natureza sensível ou se não concordarem com o consenso geral. Adicionalmente, Cooper e Baber (Capítulo 32) identificam uma limitação maior em *design* de produto, que é aquela na qual as pessoas não se sentem muito bem ao se imaginarem utilizando dispositivos que atualmente não existem. Portanto, eles desenvolveram a ideia de grupos focais com base em cenário. Esse método requer que o grupo focal desenvolva um cenário – utilizando etapas de tarefa, placas de histórias (*story boards*) ou atuação (*role-play*) – com base em um produto que de alguma maneira é relacionado ao produto conceitual sob avaliação. Isso pode servir como uma estrutura escrita para o novo produto. Dessa forma, a consideração do novo produto pode ser integrada em suas atividades diárias. Depois, podem questionar as vantagens e desvantagens potenciais oferecidas pelo novo produto e considerar como podem utilizá-lo. O benefício da abordagem de grupo é que as ideias podem ser desenvolvidas por mais de uma pessoa e os indivíduos podem auxiliar uns aos outros para ver como o dispositivo pode ser utilizado.

27.3 Métodos de análise cognitiva de tarefas

Quatro dos métodos apresentados nesta seção do manual abordam a análise cognitiva de tarefas e a atribuição da função do sistema. Esses métodos são a análise hierárquica de tarefas (Capítulo 33), uma extensão da análise hierárquica da tarefa conhecida como atribuição de metodologia de função (Capítulo 34), o método de decisão crítica (Capítulo 35) e a análise aplicada do trabalho cognitivo (Capítulo 36).

A análise hierárquica de tarefas (HTA) foi inicialmente desenvolvida como resposta à necessidade de maior compreensão das tarefas cognitivas. Com maiores graus de automação nas práticas de trabalho industrial, a natureza das tarefas dos trabalhadores sofreu mudanças na década de 1960. Foi argumentado que, pelo fato de as tarefas envolverem componentes cognitivos significantes (tais como monitoramento, antecipação, previsão e tomada de decisão), um método de análise e representação dessa forma de trabalho era requerido. As abordagens tradicionais trataram de focar nos aspectos observáveis de desempenho, ao passo que a HTA procurou representar objetivos e planos do sistema. A análise hierárquica de tarefas descreve um sistema em termos de objetivos e submetas, com curvas de *feedback* em uma hierarquia aninhada. Sua popularidade estável pode ser suprimida por dois pontos-chave. Primeiro, é inerentemente flexível: a abordagem pode ser utilizada para descrever qualquer sistema. Segundo, pode ser usada para muitos fins: com base na especificação da pessoa, de exigências de treinamento, previsão de erros, avaliação de desempenho de equipe e *design* do sistema. A HTA também antecipou o interesse em análise cognitiva de tarefas por mais de 15 anos.

Outra extensão de HTA é apresentada na forma de uma atribuição cognitiva da metodologia de função. Numerosas abordagens têm sido feitas à atribuição de funções de sistema ao longo dos anos. A abordagem apresentada nesta seção se desenvolve com base na atribuição do sistema de submetas em HTA. Enquanto muitos utilizaram a HTA para descrever a atividade humana, não há razão pela qual ela não possa ser estendida para descrever a atividade geral do sistema (isto é, as atividades de ambos os subsistemas humano e das máquinas). Muitas descrições de sistema são, de fato, sistemas próximos à AHT em suas representações (por ex.: Diaper e Stanton, 2003), de modo que isso é uma progressão muito natural. No método de atribuição da função apresentada, há um diferencial entre quatro tipos básicos de atribuição de submeta: somente humano, somente computador, compartilhado pelo humano responsável, compartilhado por computador em uso. Trabalhando através da HTA, cada uma das submetas pode ser atribuída apropriadamente, dependendo das habilidades e da tecnologia disponível. Em atribuição de função de sistema, quatro critérios são aplicados: a satisfação profissional da pessoa que executa o trabalho, o potencial para falha humana, o efeito potencial na consciência situacional da pessoa que executa o trabalho e as implicações de recursos da atribuição. O processo deve ser reiterativo e requer constante revisão e nova descrição.

O método de decisão crítica (MDC) é uma atualização e extensão da técnica do incidente crítico. Ele estrutura a entrevista em uma análise de incidente ao convidar o entrevistado a rever pontos de decisão crítica conforme o evento foi desdobrado. A investigação se inicia com um detalhamento da linha do tempo do incidente e, depois, observando os pontos de decisão ao longo da linha. Uma série de questões é então apresentada para sondar cada decisão, tais como:

- Que sugestões de informação foram atendidas?
- Quais eram as avaliações da situação?
- Quais informações foram consideradas?
- Que opções foram consideradas?
- Em que se baseou a seleção da opção final?
- Que objetivos deveriam ser alcançados?

A abordagem pode gerar uma enorme quantidade de dados, que devem ser gerenciados com cuidado. A estrutura de questionamento deve auxiliar o analista a identificar conflitos e contradições entre e dentro das respostas dos entrevistados. A abordagem estruturada e exaustiva é extremamente densa. O método de decisão crítica geralmente requer quatro varreduras do evento em níveis cada vez mais profundos de análise para ser completo. Isso inevitavelmente consome tempo e a precisão da evidência é totalmente dependente da memória da pessoa. Correlacionar a evidência com outras fontes pode aumentar a convicção na confiança dos dados.

O método de análise aplicada do trabalho cognitivo (*Applied Cognitive Work Analysis* – ACWA) é distinto do MDC por ter como base a análise de demandas e restrições que são inerentes ao campo da tarefa. Em geral, o ACWA tem sido utilizado nos ambientes de controle do processo e comando. A metodologia tem como meta abordar o *design* holisticamente, considerando todos os aspectos do sistema, incluindo a estrutura organizacional, os procedimentos, o programa de treinamento, a automação, o *design* da base de dados e os sensores. A abordagem com base nos sistemas, sociotécnica e ecológica oferece uma abordagem formativa ao *design*. Isso nos leva a uma considerável melhoria no processo de *design* por meio de um ciclo reiterativo de construção e teste que é frequentemente visto no *design* da interface. As etapas básicas no processo incluem o desenvolvimento de uma rede de abstração funcional, a representação dos requisitos de trabalho cognitivo, a representação das exigências de *design* e a apresentação de conceitos de *design*. A análise é conduzida por um estudo compreensivo do contexto e por restrições dentro dos quais o trabalho é executado.

27.4 Métodos de análise de erros

Dois dos métodos apresentados nesta seção focam na previsão de erro humano. Eles são a abordagem sistemática de redução e previsão do erro humano (SHERPA) (Capítulo 37) e análise de tarefas para identificação de erros (TAFEI) (Capítulo 38).

A abordagem sistemática de redução e previsão do erro humano (SHERPA) tem base, em parte, na HTA, como uma descrição do comportamento normativo, livre de erros. O analista de SHERPA utiliza essa descrição como base para considerar o que pode ocorrer de errado no desempenho de uma tarefa. No fundamento da SHERPA está uma taxonomia de tarefa e erro. A ideia é que cada tarefa pode ser classificada em um dos cinco tipos básicos. A taxonomia de erros está continuamente sob revisão e desenvolvimento, então é melhor considerada como um trabalho em progresso. A SHERPA utiliza análise hierárquica de tarefas em conjunto com uma taxonomia de erros para identificar erros verossímeis associados a uma sequência de atividade humana. Em essência, a técnica SHERPA trabalha indicando quais modos de erros são verossímeis para cada etapa de tarefa por vez, com base em uma análise de atividade de trabalho. Essa indicação tem base no julgamento do analista e requer *input* de um especialista no assunto para ser realista. A seu favor, a SHERPA, como a HTA, tem sido aplicada em uma diversidade de indústrias para uma ampla gama de tarefas, incluindo tarefas de sala de controle, tarefas de manutenção, tarefas de transporte e tarefas de comando e controle. A pesquisa comparando a SHERPA com outras metodologias de identificação de falha humana sugere que seu desempenho é melhor em um grande conjunto de ambientes.

A análise de tarefas para identificação de erros (TAFEI) é um método de identificação de erros que tem base em uma teoria de interação humano-produto chamada rotinas regraváveis. A ideia de rotinas regraváveis é que elas são transitórias, tornando-se completamente sobrescritas ou modificadas. Dessa teoria de interação humano-produto, a TAFEI foi desenvolvida como um método para prever, representar e analisar o diálogo entre pessoas e produtos. A TAFEI tem duas formas de *output*. A primeira delas é de erros previstos de interação humana com um dispositivo, com base na análise de matrizes de transição. A segunda forma de *output* é um modelo de fluxo de tarefa com base no mapeamento da ação humana para diagramas estado-espaço. O modelo de fluxo de tarefa foi utilizado como parte de um procedimento de prototipagem analítica para avaliar um produto virtual. A pesquisa de validação sugere que a modelagem é razoavelmente realista e a TAFEI com certeza realiza avaliações heurísticas.

SHERPA e TAFEI são inerentemente diferentes no modo de funcionamento. A SHERPA é um método divergente de previsão de erros: ela funciona associando até dez modos de erros com cada ação. Nas mãos de um iniciante, é típico haver uma estratégia mais inclusiva para selecionar modos de erros. O usuário iniciante pode utilizar uma abordagem "prevenir é melhor que remediar" e prever muito mais erros do que a probabilidade deles ocorrerem. Isso pode ser problemático; "dar alarme falso" muitas vezes pode arruinar a credibilidade da abordagem. A TAFEI, por contraste, é uma técnica convergente de previsão de erros: trabalha com a identificação de possíveis transições entre os diferentes estados de um dispositivo e utiliza a descrição normativa do comportamento (fornecida pela HTA) para identificar ações potencialmente errôneas. Mesmo nas mãos de um iniciante, a técnica parece evitar muitos alarmes falsos, certamente não mais do que eles geram utilizando uma avaliação heurística. De fato, ao contrastar o usuário de TAFEI ao espaço-problema em torno das transições entre estados de dispositivo, deve-se excluir previsão de erros alheios. Dito isso, a SHERPA é uma técnica mais simples para utilização, já que não requer uma representação explícita de atividade de máquina.

27.5 Métodos de análise de carga de trabalho e situacional

Os quatro últimos métodos apresentados nesta seção do manual abordam carga de trabalho mental, modelagem de tempo de tarefa e conscientização situacional. Eles incluem índice de carga de tarefa NASA e a técnica de classificação de situação-conscientização (Capítulo 39), modelo de múltiplos recursos de compartilhamento de tempo (Capítulo 40), análise de caminho crítico (Capítulo 41) e as técnicas de avaliação de conscientização situacional global (Capítulo 42).

Há uma gama de métodos disponíveis para medição de carga de trabalho mental, e argumenta-se que esse campo tenha se tornado muito importante, com mais ênfase das demandas de tarefa cognitiva. A carga de trabalho mental é definida como um conceito multidimensional, incorporando demandas de tarefa e desempenho junto à habilidade e à atenção do operador. Sobrecarga e subcarga mental são associadas à diminuição do desempenho, e o *design* de tarefa é desafiado ao manter a carga de trabalho dentro de uma zona de desempenho ótima, na qual a carga de trabalho não é nem muito alta nem muito baixa. Medidas de carga de trabalho mental incluem medidas de desempenho de tarefa primária e secundária, fisiológicas (ver também a Seção II sobre medidas psicofisiológicas, editada por Karel Brookhuis) e subjetivas.

O modelo de recursos múltiplos de compartilhamento de tempo (MRMCT) foi desenvolvido com base na teoria dos recursos múltiplos de Wickens (1992) em uma abordagem prática para prever carga de trabalho em situações nas quais múltiplas tarefas são executadas concomitantemente. O modelo distingue entre as modalidades de percepção, os estágios de processamento, os códigos de processamento e respostas. A metodologia para prever desempenho de tarefa múltipla pode ser utilizada para avaliação heurística e computacional. Por meio de um exemplo trabalhado, Wickens (Capítulo 40) demonstra como a sobrecarga pode ser prevista. Isso oferece uma considerável extensão da teoria de recurso múltiplo, desenvolvendo-a em uma metodologia preditiva. Em sua forma atual, o método não é capaz de prever subcarga mental em tarefas.

O método de análise multimodal de caminho crítico (mmCPA) tem suas origens em duas tradições. O CPA tem base na literatura de gerenciamento de projeto, ao passo que a multimodalidade das pessoas tem como base a literatura de fatores humanos. Métodos tradicionais para modelagem de tempo de resposta humana são restritos porque não representam multimodalidade. Por exemplo, o método de modelo *keystroke level* (KLM) oferece um método aditivo simples para calcular tempos de resposta em tarefas de computação. No entanto, essa abordagem tradicional não considera a teoria de recurso atencional múltiplo, que propõe que as tarefas podem ser desempenhadas de forma paralela se utilizarem diferentes modalidades e baseia-se em diferentes recursos. Uma diferença fundamental em desempenho é encontrada entre tarefas desempenhadas de forma paralela e naquelas em série. Se duas ou mais tarefas ocuparem a mesma modalidade, então devem ser desempenhadas em séries, mas se ocuparem diferentes modalidades, podem ser desempenhadas em paralelo. O mmCPA utiliza essa abordagem para modelar o tempo de tarefa, com alegações de maior precisão do que o modelo KLM.

A técnica de avaliação de conscientização situacional global (SAGAT) mede três níveis de conscientização (isto é, percepção dos elementos, compreensão da situação e previsão do *status* futuro) pela apresentação de questões de recordação quando a tarefa é interrompida. As questões de recordação são desenvolvidas utilizando uma técnica tipo HTA, de modo que podem ser extraídos os objetivos do operador. Baseadas nisso, questões em cada um dos três níveis de conscientização podem ser desenvolvidas. Em aviação, por exemplo, questões sobre percepção de elementos podem incluir velocidade do ar, altitude, rotações do motor, *status* do combustível, localização e título; ao passo que questões sobre a compreensão da situação podem incluir tempo e distância com combustível disponível, *status* tático para ameaças e *status* da missão; e questões sobre projeto de *status* futuro podem incluir potenciais conflitos de aeronave. No caso de uma simulação de tarefa, enquanto as questões são apresentadas, é necessário pará-la. Esse processo é empreendido diversas vezes em pontos aleatórios por toda a sessão experimental. Orientações para a administração de consultas SAGAT e análise de dados são apresentadas por Jones e Kaber no Capítulo 42.

Tabela 27.1 Análise de métodos comportamentais e cognitivos por formulário de *output* de dados

		Output						
	Métodos	Tempo	Erros	Tarefas	Objetivos	Decisões	Carga de trabalho	Usabilidade
Métodos de análise geral	Observação							
	Entrevista							
	Protocolo verbal							
	Grades de repertório							
	Grupos focais							
Análise cognitiva de tarefas	HTA							
	Atribuição de funções							
	MDC							
	ACWA							
Análise de erros	SHERPA							
	TAFEI							
Carga de trabalho e análise de situação	Carga de trabalho							
	MRTSM							
	CPA							
	SAGAT							

27.6 Conclusões

Conclui-se que os métodos apresentados nesta seção do manual fornecem uma variedade de tipos de dados sobre desempenho humano. Conforme indicado na Tabela 27.1, a abrangência dos métodos varia, porém eles são complementares. A maioria dos projetos requer utilização de métodos múltiplos a fim de prover um quadro compreensivo de demanda e restrições cognitivas e comportamentais.

Conforme ilustrado na Tabela 27.1, os 15 métodos nesta seção variam em termos de seu *output* e área de foco. O sombreamento mais escuro representa a forma primária do *output*, e o mais claro representa formas secundárias de *output*. Alguns métodos apresentam abrangência muito geral, em casos nos quais uma forma primária de *output* não é identificada.

Como ocorre com todos os métodos ergonômicos, a seleção de um conjunto de métodos adequados requer que o analista empreenda uma definição cuidadosa da proposta de análise. A maioria dos estudos tem a probabilidade de envolver uma combinação de métodos. Isso tem a vantagem da fertilização cruzada e da validação entre dados de fontes variadas. A aplicação dos métodos será beneficiada por um estudo piloto para determinar se os métodos têm a probabilidade de produzir o tipo e a forma de dados requeridos.

Referências

Diaper, D. and Stanton, N.A. (2003), *Task Analysis in Human–Computer Interaction*, Lawrence Erlbaum Associates, Mahwah, NJ.

Hancock, P.A. and Dias, D.D. (2002), Ergonomics as a foundation of science of purpose, *Theor. Issues Ergonomics Sci.*, 3, 115–123.

Neisser, U. (1976), *Cognition and Reality: Principles and Implications of Cognitive Psychology*, Freeman, San Francisco.

Norman, D.A. (1986), Cognitive engineering, in *User Centered System Design*, Norman, D.A. and Draper, S.W., Eds., Lawrence Erlbaum Associates, Hillsdale, NJ.

Wickens, C.D. (1992), *Engineering Psychology and Human Performance*, Harper Collins, New York.

28

Observação

Neville A. Stanton
Brunel University

Christopher Baber
University of Birmingham

Mark S. Young
University of New South Wales

28.1 *Background* e aplicações

A observação de pessoas interagindo com um dispositivo para desempenhar uma tarefa fornece um caminho para obtenção de dados em erros e tempo de desempenho, assim como algum *insight* sobre a facilidade ou a dificuldade com as quais a tarefa é desempenhada (Baber e Stanton, 1996; Stanton, 1999). Há muitas técnicas observacionais, classificadas em três amplas categorias: direta, indireta e observação do participante (Drury, 1995). Idealmente, os participantes seriam usuários finais representativos do sistema sendo analisado, mas isso nem sempre é possível.

Esse método pode ser muito útil para registrar sequências de tarefa física ou interações entre trabalhadores. De fato, Baber e Stanton (1996) já consideraram o potencial de observação como uma técnica para avaliação de usabilidade e fornecem orientações úteis para aqueles que conduzem pesquisa com esses métodos. Quando observamos algo, o que nós vemos e como podemos assegurar que outras pessoas vejam o mesmo? Se nossas observações estão sendo conduzidas como parte do processo de *design*, então é importante coletar observações que possam ser interpretadas e aplicadas por outros membros da equipe de *design*. Mesmo que nossas observações sejam conduzidas para ter uma "sensação" do que está ocorrendo, devemos considerar como comunicar esse "sentimento". Podemos decidir empregar generalizações sobre um produto, tal como "a maioria das pessoas acha o produto fácil de usar" ou podemos preferir fornecer alguma forma de evidência, como "um usuário de máquina de venda automática de bilhetes foi visto enrolando uma nota de dez reais em um pequeno tubo e tentou inserir esse tubo na fenda para moedas". Devemos focar em apresentar um registro do que pode ser interpretado da maneira menos ambígua possível, com base em um conjunto de observações que podem ser definidas inequivocamente. Podemos querer registrar algum comentário feito pela pessoa que praticou a ação. Esse comentário pode consistir de uma descrição do que essas pessoas estão fazendo, uma prestação de contas de seus planejamentos e intenções, uma justificativa do que elas fizeram etc., tudo que se inclui no título geral de protocolo verbal (ver Walker em *Análise de Protocolo Verbal,* Capítulo 30), ou poderia consistir de discussões com outro usuário do produto (ver Cooper e Baber em "Grupos de foco", Capítulo 32).

Outro problema surge com a necessidade de saber o que e quão frequentemente observar. Enquanto desejamos limitar nossas observações para utilizar algum equipamento, nós ainda temos a questão de quem o utilizará e onde. Se conduzirmos nossas observações em um laboratório de usabilidade, podemos ter certeza de que é suficientemente semelhante ao domínio no qual o objeto será utilizado? Por exemplo, em um grupo de estudos que nos foi relatado, os pesquisadores descobriram que os tempos de desempenho na utilização do laboratório foram consistentemente mais rápidos do que no escritório, e aqueles níveis percebidos de carga de trabalho foram percebidos para provir parcialmente das percepções dos participantes da avaliação de utilização e parcialmente da excisão da tarefa do seu ambiente normal de trabalho. Este último fenômeno conduziu a problemas de estimulação do trabalho, de planejamento de tarefas dentro do contexto de rotina de trabalho e do sentimento de ser observado.

Distintamente, observar uma pessoa pode ter uma influência sobre seu desempenho. Podemos tentar ser o menos impeditivos possível, mas a presença de um observador pode levar as pessoas a ter um comportamento adicional à sua atividade normal. Por exemplo, a observação pode fazer as pessoas demonstrarem um conhecimento de como um produto deve ser utilizado, em vez de realmente utilizarem-no. Uma alternativa é tentar observar o comportamento dissimuladamente, isto é, utilizando câmeras escondidas. No entanto, isso levanta questões de ética ao conduzir as observações. Certamente, se o projeto envolve um campo de estudo de centenas de pessoas, seria difícil falar a todas as pessoas para obter sua autorização. Um tipo final de observação que pode ser útil é conhecido como observação participante. Nessa abordagem, o observador realmente executa a tarefa ou trabalho considerada. Para alguns estudos, isso pode exigir um considerável período de treinamento, isto é, quando conduzir observação participante de comportamento de pilotos em aeronave, pode ser mais fácil obter informação subjetiva semelhante com base em entrevistas de especialistas. Realmente desempenhar uma tarefa pode fornecer algum *insight* útil nos problemas potenciais que os usuários podem encontrar. Se uma pessoa está estudando o *design* de caixas eletrônicos, uma simples forma de observação participante seria utilizar uma série de diferentes máquinas, percebendo os aspectos de uso que foram problemáticos. Isso pode, então, formar a base de um cronograma de observação para um estudo. Entretanto, se uma pessoa está interessada no processo pelo qual os produtos são projetados, sentar-se e contribuir para uma reunião de *design* é uma forma inestimável de observação participante.

28.2 Procedimento e recomendação

A observação parece ser, à primeira vista, a maneira mais evidente de coletar dados de desempenho de pessoas para informar o *design* centrado no usuário. Essencialmente, o método requer apenas que uma pessoa observe usuários desempenhando tarefas. No entanto, isso desmente a complexidade de variáveis que interagem e se confundem. O método observacional inicia-se com o cenário: o observador deve apresentar ao participante o dispositivo e uma lista de tarefas para executar. O observador pode, então, sentar e registrar aspectos da interação humano-dispositivo que são de interesse. Medidas típicas podem ser os horários de execução e qualquer erro observado. Essa informação pode ser integrada no processo de *design* para a próxima geração de dispositivos. O observador sensato irá elaborar uma folha de observação para utilizar na coleta de dados antes do início. Preencher as lacunas é mais rápido e fácil do que escrever um texto enquanto um participante desempenha uma tarefa. A observação em vídeo pode ser uma ferramenta valiosa, principalmente com as técnicas de análise assistidas por computador que estão disponíveis hoje. Isso pode reduzir muito a coleta de dados e o tempo de análise.

Uma das principais preocupações com a observação é a intromissão do método observacional. Sabe-se bem que o comportamento das pessoas pode mudar simplesmente pelo fato de estarem sendo observadas. Observar pessoas afeta o que elas fazem; o fato de as pessoas estarem em observação podem influenciar os resultados ao desempenhar tarefas de forma não representativa; e a maneira como os dados são registrados pode comprometer a confiabilidade e a validade da análise dos resultados. Superar esses problemas em potencial requer preparação cuidadosa e um direcionamento do estudo observacional.

1. determinar quais atividades devem ser observadas;
2. especificar as características e o tamanho da amostra para assegurar que elas são representativas da população que os resultados irão difundir (isto é, especialistas ou novatos, homens ou mulheres, idosos ou jovens etc.);
3. decidir que aspectos do desempenho são requeridos. Você está interessado em pensamentos (que podem ser deduzidos por meio de protocolos verbais), erros (que podem ser escritos), velocidade do desempenho (que podem ser cronometrados) ou comportamento (que pode ser registrado em uma folha de observação pré-codificada)?
4. decidir como será checada a confiabilidade dos dados. Os dados observacionais são inúteis a menos que você tenha certeza de que estão corretos. Há duas maneiras de checar a confiabilidade: comparar os registros de dois observadores ou gravando em vídeo as atividades e, posteriormente, fazer uma análise de confiabilidade com base nas imagens captadas, comparando-as com uma observação direta;
5. quando conduzir um estudo de observação, vale gastar algum tempo antes com a pessoa a ser observada para que ela fique acostumada com essa ideia. Isso pode auxiliar na redução de predisposições.

Algumas formas de observação podem ser conduzidas na ausência das pessoas que realmente utilizam os produtos. Por exemplo, pode-se inferir o volume de tráfego em um local público pelo desgaste do chão (carpete). Pode-se também inferir o uso de funções de uma máquina pelo desgaste dos botões. Por exemplo, um dispensador de bebidas com rótulos escritos à mão para café e chocolate, mas um rótulo quase intocado para chá, mostra que o chá não é bom. Pode-se inferir sobre padrões de uso de sinais de danos e desgaste. Por exemplo, em uma batedeira, uma série de arranhões e marcas onde a tigela é colocada atesta a dificuldade de encaixá-la. Por fim, pode-se também inferir sobre problemas com a presença de rótulos adicionais em uma máquina, por ex.: máquinas de venda de bilhetes com "não insira o dinheiro antes de escolher" (que demonstra um problema, mas poderia ter sido mal interpretado). Essas "observações" apoiam-se em inferências sobre os estados nos quais os produtos operam, isto é, coisas que são feitas pelo produto. Tais estados podem ser registrados em termos de frequência e duração e dados temporais adicionais podem ser obtidos, tais como fração de tempo total de desempenho, horários de *interkey-press* etc. No entanto, esses dados podem ser difíceis para interpretar sem uma indicação das ações desempenhadas por um usuário. Eles podem ser definidos em termos semelhantes, mas focam no comportamento humano em vez de focar em estados do produto. Por fim, outro grande problema para observação é que não se pode inferir causalidade por simples observação. Isto é, os dados recolhidos devem ser um registro puramente objetivo do que realmente ocorreu, sem uma conjectura do por quê.

A observação em tempo real é rica, de muitas maneiras, porque permite um potencial para interagir com as pessoas desempenhando as tarefas etc. Contudo, esse nível de interação dependerá do grau de "naturalidade" que se espera. Por exemplo, questionar os participantes pode produzir mais informação, mas também pode alterar ou até mesmo interferir no desempenho da tarefa. Gravar em vídeo o desempenho da tarefa é útil no sentido que provê uma oportunidade para rever o desempenho, possivelmente permitindo mais do que uma forma de análise, além disso, ele pode ser editado para apresentações. Contudo, é vital que a análise seja conduzida com o objetivo de coletar alguns dados. Pacotes de *software* disponíveis permitem ao analista fazer uma amostragem de várias atividades com base em um desempenho registrado ou ao vivo.

28.3 Vantagens

- Fornece informação objetiva que pode ser comparada e ratificada por outro meio.
- Pode ser utilizada para identificar diferenças individuais no desempenho de tarefa.
- Oferece *insight* da vida real na interação homem-máquina.

28.4 Desvantagens

- Muito intenso em recursos, principalmente durante a análise.
- Efeitos sobre a parte observada.
- Laboratório *vs. field trade-off* (isto é, controle *vs.* validação ecológica).
- Não revela qualquer informação cognitiva.

28.5 Exemplos

A forma mais simples de registro é uma contagem de frequência de eventos específicos, isto é, alterações do estado do produto ou ações humanas. A Tabela 28.1 mostra uma contagem de frequência simples com base em um estudo envolvendo um protótipo de livro eletrônico. O produto era uma imitação sem funcionamento, requerendo um testador para desempenhar ações físicas, tais como virar a página, em resposta aos comandos do "usuário". Os comandos eram enviados pelos botões. Uma ilustração é mostrada na Tabela 28.1.

A fim de utilizar essas contas como dados, é necessário considerar a relação entre ações e estados, ou seja, dizer quais botões foram pressionados para produzir os estados. Isso exigiu outra contagem de frequência. Pode-se, certamente, combinar as contagens em uma única tabela. O que esses dados não nos dizem é a velocidade com a qual o produto pode ser utilizado. (Neste estudo, sentiu-se que cronometrar o uso de uma imitação não produziria dados realistas.) Contudo, o ponto para se notar é que as ações foram definidas o mais inequivocamente possível antes da observação. A Tabela 28.2 mostra dados coletados durante uma observação de campo de uma máquina automática de vendas de bilhete. Aqui, as ações são cronometradas e categorizadas. Dois foram os objetivos de categorizá-las: simplificar o registro e produzir informação relacionada à questão específica da pesquisa, no caso, quão bem-sucedidos foram os usuários das máquinas (S = bem-sucedido, R = bem-sucedido com repetição, A = abortar).

Em outro exemplo, observações foram feitas no desempenho de um aparelho de fita cassete. Para esse estudo, uma lista de tarefas foi construída a saber:

1. ligar;
2. ajustar volume;
3. ajustar graves;
4. ajustar agudos;
5. ajustar *balance*;
6. escolher uma estação programada;
7. escolher uma nova estação utilizando a função *busca* e armazená-la;
8. escolher uma nova estação utilizando uma busca manual e armazená-la;
9. inserir uma fita cassete;
10. encontrar a faixa seguinte do outro lado da fita cassete;
11. ejetar a fita cassete;
12. desligar.

Tabela 28.1 Contagem de frequência para estudo de livro eletrônico

Virar para a página de conteúdo	𝍷 𝍷 𝍷
Virar para índice	𝍷
Virar para a próxima página	𝍸 𝍸 𝍷
Virar para página anterior	𝍷 𝍷

Tabela 28.2 Amostra de observações em campo

Troco fornecido			**Dinheiro exato**		
Indivíduo	Tempo	Resultado	Indivíduo	Tempo	Resultado
1	16	S	8	35	A
2	23	S	9	56	S
3	48	A	10	21	R

Para cada tarefa, dados de tempo e erro foram coletados em duas ocasiões (chamadas de T1 e T2 na Tabela 28.3) para dois participantes. Um participante era especialista no uso do dispositivo e o outro era iniciante. O número total de erros e a resposta média de tempos de ambos os participantes são mostrados na Tabela 28.3.

Haverá casos nos quais uma série de itens em um produto serão utilizados em combinação e o analista pode estar interessado em descrever a frequência com a qual os produtos são utilizados juntamente com a ordem de uso. Com base nesses dados, pode-se decidir pela reposição de itens dentro de um produto, posicionando juntos os controles mais frequentemente utilizados. Essa forma de representação pode ser alcançada pelo uso de análise de ligação. Nela, indica-se o número de vezes que um item é selecionado e indica-se, via linhas, a frequência com a qual outros itens são selecionados a seguir. A Figura 28.1 ilustra a análise de ligação para um *redesign* proposto para uma estação de trabalho de elétron-microscopia utilizando análise de ligação.

TABELA 28.3 Estudo observacional de um iniciante e especialista

Tarefa[a]	Erros observados	Frequência de erro @ T1	Frequência de erro @T2	Tempo @ T1 (s) média	Tempo @ T2 (s) média
1	Apertar o botão em vez de girar	—	1	5,37	5,27
2		—	—	4,66	4,67
3		—	—	10,03	6,77
4		—	—	9,64	4,39
5	Ajustar *fade* em vez de *balance*	1	1	5,26	4,94
6		—	—	6,5	4,38
7	Pressionar *scan* em vez de *seek*	1	—	18,19	8,92
	*failed to store	1	—		
8	*failed to store	1	1	22,5	9,8
9		—	—	3,21	4,63
10	Não apertou o botão *reverse* o suficiente	—	—	28,09	16,25
	Pressionou somente o *fast-forward*	1	1		
11		—	—	4,4	2,96
12		—	—	3,17	2,9

[a]As tarefas correspondem à lista numerada na página anterior.

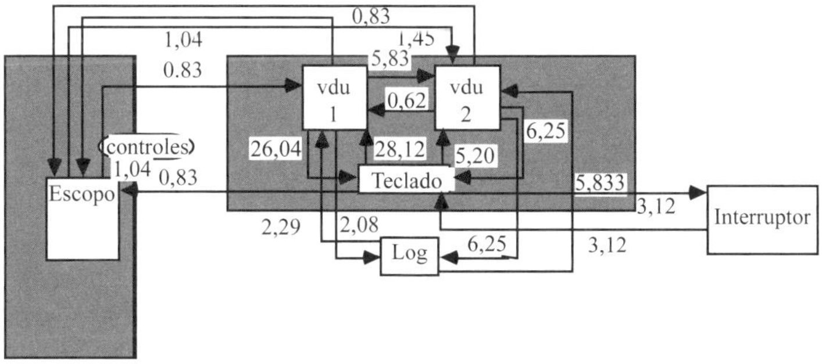

FIGURA 28.1 Análise de ligação de estação de trabalho de elétron-microscopia.

No exemplo final, o número de atividades em sala de controle durante os períodos de observação foram divididos pela duração da observação para produzir uma taxa de atividade (isto é, o número médio de atividades por minuto), conforme apresentado na Tabela 28.4. A proposta dessa análise foi avaliar a carga de trabalho de alguns engenheiros de sala de controle. Para detalhes em análise de carga de trabalho, ver o Capítulo 39.

A variação na taxa de atividade nos dias 1 e 3, comparada aos dias 2, 4 e 5, deve-se a falhas ou panes nos dias mais ativos. Quando ocorre uma falha ou pane, o engenheiro é envolvido em atividades manuais cerca de duas vezes mais. O número médio de atividades por tipo divididas em três períodos de tempo é mostrado na Tabela 28.5.

Juntas, essas análises apresentam o quadro de um engenheiro que é engajado em atividades a cada um ou dois minutos. Quando não está desempenhando essas atividades, o engenheiro está monitorando o sistema automatizado, checando papéis e comunicando-se com colegas.

28.6 Métodos relacionados

A observação, assim como a entrevista, é um método fundamental que se relaciona a muitos outros métodos. Exemplos de métodos relacionados incluem análise de ligação/*layout*, análise de conteúdo e análise hierárquica de tarefas.

28.7 Normas e regulamentações

Ao avaliar o grau de utilização de um dispositivo e a extensão pela qual ele apoia a prática de trabalho, a observação pareceria ser parte necessária do processo de *design* e desenvolvimento. As normas e regulamentações não são, em especial, prescritivas sobre exatamente quais métodos devem ser empregados, mas os experimentos observacionais com participantes usuários finais parece seguir o espírito de cumprimento dos requisitos de utilização da ISO 9241.

28.8 Tempo aproximado de treinamento e de aplicação

O estudo descrito por Stanton e Young (1998, 1999) sugere que é relativamente fácil treinar usuários para aplicarem técnicas observacionais. Por exemplo, em seu estudo de máquinas de rádio e fita cassete, o treinamento no método observacional levou somente 45 minutos. Os observadores treinados recentemente levaram cerca de 30 a 40 minutos para coletar dados de resposta-tempo e preencher a tabela com base nos participantes do estudo de rádio e fita cassete. É possível levar um tempo maior para analisar os dados e interpretar as descobertas.

Tabela 28.4 Taxas de frequência de atividades em sala de controle

Período de monitoramento	Minutos de monitoramento	Número de atividades	Taxa de atividade (atividades médias por minuto)
Dia 1: 7h00 às 10h00	180	127	0,7
Dia 2: 7h00 às 10h00	180	282	1,57
Dia 3: 7h00 às 10h00	180	159	0,88
Dia 4: 7h00 às 10h00	180	294	1,63
Dia 5: 7h00 às 10h00	180	315	1,75
Total	**900**	**1.177**	**11,31**

Tabela 28.5 Tipos de atividades em sala de controle

Tipo de atividade	7h00 às 8h00	8h00 às 9h00	9h00 às 10h00
Telefonemas	7,6 (5,9)	8,0 (3,0)	7,0 (2,6)
Controle manual	48,2 (27,7)	58,0 (30,2)	33,8 (11,8)
Outro	32,8 (27,0)	25,8 (10,7)	14,2 (3,5)

Nota: Frequência média das atividades (com desvio padrão).

TABELA 28.6 Dados de confiabilidade e validade para observação

	Dados de tempo	Dados de erro
Confiabilidade interavaliador	0,209	0,304
Confiabilidade intra-avaliador	0,623	0,89
Validade	0,729	0,474

28.9 Confiabilidade e validade

Os dados de confiabilidade e validade para observação têm base em um estudo relatado por Stanton e Young (1999) e são apresentados na Tabela 28.6

É desejável que mais estudos coletem dados de confiabilidade e validade para que generalizações sobre a eficácia das técnicas sejam feitas.

28.10 Ferramentas necessárias

As ferramentas de observação mais simples, mais baratas e fáceis de operar são a caneta e o papel. Há também produtos no mercado que permitem uma análise rápida e eficiente de dados em vídeo. De fato, pelo menos um desses produtos pode ser utilizado em computadores portáteis para observação em tempo real. Se lembrarmos de que a coleta de dados refere-se à frequência e cronometragem dos eventos, pode-se imaginar um *software* que utiliza pressionar teclas correspondentes a eventos específicos, com cada toque sendo marcado com tempo. Isso é a base dos pacotes chamados *The Observer and Drum*. Sem detalhar muito, esses pacotes têm o potencial para permitir que o analista controle a taxa na qual o vídeo funciona, de modo que ele possa ser adiantado para permitir que se capture os raros eventos observados por longos períodos. Esses produtos também desempenharão análise estatística básica da frequência e duração dos eventos especificados. Isso permite que análises de fitas de vídeo sejam realizadas quase em tempo real.

Referências

Baber, C. and Stanton, N.A. (1996), Observation as a technique for usability evaluations, in *Usability in Industry,* Jordan, P.W., Thomas, B., Weerdmeester, B.A., and McClelland, I.L., Eds., Taylor & Francis, London, pp. 85–94.

Drury, C.G. (1995), Methods for direct observation of performance, in *Evaluation of Human Work: A Practical Ergonomics Methodology*, 2nd ed., Wilson, J. and Corlett, E.N., Eds., Taylor & Francis, London, pp. 45–68.

Stanton, N.A. (1999), Direct observation, in *The Methods Lab: User Research for Design*, Aldersley-Williams, H., Bound, J., and Coleman, R., Eds., Design for Ageing Network, London.

Stanton, N.A. and Young, M. (1998), Is utility in the mind of the beholder? A review of ergonomics methods, *Appl. Ergonomics*, 29, 41–54.

Stanton, N.A. and Young, M. (1999), *A Guide to Methodology in Ergonomics: Designing for Human Use*, Taylor & Francis, London.

29

Aplicação de entrevistas para avaliação de uso

Mark S. Young
University of New South Wales

Neville A. Stanton
Brunel University

29.1 *Background* e aplicações

A entrevista é um dos métodos originais para reunir informação em geral e tem sido popularmente aplicada em muitas áreas. As percepções comuns de entrevistas estão presentes no trabalho e no interrogatório de uma testemunha de um crime, mas elas podem gerar respostas em qualquer situação na qual a opinião ou perspectiva da pessoa é solicitada. Exemplos dos mais diversos usos estão em saúde mental ou para mapeamento psicológico pré-cirúrgico (ver Memon e Bull, 1999).

No contexto de avaliações de utilização, as entrevistas têm a intenção de extrair as visões dos usuários ou *designers* sobre uma tarefa ou sistema específicos. Elas são de fato multiuso, mesmo dentro do contexto de utilização. A sua aplicação inclui análise de tarefas para avaliação de confiabilidade (Kirwan, 1990), reunião de informação para pré-*design* (Christie e Gardiner, 1990) e coleta de dados sobre avaliação do produto após verificação do usuário (McClelland, 1990).

Uma grande vantagem das entrevistas é o alto grau de validade ecológica. Se você quer saber o que alguém pensa de um dispositivo, você simplesmente o(a) questiona. Pesquisadores concordam que a flexibilidade da entrevista é também uma grande vantagem (Kirwan e Ainsworth, 1992; Sinclair, 1990), uma vez que é possível obter informações sobre uma linha determinada da investigação, se for o desejo. Além disso, a técnica de entrevista é muito bem documentada, com uma abundância de literatura a respeito desse método. Por fim, a principal vantagem de uma entrevista é sua familiaridade com o entrevistado como técnica. Isso, combinado à natureza cara a cara, tem a probabilidade de extrair mais informação e, provavelmente, mais precisa.

29.2 Procedimento

Embora a hipótese popular seja a de utilizar entrevistas em pesquisa de mercado assim que o produto foi lançado, entrevistas podem também ser exploradas em qualquer estágio do processo de *design*. Em avaliações de uso, uma avaliação do usuário é empregada antes de conduzir uma entrevista. Assim, um protótipo parcial do produto a ser testado deve estar disponível.

O procedimento descrito neste capítulo segue esse precedente, utilizando a entrevista de maneira semelhante à técnica de "avaliação cooperativa" citada por Christie et al. (1990). Idealmente, em qualquer ambiente de entrevista, o mais desejável é avaliar o usuário real. Se usuários finais estiverem disponíveis, então o resultado tem a probabilidade de ser mais revelador ao utilizá-los como entrevistados. Contudo, na ausência de usuários reais, *designers* potenciais podem considerar a entrevista com outros colegas, embora nesse caso a predisposição potencial nos resultados deve ser reconhecida.

Se um produto está em desenvolvimento, os *designers* utilizam um protótipo para criar um cenário de verificação do usuário no qual basear a entrevista. Dois membros da equipe de *design* colaboram, um atuando como usuário e outro como entrevistador. O usuário desempenha uma série de tarefas no dispositivo e depois é entrevistado sobre as questões de uso envolvidas.

A entrevista pode ter diversos formatos, desde um questionário totalmente desestruturado até uma entrevista planejada e estruturada. Para a abordagem atual, em especial com entrevistadores não treinados, recomenda-se um formato de entrevista semiestruturada. Essa escolha provou ser eficaz em outros campos, tais como seleção de pessoal (por ex.: Wright et al., 1989). Uma estrutura útil para avaliações de utilização tem base na *checklist* de Ravden e Johnson (1989). Embora ela tenha sido planejada para avaliar a utilização de interfaces humano-computador, esse *checklist* pode ser aplicado à interação com outros dispositivos. Ao utilizar as seções do *checklist* como estrutura para a entrevista, pode-se manter a flexibilidade enquanto se assegura a profundidade na abrangência de todos os aspectos de uso. Cada título de seção é apresentado por vez e questões relevantes sobre o dispositivo sob pesquisa minuciosa são colocadas.

Deve-se garantir ao(à) entrevistado(a) uma exaustiva verificação de usuário com o dispositivo sob análise e, depois, ele(a) deve ser questionado(a) a respeito de suas opiniões. Cada título de seção do *checklist* deve ser entendido como um tópico para questionar (por ex.: "Vamos falar sobre clareza visual — Você achou que a informação foi clara e bem organizada?" etc.). Deve-se notar que a estrutura é apenas a base sobre a qual se constrói uma entrevista; ela não é de forma alguma fixa ou não deve ser vista como um *script* para questionar. Ela é uma espécie de agenda para assegurar que todos os aspectos sejam abordados. O entrevistador deve direcionar o questionário com base em questões abertas ("O que você achou desse aspecto?"), passando por questões de sondagem ("O que você achou disto?") até mais fechadas ("Isto é bom?"). Inicialmente, pode ser útil manter uma folha de protocolo à mão como auxílio para um questionário com uma questão aberta e depois dar continuidade a ela. Quando uma das perguntas do questionário estiver esgotada, segue-se para o próximo tópico. Ao fazer isso para cada aspecto do dispositivo, pode-se assegurar ter conduzido uma entrevista completa. É útil ter uma folha de dados preparada para preencher as respostas durante a entrevista.

Certamente, as entrevistas são adaptáveis por natureza, e se o(a) entrevistador(a) sente que qualquer seção específica é irrelevante ao dispositivo que se está estudando, ela/e é livre para excluí-la. O conhecimento profissional do/a entrevistador/a pode ser uma vantagem nesta técnica.

29.3 Vantagens

- A técnica é familiar à maioria dos entrevistados.
- Flexibilidade: a informação pode ter *follow-up* em tempo real.
- A entrevista estruturada oferece consistência e profundidade.

29.4 Desvantagens

- Necessita de uma triagem do usuário.
- A análise consome tempo.
- Características da demanda de situação podem conduzir a resultados enganosos.

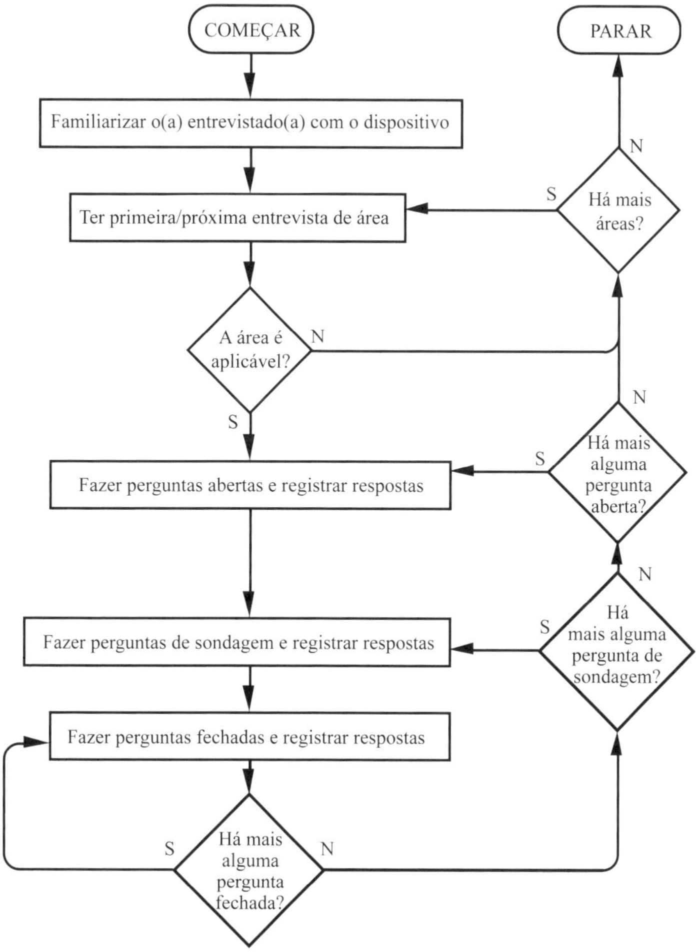

FIGURA 29.1 Fluxograma do processo de entrevista de uso.

29.5 Exemplo

Segue um exemplo de resultado de entrevista com base em uma análise de uso de um rádio automotivo típico.

Seção 1: Clareza visual. Informação exibida na tela deve ser clara, bem organizada e fácil de ler.
- Há uma certa quantidade de poluição visual no LCD.
- Escrita (identificação) é pequena, mas legível.
- Abreviações são ambíguas (por ex.: DX/LO; ASPM ME-SCAN).

Seção 2: Consistência. O modo de apresentação e funcionamento do sistema deve ser consistente o tempo todo.
- Botões de sintonia (especialmente as funções *Scan* e *Seek* [buscar]) apresentam identificação inconsistente.
- Funções modulares criam problemas para saber como iniciar a função.

Seção 3: Compatibilidade. O modo de apresentação e funcionamento do sistema deve ser compatível com as expectativas do usuário.
- O interruptor Liga/Desliga ter quatro funções é, de alguma forma, incompatível com as expectativas do usuário.
- A função *autoreverse* pode causar problemas de compatibilidade cognitiva.

Seção 4: *Feedback* informativo. Usuários(as) devem receber *feedback* claro e informativo sobre onde estão no sistema.

- *Feedback* tátil é fraco, particularmente para o botão Liga/Desliga.
- *Feedback* operacional é fraco quando se programa uma estação predefinida.

Seção 5: Clareza. O modo de funcionamento e estruturação do sistema deve ser claro ao usuário.

- Usuários iniciantes podem não compreender a programação de estações sem instrução.
- Não é esclarecido como retomar o *playback* normal após o uso dos comandos de avançar e retroceder.

Seção 6: Funcionalidade adequada. O sistema deve satisfazer as necessidades e exigências dos usuários quando estão realizando tarefas.

- Um botão sintonizador rotativo não é adequado para o controle de fader frontal/traseiro.
- Pontos para etapas de tarefa devem ser úteis quando estão programando estações.

Seção 7: Flexibilidade e controle. Para adequar-se às necessidades e exigências de todos os usuários, a interface deve ser suficientemente flexível em estrutura, apresentação de informação e em termos do que os usuários podem fazer.

- Os usuários com dedos maiores podem achar os botões de controle inadequados.
- O rádio é inaudível enquanto faz a rebobinagem da fita; isso é inflexível.

Seção 8: Prevenção de erros e correção. O sistema deve ser planejado para minimizar a possibilidade de ocorrência de erros; usuários devem ser capazes de verificar seus *inputs* e corrigir erros.

- Não há função "desfazer" para estações armazenadas.
- Funções separadas seriam mais bem iniciadas com base em botões separados.

Seção 9: Orientação e apoio ao usuário. Suporte e orientação informativa fáceis de utilizar e relevantes devem ser fornecidos.

- O manual não é bem estruturado; seções relevantes são difíceis de encontrar.
- As instruções no manual não correspondem à tarefa.

Seção 10: Problemas da utilização do sistema.

- Há problemas menores ao compreender a função de dois ou três botões.
- Os controles de agudos e graves são muito pequenos.

Seção 11: Utilização geral do sistema.

- Melhor aspecto: Este rádio não é *mode-dependent.*
- Pior aspecto: Ambiguidade na etiquetagem dos botões.
- Erros comuns: Ajustar *balance* em vez de volume.
- Alterações recomendadas: Substituir operação de tecla por controle Liga/Desliga.

29.6 Métodos relacionados

As entrevistas estão intimamente relacionadas aos questionários, assim como estão ligadas à observação.

Os questionários podem ter diversos formatos, mas ser uma forma extrema de entrevista estruturada. De fato, uma entrevista formalmente estruturada é apenas um questionário administrado. A vantagem evidente de um questionário é que ele pode ser preenchido em uma folha pelo participante, permitindo, assim, grandes amostras de coleta de dados com esforço relativamente mínimo por parte do experimentador. As desvantagens, contudo, referem-se à inflexibilidade de questionários e à inabilidade de buscar linhas interessantes de pesquisa ou *follow-up* em respostas que possam parecer obscuras.

As observações de uma verificação de usuário podem ser utilizadas em conjunto com resultado de uma entrevista pós-verificação para confirmar (ou não) os benefícios e os problemas com o *design* de produto. As observações demonstram os erros reais e os tempos de desempenho no uso do dispositivo, já a entrevista revela a opinião subjetiva e a percepção de uso do produto.

29.7 Normas e regulamentações

A ISO 9241-11 (1988) define utilização como "a medida em que o produto pode ser utilizado por usuários específicos para alcançar objetivos específicos com eficácia, eficiência e satisfação no contexto específico de uso". A entrevista pode certamente auxiliar a desenvolver uma compreensão da medida em que os usuários de um produto sentem que o dispositivo satisfez seus critérios.

29.8 Tempo aproximado de treinamento e de aplicação

Em um estudo de verificação de adequação das entrevistas como técnica de avaliação de uso, Stanton e Young (1999) treinaram um grupo de estudantes de engenharia em um método de entrevista semiestruturado. Os estudantes foram escolhidos por sua relevância no processo de *design* (isto é, a técnica que será usada por fim por engenheiros e *designers*). O mesmo estudo também avaliou outros 11 métodos de utilização.

Tempos de treinamento e prática combinados foram relativamente mais baixos comparados a outros métodos mais complexos (tais como análise hierárquica de tarefas ou análise de tarefas para identificação de erros). A sessão de treinamento teve duração de menos de uma hora, o que foi comparável à maioria dos outros métodos estudados. Somente o treinamento de técnicas muito simples (tais como heurística, *checklists* e questionários) foi drasticamente mais rápido. Contudo, as economias reais foram observadas em tempos de prática. Em média, os participantes gastaram pouco mais de 40 minutos praticando a técnica em um ambiente exemplificado. A razão para isso deve-se, provavelmente, ao fato de que as entrevistas são um método familiar à maioria das pessoas e, então, o treinamento e a prática simplesmente tiveram de focar nas especificidades do processo semiestruturado.

Os tempos de execução, por outro lado, foram bem mais longos do que o previsto. Em média, os estudantes de engenharia gastaram cerca de uma hora conduzindo a entrevista. Pode-se argumentar que isso, a princípio, se deveu ao fato do desconhecimento dos estudantes em relação ao procedimento, mas em um novo teste, duas semanas depois, esse tempo aumentou levemente (embora insignificantemente). Naturalmente, o tempo gasto em uma entrevista reflete a complexidade do produto testado e a quantidade de informação reunida. O que segue é que a velocidade do entrevistador não produz necessariamente um resultado eficiente.

29.9 Confiabilidade e validade

No seu estudo, Stanton e Young (1999) mediram a validade preditiva e a confiabilidade intra-avaliador e interavaliador.

A validade preditiva foi avaliada utilizando a teoria de detecção de sinal. Ao examinar a taxa de batida (porcentagem de previsões que foram realmente observadas) e a taxa de alarme falso (porcentagem de previsões que não foram observadas), é possível chegar a uma única imagem, que representa essencialmente quão precisas as previsões eram. Uma estatística de 0,5 indica que a taxa de batida e a taxa de alarme falso são iguais; taxas maiores que 0,5 significam que a taxa de batida excede a taxa de alarme falso. Um resultado de 1,0 é uma precisão perfeita.

A validade preditiva do resultado dos engenheiros em sua primeira tentativa atingiu 0,488. Isso não melhorou em sua segunda tentativa, duas semanas depois, quando a pontuação foi de 0,466. Com base nesses resultados, a validade da entrevista como uma ferramenta de utilização é mais decepcionante.

A confiabilidade intra-avaliador foi medida por simples correlação de coeficientes. Novamente, o resultado foi decepcionante: um coeficiente de correlação de 0,449, que falhou em alcançar significância. Isso leva à conclusão de que entrevistadores não são consistentes ao longo do tempo ao extrair respostas de seus participantes.

A confiabilidade interavaliador, por outro lado, foi avaliada usando a análise estatística de curtose. Sendo uma medida numérica da forma de distribuição, esse tratamento estatístico fornece uma indicação de quão fortemente agrupadas foram as respostas. Um resultado igual a zero significa uma distribuição normal perfeita; maior do que zero indica menos propagação; menor do que zero indica distribuição mais assentada. Uma boa confiabilidade interavaliador, portanto, será refletida em um alto valor positivo de estatística de curtose. Para a primeira sessão de teste, a estatística de curtose acabou com o valor de −1,66. Para a segunda sessão, aumentou para 0,362. Mais uma vez, os resultados são menos estimulantes do que o destino da entrevista como uma ferramenta de utilização.

Não obstante, já que não se leva muito tempo para aprender ou aplicar a entrevista, ela tem potencial em um ambiente limitado ao recurso. Isso também se reflete na recepção moderadamente boa que teve dos participantes desse experimento. As tentativas de reduzir a fuga de recursos ao utilizar engenheiros como entrevistados aparentemente falharam, então, analistas potenciais são bem aconselhados a direcionar os usuários finais para seus pontos de vista.

29.10 Ferramentas necessárias

A entrevista é uma ferramenta relativamente simples e pode ser conduzida como um exercício utilizando apenas papel e caneta. Alguma preparação por parte do entrevistador será benéfica. Para uma entrevista semiestruturada, pode-se incluir um pró-forma ou um *checklist* dos principais assuntos a serem abordados, assim como uma folha de dados para registro de respostas. Um equipamento de registro de áudio é também recomendado, como meio de manter uma transcrição precisa da entrevista.

Referências

Christie, B. and Gardiner, M.M. (1990), Evaluation of the human-computer interface, in *Evaluation of Human Work: A Practical Ergonomics Methodology*, Wilson, J.R. and Corlett, E.N., Eds., Taylor & Francis, London, pp. 271–320.

Christie, B., Scane, R., and Collyer, J. (1990), Evaluation of human–computer interaction at the user interface to advanced IT systems, in *Evaluation of Human Work: A Practical Ergonomics Methodology*, 2nd ed., Wilson, J.R. and Corlett, E.N., Eds., Taylor & Francis, London, pp. 310–356.

International Organization for Standardization (1988), ISO 9241–11: Ergonomic requirements for office work with visual display terminals (VDTs) — Part II: Guidance on usability.

Kirwan, B. (1990), Human reliability assessment, in *Evaluation of Human Work: A Practical Ergonomics Methodology*, 2nd ed., Wilson, J.R. and Corlett, E.N., Eds., Taylor & Francis, London, pp. 921–968.

Kirwan, B. and Ainsworth, L.K. (1992), *A Guide to Task Analysis*, Taylor & Francis, London.

McClelland, I. (1990), Product assessment and user trials, in *Evaluation of Human Work: A Practical Ergonomics Methodology*, 2nd ed., Wilson, J.R. and Corlett, E.N., Eds., Taylor & Francis, London, pp. 249–284.

Memon, A. and Bull, R., Eds. (1999), *Handbook of the Psychology of Interviewing*, Wiley, Chichester, U.K.

Ravden, S.J. and Johnson, G.I. (1989), *Evaluating Usability of Human–Computer Interfaces: A Practical Method*, Ellis Horwood, Chichester, U.K.

Sinclair, M.A. (1990), Subjective assessment, in *Evaluation of Human Work: A Practical Ergonomics Methodology*, 2nd ed., Wilson, J.R. and Corlett, E.N., Eds., Taylor & Francis, London, pp. 69–100.

Stanton, N.A. and Young, M.S. (1999), *A Guide to Methodology in Ergonomics: Designing for Human Use*, Taylor & Francis, London.

Wright, P.M., Lichtenfels, P.A., and Pursell, E.D. (1989), The structured interview: additional studies and a meta-analysis, *J. Occup. Psychol.*, 62, 191–199.

30

Análise de protocolo verbal

Guy Walker
Brunel University

30.1 *Background* e aplicações

A finalidade da análise de protocolo verbal é fazer "inferências válidas" com base no conteúdo de um discurso (Weber, 1990). Em aplicações de fatores humanos, esse discurso é uma transcrição escrita com base em indivíduos *pensando alto* enquanto desempenham uma tarefa. O conteúdo válido dessa transcrição pode ser encontrado nas palavras do indivíduo e no sentido das palavras, frases, sentenças ou temas. A análise procede extraindo-se esse conteúdo válido e classificando-o de acordo com um esquema definido de categorização. Assim, a análise de protocolo verbal é um meio de redução de dados, de manter o conteúdo derivado de transcrições verbais gerenciáveis em quantidade e validade. Isso permite que conceitos relevantes ou inter-relações sejam analisados e inferidos.

Esse tipo de análise encontrou uso dentro da pesquisa de fatores humanos como um meio de obtenção de *insight* em fundamentos cognitivos de comportamentos complexos. As aplicações são muito diversas; elas podem ser, por exemplo, quanto ao uso de fornos de fusão de aço (Bainbridge, 1974), utilização da internet (Hess, 1999) e dirigir um carro (Walker et al., 2001). Tais configurações de fatores humanos demonstraram-se um bom método exploratório; um *design* experimental cuidadoso pode ajudar a otimizar a confiabilidade e a validade. Desde que as verbalizações façam referência ao conteúdo ou aos resultados do pensamento (e *pensar alto* pode fornecer essas informações), os processos psicológicos podem ser inferidos mesmo se os indivíduos não tenham autoconhecimento em relação a eles. Dentro do contexto de exploração de hipóteses e conduzindo estudos em ambientes naturais, a análise de protocolo verbal pode ser extremamente útil e tem muito a oferecer.

30.2 Vantagens

- Verbalizações fornecem uma rica fonte de dados em quantidade e conteúdo.
- O processo presta-se bem ao examinar comportamentos em ambientes naturais.

- A análise de protocolo é boa ao avaliar, principalmente, as sequências de atividades.
- O conteúdo e os resultados de pensamento podem fornecer um *insight* dos processos cognitivos
- Os dados verbais podem ser compartilhados entre especialistas.

30.3 Desvantagens

- Coleta de dados pode consumir tempo.
- Análise de dados pode consumir muito tempo.
- Fornecer um comentário verbal pode alterar a natureza da tarefa, especialmente se certos processos não são normalmente verbalizados, tais como comportamentos com base em habilidade ou automáticos.
- Há questões teóricas relacionadas aos relatos verbais não necessariamente correlacionados com o conhecimento utilizado em promulgação de teste.
- Altas demandas de tarefa conduzem frequentemente a uma redução da quantidade de verbalizações e, portanto, à perda de resolução.

30.4 Procedimento

Praticantes de análise de protocolo são severos ao apontar que há necessariamente qualquer regra difícil ou rápida para o *design* de um paradigma de análise de protocolo. O procedimento fornecido abaixo é um modelo genérico para refinamento de temas com base em protocolos verbais dentro de aplicações de fatores humanos. Eles fornecerão um bom ponto de partida em relação ao qual outras adições podem ser empregadas (tema discutido a seguir) para adequação a um cenário específico.

30.4.1 Fase de coleta de dados

30.4.1.1 Etapa 1: Elaboração do cenário

Isso normalmente envolverá, por exemplo, algumas tarefas específicas de cenário e a operação de um ou diferentes tipos de equipamento ou sistema. Por exemplo, no estudo conduzido por Walker et al. (2001), motoristas de carro foram requisitados a dirigir seus próprios veículos em torno de uma rota de teste predeterminada. O cenário terá base em uma hipótese e as metodologias observacionais ou métodos de análise de tarefas podem ser úteis neste estágio (ver Stanton e Young, 1999; Annett e Stanton, 2000).

30.4.1.2 Etapa 2: Instruir e treinar o participante

As instruções e os treinamentos padronizados devem ser fornecidos ao participante. Costuma-se dizer ao participante o que eles devem falar sobre e, mais importante, solicitar que mantenham a fala mesmo se o que está sendo dito não parecer ter muito sentido. O avaliador deve também demonstrar o método aos participantes, apresentando a eles a forma e o conteúdo desejados das verbalizações. Além disso, é útil que uma breve prática possa ser realizada, com o avaliador capaz de se interpor no comentário verbal do participante para oferecer orientações e *feedback*.

30.4.1.3 Etapa 3: Registrar o cenário

Como exigência mínima, alguns meios de registro de áudio com um índice de tempo devem ser solicitados. Produtos de registro digital como o MiniDisc™ são particularmente úteis, assim como computadores portáteis. Pode ser útil registrar um vídeo simultaneamente para fazer um *backup* do comentário verbal. Particularmente, um bom método é coletar os dados de forma digital, via um *laptop*, e utilizar qualquer *software de* áudio e um aparelho de vídeo para transcrevê-lo. Além dos dados de vídeo e áudio, outros dados de interesse podem ser reunidos simultaneamente, tais como rastreamento de dados a olho ou sistema de telemetria, que informarão de forma objetiva exatamente sobre como o sistema está sendo utilizado. Isso pode ser útil como contraponto aos dados verbais fornecidos pelo participante.

30.4.2 Fase de redução de dados/análise de conteúdo

30.4.2.1 Etapa 4: Transcrever as verbalizações

Após coletar os dados verbais, é necessário transcrever as falas. Pode-se fazer uma planilha para esse fim. A taxa de verbalizações para tarefas com ritmo acelerado podem alcançar facilmente o número de 130 palavras por minuto. No Quadro 30.1, um índice de tempo de 2 segundos de incrementos seria suficiente para essa taxa de verbalização. Uma técnica rápida e precisa para indexação de tempo é pausar o registro de áudio após ouvir uma seção de fala (tal como uma breve frase ou sentença), anotar o tempo, depois subtrair 2 segundos e inserir a verbalização nesse novo ponto de tempo.

30.4.2.2 Etapa 5: Codificar as verbalizações

30.4.2.2.1 Decidir quando codificar as palavras, sentidos das palavras, frases, sentenças ou temas

Após transcrever o comentário verbal, a forma textual deve ser categorizada (Weber, 1990). Neste ponto, o avaliador deve tomar uma decisão. As palavras, sentidos das palavras, sentenças ou temas serão codificados?

- Palavras: codificar a ocorrência de palavras distintas.
- Sentidos das palavras: a codificação das palavras com significados múltiplos (por ex.: ser "dura (difícil)" *vs.* "uma superfície dura" ou "estaca" *vs.* "fora do cabide" etc.).
- Frase: a codificação das frases que constituem uma unidade semântica (por ex.: "Estacionamento Windsor", "Estrada London Orbital", "estacione e siga" etc.).
- Sentença: a codificação de quais sentenças específicas que referem-se a ou que expressam (por ex.: sentenças que expressem sentimentos positivos *vs.* negativos sobre análise de protocolo).
- Tema: a codificação do significado das frases e sentenças em unidades temáticas menores ou segmentos (Weber, 1990), por ex.: "o motor a 3.000 rpm é agradável e suave". Os segmentos temáticos podem ser como seguem. Aqui o usuário está se referindo ao *comportamento* de uma parte do *equipamento*, que está sendo *percebido* e *compreendido* pelo operador e a *informação* está sendo *recebida* dos *instrumentos* do equipamento.

Uma análise de protocolo com base em temas fornece a fonte mais rica e mais flexível de dados e pode ser recomendada como ponto inicial.

30.4.2.2.2 Estabelecer uma estrutura conceitual para o esquema codificado

Os temas devem, então, ser codificados de acordo com alguma lógica determinada pela questão da pesquisa. Isso envolve uma verificação na base do esquema de codificação, de acordo com alguma teoria ou abordagem estabelecida. Por exemplo, o esquema de codificação poderia ter base em teorias estabelecidas de carga de trabalho mental, controle cognitivo ou conscientização situacional. Isso auxilia a assegurar algum grau de validade de construção, na medida em que o esquema de codificação é a medição de verbalizações de acordo com um *background* teórico, que certamente será determinado pela questão específica da pesquisa.

Quadro 30.1 Folha de transcrição

TEMPO min	s	VERBALIZAÇÕES
14	0,52	
14	0,54	Estou operando o controle x
14	0,56	
14	0,58	Agora estou observando a tela y para uma leitura z
15	0,00	
15	0,02	
15	0,04	

30.4.2.2.3 Elaborar instruções de codificação

A próxima etapa é elaborar instruções altamente definidas para o esquema de codificação. Isso é um bom exercício em termos de estabelecer os critérios de codificação. Dado o período de tempo que pode demorar para codificar dados deste tipo, essas instruções devem ser constantemente referidas e isso, por sua vez, irá ajudar a assegurar a confiabilidade intra-avaliador. Certamente, as mesmas instruções serão utilizadas para quando a confiabilidade inter-avaliador tiver de ser estabelecida.

30.4.2.2.4 Codificação completa

Um exemplo de folha de codificação é mostrado no Quadro 30.2. Outra decisão deve ser tomada neste ponto para determinar se as categorias de codificação devem ser mutuamente exclusivas ou completas. Tipicamente, para uma análise em temas, a exclusividade mútua não precisa ser aplicada e o tema pode se encaixar em muitas categorias de codificação, como definido pelas instruções de codificação por escrito. Sob este esquema, a codificação é "exaustiva". Como tal, sempre que um tema encontra definições descritas nas instruções de codificação, o número 1 é colocado na caixa de codificação relevante.

Vale mencionar que existem vários programas de computador para auxiliar a codificação de transcrições verbais. Na maioria das vezes, eles são muito bons para análises redigidas, uma vez que determinam a ocorrência de palavras ou frases e/ou a análise estrutural de textos. Certamente, um dos modos mais simples de contar a ocorrência de palavras distintas é utilizar a função *encontrar* em qualquer pacote de processamento de palavras. Exemplos de pacotes de análise de protocolo para computador incluem General Enquirer™, TextQuest™ e WordStat™, para nomear alguns. Embora existam pacotes para computador para análises qualitativas, é justo dizer que, em geral, o *software* de computador tende a ser mais fraco com análises baseadas em tema. Não obstante, há uma economia considerável no tempo com confiabilidade de codificação melhorada através do uso de *software*. A questão específica de pesquisa irá determinar se seu uso é apropriado ou não.

30.4.2.3 Etapa 6: Conceber outra coluna de dados

Após transcrever os dados verbais em comparação a índice de tempo e ter codificado os temas, a parte final da folha consiste de outras colunas de dados, como mostra o Quadro 30.3. Isso é uma oportunidade para notar qualquer circunstância atenuante que pode ter ocorrido durante a verificação e que pode ter afetado o relatório verbal. Neste estágio, também é útil notar diferentes estágios de promulgação de tarefa

Quadro 30.2 Folha de codificação.

CODIFICAÇÃO								
Grupo 1			Grupo 2			Grupo 3		
Categoria 1	Categoria 2	Categoria 3	Categoria 1	Categoria 2	Categoria 3	Categoria 1	Categoria 2	Categoria 3
1				1		1	1	
	1					1		
1	1			1	1	1		
						1	1	1
	1				1			

Quadro 30.3 Outras colunas de informação simultânea

EVENTOS ATENUANTES	ESTÁGIO DE PROMULGAÇÃO DE TAREFA
	Entrada de comando
Sistema respondendo lentamente	
Figura na tela z	
	Execução de comando

ou amarrar a telemetria ou os dados rastreados a olho com o relatório verbal, utilizando colunas separadas da folha, conforme requisitado. Por exemplo, no estudo por Walker et al. (2001), a estrutura para codificação pode também ser analisada com referência ao tipo de estrada na qual o motorista estava conduzindo o veículo, fornecendo, assim, resolução extra dentro da análise.

30.4.2.4 Etapa 7: Estabelecer confiabilidade inter e intra-avaliadores

Após completar o processo de codificação (embora no contexto de um piloto de corrida seja suficiente codificar e medir um subconjunto menor de verbalizações), a confiabilidade do esquema de codificação tem de ser estabelecida. Para a confiabilidade interavaliador entre diferentes avaliadores, isso é especialmente importante quando utilizar temas, pois eles se apoiam em sentido compartilhado, e uma análise de confiabilidade indicará quão bem esse significado é, de fato, compartilhado. A confiabilidade intra-avaliador auxiliará a medir qualquer potencial que derive desempenho de codificação ao longo do tempo.

Em análise de protocolo, a confiabilidade é estabelecida por meio de reprodutibilidade. Em outras palavras, um avaliador ou avaliadores independentes precisam codificar análises previamente codificadas (ou um subconjunto de análises previamente codificadas). Eles fazem isso de maneira "cega", sem conhecimento do desempenho do avaliador anterior. Os avaliadores independentes fazem uso das mesmas instruções de categorização que o avaliador original empregou antes de iniciar sua própria codificação. A codificação dual da mesma análise pode, então, ser analisada utilizando estatística correlacional básica, como Pearsons ou Spearmans. Esses mesmos métodos podem também ser utilizados para obter uma medida de confiabilidade intra-avaliador. Técnicas de análise de protocolo mais especializadas, como, por exemplo, o alfa de Krippendorff (Krippendorff, 1980), também estão disponíveis.

30.4.2.5 Etapa 8: Realizar estudo piloto em pequena escala

Tendo atingido este ponto, o procedimento de análise de protocolo deve agora ser colocado em teste dentro do contexto de um pequeno estudo piloto ou fase piloto. Isso demonstrará se os dados verbais coletados são úteis, se o sistema de codificação funciona e se as confiabilidades inter e intra-avaliador são satisfatórias. Isso oferece uma oportunidade para refinar o procedimento antes de retornar à etapa 1 e conduzir o estudo final completo.

30.4.2.6 Etapa 9: Analisar a estrutura de codificações

Tendo fundamentado conceitualmente o esquema de codificação baseando-se em teorias ou construções estabelecidas e tendo estabelecido confiabilidade intra-avaliador por meio do uso de instruções codificadas e confiabilidade interavaliador pelo emprego de codificadores independentes, agora é hora de analisar os resultados da análise de conteúdo.

Com base em tal ponto, a análise será subordinada a cada categoria de codificação, e isso é alcançado pela adição da frequência de ocorrência notada em cada categoria. Certamente, para uma análise mais refinada, a estrutura de codificações pode ser analisada de forma subordinada a eventos que foram notados na(s) coluna(s) "outros dados" da folha, ou à luz de outros dados que foram coletados simultaneamente.

30.5 Exemplo de registro de análise de protocolo, transcrição e procedimento de codificação para estudo de condução em estrada

Esta imagem de um vídeo digital (Figura 30.1) é proveniente de um estudo relatado por Walker et al. (2001) e mostra como a análise de protocolo foi desempenhada com motoristas regulares. O motorista na Figura 30.1 está fornecendo um protocolo verbal ao mesmo tempo que é filmado. As verbalizações do motorista e outros dados obtidos com base na cena visual são transcritas na folha de transcrição na Figura 30.2, que ilustra o índice de tempo com incremento de 2 segundos, as verbalizações reais fornecidas pelos comentários do motorista, as categorias de codificação, a coluna de eventos e a estrutura do protocolo.

Neste estudo, três grupos de codificação foram definidos: comportamento, processos cognitivos e *feedback*. O grupo de comportamento definiu as verbalizações como referentes ao próprio comportamento do motorista (CM), comportamento do veículo (CV), comportamento do ambiente-estrada (AE) e comportamento de outro tráfego (CT). O grupo dos processos cognitivos foi subdividido em percepção (PC), compreensão (CP), projeção (PJ) e execução (EX). A categoria *feedback* ofereceu uma oportunidade para o *feedback* do veículo ser categorizado mais adiante, de acordo com a referência ao sistema ou dinâmica de controle (SC ou DC), ou para instrumentos do veículo (IV). Os processos cognitivos e as categorias de codificação de *feedback* foram redigidas em teorias relevantes a fim de estabelecer uma estrutura conceitual. A coluna de eventos foi constatando eventos da estrada com base em *log* simultâneos de vídeo, e a estrutura do protocolo foi codificada com cores, de acordo com o tipo de estrada utilizada. Neste caso, uma sombra corresponde a uma autoestrada e permite análises futuras de estrutura de codificação subordinada ao tipo de estrada. A seção frequência conta a soma de frequência de codificação para cada categoria para uma seção específica de estrada.

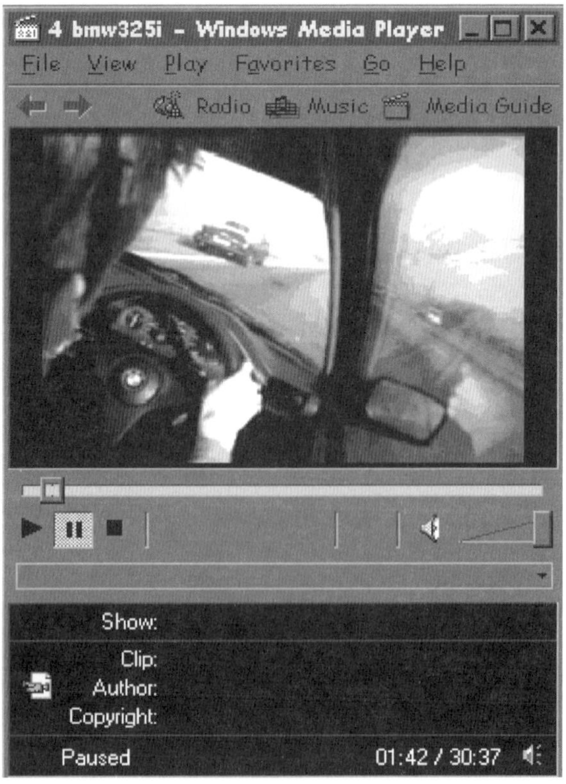

Figura 30.1 Registro de vídeo/áudio digital do cenário de análise de protocolo.

	A	B	C	D	E	F	G	H	I	J	K	L	M	N	O	P
5	Tempo		VERBALIZAÇÕES	CODIFICAÇÃO											EVENTOS	ESTRUTURA DO PROTOCOLO
6				COMPORT.				COGN.				F/B				
7	min:	s		CM	CV	AE	CT	PC	CP	PJ	EX	SC	DC	IV		
8	01:	34	112 km/h, 5ª marcha		1			1					1	1	Olha para o câmbio	
9	01:	36	2.800 rpm		1			1						1		
10	01:	38	Muito bom		1				1							
11	01:	40	Ele está desacelerando				1	1							Outro carro atravessando da pista 3	
12	01:	42	Não sei o que há de errado com ele	1			1		1						Acostamento na frente do motorista	
13	01:	44														
14	01:	46														
15	01:	48														
16	01:	50														
17	01:	52														
18	01:	54														
19	01:	56														
20	01:	58														
21	02:	00														
22	02:	02														
23	02:	04	Está tudo claro à frente				1	1								
24	02:	06														
25	02:	08	O cara atrás deixou as coisas mais fáceis				1	1	1							
26	02:	10														
27	02:	12	Vou deixar claro que estou indo à direita	1							1				Indicar direita	
28	02:	14	Então vou ficar do lado direito da pista derrapante	1		1			1							
29	02:	16														
30	02:	18														
31	02:	20	Estou um pouco preocupado em ultrapassá-lo	1			1		1						Ultrapassando outro veículo	
32	02:	22														
33	02:	24														
34	02:	26														
35			Frequência de contagem de seção	4	3	1	5	5	5	0	1	0	1	2		
36	02:	28														
37	02:	30														

Figura 30.2 Folha de transcrição e codificação.

30.6 Métodos relacionados

A análise de protocolo verbal é relacionada aos métodos observacionais, e, frequentemente, a modificação desses métodos e a adição de um protocolo verbal em curso tornará um estudo observacional um paradigma de análise de protocolo satisfatório. Métodos observacionais e/ou análise de tarefas podem ser úteis em discernir o cenário (e hipóteses) a ser analisado via análise de protocolo verbal. Observação a olho e diversos outros sistemas de telemetria podem ser úteis juntos ao método, fornecendo informações adicionais para correlacionar ou contrastar com os dados verbais.

30.7 Normas e regulamentações

A ISO 9241 define usabilidade como: "a extensão até a qual um produto pode ser usado por usuários específicos para atingir objetivos específicos com efetividade, eficiência e satisfação em um contexto específico de uso".

O British Standards Institute (por exemplo) tem cerca de 200 normas que se relacionam diretamente à ergonomia e ao *design* centrado no usuário de artefatos e sistemas. Essas normas incluem BS EN ISO 10075-2:2000, princípios ergonômicos relacionados à carga de trabalho mental: princípios de *design*; BS

EN ISO 13407:1999, processos de *design* centrados no humano para sistemas interativos; e BS EN ISO 11064-1:2001, *design* ergonômico de centros de controle: princípios para o *design* de centros de controle.

A comissão europeia auxilia no ajuste de diversas propostas que formam a base de leis de saúde e segurança em Estados membros individuais. A base de grande parte da presente lei é a avaliação de risco. No Reino Unido, a saúde e segurança lidam com orientação, os códigos aprovados de prática (ACOP) e regulamentação. Em particular, códigos aprovados de prática especificam exatamente que etapas razoavelmente praticáveis devem ser tomadas dada a natureza de uma tarefa específica, o equipamento que é utilizado, dentro do ambiente no qual está sendo usado. Essas etapas asseguram que a legislação de saúde e segurança esteja sendo respeitada.

Análise de protocolo é uma maneira ideal de analisar o usuário, a tarefa e o equipamento que está sendo utilizado, dentro do ambiente no qual está sendo utilizado. Pode ser um meio eficiente de analisar o resultado dessa interação com referência a metas específicas, objetivos e normas.

30.8 Tempo aproximado de treinamento e de aplicação

O método é fácil de treinar e a montagem e organização de um cenário experimental é comparável a qualquer outra verificação de usuário desse tipo (tal como métodos observacionais). No entanto, a análise pode ser muito longa. Se a atividade for realizada à mão, 20 minutos de dados verbais, com cerca de 130 palavras por minuto, podem levar em torno de seis a oito horas para serem transcritos e codificados. A fim de estabelecer a confiabilidade, um avaliador independente, ou avaliadores, precisam ser empregados com o tempo associado tirado para analisar novamente a transcrição.

30.9 Confiabilidade e validade

Dado um esquema teoricamente estabelecido, e desde que as mesmas instruções de codificação sejam usadas, a confiabilidade é tranquilizadora, mesmo utilizando uma análise com base em tema. Por exemplo, Walker et al. (2001) empregou dois avaliadores independentes e confiabilidade interavaliador estabelecida em Rho = 0,9 para o avaliador 1 e Rho = 0,7 para o avaliador 2. A confiabilidade intra-avaliador durante o mesmo estudo foi também altamente tranquilizadora, sendo em torno de Rho = 0,95. Em outros estudos utilizando análise de protocolo e empregando uma ampla gama de técnicas de confiabilidade, as correlações da ordem de 0,8 não foram incomuns.

Em termos de validade, há ainda um grau de debate no que diz respeito à relação entre verbalizações e o conteúdo de cognição. A autoconscientização dos processos psicológicos é considerada muito fraca. Contudo, argumenta-se que as verbalizações refletindo conteúdo e resultados de pensamentos possuam uma validade teórica. Como tal, processos cognitivos e conceitos podem ser inferidos com base no *pensamento alto* dos participantes no conteúdo e no resultado de seu pensamento. A validade é também auxiliada ao assegurar algum grau de validade de construção por fornecer uma estrutura conceitual para o esquema de codificação. Com essas ressalvas colocadas e um método exploratório, o uso de análise de protocolo é justificada.

30.10 Ferramentas necessárias

Como mínimo, a análise de protocolo requer um cenário experimental e algum meio de registrar áudio em contraste com um índice de tempo medido em segundos. Meios mais eficientes de conduzir a análise podem empregar técnicas de registro digital de áudio e vídeo. Os aparelhos de vídeo baseados em *software* permitem acesso de armazenamento direto para dados de áudio e vídeo (em oposição ao acesso sequencial com gravador de fita) e é a escolha mais conveniente quando transcrevendo verbalizações. Exige-se também um pacote de planilha como o Microsoft Excel™, mas o uso de *softwares* de pacotes especializados em análise de protocolo (mencionados acima) é uma questão de critério, dependendo da natureza específica do paradigma da análise.

Referências

Annett, J. and Stanton, N.A. (2000), *Task Analysis*, Taylor & Francis, London.

Bainbridge, L. (1974), A summary of the cognitive processes of operators controlling the electricity supply to electric-arc steel-making furnaces, in *The Human Operator in Process Control*, Edwards, E. and Lees, F.P., Eds., Taylor & Francis, London, pp. 146–158.

Hess, B. (1999), Graduate student cognition during information retrieval using the World Wide Web: a pilot study, *Comput. Educ.*, 33, 1–13.

Krippendorff, K. (1980), *Content Analysis: An Introduction to Its Methodology*, Sage, London.

Stanton, N.A. and Young, M.S. (1999), *A Guide to Methodology in Ergonomics*, Taylor & Francis, London.

Walker, G.H., Stanton, N.A., and Young, M.S. (2001), An on-road investigation of vehicle feedback and its role in driver cognition: implications for cognitive ergonomics, *Int. J. Cognitive Ergonomics*, 5, 421–444.

Weber, R.P. (1990), *Basic Content Analysis*, Sage, London.

Wilson, J.R. and Corlett, N.E. (1995), *Evaluation of Human Work: A Practical Ergonomics Methodology*, Taylor & Francis, London.

31

Grade de repertório para avaliação de produto

Christopher Baber
University of Birmingham

31.1 *Background* e aplicações

Respostas subjetivas constituem um componente significante na avaliação de *software* e outros produtos. Há uma variedade de técnicas para obter respostas dos usuários relacionadas a questões tais como se eles acham o produto fácil de usar ou se gostaram de utilizá-lo. No entanto, uma possível crítica de tais abordagens é que o avaliador pode responder pelos usuários, isto é, por utilizar termos predefinidos, os usuários podem ficar restritos a expressarem precisamente como se sentem. Além disso, pode ser muito útil ter uma ideia de *como* os usuários podem pensar sobre determinado produto, particularmente durante as fases iniciais de *design*. Uma técnica para extrair ideias de usuários relacionadas a um produto, portanto, pode fornecer alguma flexibilidade na definição de termos de classificação e também fornecer um *insight* em como as pessoas pensam sobre ele. Uma técnica para atingir esses objetivos é a grade de repertório.

Basicamente, o método de grade de repertório envolve participantes selecionando um item em um conjunto de três opções e indicando em que este item difere em relação aos outros. A característica ou aspecto que define a diferença presume-se ser um componente significante do conceito da pessoa sobre esses itens. Originalmente, a técnica foi utilizada como um meio de estudar a interação do paciente com outras pessoas, por ex., ao examinar respostas à autoridade ou à penhora (Kelly, 1955). Os "itens" nesses estudos, em sua maioria, foram descrições, nomes ou imagens de outras pessoas. Como os pacientes selecionaram um de três, o analista foi capaz de desenvolver um senso dos componentes-chave, ou atributos, que o paciente designou para as pessoas em geral. Os componentes-chave receberam o termo "construções", no sentido de que refletiam modos pelos quais o usuário entende o mundo. Assim, o resultado da técnica auxiliou o analista a tratar o paciente, por ex., ao apontar e abordar componentes específicos.

Para interação humana com produtos, é possível observar coleções de respostas ou atributos entre usuários (Sinclair, 1995; Baber, 1996). Por exemplo, quando se fala em aceitação de tecnologia, podemos distinguir entre "usuários precoces", que frequentemente respondem aos produtos *high-tech* de maneira forte e favorável, e os "retardatários", que esperarão até que se amadureça uma tecnologia antes de assumirem o compromisso de adquiri-la. Pedir às pessoas que comparem conjuntos de produtos *high-tech*, portanto, pode possibilitar a determinação de quais as características dos produtos mais favoráveis a atrair usuários precoces ou retardatários. Alternativamente, pedir às pessoas que considerem um grupo de páginas da *web* pode auxiliar o analista a determinar quais características são mais atrativas e quais se relacionam a conceitos, tal como "fácil de usar".

Há diversas abordagens para analisar a grade de repertório (ver Fransella e Bannister [1977] para revisão). Muitas delas se apoiam na análise estatística complexa, como a análise dos componentes principais e outras técnicas de análise de fator. Contudo, parece-me que há dois problemas associados ao uso de estatísticas complexas para a grade de repertório. O primeiro é simplesmente a necessidade de avaliar o conhecimento (e provavelmente o *software*) para ambos interpretarem a análise adequadamente. O segundo, e sinto que este é mais significante, relaciona-se à questão das grades de repertório serem individuais ou coletivas. Em outras palavras, muitos dos primeiros trabalhos em grades de repertório eram focados em respostas individuais, com a aceitação de que qualquer conjunto de conceitos representava o ponto de vista de uma pessoa sobre o mundo. A fim de executar estatísticas complexas, geralmente requisita-se um conjunto de respostas, isto é, é necessário fazer uma pesquisa dos resultados de diversas respostas. Minha preocupação com isso é que não está claro como as "construções" de um indivíduo podem ser combinadas com as de outra pessoa a fim de produzir construções coletivas. Consequentemente, a técnica relatada aqui destina-se a ser utilizada com indivíduos e não assume conhecimento estatístico. De fato, a técnica é uma variação daquela utilizada no trabalho original de Kelly (1955) e modificada por Coshall (1991).

31.2 Procedimento

Há 14 passos na análise de grade de repertório conforme segue.

31.2.1 Passo 1: Definir um conjunto de itens para comparação

Neste estágio, é suficiente selecionar itens que compartilhem alguma característica comum. Dessa forma, pode-se selecionar um conjunto de páginas da *web,* de telefones celulares ou de chaleiras. Uma regra importante e simples é que os itens devem parecer como pertencentes uns aos outros, de modo que, quando os participantes começarem a gerar construções, eles não sentirão como se os itens fossem um amontoado aleatório de coisas não relacionadas. Também descobri que é muito importante enfatizar *o porquê* de os itens serem agrupados. Por exemplo, em um estudo, examinamos "tecnologia consumível" e incluímos relógios de pulso, unidades de GPS (*global positioning system*) e *head-mounted displays* [dispositivos de vídeo usados na cabeça – N.T.]. Sem o termo geral "tecnologia consumível", os pesquisados não teriam notado a ligação entre os itens. Tendo em mente que os participantes trabalharão com conjuntos de três itens, vale considerar quantas comparações você espera que as pessoas façam. Por exemplo, se você tem somente três itens, então os pesquisados podem executar somente uma comparação, ao passo que, se você tem seis itens, eles podem executar cerca de 20 comparações; com dez itens, 136 comparações. Como regra de ouro, se você tem dez itens ou mais, é sábio pensar em reduzir seu conjunto. Outro ponto a se notar é que você deve alternar a ordem das tríades; pelo menos assegure-se de que todos os itens aparecem pelo menos três vezes durante o estudo.

31.2.2 Etapa 2: Resumo do participante

As instruções não precisam ser muito complexas, mas devem enfatizar que você quer que o participante selecione um item e dê uma palavra (ou frase curta) para justificar aquela seleção. Neste estágio, não é necessário, salientar que as palavras representam "construções". Você pode agora incentivar os participantes a responder o mais rápido possível e informá-los de que uma escolha *deve* ser feita.

31.2.3 Passo 3: Apresentar um conjunto de três itens (tríade)

Os itens podem ser apresentados como objetos reais, como figuras ou descrições verbais (embora eu tenha descoberto que o último pode ser confuso para os participantes). É útil combinar um padrão de descrição com a apresentação de cada item, por ex.: nomeando o item ou fornecendo uma breve descrição. Os participantes são, então, requisitados a "decidir quais dos dois itens são mais semelhantes e como o terceiro difere dos outros", ou "dizer qual item é um "estranho no ninho", e "justificar a escolha". A parte mais importante deste estágio é que o participante forneça uma razão para a seleção. Pode ser útil para o analista e o participante concordarem com um termo aceitável; idealmente o termo deve ser uma única palavra ou frase curta. Isso representa a "construção" para a tríade.

31.2.4 Passo 4: Repetir o passo 3

Continuar apresentando as tríades até que o participante seja capaz de gerar novas construções. Acredito que após a décima apresentação, a atenção das pessoas começa a enfraquecer, e na 15ª as pessoas começam a ficar entediadas. Assim, pode não ser possível esgotar todas as tríades. Por essa razão, é muito importante assegurar que elas sejam randomizadas. (Ver o comentário no passo 1 relacionado a mostrar cada item três vezes.)

31.2.5 Passo 5: Construir uma tabela de grade de repertório

Neste ponto, você pode convidar o participante a fazer um intervalo de descanso e beber algo. Desenhe, à mão, uma tabela (ver a Tabela 31.1) com os itens na parte superior e as construções em baixo do lado direito. É útil deixar uma margem grande do lado direito do papel para a análise após a listagem de construção.

31.2.6 Passo 6: Definir contrastes

Chame novamente o participante e peça que ele(a) defina opostos para cada construção. Anote essas definições próximas às construções. A ideia é que a construção/constraste represente um *continuum* para uma ideia específica ou conceito.

31.2.7 Passo 7: Relacionar as construções aos itens

Para cada construção, peça ao participante que declare se ela se adapta ao item ou não. Isso é uma resposta binária de escolha forçada, isto é, o participante pode dizer somente sim ou não. Onde houver dúvida, deixe o espaço em branco e continue com as outras construções. Retorne aos espaços em branco no final da sessão. Para um "sim", insira o número 1 na tabela; para "não", o número 0.

31.2.8 Passo 8: Revisão da tabela de grade de repertório

Assegure-se de que o participante concorda com a classificação das construções e itens.

Tabela 31.1 Modelo de tabela de grade de repertório

	Item 1	Item 2	Item 3	Item *n*	Construção	Contraste	Pontuação
	1	0	0	1	A	a	2
	1	1	0	0	B	B	4
	1	1	1	0	C	C	3
Modelo de soma	3	2	1	1	—	—	—
	1	1	0	0	—	—	—

31.2.9 Passo 9: Realizar primeira passagem

Novamente, é interessante, para julgar o participante, talvez agendar um encontro no mesmo dia, mais tarde, ou no dia seguinte. Esta análise é, suponho, comparável à análise de fator na qual uma pessoa busca agrupamentos de item, mas não requer estatística. A primeira tarefa é definir um modelo, que será utilizado para determinar os membros do grupo. Para cada item, somar o número de "uns" e "zeros" da respectiva coluna e inserir esse valor na célula adequada, no pé tabela. Assim, na Tabela 31.1, a soma para o item 1 é 2. Converta esses números em um modelo, que é um padrão de "uns" e "zeros", isto é, decidir sobre um ponto de corte e atribuir 0 para todos os números abaixo desse ponto e 1 para todos acima dele. Esse estágio é, de alguma forma, arbitrário, mas como regra, procure ter números iguais de "uns" e "zeros". Na Tabela 31.1, o ponto de corte poderia ser 1; para todos os valores de 1 ou 0 seria atribuído 0; e para todos os valores > 1 seria atribuído 1.

31.2.10 Passo 10: Comparar o modelo com a construção

Pegue o padrão de "uns" e "zeros" no modelo e distribuí-lo em cada linha da construção. No local onde o modelo encontra a linha, adicione 1 à pontuação. Se menos da metade se encontrarem, então relate uma pontuação negativa e vá até o passo 11. Insira o total final na coluna "pontuação" e prossiga para o passo 12.

31.2.11 Passo 11: Reflexão

Algumas vezes a construção não se adapta suficientemente ao modelo. Neste caso, pode ser útil "refletir" (ou reverter) a construção/contraste. Assim, na Tabela 31.1, a construção A produz uma pontuação de – 2. Refletindo isso, utilizar "a" como a construção (e A como contraste) conduz a uma pontuação 2.

31.2.12 Passo 12: Definir grupos

O método assume distribuição binomial de respostas, isto é, uma maioria estatística é requerida antes que um grupo seja definido. Para quatro itens, essa maioria é de quatro, mas para oito itens, deve haver sete ou oito. O anexo ao final deste capítulo descreve a definição dessas maiorias. O agrupamento é análogo ao fator que surge com base na análise de fator.

31.2.13 Passo 13: Nomear fatores identificados

Pede-se aos participantes que forneçam nomes para os fatores identificados.

31.2.14 Etapa 14: Discutir produtos

Os fatores e seus nomes são, então, utilizados para discutir os produtos.

31.3 Vantagens

- O procedimento é estruturado e abrangente.
- Análise manual não requer estatística, mas fornece resultados "sensíveis".

31.4 Desvantagens

- A análise pode ser entediante e consumir tempo para grandes conjuntos de itens.
- O procedimento nem sempre produz fatores.

31.5 Exemplo de grade de repertório

Nesta seção será apresentado um exemplo de uso da grade de repertório para avaliar cinco *sites* da *web*. Eles são fictícios e o objetivo do exemplo é ilustrar o método.

Mostrou-se a um participante, com pouca experiência no uso da *internet*, cinco telas de páginas da *web* relacionadas ao *e-commerce*. Isso exigiria cerca de dez tríades para esgotar o conjunto de itens. As páginas da *web* {A,B,C,D,E} foram apresentadas em conjuntos na seguinte ordem: ABC, CDE, ACE, BDE, ABD. Após somente cinco apresentações, o participante foi incapaz de gerar mais construções (embora se note que cada página foi apresentada pelo menos três vezes). Ele foi, então, requisitado a atribuir uma pontuação de 1 ou 0 para cada página da *web*, em termos das construções. A Tabela 31.2 mostra essa análise.

Com base na Tabela 31.2 é aparente que três das construções produzem pontuações negativas. A Tabela 31.3 foi produzida pela reflexão dessas construções.

No anexo, ao final deste capítulo, fica claro que, para cinco itens, uma maioria de cinco é requerida para ser membro no grupo. Com base na Tabela 31.3 é possível ver que duas construções se enquadram nesse critério e então formam um fator:

Fator 1 <nome>: Claro/Desordenado, Controles fáceis/Controles difíceis de ver

Essas construções são, então, removidas, e a análise é repetida, conforme mostrado na Tabela 31.4.

Tabela 31.2 Grade de repertório inicial para exemplo

	A	B	C	D	E	Construção	Contraste	Pontuação
	1	0	1	1	0	Colorido	Escuro	–3
	0	1	1	0	1	Bancos	Lojas	–3
	0	1	0	1	0	Nítido	Desordenado	5
	0	1	0	1	0	Controles fáceis	Controles difíceis de ver	5
	1	0	0	0	1	Muito vocabulário	Conciso	5
Pontuação	2	3	2	3	2			–4
Modelo	0	1	0	1	0			

Tabela 31.3 Grade de repertório seguindo reflexão

	A	B	C	D	E	Construção	Contraste	Pontuação
	0	1	0	0	1	Escuro	Colorido	3
	1	0	0	1	0	Lojas	Bancos	3
	0	1	0	1	0	Nítido	Desordenado	5
	0	1	0	1	0	Controles fáceis	Controles difíceis de ver	
	0	1	1	1	0	Conciso	Muito vocabulário	
Pontuação	1	4	1	4	1			5
Modelo	0	1	0	1	0			4

Tabela 31.4 Grade de repertório de segunda passagem (seguindo reflexão)

	A	B	C	D	E	Construção	Contraste	Pontuação
	0	1	0	0	1	Escuro	Colorido	5
	0	1	1	0	1	Bancos	Lojas	4
	1	0	0	0	1	Muito vocabulário	Conciso	3
Pontuação	1	2	1	0	3			
Modelo	0	1	0	0	1			

Com base na Tabela 31.4, outro fator é identificado:

Fator 2 <nome>: Escuro/Colorido.

A análise é repetida até que não surjam mais tabelas. Neste exemplo, até o momento, temos dois fatores. Então, o participante é chamado novamente e solicitado para nomear os fatores.

31.6 Métodos relacionados

Conforme mencionado na introdução, há muitas técnicas que foram projetadas para elicitação do conhecimento e para geração de respostas subjetivas. Dito isto, há poucas técnicas que são capazes de combinar os dois em um único método como a grade de repertório.

31.7 Normas e regulamentações

A maioria das normas relacionadas à avaliação de produto requer alguma avaliação da resposta do usuário ao produto. A grade de repertório pode ser uma primeira etapa útil ao definir dimensões adequadas para classificar tais respostas.

31.8 Tempo aproximado de treinamento e de aplicação

Stanton e Young (1999) propõem cerca de 30 minutos para treinar pessoas para utilizarem a grade de repertório, com mais 60 minutos de prática. Em minha experiência, as pessoas podem aprender a se tornar usuários competentes em cerca de duas a três horas, embora a prática adicional seja sempre útil.

31.9 Confiabilidade e validade

Stanton e Young (1999) relatam dados sobre a confiabilidade interavaliador e intra-avaliador de grade de repertório junto à sua validade. Com base nessa análise, eles demonstram que esse método tem validade razoável (0,533) e confiabilidade intra-avaliador (0,562), mas pouca confiabilidade interavaliador (0,157). O último resultado pode não ser muito surpreendente, na medida em que a análise é muito dependente do participante e (parece) também propensa à variação na aplicação pelo analista. Consequentemente, eu teria precaução ao afirmar que a técnica produz dados generalizáveis, mas sugiro que sua força está na capacidade das técnicas em extrair agrupamentos sensatos de construções dos participantes.

31.10 Ferramentas necessárias

O método pode ser aplicado utilizando-se caneta e papel, além de uma tabela de distribuições binomial, como a Tabela 31.A1 no anexo.

Referências

Baber, C. (1996), Repertory grid and its application to product evaluation, in *Usability Evaluation in Industry*, Jordan, P.W., Thomas, B., Weerdmeester, B.A., and McClelland, I., Eds., Taylor & Francis, London, pp. 157–166.

Coshall, J.T. (1991), An appropriate method for eliciting personal construct subsystems from repertory grids, *Psychologist*, 4, 354–357.

Fransella, F. and Bannister, D. (1977), *A Manual for Repertory Grid Technique*, Academic Press, London.

Kelly, G.A. (1955), *The Psychology of Personal Constructs*, Norton, New York.
Sinclair, M.A. (1995), Subjective assessment, in *The Evaluation of Human Work*, 2nd ed., Wilson, J.R. and Corlett, E.N., Eds., Taylor & Francis, London, pp. 69–100.
Stanton, N.A. and Young, M.S. (1999), *A Guide to Methodology in Ergonomics*, Taylor & Francis, London.

Anexos

Os valores na Tabela 31.A1 representam níveis de significância, isto é, o valor *p*. Para que haja concordância significante, *p* deve ser menor do que 0,05. Leia a tabela selecionando o valor para N, isto é, o número de itens sendo comparados, e depois leia pela fileira de valores *p* até encontrar um valor em que $p > 0{,}05$. Começando pelo topo da tabela, leia o N – número x para saber a pontuação na qual uma construção está definida como pertencente a um fator. Por exemplo, se você tem cinco itens, então N = 5. Lendo ao longo da fileira, você vê que somente um valor de *p* é menor do que 0,05, ou seja, 0,031, e que este valor está na coluna N – 0. Portanto, para cinco itens, você precisa de uma pontuação de 5 – 0 = 5 para a construção ser selecionada. Para ter outro exemplo, suponha que você tem oito itens. Lendo ao longo da fileira N = 8, você vê dois valores menores do que 0,05, isto é, dois valores aceitáveis. Por fim, para dez itens, eu geralmente suponho que uma concordância significante é obtida para N – 0, N – 1 e N – 2 (embora, certamente, para N – 2, $p = 0{,}055$).

TABELA 31.A1 Tabela de distribuições binomial

N	N – 0	N – 1	N – 2	N – 3
5	0,031	0,188	0,500	0,812
6	0,018	0,109	0,344	0,656
7	0,008	0,062	0,277	0,500
8	0,004	0,035	0,145	0,363
9	0,002	0,020	0,090	0,254
10	0,001	0,011	0,055	0,172

32

Grupos focais

Lee Cooper
University of Birmingham

Christopher Baber
University of Birmingham

32.1 *Background* e aplicações

Uma maneira intuitivamente simples de avaliar um *software* e outros produtos é pedir às pessoas a opinião sobre eles. A entrevista em grupo, ou em "grupo focal", é uma técnica de pesquisa bem estabelecida, utilizada por toda a comunidade de *design* de produto. Um grupo focal é "uma discussão [em grupo] cuidadosamente planejada para obtenção das percepções acerca de uma área definida de interesse em um ambiente permissivo e não ameaçador" (Krueger, 1988). O'Donnell et al. (1991) elaboraram:

> Normalmente[...] [grupos focais] consistem de 8-12 membros com um líder ou moderador [...] Os membros representam uma amostra dos clientes ou usuários finais [...] organizados em grupos relativamente homogêneos. Há mais probabilidade de produzir a desejada troca de informação entre membros do que um fluxo de informação dos membros individuais ao líder.

Os grupos focais têm um longo histórico em pesquisa de mercado. Em um estudo dos anos 1940, pesquisadores avaliaram as reações emocionais dos ouvintes de programas de rádio. Os participantes tinham à disposição teclas que pressionavam durante o programa para indicar reações positivas e negativas. Após responder aos programas de rádio, os participantes tomavam parte de um grupo focal para fundamentar suas respostas individuais e coletivas (Merton, 1987). Em um estudo mais recente, O'Donnel et al. (1991) utilizaram grupos focais para pesquisar as opiniões das pessoas sobre um sistema de aquecimento doméstico. Durante a entrevista, o moderador conduziu o grupo através de cada característica da tarefa. Com base nesses comentários, foram inferidas possíveis modificações à interface do sistema.

Enquanto questionar as pessoas sobre o que elas querem e precisam de um sistema, se este é uma melhoria incremental ou um produto existente é uma abordagem mais direta, é menos direta se o grupo não tem um precursor evidente (Sato e Salvador, 1999). Isso se deve ao fato de a maioria das pessoas não conseguir se imaginar de outra maneira além da que costumam realmente agir: "Em 1980, poucos executivos podiam imaginar-se utilizando um teclado mais do que uma menina de 1955 que ligasse para moda poderia imaginar vestir-se bem sem anáguas *bouffant*" (Ireland and Johnson, 1955). De acordo com Norman (1980), "Usuários têm grande problema ao imaginar como eles podem utilizar novos produtos, e quando se trata de categorias inteiramente novas – esqueça isso". Este capítulo detalha um procedimento de grupo focal com base no cenário que aborda esses problemas.

Um cenário é postulado em uma sequência de eventos – uma história. Com relação ao *design* de produto, um cenário se refere à sequência de eventos que delineiam a interação da pessoa com um produto específico. Por exemplo, o cenário caracterizado no Quadro 32.1 detalha os eventos associados a um cliente utilizando um caixa eletrônico. Pessoas de idades variadas, de todos os lugares, em qualquer sociedade, utilizam histórias para considerar e comunicar suas experiências (Barthes, 1977). Então, não é surpreendente que os cenários provem ser úteis na avaliação de produtos. O procedimento do grupo focal que é detalhado neste capítulo estimula os entrevistados a pensar sobre e discutir histórias que detalhem como eles utilizam produtos existentes antes de avaliar o protótipo de um novo produto. Especificamente, pede-se que eles utilizem esses cenários para ilustrar o que é bom e ruim sobre os produtos existentes que se relacionam direta ou indiretamente a um protótipo. Os entrevistados são, então, requisitados a utilizar estes cenários como um contexto dentro do qual avaliam o protótipo do produto.

Este procedimento é útil no sentido que estimula os entrevistados a considerarem como eles realmente utilizam produtos existentes e que estes produtos não são ideais. Norman (1998) argumenta que os participantes de grupos focais têm grande problema ao imaginar como eles podem utilizar novos produtos, porque muito do comportamento atual das pessoas é inconsciente: "ficamos cientes dos nossos atos principalmente quando algo dá errado ou quando temos dificuldade". Além disso, as pessoas têm dificuldade em antecipar os benefícios potenciais de novos produtos porque elas não podem ver quaisquer problemas com produtos e serviços existentes.

Em segundo lugar, este procedimento limita o escopo de tarefa de avaliação, o que pode aumentar a capacidade dos entrevistados ao concluir o empreendimento. A ideia de que restrições podem aumentar tais tarefas parece paradoxal, dada a convicção geral de que tais atividades requerem poucas restrições. Por exemplo, Macaulay (1996) argumenta que a finalidade de um grupo focal é permitir que um grupo de usuários falem uns com os outros de forma livre em uma discussão. Entretanto, concentrar-se somente em um pequeno subconjunto de cenários fornece uma "estrutura restrita de trabalho". Tais estruturas podem aumentar a capacidade

Quadro 32.1 Exemplo de cenário utilizado por Krutchen

O caso de uso se inicia quando o cliente insere um cartão na máquina. O sistema lê e valida a informação no cartão.

O sistema pede o PIN (Personal Identification Number – N.T.). *O cliente insere o PIN. O sistema valida o PIN.*

O sistema pergunta qual operação o cliente quer executar. O cliente seleciona "Saque".

O sistema pede o valor. O cliente insere o valor desejado.

O sistema pede o tipo. O cliente seleciona o tipo de conta (corrente, poupança, crédito).

O sistema se comunica com a rede para validar a identificação da conta, o PIN e a disponibilidade da quantia requerida.

O sistema pede ao cliente para retirar o cartão. O cliente retira o cartão.

O sistema dispensa a quantia de dinheiro requerida.

O sistema imprime o recibo.

Fonte: Krutchen, P. [1999], *The Rational Unified Process: An Introduction*, Addison-Wesley, Reading, MA)

das pessoas em notar ou reconhecer o inesperado (Perkins, 1981). De fato, Finke et al. (1992) argumentam que tais restrições podem aumentar a capacidade das pessoas em participar de uma variedade de tarefas de *design*.

Por fim, e talvez o mais importante, o procedimento com base em cenário fornece aos entrevistados uma ferramenta de comunicação natural. Os cenários parecem permitir que pessoas de diferentes *backgrounds* discutam a respeito de produtos ao fornecerem um mecanismo comum e talvez natural que "faça sentido". Por exemplo, Lloyd (2000) aponta o uso não estruturado de cenários por engenheiros, que contam histórias uns para os outros para desenvolverem um entendimento comum de um produto específico. Além disso, pessoas sem qualquer experiência em *design* também parecem utilizar cenários informalmente quando discutindo sistemas. Por exemplo, há uma considerável mitologia urbana associada ao uso de caixas eletrônicos falsos, utilizados para roubar dinheiro. A história que se conta é que uma quadrilha de assaltantes instala um caixa eletrônico falso em um *shopping center*. Conforme as pessoas tentam, sem sucesso, sacar dinheiro, o caixa eletrônico falso registra as informações de acesso à conta dessas pessoas. Neste cenário, a validade de reclamação (isto é, se isso é tecnicamente possível) pode ser menos importante do que a oportunidade de discutir os riscos de segurança colocados por caixas eletrônicos. Em uma mesma linha, Payne (1991) discute a geração espontânea de cenários pelos participantes solicitados a explicar como funcionam os caixas eletrônicos.

32.2 Procedimento

Há três etapas no procedimento de grupo focal baseado em cenário.

32.2.1 Etapa 1: Criação de cenário

Solicite que os entrevistados desenvolvam um conjunto de cenários de uso para exemplificar situações de uso distintas e típicas para um produto existente que seja relacionado (direta ou indiretamente) ao produto que deve ser avaliado. Os cenários podem ser ilustrados por meio de uma abordagem de etapas de tarefa (ver Quadro 32.1) ou de uma história ilustrada ou *role-play* (atuação). Cada abordagem conduz o grupo a focar diferentes aspectos de suas interações com os produtos e incentiva a atenção para suas diferentes características. Assim, por exemplo, o uso de etapas de tarefa tende a se concentrar na funcionalidade do produto, ao passo que o uso de *role-play* tende a focar nos contextos sociais nos quais o produto pode ser utilizado.

32.2.2 Etapa 2: Análise de reivindicações

Solicite que os entrevistados identifiquem características desses produtos que considerem significantes. Uma abordagem para desempenhar esta atividade é utilizar grandes folhas de papel nas quais o grupo irá escrever um título para definir uma característica específica. Por exemplo, um dispositivo médico pessoal pode ter atribuída a função "conhece todo meu histórico médico". Tendo escrito essa característica no topo da página, o grupo então gera comentários a seu respeito, por ex.: eles podem mencionar questões de privacidade ou abrangência dos registros etc. Para cada comentário, peça aos participantes que determinem se é bom e desejável ou se é ruim e indesejável. Pode ser útil dividir o papel em duas colunas intituladas "positivo" e "negativo". Incentive os integrantes do grupo a colocar as folhas de papel nas paredes em torno da sala na qual estão reunidos e que retornem periodicamente a essas folhas para adicionar ou editar os comentários.

32.2.3 Etapa 3: Avaliação

Apresente conceitos de produtos alternativos aos entrevistados. Esses conceitos podem ser o resultado das atividades da equipe de *design* ou podem surgir com base em grupos focais anteriores. Peça ao grupo para transcrever seus cenários, substituindo o produto existente pelo novo e avaliando como suas características enfatizam ou diminuem os prós e os contras identificados anteriormente. Por exemplo, o cliente pode, assim, ser apresentado a um novo caixa eletrônico, que apresenta uma instalação de segurança biométrica. O entrevistado deve, então, reescrever o cenário para incluir o caixa eletrônico que requer que o cliente forneça uma impressão digital como identificação. Ele pode julgar o sistema como benéfico na questão que facilita a carga cognitiva sobre o usuário de caixas eletrônicos.

32.3 Vantagens

- Entrevistas em grupo permitem que os pesquisadores realizem o levantamento de um grande número de opiniões rapidamente.
- Entrevistas em grupo podem também superar dois dos problemas associados com entrevistas individuais.

Kelly (2001) argumenta que as entrevistas são problemáticas por duas razões:

Uma razão é o mesmo fator que impede que você descubra que seus bolinhos de carne estão com gosto de serragem. Seus convidados são muito educados para dizer a verdade nua e crua, sentindo-se muito embaraçados em lhe dar a resposta esperada. Como estão os bolinhos de carne? "Bons", eles dizem. ("Deliciosos", se eles se importam com você ou pensam que isso lhe fará feliz). Quantas pessoas se voluntariam a dizer que estão tendo um dia ruim? É da natureza humana colocar uma cara brilhante em uma situação triste[...] Uma segunda razão para a resposta "bons" é que seus convidados não sabem ou não conseguem articular a resposta "verdadeira". Pode ser que o bolinho de carne necessite de mais sal ou menos cebola. O problema é que seus clientes podem perder o vocabulário ou o paladar para explicar o que está errado e principalmente o que está *faltando*.

Em resumo, geralmente, as pessoas são relutantes ou incapazes de discutir questões específicas diretamente. Entretanto, em grupos focais, os entrevistados podem incitar uns aos outros a explorar as lacunas de seus pensamentos e assim compensar por falhas individuais (O'Donnell et al., 1991). Além disso, eles também podem fornecer apoio um para o outro ao fazer declarações que eles podem não querer fazer a um entrevistador, demonstrando indisposição ou incapacidade (Lee, 1993). Por exemplo, Morgan (1988, em Lunt e Livingstone, 1996) utilizou entrevistas em grupo para estudar o processo de luto em viúvas e argumentou que, sob tais circunstâncias, os grupos podem assumir o caráter de grupos de autoajuda ou terapia confessional. De fato, Lunt e Livingstone (1996) argumentam que grupos focais poderiam "ser compreendidos não por analogia à pesquisa, como um conveniente agregado de opinião individual, mas como uma simulação dessa rotina, como contextos comunicativos relativamente inacessíveis que podem nos auxiliar a descobrir os processos pelos quais o significado é socialmente construído através da conversa cotidiana". Na opinião deles, a visão anterior de grupos focais predomina na prática contemporânea. Como tal, cenários podem ser a chave para estabelecer o grupo focal como uma abordagem teoricamente significante e não como uma fonte conveniente (ou contaminada) de uma única crença.

32.4 Desvantagem

- A análise de dados derivada de entrevistas em grupo pode consumir tempo.

32.5 Exemplo de grupos focais

O seguinte estudo de caso ilustra um grupo focal baseado em cenário que seguiu o procedimento acima. O tópico da discussão foi uma carteira eletrônica. As carteiras eletrônicas eram destinadas a substituir a carteira tradicional, como a moeda eletrônica substitui a moeda tradicional. A lógica é que a carteira é inerentemente associada à finança pessoal e, portanto, fornece uma plataforma natural para comércio eletrônico e bancário (Cooper et al., 1999). Por exemplo, a carteira eletrônica da AT&T tem um recipiente para "bolsas eletrônicas", que são semelhantes aos cartões de crédito convencionais, mas contêm um *chip* de computador embutido que pode armazenar dinheiro na forma de moeda eletrônica. A carteira da AT&T também permite aos usuários acessar informações relacionadas a quaisquer transações que tenham feito utilizando a moeda eletrônica que é armazenada em suas bolsas. O objetivo do seguinte estudo de caso foi avaliar um protótipo específico de carteira eletrônica.

Quatro grupos individuais de seis entrevistados foram solicitados a desenvolver cenários exemplificando como eles utilizavam seus produtos de banco eletrônico habitualmente, tais como caixas eletrônicos e produtos de *internet banking*. Os produtos foram escolhidos por representarem melhor a carteira eletrônica.

Os entrevistados receberam canetas, lápis e papel e foram instruídos a ilustrar seus cenários de uso. Depois, pediu-se para que eles identificassem "características" das situações que eles consideravam significantes. Os participantes foram depois solicitados a elaborar duas listas, do que era bom ou desejável (os prós) e o que era ruim e indesejável (os contras) sobre essas características. Apresentou-se a eles, então, um protótipo de carteira eletrônica, e então eles foram instruídos a avaliar como as características da nova tecnologia poderiam enfatizar ou diminuir os prós e contras identificados anteriormente. Duas das características – armazenamento e acesso – identificadas pelos participantes são relatadas abaixo.

32.5.1 Armazenamento

Muitos dos entrevistados (18/24) identificaram "armazenamento" como uma importante característica do uso de carteira. Por exemplo, "você pode armazenar quase qualquer objeto pequeno em uma carteira" foi considerada uma característica pró. Contudo, "você pode armazenar somente um número limitado de pequenos objetos em uma carteira/bolsa" foi considerada uma característica contra. A incapacidade do protótipo de carteira eletrônica para armazenar objetos, além de poucas notas bancárias, foi antecipada como sendo um problema real. Enquanto os participantes associaram a carteira mais estreitamente com a ação de armazenar objetos financeiros, como moedas e cartões bancários, eles também revelaram em seus cenários que a utilizavam para guardar uma infinidade de outros objetos. Na verdade, os entrevistados, induzidos pelo cenário de armazenamento na Figura 32.1, comentaram que guardavam itens bastante incomuns, incluindo emplastros, amostras têxteis e dentes! Além disso, diversos dos entrevistados disseram que somente utilizavam uma carteira para guardar objetos sentimentais, como fotografias de seus filhos. De fato, conforme a discussão se afastou do tópico "carteiras como artefatos financeiros", tornou-se evidente que elas eram mais um artefato emocional do que qualquer outra coisa.

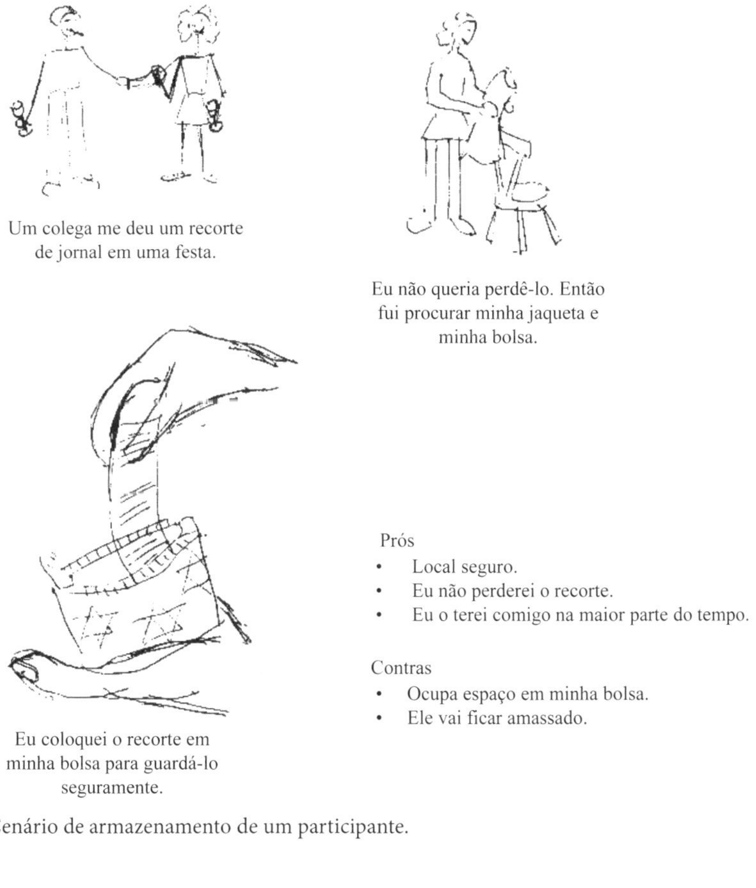
Um colega me deu um recorte de jornal em uma festa.
Eu não queria perdê-lo. Então fui procurar minha jaqueta e minha bolsa.
Eu coloquei o recorte em minha bolsa para guardá-lo seguramente.
Prós
• Local seguro.
• Eu não perderei o recorte.
• Eu o terei comigo na maior parte do tempo.
Contras
• Ocupa espaço em minha bolsa.
• Ele vai ficar amassado.

FIGURA 32.1 Cenário de armazenamento de um participante.

32.5.2 Acesso

O protótipo saiu-se melhor com relação ao "acesso". A maioria dos entrevistados (20/24) identificou a acessibilidade como uma importante característica de sistemas bancários. Embora a única restrição colocada pelos participantes tenha sido considerar um "sistema bancário", todos produziram cenários de uso de bancos eletrônicos. Por exemplo, "você poder utilizar um caixa eletrônico a qualquer hora" para recuperar informações foi considerado extremamente positivo. Contudo, "você ter de saber onde está localizado o caixa eletrônico (algumas vezes em local onde não é familiarizado)" foi considerado muito negativo. Como anteriormente, os participantes utilizaram estes e outros prós e contras do caixa eletrônico para avaliar as características do conceito de protótipo de carteira eletrônica que foram introduzidos. Claramente, a portabilidade da carteira eletrônica mantém a capacidade das pessoas em acessar informação financeira a qualquer hora. Além disso, ela pode permitir que no futuro eles acessem informação financeira em qualquer lugar. Ademais, a portabilidade do conceito de carteira eletrônica significou que eles não tinham de procurar pelo sistema além de suas pastas ou bolsos.

32.6 Métodos relacionados

O método mais próximo do grupo focal é a entrevista individual.

32.7 Normas e regulamentações

A maioria das normas relacionadas à avaliação de produto requer alguma avaliação da resposta do usuário ao produto. Os grupos focais podem ser uma etapa útil para definir dimensões adequadas para classificar tais respostas.

32.8 Tempo aproximado de treinamento e de aplicação

Os grupos focais requerem planejamento extensivo e apoiam-se em um moderador competente. Além disso, conduzir as entrevistas reais e analisar os resultados pode consumir tempo.

32.9 Confiabilidade e validade

Ao discutir entrevistas, Robson (1993) aponta:

> Questionar pessoas diretamente sobre o que está ocorrendo é um atalho evidente ao buscar respostas para nossas questões de pesquisas [...] A falta de padronização que isso implica levanta inevitavelmente preocupações sobre a confiabilidade. Preconceitos são difíceis de afastar. Existem maneiras de lidar com esses problemas, mas eles exigem um grau de profissionalismo que não vem facilmente.

32.10 Ferramentas necessárias

O grupo focal que é utilizado como exemplo neste artigo utilizou apenas algumas canetas, lápis, blocos de desenho e um gravador para anotar o que foi dito.

Referências

Barthes, R. (1977), *Image-music-text*, Fontana, London.

Cooper, L., Johnson, G., and Baber, C. (1999), A run on Sterling: personal finance on the move, in *Third International Symposium on Wearable Computers*, IEEE Computer Society, Los Alamitos, CA.

Finke, R., Ward, T., and Smith, S. (1992), *Creative Cognition: Theory, Research and Applications*, MIT Press, Cambridge, MA.
Ireland, C. and Johnson, B. (1995), Exploring the future in the present, *Design Manage. J.*, 6, 57–64.
Kelly, T. (2001), *The Art of Innovation: Lessons in Creativity from IDEO, America's Leading Design Firm*, Harper Collins, London.
Krueger, R. (1988), *Focus Groups: A Practical Guide for Applied Research*, 3rd ed., Sage, London.
Krutchen, P. (1999), *The Rational Unified Process: An Introduction*, Addison-Wesley, Reading, MA.
Lee, R.M. (1993), *Doing Research on Sensitive Topics*, Sage, London.
Lloyd, P. (2000), Storytelling and the development of discourse in the engineering design process, *Design Studies*, 21, 357–373.
Lunt, P. and Livingstone, S. (1996), Rethinking the focus group in media and communications research, *J. Commun.*, 46, 79–98.
Macaulay, L. (1996), *Requirements Engineering*, Springer, London.
Merton, R. (1987), The focussed interview and focus groups: continuities and discontinuities, *Public Opinion Q.*, 51, 550–566.
Norman, D. (1998), *The Invisible Computer*, MIT Press, Cambridge, MA.
O'Donnell, P.J., Scobie, G., and Baxter, I. (1991), The use of focus groups as an evaluation technique in HCI, in *People and Computers VI: Proceedings of the HCI '91 Conference*, Diaper, D. and Hammond, N., Eds., Cambridge University Press, Cambridge, U.K., pp. 211–224.
Payne, S.J. (1991), A descriptive study of mental models, *Behav. Inf. Technol.,* 10, 3–22.
Perkins, D. (1981), *The Mind's Best Work*, Harvard University Press, Cambridge, MA.
Robson, C. (1993), *Real World Research*, 12th ed., Blackwell Scientific, Oxford, U.K.
Sato, S. and Salvador, T. (1999), Playacting and focus troupes: theatre techniques for creating quick, intense, immersive, and engaging focus group sessions, *Interactions*, Sep./Oct., 35–41.

33

Análise hierárquica de tarefas (HTA)

John Annett
University of Warwick

33.1 *Background* e aplicações

A análise hierárquica de tarefas (HTA - Hierarchical Task Analysis) foi desenvolvida na University of Hull em resposta à necessidade de analisar tarefas complexas, tais como aquelas encontradas em indústrias de processamento químico e geração de energia (Annett et al., 1971). O treinamento de operadores de controle de processo foi uma questão de preocupação porque os métodos de tempo e movimento de análises de tarefa, desenvolvidos originalmente para a rotina de operações manuais repetitivas, utilizadas em indústrias de fabricação, fez pouca justiça às habilidades necessárias em indústrias automatizadas modernas, que envolvem menos atividade física combinada com altos graus de habilidade cognitiva e de conhecimento por parte do operador.

A HTA não analisa ações por si, mas as metas e as operações, os meios de alcançar as metas. As tarefas complexas são decompostas em uma hierarquia de operações e suboperações com o objetivo de identificar aquelas que têm mais probabilidade de falhar por causa de um *design* deficiente ou de falta de *expertise* e, assim, propor soluções que possam envolver *redesign* da tarefa ou treinamento especializado.

As operações são especificadas pelas condições sob as quais a meta se torna ativa, conhecida como *input*; os meios pelo qual a meta é alcançada, conhecidos como *ações;* e as indicações de alcance da meta, conhecidas como *feedback*. As operações podem ser decompostas em suboperações constituintes agrupadas como um plano. Há quatro tipos principais de plano: uma simples sequência de operações ou procedimentos de rotina, uma sequência envolvendo uma decisão tal que a ação adequada depende de um padrão específico de *inputs*, um procedimento de tempo compartilhado quando duas metas devem ser alcançadas ao mesmo tempo e um procedimento não ordenado, no qual todas as submetas devem ser alcançadas, mas a ordem não é importante.

As operações podem ser decompostas para qualquer nível de detalhe requerido pela finalidade da análise, mas uma regra geral é parar quando a probabilidade de falha de uma operação vezes o custo de falha ($p \times c$) é aceitável e pode-se remediar a falha real ou potencial.

A HTA tem sido muito utilizada nas indústrias de controle de processo e geração de energia e em aplicações militares (Kirwan e Ainsworth, 1992; Ainsworth e Marshall, 1998), além disso, ela foi adaptada para uso na maioria das aplicações de fatores humanos e homem-computador (HCPU), incluindo treinamento (Shepherd, 2002), *design* (Lim e Long, 1994), análise de erro e risco (Baber e Stanton, 1994) e identificação e avaliação de habilidades de equipes (Annett et al., 2000).

33.2 Procedimento

A HTA é uma ferramenta muito flexível, que pode ser usada de diversas maneiras, mas as sete etapas de orientação seguintes atenderão à maioria dos casos.

33.2.1 Etapa 1: Decidir a finalidade da análise

A HTA não é apenas um registro de como uma tarefa é feita; é também um meio de identificar as fontes de falha de desempenho real ou potencial e propor solução (ver etapa 7). Pode ser na forma de *redesign* do equipamento, alteração do modo como a tarefa é executada ou otimização do uso de pessoal, conteúdo ou estilo de treinamento. Assim, o *output* de uma HTA é um relato que aborda a questão original, tal como o *design* de um equipamento modificado ou procedimento de operação, um programa de estudos para treinamento recomendado ou treinamento médio, uma avaliação de risco/dano etc.

33.2.2 Etapa 2: Determinar objetivos da tarefa e critérios de desempenho

Os "donos" da tarefa e *stakeholders*, tais como *designers*, gerentes, supervisores, instrutores e operadores, devem concordar sobre as metas, os valores organizacionais e os *outputs* desejados. Ainda mais importante, é que eles concordem sobre os critérios de desempenho objetivo. Esta etapa pode requerer questionamento próximo e até negociação entre *stakeholders*, já que as pessoas podem, algumas vezes, não ter clareza sobre suas metas, valores e custos aceitáveis, ou até resistir à urgência de responder a perguntas sobre o que eles realmente querem.

33.2.3 Etapa 3: Identificar fontes de informação de tarefa

É desejável fazer uso de quantas fontes forem possíveis. Isso inclui documentação, tais como desenhos e manuais para procedimentos de manutenção e operação; opinião especializada de *designers*, gerentes, instrutores e operadores; e registros de planta ou desempenho de operador, incluindo dados de acidente e manutenção. A observação direta é frequentemente útil para orientação inicial e para checar opiniões, mas, quanto mais variada a tarefa e maior o envolvimento de processos cognitivos (como oposto à atividade física), menos útil é uma fonte de dados primária.

33.2.4 Etapa 4: Aquisição de dados e tabela/diagrama de decomposição de projeto

Geralmente é melhor começar do topo, isto é, com as metas de nível superior, questionando, por vez, como cada submeta é alcançada. Também é importante questionar não apenas o que deve, mas também o que pode ocorrer e, em especial, o que pode falhar e quais podem ser as consequências dessa falha, ao alcançar qualquer meta ou submeta. A tabela e o diagrama de decomposição (ver Seção 33.5 para um exemplo de aplicação de HTA) devem revelar a estrutura geral da tarefa, incluindo planos significantes, tais como longos procedimentos, regras de decisão crítica, tarefas duais etc. Todas as operações no mesmo nível de análise devem ser (a) mutuamente exclusivas e (b) contar completamente para a operação superordenada das quais derivam.

33.2.5 Etapa 5: Reavaliar validade de sua decomposição com *stakeholders*

Extrair informação não ambígua é raramente fácil, e *stakeholders* precisam estar seguros de que a análise é consistente com os fatos, com as restrições e com os valores associados à tarefa e seu contexto. Pode ser necessário revisitar a análise ou partes dela, em diversas ocasiões, a fim de solucionar ambiguidades. É particularmente importante estabelecer critérios de desempenho objetivos associados a metas de nível superior e suboperações críticas, já que esse é o único meio pelo qual a análise pode ser validada por evidência de problemas identificados e solucionados.

33.2.6 Etapa 6: Identificar operações significantes à luz da finalidade da análise

Uma operação significante é aquela na qual ocorre a falha do critério p × c. A razão dessa falha pode ser evidente após uma inspeção de detalhes da operação, mas é útil considerar falhas relacionadas ao *input*, à ação e planos e ao *feedback*. *Inputs* podem ser fisicamente obscuros, como um instrumento ilegível, ou conceitualmente difícil, como um padrão de falha raro. A ação adequada pode ser problemática por razões que vão desde as físicas (não conseguir alcançar o controle) às conceituais (não saber o que fazer). Planos, enquanto compostos de elementos simples, podem envolver longos procedimentos, decisões complexas ou divisão de atenção e esforço entre duas ou mais demandas simultâneas. O *feedback* essencial para corrigir desempenho pode sofrer os problemas de qualquer outro tipo de *input* de percepção, mas podem principalmente ser interrompidos, se sujeitos à demora.

33.2.7 Etapa 7: Gerar e testar soluções hipotéticas para os problemas de desempenho identificados na análise

Ao identificar a probabilidade das fontes de desempenho não satisfatório, são apresentadas soluções plausíveis, com base em teoria atual e melhor prática. Elas podem ser relacionadas ao *design* da tarefa e do equipamento, uso pessoal, procedimentos ou treinamento e outras formas de suporte, dependendo da finalidade da análise estabelecida na etapa 1. Geralmente, o tipo de solução, isto é, modificar o *design* do equipamento ou construir um programa de formação, é predeterminada, mas o analista não deve abster-se de chamar a atenção para soluções alternativas que podem oferecer vantagens.

33.3 Vantagens

- Como método genérico, a HTA é adaptável a uma ampla gama de finalidades.
- As tarefas podem ser analisadas para qualquer nível requerido de detalhe, dependendo da finalidade.
- Quando utilizada corretamente, a HTA fornece uma análise exaustiva do problema abordado.

33.4 Desvantagens

- Requer o manuseio de um analista bem treinado em uma variedade de métodos de coleta de dados e em princípios relevantes de fatores humanos.

- Requer colaboração completa de *stakeholders* relevantes.
- Requer tempo em proporção à complexidade da tarefa e à profundidade da análise.

33.5 Exemplo: A análise de habilidades da equipe de campanha antissubmarina

Pelo fato da HTA ser utilizada para uma variedade de finalidades e pela documentação de qualquer exemplo não trivial tomar muito espaço, o seguinte exemplo simplesmente ilustra como cada uma das sete etapas recomendadas foram seguidas em um caso específico. Mais detalhes desse exemplo são encontrados em Annet et al. (2000). Uma ampla gama de exemplos pode ser encontrada em Shepherd (2000).

33.5.1 Etapa 1: Finalidade da análise

O objetivo foi identificar e mensurar as habilidades da equipe crítica para o sucesso do combate antissubmarino (ASW). Esta análise foca nas operações muito dependentes da interação da equipe.

33.5.2 Etapa 2: Determinar objetivos da tarefa e critérios de desempenho

A doutrina naval específica tem como objetivo para a equipe de combate de um navio "flutuar, mover, lutar". Quando escoltando uma unidade de alto valor (por ex.: tropa), a chegada segura no tempo e local estabelecidos e o combate a todas as ameaças são considerados metas de nível superior. Uma variedade dos critérios objetivos está disponível, incluindo localização geográfica, proporção de ameaças corretamente identificadas dentro de limites específicos de tempo, ataques defensivos executados com sucesso etc.

33.5.3 Etapa 3: Identificar fontes de informação

A fonte básica foi um instrutor ASW *senior*, apoiado por manuais específicos da doutrina de campanha e dos procedimentos de operação padrão. O analista foi também capaz de observar equipes operando um simulador e fazer uso de registros eletrônicos de eventos que ocorreram durante os exercícios. O último provou ser melhor para dizer o que acontecia do que para dizer como ou porquê. Numa fase posterior, foram feitos registros de vídeo das equipes operando em cenários preestabelecidos em um simulador. Eles serviram como verificações das informações fornecidas pelo especialista e também como exemplos de dados que poderiam ser utilizados como medição de habilidades de equipe (ver etapa 7).

33.5.4 Etapa 4: Tabela/Diagrama de decomposição de projeto

O questionário de especialistas sujeito-matéria focou em metas, tais como: "Como você...?", e falhas como "O que acontece se você não...". São especialmente importantes as questões como: "Como você sabe se a tarefa 'x' foi corretamente executada?". Exemplos de desastres clássicos coletados na forma de anedotas de equipes navais experientes foram valiosos apontadores para fontes de falha em equipe.

Uma pequena seção de análise é ilustrada em forma de diagrama na Figura 33.1. Os retângulos claros mostram como parte da operação geral é decomposta em suboperações. Os retângulos sombreados fornecem o contexto imediato. Os planos são indicados entre [...]. Os quatro tipos de plano são representados pelos símbolos [1 + 2], significando que as submetas 1 e 2 são simultaneamente ativas, isto é, executar 1 e 2; [1 > 2], significando que a submeta 1 deve ser alcançada e depois a submeta 2, isto é, executar 1 *depois* 2; [1/2], significando que a submeta 1 ou a 2 é ativa, isto é, executar 1 *ou* 2, dependendo de uma regra; [1 : 2], significando que as submetas 1 e 2 são ativas, mas não simultaneamente e em ordem não especificada. Outra maneira de representar um plano é especificar o algoritmo em palavras como "executar 1 depois 2", ou "executar 1 ou 2 dependendo da condição x" etc. A forma tabular (Quadro 33.1) contém notas sobre trabalho em equipe e medidas de critério relacionadas com os retângulos claros.

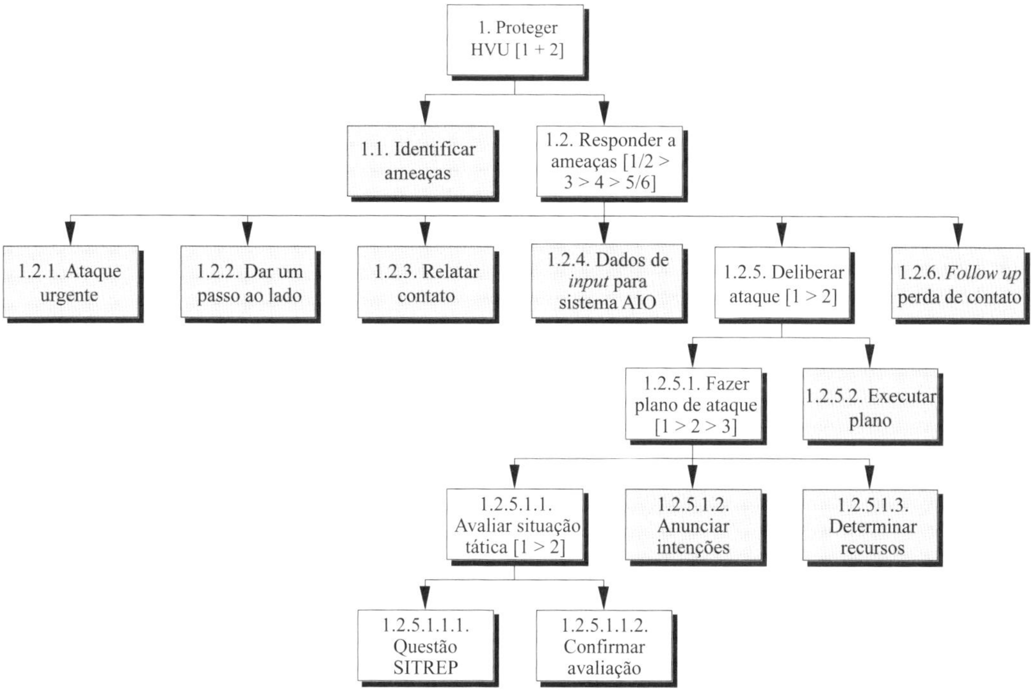

FIGURA 33.1 Análise parcial de tarefa em equipe de campanha antissubmarina.

33.5.5 Etapa 5: Checar novamente a validade da decomposição com *stakeholders*

É raramente possível evitar mal-entendidos da estrutura da tarefa com base em uma única entrevista. Pelo menos duas interações da decomposição foram requeridas antes que os *stakeholders* e o analista ficassem satisfeitos com esta representação precisa das metas da tarefa e diversas formas de alcançá-las.

33.5.6 Etapa 6: Identificar operação significante

Fazendo referência à etapa 1, o objetivo da análise foi identificar e mensurar habilidades críticas da equipe para um trabalho bem-sucedido. A profundidade da análise foi, portanto, determinada pelo nível mais baixo, no qual diversas atividades em equipe poderiam ser associadas a produtos de equipe criticamente importantes. Um exemplo é visto na operação 1.2.5.1.1.1. (Quadro 33.1), na qual a discussão entre membros da equipe, cada qual com uma informação parcial da natureza da ameaça, é altamente desejável que exista um meio de minimizar ambiguidade na interpretação da situação tática.

33.5.7 Etapa 7: Gerar e testar soluções hipotéticas para problemas de desempenho

O objetivo da análise foi identificar e mensurar as diferentes maneiras com as quais as habilidades fracas da equipe poderiam conduzir a um desempenho não satisfatório. A análise identificou uma série de operações críticas, nas quais diversos tipos de interação de equipe poderiam levar à falha em alcançar os objetivos da equipe. Cinco tipos de comportamento crítico de equipe foram identificados: envio e recepção de informação, discussão, colaboração e sincronia. (Note que diferentes categorias foram utilizadas; elas coincidiram com uma teoria específica de trabalho em equipe adotado pelos analistas). O desempenho de equipes ASW foi observado durante um exercício padronizado e classificada como a porcentagem de operações em equipe executadas satisfatoriamente em cada uma das cinco categorias.

Quadro 33.1 Forma tabular de operações selecionadas de equipes ASW

Proteger unidade de alto valor (HVU) [1 + 2]	*Meta:* Assegurar chegada segura e oportuna de HVU. *Trabalho em equipe:* O oficial superior de guerra (PWO) na unidade ganha contato inicial com a ameaça, assume o comando tático e segue normas de procedimentos de operação. *Plano:* Continua a monitorar ameaças [1] enquanto responde à ameaça identificada. *Critério de medida:* Chegada segura e oportuna de HVU.
Responder às ameaças [1/2 > 3 > 4 > 5/6]	*Meta:* Responder à ameaça de acordo com a classificação. *Trabalho em equipe:* PWO seleciona resposta com base em informação fornecida por outro membro da equipe. *Plano:* Se a ameaça é imediata (por ex.: torpedo) partir para ataque urgente [1.2.1.], além de executar 2, 3, 4 e 5 ou 6. *Critério de medida:* Resposta adequada com demora mínima.
1.2.5: Deliberar ataque [1 > 2]	*Meta:* Obter arma na água em seis minutos. *Trabalho em equipe:* Ver subdivisão abaixo. *Plano:* Fazer plano de ataque, depois executá-lo. *Critério de medida:* Tempo decorrido desde a classificação e/ou ataque prévio.
1.2.5.1: Fazer plano de ataque [1 > 2 > 3]	*Metas:* Plano compreendido e aceito pela equipe. *Trabalho em equipe:* Informação referente à situação tática e recursos disponíveis com base em membros da equipe para PWO. *Plano:* Avaliar situação tática; anunciar intenções; alocar recursos. *Critério de medida:* Informação precisa fornecida corretamente; tempo para fazer uma avaliação.
1.2.5.1.1: Avaliar situação tática [1 > 2]	*Meta:* Chegar à avaliação correta de situação tática. *Trabalho em equipe:* O PWO deve reunir toda informação relevante por meio de relatórios de *status* atualizados da própria equipe e sensores e outras forças amigas. *Plano:* Relatório de situação da questão (SITREP), depois confirmar avaliação. *Critério de medidas:* Avaliação.
1.2.5.1.1.1: Questão SITREP	*Meta:* Assegurar que toda equipe esteja ciente da situação de ameaça e fornecer uma oportunidade aos outros membros da equipe para checar quaisquer omissões ou erros em apreciação tática. *Trabalho em equipe:* O PWO questiona SITREP em tempo adequado; todos os membros da equipe checam informação que possuem. *Critério de medida:* Todos os membros da equipe possuem informação tática precisa.
1.2.5.1.1.2: Confirmar avaliação tática	*Meta:* Construir uma avaliação tática precisa da ameaça e dos recursos disponíveis para encontrá-la. *Trabalho em equipe:* A responsabilidade final recai sobre o PWO, mas a informação fornecida e a discussão com outros membros da equipe são essenciais para identificar e solucionar quaisquer incoerências. *Critério de medida:* Avaliação precisa à luz da informação e recursos disponíveis.

Os estudos de validação pela Royal Navy School of Education and Training Technology, Portsmouth, para estabelecer o quanto este método prevê bem o sucesso de toda a equipe, estavam em curso na época da publicação.

33.6 Métodos relacionados

A HTA tem sido amplamente utilizada como base para a investigação de uma variedade de problemas, por exemplo, como a primeira etapa da TAFEI (análise de tarefas para identificação de erros), método para avaliação de perigo e risco (Baber e Stanton, 1994), em SHERPA (abordagem sistemática de redução e previsão do erro humano) para prevenção de falha humana (Baber e Stanton, 1996), em MUSE (método para engenharia de utilização) para avaliação do uso (Lim e Long, 1994), o modelo de submeta (SGT) para especificação de requisitos de informação (Ormerod et al., 1998) e o método TAKD (análise de tarefas para descrições com base em conhecimento) para apreensão de requisitos de conhecimento de tarefa na HCPU (Johnson et al., 1984).

33.7 Normas e regulamentações

A HTA não tem intenção de fornecer qualquer medida normativa e não foi, até agora, incorporada às normas padronizadas.

33.8 Tempo aproximado de treinamento e de aplicação

Não há cursos de treinamento formal em HTA e por isso o tempo de treinamento não pode ser estimado. Um estudo realizado por Patrick et al. (2000) forneceu aos alunos um treinamento de poucas horas com resultados não inteiramente satisfatórios na análise de uma tarefa muito simples, embora o desempenho tenha melhorado com treinamento mais aprofundado. Uma pesquisa feita por Ainsworth e Marshall (1998) descobriu que os praticantes mais experientes produziram análises mais completas e aceitáveis. Claramente, o tempo de aplicação depende da complexidade da tarefa, da profundidade da análise e da facilidade com a qual os dados podem ser obtidos.

33.9 Confiabilidade e validade

A confiabilidade depende principalmente do cuidado tomado na coleta de dados. A atenção é voltada especialmente para verificação cruzada de informação na etapa 5. A validade depende se o analista aborda corretamente as questões feitas (etapa 1) e fornece soluções eficazes (etapa 7). Esses fatores não são fáceis de serem avaliados quantitativamente. Embora a HTA seja muito utilizada, dados de uma amostra suficiente nunca foram coletados e seria necessário um projeto de pesquisa maior para tal. No exemplo fornecido anteriormente, mais estudos de validação têm sido conduzidos hoje, pela Royal Navy.

33.10 Ferramentas necessárias

A HTA pode ser conduzida utilizando-se apenas lápis e caneta. No exemplo fornecido acima, entrevistas foram registradas em fita e as formas diagramáticas e tabulares foram construídas em um *laptop*, utilizado *software* de finalidade geral com ferramenta para ideia de desenvolvimento e planejamento chamado Inspiration™ . O registro em vídeo foi utilizado na etapa 7 para amostragem de comportamento de equipe em operações críticas.

Referências

Ainsworth, L. and Marshall, E. (1998), Issues of quality and practicality in task analysis: preliminary results from two surveys, *Ergonomics*, 41, 1604–1617; reprinted in Annett and Stanton (2000).

Annett, J., Duncan, K.D., Stammers, R.B., and Gray, M. (1971), *Task Analysis*, Her Majesty's Stationery Office, London.

Annett, J., Cunningham, D.J., and Mathias-Jones, P. (2000), A method for measuring team skills, *Ergonomics*, 43, 1076–1094.

Annett, J. and Stanton, N.A., Eds. (2000), *Task Analysis*, Taylor & Francis, London, pp. 79–89, 114–135.

Baber, C. and Stanton, N.A. (1994), Task analysis for error identification, *Ergonomics*, 37, 1923–1941.

Baber, C. and Stanton, N.A. (1996), Human error identification techniques applied to public technology: predictions compared with observed use, *Appl. Ergonomics*, 27, 119–131.

Johnson, P., Diaper, D., and Long, J. (1984), Tasks, skills and knowledge: task analysis for knowledgebased descriptions, in *Interact '84: First IFIP Conference on Human-Computer Interaction*, Shackel, B., Ed., Elsevier, Amsterdam, pp. 23–27.

Kirwan, B. and Ainsworth, L. (1992), *A Guide to Task Analysis*, Taylor & Francis, London.

Lim, K.Y. and Long, J. (1994), *The MUSE Method for Usability Engineering*, Cambridge University Press, Cambridge, U.K.

Ormerod, T.C., Richardson, J., and Shepherd, A. (1998), Enhancing the usability of a task analysis method: a notation and environment for requirements, *Ergonomics*, 41, 1642–1663; reprinted in Annett and Stanton (2000).

Patrick, J., Gregov, A., and Halliday, P. (2000), Analysing and training task analysis, *Instructional Sci.*, 28, 51–79.

Shepherd, A. (2002), *Hierarchical Task Analysis*, Taylor & Francis, London.

34

Atribuição de funções

Philip Marsden
University of Huddersfield

Mark Kirby
University of Huddersfield

34.1 *Background* e aplicações

A atribuição de função do sistema (Chapanis, 1970), atribuição de função (Hollnagel, 1999) ou atribuições sociotécnicas (Clegg et al., 2000) são nomes dados ao processo no qual os membros de uma equipe de *design* decidem sobre as atribuições de atividades laborais, tarefas, funções do sistema ou responsabilidades para agentes humanos e automatizados em ambientes de trabalho sociotécnicos. Embora exista uma variedade de ferramentas, técnicas e auxiliares automatizados para o suporte ao processo de atribuição da função, a consideração dos méritos relacionados de pessoas e máquinas permanece como o centro do processo. Considerando que originalmente a comparação das capacidades contrastantes de pessoas e máquinas concentrava-se apenas em fatores de desempenho relacionados à tarefa, tal como a capacidade para processar grandes volumes de dados ou velocidade do processo, esquemas contemporâneos têm sido ampliados para considerar questões sociais mais amplas, tais como satisfação no trabalho, engajamento do usuário e fortalecimento de sistema de *stakeholders* (Kirby, 1997).

Numerosos exemplos de atribuição de função na prática podem ser encontrados na literatura de fatores humanos. O primeiro, e talvez mais conhecido, estudo de caso pode ser encontrado em um relatório editado por Fitts (1951). Fitts foi pioneiro na abordagem da atribuição de função no início dos anos 1950, como parte de uma investigação no papel da automação em controle de tráfego aéreo. Mais recentemente, um método perspicaz para atribuição de função do sistema foi descrito por Price et al. (1982) no contexto de geração de energia nuclear. Marsden (1991) defende o uso de uma abordagem semelhante àquela descrita por Price et al. no contexto de voo espacial tripulado, ao passo que Strain et al. (1997) descreveram uma abordagem intitulada *Organizational Requirements Definition for Information Technology* (ORDIT) para auxiliar *designers* a atribuir a função do sistema durante o *design* de novos navios de guerra para a British Royal Navy. Esses são apenas alguns exemplos da diversa gama de aplicações que foram submetidas ao processo de atribuição formal de função. Para uma descrição mais completa de cada um dos exemplos e outras não mencionadas, o leitor tem a referência de Fallon et al. (1997) e um artigo em IJHCS (Anon., 2000).

Geralmente, supõe-se que a automação confere muitos benefícios aos complexos e dinâmicos sistemas reais e as vantagens do seu uso superam qualquer desvantagem. Enquanto isso pode ser verdadeiro, também é o caso de a automação poder criar problemas específicos para o componente humano de um sistema altamente automatizado. Há uma série de limitações importantes para o *design* e a implementação de auxílios automatizados. A questão de atribuição de função para humanos ou máquinas tem sido do interesse dos fatores humanos há quatro décadas. É altamente adequado aplicar o paradigma ao problema de determinar qual função atribuir ao operador e quais funções atribuir aos sistemas automatizados. Singleton (1989) argumenta que a atribuição otimizada depende de capacidade tecnológica e da viabilidade das tarefas humanas. A primeira etapa é separar as funções do sistema para categorias discretas. Isso serve como uma base para a atribuição. As funções são atribuídas aos humanos e/ou à automação. Essas atribuições podem ser validadas pela análise de tarefas (ver Capítulo 33 para detalhes dos métodos) e pela avaliação tecnológica. Se os resultados de validação forem satisfatórios, as funções são transformadas em atividades de *design*.

Os métodos de atribuição de função incluem tabelas de mérito relativo (TMR), as abordagens psicométricas, auxiliares computacionais e o modelo de dedução hipotética (MDH). A abordagem TMR tenha, talvez, sua forma mais conhecida na lista de Fitts (1951). Essa lista está sempre sendo atualizada, por exemplo como a lista de Swain (1980). O método TMR emprega a abordagem de dicotomia de tarefa: tarefas em que as máquinas são boas e os humanos têm menos habilidade, e vice-versa. Essencialmente, todas as abordagens caracterizam as diferenças nas capacidades entre humanos e máquinas. Quando essas diferenças são determinadas, as decisões podem ser feitas para formarem prescrições para o *design* de sistemas. Em uma revisão extensiva, Marsden (1991) concluiu que abordagens mais formais e equilibradas para atribuição de função (tal como MDH) oferecem um avanço significativo sobre a abordagem TMR. O MDH (Price, 1985) consiste de cinco estágios principais:

1. especificação, no qual os requisitos do sistema são esclarecidos;
2. identificação, no qual as funções do sistema são identificadas e definidas em termos de *inputs* e *outputs* que caracterizam as diversas operações;
3. hipotetização de soluções, no qual soluções hipotéticas de *design* são melhoradas por diversas equipes de especialistas;
4. teste e avaliação, no qual experimentação e reunião de dados são feitas para checar a utilidade da configuração funcional para todo o *design*;
5. otimização de *design*, no qual iterações de *design* são feitas para corrigir erros.

O presente capítulo tenta reunir vertentes aparentes em uma série de esquemas, na tentativa de fornecer uma visão geral do procedimento de atribuição de função. No que segue, devemos delinear uma abordagem de sistemas sociotécnicos para atribuição de função, na qual é dada maior atenção aos requisitos mais amplos da comunidade *stakeholder.*

34.2 Procedimento

O procedimento envolve três etapas principais: análise de tarefas, análise de *stakeholder* e análise de atribuições alternativas de função.

34.2.1 Etapa 1: Análise de tarefas

O método simples e adequado para a etapa 1 é a análise hierárquica de tarefas (HTA, na sigla em inglês). Ela tem início com a identificação da finalidade do sistema, depois considera quais tarefas precisam ser executadas para alcançar tal finalidade. Cada tarefa é relacionada a uma meta. Para cada tarefa, o analista precisa identificar quais subtarefas necessitam ser executadas para alcançar tal meta. O modelo de tarefa pode ser desenvolvido em maior detalhe pela quebra das subtarefas em "sub-subtarefas", da mesma forma.

Se os *stakeholders* não concordam com a finalidade do sistema, mais de um modelo deve ser considerado.

É importante que os níveis superiores da hierarquia sejam de solução independente, ou seja, o analista deve indicar quais tarefas precisam ser executadas, e não como elas devem ser feitas. Por exemplo, se uma meta requer que uma pessoa passe por uma verificação de identidade, a subtarefa deve ser chamada "passe por uma verificação de identidade" e não "insira a senha". O último assume um modo específico de executar a tarefa e antecipa a atribuição de função, decidindo precocemente atribuições alternativas de função e soluções criativas.

O analista deve parar de desenvolver os níveis detalhados do modelo quanto se tornar impossível quebrar as tarefas ainda mais se não tiver em mente uma solução. O desenvolvimento mais aprofundado deve ser postergado até que as decisões sobre atribuição de funções sejam tomadas.

Outras abordagens para análise de tarefas podem ser utilizadas em vez de análise hierárquica de tarefas, contanto que modelo produzido se preste à anotação com diferentes tipos de atribuição de função na etapa 3.

34.2.2 Etapa 2: Análise de *stakeholder* para atribuição de função

É importante executar esta etapa sem pensar em detalhes sobre o *design* de um sistema de computador; de outro modo, decisões prematuras podem ser feitas sobre a atribuição de função. O objetivo desta etapa é identificar as fontes de satisfação e insatisfação no trabalho de qualquer *stakeholder* cuja atividade pode ser afetada de maneira concebível por mudanças nos sistemas de computador no trabalho. A análise é melhor conduzida pela observação dos *stakeholders* no trabalho do que por questionários feitos a eles diretamente. Para atribuição de função, as partes mais relevantes da análise do *stakeholder* são:

- identificar o conhecimento atual e habilidades dos *stakeholders* e seu potencial para obter novo conhecimento e habilidades, por ex., por meio de programas de treinamento;
- considerar quais dos seguintes aspectos do trabalho são importantes para os *stakeholders*:
  ter um trabalho desafiador;
  oportunidade para exercitar as habilidades de especialista;
  desenvolvimento de novas habilidades;
  manter a tarefa de trabalho o mais simples possível;
  remover aspectos entediantes do trabalho;
  ter uma variedade de trabalhos a executar;
  aproveitar a interação com outras pessoas;
  evitar interação com outras pessoas;
  trabalhar como membro de uma equipe;
  trabalhar sozinho;
  obter *status* ao executar um trabalho de especialista;
  obter *status* ao ser fonte de uma informação importante;
  saber o que está ocorrendo;
  ter orgulho em contribuir para um produto ou serviço bem-sucedido;
  desafio de lidar com problemas difíceis.

Os pontos nos quais os *stakeholders* compartilham pontos de vista devem ser anotados. Onde há uma variação nos pontos de vista, o grau de discordância também deve ser anotado.

34.2.3 Etapa 3: Análise de atribuições alternativas

34.2.3.1 Considerar capacidades relativas do homem-computador

A primeira parte da análise envolve consideração das capacidades relativas dos humanos e do computador. Enquanto se trabalha com base em uma hierarquia de tarefa, atribuir tarefas de acordo com quem, quer o humano, quer o computador, pode desempenhá-la melhor, ou se o humano e o computador têm a probabilidade de produzir um resultado melhor trabalhando juntos. Durante esta etapa, o analista deve ter em mente as capacidades atuais e potenciais dos humanos. Se uma tarefa deve ser compartilhada entre humano e computador, é importante considerar se é o humano ou o computador que está no controle. Uma maneira simples para registrar atribuições de função é anotar o modelo de tarefa como segue:

- H: somente o homem.
- H-C: compartilhada entre o homem e o computador, humano no controle.
- C-H: compartilhada entre o homem e o computador, computador no controle.
- C: somente computador.

Classificações mais complexas de tarefas compartilhadas homem-computador podem ser utilizadas se desejado.

34.2.3.2 Revisão do impacto da atribuição

Revisar o impacto potencial desta atribuição de função na satisfação com o trabalho e desempenho de tarefa considerando:

- a extensão para a qual é compatível ou conflita com os critérios de satisfação no trabalho identificados na etapa 2, tendo em mente as variações;
- o potencial para falha humana, em especial onde a tarefa é seguramente crítica ou há questões de segurança;
- a necessidade do humano estar suficientemente envolvido na tarefa para manter-se alerta e ter conhecimento suficiente da situação para ser capaz de agir quando necessário;
- qualquer mudança provável no custo e uso de recursos, incluindo tempo, se a velocidade para completar a tarefa é importante.

34.2.3.3 Explorar atribuição alternativa

Explorar uma atribuição alternativa de função mudando algumas das anotações e repetir a revisão da etapa 3b para o modelo alternativo. Considerar quantas alternativas o tempo permitir. Comparar as diferentes alternativas e fazer uma escolha. É preferível envolver os *stakeholders* ao fazer uma escolha. A lógica para a escolha deve ser registrada para referência futura. Quando os requisitos mudam ou as melhorias para um sistema de computador são consideradas no futuro, é útil compreender por que a atribuição original da função foi escolhida.

34.2.3.4 Adicionar detalhe ao modelo

Onde H-C ou C-H foi atribuída, é útil adicionar mais detalhes ao modelo de tarefa. Essas tarefas compartilhadas devem ser quebradas em mais detalhes até que os níveis mais baixos de hierarquia contenham apenas atribuições H ou C, indicando, assim, como a tarefa é compartilhada entre humano e computador.

34.3 Exemplo

A lista a seguir mostra uma análise hierárquica de tarefas na qual a hierarquia é indicada por recorte. (Uma representação gráfica de uma hierarquia pode ser usada, se desejado.) O contexto para esse exemplo relaciona-se com uma pequena cervejaria decidindo se a fábrica tem recursos para aceitar encomendas adicionais de cerveja. O nível máximo da hierarquia, tarefa 1, indica finalidade. As tarefas 1.1 a 1.4 são as tarefas que necessitam ser executadas para alcançar tal finalidade.

34.3.1 Exemplo de uma tabulação da HTA para sistema de suporte de decisão em um contexto de uma fábrica de cerveja

1 Checar o desejo de tentar encontrar um aumento potencial na demanda:
  1.1 Previsão de demanda
    1.1.1 Rever vendas regulares

1.1.2 Rever demandas de cadeias de bares
1.1.3 Rever demanda potencial de eventos *one-off*
1.2 Produzir um plano de recursos provisório
1.2.1 Calcular demanda esperada para cada tipo de cerveja
1.2.2 Fazer ajustes para produção mínima e máxima
1.3 Checar viabilidade do planejamento
1.3.1 Fazer "material explosion" dos ingredientes
1.3.2 Fazer "material explosion" de tonéis e outras embalagens
1.3.3 Checar estoques de material
1.3.4 Calcular materiais requeridos
1.3.5 Negociar com fornecedores
1.3.6 Checar disponibilidade de pessoal
1.3.7 Checar capacidade de entrega do produto para consumidores
1.4 Revisar impacto potencial
1.4.1 Revisar impacto do planejamento sobre o fluxo de caixa
1.4.2 Revisar impacto do planejamento sobre o pessoal
1.4.3 Revisar impacto sobre o relacionamento com clientes
1.4.4 Revisar impacto sobre o relacionamento com fornecedores

No caso da cervejaria, o analista considerou as necessidades dos *stakeholders* em exercitar a perícia e outras habilidades especiais, seu desejo em manter controle sobre a heurística do planejamento e suas necessidades em promover um trabalho em equipe coeso. O analista optou por um alto grau de atribuição ao humano. Uma grande quantidade de apoio por computador abordaria melhor uma necessidade para calcular novamente os planejamentos quando sob estresse, mas isso estava em conflito com as necessidades mais associadas às fontes de satisfação com a tarefa de trabalho dos *stakeholders*. Há alguma atribuição ao computador e ao computador em apoio ao humano quando um trabalho cansativo em livro de anotações poderia ser reduzido de forma a acelerar o tempo de execução da tarefa e torná-la menos estressante. A atribuição final de função é delineada na próxima seção.

34.3.2 Exemplo de atribuições de função com base em análise de *stakeholder* de sistema sociotécnico

1 Checar o desejo de tentar encontrar um aumento potencial na demanda:
1.1 Previsão de demanda **H**
1.1.1 Rever vendas regulares **H**
1.1.2 Rever demanda de cadeia de bares **H**
1.1.3 Rever demanda potencial de eventos *one-off* **H**
1.2 Produzir plano de recurso provisório **H-C**
1.2.1 Calcular demanda esperada para cada tipo de cerveja **H-C**
1.2.2 Fazer ajuste para produção mínima e máxima **C**
1.3 Checar viabilidade do plano **H-C**
1.3.1 Fazer "material explosion" dos ingredientes **H-C**
1.3.2 Fazer "material explosion" de tonéis e outras embalagens **C**
1.3.3 Checar estoques de material **H-C**
1.3.4 Calcular materiais requeridos **C**
1.3.5 Negociar com fornecedores **H**
1.3.6 Checar disponibilidade de pessoal **H**
1.3.7 Checar capacidade de entrega do produto para consumidores **H**
1.4 Revisar impacto potencial **H**
1.4.1 Revisar impacto do planejamento sobre o fluxo de caixa **H**
1.4.2 Revisar impacto do planejamento sobre o pessoal **H**
1.4.3 Revisar impacto sobre o relacionamento com cliente **H**
1.4.4 Revisar impacto sobre o relacionamento com fornecedores **H**

34.4 Vantagens

O processo:

- fornece uma estrutura para decisões de automação;
- garante que decisões de automação sejam rastreáveis;
- ajuda a garantir que o usuário do sistema não receba inapropriadamente o papel de supervisor de sistemas automatizados.

34.5 Desvantagens

- O processo pode ter um alto custo em sistemas de grande escala.
- O processo requer um grau de *expertise* e conhecimento de fator humano.
- Acesso e envolvimento com *stakeholders* do sistema é essencial.

34.6 Métodos relacionados

- Metodologias de análise de tarefas.
- Análise de sistemas sociotécnicos.
- Análise de *stakeholder*.

34.7 Normas e regulamentações

O requisito para completar um processo formal de atribuição de função durante o *design* de sistemas tem destaque na ISO 13407:1999, processos de *design* centrado no humano para sistemas interativos. Esta norma recebeu o *status* de uma norma britânica (BS em 13407:1999, BSI, [2000]). Especificamente, a norma declara:

> Seja qual for o processo de *design* e a atribuição de responsabilidades e papéis adotados, a incorporação de uma abordagem centrada no humano é caracterizada pelo seguinte: (a) envolvimento ativo de usuários e uma compreensão clara de usuário e requisitos de tarefa, (b) uma atribuição adequada de função entre os usuários e tecnologia, (c) a iteração de soluções de *design*, (d) *design* multidisciplinar.

Para esclarecer o significado do termo "atribuição adequada de função" a norma (BS em 13407:1999, 2000) declara:

> A decisão [...] [atribuir uma função] [...] deve ter base em muitos fatores, tais como as capacidades relativas e limitações de humanos *versus* tecnologia em termos de confiabilidade, velocidade, acurácia, força, flexibilidade de resposta, custo, a importância de realização bem sucedida e oportuna de tarefas e bem-estar do usuário. Eles devem ter base, não apenas em determinação das funções que a tecnologia é capaz de executar e depois simplesmente atribuir as funções restantes aos usuários [...] as funções humanas resultantes devem formar um conjunto de tarefas significativo.

Em adição ao que foi mencionado acima, indústrias específicas são requeridas como parte de seu contrato de licenciamento para executar e demonstrar atribuição de função adequada. Esses requisitos adicionais específicos para indústria são certamente importantes, mas estão além do escopo deste capítulo.

34.8 Tempo aproximado de treinamento e de aplicação

Os responsáveis pela atribuição de função devem ter diversas competências essenciais. Os analistas devem estar familiarizados com o *background* de cada tecnologia e devem ter alguma experiência ao lidar com o fator humano (como oposto à automação). Uma equipe de *design* compreendendo pessoal técnico, usuários-alvo e especialistas em fatores humanos pode alcançar atribuições adequadas. Atribuições simples, tais como o exemplo fornecido acima, podem ser alcançadas com relativa rapidez, assumindo que usuários do sistema estejam disponíveis. Atribuição de função em sistemas complexos envolve um procedimento mais elaborado, no qual as atribuições podem ser feitas por um período de meses e, em alguns casos, anos, por causa da natureza iterativa da evolução do *design* em sistemas complexos.

34.9 Confiabilidade e validade

Enquanto a maioria dos praticantes reconhece que decisões de automação necessitam de apoio, em princípio, por conta do caso de atribuição de função de apoio, há um considerável debate em torno da validade do conceito na prática. Diversos autores, por exemplo, concluíram que a metodologia de atribuição de função é muito falha (por ex.: Jordan, 1963; Fuld, 2000). Citando Wirstad (1979), "Embora o princípio seja claro, a atribuição de função nunca funcionou na prática". Objeções à inclusão de atribuição de função no processo de *design* toma diversas formas. Contudo, dois problemas principais parecem ocorrer ao longo da literatura:

1. Enquanto a atribuição de função fornece uma teoria útil para decisões de automação, a abordagem tipicamente prescreve métodos, ou incorpora práticas, de forma idealizada, que falha em corresponder aos requisitos em um contexto prático.
2. Não há evidência real de que uma má atribuição tenha contribuído para a falha no sistema. Uma variante dessa objeção foca na noção de que teóricos não tenham representado corretamente o princípio de automação de todas as funções viáveis (a filosofia do automatizar ou liquidar).

Independentemente da posição tomada em relação a este debate, é importante reconhecer que, para o momento presente, pelo menos, a evidência de decisões de atribuição de função é frequentemente requerida para o desenvolvimento de sistemas envolvendo uma significante perda de potencial.

34.10 Ferramentas necessárias

Não há ferramentas especiais necessárias para a atribuição de funções de sistema, embora diversos auxiliares automatizados tenham sido desenvolvidos para facilitar o processo. O que talvez seja mais importante é a necessidade de criar uma documentação de *design* que possa ser auditada para justificar atribuições específicas.

Referências

Anon. (2000), Allocation of function, *Int. J. Hum Comput. Stud.*, 52 (special issue).

BSI (2000), Human Centred Design Process for Interactive Systems, BS EN ISO 13407:1999, British Standards Institute, London.

Chapanis, A. (1970), Human factors in systems engineering, in *Systems Psychology*, Greene, K.B., Ed., McGraw-Hill, New York.

Clegg, C.W., Older Gray, M., and Waterson, P.E. (2000), The charge of the byte brigade and socio-technical response, *Int. J. Hum.-Comput. Stud.*, 52 (special issue), 235–251.

Fallon, E.F., Hogan, M., Bannon, L., and McCarthy, J., Eds. (1997), *ALLFN '97, Proceeding of the First International Conference on Allocation of Functions*, Vols. 1–2, National University of Ireland, Galway, Ireland.

Fitts, P.M. (1951), *Human Engineering for an Effective Air Navigation and Traffic Control System*, Ohio State University Research Foundation, Columbus.

Hollnagel, E. (1999), From function allocation to function congruence, in *Coping with Computers in the Cockpit*, Dekker, S. and Hollnagel, E., Eds., Ashgate, Aldershot, U.K.

Kirby, M.A.R. (1997), Designing computer systems to support human jobs, in *ALLFN '97, Proceeding of the First International Conference on Allocation of Functions*, Vol. 2, National University of Ireland, Galway, Ireland, pp. 177–184.

Marsden, P. (1991), Allocation of System Function, report prepared for European Space Agency, Human Reliability Associates Ltd., Parbold, Wigan, U.K.

Price, H. E. (1985), The allocation of system functions, *Hum. Factors*, 27, 33–45.

Price, H.E., Maisano, R.E., and van Cott, H.P. (1982), The Allocation of Functions in Man–Machine Systems: a Perspective and Literature Review, NUREG CR-2623, Nuclear Regulatory Authority, Washington, D.C.

Singleton, W.T. (1989), *The Mind at Work*, Cambridge University Press, Cambridge, U.K.

Strain, J., Eason, K., Preece, D., and Kemp, L. (1997), New technology and employment categories in warships: a socio-technical study of skills and job allocation in the Royal Navy, in *ALLFN '97, Proceeding of the First International Conference on Allocation of Functions*, Vol. 1, National University of Ireland, Galway, Ireland, pp. 89–100.

Swain, A.D. (1980), *Design Techniques for Improving Human Performance in Production*, Albuquerque, NM.

35

Método de decisão crítica

Gary Klein
Klein Associates Inc.

Amelia A. Armstrong
Klein Associates Inc.

35.1 *Background* e aplicação

O estudo naturalista de decisão exige uma análise profunda de tarefas cognitivas complexas. Ele envolve o uso exploratório de sugestões perceptuais, o desenvolvimento de conhecimento específico e a evolução de estratégias de especialista. Esse tipo de exploração é mais eficaz quando especialistas são estudados no contexto de seus ambientes complexos. Os métodos de análise cognitiva de tarefas (ACT) para extrair e analisar os aspectos de especialidade necessários para execução de tarefas complexas foram evoluindo ao longo das duas últimas décadas.

Os métodos ACT devem ser altamente adaptáveis por duas razões. Primeiro, as condições de coleta de dados podem variar de um projeto para o outro e, portanto, os métodos devem ser flexíveis. Em segundo lugar, métodos ACT com frequência são utilizados para fazer novas descobertas, o que significa que os fenômenos de interesse não são bem conhecidos no início da investigação. Consequentemente, os métodos ACT utilizados devem ser ajustáveis para obter vantagem do que tem sido aprendido, de modo que possam focar melhor nas questões críticas.

O método foi desenvolvido há mais de 15 anos (Klein et al., 1986) e continua útil para conduzir pesquisa naturalista de tomada de decisão. Codificamos os procedimentos para conduzir projetos de método de decisão crítica (MDC), mas, ao mesmo tempo, nós e outros na área continuamos a aprender como adaptá-lo, ao modificar o modo como é executado, e sintetizá-lo com ferramentas e abordagens de coleta de dados complementares.

35.2 Procedimento: visão geral do método de decisão crítica

Uma abordagem para análise cognitiva de tarefa é o MDC (Klein et al., 1989; Hoffman et al., 1998). Ele foi desenvolvido como uma extensão da técnica do incidente crítico (TIC) (Flanagan, 1954). No MDC, são utilizadas entrevistas em profundidade com o objetivo de reunir o número de casos de desafios retrospectivos. Ele é uma técnica semiestruturada para investigar fenômenos que dependem de sugestões sutis, conhecimento, metas, expectativas e estratégias de peritos.

O MDC não utiliza um protocolo estrito de entrevista. Ele é estruturado por um conjunto de fases de entrevista, ou "varreduras", que examinam o incidente em detalhes sucessivamente maiores. Uma sessão típica de MDC requer aproximadamente duas horas para percorrer cada uma das quatro varreduras da entrevista:

1. identificar um incidente complexo que tem o potencial para extrair descobertas sobre fenômenos cognitivos;
2. criar um cronograma detalhado de incidente que mostre a sequência dos eventos;
3. aprofundar estratégias para gerenciar pontos de decisão embutidos no cronograma;
4. sondar com questões "e se..." para extrair diferenças potenciais de especialista/iniciante.

35.3 Vantagens

- Extração de incidentes reais. Captura de incidentes dentro da experiência de um especialista que exigiram comportamento e pensamento cognitivo complexos, o que permite ao pesquisador identificar influências e estratégias que podem não ser incluídas, mesmo em uma simulação realista da tarefa.
- Estrutura iterativa aprofundada. A estrutura de quatro varreduras permite uma abordagem iterativa para coleta de dados, de modo que as varreduras finais da entrevista podem aprofundar as questões superficiais durante o início do detalhamento.
- Eficiência. Conforme Hoffman (1987) demonstrou, o uso de incidentes críticos é um meio altamente eficiente de análise cognitiva de tarefas (ACT). Aspectos sutis de especialidade entram em jogo, junto com aspectos de rotina de desempenho que servem como *background*.
- Sondagens cognitivas informadas. As sondagens cognitivas e questões "e se..." utilizadas nas varreduras 3 e 4 do MDC foram utilizadas por anos e consideradas produtivas no ambiente de pesquisa e desenvolvimento para processos de captura, tais como tomada de decisão recognitiva (Klein, 1998).

35.4 Desvantagens

- Confiabilidade incerta. Dado que as metodologias MDC extraem incidentes retrospectivos, preocupações sobre a confiabilidade dos dados surgiram por causa de evidência de degradação de memória de longo prazo para eventos críticos e para os detalhes destes. Taynor et al. (1987) não encontraram evidência de distorção em razão de perda de memória, porém, ainda temos o cuidado de não tratar protocolos verbais como descrições exatas de incidentes. Tomamos o que dizem os especialistas como fontes de hipóteses, não como verdade absoluta, e buscamos replicação em relatórios de especialistas de tipos semelhantes de incidentes como uma maneira de estabelecer confiabilidade.
- Utilização intensa de recursos, conjunto pequeno de dados. As entrevistas MDC são mais exigentes do que as pesquisas tradicionais ou entrevistas estruturadas. O trabalho inerente à pesquisa é equilibrado, contudo, pela riqueza de dados obtida em cada entrevista.
- Metodologia sofisticada requer treinamento. Utilizar a metodologia MDC requer um alto nível de especialização e treino. O uso eficaz de MDC também requer conhecimento dos processos/fenômenos cognitivos sendo investigados, assim como familiarização com o domínio.

Quadro 35.1 Notas de observação de pesquisa de equipe

Início do cenário: 13:23:15

Horário	Equipe	Evento
13:24:19	Investigadores	Enviados para o Comm Center pelo DCA
13:42:26	Investigadores	Relatam incêndio no Comm Center
13:44:59	DCA	Ordens de ataque direto ao Comm Center
13.48:35	DCA	Tentativas de contatar a equipe de investigação nº 1 sobre o *status* do Comm Center – sem resposta
13:50:14	Investigadores	A porta do Comm Center está quente e travada. O alçapão está quente – necessário encontrar outra maneira para entrar
13:51:30	Equipe de ataque	Utilizar tocha exotérmica para obter acesso
13:51:44	Equipe de ataque	Relatar obtenção de acesso
13:55:49	Equipe de ataque	Incêndio no Comm Center – Receber oxigênio
14:00:39	Equipe de apoio	Revisão do incêndio no Comm Center completa

Tempo decorrido: 37:24

35.5 Exemplo: uma adaptação na prática

O exemplo a seguir ilustra uma adaptação de método cruzado de MDC. Ela exemplifica o emparelhamento de observação em tempo real e entrevista pós-observação dentro do domínio de combate a incêndios a bordo. Esse exemplo representa um único esforço de muitas pessoas que auxiliaram no *design* de um sistema de controle de dano e apoio à decisão em tempo real construído para o U.S. Navy (Miller et al., 2002). Houve três abordagens básicas para a coleta de dados:

1. observar e registrar os fluxos de comunicação da equipe;
2. observar e sondar interações humano-sistema;
3. conduzir entrevistas pós-observação de especialistas em sujeito-matéria.

35.5.1 *Background* e cenário

Os cenários de *live-fire* foram conduzidos por um período de uma semana em setembro de 2001 a bordo do ex U.S.S Shadwell, o maior complexo de investigação de pesquisa em navio do mundo.[1] Cenários simularam um bombardeio de guerra ao estibordo do navio, o que causou significante dano em virtude do incêndio e do alagamento progressivo. Vinte e cinco marinheiros participaram dos testes através de um incêndio e foram tripulados como assistentes de controle de danos (ACD), coordenador de acidente, operadores de console, líderes de equipe, investigadores ou membros de equipe de ataque.

35.5.2 Observação dos eventos do cenário

Os marinheiros foram posicionados em seus locais atribuídos ao longo do navio. Membros da equipe de pesquisa foram posicionados nessas mesmas localizações em uma tentativa de capturar múltiplos pontos de vista em um único cenário. Conforme os eventos se desdobraram, a equipe de pesquisa registrou os horários de fluxo de comunicação que ilustraram os papéis e as funções da equipe, o curso de ações implementadas e a ordem e duração dos eventos no cenário (Quadro 35.1).

1 O programa Shadwell está inserido no âmbito do programa Damage Control-Automation for Reduced Manning (DC-ARM), dirigido pelo Naval Research Laboratory (NRL)

35.5.3 Observações de interações homem-sistema

Conforme alguns dos pesquisadores observaram o cenário de eventos e registraram os fluxos de horário para o incidente, outros ficaram posicionados na sala de controle, observando interações humano-sistema e sondando os pontos-chave de *feedback*. Os sistemas testados foram construídos para auxiliar na caracterização do dano, para monitorar pessoal, para rastrear a progressão do dano e o movimento de pessoal e para ajudar na construção de uma situação de conscientização geral.

35.5.4 Entrevistas pós-observação

Quando os testes de incêndio foram completados, pesquisadores encontraram-se em pares e iniciaram a entrevista dos "participantes" do cenário. Um membro de cada equipe de entrevista tinha conhecimento em primeira mão do cenário e mantinha anotações semelhantes àquelas do Quadro 35.1. Com base no cenário de eventos, entrevistas de 20 minutos foram conduzidas com o pessoal-chave. Uma amostra de sondagem e resposta segue abaixo.

[Pesquisador] "Você fez tentativas repetidas para contatar investigadores durante o cenário e, frequentemente, aguardou minutos por uma resposta. O que estava pensando durante esses períodos? Quais foram suas maiores preocupações?"	[DCA] "Eu diria que minha maior preocupação era não saber onde estavam meus colegas. Diversos minutos se passaram e eu não ouvia nada. Nossos comunicadores estavam baixos e a visibilidade era pouca – a fumaça preta, como um breu, tinha preenchido a maior parte das passagens antes que pudéssemos estabelecer limites. Neste ponto meus investigadores não eram mais meu recurso mais importante. Eu preciso saber onde meus colegas estão e o que eles veem, caso contrário, estou cego. Neste caso, eu confiei nos padrões de rastreamento deles para determinar a localização dos meus companheiros. Eu sabia que eles iriam circundar as plataformas e buscar lados e extremidades opostas do navio. A equipe 1 buscaria a bombordo, atrás dos compartimentos. A equipe 2 buscaria a estibordo, à frente dos compartimentos. Com base em quanto tempo passou e em meu conhecimento do navio, eu estimei a localização e progresso dos companheiros."

35.6 Métodos relacionados

35.6.1 Adaptação de métodos de decisão crítica para abordar necessidades críticas

Temos feito geralmente dois tipos de adaptações metodológicas de MDC: adaptações dentro do método que modificam o modo como conduzimos as entrevistas e adaptações de método cruzado que sintetizam o MDC e outros métodos relacionados.

35.6.2 Adaptações dentro do método

Identificamos diversas adaptações do método tradicional MDC que estamos chamando adaptações dentro do método, isto é, adaptações das quatro varreduras MDC. Há dois grupos de variações notáveis dentro do método MDC: variações de cronograma de uso e adaptações de sondagens cognitivas MDC.

35.6.2.1 Variações de cronograma de uso

Estabelecer um cronograma de incidente continua sendo uma varredura significante dentro da metodologia de MDC a fim de compreender a sequência de eventos e estabelecer os pontos de decisão crítica que serão focados nas varreduras subsequentes. Estabelecer um cronograma para um incidente é imprescindível quando o incidente é complexo, se o domínio tem ênfase na sequência ou *timing* dos eventos, ou quando há necessidade de solucionar inconsistências nos dados. Há circunstâncias, contudo, nas quais estabelecer um cronograma não é tão útil, por ex.: se o incidente não é linear ou não inclui giros e curvas de eventos de situação, se há aspectos do domínio/incidente que são mais importantes do que o elemento tempo ou se o tempo para conduzir a entrevista MDC é limitado.

35.6.2.2 Adaptações de sondagens cognitivas

Há um conjunto de sondagens cognitivas que descobrimos ser eficazes para focar incidentes críticos com sucesso. Essas sondagens extraem informação sobre avaliações de situação, sugestões de situação, estratégias de especialistas, metas de jogadores incidentes e decisões e julgamentos críticos. As sondagens cognitivas devem ser adaptadas para o domínio e para a questão de pesquisa. Assim, as sondagens MDC podem ser adaptadas para preencher hierarquias de domínio de trabalho, hierarquias de tarefa, ou para identificar/extrair informação de processos cognitivos.

35.6.3 Adaptações de método cruzado

35.6.3.1 Pós-observação MDC

Em uma série de casos, pudemos observar exercícios de treinamento. Nesses casos, não precisamos conduzir as entrevistas de *follow-up* MDC desde o início. Por termos observado o incidente e a tomada de decisão durante ele, podemos passar o tempo da entrevista em sondagens mais específicas do evento. Essa adaptação também atenua o problema de degradação de memória do entrevistado. A entrevista MDC em profundidade é conduzida imediatamente após um evento observado, e as sondagens nela servem como sugestões para o *recall* de eventos de exercício recentes.

A adaptação também permite que o entrevistador MDC e o entrevistado do exercício iniciem a sessão com uma base comum estabelecida, ou uma exposição compartilhada para um evento comum. Essa exposição compartilhada permite economia de tempo, sendo possível que o entrevistador pule as duas primeiras varreduras MDC, que envolvem a extração de um incidente crítico e a construção de um cronograma de incidente. O incidente crítico, nesse caso, é o exercício/evento observado, o qual, se rastreado corretamente, torna-se o cenário de entrevista ideal.

Outra vantagem da adaptação de pós-observação MDC é que ela permite que um entrevistador rastreie as interações individuais e da equipe. As experiências dos tomadores de decisão não são estudadas no "vácuo" de um único incidente isolado, mas em um exercício completo com interações de equipe observáveis.

35.6.3.2 Adaptações de método adicionais de método cruzado de decisão crítica

Atualmente estamos explorando como conhecimentos de auditoria (Klein and Militello, na imprensa), métodos com base em simulação e métodos adicionais com sugestão de *recall* (Murphy e Awe, 1985) podem ser combinados com MDC para criar adaptações úteis que abordam necessidades metodológicas claras. Fornecemos um instantâneo das adaptações que consideramos abaixo, com breves descrições de quando as adaptações são utilizadas mais adequadamente e declarações de seu valor inerente para os pesquisadores.

35.6.3.2.1 Auditoria de conhecimento + MDC

A auditoria de conhecimento (Hutton e Militello, 1996; Klein e Militello, na imprensa) é um método aplicado de análise cognitiva de tarefas que é melhor utilizado para examinar diferenças entre especialista/iniciante e para descompactar a natureza de especialidade em um domínio ou tarefa específicos. A auditoria de conhecimento emprega um conjunto de sondagens designadas a descrever tipos de conhecimento de domínio ou habilidades e extrair exemplos adequados. Ele foca em categorias de conhecimento e habilidades que distinguem especialistas de outros, tais como metacognição, modelos mentais, sugestões e padrões perceptuais, análogos e conhecimento declarativo. A auditoria de conhecimento é melhor utilizada quando a competência do entrevistado é limitada ou distante, ou quando os entrevistados têm problemas ao recordar incidentes desafiadores e complexos. Descobrimos que quando utilizamos a auditoria de conhecimento antes do MDC, as sondagens provocam com frequência a recordação de incidentes críticos que podem ser analisados em profundidade. Essa programação permite o uso de auditoria de conhecimento como uma pesquisa dos tipos de especialidade relevante junto ao MDC, que fornece os detalhes de um incidente.

35.6.3.2.2 Métodos com base em simulação + MDC

A simulação pode ser melhor descrita como "imitação técnica" de um sistema ou operação real, ou de conceitos técnicos inovadores com propósito de implementação na vida real. Ela pode se dar de diversas maneiras, tais como jogos baseados na *web*, *playbacks* ou *replays* de cenário, ou simulação interativa inteligente. Métodos baseados em simulação podem ser estendidos pela adição de sondagens MDC em pontos discretos durante um exercício ou uma simulação interativa. Essas sondagens podem extrair a compreensão do usuário de eventos desempenhados ou simulados e da tecnologia que os apoia. A sondagem MDC pode, desse modo, expandir a utilidade de uma simulação para teste de sistema e usabilidade.

35.6.3.2.3 Técnicas de sugestões de recall *+ MDC*

Utilizar a observação como uma cartilha para a entrevista aprofundada foi uma técnica de sugestão de *recall* adequada para unir à metodologia MDC. Há técnicas de sugestão de *recall* adicionais que podem ser bem adequadas para adaptações MDC. O mais promissor é um método conduzido por uma equipe de pesquisa na Swinburne University (Omodei et al., 1998). Ele é informalmente conhecido como *recall* de incidente baseado em vídeo e utiliza um *feed* de vídeo em tempo real para sugerir um *recall* do entrevistador durante uma entrevista pós-evento em profundidade. O valor desse método se dá no fato de que ele diminui significantemente a probabilidade de que a degradação da memória incidente ocorrerá, além de ser uma excelente alternativa para observação, se esta não for possível.

35.7 Normas, regulamentações e adaptações

Sempre que possível, o MDC deve ser conduzido integralmente, isto é, como um processo de entrevista profunda com duas horas de duração e quatro varreduras. Restrições de recurso e domínio, contudo, nem sempre permitem que o MDC seja conduzido de tal modo. A fim de garantir alta qualidade, dadas as limitações de recurso e domínio, criamos modificações ou variações metodológicas do método de decisão crítica que requerem menos tempo e complexidade. No final deste capítulo, descrevemos algumas dessas adaptações, incluindo quando e como elas podem ser utilizadas de modo mais eficaz.

35.8 Treinamento e aplicação

Klein Associates tem utilizado o MDC há mais de 15 anos para "entrar nas mentes" dos especialistas que estudamos. Durante essa época, trabalhamos para aumentar as forças da metodologia e abordar suas fraquezas. Completamos mais de cem esforços CTA, acima de 60 domínios, e uma variedade de aplicações, tais como *design* de sistemas, instrução/treinamento e para conduzir pesquisa de clientes. Quando cumprida na íntegra, a metodologia fornece informações de incidente crítico em profundidade, que ilustram processos cognitivos de especialistas no contexto de seu ambiente, fornecendo dados perspicazes que podem ser amplamente aplicados.

Empregamos uma variedade de abordagens ao treinamento MDC, incluindo um programa de sombreamento/tutoria, análise de áudio e vídeo de entrevistas MDC e incidentes críticos, treinamento na tarefa de trabalho e revisões de literatura. O desenvolvimento das habilidades de entrevista e investigação necessárias para capturar aspectos cognitivos profundos de incidentes críticos é um processo evolutivo e frequentemente requer anos de treinamento e prática para aperfeiçoamento. Na próxima seção, descrevemos algumas aulas que estudamos para modificar ou racionalizar o método quando requerido por condições.

35.9 Ferramentas

Conforme discutido, o MDC é estruturado por um conjunto de entrevistas de "varreduras" que examinam um incidente complexo em detalhes sucessivamente maiores. Ferramentas na forma de sondagens cognitivas e sugestões ouvidas foram desenvolvidas para cada varredura do MDC e provaram ser perspicazes, mesmo diante de adaptações metodológicas ou abreviações de varredura. Ferramentas, dicas e amostras de sondagem são listadas a seguir para cada varredura de entrevista MDC (Hoffman et al., 1998).

35.9.1 Identificando um incidente

Pergunte ao entrevistado "Você pode pensar em uma época na qual suas habilidades como especialista (tarefa específica) eram desafiadoras? Ou quando suas habilidades realmente faziam diferença?"

Escute um incidente que se encaixe com suas metas de pesquisa ou que destaque os processos que você está estudando. Assegure-se de que o incidente reflete o papel-chave que seu entrevistado desempenhou.

35.9.2 Criando um cronograma detalhado

Pergunte ao entrevistado sobre uma passagem rápida sobre o incidente.

Escute com atenção dados sobre áreas que possam ser sondadas mais profundamente. Identifique pontos de decisão, lacunas na história, saltos conceituais, erros ou mudanças na situação de avaliação.

Quando o entrevistado menciona, "Eu somente sabia que x iria acontecer" ou "Foi apenas um pressentimento escolher aquele COA [curso de ação]", **sinalize** esses pontos para uma posterior sondagem aprofundada.

35.9.3 Aprofundando pontos de decisão

Pergunte por sondagens-chave que investiguem as sinalizações que você anotou ao criar o cronograma.

Sondagens para investigar pontos de decisão e mudanças na situação de avaliação podem incluir:

"O que havia na situação que fez com que você soubesse o que iria acontecer?"

"Quais eram suas preocupações primordiais naquele momento?"

Sondagens para sugestões de investigação, estratégias de especialista e metas podem incluir:

"O que você notou naquele momento?"

"Que informação você utilizou ao tomar essa decisão?"

"Que conhecimento você tinha que foi absolutamente necessário?"

"O que você esperava/intencionava alcançar naquele momento?"

35.9.4 Sondando com questões "E se..."

Pergunte sobre outras alternativas que o entrevistado pode ter considerado.

Pergunte se mais alguém, talvez com menos experiência, poderia ter tomado o mesmo posicionamento. Determine que influência a experiência do entrevistado teve no curso escolhido para a ação.

Agradecimentos

Gostaríamos de agradecer a Laura Militello e Beth Crandall por seus comentários no esboço deste capítulo. Gostaríamos de agradecer também a Patrick Tissington, Georgina Fletcher e Margaret Crichton da Robert Gordon University; Jon Holbrook da NASA; Neelam Naikar da Defense Science Technology Organization; e Glenn Elliott da Swinburne University of Technology por suas contribuições neste capítulo.

Este artigo foi preparado por meio da colaboração no Advanced Decision Architectures Collaborative Technology Alliance patrocinada pelo U.S. Army Research Laboratory sob o Cooperative Agreement DAAD 19-01-2-0009; Michael Strub foi o representante técnico do escritório de contratação.

Referências

Flanagan, J.C. (1954), The critical incident technique, *Psychol. Bull.*, 51, 327–358.

Hoffman, R.R. (1987), The problem of extracting the knowledge of experts from the perspective of experimental psychology, *AI Mag.*, 8, 53–67.

Hoffman, R.R., Crandall, B.W., and Shadbolt, N.R. (1998), Use of the critical decision method to elicit expert knowledge: a case study in cognitive task analysis methodology, *Hum. Factors*, 40, 254–276.

Hutton, R.J.B. and Militello, L.G. (1996), Applied cognitive task analysis (ACTA): a practitioner's window into skilled decision making, in *Engineering Psychology and Cognitive Ergonomics: Job Design and Product Design*, Vol. 2, Harris, D., Ed., Ashgate, Aldershot, U.K., pp. 17–23.

Klein, G. (1998), *Sources of Power: How People Make Decisions*, MIT Press, Cambridge, MA.

Klein, G. and Militello, L. (in press), The knowledge audit as a method for cognitive task analysis, in *How Professionals Make Decisions*, Brehmer, B., Lipshitz, R., and Montgomery, H., Eds., Lawrence Erlbaum Associates, Mahwah, NJ.

Klein, G.A., Calderwood, R., and Clinton-Cirocco, A. (1986), Rapid decision making on the fireground, in *Proceedings of the Human Factors and Ergonomics Society 30th Annual Meeting*, Vol.1, The Human Factors Society, Santa Monica, CA, pp. 576–580.

Klein, G.A., Calderwood, R., and MacGregor, D. (1989), Critical decision method for eliciting knowledge, *IEEE Trans. Syst., Man, Cybern.*, 19, 462–472.

Miller, T.E., Armstrong, A.A., Wiggins, S.L., Brockett, A., Hamilton, A., and Schieffer, L. (2002), Damage Control Decision Support: Reconstructing Shattered Situation Awareness, final technical report, Contract N00178-00-C-3041, prepared for Naval Surface Warfare Center, Dahlgren, VA, Klein Associates Inc., Fairborn, OH.

Murphy, M.R. and Awe, C.A. (1985), Aircrew Coordination and Decision Making: Performance Ratings of Video Tapes Made during a Full Mission Simulation, paper presented at the 21st Annual Conference on Manual Control, Ohio State University, Columbus.

Omodei, M., Wearing, A., and McLennan, J., Eds. (1998), *Head-mounted Video Recording: a Methodology for Studying Naturalistic Decision Making*, Ashgate, Aldershot, U.K.

Taynor, J., Crandall, B., and Wiggins, S. (1987), The Reliability of the Critical Decision Method, Contract MDA903-86-C-0170 for the U.S. Army Research Institute Field Unit, Alexandria, VA, Klein Associates Inc., Fairborn, OH.

36

Análise aplicada do trabalho cognitivo (ACWA)

W.C. Elm
Aegis Research Corporation

E.M. Roth
Roth Cognitive Engineering

S.S. Potter
Aegis Research Corporation

J.W. Gualtieri
Aegis Research Corporation

J.R. Easter
Aegis Research Corporation

36.1 *Background* e aplicações

Muitas tarefas de trabalho indispensáveis (por ex.: controlador de tráfego aéreo, operador de usina, equipe médica de sala de operação) envolvem conhecimento complexo e atividade cognitiva, tais como monitoramento, avaliação de situação, planejamento, decisão, antecipação e priorização. Os métodos de análise cognitiva de tarefas (ACT) fornecem um meio para identificar explicitamente os requisitos de trabalho cognitivo, de modo que sejam capazes de especificar maneiras que melhorem o desempenho individual e em equipe (sendo por meio de novas formas de treinamento, interfaces do usuário ou auxiliares de decisão). Uma ampla visão geral dos métodos ACT e aplicações pode ser encontrada em Schraagen et al. (2000).

Há duas abordagens complementares para executar uma ACT. Uma delas depende de uma análise do domínio da aplicação para revelar as demandas inerentes às tarefas do domínio. Elas são geralmente baseadas em alguma forma de decomposição dos objetivos-meios. Isto é, a aplicação do domínio é analisada em termos de metas ou funções que precisam ser alcançadas para o sucesso e os meios que estão disponíveis para alcançá-las (cf. Woods e Hollnagel, 1987; Rasmussen et al., 1994; Vicente, 1999). Com base nessa análise, pode-se derivar uma avaliação do âmbito e da complexidade de tarefas diante do usuário. Isso fornece a base para a especificação do conteúdo e o formato de *displays* e controles. Uma segunda abordagem complementar emprega técnicas de entrevista e observação para analisar como as pessoas realmente desempenham a tarefa (seja em ambiente real ou simulado). Esta abordagem permite que sejam descobertos o conhecimento e as estratégias que os praticantes utilizam para lidar com as demandas do domínio (Hoffman et al., 1998; Militello e Hutton, 1998; Potter et al., 2000). Na prática, uma ATC envolve uma combinação de ambas as abordagens e se baseia em entrevistas e observações de especialistas no domínio para extrair o conhecimento central que forma a base desse método de análise.

Vicente (1999) e Rasmussen et al. (1994) apresentam uma extensa metodologia para análise e modelagem de trabalho cognitivo chamada análise do trabalho cognitivo (CWA, na sigla em inglês). A CWA dá suporte à dedução de requisitos de *design* de *display*, requisitos de informação, decisão de atribuição de função humana ou automatizada e requisitos de conhecimento e habilidade do operador com base em análises sucessivas e iterativas das limitações de sistema e tarefa. Uma característica distinta da CWA é que ela foca na identificação de complexidades e restrições do domínio de trabalho que servem para formar e limitar o comportamento dos praticantes do domínio.

A análise aplicada ao trabalho cognitivo (ACWA) se insere na ampla classe de métodos CWA. Ela fornece uma abordagem passo a passo que liga as demandas do domínio conforme reveladas pela análise cognitiva aos elementos de um sistema de apoio à decisão. Uma descrição detalhada de ACWA pode ser encontrada em Elm et al. (2003). Diversos estudos de caso de sistemas desenvolvidos utilizando a metodologia ACWA são encontrados em Potter et al. (2003).

A ACWA tem sido utilizada ao longo de uma vasta gama de domínios, do controle de processo projetado aos chamados domínios intencionais, tais como controle e comando militar (por ex.: Roth et al., 2001; Potter et al., 2003). Em cada caso, desenvolveram-se conceitos de apoio à decisão que, em retrospectiva, pareceram intuitivamente evidentes (como um sistema de apoio à decisão ideal deveria ser), permanecendo ainda desconhecidos antes da aplicação de ACWA.

36.2 Procedimento

A abordagem ACWA é uma metodologia estruturada, com princípios que se movimentam sistematicamente da análise das demandas de um domínio à identificação de visualizações e conceitos de auxílio à decisão que fornecerão apoio eficaz. As cinco etapas neste processo são:

1. Utilizar um modelo de rede funcional abstrata (RFA) para obter os conceitos essenciais do domínio e as relações que definem o problema-espaço confrontando os praticantes do domínio.
2. Sobrepor requisitos de trabalho cognitivo (RTC) no modelo funcional como modo de identificar as demandas/tarefas/decisões cognitivas que surgem no domínio e requerem apoio.
3. Identificar os requisitos de informação/relação (RIR) para execução bem-sucedida desses requisitos de trabalho cognitivo.
4. Especificar os requisitos de *design* de representação (RDR) para definir o formato e o processamento da(s) informação/relações que devem ser apresentadas ao(s) praticante(s).
5. Desenvolver conceitos de *design* de apresentação (CDA) para explorar técnicas para implementar esses requisitos de representação na sintaxe e na dinâmica das formas de apresentação, a fim de produzir apoio eficaz.

Na abordagem de análise e *design* ACWA, cada etapa é associada a um artefato de *design* que captura os resultados. Esses artefatos formam uma linha contínua de *design* que fornece uma ligação com princípio rastreável de uma análise cognitiva para o *design*. Enquanto as etapas no processo ACWA são apresentadas como se fossem desempenhadas em uma ordem estritamente sequencial, na prática, o processo é muito mais paralelo, oportuno e iterativo na natureza.

36.2.1 Representação do modo como o mundo funciona – Construindo uma rede de abstração funcional

A ACWA se inicia com uma decomposição baseada em função metas-meio do domínio. Essa técnica tem suas raízes no método de decomposição objetivos-meios formal e analítico criado por Rasmussen e seus colegas como um formalismo para representar domínios de trabalho cognitivo como uma hierarquia de abstração (por ex.: Rasmussen et al., 1994; Vicente, 1999). Uma análise de trabalho-domínio é conduzida para compreender e documentar as metas a serem alcançadas no domínio e o meio funcional para alcançá-los. O objetivo dessa análise funcional é uma representação estruturada dos conceitos funcionais e suas relações para servir como contexto para o sistema de informação a ser planejado. Essa rede de abstração tem a intenção de aproximar um "modelo mental de especialista" do domínio. Isso inclui conhecimento das características do sistema e as finalidades ou funções das entidades específicas. O resultado dessa fase é uma rede funcional abstrata (RFA) – uma representação recursiva multinível de meios-fins da estrutura do domínio de trabalho.

A RFA especifica os objetivos do domínio e as funções que devem estar disponíveis e satisfeitas a fim de alcançar suas metas. Por sua vez, essas funções podem ser entidades abstratas, que precisam ter outras funções menos abstratas disponíveis e satisfeitas a fim de que possam ser alcançadas. Isso cria uma rede de decomposição de objetivos ou finalidades que são relacionados com base em metas abstratas para meio específico para alcançá-las. Por exemplo, no caso de sistemas de engenharia, tais como uma planta de processo, representações funcionais são desenvolvidas e caracterizam as finalidades para as quais o sistema de engenharia foi projetado e o meio estruturalmente disponível para alcançar esses objetivos. No caso de sistemas de comando e controle militar, as representações funcionais caracterizam as capacidades funcionais de sistemas individuais de armamento, manobras ou forças e as metas de alto nível relacionadas a objetivos militares.

A análise de trabalho-domínio é desempenhada com base nas interações extensivas com praticantes especialistas no domínio e inclui entrevistas face a face com eles, observar o trabalho deles no domínio, técnicas de protocolo verbal e outros métodos ACT (cf. Potter et al., 2000). A RFA pode ser iniciada com base em materiais de treinamento, observações, entrevistas ou qualquer que seja a fonte inicial mais rica de informação de domínio. Uma vez iniciada, torna-se uma hipótese de trabalho para ser refinada com cada peça adicional de conhecimento de domínio adquirido.

36.2.2 Modelo de tomada de decisão – Requisitos de trabalho cognitivo decorrentes

Com a representação da RFA dos conceitos do domínio de trabalho e como eles são inter-relacionados como estrutura subjacente, é possível derivar as demandas cognitivas para cada parte do modelo de domínio. A metodologia ACWA se refere a esses requisitos de trabalho cognitivo (RTC), significando todos os tipos de reconhecimento, tomadas de decisão e atividades de resolução de problemas de raciocínio do praticante do domínio.

Com base nas premissas da metodologia ACWA, esses RTCs focam elementos da RFA (por ex.: metas ou processo funcional representado na RFA). Exemplos incluem monitoramento para satisfação de meta e disponibilidade de recurso, planejamento e seleção entre meios alternativos para alcançar metas e controle de processos funcionais (iniciar, sintonizar e finalizar) para alcançar metas (Roth e Mumaw, 1995). Pela organização da especificação de requisitos cognitivos do operador acerca de nós na RFA, em vez de organizar requisitos acerca de sequências de tarefa predefinida (como nas abordagens tradicionais para análise de tarefas), a representação ajuda a assegurar uma perspectiva consistente, centrada em decisão.

As demandas cognitivas que são capturadas nessa etapa da análise constituem outro artefato de *design* intermediário que captura uma parte essencial do *design*: a identificação explícita das demandas colocadas no praticante do domínio pelo próprio domínio. Elas constituem uma enumeração explícita das tarefas cognitivas a serem apoiadas pelo sistema de decisão-apoio. Já que muitos dos nós funcionais abstratos na RFA são representações "não tradicionais", é também comum ver TCs que são contrárias a quaisquer elementos explicitamente visíveis na documentação ou materiais de treinamento.

36.2.3 Capturar os meios para tomada de decisão eficaz – Identificar requisitos de informação

A próxima etapa no processo é identificar e documentar a informação requerida para cada decisão a ser tomada. Recursos de informação/relação (RIR) são definidos como o conjunto de elementos de informação necessários para a resolução bem-sucedida do TC associado. O foco dessa etapa na metodologia é identificar o conjunto de informações ideal e completo para a tomada de decisão associada. É importante perceber que a identificação de RIR tem como foco a satisfação de requisitos de decisão e *não é* limitada pela disponibilidade de dados no sistema atual. Em casos nos quais os dados requeridos não estão diretamente disponíveis, a ACWA fornece uma lógica para obtenção deles (por ex.: puxar dados de uma variedade de bases de dados *stovepiped*, adicionando sensores ou criando valores "sintéticos"). Isso é uma mudança crítica do típico papel que engenheiros de fatores humanos tinham no passado (planejar uma interface após a instrumentação ser especificada).

36.2.4 Ligando os requisitos de decisão a conceitos de auxílio – Desenvolvendo e documentando um "modelo de apoio"

Essa etapa no processo ACWA desenvolve a especificação do conceito de *display* e como ele apoia as tarefas e é capturado nos requisitos de *design* de representação (RDR) para o eventual desenvolvimento de conceitos de *design* de apresentação (CDA). O RDR define as metas e o escopo da representação de informação nos termos das tarefas cognitivas que se destina a apoiar (e, consequentemente, uma região-alvo definida da RFA). Ele também fornece uma especificação da informação de apoio requerida para apoiar as tarefas cognitivas. Um RDR auxilia a ligação das decisões dentro do domínio de trabalho para os conceitos de visualização e apoio à decisão destinados a apoiar essas decisões. O RDR não é somente uma compilação da informação desenvolvida anteriormente, ele tem o valor agregado de fornecer uma descrição mais completa dos comportamentos e características necessários para comunicar a informação efetivamente, assim como atribuir os recursos de informação/relacionamento por meio de um conjunto completo de *displays* dentro do local de trabalho. Quando feito corretamente, é ainda na forma de um "requisito" e não uma implementação. Esse artefato se torna uma transição-chave entre o sistema de engenharia cognitivo, o desenvolvedor do sistema e entre quem testa (efetividade) o sistema.

36.2.5 Desenvolvendo apresentações – Instanciando os conceitos de auxílio como conceitos de *design* de apresentação

Com base na especificação do RDR de como a informação deve ser representada dentro do sistema de apoio à decisão, a próxima etapa do processo ACWA é o desenvolvimento explícito de conceitos de *design* de apresentação (CDA) para o sistema de apoio à decisão. (Um processo semelhante é utilizado para o *design* de auditoria, visual ou outras apresentações de sentidos da especificação do RDR.) Essa etapa final requer uma compreensão da percepção humana e sua interação com as várias técnicas de apresentação e atributos. Como tal, ela requer considerável habilidade e capacidade, além da análise do trabalho cognitivo. O *design* real de um conceito de auxílio revolucionário é provavelmente uma das maiores "lacunas de *design*" que é necessária para ser uma ponte dentro do processo ACWA. Um dos maiores desafios de *design* é criar visualizações (algumas vezes referido como subsídios representacionais ou interfaces ecológicas) que revelam os recursos de informação/relação e restrições da tarefa de decisão por meio da interface do usuário como forma de capitalizar as características da percepção e cognição humana (Woods, 1995; Vicente, 2002).

Com o RDR como guia, os conceitos de esboços, propostas e *brainstorming* podem ser resolvidos diante do propósito e dos requisitos do *display*. Os problemas de como é percebido podem ser melhor abordados com teste empírico dos protótipos, frequentemente requisitando afinação e ajuste consideráveis para alcançar as capacidades representacionais específicas no RDR.

36.3 Vantagens

- Requisitar analistas para identificar e representar metas de domínio de alto nível e funções como parte da RFA promove o desenvolvimento de visualizações novas de abstrações não físicas, correspondendo a como especialista de domínio pensam (ou deveriam pensar) sobre o domínio, para um apoio mais eficaz da decisão individual e colaborativa de fazer/planejar.
- Organizar requisitos cognitivos do operador acerca de nós na RFA, em vez de organizar requisitos acerca de sequências de tarefa predefinida (como em abordagens tradicionais para análise de tarefas), resulta em sistemas de decisão – apoio que têm uma perspectiva centrada em decisão e são, assim, capazes de apoiar desempenho em situações imprevistas, assim como em situações esperadas.

- Fornecer um conjunto passo a passo de processos acoplados da análise cognitiva ao *design* assegura rastreabilidade de elementos de *design* para os requisitos cognitivos destinados a apoio.

36.4 Desvantagens

- Requer análise e documentação compreensiva de demandas de domínio e requisitos de sistema de apoio à decisão.
- Requer treinamento na metodologia RFA e ACWA.

36.5 Exemplos de artefatos ACWA para uma "demonstração de poder relativo de combate"

O Quadro 36.1 e a Figura 36.1 são exemplos de artefatos ACWA que foram criados como parte do processo de desenvolvimento de uma demonstração de "poder relativo de combate" destinada a apoiar comandantes militares em cursos de geração e avaliação de ação em situações de combate (Potter et al., 2003). A Figura 36.2 mostra a demonstração resultante, que fornece uma visualização de poder de combate relativo de forças vermelhas e azuis sob diferentes suposições de quando, onde e que forças encontrarão.

36.6 Métodos relacionados

A metodologia ACWA tem suas raízes no método de análise formal do trabalho cognitivo criado por Rasmussen e colegas (por ex.: Rasmussen et al., 1994; Vicente, 1999; Woods e Hollnagel, 1987).

36.7 Normas e regulamentações

Atualmente, não há normas ou regulamentações em relação à análise cognitiva de tarefas ou aos métodos de análise do trabalho cognitivo.

36.8 Tempo aproximado de treinamento e de aplicação

Hoje, o treinamento é principalmente alcançado em modo de aprendizagem, embora os livros e capítulos de livro que explicam a metodologia estejam sendo disponibilizados (Vicente, 1999, Elm et al., 2003). Há também *workshops* de vários dias oferecidos para o método ACWA, assim como cursos de nível superior de um semestre em análise cognitiva de tarefas.

Os tempos de aplicação variam dependendo do escopo do sistema de apoio ou do sistema de treinamento a ser desenvolvido (cf. Potter et al., 2000)

36.9 Confiabilidade e validade

Dados em confiabilidade e validade de métodos ACT em geral e métodos CWA em específico são limitados. Um estudo recente (Bisantz et al., 2002) comparou os resultados de duas equipes, desempenhando um CWA de domínios muito semelhantes, e descobriu sobreposição significante nos resultados, aumentando a confiabilidade da abordagem.

36.10 Ferramentas necessárias

Enquanto há esforços em andamento para desenvolver ferramentas de *software* para apoiar a análise de domínio de trabalho e a metodologia ACWA, nenhuma ferramenta específica é requerida para realizar as análises.

Quadro 36.1 Requisitos de *design* de representação para o conceito de apoio à decisão "escolha de força de combate"

Requisitos de *design* de representação	
Contexto	
Essa demonstração é destinada a aplicações de combate nas quais o objetivo da missão é envolver e derrotar um inimigo. Ela deve auxiliar o comandante na escolha de força de combate combinada e no gerenciamento da contrapartida espaço/tempo para controlar o espaço de batalha. Especificamente, é para auxiliar a decidir: (1) em qual localização envolver o inimigo, (2) quando envolver o inimigo e (3) que recursos de combate implantar a fim de maximizar o potencial para derrotar o inimigo.	
Requisitos de decisão e informação	Requisitos de visualização
CWR P6-1 – "Determinar o tempo no qual o inimigo irá alcançar certo ponto no espaço e monitorar a força de combate inimiga ao longo do tempo". **RIR P6-1.1** – "Tempo de chegada esperado dos recursos de combate inimigo no ponto específico no espaço" (isto é, a unidade líder, assim como outras unidades de continuidade). **RIR P6-1.2** – "Medida combinada de força em ponto específico no espaço, iniciando com o tempo de chegada da primeira unidade inimiga e estendendo-se pelas unidades de continuidade". **CWR P6-2** – "Escolher entre recursos de combate amigos que possam trazer sua força de combate para suporte em um ponto específico no espaço e tempo". **RIR P6-2.1** – "O tempo requerido para recursos de combate amigo selecionado para alcançar o ponto específico no espaço". **RIR P6-2.2** – "Medida estimada de força de combate combinada de recursos de combate amigo selecionado uma vez que eles alcançaram o ponto específico no tempo". **CWR P6-3** – "Estimar o potencial para derrotar o inimigo após aplicação da força escolhida no ponto específico no tempo e espaço". **RIR P6-3.1** – "Razão de medida de combate de força de combate amigo para inimigo, iniciando com a chegada da primeira unidade (amiga ou inimiga) ao longo do tempo". **RIR P6-3.2** – "Indicação de proporções de força de combate requerida para derrotar o inimigo sob diferentes condições de batalha (isto é, informação referente doutrinária/processual)". **RIR P6-3.3** – "Localização de recursos alternativos das forças de combate amiga e inimiga que podem ser trazidas para suporte". **RIR P6-3.4** – "O tempo requerido para trazer a força de combate para suporte desses recursos alternativos de combate amigo e inimigo". **RIR P6-3.5** – "Medidas de força de combate cumulativa de recursos amigos e inimigos como recursos adicionais amigos e inimigos são selecionadas (por um espaço específico no tempo)."	1. Visualizar o tempo requerido para que unidade(s) alcance(m) a localização designada pelo comandante e visualizar a força de combate inimigo na localização em função do tempo. 2. Visualizar o tempo requerido para que "forças de combate" amigas cheguem ao ponto designado (em espaço e tempo) e visualizar força de combate amigo cumulativa nesta localização em função do tempo. 3. Visualizar proporção relativa entre força de combate amigo e inimigo em determinado ponto no espaço em relação ao de tempo e comparar com a proporção de força de combate requerida para derrotar o inimigo sob diferentes condições de batalha. 4. Visualizar incerteza de estimativas de "proporção de força de combate". 5. Visualizar mudanças nas forças de combate amigas e inimigas e combater a proporção de força de combate conforme unidades inimigas selecionadas e/ou unidades amigas são adicionadas ou removidas.

Fonte: Potter, S.S. et al. (2003), Case studies: applied cognitive work analysis in the design of innovative decision support, in *Handbook for Cognitive Task Design*, Hollnagel, E., Ed., Lawrence Erlbaum Associates, London.

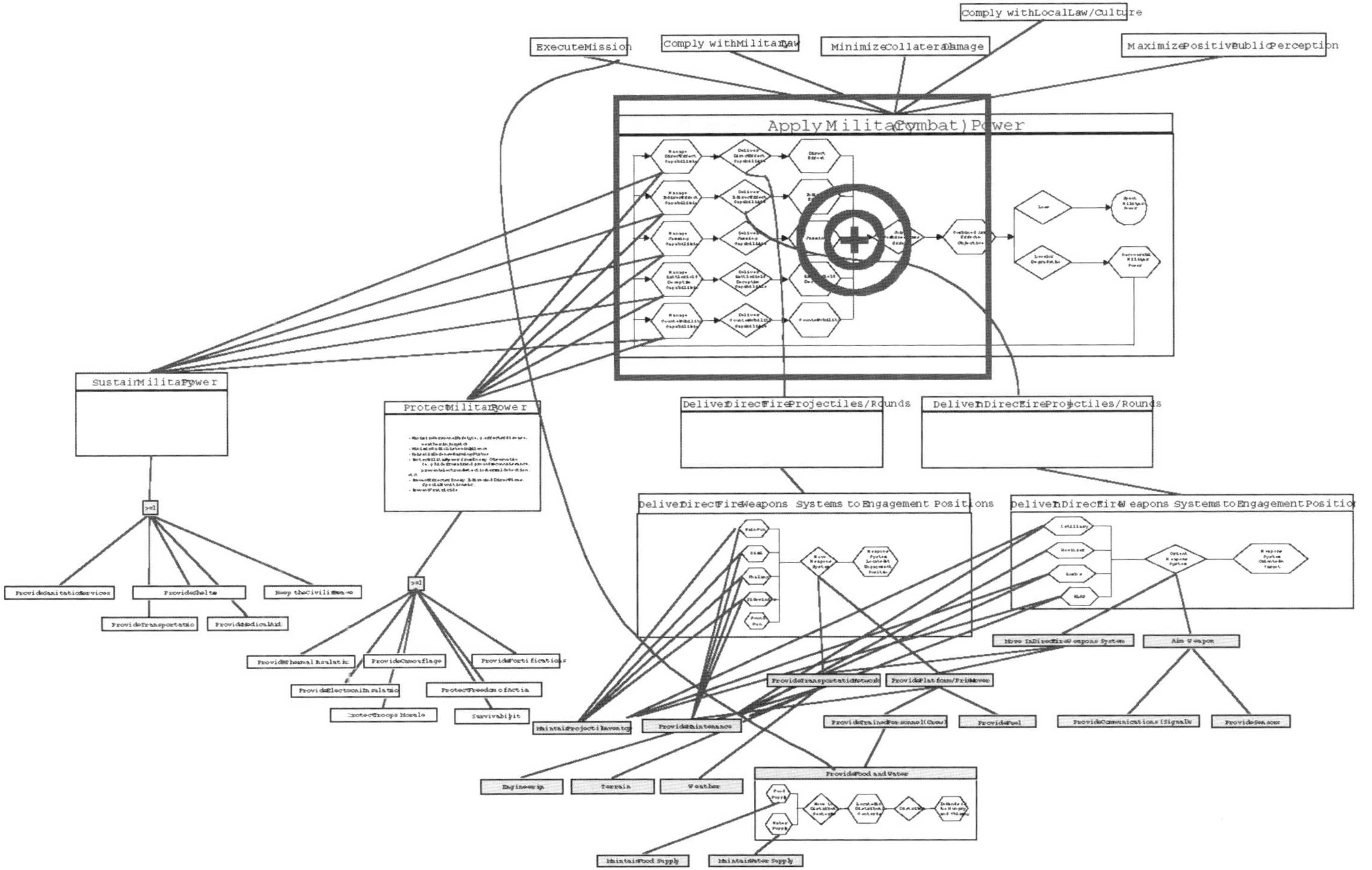

FIGURA 36.1 Modelo original de rede funcional abstrata de comando e controle militar com a porção "aplicar força (de combate) militar" em destaque. (de Potter, S.S. et al. [2003], Case studies: applied cognitive work analysis in the design of innovative decision support, in *Handbook for Cognitive Task Design*, Hollnagel, E., Ed., Lawrence Erlbaum Associates, London. Com permissão.)

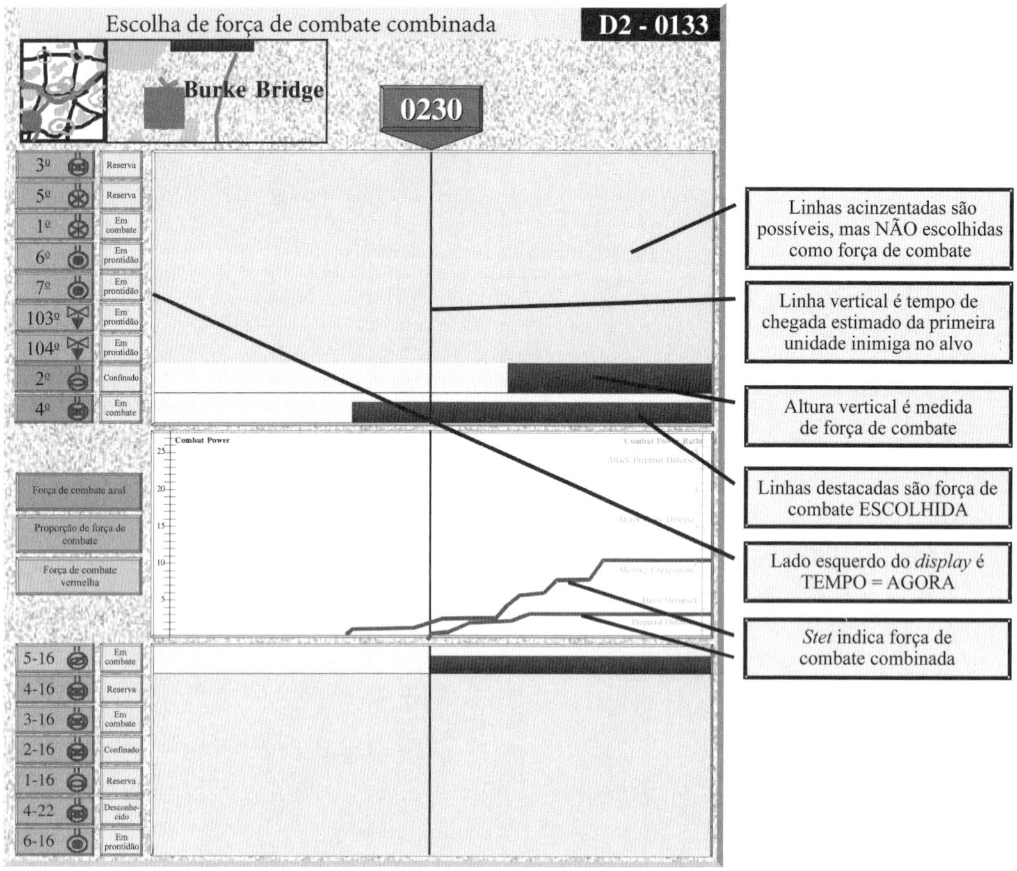

Figura 36.2 Auxiliar de decisão de "escolha de força de combate" mostrando a força de combate de forças Vermelhas e Azuis no momento em que o 2º e o 4º batalhões Azuis e o 5º batalhão Vermelho alcançaram o "ponto de estrangulamento" ao sul de Burke Bridge. (de Potter, S.S. et al. [2003], Case studies: applied cognitive work analysis in the design of innovative decision support, in *Handbook for Cognitive Task Design,* Hollnagel, E., Ed., Lawrence Erlbaum Associates, London. Com permissão.)

Referências

Bisantz, A.M., Burns, C.M., and Roth, E.M. (2002), Validating methods in cognitive engineering: a comparison of two work domain models, in *Proceedings of the Human Factors and Ergonomics Society 46th Annual Meeting*, Human Factors Society, Santa Monica, CA, pp. 521–527.

Burns, C.M., Barsalou, E., Handler, C., Kuo, J., and Harrigan, K. (2000), A work domain analysis for network management, in *Proceedings of the LEA 2000/HFES 2000 Congress*, Vol. 1, HFES, Santa Monica, CA, pp. 469–472.

Elm, W.C., Potter, S.S., Gualtieri, J.W., Roth, E.M., and Easter, J.R. (2003), Applied cognitive work analysis: a pragmatic methodology for designing revolutionary cognitive affordances, in *Handbook for Cognitive Task Design*, Hollnagel, E., Ed., Lawrence Erlbaum Associates, London, pp. 357–382.

Hoffman, R.R., Crandall, B., and Shadbolt, N. (1998), Use of the critical decision method to elicit expert knowledge: a case study in the methodology of cognitive task analysis, *Hum. Factors*, 40, 254–277.

Militello, L. and Hutton, R. (1998), Applied cognitive task analysis (ACTA): a practitioner's tool kit for understanding cognitive task demands, *Ergonomics, Special Issue*: Task Analysis, 41, 1618–1641.

Potter, S.S., Gualtieri, J.W., and Elm, W.C. (2003), Case studies: applied cognitive work analysis in the design of innovative decision support, in *Handbook for Cognitive Task Design*, Hollnagel, E., Ed., Lawrence Erlbaum Associates, London, pp. 653–677.

Potter, S.S., Roth, E.M., Woods, D.D., and Elm, W. (2000), Bootstrapping multiple converging cognitive task analysis techniques for system design, in *Cognitive Task Analysis*, Schraagen, J.M., Chipman, S.F., and Shalin, V.L., Eds., Lawrence Erlbaum Associates, Mahwah, NJ, pp. 317–340.

Roth, E.M., Lin, L., Kerch, S., Kenney, S.J., and Sugibayashi, N. (2001), Designing a first-of-a-kind group view display for team decision making: a case study, in *Linking Expertise and Naturalistic Decision Making*, Salas, E. and Klein, G., Eds., Lawrence Erlbaum Associates, Mahwah, NJ, pp. 113–135.

Roth, E.M. and Mumaw, R.J. (1995), Using cognitive task analysis to define human interface requirements for first-of-a-kind systems, in *Proceedings of the Human Factors and Ergonomics Society 39th Annual Meeting*, Human Factors and Ergonomics Society, Santa Monica, CA, pp. 520–524.

Rasmussen J., Pejtersen, A.M., and Goodstein, L.P. (1994), *Cognitive Systems Engineering*, John Wiley & Sons, New York.

Schraagen, J.M.C., Chipman, S.F., and Shalin, V.L., Eds. (2000), *Cognitive Task Analysis*, Lawrence Erlbaum Associates, Mahwah, NJ.

Vicente, K.J. (1999), *Cognitive Work Analysis: Towards Safe, Productive, and Healthy Computer-based Work*, Lawrence Erlbaum Associates, Mahwah, NJ.

Vicente, K. (2002), Ecological interface design: progress and challenges, *Hum. Factors*, 44, 62–78.

Woods, D.D. (1995), Toward a theoretical base for representation design in the computer medium: ecological perception and aiding human cognition, in *Global Perspectives on the Ecology of Human–-Machine Systems*, Flach, J., Hancock, P., Caird, J., and Vicente, K., Eds., Lawrence Erlbaum Associates, Hillsdale, NJ, pp. 157–188.

Woods, D.D. and Hollnagel, E. (1987), Mapping cognitive demands in complex problem-solving worlds, *Int. J. Man-Machine Stud.*, 26, 257–275.

37

Abordagem sistemática de redução e previsão do erro humano

Neville A. Stanton
Brunel University

37.1 *Background* e aplicações

A abordagem sistemática de redução e previsão do erro humano (SHERPA) foi desenvolvida por Embrey (1986) como uma técnica de previsão de falha humana que também analisa tarefas e identifica soluções potenciais para erros de modo estruturado. A técnica tem base em uma taxonomia de falha humana e, em sua forma original, especificou o mecanismo psicológico implicado no erro. O método é sujeito a desenvolvimento em andamento, que inclui a remoção da referência ao mecanismo psicológico subjacente.

Em geral, a maioria das técnicas existentes de previsão de falha humana apresenta dois problemas-chave (Stanton, 2002). O primeiro deles relaciona-se com a falta de representação do ambiente externo ou de objetos. Normalmente, técnicas de análises de falha humana tratam a atividade do dispositivo e o material com o qual o humano interage apenas de uma forma passageira. Hollnagel (1993) enfatiza que a análise da confiabilidade humana (ACH) frequentemente falha em levar em conta de maneira adequada o contexto no qual o desempenho ocorre. Em segundo lugar, elas tendem a ter uma boa dose de dependência do analista. Prova disso é que diferentes analistas, com diferentes experiências, podem fazer previsões diversas em relação a um mesmo problema (esse fenômeno é chamado confiabilidade interobservador).

De maneira semelhante, o mesmo analista pode fazer diferentes julgamentos em ocasiões distintas (confiabilidade intraobservador). Essa subjetividade de análise pode enfraquecer a confiança de quaisquer previsões feitas. O analista precisa ser especialista na técnica, assim como na operação do dispositivo sendo analisado, se a análise tem uma expectativa de ser realista.

A SHERPA foi originalmente projetada para auxiliar pessoas em indústrias de processamento (por ex.: geração de energia nuclear e convencional, processamento petroquímico, extração de óleo e de gás, bem como distribuição de energia) (Embrey, 1986). Um exemplo da aplicação da SHERPA ao procedimento para preencher um caminhão-cisterna com cloro pode ser encontrado em Kirwan (1994). Um exemplo recente de SHERPA aplicada à exploração de óleo e gás pode ser encontrado em Stanton e Wilson (2000). O domínio de aplicação tem aumentado nos últimos anos para incluir máquinas de bilhetes (Baber e Stanton, 1996), máquinas de vendas (Stanton e Stevenage, 1998) e máquinas de rádio-cassete embutidas em carro (Stanton e Young, 1999).

37.2 Procedimento

Há oito etapas na análise SHERPA, como segue:

37.2.1 Etapa 1: Análise hierárquica de tarefas (HTA)

O processo se inicia com a análise de atividades de trabalho, utilizando a análise hierárquica de tarefas (HTA). A HTA (Annett, Capítulo 33, neste livro; Shepherd, 2001; Kirwan e Ainsworth, 1992) tem base na noção de que o desempenho de tarefa pode ser expresso em termos de uma hierarquia de metas (o que a pessoa está buscando alcançar), operações (as atividades executadas para alcançar as metas) e planos (a sequência na qual as operações são executadas). A estrutura hierárquica da análise permite ao analista redescrever progressivamente a atividade em maior grau de detalhe. A análise começa com uma meta geral da tarefa, que é depois quebrada em metas subordinadas. Neste ponto, planos são introduzidos para indicar em qual sequência as subatividades são desempenhadas. Quando o analista considerar o nível de análise como satisfatório e suficientemente compreensível, a próxima etapa pode ser examinada. A análise prossegue até que um ponto de parada adequado seja alcançado (para uma discussão do ponto de parada, ver Annet [Capítulo 33, neste livro] e Shepherd [2001]).

37.2.2 Etapa 2: Classificação da tarefa

Cada uma das operações do nível básico da análise é executada por vez e classificada com base na taxonomia de erros em um dos seguintes tipos:

- ação (por ex., pressionar uma tecla, ligar um interruptor, abrir uma porta);
- obtenção (por ex., receber informação de uma tela ou manual);
- checar (por ex., conduzir checagem processual);
- seleção (por ex., escolher uma alternativa sobre outra);
- comunicação de informação (por ex., conversar com outra parte).

37.2.3 Etapa 3: Identificação de falha humana (IFH)

Essa classificação da tarefa (etapa 2) faz que o analista considere os modos de falha verossímeis associados à atividade, utilizando a taxonomia de erros na Tabela 37.1. Para cada erro verossímil (isto é, aqueles que o especialista em sujeito-matéria consideram possíveis), uma descrição da forma que o erro poderia ter é dada, como visto na Tabela 37.1.

37.2.4 Etapa 4: Análise de consequência

Considerar a consequência de cada erro em um sistema é a próxima etapa essencial, já que a consequência tem implicações para a criticidade do erro.

Tabela 37.1 Taxonomia de erros verossímeis

	Erros de ação		Erros de checagem		Erros de obtenção		Erros de comunicação		Erros de seleção
A1	Operação muito longa/curta	C1	Checagem omitida	R1	Informação não obtida	I1	Informação não comunicada	S1	Seleção omitida
A2	Operação inadequada	C2	Checagem incompleta	R2	Informação incorreta obtida	I2	Informação incorreta comunicada	S2	Seleção incorreta
A3	Operação na direção errada	C3	Checagem correta em objeto errado	R3	Obtenção de informação incompleta	I3	Comunicação de informação incompleta		
A4	Operação pequena/grande	C4	Checagem incorreta em objeto correto						
A5	Desalinhamento	C5	Checagem inadequada						
A6	Operação correta em objeto incorreto	C6	Checagem incorreta em objeto incorreto						
A7	Operação incorreta em objeto correto								
A8	Operação omitida								
A9	Operação incompleta								
A10	Operação incorreta em objeto incorreto								

37.2.5 Etapa 5: Análise de recuperação

Se há uma etapa posterior da tarefa na qual o erro pode ser recuperado, então ela é inserida. Se não há etapa de recuperação, então "Nada" é inserido.

37.2.6 Etapa 6: Análise de probabilidade ordinal

Um valor de probabilidade ordinal é inserido como baixo, médio ou alto. Se o erro for desconhecido, então uma probabilidade baixa (B) é assinalada. Se o erro já ocorreu em ocasiões anteriores, então uma probabilidade média (M) é assinalada. Por fim, se o erro ocorre com frequência, então uma probabilidade alta (A) é assinalada. A classificação baseia-se em dados históricos e/ou especialista em sujeito-matéria.

37.2.7 Etapa 7: Análise de criticidade

Se a consequência é considerada crítica (isto é, causa perdas inaceitáveis), então uma anotação é feita. A criticidade é determinada de modo binário. Se o erro pode conduzir a um sério incidente (isso seria definido claramente antes da análise), entao a consequência é classificada como crítica (registrada como: !). Tipicamente, uma consequência crítica seria aquela que conduziria a um dano substancial à fábrica ou produto e/ou lesão ao pessoal.

37.2.8 Etapa 8: Análise de remediação

O estágio final no processo é propor estratégias de redução de erros. Elas são apresentadas na forma de mudanças sugeridas ao sistema de trabalho, que poderiam ter evitado a ocorrência do erro ou, no mínimo, reduzindo as consequências. Isso é feito na forma de um exercício de *brainstorming* estruturado para sugerir maneiras de evadir o erro ou reduzir os seus efeitos. Tipicamente, essas estratégias podem ser categorizadas em quatro tópicos:

1. equipamento (por ex., *redesign* ou modificação de equipamento existente);
2. treinamento (por ex., mudanças no treinamento fornecido);
3. procedimentos (por ex., oferta de procedimentos novos ou reprojetados);

4. organizacional (por ex., mudanças na política e cultura organizacional).

Algumas dessas remediações podem ter alto custo ao serem implementadas. Portanto, precisam ser avaliadas com relação às consequências, criticidade e probabilidade de erro. Cada recomendação é analisada com relação a quatro critérios:

1. eficácia de prevenção de incidente (o grau no qual a recomendação, se implementada, evitaria o incidente);
2. eficácia do custo (a proporção do custo de implementação da recomendação em relação ao custo do incidente *versus* frequência esperada de incidente);
3. aceitação do usuário (o grau no qual os trabalhadores e a organização têm probabilidade de aceitar a implementação da recomendação);
4. praticabilidade (a viabilidade técnica e social de recomendação).

Essa avaliação conduz, então, para uma classificação para cada recomendação.

37.3 Vantagens

- Procedimento estruturado e compreensivo, contudo mantém a utilidade.
- A taxonomia leva o analista a erros potenciais.
- Incentiva dados de confiabilidade e validade.
- Economia substancial de tempo comparada com observação.
- Estratégias de redução de erros oferecidas como parte da análise, em adição a erros previstos.

37.4 Desvantagens

- Pode ser cansativo e consumir tempo para tarefas complexas.
- Trabalho extra é envolvido se a HTA não está prontamente disponível.
- Não modela componentes cognitivos de mecanismos de erros.
- Alguns erros previstos e remediações são inverossímeis ou perdem credibilidade, representando, assim, uma falsa economia.
- Taxonomia atual perde generalização.

37.5 Exemplo de *output* SHERPA baseado na programação de um videocassete

O processo se inicia com a análise de atividades de trabalho, utilizando análise hierárquica de tarefas. A HTA (ver Capítulo 33) tem base na noção de que o desempenho da tarefa pode ser expresso em termos de uma hierarquia de metas (o que a pessoa busca alcançar), operações (as atividades executadas para alcançar as metas) e planos (a sequência na qual as operações são executadas). Um exemplo de HTA para a programação de um videocassete é mostrado na Figura 37.1.

Para a aplicação da SHERPA, cada etapa da tarefa, desde o nível básico da análise, é executada por vez. Primeiro, cada etapa é classificada com base na taxonomia:

- ação (por ex.: pressionar uma tecla, ligar um interruptor, abrir uma porta);
- obtenção (por ex.: receber informação de uma tela ou manual);
- checar (por ex.: conduzir checagem processual);
- comunicação de informação (por ex.: conversar com outra parte);
- seleção (por ex.: escolher uma alternativa em vez de outra).

Essa classificação da etapa conduz o analista a considerar modos de erros verossímeis associados com aquela atividade, como mostra a etapa três do procedimento.

Para cada erro verossímil (isto é, aqueles considerados possíveis por um especialista em sujeito-matéria), uma descrição da forma que o erro pode ter é ilustrada na Quadro 37.1. A consequência do erro no sistema precisa ser determinada a seguir, já que isso tem implicações para a criticidade do erro. As quatro últimas etapas

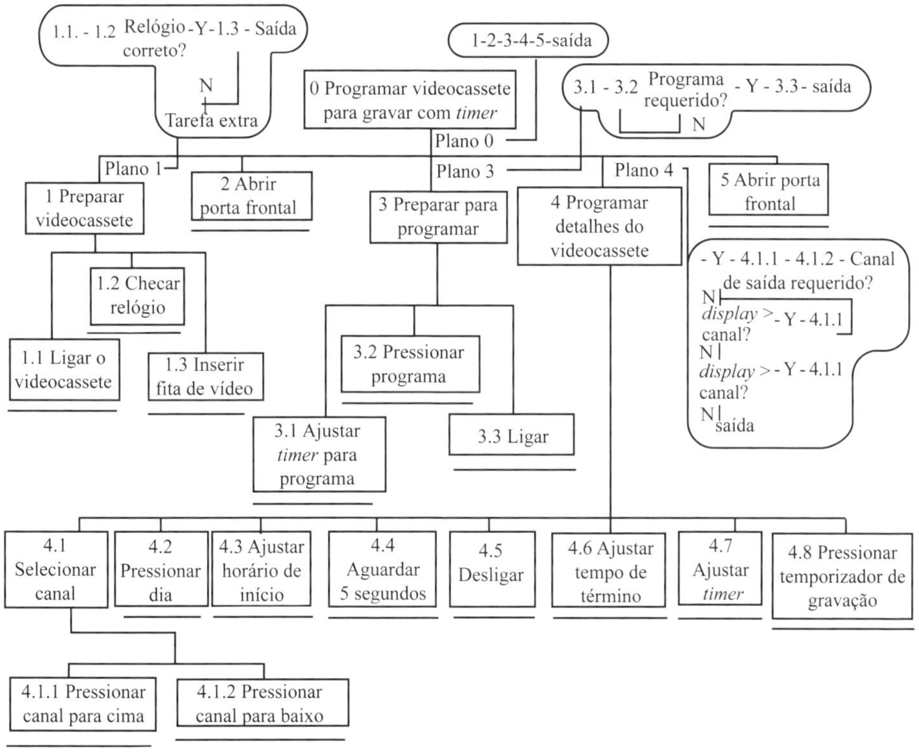

FIGURA 37.1 HTA para programação de um videocassete.

consideram a possibilidade para recuperação do erro, a probabilidade ordinal do erro (alta, média ou baixa), sua criticidade (crítica ou não) e remediações potenciais. Novamente, elas são mostradas na Tabela 37.2.

Conforme mostra o Quadro 37.1, há seis tipos de erro básicos associados com as atividades de programação de um videocassete. São eles:

1. falha ao checar se o relógio do videocassete está correto;
2. falha ao inserir uma fita cassete;
3. falha ao selecionar o número de programa;
4. falha ao esperar;
5. falha ao inserir informação de programação corretamente;
6. falha ao pressionar as teclas de confirmação.

A finalidade da SHERPA não é apenas identificar erros potenciais com o *design* atual, mas orientar futuras considerações de *design*. A natureza estruturada da análise pode ajudar a focar as remediações de *design* na solução de problemas, conforme mostra a coluna chamada "estratégia de remediação". De acordo com essa análise muitas melhorias podem ser feitas. É importante notar, contudo, que elas são limitadas pela análise, uma vez que nela diferentes soluções de *design* não são abordadas de modo radical, isto é, aquelas que podem eliminar de vez a necessidade de programar.

37.6 Métodos relacionados

A SHERPA depende muito da análise hierárquica de tarefas (HTA), que deve ser conduzida antes de sua execução. A abordagem taxonômica é um pouco como uma versão humana de estudo de perigo e operabilidade. Kirwan (1994) argumentou que previsões mais exatas de falha humana são produzidas pelo uso de métodos múltiplos, então a SHERPA poderia ser aplicada em conjunto com a análise de tarefas para identificação de erros (TAFEI) (ver Capítulo 38). Nossa pesquisa sugere que previsões mais exatas são também encontradas ao pesquisar dados de diversos analistas utilizando o mesmo método.

Quadro 37.1 Descrição da SHERPA

Etapa da Tarefa	Modo de erro	Descrição do erro	Consequência	Recuperação	P [a]	C [b]	Estratégia de remediação
1.1	A8	Falha ao ligar o videocassete	Não prossegue	Imediata	B	-	Pressione qualquer tecla para ligar o vídeo cassete
1.2	C1	Omissão ao checar o relógio	O relógio do videocassete pode estar incorreto	Nenhuma	B	!	Ajuste automático do relógio e ajuste via radiotransmissor
	C2	Checagem incompleta					
1.3	A3	Inserir fita cassete do lado errado	Dano ao videocassete	Imediata	B	!	Reforçar mecanismo
	A8	Falha ao inserir fita cassete	Não grava	Tarefa 3	B	-	Instrução na tela
2	A8	Falha ao abrir tampa frontal	Não prossegue	Imediata	B	-	Remover tampa para programar
3.1	S1	Falha ao mover seletor de *timer*	Não prossegue	Imediata	B	-	Separar seletor de *timer* da função programação
3.2	A8	Falha ao pressionar tecla PROGRAMA	Não prossegue	Imediata	B	-	Remover etapa de tarefa da sequência
3.3	A8	Falha ao pressionar tecla LIGA	Não prossegue	Imediata	B	-	Rotular tecla HORÁRIO DE INÍCIO
4.1.1	A8	Falha ao pressionar tecla PARA CIMA	Canal errado selecionado	Nenhuma	M	!	Inserir número do canal diretamente no teclado
4.1.2	A8	Falha ao pressionar tecla PARA BAIXO	Canal errado selecionado	Nenhuma	M	!	Inserir número do canal diretamente no teclado
4.2	A8	Falha ao pressionar tecla DIA	Dia errado selecionado	Nenhuma	M	!	Apresentar dia atual por meio de calendário
4.3	I1	Nenhum horário inserido	Nenhum programa gravado	Nenhuma	B	!	Digitar horário por relógio analógico
	I2	Horário errado inserido	Programa errado gravado	Nenhuma	B	!	Digitar horário por relógio analógico
4.4	A1	Falha ao esperar	Horário de início não ajustado	Tarefa 4.5	B	-	Remover necessidade de espera
4.5	A8	Falha ao pressionar tecla DESLIGA	Não ajusta o tempo do horário de término	-	-	-	Rotular tecla HORÁRIO DE TÉRMINO
4.6	I1	Nenhum horário inserido	Nenhum programa gravado	Nenhuma	B	!	Digitar horário via relógio analógico
	I2	Horário errado inserido	Programa errado gravado	Nenhuma	B	!	Digitar horário via relógio analógico
4.7	A8	Falha ao ajustar *timer*	Nenhum programa gravado	Nenhuma	B	!	Separar seletor de *timer* com base na função de programação
4.8	A8	Falha ao pressionar tecla TIME RECORD (Horário de gravação)	Nenhum programa gravado	Nenhuma	B	!	Remover essa etapa da tarefa da sequência
5	A8	Falha ao abrir tampa frontal	Tampa deixada aberta	Imediata	B	-	Remover tampa para programação

[a]Probabilidade (ver etapa 6).
[b]Criticidade (ver etapa 7).

37.7 Normas e regulamentações

As regulamentações conhecidas por Management of Health and Safety at Work (MH&S@W)(1992) requerem funcionários para a "avaliação de risco". Especificamente, as regulamentações declaram que "empregados devem fazer um exame sistemático geral de sua atividade de trabalho e devem registrar as descobertas significantes daquela avaliação de risco". A SHERPA oferece um meio de alcançar essa análise e assegurar que as regulamentações sejam cumpridas (Stanton, 1995).

Para *design* de produto, tanto a ISO (International Organization for Standardization) como a BS (British Standards) fazem referência à necessidade de redução de erros. A ISO 9241 requer normas de usabilidade para assegurar "a extensão para a qual um produto pode ser utilizado por usuários específicos para alcançar metas específicas com eficácia, eficiência e satisfação em um contexto específico de uso". Essa definição foi destinada para o *design* de produtos de *software*, mas é genérica o suficiente para ser aplicada a qualquer tipo de produto.

Semelhantemente, a BS 3456 (1987) é voltada à segurança de aparelhos elétricos para casa e semelhantes. Parte da norma é citada abaixo para ilustrar a abrangência em uso comum e incomum do produto.

BS 3456 (1987) Segurança de aparelhos elétricos para casa e semelhantes

Parte 101: Requisitos gerais

19.1 Aparelhos devem ser projetados de modo que o risco de fogo e dano mecânico que diminua a segurança e a proteção contra choque elétrico como um resultado de uso **incomum ou descuidado** seja afastado.

20.1 A retirada de partes dos aparelhos com motor de operação, desde que compatível com o uso e funcionamento do aparelho, deve ser muito bem feita, de modo que forneça, **em uso comum,** adequada proteção contra lesão pessoal.

O foco no uso do produto parece indicar um papel claro para a previsão de falha humana no seu *design* e desenvolvimento, de modo que a sua versão final, ao entrar no mercado, pode ser otimizada para cumprir com os requisitos da norma.

37.8 Tempo aproximado de treinamento e de aplicação

Com base no exemplo da aplicação ao aparelho de rádio-cassete, Stanton e Young (1998) relatam um tempo de treinamento de aproximadamente três horas (essa estimativa é dobrada se o treinamento em análise hierárquica de tarefas for incluído). Levou-se uma média de 2h40 para as pessoas avaliarem o aparelho de rádio-cassete utilizando a SHERPA.

37.9 Confiabilidade e validade

Kirwan (1992) relata que a SHERPA foi a mais bem classificada entre cinco técnicas de previsão de falha humana pelos especialistas. Baber e Stanton (1996) relatam uma validade estatística simultânea de 0,8 e uma confiabilidade estatística de 0,9 na aplicação da SHERPA por dois especialistas para previsão de erros em uma máquina de vendas de bilhetes. Stanton e Stevenage (1998) relatam uma validade estatística simultânea de 0,74 e uma confiabilidade estatística de 0,65 na aplicação da SHERPA por 25 usuários iniciantes para previsão de erros em uma máquina de vendas. Stanton e Young (1999) relatam uma validade estatística simultânea de 0,2 e confiabilidade estatística de 0,4 na aplicação da SHERPA por oito usuários iniciantes para previsão de erros em um aparelho de rádio-cassete. Esses resultados sugerem que a confiabilidade e a validade são altamente dependentes da especialidade do analista e da complexidade do aparelho sendo analisado (Stanton e Baber, 2002).

37.10 Ferramentas necessárias

De modo mais simples, a SHERPA pode ser feita utilizando-se apenas caneta e papel. Pode-se sofisticar mais com o uso de uma planilha ou tabela no computador. Esta última tem a vantagem de tornar o processo menos cansativo quando da reorganização do material. Por fim, algumas companhias oferecem um especialista em *software* para conduzir a análise. Esse sistema de poupar trabalho também oferece instrução para auxiliar usuários iniciantes (Bass et al., 1995).

Referências

Baber, C. and Stanton, N.A. (1996), Human error identification techniques applied to public technology: predictions compared with observed use, *Appl. Ergonomics*, 27, 119–131.

Bass, A., Aspinal, J., Walter, G., and Stanton, N.A. (1995), A software toolkit for hierarchical task analysis, *Appl. Ergonomics*, 26, 147–151.

Embrey, D.E. (1986), SHERPA: A Systematic Human Error Reduction and Prediction Approach, paper presented at the International Meeting on Advances in Nuclear Power Systems, Knoxville, TN.

Hollnagel, E. (1993), *Human Reliability Analysis: Context and Control*, Academic Press, London.

Kirwan, B. (1990), Human reliability assessment, in *Evaluation of Human Work: a Practical Ergonomics Methodology*, Wilson, J.R. and Corlett, E.N., Eds., 2nd ed., Taylor & Francis, London, pp. 921–968.

Kirwan, B. (1992), Human error identification in human reliability assessment. II. Detailed comparison of techniques, *Appl. Ergonomics*, 23, 371–381.

Kirwan, B. (1994), *A Guide to Practical Human Reliability Assessment*, Taylor & Francis, London.

Shepherd, A. (2001), *Hierarchical Task Analysis*, Taylor & Francis, London.

Stanton, N.A. (1995), Analysing worker activity: a new approach to risk assessment? *Health Safety Bull.*, 240, 9–11.

Stanton, N.A. (2002), Human error identification in human computer interaction, in *The Human-Computer Interaction Handbook*, Jacko, J. and Sears, A., Eds., Lawrence Erlbaum Associates, Mahwah, NJ.

Stanton, N.A. and Baber, C. (2002), Error by design: methods to predict device usability, *Design Stud.*, 23, 363–384.

Stanton, N.A. and Stevenage, S.V. (1998), Learning to predict human error: issues of acceptability, reliability and validity, *Ergonomics*, 41, 1737–1756.

Stanton, N.A. and Wilson, J. (2000), Human factors: step change improvements in effectiveness and safety, *Drilling Contractor*, Jan./Feb., 41–46.

Stanton, N.A. and Young, M. (1998), Is utility in the mind of the beholder? A review of ergonomics methods, *Appl. Ergonomics*, 29, 41–54.

Stanton, N.A. and Young, M. (1999), What price ergonomics? *Nature*, 399, 197–198.

38

Análise de tarefas para identificação de erros

Neville A. Stanton
Universidade de Brunel

Christopher Baber
Universidade de Birmingham

38.1 *Background* e aplicações

A análise de tarefas para identificação de erros (TAFEI, na sigla em inglês) é um método que capacita pessoas a predizerem erros na utilização de um dispositivo por meio da realização de um modelo de interação entre o usuário e o dispositivo. Ela supõe que pessoas utilizam dispositivos de maneira intencional, de forma que a interação pode ser descrita como um "empenho cooperativo", e é através desse processo que os problemas surgem. Além disso, a técnica assume como princípio que ações são limitadas pelo estado do produto em qualquer ponto particular na interação e que o dispositivo oferece informações ao usuário sobre sua funcionalidade. Portanto, a interação entre usuários e os dispositivos progride através de uma sequência de estados. Em cada um deles, o usuário seleciona a ação mais relevante para seu objetivo, com base na imagem do sistema.

O fundamento para a abordagem é baseado na teoria geral dos sistemas. Essa teoria é muito útil no que se refere à interação entre subcomponentes em sistemas (isto é, o humano e o dispositivo). Ela também supõe uma ordem hierárquica de componentes do sistema, ou seja, que todas as estruturas e funções são ordenadas por sua relação entre si, e que qualquer objeto ou evento particular compreende objetos e eventos menores. Informações relacionadas ao *status* da máquina são recebidas pela parte humana do sistema, por meio de processos sensoriais e perceptivos, e convertidas em atividade física na forma de *input* para a máquina. O *input* modifica o estado interno da máquina, e uma resposta é gerada para o humano na forma de *output*. É de particular interesse aqui a fronteira entre homens e máquinas, já que é aí que os erros se tornam aparentes. Acreditamos que isto é essencial para que um método de previsão de erros examine explicitamente a natureza da interação.

A teoria faz uso das ideias de roteiros e esquemas. Podemos imaginar que uma pessoa que se aproxima de uma máquina de venda de bilhetes possa fazer uso de um roteiro de "máquina de venda" ou de um roteiro de "quiosque de bilhetes" na utilização da máquina. Com base em um roteiro, o usuário poderia esperar que a primeira ação fosse "inserir o dinheiro", mas, baseado em outro, o usuário poderia esperar que a primeira ação fosse "selecione o item". O sucesso ou o fracasso da interação dependeria de quão minuciosamente eles foram capazes de determinar a combinação entre o roteiro e a operação real da máquina. O papel do comparador é vital nessa interação. Se ele detecta diferenças em relação aos estados esperados, assim, ele é capaz de modificar as rotinas. A falha em identificar quaisquer diferenças provavelmente resultará em erros. Seguindo a iniciativa de Bartlett (1932), supõe-se que a noção de esquema reflita um "esforço depois da intenção" de uma pessoa, o qual surge através do processamento ativo (pela pessoa) de um dado estímulo. Esse processamento envolve a combinação de conhecimento prévio com informações contidas no estímulo. Ainda que a teoria do esquema sofra críticas (ver Brewer [2000] para uma revisão), a noção de um processamento ativo de estímulos tem ressonância clara com nossa proposta de rotinas reescritas. O leitor pode sentir que há semelhanças entre a noção de rotinas reescritas e parte da pesquisa a respeito de modelos mentais que foi popular nos anos 1980. Desenvolvimentos recentes na teoria sustentando a TAFEI pelos autores estabeleceram distinção entre rotinas globais prototípicas (isto é, um repertório de respostas estereotipadas que permitem que pessoas realizem atividades repetitivas e seculares com pouco ou nenhum esforço consciente) e rotinas locais, específicas para um estado (isto é, respostas que são desenvolvidas apenas para um estado específico do sistema). A parte interessante da teoria é a relação proposta entre rotinas locais e globais. Nossa discordância é a de que essas rotinas sejam análogas a variáveis globais e locais em códigos de processamento de dados. À semelhança de uma variável local em processamento de dados, uma rotina local é sobrescrita (ou reescrita, em nossos termos) sempre que o usuário tenha se movido além do estado específico para o qual ela foi desenvolvida (ver Baber e Stanton [2002] para uma discussão mais detalhada da teoria).

Exemplos de aplicações da TAFEI incluem previsão de erros em chaleiras elétricas (Baber e Stanton, 1994; Stanton e Baber, 1998), comparação de pacotes de processamento de palavras (Stanton e Baber, 1996; Baber e Stanton, 1999), saques realizados em caixas eletrônicos (Buford, 1993), aplicações médicas (Baber e Stanton, 1999; Yamaoka e Baber, 2000), máquinas de gravação de fita cassete para fita cassete (Baber e Stanton, 1994), programação de menu em fogões (Crawford et al., 2001), programação de videocassetes (Baber e Stanton, 1994; Stanton e Baber, 1998), operação de máquinas rádio-cassete (Stanton e Young, 1999), rediscagem para um número em telefones celulares (Baber e Stanton, 2002), compra de um bilhete em máquinas de bilhetes no metrô de Londres (Baber e Stanton, 1996) e operação de quadros de força de alta-voltagem em subestações (Glendon e McKenna, 1995).

38.2 Vantagens

- Procedimento estruturado e completo.
- Sustentação teórica sólida.
- Metodologia genérica e flexível.

38.3 Desvantagens

- Não é uma técnica rápida, uma vez que a análise hierárquica de tarefas (HTA) e diagramas estado-espaço (DES) são pré-requisitos.
- Requer alguma habilidade para a realização efetiva.
- Limitada a comportamento dirigido para um objetivo.

38.4 Procedimento e conselho

Em termos de procedimento, a TAFEI compreende três estágios principais. Primeiro, a análise hierárquica de tarefas (HTA, ver Capítulo 33) é realizada para a obtenção de um modelo do lado humano da interação. Obviamente, qualquer técnica para descrever a atividade humana poderia ser empregada. No entanto, a HTA satisfaz nossos propósitos pelas seguintes razões:

1. está relacionada a tarefas e objetivos;
2. é direcionada para um objetivo específico;
3. permite a consideração de sequências de tarefas (através de "planos").

Como se tornará aparente, a TAFEI focaliza uma sequência de tarefas com o objetivo de atingir um alvo específico. Em seguida, DES são construídos para representar o comportamento do artefato. Os planos para a HTA são mapeados para o DES para formar o diagrama TAFEI. Finalmente, uma matriz de transição é concebida para mostrar as transições de estado durante o uso do dispositivo. A TAFEI tem como objetivo auxiliar na realização do *design* de artefatos por meio da ilustração de quando uma transição de estado é possível, porém indesejável (isto é, "ilegal"). Tornar impossíveis todas as transições ilegais deve facilitar o empenho cooperativo do uso do dispositivo. Uma indicação dos passos está disponível na Figura 38.1.

Para propósitos ilustrativos de como conduzir o método, uma chaleira elétrica simples e operada manualmente é utilizada neste exemplo. O primeiro passo em uma análise TAFEI é obter uma HTA apropriada para o dispositivo, como mostrado na Figura 38.2. Como a TAFEI é mais bem aplicada a análises de cenário, é sábio considerar apenas um objetivo específico, como descrito pela HTA (isto é, uma tarefa de interesse específica, de circuito fechado), e não o *design* inteiro. Uma vez que este objetivo foi selecionado, a análise prossegue com a construção de diagramas estado-espaço (DES) para operação do dispositivo.

Um DES consiste, essencialmente, em uma série de estados através dos quais o dispositivo passa, de um estado inicial até o estado meta. Para cada série de estados, haverá um estado atual e um conjunto de saídas possíveis para outros estados.

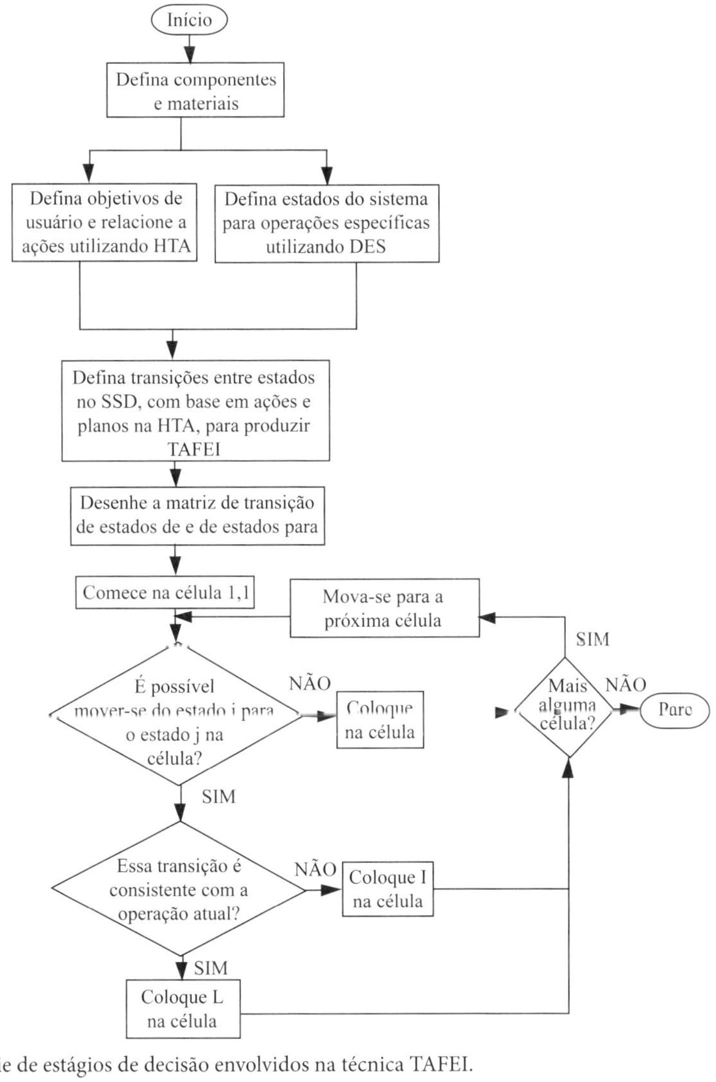

FIGURA 38.1 A série de estágios de decisão envolvidos na técnica TAFEI.

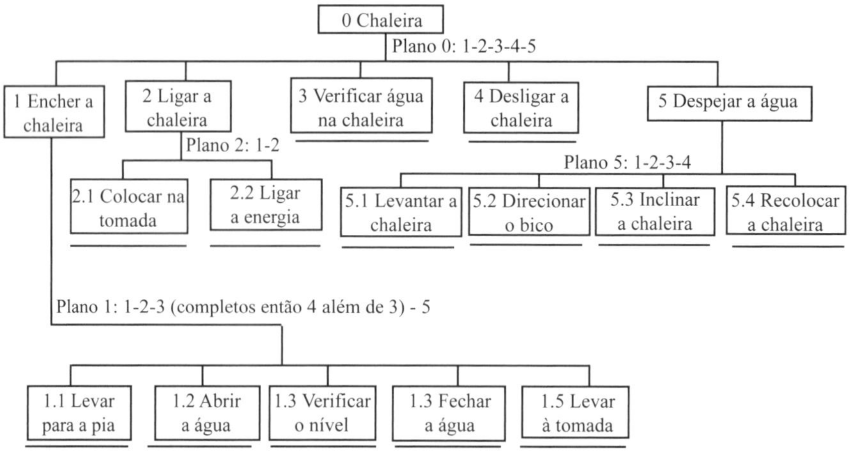

FIGURA 38.2 Análise hierárquica de tarefas.

Em um nível básico, o estado atual pode ser "desligado", com a condição de saída "ligar" levando o dispositivo ao estado "ligado". Portanto, quando o dispositivo está "desligado", ele está "esperando para" alguma ação (ou conjunto de ações) que o levará ao estado "ligado". É muito importante ter, ao completar o DES, um conjunto exaustivo de estados para o dispositivo em análise. Planos numerados para a HTA são, então, mapeados para o DES, indicando quais ações humanas levam o dispositivo de um estado para outro. Eles são, portanto, mapeados no sentido de transições de estado. (Se uma transição é ativada pela máquina, isto também é indicado no DES, com a utilização da letra M no diagrama TAFEI.) Isto resulta em um diagrama TAFEI estado-espaço, como mostrado na Figura 38.3. Riscos potenciais dependentes de estado também foram identificados.

A parte mais importante da análise, do ponto de vista da melhoria da usabilidade, é a matriz de transição. Realiza-se a entrada de todos os estados possíveis como títulos em uma matriz (ver Tabela 38.1). As células representam transições de estado (isto é, a célula na linha 1, coluna 2 representa a transição entre estado 1 e estado 2) e são, então, preenchidas de uma destas três maneiras. Se uma transição é julgada impossível (isto é, você simplesmente não pode ir deste estado para aquele), entra-se com um "–" na célula. Se uma transição é julgada possível e desejada (isto é, ela faz que o usuário progrida na direção do estado meta, como uma ação correta), é uma transição legal e entra-se com um "L" na célula. Se, entretanto, uma transição é possível, porém indesejável (um desvio da trajetória pretendida, um erro), é designada ilegal, e a célula é preenchida com um "I". A ideia por trás da TAFEI é a de que a usabilidade pode ser melhorada, tornando impossíveis todas as transições ilegais (erros), limitando, portanto, o usuário a realizar apenas ações desejáveis. É papel do analista conceber soluções de *design* para atingir esse objetivo.

Os estados são tipicamente numerados, mas, neste exemplo, a descrição em texto é utilizada. O caractere L denota todas as transições livres de erros, e o caractere I denota todos os erros. Cada erro possui um caractere associado (isto é, A a G) para os propósitos deste exemplo. Esses caracteres representam descrições de erros e soluções de *design*, como descrito na Tabela 38.2.

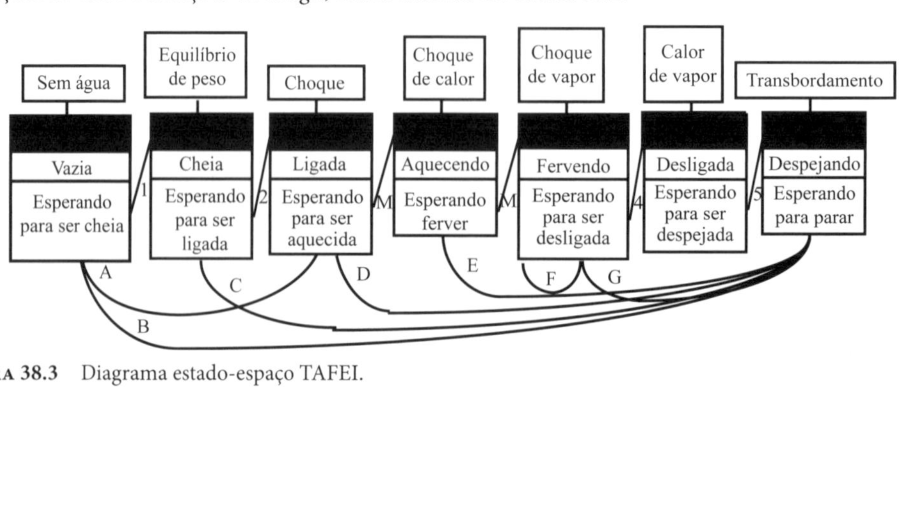

FIGURA 38.3 Diagrama estado-espaço TAFEI.

Tabela 38.1 Matriz de transição

		Para o estado						
		Vazia	Cheia	Ligada	Aquecendo	Fervendo	Desligada	Despejando
Do estado	Vazia	—	L (1)	I (A)	—	—	—	I (B)
	Cheia		—	L (2)	—	—	—	I (C)
	Ligada			—	L (M)	—	—	I (D)
	Aquecendo					L (M)	—	I (E)
	Fervendo					I (F)	L (4)	I (G)
	Desligada							L (5)
	Despejando							

Tabela 38.2 Descrições de erros e soluções de *design*

Erro	Transição	Descrição do erro	Solução de *design*
A	1 a 3	Ligar chaleira vazia	Paredes transparentes de chaleira e/ou conexão para o suprimento de água.
B	1 a 7	Despejar chaleira vazia	Paredes transparentes de chaleira e/ou conexão para o suprimento de água.
C	2 a 7	Despejar água fria	Água quente constante ou autoaquecimento quando a chaleira é colocada sobre a base após enchimento.
D	3 a 7	Despejar a chaleira antes de ferver	Indicador de *status* da chaleira mostrando a temperatura da água.
E	4 a 7	Despejar a chaleira antes de ferver	Indicador de *status* da chaleira mostrando a temperatura da água.
F	5 a 5	Falhar em desligar a chaleira	Autodesligamento quando a chaleira está fervendo.
G	5 a 7	Despejar água fervente antes de desligar a chaleira	Autodesligamento quando a chaleira está fervendo.

Obviamente, as soluções de *design* na Tabela 38.2 são apenas ilustrativas e precisariam ser formalmente avaliadas em termos de viabilidade e custo.

O que a TAFEI faz melhor é capacitar o analista a modelar a interação entre a ação humana e os estados do sistema. Isto pode ser utilizado para identificar erros potenciais e considerar o fluxo de tarefas em cenários orientados para o objetivo de uma pesquisa. Conflitos potenciais e contradições no fluxo de tarefas podem aparecer. Por exemplo, em um estudo de *design* de equipamento médico de imagiologia, Baber e Stanton (1999) identificaram interrupções no fluxo de tarefas que tornaram o dispositivo difícil de usar. A TAFEI possibilitou a modificação do *design* e proporcionou o desenvolvimento de um melhor fluxo de tarefas. Esse processo de prototipação analítica é a chave para a utilização da TAFEI na projeção de novos sistemas. Obviamente, a TAFEI também pode ser utilizada na avaliação de sistemas existentes. Um problema potencial é o de que o número de estados possíveis que o dispositivo suporta possa sobrecarregar o analista. Nossa experiência sugere que há duas abordagens possíveis. Primeira, analisar apenas cenários orientados para objetivos. O processo não tem sentido sem um objetivo, e a HTA pode ajudar a focar a análise. Segunda, a análise pode ser aninhada em vários níveis na hierarquia de tarefas, revelando cada vez mais detalhes. Isto pode tornar cada nível de análise relativamente autocontido e não excessivo. O conselho final é começar com um projeto pequeno e ampliar o trabalho com base nessa posição.

38.5 Exemplo

O seguinte exemplo de TAFEI foi utilizado para analisar a tarefa de programar um videocassete. A análise de tarefas, os diagramas de estado-espaço e a matriz de transição são todos apresentados. Em primeiro lugar, a análise de tarefas é realizada para descrever uma atividade humana, como mostrado na Figura 38.4. Em seguida, diagramas de estado-espaço são desenhados, como mostrado na Figura 38.5. Com base no diagrama TAFEI, a matriz de transição é compilada, e cada transição é examinada de perto, como mostrado na Tabela 38.3.

Treze das transições na Tabela 38.3 são definidas como "ilegais". Elas podem ser reduzidas a um subgrupo de seis tipos básicos de erros:

1. desligar o aparelho inadvertidamente;
2. inserir a fita na máquina quando ela está desligada;

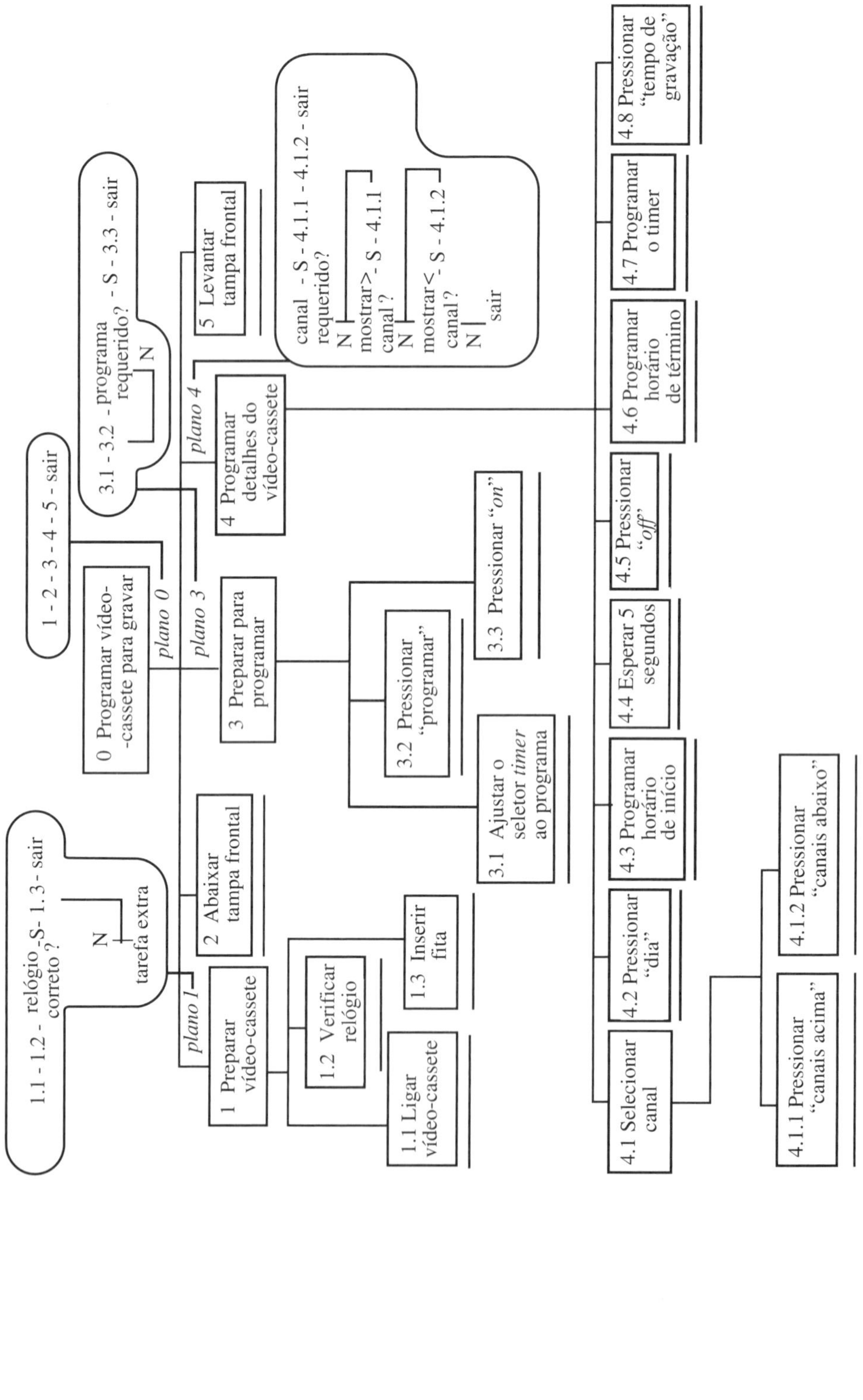

FIGURA 38.4 Análise hierárquica de tarefas.

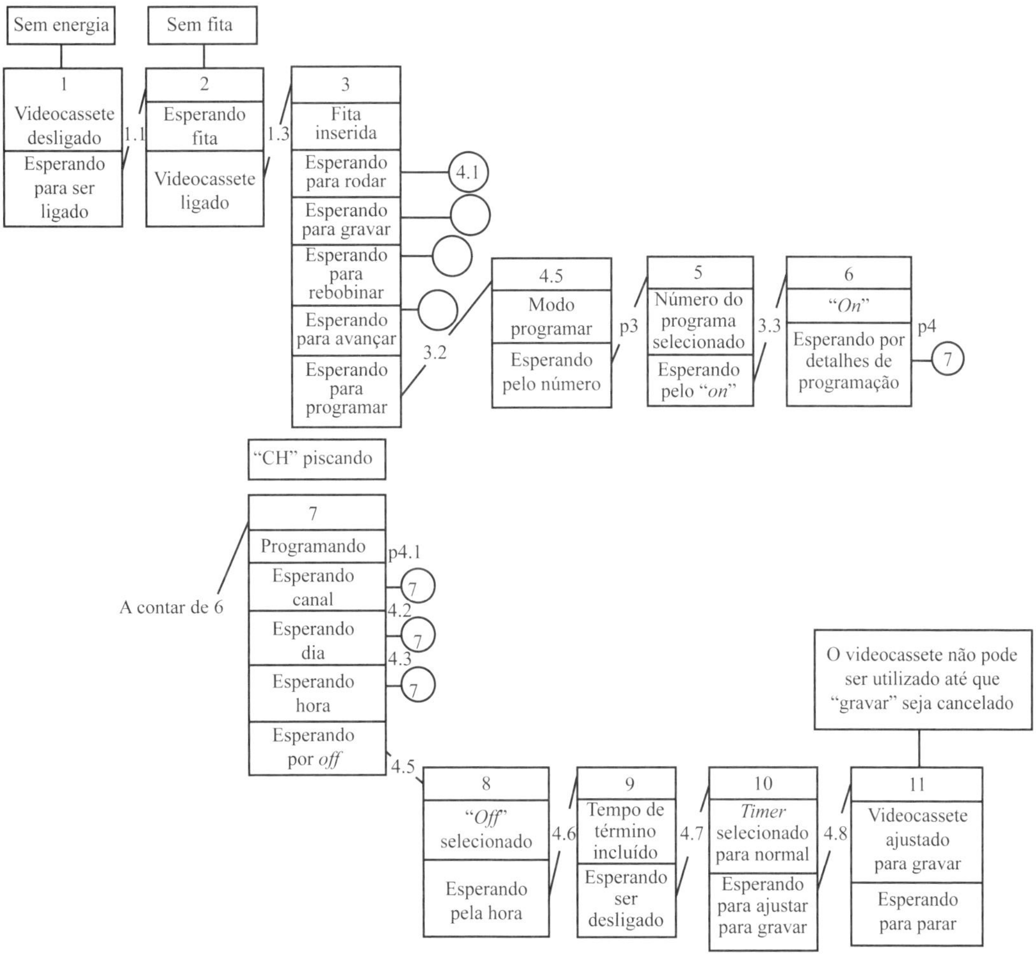

Figura 38.5 Descrição TAFEI

3. programar sem a inserção da fita;
4. falha em selecionar o número do programa;
5. falha em esperar pela luz que indica que o aparelho está ligado;
6. falha em entrar com informações de programação.

Além disso, uma transição legal foi evidenciada porque ela requer que se realize uma atividade recursiva. Estas atividades parecem ser particularmente propensas a erros de omissão. Assim, essas previsões servem de base para que o projetista dedique-se ao *redesign* do videocassete. Seria possível lidar com inúmeras transições ilegais muito facilmente por meio da consideração da utilização de métodos na operação do dispositivo, como desligar o videocassete sem parar a fita e pressionar "*play*" sem inserir a fita.

38.6 Métodos relacionados

A TAFEI está relacionada à HTA, a qual fornece uma descrição da atividade humana. Como SHERPA, a TAFEI é usada para prever erro humano com artefatos. Kirwan e colegas recomendaram que múltiplos métodos de identificação de erros humanos podem ser utilizados para melhorar a validade preditiva das técnicas. Isso se baseia na premissa de que um método pode identificar um erro que um outro método deixa passar. Portanto, utilizar SHERPA e TAFEI em combinação pode ser melhor do que utilizar um dos dois sozinhos. Verificamos que, semelhantemente, o uso de múltiplos analistas melhora o desempenho de um método. Isso se baseia na premissa de que um analista pode identificar um erro que um outro analista deixa passar. Portanto, a utilização de SHERPA ou TAFEI com múltiplos analistas pode garantir uma melhor realização do que um analista utilizando SHERPA ou TAFEI sozinho (Stanton, 2002).

Tabela 38.3 Matriz de Transição

Do estado: / Para o estado:	1	2	3	4.5	5	6	7	8	9	10	11
1	-	L	I	-	-	-	-	-	-	-	-
2	L	-	L	I	-	-	-	-	-	-	-
3	L	-	-	L	-	-	-	-	-	-	-
4.5	I	-	-	-	L	I	-	-	-	-	-
5	I	-	-	-	-	L	I	I	-	-	-
6	I	-	-	-	-	-	L	I	-	-	-
7	I	-	-	-	-	-	L	L	-	-	-
8	I	-	-	-	-	-	-	-	L	-	-
9	I	-	-	-	-	-	-	-	-	L	-
10	I	-	-	-	-	-	-	-	-	-	L
11	-	-	-	-	-	-	-	-	-	-	-

Tabela 38.4 Dados de validade e confiabilidade para TAFEI

	Novatos[a]	Especialistas[b]
Confiabilidade	*r* = 0,67	*r* = 0,9
Validade	SI = 0,79	SI = 0,9

[a]Extraído de Stanton, N. A. e Baber, C. (2002), *Design Stud.*, 23, 363-384.
[b]Extraído de Baber, C. e Stanton, N. A. (1996), *Appl. Ergonomics*, 27, 119-131.

38.7 Normas e regulamentações

Como em SHERPA, tanto os padrões nacionais como os internacionais aludem à necessidade de redução de erros. Em projeção de produtos, os padrões de usabilidade realçados na ISO 9241 requerem que dispositivos sejam eficientes em seu uso, sem causar frustração ao usuário. Isso implica que erros devem ser reduzidos ao mínimo possível.

De maneira semelhante, regulamentações e padrões referentes à segurança de equipamentos domésticos e aparelhos elétricos semelhantes requerem que o usuário esteja a salvo de ferimentos, tanto no uso normal quanto anormal do produto. Isso significa que técnicas de identificação de erros humanos poderiam ser usadas para antecipar erros do usuário em utilização normal, e erros em si como ilustrações de uso anormal. Sob ambas as condições, o usuário deve ser mantido a salvo. A demonstração das aplicações desses procedimentos pode ajudar a informar análises de processos judiciais de responsabilização de produtos, na medida em que os resultados sugerem o que poderia ser razoavelmente antecipado no *design* de um produto ou procedimento.

38.8 Tempo aproximado de treinamento e de aplicação

Um estudo relatado por Stanton e Young (1999) sugere que técnicas observacionais são relativamente bem treinadas e aplicadas. Neste estudo, que envolveu máquinas rádio-cassete, o treinamento no método TAFEI levou em torno de três horas. Pessoas treinadas há pouco tempo que aplicaram o método no estudo rádio-cassete, levaram aproximadamente três horas para prever os erros.

38.9 Confiabilidade e validade

Há dois estudos que relatam a confiabilidade e validade da TAFEI tanto para analistas especialistas como para novatos. Esses dados são relatados na Tabela 38.4.

38.10 Ferramentas necessárias

Não há atualmente um *software* disponível que se encarregue da TAFEI, embora haja pacotes de *software* que dão suporte à HTA.

Referências

Baber, C. and Stanton, N.A. (1994), Task analysis for error identification: a methodology for designing error-tolerant consumer products, *Ergonomics*, 37, 1923–1941.

Baber, C. and Stanton, N.A. (1996), Human error identification techniques applied to public technology: predictions compared with observed use, *Appl. Ergonomics*, 27, 119–131.

Baber, C. and Stanton, N.A. (1999), Analytical prototyping, in *Interface Technology: The Leading Edge*, Noyes, J.M. and Cook, M., Eds., Research Studies Press, Baldock, U.K.

Baber, C. and Stanton, N.A. (2002), Task analysis for error identification: theory, method and validation, *Theor. Issues Ergonomics Sci.*, 3, 212–227.

Bartlett, F.C. (1932), *Remembering: A Study in Experimental and Social Psychology*, Cambridge University Press, Cambridge, U.K.

Brewer, W.F. (2000), Bartlett's concept of the schema and its impact on theories of knowledge representation in contemporary cognitive psychology, in *Bartlett, Culture and Cognition*, Saito, A., Ed., Psychology Press, London, pp. 69–89.

Burford, B. (1993), *Designing Adaptive ATMs*, M.Sc. thesis, University of Birmingham, Birmingham, U.K.

Crawford, J.O., Taylor, C., and Po, N.L.W. (2001), A case study of on-screen prototypes and usability evaluation of electronic timers and food menu systems, *Int. J. Hum.-Comput. Interact.*, 13, 187–201.

Glendon, A.I. and McKenna, E.F. (1995), *Human Safety and Risk Management*, Chapman & Hall, London.

Kirwan, B. (1994), *A Guide to Practical Human Reliability Assessment*, Taylor & Francis, London.

Stanton, N.A. (2002), Human error identification in human computer interaction, in *The Human Computer Interaction Handbook*, Jacko, J. and Sears, A., Eds., Lawrence Erlbaum Associates, Mahwah, NJ, pp. 371–383.

Stanton, N.A. and Baber, C. (1996a), A systems approach to human error identification, *Saf. Sci.*, 22, 215–228.

Stanton, N.A. and Baber, C. (1996b), Task analysis for error identification: applying HEI to product design and evaluation, in *Usability Evaluation in Industry*, Jordan, P.W., Thomas, B., Weerdmeester, B.A., and McClelland, I.L., Eds., Taylor & Francis, London, pp. 215–224.

Stanton, N.A. and Baber, C. (1998), A systems analysis of consumer products, in *Human Factors in Consumer Products*, Stanton, N.A., Ed., Taylor & Francis, London, pp. 75–90.

Stanton, N.A. and Baber, C. (2002), Error by design, *Design Stud.*, 23, 363–384.

Stanton, N.A. and Young, M. (1999), *A Guide to Methodology in Ergonomics: Designing for Human Use*, Taylor & Francis, London.

Yamaoka, T. and Baber, C. (2000), Three-point task analysis and human error estimation, in *Proceedings of the Human Interface Symposium 2000*, Tokyo, pp. 395–398.

39

Carga de trabalho mental

Mark S. Young
Universidade de New South Wales

Neville A. Stanton
Universidade de Brunel

39.1 *Background* e aplicações

A carga de trabalho mental (CTM) é um conceito difundido ao longo de toda a literatura sobre ergonomia e fatores humanos (por ex., Sanders e McCormick, 1993; Singleton, 1989), e é um tópico de importância crescente. Na medida em que a tecnologia impõe em muitos ambientes de trabalho demandas cognitivas sobre os operadores maiores do que as demandas físicas (Singleton, 1989), o entendimento de como a CTM influencia o desempenho é de extrema importância.

Não há definição de CTM aceita universalmente, embora, em geral, seja traçada uma analogia com a carga física (Schlegel, 1993). Nesse sentido, a CTM pode compreender dois componentes: estresse (demandas de tarefas) e tensão (o impacto resultante sobre o indivíduo).

As teorias supõem que os indivíduos possuem uma capacidade finita de atenção que pode ser distribuída para uma ou mais tarefas. Essencialmente, a carga de trabalho mental representa a proporção de recursos requeridos para cumprir demandas de tarefas (Welford, 1978). Se as demandas começam a exceder a capacidade, o operador habilidoso modifica sua estratégia para compensar essas demandas (Singleton, 1989), ou o desempenho decai.

Uma perspectiva alternativa leva em consideração o nível da habilidade do operador e a extensão na qual o processamento cognitivo é automático. Gopher e Kimchi (1989) revisaram evidências de que a CTM em tarefas do mundo real é determinada pelo equilíbrio de processamento automático e controlado envolvido. Isto é consistente com a abordagem de recursos de atenção, à medida que a automaticidade libera recursos de atenção para outras tarefas, com uma resultante diminuição em CTM.

Portanto, vemos que CTM é um conceito multidimensional, determinado por características da tarefa (por ex., demandas, desempenho) e do operador (por ex., habilidade, atenção) (Leplat, 1978). O confronto destas informações permitiu que Young e Stanton (2001) propusessem uma definição operacional para CTM:

> A carga de trabalho mental de uma tarefa representa o nível de recursos de atenção requeridos para alcançar critérios de desempenho, tanto objetivos como subjetivos, os quais podem ser mediados por demandas de tarefas, apoio externo e experiência prévia.

Nesta definição, supõe-se que o nível de recursos de atenção tenha uma capacidade finita, além da qual quaisquer aumentos adicionais na demanda são manifestos em degradação de desempenho. Critérios de desempenho podem ser impostos por autoridades externas, ou podem representar objetivos internos do indivíduo. Exemplos de demandas de tarefas são pressão do tempo e complexidade. O apoio pode advir de assistência de grupo ou auxílio tecnológico. Finalmente, a experiência prévia pode influenciar a carga de trabalho mental por meio de mudanças na habilidade ou no conhecimento.

No cenário aplicado, a CTM é uma área central para pesquisa em todos os campos virtualmente imagináveis. Dois cenários que receberam particular atenção em anos recentes são direção e automação.

A CTM do motorista pode ser afetada por vários fatores (Schlegel, 1993) que são tanto externos ao indivíduo (por ex., trânsito, condição da estrada) como internos (por ex., idade, experiência). Esses fatores também podem interagir entre si. Por exemplo, diferentes níveis de trânsito não afetam um motorista habilidoso, ao passo que um trânsito pesado aumenta a carga de trabalho para um motorista não habilidoso (Verwey, 1993). Além disso, diferentes elementos da tarefa de dirigir (por ex., controle e condução do veículo, navegação) podem impor níveis variáveis de CTM. Por exemplo, a direção parece impor uma fonte significativa de carga de trabalho no controle do veículo (Young e Stanton, 1997), enquanto sintonizar o rádio é, na realidade, uma das tarefas mais exigentes no interior de um carro (Dingus et al. 1989). No entanto, há também algumas evidências de homeostase de CTM na direção, no que o motorista pode aumentar as demandas quando a tarefa é fácil (por ex., dirigindo mais rápido) e reduzir tais demandas se maior dificuldade é introduzida (Zeitlin, 1995).

Pode parecer uma contradição, mas sistemas automatizados tanto podem reduzir como aumentar a CTM. Por exemplo, foi observado (Hughes e Dornheim, 1995) que cabines de vidro em aeronaves comerciais aliviaram a carga de trabalho por meio da automação de procedimentos de voo e pela redução de exibição de desordem. A maior confiança na automação também serve para aliviar a CTM, na medida em que o operador sente um fardo menor enquanto monitora o sistema (Kantowitz e Campbell, 1996). No entanto, os mesmos sistemas de cabine aumentaram a carga de trabalho em outras áreas, como uma maior confusão no que se refere ao modo de operação. Isso pode levar à subcarga mental durante atividades altamente automatizadas (como um voo transoceânico), mas sobrecarga mental durante operações mais críticas (como decolagem e aterrissagem) (Parasuraman et al., 1996). Outros previram que sistemas futuros poderiam aumentar a complexidade ou reduzir excessivamente demandas tanto em aeronaves como em carros (Labiale, 1997; Lovesey, 1995; Roscoe, 1992; Verwey, 1993). A sobrecarga mental e a subcarga mental são, portanto, possibilidades bastante reais, e ambas são igualmente condições sérias que podem levar à degradação do desempenho, lapsos de atenção e erros (Wilson e Raian, 1995).

39.2 Procedimentos de medição

A medição da CTM é um tópico tão diversificado quanto sua parte teórica, na qual há técnicas disponíveis. De fato, pesquisadores em domínios aplicados tendem a favorecer o uso de uma bateria de medidas para avaliar a carga de trabalho, ao invés de qualquer outra medida (Gopher e Kimchi, 1989; Hockey et al. 1989). Esse uso de dispositivos multidimensionais para avaliar a carga de trabalho parece sensato, dada a discussão prévia de carga de trabalho como um conceito multidimensional. As principais categorias de medidas de carga de trabalho são:

- medidas primárias de desempenho de tarefas;
- medidas secundárias de desempenho de tarefas;
- medidas fisiológicas;
- taxas subjetivas.

39.2.1 Tarefas primárias e secundárias

As medidas de desempenho em tarefas primárias e secundárias são largamente utilizadas na avaliação de carga de trabalho. A premissa básica é a de que uma tarefa com alta carga de trabalho será mais difícil, o que resultará em um desempenho degradado em comparação com uma tarefa de baixa carga de trabalho. Entretanto está claro, seguindo a teoria dos recursos de atenção, que um aumento em dificuldade (carga de trabalho) pode não levar a *deficit* de desempenho, se o aumento ainda estiver dentro da capacidade do operador. Portanto, uma tarefa secundária, projetada para competir pelos mesmos recursos que as tarefas primárias, pode ser utilizada como uma medida de capacidade de atenção disponível. De acordo com a definição de CTM proposta acima, o nível de CTM em uma tarefa pode ser diretamente inferido a partir de medidas de capacidade de atenção. Na técnica de tarefa secundária, os participantes são instruídos a manter desempenho consistente na tarefa primária, enquanto tentam desempenhar a tarefa secundária quando as demandas de sua tarefa primária permitem. Então, as diferenças da carga de trabalho entre tarefas primárias são refletidas no desempenho da tarefa secundária. Os pesquisadores que desejam utilizar uma tarefa secundária são amplamente aconselhados a adotar estímulos discretos (Brown, 1978) que ocupem a mesma fonte de recursos de atenção que a tarefa primária (por ex., se a tarefa primária é dirigir, a tarefa secundária também deve ser espaço-visual, com uma resposta manual). Isso assegura que a técnica esteja realmente medindo a capacidade disponível, e não uma fonte alternativa de recursos.

39.2.2 Medidas fisiológicas

As medidas fisiológicas de CTM são múltiplas e variadas. Por exemplo, vários pesquisadores utilizaram a respiração e a frequência cardíaca (Roscoe, 1992), variabilidade da frequência cardíaca (Jorna, 1992), resposta eletrodermal (Helander, 1978), movimento dos olhos e respostas de pupila (Backs e Walrath, 1992; Ioth et al., 1990), e potenciais relacionados a eventos (Kramer et al., 1996), como índices de esforço mental. Muitas medidas fisiológicas têm sido associadas de maneira confiável ao esforço mental (por ex., Helander, 1978). No entanto, geralmente recomenda-se que medidas fisiológicas sejam aplicadas apenas se são não obstrutivas e confiáveis (Fairclough, 1993) e em conjunção com outras medidas de carga de trabalho (por ex., Backs e Walrath, 1992).

39.2.3 Taxas subjetivas

Muitos autores afirmam que a utilização de taxas subjetivas pode ser o único índice de CTM "real" (por ex., Hart e Staveland, 1998). Pontuações subjetivas de CTM são sensíveis à dificuldade percebida, à presença de automação (Liu e Wickens, 1994), a atividades concorrentes e à demanda por recursos múltiplos (Hockey et al., 1989). Uma vantagem particular de medidas subjetivas é que elas são sensíveis a mudanças em esforço quando ele mantém o desempenho da tarefa primária em níveis estáveis (Hockey et al. 1989). Taxas subjetivas se materializam de muitas maneiras, mas podem ser reduzidas a duas categorias: unidimensional e multidimensional. Medidas unidimensionais tendem a ser mais simples de aplicar e analisar, mas oferecem uma pontuação apenas geral de carga de trabalho. Em contraste, medidas multidimensionais fornecem alguns diagnósticos para identificação de fontes de CTM, mas esses procedimentos tipicamente são mais complexos.

39.3 Vantagens

- Tarefa primária: índice direto de desempenho; efetivo na medição de longos períodos de carga de trabalho e desempenho, sobrecarga e diferenças individuais em competição de recursos.
- Tarefa secundária: pode ser discriminada entre tarefas quando nenhuma diferença é observada em desempenho primário; útil para quantificar períodos curtos de carga de trabalho, capacidade de atenção disponível e até mesmo automaticidade.
- Fisiológica: monitoramento contínuo de dados; sensibilidade aumentada na medição; não interfere no desempenho da tarefa primária.
- Subjetiva: fácil de administrar e analisar; fornece um índice de tensão percebida; medidas multidimensionais podem determinar a fonte de CTM.

39.4 Desvantagens

- Tarefa primária: não pode distinguir entre tarefas se elas estão dentro da capacidade de atenção do operador; pode não ser confiável ou econômica para aplicação em condições do mundo real; não confiável como medida em isolamento.
- Tarefa secundária: apenas sensível a grandes mudanças em CTM; pode ser intrusiva, particularmente em níveis baixos de carga de trabalho de tarefa primária; deve ser projetada com cuidado para ser uma medida verdadeira de capacidade de atenção disponível.
- Fisiológica: facilmente confundida por interferência extrínseca; equipamento fisicamente obstrutivo; dificuldade em obter e analisar dados.
- Subjetiva: só pode ser administrada pós-tarefa, influenciando, portanto, a confiabilidade para longas durações de tarefa; limitações metacognitivas podem atrapalhar relatos acurados; difícil fazer comparações absolutas entre participantes.

39.5 Exemplos de medição de carga de trabalho mental

Por sua natureza, medidas de tarefas primárias e secundárias de CTM serão feitas sob medida para se adequarem à aplicação sendo estudada. Medidas fisiológicas e subjetivas, entretanto, são mais genéricas e podem ser utilizadas através da maioria dos domínios. Os exemplos que se seguem são baseados em parte de nossa pesquisa anterior sobre CTM do motorista e a automação de veículos. Os resultados foram obtidos utilizando-se um simulador de direção.

Em termos de medidas de tarefas primárias, o simulador gravou dados em um âmbito de variáveis, incluindo velocidade, posição lateral e distância do veículo à frente (avanço). No intuito de avaliar o desempenho nessas variáveis, algumas medidas de estabilidade ao longo delas foram necessárias. Para velocidade e avanço, isso foi obtido com a utilização do erro padrão em torno da linha de regressão (como utilizado por Bloomfield e Carroll [1966]). Para controle lateral, foi considerado que medidas de instabilidade não seriam um reflexo apropriado de desempenho de direção em uma estrada que inclui seções tanto curvas quanto retas. Em vez disso, medidas simples de excursões de faixa foram utilizadas para avaliar controle lateral, com a suposição sendo a de que um bom desempenho de direção é recompensado com menos excursões de faixa. O número total de excursões de faixa e o tempo gasto fora dela foram as variáveis dependentes para controle lateral.

A tarefa secundária utilizada no simulador de direção consistiu em uma tarefa de figuras giradas (como utilizado por Baber [1991]), apresentadas no canto inferior esquerdo da tela (Figura 39.1). Cada estímulo foi um par de desenhos-palito (uma em posição perpendicular; a outra com um giro de 0°, 90°, 180° ou 270°) carregando uma ou duas bandeiras. Os pares foram apresentados em uma ordem aleatória. As bandeiras eram formas geométricas simples, quadrados ou diamantes. A tarefa era julgar se as figuras eram as mesmas ou se eram diferentes, com base nas bandeiras que estavam carregando. As respostas foram dadas por meio de botões atados às hastes em coluna do volante, e um retorno visual breve era fornecido antes da apresentação do próximo estímulo. A técnica de tarefa subsidiária foi utilizada em uma tentativa de medir capacidade de atenção disponível. Os participantes foram instruídos a ocupar-se da tarefa secundária apenas quando eles tivessem tempo para tanto. A tarefa secundária era espaço-visual, requerendo uma resposta manual e, como tal, pretendia-se que ocupasse as mesmas fontes de recurso de atenção que dirigir. Isso assegurou que a tarefa era de fato uma medida de capacidade mental disponível (com base na teoria de múltiplas fontes) e não alguma fonte cognitiva alternativa. Descobriu-se, nos nossos estudos, que a taxa de erro permaneceu bastante constante em de todos os testes (cerca de 5%) e, portanto, que a variável dependente que escolhemos para associar à tarefa secundária era simplesmente o número de respostas corretas. Frequências mais altas implicaram capacidade disponível aumentada e, portanto, CTM mais baixo.

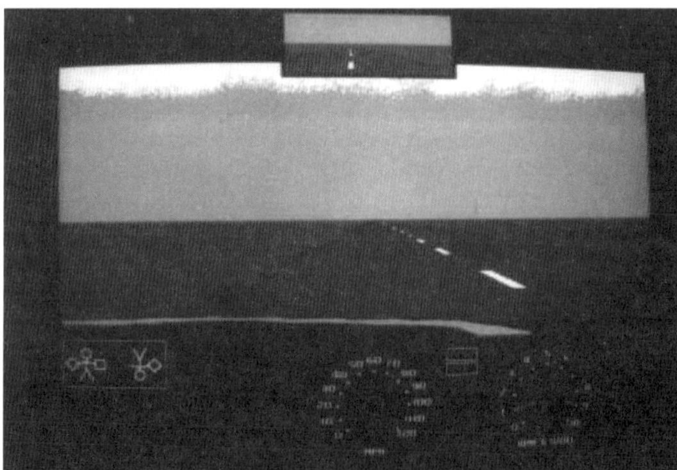

Figura 39.1 Imagem do simulador de direção.

Medidas fisiológicas não foram realizadas em muitos dos nossos experimentos, uma vez que se sentiu que a coleta e interpretação de tais dados com respeito à CTM estava carregada de dificuldade. Dado que três dos quatro métodos mais importantes de avaliação de CTM já estavam sendo utilizados (isto é, tarefa primária, tarefa secundária e medidas subjetivas), sentiu-se que complicações envolvidas com a coleta e interpretação de dados fisiológicos para medição de CTM excediam nossos objetivos potenciais. No entanto, em um estudo, a frequência cardíaca (FC) foi gravada como uma medida simples do despertar fisiológico, já que as conclusões são mais prontamente extraídas do que para CTM. As medidas fisiológicas de CTM, como variabilidade de frequência cardíaca, são indiretas e dependentes de um grande número de suposições. Despertar, no entanto, é diretamente refletido na FC e não está aberto a outras explicações.

A CTM subjetiva foi avaliada com o índice de carga de tarefa NASA (TLX) (Hart e Staveland, 1988). O NASA-TLX foi selecionado em detrimento de outras medidas subjetivas de CTM, por ex., a Escala Cooper-Harper (Cooper e Harper, 1969) e a técnica de avaliação da carga subjetiva de trabalho (SWAT) (Reid e Nygren, 1988), por diversas razões. Primeiro, era preferível uma técnica multidimensional sobre medidas unidimensionais por sua utilidade na avaliação de componentes de CTM que caracterizam a tarefa experimental. Das medidas multidimensionais, a TLX e a SWAT parecem ser as mais utilizadas (por ex., Hendy et al. 1993). A escolha de TLX foi feita porque é mais aceitável a participantes (Hill et al., 1992) e é mais sensível a diferenças em CTM do que SWAT, particularmente em níveis baixos de carga de trabalho (Nygren, 1991). Hart e Staveland (1988) afirmam que seu procedimento é, em termos práticos e estatísticos, superior à SWAT porque os componentes independentes de TLX fornecem informações adicionais de diagnóstico que não estão disponíveis na SWAT. Finalmente, e o mais importante de tudo, a TLX é muito mais fácil de administrar do que outros métodos. Isto é verdadeiro em particular à luz de pesquisas sugerindo que o procedimento de pesagem de TLX é supérfluo e que pode ser omitido sem comprometer a medição (Hendy et al., 1993; Hill et al., 1992; Nygren, 1991). É, portanto, mais aceitável para participantes e aumenta a probabilidade de respostas genuínas (Hill et al., 1992). Dessa forma, as variáveis dependentes são apenas pontuações brutas de cada uma das seis escalas e a média aritmética destas pontuações, a qual constitui a carga de trabalho geral (CTG).

As escalas de classificação da NASA-TLX são: demanda mental (DM), demanda física (DF), demanda temporal (DT) e nível de desempenho percebido pelo indivíduo (PI), esforço (EF) e frustração (FR). Cada dimensão é taxada em uma escala visual análoga, com passos de cinco pontos entre 0 e 100. Participantes recebem definições das escalas de classificação para auxiliá-los enquanto fazem suas avaliações (ver Quadro 39.1). Em nossos estudos, a CTM foi medida com a utilização de uma tarefa secundária, assim como na TXL. Foi, portanto, importante que os participantes fossem instruídos a classificar apenas a tarefa de direção (primária), e não as demandas combinadas das tarefas primária e secundária.

39.6 Métodos relacionados

A CTM é geralmente associada à situação de atenção (SA), a qual é medida com a utilização de uma escala de classificação, semelhante à TLX. A técnica de taxa de situação de atenção (SART) foi construída por pesquisadores interessados no desempenho de pilotos de combate (Taylor e Selcon, 1991) e consiste em 14 itens, cada um taxado em uma escala visual análoga. Quatro itens se relacionam à demanda percebida sobre recursos de atenção; cinco avaliam quanta atenção o participante está oferecendo à situação; e quatro medem quão bem o participante acredita entender a situação. Há também uma escala para classificar a atenção situacional geral.

39.7 Normas e regulamentações

A ISO 9241-11 (1998) define usabilidade como: "a extensão até a qual um produto pode ser usado por usuários específicos para atingir objetivos específicos com efetividade, eficiência e satisfação em um contexto específico de uso".

Quadro 39.1 Definições de escala de classificação NASA-TLX

Título	Pontos Finais	Descrições
Demanda mental	baixa/alta	Quanta atividade mental e perceptual foi requerida (por ex.: pensando, decidindo, calculando, lembrando, olhando, buscando)? A tarefa foi fácil ou exigente, simples ou complexa, exata ou havia uma margem de erro?
Demanda física	baixa/alta	Quanta atividade física foi requerida (por ex.: empurrar, puxar, virar, controlar, ativar etc.)? A tarefa foi fácil ou exigente, lenta ou vigorosa, leve ou árdua, tranquila ou laboriosa?
Demanda temporal	baixa/alta	Quanto de pressão do tempo você sentiu em virtude da taxa ou ritmo no qual as tarefas ou elementos da tarefa aconteceram? O ritmo foi lento e sossegado, ou rápido e frenético?
Desempenho	boa/pobre	Quão bem-sucedido você acha que foi na realização dos objetivos da tarefa estabelecida pelo experimentador (ou por você mesmo)? Quão satisfeito você estava com seu desempenho na realização destes objetivos?
Esforço	baixo/alto	Com quanto afinco você teve que trabalhar (mental e fisicamente) para alcançar seu nível de desempenho?
Nível de frustração	baixo/alto	Quão inseguro, desencorajado, irritado, estressado e incomodado *versus* seguro, gratificado, contente, relaxado e satisfeito consigo mesmo você se sentiu durante a tarefa?

Fonte: Hart, S. G. e Staveland, L. E. (1988), Development of NASA-TLX (task and load index): results of empirical and theoretical research, in: *Human Workload*, Hancok, P. A. E Meshkati, N., Ed. North-Holland, Amsterdam, pp. 138-183.

O British Standards Institute possui cerca de 20 padrões que se relacionam diretamente à ergonomia e ao *design* de artefatos e sistemas centrado no usuário. Eles incluem BS EM ISO 10075-2:2000. Princípios ergonômicos se relacionam à carga de trabalho mental. Há padrões semelhantes em outros países.

39.8 Tempo aproximado de treinamento e de aplicação

As técnicas de tarefas primária e secundária tendem a ser específicas à aplicação que estão medindo. Então, o treinamento é, de certa forma, irrelevante. Conhecimento especializado no domínio informará os pesquisadores sobre os tipos de medidas a empregar. No entanto, uma busca na literatura revelará métodos típicos de tarefas primárias e secundárias (por ex.: Schlegel, 1993; Baber, 1991).

As medidas fisiológicas representam a ponta mais difícil no espectro, na medida em que uma compreensão profunda de psicofisiologia é necessária para empregar e interpretar métodos fisiológicos corretamente. Além disso, é necessário treinamento na utilização de *hardware* de monitoramento fisiológico, o que pode levar algumas horas se o usuário não está familiarizado com tal equipamento. Finalmente, há uma medida de conhecimento estatístico especializado envolvida na filtragem e processamento de dados brutos que as ferramentas fisiológicas fornecem.

As técnicas subjetivas são provavelmente a medida CTM mais fácil de aplicar sem experiência prévia, uma vez que elas são questionários simples. Recomenda-se que pesquisadores se familiarizem com a derivação original da técnica escolhida, por ex., a NASA-TLX (Hart e Staveland, 1988), pois melhorará a compreensão das escalas de classificação e confirmará sua relevância para a aplicação. Os artigos-fonte também explicarão os métodos de pontuação em mais detalhes (embora, como colocado anteriormente, a opinião recente é a de que as pontuações brutas são suficientes para a TLX).

39.9 Confiabilidade e validade

Não é possível fazer comentários sobre a confiabilidade e validade para estas técnicas porque medidas de tarefas primárias e secundárias são específicas para a aplicação em estudo. Pesquisadores são aconselhados a utilizar uma bateria de técnicas, selecionando ao menos uma medida de cada uma das categorias CTM (tarefa primária, tarefa secundária, fisiológica e subjetiva), tanto quanto isto for viável. Dessa forma, algum grau de consistência entre as medidas pode ser checado. A confiabilidade da tarefa secundária pode ser otimizada pela certificação de que a tarefa é projetada para ocupar as mesmas fontes de recurso de atenção que a tarefa primária. Críticos podem argumentar que isso aumentaria a intrusão da tarefa secundária. No entanto, se uma tarefa secundária faz uso de fontes separadas, não se pode mais confiar nela como uma medida verdadeira de capacidade disponível.

As medidas fisiológicas apoiam-se em uma grande quantidade de pesquisas, embora sua validade como uma medida CTM possa variar entre as técnicas. A literatura sobre o método é muito vasta para ser resumida aqui, mas a opinião recente sugere que a variabilidade de frequência cardíaca (VFC) é uma das melhores técnicas para medir CTM. A relativa facilidade de gravação é uma vantagem adicional para VFC. Deve ser notado que, no exemplo dado neste capítulo, a frequência cardíaca simples foi utilizada como uma medida de despertar, e não de carga de trabalho. Embora a CTM possa estar relacionada ao estresse (e portanto, influenciaria o despertar), geralmente se aceita que a VFC é um índice mais confiável de CTM.

No que se refere a métodos subjetivos, tanto a NASA-TLX quanto a SWAT foram derivadas por meio de testes rigorosos e métodos de análise de fatores. Sua aplicação extensiva em estudos de CTM testemunha em favor de sua utilidade, embora não advogue necessariamente em favor de sua validade. No entanto, há certamente um grande número de estudos complementares sobre a TLX (por ex., Hendy et al., 1993; Hill et al., 1992; Nygren, 1991) que confirmam sua confiabilidade como uma métrica CTM, mesmo na ausência do longo procedimento de pesagem. A confiabilidade das escalas subjetivas pode ser amplamente melhorada pela consolidação das escalas, de preferência ao pedir aos participantes que avaliem uma tarefa simples de base antes de proceder com as condições experimentais. Naturalmente, se projetos intraindivíduos são utilizados, todas as medidas serão relativas de qualquer forma, logo, há menos necessidade de uma tarefa âncora.

Em nossos próprios estudos, descobrimos que a TLX está significativamente correlacionada com a tarefa secundária, com $r^2 \approx 0,4$. A variabilidade remanescente sugeriu que, embora as técnicas estivessem medindo o mesmo construto subjacente, elas podem ter avaliado diferentes aspectos daquele construto.

39.10 Ferramentas necessárias

As ferramentas requeridas para medição de tarefas primárias e secundárias dependerão inteiramente da aplicação. Idealmente, a coleta de dados para ambas será computadorizada, tal qual em nosso simulador de direção. Entretanto, reconhece-se que isso pode ser, por vezes, impraticável em experimentos de campo. Um computador portátil separado pode representar um meio útil e acurado de apresentar uma tarefa secundária. Se isto falhar, uma série de cartões laminados mostrando as figuras da tarefa secundária pode ser utilizada, com o responsável pela experimentação anotando os resultados manualmente, em um papel.

As medidas fisiológicas requerem um complexo (e geralmente caro) equipamento de monitoramento. No entanto, os avanços na tecnologia do esporte significam que monitores cardíacos estão agora mais disponíveis e que são relativamente simples de usar. Em nosso experimento, usamos um monitor de frequência cardíaca NV Polar Vantage, uma cinta peitoral, desenvolvido para aplicações nas ciências do esporte. Ele foi em geral bastante confiável, embora o excesso de equipamentos elétricos no laboratório tenha, por vezes, causado interferência. Um *software* dedicado ao processamento e análise também está disponível, o que é de inestimável valor na filtragem de arquivos para picos espúrios causados por artefatos técnicos. Entretanto, ao filtrar dados, deve-se ter o cuidado de remover apenas dados não fisiológicos, sem alterar intervalos genuínos entre batidas.

Finalmente, as mensurações subjetivas são principalmente exercícios de papel e caneta. Para a TLX, uma folha deve ser criada com escalas analógicas visuais para cada uma das seis dimensões, marcada com 20 divisões (também é útil para participantes se há marcas maiores e menores ao longo da escala, particularmente para realçar o meio-termo). Uma cópia das definições de escala de classificação deve ser dada aos participantes para referência quando estiverem completando a TLX. O processo de análise pode, é claro, ser automatizado pela apresentação do questionário em um computador. Se este é o caso, pesquisadores devem ser cuidadosos em assegurar que a confiabilidade não tenha sido afetada.

Referências

Baber, C. (1991), *Speech Technology in Control Room Systems: A Human Factors Perspective*, Ellis Horwood, Chichester, U.K.

Backs, R.W. and Walrath, L.C. (1992), Eye movements and pupillary response indices of mental workload during visual search of symbolic displays, *Appl. Ergonomics*, 23, 243–254.

Bloomfield, J.R. and Carroll, S.A. (1996), New measures of driving performance, in *Contemporary Ergonomics 1996*, Robertson, S.A., Ed., Taylor & Francis, London, pp. 335–340.

British Standards Institute (2000), BS EN ISO 10075-2: Ergonomic principles related to mental workload. Design principles.

Brown, I.D. (1978), Dual task methods of assessing work-load, *Ergonomics*, 21, 221–224.

Cooper, G.E. and Harper, R.P. (1969), The use of pilot rating in the evaluation of aircraft handling, Report ASD-TR-76-19, National Aeronautics and Space Administration, Moffett Field, CA.

Dingus, T.A., Antin, J.F., Hulse, M.C., and Wierwille, W.W. (1989), Attentional demand of an automobile moving-map navigation system, *Transp. Res.-A*, 23, 301–315.

Fairclough, S. (1993), Psychophysiological measures of workload and stress, in *Driving Future Vehicles*, Parkes, A.M. and Franzen, S., Eds., Taylor & Francis, London, pp. 377–390.

Gopher, D. and Kimchi, R. (1989), Engineering psychology, *Ann. Rev. Psychol.*, 40, 431–455.

Hart, S.G. and Staveland, L.E. (1988), Development of NASA-TLX (task load index): results of empirical and theoretical research, in *Human Mental Workload*, Hancock, P.A. and Meshkati, N., Eds., North-Holland, Amsterdam, pp. 138–183.

Helander, M. (1978), Applicability of drivers' electrodermal response to the design of the traffic environment, *J. Appl. Psychol.*, 63, 481–488.

Hendy, K.C., Hamilton, K.M., and Landry, L.N. (1993), Measuring subjective mental workload: when is one scale better than many? *Hum. Factors*, 35, 579–601.

Hill, S.G., Iavecchia, H.P., Byers, J.C., Bittner, A.C., Zaklad, A.L., and Christ, R.E. (1992), Comparison of four subjective workload rating scales, *Hum. Factors*, 34, 429–439.

Hockey, G.R.J., Briner, R.B., Tatersall, A.J., and Wiethoff, M. (1989), Assessing the impact of computer workload on operator stress: the role of system controllability, *Ergonomics*, 32, 1401–1418.

Hughes, D. and Dornheim, M.A. (1995), Accidents direct focus on cockpit automation, *Aviation Week Space Technol.*, Jan. 30, 52–54.

International Organization for Standardization (1998), ISO 9241–11: ergonomic requirements for office work with visual display terminals (VDTs). Part II: Guidance on usability.

Itoh, Y., Hayashi, Y., Tsuki, I., and Saito, S. (1990), The ergonomic evaluation of eye movement and mental workload in aircraft pilots, *Ergonomics*, 33, 719–733.

Jorna, P.G.A.M. (1992), Spectral analysis of heart rate and psychological state: a review of its validity as a workload index, *Biol. Psychol.*, 34, 237–257.

Kantowitz, B.H. and Campbell, J.L. (1996), Pilot workload and flightdeck automation, in *Automation and Human Performance: Theory and Applications*, Parasuraman, R. and Mouloua, M., Eds., Lawrence Erlbaum Associates, Mahwah, NJ, pp. 117–136.

Kramer, A.F., Trejo, L.J., and Humphrey, D.G. (1996), Psychophysiological measures of workload: potential applications to adaptively automated systems, in *Automation and Human Performance: Theory and Applications*, Parasuraman, R. and Mouloua, M., Eds., Lawrence Erlbaum Associates, Mahwah, NJ, pp. 137–162.

Labiale, G. (1997), Cognitive ergonomics and intelligent systems in the automobile, in *Ergonomics and Safety of Intelligent Driver Interfaces*, Noy, Y.I., Ed., Lawrence Erlbaum Associates, Mahwah, NJ, pp. 169–184.

Leplat, J. (1978), Factors determining work-load, *Ergonomics*, 21, 143–149.

Liu, Y. and Wickens, C.D. (1994), Mental workload and cognitive task automaticity: an evaluation of subjective and time estimation metrics, *Ergonomics*, 37, 1843–1854.

Lovesey, E. (1995), Information flow between cockpit and aircrew, *Ergonomics*, 38, 558–564.

Nygren, T.E. (1991), Psychometric properties of subjective workload measurement techniques: implications for their use in the assessment of perceived mental workload, *Hum. Factors*, 33, 17–33.

Parasuraman, R., Mouloua, M., Molloy, R., and Hilburn, B. (1996), Monitoring of automated systems, in *Automation and Human Performance: Theory and Applications*, Parasuraman, R. and Mouloua, M., Eds., Lawrence Erlbaum Associates, Mahwah, NJ, pp. 91–115.

Reid, G.B. and Nygren, T.E. (1988), The subjective workload assessment technique: a scaling procedure for measuring mental workload, in *Human Mental Workload*, Hancock, P.A. and Meshkati, N., Eds., North-Holland, Amsterdam.

Roscoe, A.H. (1992), Assessing pilot workload: why measure heart rate, HRV and respiration? *Biol. Psychol.*, 34, 259–287.

Sanders, M.S. and McCormick, E.J. (1993), *Human Factors in Engineering and Design*, McGraw-Hill, New York.

Schlegel, R.E. (1993), Driver mental workload, in *Automotive Ergonomics*, Peacock, B. and Karwowski, W., Eds., Taylor & Francis, London, pp. 359–382.

Singleton, W.T. (1989), *The Mind at Work: Psychological Ergonomics*, Cambridge University Press, Cambridge, U.K.

Taylor, R.M. and Selcon, S.J. (1991), Subjective measurement of situational awareness, in *Designing for Everyone: Proceedings of the 11th Congress of the International Ergonomics Association*, Quéinnec, Y. and Daniellou, F., Eds., Taylor & Francis, London, pp. 789–791.

Verwey, W.B. (1993), How can we prevent overload of the driver? In *Driving Future Vehicles*, Parkes, A.M. and Franzen, S., Eds., Taylor & Francis, London, pp. 235–244.

Welford, A.T. (1978), Mental work-load as a function of demand, capacity, strategy and skill, *Ergonomics*, 21, 151–167.

Wilson, J.R. and Rajan, J.A. (1995), Human-machine interfaces for systems control, in *Evaluation of Human Work: A Practical Ergonomics Methodology*, Wilson, J.R. and Corlett, E.N., Eds., Taylor & Francis, London, pp. 357–405.

Young, M.S. and Stanon, N.A. (1997), Automotive automation: investigating the impact on drivers' mental workload, *Int. J. Cognitive Ergonomics*, 1(4), 325–336.

Young, M.S. and Stanton, N.A. (2001), Mental workload: theory, measurement, and application, in *International Encyclopedia of Ergonomics and Human Factors*, Vol. 1, Karwowski, W., Ed., Taylor & Francis, London, pp. 507–509.

Zeitlin, L.R. (1995), Estimates of driver mental workload: a long-term field trial of two subsidiary tasks, *Hum. Factors*, 37, 611–621.

40

Modelos de múltiplos recursos de compartilhamento de tempo

Christopher D. Wickens
Universidade de Illinois em Urbana e Champaign

40.1 *Background* e aplicações

O modelo de recursos múltiplos prevê o grau de interferência entre duas tarefas de tempo compartilhado, isto é, ele prevê a perda em desempenho de uma ou de ambas as tarefas levadas a cabo, simultaneamente, em relação às medidas de linha de base de uma tarefa isolada. Assim, ele é um modelo dos efeitos de carga de trabalho sobre desempenho, no qual as fontes de carga de trabalho são demandas de múltiplas tarefas. O modelo que nós descrevemos aqui é baseado na teoria de múltiplos recursos (Navon e Gopher, 1979; Wickens, 1980, 2002), na qual é postulado que três fatores são importantes na previsão de quão bem (ou quão mal) uma tarefa será desempenhada quando houver compartilhamento de tempo com outra.

- a dificuldade, ou demanda por recursos, de cada componente de tarefa individual (por ex., dirigir no tráfego demanda mais recursos do que dirigir em uma estrada aberta);
- a distribuição daqueles recursos limitados entre duas tarefas com tempo compartilhado (por ex., se o ato de dirigir é enfatizado às custas da utilização de uma tecnologia dentro do veículo, ou ao contrário);
- a extensão na qual as duas tarefas demandam recursos de atenção comuns ou separados (por ex., um mostrador visual dentro do veículo demandará mais recursos comuns com o ato de dirigir do que um mostrador auditivo).

Como o exemplo anterior sugere, recursos separados são definidos por processamento auditivo *versus* processamento visual. Além disso, a síntese de pesquisas sobre dupla tarefa (Wickens e Hollands, 2000) também sugere que recursos separados são definidos por processamento espacial (análogo) *versus* processamento verbal (linguístico); pela percepção e memória em trabalho *versus* resposta; e por visão focal *versus* visão ambiente. Portanto, uma tarefa pode ser representada por um grupo de demandas em qualquer nível dicotômico de uma ou mais destas dimensões. Qualquer *par* de tarefas pode, então, ser representado pelo grau no qual elas *compartilham* níveis comuns em cada dimensão (por ex., ambas auditivas) *e* por sua demanda combinada por recursos. A quantidade de recursos compartilhados e a demanda compartilhada preveem a interferência total entre tarefas. Logo, a política de distribuição de recursos entre tarefas (a extensão na qual uma é favorecida e a outra negligenciada) determina como essa interferência (decréscimo de tarefa dupla) é distribuída entre elas.

40.2 Procedimento

A versão computacional do modelo de múltiplas tarefas (Wickens, 2002b) envolve os seguintes passos:

40.2.1 Primeiro passo: Codificar tarefas de tempo compartilhado

Cada tarefa que terá seu tempo compartilhado é codificada segundo seu grau de dependência de recursos separados, definidos pelas quatro dimensões dicotômicas mencionadas anteriormente, de acordo com a Tabela 40.1. Os níveis de demanda (incluindo 0) dentro de cada recurso podem aceitar números inteiros simples, com demanda maior implicando valor maior. Por exemplo, uma tarefa conversacional muito simples seria codificada como: percepção: áudio-verbal (= 1); memória de trabalho: verbal (= 1); resposta: verbal (= 1). Uma tarefa de vigilância que apresente uma grande demanda (detectar armas em bagagens com utilização de raios X) seria codificada como: percepção: visual-focal-espacial (= 3); memória de trabalho (= 0); resposta: vocal ou manual (= 1). Portanto, cada tarefa reproduz o que é chamado *vetor de demanda*. Esse vetor possui duas propriedades importantes para a computação de interferência:

1. O nível médio de demanda através de todos os recursos envolvidos. Para uma simples tarefa de conversação, este nível é 1,0; para a tarefa de vigilância, é de 3,0.
2. Quais recursos dentro da Tabela 40.1 são carregados.

40.2.2 Segundo passo: Calcular a pontuação total da demanda

A demanda de recursos total para duas tarefas de tempo compartilhado é somada para prever seu componente de pontuação total. No caso acima mencionado, de conversação de tempo compartilhado com vigilância, isto seria 1 + 3 = 4. Quanto maior a pontuação, maior a quantidade de interferência.

40.2.3 Terceiro passo: Calcular pontuação de conflito de recursos

Um componente de pontuação de conflito de recursos é computado com base na extensão na qual duas tarefas demandam recursos sobrepostos dentro do modelo de quatro dimensões. Uma vez que há quatro dimensões dicotômicas, cada tarefa pode competir com outra tarefa por níveis comuns de zero, um, dois, três ou todas as quatro dimensões.

TABELA 40.1 Codificação de recursos

Estágio de processamento		
Percepção	Cognição (Trabalho de memória)	Resposta
Visão		
Ambiente		
Focal		
Espacial	Espacial	Espacial (manual)
Verbal		
Audição		Verbal (vocal)
Espacial	Verbal	
Verbal		

Nota: A visão ambiente só pode ser empregada para processamento espacial; a distinção entre memória de trabalho espacial e verbal é independente da modalidade perceptual e também independente da distinção entre respostas espaciais e verbais. Ainda, enquanto percepção e cognição definem diferentes estágios, elas não definem diferentes recursos.

TABELA 40.2 Uma matriz de conflito bidimensional simplificada

			Tarefa A			
			P/C		Resposta	
			Espacial	Verbal	Espacial	Verbal
	P/C	Espacial	0,7	0,5	0,5	0,3
		Verbal	0,5	0,7	0,3	0,5
	Resposta	Espacial	0,3	0,3	0,8	0,6
Tarefa B		Verbal (discurso)	0,3	0,5	0,6	1,0

Nota: P/C = perceptual/cognitivo.

O modelo de recursos múltiplos prevê, ainda, que a quantidade de interferência entre elementos da tarefa (elementos no vetor de demanda) cresce com o número de características de recursos compartilhados com outras tarefas. Uma *matriz de conflito* de múltiplos recursos é empregada para calcular isso. Por causa da alta complexidade de uma matriz como esta, com o modelo de quatro dimensões, ela não será apresentada aqui (para detalhes, ver Wickens, 2002b). Em vez disso, um modelo bidimensional simples será empregado. Aqui, assumimos que as duas dimensões dicotômicas são (1) se a tarefa é espacial ou verbal e (2) o nível de sua demanda sobre o recurso perceptual-cognitivo *versus* o recurso de resposta. Isso define a matriz de conflito simples mostrada na Tabela 40.2. Valores maiores dentro de cada célula ditam maior conflito.

Há diversas características a se notar sobre a matriz. Primeiro, todos os valores estão atados entre 1,0 (conflito máximo) e 0 (ausência de conflito). Segundo, cada célula que compartilha um recurso adicional entre suas linhas e colunas incrementa a quantidade de conflito em 0,2. Como consequência, aquelas células na diagonal negativa (definindo recursos idênticos entre duas tarefas) envolvem o maior conflito. Aquelas fora da diagonal negativa envolvem menos conflito. Terceiro, há, de certa forma, maior conflito entre o componente de resposta de duas tarefas do que entre componentes perceptuais/cognitivos. Uma razão bastante intuitiva para esta assimetria é o simples fato de que a boca não pode produzir respostas vocais diferentes para duas tarefas diferentes ao mesmo tempo (portanto, o valor de conflito máximo de 1,0 é colocado na célula mais baixa da direita para respostas verbais [discurso]). Uma razão mais sutil é a descoberta feita há tempos, em pesquisas de psicologia, de que a seleção de respostas tende a agir como um "gargalo" em tarefas de tempo compartilhado (Welford, 1967; Pashler, 1998).

No cômputo do conflito, os dois vetores de demanda de tarefa derivados no primeiro passo são colocados através das linhas e colunas da tabela. Qualquer célula na matriz que possui valores diferentes de zero, tanto em sua linha como em sua coluna, contribuirá para uma pontuação de conflito de recursos por meio de uma quantidade igual ao valor na célula. A soma de tais valores de conflito através das células determina o componente total de conflito de recursos.

40.2.4 Quarto passo: Calcular a pontuação total de interferência

A soma do componente de demanda total e do componente de conflito de recursos determinam a pontuação total de interferência de tarefa dupla.

40.2.5 Quinto passo: Distribuição de pontuação de interferência

Essa pontuação pode ser distribuída para uma tarefa ou para a outra, ou para ambas, em função de como se deduz que o operador prioriza as duas tarefas.

40.2.6 Estendendo o modelo

O modelo simples na Tabela 40.2 pode ser estendido de duas maneiras. Primeiro, mais dicotomias de recurso podem ser adicionadas. Por exemplo, se se deseja incluir diferenças entre apresentação auditiva e visual, então as entradas perceptual/cognitiva se expandem de duas para quatro (uma vez que tanto informação espacial como informação verbal podem ser apresentadas auditiva ou visualmente). Ainda, o algoritmo de aumento de interferência de 0,2, cada vez que um recurso compartilhado, é criado pode ser aplicado (ver Wickens, 2002). Segundo, certas "circunstâncias especiais" podem requerer ajustes dos valores em certas células dentro da matriz de conflito. Mais importante, o valor em cada célula caracterizando conflito visual entre duas tarefas deve ser elevado à extensão em que as duas fontes são separadas. Em particular, quaisquer fontes requerendo visão focal que forem separadas por mais do que cerca de 4º de ângulo visual (de forma que a fóvea não possa acessar ambos ao mesmo tempo) terão valor de conflito ajustados para 1,0.

40.2.7 Aplicando o modelo

Alguns pontos são importantes ao aplicar o modelo:

1. Qualquer tarefa baseada em linguagem, ou qualquer tarefa que envolva significado simbólico, é classificada como "verbal".
2. Os níveis de demanda devem ser mantidos simples, em valores baixos. Quando houver dúvida, o valor dentro de qualquer nível da matriz de demanda pode ser ajustado em 0 ou 1.
3. Não há bases consolidadas para o estabelecimento de pesagens relativas entre a demanda e os componentes de conflito de recursos do modelo. O valor máximo de cada um dependerá da aplicação. Um processo simples e útil é colocar cada componente da escala com relação ao valor máximo possível em um dado modelo de aplicação.
4. O nível absoluto de interferência é de menor importância do que o nível relativo, comparando dois (ou mais) condições de tarefas duplas ou interfaces de compartilhamento de tempo.

40.3 Vantagens

- Captura fenômenos empíricos conhecidos que influenciam o desempenho de tarefas duplas em vários ambientes de tarefas múltiplas (por ex., controle de veículos).
- Baseado em teoria.
- Simples (aritmético) nos seus cômputos.
- Relativamente robusto para simplificações (por ex., codificação igual à demanda).
- Flexível em suas aplicações (por ex., número de recursos, tarefas qualitativamente diferentes).

40.4 Desvantagens

- Requer alguma especialização em modelagem para codificação da matriz de conflito (*software* comercial não está disponível).
- Requer especialização no domínio para estimar demandas de valores.
- O resultado do modelo não se traduz em medida direta absoluta de desempenho em tarefa dupla; mas lança uma medida relativa de interferência de tarefa entre diferentes combinações de tarefas duplas.
- Recebeu apenas uma limitada validação.
- Não dá conta de todos os fenômenos de tarefas múltiplas, em particular mudança de tarefa e "estreitamento cognitivo"; o modelo assume que o operador está "tentando" compartilhar o tempo entre as tarefas.

40.5 Exemplo

Para fornecer um exemplo muito simples de tal cômputo, considere o modelo mostrado na Tabela 40.3, o qual postula apenas dois recursos: perceptual cognitivo (P/C) *versus* resposta (R). Em consistência com a discussão do terceiro passo, essa matriz mostra maior conflito dentro de um estágio (a diagonal negativa) do que através dos estágios (a diagonal positiva). Além disso, consistente com modelos de processamento de gargalo de canal único, ele retrata a incapacidade de responder a duas tarefas ao mesmo tempo (1,0) e maior capacidade de compartilhar tempo de aspectos perceptuais e cognitivos de um par de tarefas (0,80).

Tabela 40.3 Uma matriz simplificada de conflito de dois recursos

		Tarefa A	
		P/C	R
	P/C	0,80	0,60
Tarefa B	R	0,60	1,00

Nota: P/C = perceptual/cognitivo; R = resposta.

Tabela 40.4 Total previsto de valores de interferência resultantes de seis combinações de tarefas

Tarefas	Componente de demanda	Componente de conflito	Interferência total
AA	1 + 1 = 2	0,8 + 0 + 0 + 0 = 0,8	2,8
BB	1 + 1 = 2	0,8 + 1 + 0,6 + 0,6 = 3,0	5,0
CC	1,5 + 1,5 = 3	0,8 + 1 + 0,6 + 0,6 = 3,0	6,0
AB	1 + 1 = 2	0,8 + 0 + 0,6 + 0 = 1,4	3,4
AC	1 + 1,5 = 2,5	0,8 + 0 + 0,6 + 0 = 1,4	3,9
BC	1 + 1,5 = 2,5	0,8 + 1 + 0,6 + 0,6 = 3,0	5,5

Nota: O componente de demanda representa a dificuldade da tarefa; o componente de conflito representa conflitos de fontes.

Agora considere três tarefas. A tarefa **A** envolve monitoramento apurado de demanda propriamente dito, então, seu vetor de demandas através dos dois recursos é [2,0]. A tarefa **B** envolve transmissão de informação padrão (por ex., uma tarefa de rastreamento) envolvendo percepção e resposta [1,1]. A tarefa **C** também é uma tarefa de rastreamento, mas possui um controle incompatível, de forma que o movimento de controle deve ser revertido da direção esperada para corrigir um erro. Porque se acredita que a compatibilidade apresentação-controle influencia a dificuldade de seleção de resposta (Wickens e Hollands, 2000), suas demandas são [1,2]. A Tabela 40.4 mostra padrões de interferência prevista resultantes dos dois componentes da fórmula (demanda total e conflito de recursos), através das seis possíveis combinações de tarefas duplas refletidas pelas combinações diferentes de via dupla dessas tarefas **A, B e C**. O componente de demanda é computado pela soma da demanda média através de todos os recursos dentro de uma tarefa, através de ambas as tarefas. O componente de conflito é computado pela soma dos componentes da matriz de conflito de todas as células que são demandadas por ambas as tarefas. Aqui, a interferência total assume peso igual entre os dois componentes.

40.6 Métodos relacionados

A análise em linha do tempo Boeing (Parks e Boucek, 1989) verifica a interferência de tarefas em função de sua sobreposição no tempo, mas não considera conflito de recursos ou valores de demanda. A MicroSaint/Windex é uma abordagem de múltiplos recursos (North e Riley, 1989; Laughery, 1989) que é, de certa forma, mais complexa do que o descrito acima, mas fornece cálculos semelhantes. Métodos de tarefa de rede de trabalho (Laughery e Corker, 1997), como o MIDAS, fornecem resultados sobre recursos múltiplos e dão conta de mudança de tarefas. A ferramenta de modelagem IMPRINT (Laughery e Corker, 1997) fornece busca em tabela por valores de demanda para muitas tarefas. Alguns destes métodos são revistos e contrastados por Sarno e Wickens (1995).

40.7 Normas e regulamentações

Certas organizações, como a Administração Federal de Aviação dos EUA (FAA), impõem padrões de carga de trabalho na certificação de novos equipamentos (Regulamento Aéreo Federal FAA 25.1523 Apêndice D). No entanto, elas não especificam os métodos pelos quais isso deve ser realizado.

40.8 Tempo aproximado de treinamento e de aplicação

O tempo de aplicação é de cerca de cinco horas para um problema simples de tarefa dupla. O tempo de treinamento diminui à medida que o usuário possui maior familiaridade com análise cognitiva de tarefas e com o domínio de aplicação. Uma aplicação para o desempenho em direção foi validada por Horrey e Wickens (2003).

40.9 Confiabilidade e validade

Poucos estudos foram conduzidos para validar o método. O mais exaustivo deles foi conduzido por Sarno e Wickens (1995), no qual vários operadores desempenharam tarefas de voo simulado, e as medidas de interferência de tarefa foram previstas por 1) um modelo completo de recursos múltiplos (semelhante àquele apresentado aqui) junto a modelos envolvendo 2) apenas valores de demanda de recursos, 3) apenas valores de conflito de recursos e 4) nenhum deles (modelo puro de linha do tempo). Modelos dos tipos 1, 2, 3 e 4 foram todos validados em dar conta de mais da metade da variação em decréscimo, por meio de 16 condições de interface diferentes. Descobriu-se que incluir um componente de conflito de recursos era mais importante do que incluir um componente de demanda de recursos.

Referências

Horrey, W.J. and Wickens, C.D (2003), Multiple resouce modeling of task interference in vehicle control, hazard awareness and in-vehicle task performance, in Proceedings of the Second International Driving Symposium on Human Factors in Driver Assessment, Training, and Vehicle Design, Park City, UT, pp. 7–12.

Laughery, K.R. (1989), Micro SAINT: a tool for modeling human performance in systems, in *Applications of Human Performance Models to System Design*, Defense Research Series, Vol. 2, McMillan, G.R., Beevis, D., Salas, E., Strub, M.H., Sutton, R., and Van Breda, L., Eds., Plenum Press, New York, pp. 219–230.

Laughery, K.R. and Corker, K. (1997), Computer modeling and simulation, in *Handbook of Human Factors and Ergonomics*, 2nd ed., Salvendy, G., Ed., Wiley, New York, pp. 1375–1408.

Navon, D. and Gopher, D. (1979), On the economy of the human processing systems, *Psychol. Rev.,* 86, 254–255.

North, R.A. and Riley, V.A. (1989), W/INDEX: a predictive model of operator workload, in *Applications of Human Performance Models to System Design*, Defense Research Series, Vol. 2, McMillan, G.R., Beevis, D., Salas, E., Strub, M.H., Sutton, R., and Van Breda, L., Eds., Plenum Press, New York, pp. 81–90.

Parks, D.L. and Boucek, G.P., Jr. (1989), Workload prediction, diagnosis, and continuing challenges, in *Applications of Human Performance Models to System Design*, McMillan, G.R., Beevis, D., Salas, E., Strub, M.H., Sutton, R., and Van Breda, L., Eds., Plenum Press, New York, pp. 47–64.

Pashler, H.E. (1998), *The Psychology of Attention*, MIT Press, Cambridge, MA.

Sarno, K.J. and Wickens, C.D. (1995), The role of multiple resources in predicting time-sharing efficiency, *Int. J. Aviation Psychol.*, 5, 107–130.

Welford, A.T. (1967), Single channel operation in the brain, *Acta Psychol.*, 27, 5–21.

Wickens, C.D. (1980), The structure of attentional resources, in *Attention and Performance VIII*, Nickerson, R., Ed., Lawrence Erlbaum Associates, Hillsdale, NJ, pp. 239–257.

Wickens, C.D. (2002), Multiple resources and performance prediction, *Theor. Issues Ergonomics Sci.*, 3, 159–177.

Wickens, C.D. and Hollands, J. (2000), *Engineering Psychology and Human Performance*, 3rd ed., Prentice-Hall, Upper Saddle River, NJ.

41

Análise de caminho crítico para atividade multimodal

Christopher Baber
Universidade de Birmingham

41.1 *Background* e aplicações

A ideia de utilizar o tempo como base para a previsão de atividade humana tem suas raízes no início do século XX, mais especificamente no "gerenciamento científico" de Frederick Taylor (embora a ideia de seccionar o trabalho em partes constituintes calculando os seus tempos possa ser rastreada até a Revolução Industrial, no final do século XVIII). A ideia básica de tais abordagens era simplificar o trabalho e depois buscar meios de torná-lo tão eficiente quanto possível, isto é, reduzir o tempo gasto para cada passo da tarefa e, como consequência, reduzir o tempo geral para a atividade. Obviamente, essa abordagem apresenta problemas. Por exemplo, Taylor enfrentou audiências do Comitê Seleto Presidencial nos EUA quando trabalhadores causaram problemas ou entraram em greve em resposta à imposição de seus métodos. Em um nível mais básico, não há evidências claras de que haja "um jeito melhor" de realizar uma sequência de tarefas, e as pessoas são geralmente hábeis para o emprego de diversas formas. Portanto, enquanto o cálculo do tempo de passos de tarefas pode ser visto como bastante simples, a combinação dos passos de tarefas em conjuntos significativos é problemática.

Recentemente, o aumento da interação homem-computador (IHC) tem levado pesquisadores a buscar técnicas que permitirão a modelagem da interação entre usuário e computador, no intuito de determinar se será proveitoso desenvolver um *design* proposto. Um desses grupos de técnicas envolve seccionar a atividade em tarefas discretas e depois definir tempos para elas. A combinação das tarefas em sequências resultaria, então, em uma previsão do tempo geral para a sequência. Esta é basicamente a abordagem utilizada pelo modelo *keystroke-level* (ver Seção 41.5, Métodos relacionados).

Pesquisadores têm investigado abordagens que permitirão combinar tarefas discretas de maneiras mais flexíveis. Uma dessas abordagens faz uso da análise de caminho crítico (ACC), que é uma ferramenta de gerenciamento de projetos utilizada para calcular a combinação de tarefas que mais afetarão o tempo gasto para completar um trabalho (ver Harrison [1997] ou Lockyer e Gordon [1991] para descrições mais detalhadas de ACC como uma técnica de gerenciamento de projetos). Qualquer mudança nas tarefas no "caminho crítico" mudará o tempo de conclusão do trabalho como um todo (e mudanças em tarefas fora do caminho crítico, dentro de limites, podem ser acomodadas sem problemas). Na versão apresentada neste capítulo, o caminho crítico é definido tanto em termos de tempo (de maneira que uma tarefa precisará ser terminada antes que uma tarefa subsequente possa começar), como em termos de modalidade (de maneira que duas tarefas compartilhando a mesma modalidade devem ser desempenhadas em série).

Entre os estudos mais antigos que empregaram a análise de caminho crítico em IHC encontram-se os relatados por Gray et al. (1993) e Lawrence et al. (1995). Neste estudo, uma empresa telefônica queria reequipar suas trocas com computadores novos. A análise de caminho crítico foi aplicada para investigar o relacionamento entre computadores e outras atividades no manejo de ligações. Mostrou-se que o uso de computadores não fazia parte do caminho crítico, logo, o investimento em tais equipamentos não teria melhorado o desempenho.

41.2 Procedimento

Há sete passos na análise de caminho crítico, como se segue:

41.2.1 Primeiro passo: Definir tarefas

Isso pode levar à forma de análise de tarefas, ou pode ser uma simples decomposição de uma atividade em tarefas constituintes. Portanto, a atividade de "acessar um caixa eletrônico" poderia consistir dos nove passos: (1) retirar cartão da carteira; (2) inserir cartão no caixa eletrônico; (3) lembrar número de identificação pessoal (PIN); (4) esperar a mudança na tela; (5) ler tela; (6) entrar com dígito de PIN; (7) ouvir o sinal de confirmação; (8) Repetir passos 6 e 7 para todos os dígitos em PIN; (9) esperar mudança de tela.

41.2.2 Segundo passo: Definir tarefas em termos de modalidade sensorial de entrada e saída

Definir tarefas em termos de modalidade sensorial de entrada e saída: manual (mão direita ou esquerda), visual, auditiva, cognitiva e discurso. Haverá ainda tempos associados às várias respostas de sistema. A Tabela 41.1 relaciona os passos de tarefa à modalidade. Ela pode requerer um grau de julgamento por parte do analista, por ex., alguns passos de tarefa podem necessitar mais do que modalidade ou podem não se encaixar facilmente no esquema. No entanto, em geral, tomar a modalidade dominante parece funcionar.

41.2.3 Terceiro passo: Construir quadro mostrando a sequência de tarefas e a dependência entre elas

Conforme mencionado acima, a dependência é definida em termos de tempo, ou seja, uma tarefa específica precisa ser terminada antes que outra tarefa possa começar, e modalidade, isto é, duas tarefas na mesma modalidade devem ocorrer em série. A Figura 41.1 mostra um quadro para o exemplo trabalhado. O exemplo toma a sequência de tarefas até o primeiro número digitado, por razões de espaço (os outros quatro números precisarão ser digitados, com o usuário esperando o sinal sonoro antes do próximo dígito, e a mudança final de tela ocorrerá para que a sequência esteja completa). Neste diagrama, uma abordagem de ação em seta é utilizada. Isto significa que cada nó é ligado por uma ação, que possui uma duração definível de tempo. Os nós são numerados e também possuem espaços para inserção de tempo mais baixo de início e tempo mais alto de término (ver quinto passo).

Tabela 41.1 Relacionando passos de tarefas à modalidade

Passo de Tarefa	Manual-E	Manual-D	Discurso	Auditivo	Visual	Cognitivo	Sistema
Retirar cartão	X	X					
Inserir cartão		X					
Lembrar PIN						X	
Mudança de tela							X
Ler tela					X		
Digitar número		X					
Ouvir sinal				X			
Mudança de tela							X

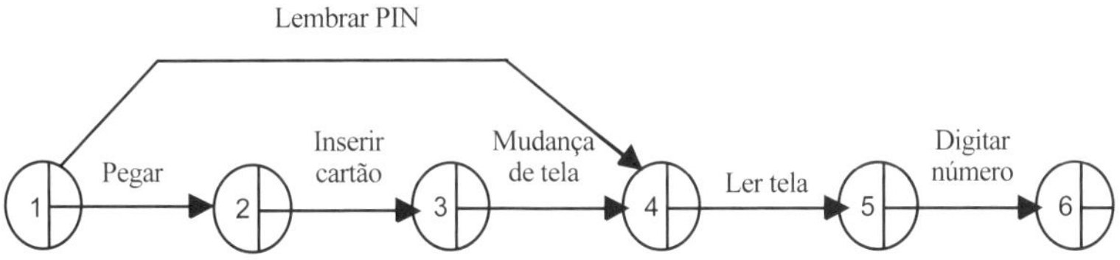

Figura 41.1 Parte inicial do quadro CPA

41.2.4 Quarto passo: Designar tempos para as tarefas

A Tabela 41.2 fornece um grupo de tempos para o exemplo. O Apêndice A fornece um grupo maior de dados. O diagrama mostrado na Figura 41.1 pode ser redesenhado na forma de uma tabela, o que ajuda nos passos seguintes (ver Tabela 41.2).

41.2.5 Quinto passo: Calcular passagem para frente

Comece no primeiro nó da Figura 41.1 e designe um tempo mais baixo de início 0. O tempo de término para a tarefa com base nesse nó será 0 + a duração do passo da tarefa; nesse caso, "pegar cartão" leva 500 ms, então o tempo mais baixo de término será 500 ms. Insira esses valores na Tabela 41.2 e vá para o próximo nó. O tempo mais baixo de término de uma tarefa se torna o tempo mais baixo de início (TMBI) para a próxima tarefa. Uma regra simples é calcular EST na passagem para frente. Quando mais de uma tarefa alimentar um nó, tome o tempo mais alto. Repita os passos até chegar ao último nó.

41.2.6 Sexto passo: Calcular passagem para trás

Comece no último nó e designe o tempo de término mais alto (nesse caso, o tempo será equivalente ao tempo de término mais baixo). Para produzir o tempo mais alto de início, subtraia a duração da tarefa do tempo mais alto de término. O tempo na conexão se torna o tempo mais alto de término (TMAT) daquela tarefa. Quando mais de uma tarefa alimentar um nó, tome o tempo mais baixo. Repita os passos até atingir o primeiro nó.

41.2.7 Sétimo passo: Calcular caminho crítico

O caminho crítico consiste em todos os nós que possuem diferença zero entre TMBI e TMAT. No exemplo da Tabela 41.3, o passo de tarefa "lembrar PIN" possui uma flutuação diferente de zero, o que significa que ela pode ser iniciada até 320 ms dentro de outras tarefas sem causar impacto no desempenho total da tarefa. É possível realizar os cálculos com a utilização de *software* comercial, como o Microsoft Project®. Note, no entanto, que o Microsoft Project opera em termos de dias, horas e meses, e não de milissegundos ou segundos, o que pode produzir alguns cálculos errados, a menos que você estabeleça todos os parâmetros de maneira apropriada. Alternativamente, você pode realizar os cálculos com a utilização do Microsoft Excel® (ver Apêndice B).

TABELA 41.2 Tabela de cálculo de caminho crítico: passagem à frente

Passo de tarefa	Duração	Tempo mais baixo Início	Tempo mais alto Início	Tempo mais baixo Término	Tempo mais alto Término	Flutuação
Pegar cartão	500 ms	0	-	500	-	-
Inserir cartão	350 ms	500	-	850	-	-
Lembrar PIN	780 ms	0	-	780	-	-
Mudança de tela	250 ms	850	-	1.100	-	-
Ler tela	350 ms	1.100	-	1.450	-	-
Digitar número	180 ms	1.450	-	1.630	-	-
Esperar sinal	100 ms	1.630	-	1.730	-	-

TABELA 41.3 Tabela de cálculo de caminho crítico

Passo de tarefa	Duração	Tempo mais baixo Início	Tempo mais alto Início	Tempo mais baixo Término	Tempo mais alto Término	Flutuação
Pegar cartão	500 ms	0	0	500	500	0
Inserir cartão	350 ms	500	500	850	850	0
Lembrar PIN	780 ms	0	320	780	1.100	320
Mudança de tela	250 ms	850	850	1.100	1.100	0
Ler tela	350 ms	1.100	1.100	1.450	1.450	0
Digitar número	180 ms	1.450	1.450	1.630	1.630	0
Esperar sinal	100 ms	1.630	1.630	1.730	1.730	0

41.3 Vantagens

- Procedimento estruturado e abrangente.
- Pode acomodar paralelismo em desempenho de usuário.
- Fornece encaixe razoável com os dados observados.

41.4 Desvantagens

- Pode ser tedioso e consumir muito tempo para tarefas complexas.
- A modalidade pode ser difícil de definir.
- Só pode ser utilizado para atividades que possam ser descritas em termos de tempos de desempenho.
- Tempos não estão disponíveis para todas as ações.
- Pode ser muito reducionista, em especial para tarefas que são principalmente cognitivas em sua natureza.

41.5 Métodos relacionados

O modelo de transação de tempo mais antigo e que exerce maior influência foi o modelo *keystroke-level* (KLM) (Card et al., 1983). Ele buscou decompor a atividade humana em tarefas unitárias e designar tempos padrão para cada uma destas tarefas unitárias. A transação de tempo foi calculada através da soma de todos os tempos padrão. O KLM representa uma abordagem particular à IHC, que, pode-se pensar, reduz humanos a sistemas de engenharia, isto é, com ações padronizadas e previsíveis, às quais um tempo pode ser designado. O KLM mostrou ser efetivo na previsão de tempo de transação dentro de limites aceitáveis de tolerância, por ex., geralmente dentro de 20% do tempo médio observado com base no desempenho humano (Card et al., 1983; Olson e Olson, 1990). No entanto, são muitas as críticas que têm sido dirigidas ao KLM, incluindo-se as seguintes:

1. O KLM assume desempenho especializado, no qual a definição de especialista é uma pessoa que utiliza a estratégia mais eficiente para realizar uma sequência de tarefas unitárias e que trabalha o mais rápido possível, sem erro.

2. O KLM ignora a flexibilidade na atividade humana.
3. O KLM ignora outra atividade unitária ou variação em desempenho.
4. O KLM assume que tarefas unitárias são combinadas em séries, isto é, que o desempenho é serial e que não há atividade paralela.

A primeira crítica foi tema de muita discussão. Especialistas são usuários com um amplo repertório de métodos e técnicas para atingir o mesmo objetivo, ao contrário de pessoas que conheçam um único procedimento eficiente. Portanto, uma técnica que reduz o desempenho a uma descrição linear simples perderá, obviamente, a variabilidade e sutileza do desempenho humano. Além disso, usuários não especializados exibirão uma ampla variedade de atividade, e a noção de que essa atividade pode ser reduzida a "um jeito melhor" é questionável.

A resposta principal à segunda crítica é a de que a abordagem procura produzir "aproximações de engenharia" de desempenho humano, ao invés de uma descrição detalhada (Card et al., 1983). Dessa forma, a abordagem pode ser considerada um meio de tornar a análise de tarefas "dinâmica" (no sentido de que tempos podem ser aplicados a tarefas unitárias com o intuito de prever o tempo provável de desempenho de uma sequência de tais tarefas unitárias). Isto desloca o debate da utilidade do KML por si só e para o reducionismo inerente das técnicas de análise de tarefas. Discussões recentes sobre interação homem-computador tendem a focalizar o amplo âmbito de assuntos associados ao contexto da IHC, e essas discussões têm argumentado contra descrições que focalizam de maneira muito estreita sobre uma pessoa utilizando um computador. Propõe-se que um requisito de técnicas de modelagem de usuário deve ser que elas possam adequadamente refletir aquele âmbito de atividades que um usuário desempenha, dando o contexto de trabalho. Consequentemente, o KLM pode ser muito focado em um usuário desempenhando uma tarefa usando um computador (seguindo uma maneira melhor de trabalhar), e métodos alternativos devem ser desenvolvidos para retificar estes problemas.

A terceira crítica foi tema de menor debate, embora houvesse tentativas de capturar variação de desempenho. Pesquisadores examinaram como sistemas respondem à variabilidade definível em desempenho. Por exemplo, sistemas de reconhecimento de fala podem ser definidos por sua exatidão de reconhecimento, e é importante saber como a variação em exatidão de reconhecimento pode ter influência na eficiência do sistema. Rudnicky e Hauptmann (1991) utilizaram modelos Markov para descrever IHC, trabalhando com base na suposição de que diálogos progridem através de uma sequência de estados, e que cada estado pode ser descrito por sua duração. Por parâmetros variáveis de transição de estados é possível acomodar variação na exatidão do reconhecimento de reconhecedores de fala. Ainsworth (1988) emprega uma técnica levemente diferente para o mesmo fim. Seu trabalho modela o impacto da correção de erros e da degradação de exatidão de reconhecimento sobre o tempo de transação. Temos utilizado modelos de rede de trabalho de tarefa unitária (especificamente MicroSaint™) para investigar correção de erros e os efeitos de limitação sobre interação baseado em fala com computadores (Hone e Baber, 1999). O exame dos assuntos que circundam a combinação de tempos unitários para previsão de desempenho humano levanta questões referentes à programação de tarefas unitárias e à coordenação de atividade. Leva também a preocupações sobre como tarefas unitárias podem ser desempenhadas em paralelo (o que se relaciona à quarta crítica).

41.6 Normas e regulamentações

Enquanto não há padrões que se relacionem especificamente à modelagem de desempenho humano, padrões ISO recentes relacionados ao *design* de sistemas centrados no humano propõem que os objetivos de *design* podem ser ferramentas de auxílio úteis no *design* de avaliação, por ex., ISO 9241, ISO 13407 e ISO 9126. Uma maneira de definir tais objetivos é produzir um modelo descrevendo o desempenho de usuários potenciais e, então, utilizar as previsões do modelo como medida de referência para análises subsequentes.

41.7 Tempo aproximado de treinamento e de aplicação

Não há números publicados definindo os tempos de treinamento para o método. Esperar-se-ia que um estudante de engenharia desenvolvesse algum conhecimento sobre os princípios básicos da técnica dentro de algumas horas. Assim como na maioria das técnicas, a prática melhorará tanto a compreensão do método como a velocidade com a qual ele pode ser aplicado. Em geral, o aspecto da abordagem que mais consome tempo é a análise inicial da tarefa. O cálculo inicial de tempos é relativamente fácil; um cálculo de 20 nós levaria cerca de 30 minutos. É possível reduzir este tempo ainda mais pela utilização de *software*. Há pacotes de gerenciamento de projeto disponíveis no mercado que podem ser usados para calcular caminhos críticos (vale a pena notar, no entanto, que estes pacotes de *software* tendem a utilizar horas como a menor unidade de tempo, e que cálculos em andamento nos quais os números são milissegundos podem não levar a resultados sensatos ou válidos). Se a descrição possui mais de 20 nós (como um atalho), o uso de ACC e de modelos e cálculos resultantes poderia ser complexo demais.

41.8 Confiabilidade e validade

Baber e Mellor (2001) compararam previsões utilizando a análise de caminho crítico com os resultados obtidos com base em julgamentos de usuários; eles descobriram que o encaixe entre valores observados e previstos possuía um erro menor do que 20%. Isto sugere que a abordagem pode fornecer aproximações robustas e úteis de desempenho humano.

41.9 Ferramentas necessárias

As únicas ferramentas necessárias são papel e lápis. Tendo dito isto, é útil ter em mãos uma compilação de tempos aproximados para tarefas genéricas antes de iniciar a ACC.

Referências

Ainsworth, W. (1988), Optimization of string length for spoken digit input with error correction, *Int J. Man Machine Stud.*, 28, 573–581.

Baber, C. and Mellor, B.A. (2001), Modelling multimodal human–computer interaction using critical path analysis, *Int. J. Hum. Comput. Stud.*, 54, 613–636.

Card, S.K., Moran, T.P., and Newell, A. (1983), *The Psychology of Human–Computer Interaction*, LEA, Hillsdale, NJ.

Gray, W.D., John, B.E., and Atwood, M.E. (1993), Project Ernestine: validating a GOMS analysis for predicting and explaining real-world performance, *Hum.–Comput. Interact.*, 8, 237–309.

Harrison, A. (1997), *A Survival Guide to Critical Path Analysis*, Butterworth-Heinemann, London.

Hone, K.S. and Baber, C. (1999), Modelling the effect of constraint on speech-based human computer interaction, *Int. J. Hum. Comput. Stud.*, 50, 85–105.

ISO (1998), Ergonomics of Office Work with VDTs: Guidance on Usability, ISO 9241, International Standards Organization, Geneva.

ISO (1999), Human-Centred Design Processes for Interactive Systems, ISO 13407, International Standards Organization, Geneva.

ISO (2000), Software Engineering: Product Quality, ISO 9126, International Standards Organization, Geneva.

Lawrence, D., Atwood, M.E., Dews, S., and Turner, T. (1995), Social interaction in the use and design of a workstation: two contexts of interaction, in *The Social and Interactional Dimensions of Human-Computer Interaction*, Thomas, P.J., Ed., Cambridge University Press, Cambridge, U.K., pp. 240–260.

Lockyer, K. and Gordon, J. (1991), *Critical Path Analysis and Other Project Network Techniques*, Pitman, London.

Olson, J.R. and Olson, G.M. (1990), The growth of cognitive modelling in human–computer interaction since GOMS, *Hum.–Comput. Interact.*, 3, 309–350.

Rudnicky, A.I. and Hauptmann, A.G. (1991), Models for evalvating interaction protocols in speech recognition, *Proceedings of CHI '91*, ACM Press, New York, pp. 285–291.

Apêndice A

Os tempos relatados neste apêndice foram colhidos de várias fontes, em especial de Card et al. (1983) e de Olson e Olson (1990).

Selecionar e arrastar objetos

Antes de mover um cursor ou utilizar um teclado, a mão pode precisar ser movida de seu lugar de descanso para o dispositivo de interação. Valores para essa tarefa vão de 214 até 400 ms, e neste trabalho um padrão de 320 ms é utilizado.

É possível utilizar um tempo-padrão de 1.100 ms para descrever posicionamento de cursor em uma tela de apresentação visual padrão. No entanto, isto apresenta problemas, ou seja, falha em levar em consideração a relação entre o tamanho do alvo e a distância que o cursor precisa para se mover. Essa relação é geralmente descrita com a utilização da lei de Fitt:

$$\text{Tempo de movimento} = a + b \log_2 (2A/W)$$

A equação descreve uma linha reta (isto é, em termos $y = mx + c$), e os valores de a e b representam a interceptação e o declive da linha, respectivamente. Se for possível determinar valores para *a* e *b* para diferentes dispositivos de interação, então a equação pode ser utilizada para previsão. Por exemplo, valores de −107 para *a* e 223 para *b* foram derivados para um *mouse*, e 75 para *a* e 300 para *b* para um *mouse trackball*. Utilizando esses valores, assuma que o cursor se move 100 mm ao longo da tela em direção a um ícone de 20-mm de largura. Portanto, para o *mouse*, o movimento deve ser: $-107 + 223 \log_2 (200/20) = 385$ ms; para o *mouse trackball*, o tempo de movimento deve ser: $75 + 300 \log_2 (200/20) = 1.245$ ms.

Arrastar objetos pode ser considerado nos mesmos termos (o objeto sendo arrastado se torna, afinal, um grande cursor). Valores de 135 para a e 249 para b foram derivados por um *mouse* arrastando um objeto, e −349 para *a* e 688 para *b* para um *mouse trackball*. A aplicação desses dados ao exemplo anterior dá tempos de movimento de 1.275 ms para o *mouse* e 1.126 ms para o *mouse trackball*.

Entrada de dados

O cálculo do tempo de entrada de dados varia de acordo com vários fatores, por ex., o dispositivo de interação utilizado, o nível de especialização do usuário etc. Para entrada de teclado, valores podem ir de 80 a 730 ms, dependendo do nível de especialização e da complexidade da tarefa. Para os propósitos deste trabalho, um valor de 200 ms é utilizado como um tempo-padrão. Para reconhecimento de fala, um valor de 100 ms por fonema mais 50 ms para verificação de resposta seriam suficientes para descrever entrada de dados para um reconhecedor de fala 100% exato, isto é, entrar com um dígito levaria 350 ms. No entanto, o reconhecimento de fala pode variar em termos de exatidão, então, a seguinte equação é utilizada para opor-se a esse problema:

$$\text{Tempo (RA)} = \text{tempo}(100\%) + \{[(100 - \text{RA})/100]\ \text{tempo}(100\%)\}$$

Portanto, para o exemplo acima, se a exatidão do reconhecimento for de apenas 75%, então o tempo previsto seria:

$$350 + \{[(100 - 75)/100]\ 350\} = 437{,}5 \text{ ms}$$

Cognição e atividades perceptuais

Assume-se que tarefas unitárias sejam iniciadas e verificadas por operadores mentais que levam 50 ms. Tipicamente, esses operadores são colocados em qualquer dos lados de uma tarefa principal. Um operador cognitivo geral de 1.350 ms dá conta dos processos cognitivos envolvidos em tarefas complexas. Enquanto isso é utilizado como o padrão de tempo, é possível que algumas tarefas de escolha tenham um tempo-padrão de 1.760 ms, e algumas tarefas simples de resolução de problemas tenham um tempo-padrão de 990 ms.

Respostas perceptuais requerem que o usuário desloque a atenção de uma parte de uma apresentação visual para outra (um padrão de 320 ms), reconhecimento de palavras familiares ou objetos complexos (314 a 340 ms), e leitura de informações específicas, isto é, descrições textuais curtas (1.800 ms). Para processamento auditivo, propõe-se um tempo de 2.700 ms.

Derivando novos tempos-padrão

Qualquer tarefa unitária que não possua tempo-padrão pode ser derivada pela utilização da diferença entre a soma de tempos-padrão conhecidos e o tempo de transação observado. Portanto, se tivermos observado um tempo de transação de 3.000 ms e previsto um tempo de 2.500 ms + X (onde X é o valor desconhecido), então o tempo-padrão para X será 500 ms.

Apêndice B: Calculando o caminho crítico utilizando *solver* no Excel

Esta seção apresenta uma maneira de utilizar a função *Solver* no Excel para realizar os cálculos. Isto apresenta a vantagem de ser mais rápido do que o cálculo manual, em especial para amplas redes de trabalho, e de minimizar erros de cálculo (embora o resultado dependa, é claro, de entradas exatas de dados).

Esboce um quadro apresentando a relação entre tarefas unitárias. O quadro possui nós marcados com letras, com as conexões entre os nós representando tarefas unitárias e sua duração. No Excel, crie uma tabela com os seguintes títulos: Atividade, Duração, Início, Término, Permitido, Flutuação. Eles serão utilizados para o cálculo. A coluna Atividade requer o nome de cada tarefa unitária, e a coluna Duração requer os tempos padrão que foram empregados no modelo.

A coluna Início requer o nome do nó à esquerda da tarefa unitária. Por exemplo, a tarefa um começa com o nó A. Portanto, a célula Tarefa 1 incluíra +A_ para indicar que este nó será adicionado à equação. A coluna Término aplica a mesma lógica. Por exemplo, a tarefa 1 termina com o nó B e, portanto, possui +B_ na célula relevante. Na primeira célula da coluna Permitido, entre com uma equação descrevendo o tempo de Término – Início. Por exemplo, se a coluna Início está na coluna C da planilha do Excel, e a coluna Término está na coluna D, a equação seria "= +C1 – D1". Selecione essa equação e a arraste sobre as células restantes na coluna Permitido. Na primeira célula da coluna Flutuação, use uma equação descrevendo "Permitido – Duração", isto é, a coluna de Duração pode ser B na planilha do Excel e a coluna Permitido pode ser E, assim, a equação seria "= +E – B1". Selecione essa equação e a arraste sobre as células restantes na coluna Flutuação.

Os cálculos são realizados com a ferramenta "*solver*" no menu "ferramentas". Isto requer que os elementos na equação sejam definidos. Crie uma tabela separada com duas colunas: uma chamada Nó e uma chamada Tempo final. Na coluna Nó, entre com uma letra para cada nó na rede de trabalho (utilizando o formato letra e sublinhado, por ex., A_). Na coluna Tempo final, entre com 0 na primeira célula e deixe as células restantes em branco. Cada célula na coluna Tempo final precisa ser nomeada como elementos na equação. Uso o menu "inserir", com os itens do menu "nomear" e "definir". Isto abre uma caixa de diálogo que permite a nomeação de células. Para a célula contendo "0", use o nome "A_". Para a célula seguinte, use o nome "B_", e assim por diante. Portanto, se você possui seis nós no caminho crítico, a última célula na coluna Tempo final será nomeada "F_". Essa célula será utilizada como a variável Resultado na equação. Utilize o item de menu "*solver*" do menu "ferramentas" para abrir uma caixa de diálogo e entrar com as informações seguintes. A "célula-alvo" será o nome da última célula na coluna Tempo final (neste exemplo, A12:A18). As "restrições" serão que as colunas Tempo final e Flutuação devem exceder zero (neste exemplo, A12:A18> = 0, e F1:F6> = 0). Finalmente, selecione "opções" e assegure-se de que as caixas "assumir modelo linear" e "usar escala automática" estão selecionadas. Selecione "OK" e "resolva". A equação deve ser realizada e produzir tempos calculados nas colunas Permitido e Flutuação, assim como os valores na coluna Tempo final. Valores de 0 na coluna Flutuação indicam tarefas unitárias que estão no caminho crítico, e a célula final na coluna Tempo final indica o tempo total de transação.

42

Medição de consciência situacional e a técnica de avaliação global de consciência situacional

Debra G. Jones
SA Technologies, Inc.

David B. Kaber
Universidade do Estado da Carolina do Sul

42.1 *Background* e aplicações

A consciência situacional (CS) pode ser formalmente definida como a "percepção dos elementos dentro de um volume de tempo e espaço (Nível 1), a compreensão de seu significado (Nível 2), e a projeção de seu *status* no futuro próximo (Nível 3)" (Endsley, 1995). Por ser um construto mental inferido, a CS é um pouco esquiva quando se trata de medição. As medidas mais comuns de CS são baseadas em percepções subjetivas ou classificações de CS (por ex., a Técnica de Classificação de Consciência de Situação [Taylor, 1990]), as quais, embora fáceis de administrar, possuem muitas deficiências que podem distorcer a capacidade de um participante de relatar sua CS. Por exemplo, participantes desconhecem o que eles não sabem sobre o ambiente de trabalho, e avaliações subjetivas ao final de um julgamento de teste em geral são afetadas por resultados de desempenho e deterioração da memória (Jones, 2000). Um método alternativo para medir CS é a Técnica de Avaliação Global de Consciência Situacional (SAGAT). Ela fornece uma avaliação imparcial de CS individual através do questionamento direto de operadores sobre seu conhecimento em relação aos vários elementos de um ambiente, comparando as respostas dos operadores ao estado real do ambiente.

A SAGAT envolve interromper ou parar temporariamente a atividade do operador (geralmente em uma simulação) e administrar uma bateria de questões que têm como alvo as necessidades dinâmicas dele (isto é, requisitos de CS) com respeito ao domínio de interesse (Endsley, 2000). Embora algumas pesquisas tenham identificado a técnica como sendo intrusiva ou disruptiva para o desempenho do operador (isto é, Pew, 1995), outros trabalhos demonstraram que as paradas SAGAT não interferem no desempenho e que as paralisações de tarefas podem durar de 5 a 6 minutos sem preocupação para decréscimo de memória do operador (Endsley, 1995). Endsley (1995) também observou que quando questões SAGAT são projetadas e administradas de maneira correta, não há prejuízo para a atenção do operador.

42.2 Procedimentos de medição

42.2.1 Desenvolvimento de questões SAGAT

A base de um esforço de coleta de dados SAGAT bem-sucedido está na eficácia das perguntas. Antes de as questões serem desenvolvidas, os requisitos CS do operador devem ser definidos. Isso pode ser feito através de uma análise de tarefas direcionada para o objetivo (ATDO). A análise de tarefas direcionada para objetivo é bastante semelhante à análise hierárquica de tarefas (HTA), uma metodologia muito utilizada em estudos de interação entre humano-computador como uma base para *design* de interface. A ATDO procura revelar os objetivos do operador em um domínio particular, as decisões que devem ser tomadas para que se atinjam esses objetivos, e os requisitos de informação dinâmica necessários para apoiar as decisões. (Para mais informações sobre ATDO, ver Endsley [1993].)

Os requisitos CS cobrem todos os aspectos de percepção, compreensão e projeção no domínio da tarefa e, consequentemente, formam a base para as questões SAGAT. Para criar um conjunto de questões completo, ainda que conciso, as perguntas devem ser projetadas de tal modo que a resposta do operador englobe conhecimento de múltiplos requisitos CS. Ainda, as palavras utilizadas nas questões devem ser compatíveis com a estrutura de referência do operador e apropriadas à linguagem do domínio.

42.2.2 Seleção de questões SAGAT

A SAGAT pode ser apresentada por sua totalidade em cada paralisação, ou o conjunto de questões pode ser adaptado às necessidades específicas do *design* experimental. A seleção de questões SAGAT para administrar durante um julgamento depende de vários fatores, incluindo o objetivo do estudo, o tempo disponível para responder às questões, a fase da tarefa no momento de uma parada e quaisquer limitações do ambiente de teste. Por exemplo, se uma simulação de voo não é capaz de refletir condições climáticas em tempo real, questões relacionadas ao clima podem não ser apropriadas.

Embora nem todas as perguntas tenham de ser feitas em cada parada, deve-se tomar o cuidado para que o conjunto de questões não seja muito reduzido, o que pode permitir aos operadores que se preparem para questões específicas. Deve-se evitar, ainda, fazer apenas perguntas de alta prioridade em um ponto particular do cenário de simulação, de forma a não guiar operadores para eventos específicos e, dessa forma, alterar a CS e desempenho. Quando limitações de tempo impedirem que se utilize o conjunto todo de questões, a SAGAT pode envolver um subgrupo aleatório em cada paralisação para não permitir que participantes se preparem para perguntas específicas.

Embora as questões SAGAT sejam colocadas em ordem aleatória em cada parada, a primeira questão envolve tipicamente apresentar aos participantes de um mapa do ambiente de trabalho (completo com fronteiras e pontos de referência apropriados) e pedir que completem com as localizações dos vários elementos do cenário. Ou seja, a questão assemelha-se a um teste de memória. Em geral, esse mapa forma a base para as outras questões administradas durante a pausa. Pela restrição às questões subsequentes aos elementos na situação da qual os participantes estão conscientes, um operador não é penalizado mais do que uma vez pela falta de consciência de informação específica. Ademais, pode-se ter a percepção da compreensão da situação pelo participante naquele momento no tempo, sem dar aos participantes pistas excessivas sobre os elementos na situação da qual eles não estão conscientes.

Caso um mapa do ambiente de tarefa não possa ser apresentado como parte de uma questão inicial, perguntas gerais sobre o *status* da tarefa ou sistema podem ser colocadas com a opção, para os participantes, de pular as perguntas que eles não conseguirem responder. Além disso, se houver várias fases para uma tarefa e certas questões SAGAT forem relevantes apenas para uma fase em particular, participantes podem ser questionados quanto à fase da tarefa, e todas as questões subsequentes podem focar sobre a compreensão e projeção do operador sobre a fase específica (cf. abordagem utilizada por Kaber et al., 2002a).

42.2.3 Implementação da SAGAT

Embora nenhuma regra sólida e rápida norteie a implementação da SAGAT, várias diretrizes têm sido sugeridas (por ex., Endsley, 2000):

1. O tempo das paradas SAGAT deve ser determinado aleatoriamente e não deve acontecer em momentos de grande atividade.
2. Uma parada SAGAT não deve ocorrer dentro dos 3 a 5 minutos de um julgamento experimental (para capacitar o participante a desenvolver uma compreensão completa do que está acontecendo no cenário antes de começar a ser testado).
3. Paradas SAGAT não devem ocorrer com um intervalo menor de 1 minuto entre elas.
4. Múltiplas paradas SAGAT podem ser incorporadas em um único cenário (três paradas dentro de 15 minutos foram utilizadas sem afeitos adversos [Endsley, 1995]).
5. No curso de um experimento, 30 a 60 amostragens devem ser coletadas por questão CS (indivíduos e julgamentos em um *design* experimental intraindivíduos) para cada condição (Endsley, 2000).

Outras medidas dependentes (por ex.: desempenho ou medidas de carga de trabalho) também podem ser incorporadas ao mesmo teste que a SAGAT. No entanto, note que incluir testes sem paradas SAGAT permite que a análise estatística *post hoc* assegure que as paradas não causaram impacto sobre o desempenho do operador ou carga de trabalho e descreva com exatidão um efeito se um não ocorreu.

42.2.4 Administração da SAGAT

Antes do primeiro teste experimental, o participante deve estar completamente instruído na metodologia SAGAT, em exemplos das questões que serão perguntadas e na maneira como serão apresentadas. Além disso, vários testes de treinamento devem ser fornecidos, nos quais as paradas SAGAT são administradas (geralmente, três a quatro testes de treinamento são adequados [Endsley, 2000]). O participante deve estar confortável com o procedimento e entender as questões antes que o experimento comece, para evitar qualquer confusão no que se refere à metodologia ou ao significado das perguntas durante o teste experimental real.

A SAGAT é implementada através da paralisação temporária de uma simulação em tempos aleatórios predeterminados e apresentação de tarefas em branco (pode-se simplesmente cobri-las se apresentá-las em branco não for possível). Um conjunto de questões é, então, administrado ao participante. Quando mais de um participante está tomando parte em um estudo, uma bateria SAGAT deve ser dada a todos os participantes ao mesmo tempo, mas nenhuma comunicação deve ser permitida entre eles. Nenhuma informação do exterior que possa influenciar as respostas dos participantes às questões SAGAT deve estar disponível durante a coleta de dados. Uma vez que um participante complete a bateria de testes SAGAT ou que um intervalo predeterminado de tempo na prova tenha transcorrido, a simulação é retomada no ponto exato no qual havia sido paralisada para as questões SAGAT.

Para avaliar com exatidão as respostas dos participantes a questões SAGAT, as respostas corretas às questões devem ser gravadas no mesmo momento em que os participantes estão completando a bateria SAGAT. Quando possível, os dados sobre o estado real do sistema devem ser gravados diretamente pelo simulador. Para questões cujas respostas não podem ser coletadas com o uso de simulação computadorizada (por ex., porque isso envolve questão SA de ordem mais elevada), um especialista no assunto, totalmente versado no domínio e no cenário específico do teste, deve ser utilizado para fornecer as respostas corretas.

42.2.5 Análise dos dados

Respostas a questões SAGAT são pontuadas como corretas ou incorretas, com base em bandas de tolerância aceitável. Portanto, os dados são binomiais e podem ser analisados com a utilização de métodos apropriados para eles (por ex.: teste do qui-quadrado). Porque os dados SAGAT violam tipicamente suposições de uma análise de variância (isto é, normalidade, linearidade etc.), aplicar uma transformação a uma medida de resposta SAGAT (por ex., Y' = arc-seno [Y]) pode ser necessário antes que um teste F válido seja conduzido.

Ao avaliar dados SAGAT, cada questão é analisada separadamente. Por exemplo, a porcentagem de respostas certas à Questão 1 sob Condição 1 deve ser comparada com o percentual de respostas corretas à Questão 1 sob Condição 2. Em geral, questões não são agregadas e depois comparadas (isto é, todas as questões sob Condição 1 vs. todas as questões sob Condição 2). A combinação de dados poderia mascarar trocas em CS entre condições (por ex.: Jones e Endsley, 2000) porque os dados SAGAT fornecem informações do diagnóstico sobre uma base de questão individual,. No entanto, outras pesquisas agregaram com sucesso resultados em questões SAGAT dentro de níveis de CS (ou seja, percepção, compreensão ou projeção) em um esforço de fornecer uma avaliação mais abrangente de um aspecto particular de operador CS em um ponto particular no tempo (isto é, em uma parada específica) (Endsley e Kaber, 1999). Com essa abordagem, análises de correlação são utilizadas para assegurar a consistência entre padrões de resposta a uma questão no nível selecionado de CS (por ex. compreensão de operador). O objetivo é assegurar confiabilidade entre questões de forma que resultados sobre questões SAGAT múltiplas possam ser utilizados para definir a CS do operador.

42.3 Vantagens

- Mede objetivamente CS; julgamentos subjetivos não são requeridos.
- Mede diretamente CS; não há inferências baseadas em desempenho ou comportamento.
- Maximiza coleta de dados (isto é, numerosas medidas repetidas) em tempo mínimo.
- Fornece diagnóstico sobre elementos específicos de CS, assim como representações compostas de todos os níveis de CS de operador.
- Coleta informação CS através das atividades; evita armadilhas associadas à coleta de dados posterior ao fato.

42.4 Desvantagens

- Requer preparação extensiva; delinear os requisitos de CS através de ATDO consome muito tempo e pode ser tedioso.
- Requer acesso às instalações de simulação.
- Requer capacidade de parar e recomeçar simulação.
- Pode ser intrusivo de desempenhar, dependendo das circunstâncias da tarefa e do indivíduo.
- Não adequada para operações reais.

42.5 Exemplo

As Figuras 42.1 e 42.2 mostram exemplos de uma apresentação computadorizada de suas questões SAGAT desenvolvida por Endsley e Kirks (1995) com base em uma simulação de controle de tráfego aéreo TRACON. Uma lista parcial das questões SAGAT desenvolvida para esse domínio é mostrada no Quadro 42.1.

Analisando os dados de resposta a essas questões, o número de resultados de respostas corretas e incorretas foi inicialmente contabilizado para cada participante por meio de paradas em uma base questão a questão (veja a Tabela 42.1). Para este exemplo, vamos assumir que dez aeronaves estavam presentes no cenário de simulação no ponto, no tempo no qual a primeira parada SAGAT (Parada 1) aconteceu. Se o Participante 1 lembrou corretamente a posição de apenas oito das aeronaves, a pontuação para aquele participante/parada/questão seria oito em dez. Muitas questões estão simplesmente corretas/incorretas e, portanto, teriam pontuações binárias de 0 ou 1 apenas (ver pontuações para Questão 2 e 3 na Tabela 42.1). Uma vez que pontuações tenham sido determinadas para cada questão e parada, calcula-se a porcentagem de respostas corretas para uma questão específica de todas as paradas.

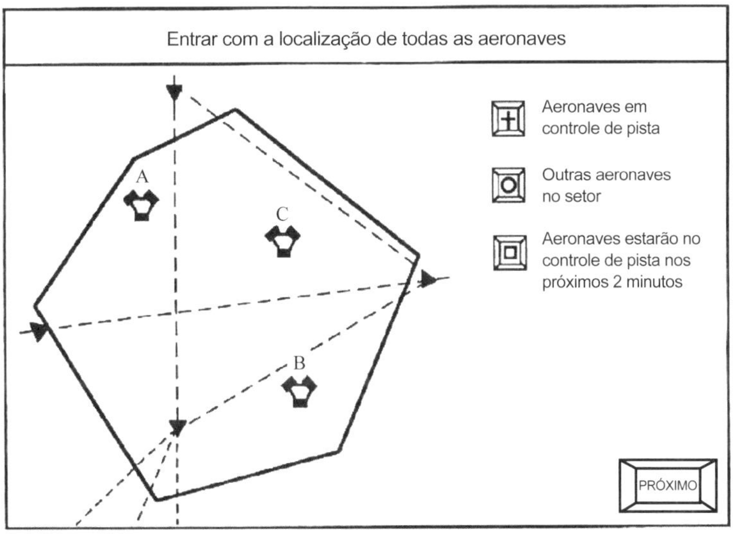

FIGURA 42.1 Questão 1: Mapa de setor para controle de tráfego aéreo TRACON.

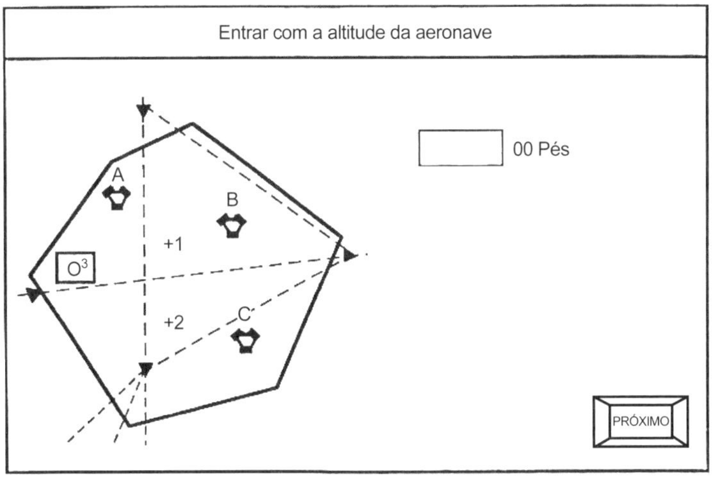

FIGURA 42.2 Questão adicional na simulação TRACON.

QUADRO 42.1 Questões SAGAT para controle de tráfego aéreo (TRACON)

1. Inserir a localização de todas as aeronaves (no mapa do setor fornecido): aeronaves no controle de pista, outras aeronaves no setor, aeronaves que estarão no controle de pista nos próximos 2 minutos.
2. Inserir sinal de chamada de aeronaves (para aeronaves realçadas daquelas entradas na Questão 1).
3. Inserir a altitude das aeronaves (para aeronaves realçadas daquelas entradas na Questão 1).
4. Inserir a velocidade de solo das aeronaves (para aeronaves realçadas daquelas entradas na Questão 1).
5. Inserir o curso das aeronaves (para aeronaves realçadas daquelas entradas na Questão 1).
6. Inserir o próximo setor das aeronaves (para aeronaves realçadas daquelas entradas na Questão 1).
7. Que pares de aeronaves perderam ou perderão separação se continuarem em seus cursos atuais (designados)?
8. Que aeronaves receberam tarefas (despachos) que não foram completadas?
9. A aeronave recebeu sua tarefa corretamente?
10. Que aeronaves estão atualmente se conformando às suas tarefas?

Fonte: Endsley, M.R. e Kiris, E. O. (1995). *Situation Awareness Global Assessment Technique (SAGAT) TRACON Air Traffic Control Version User's Guide*, Texas Tech University Press, Lubbock. Reimpresso com permissão.

Tabela 42.1 Exemplo de dados: participante

Condição 1	Parada 1	Parada 2	Parada 3	Parada 4	Parada 5	Total
Questão 1	8/10	2/4	5/5	6/6	3/4	0,828
Questão 2	1	0	1	1	1	0,8
Questão 3	1	0	1	0	1	0,6
Etc.	-	-	-	-	-	-

Tabela 42.2 Exemplo de dados: questões somadas através de participantes

Condição 1	Participante 1	Participante 2	Participante 3	Total
Questão 1	0,828	0,765	1	0,864
Questão 2	0,8	0,5	0,9	0,733
Questão 3	0,6	0,7	1	0,767
Etc.	-	-	-	-

Em seguida, calcula-se uma média das pontuações através de todos os participantes para uma única questão (dentro de uma condição experimental), como visto na Tabela 42.2. Então, essas pontuações estão prontas para comparação com outras condições experimentais utilizando uma técnica estatística apropriada.

42.6 Métodos relacionados

Para situações em que uma avaliação CS é desejada, mas interrupções no trabalho não são uma opção, os exames de tempo real têm se mostrado uma metodologia promissora. Os referidos exames podem ser criados com a utilização da mesma metodologia utilizada no desenvolvimento de questões SAGAT; os exames são administrados verbalmente e não requerem uma suspensão na atividade do operador. As pesquisas iniciais demonstraram que essa métrica tem o potencial de fornecer avaliações acuradas de CS de operador (Jones e Endsley, 2000). No entanto, as análises da correlação entre resultados do exame de tempo real e as medições da carga de trabalho em estudos anteriores garantem que mais investigações são necessárias antes que os exames de tempo real sejam aceitos como uma medida válida de CS (Jones e Endsley, 2000).

42.7 Normas e regulamentações

Nenhum padrão ou regulamento existe no que diz respeito à SAGAT ou outras métricas de CS.

42.8 Tempo aproximado de treinamento e de aplicação

O tempo de treinamento para a administração real de SAGAT é mínimo. Precisa-se, simplesmente, apresentar aos participantes exemplos de questões em tempos apropriados em um teste de treinamento. No entanto, o tempo de treinamento para os pesquisadores aprenderem os métodos de delinear os requisitos de CS (por ex. ATDO) e transformar estes em questões pode ser um pouco extenso.

42.9 Confiabilidade e validade

Os numerosos estudos foram realizados para avaliar a validade da SAGAT (por ex. Endsley, 1995), e em cada caso, evidências indicam que o método é, de fato, válido como uma métrica de CS. A SAGAT tem mostrado possuir um alto grau de confiabilidade (por ex. Endsley e Bolstad, 1994), de sensibilidade às manipulações de condição (Endsley, 2000), e de ser efetiva em uma variedade de domínios, incluindo os seguintes: controle de tráfego aéreo (Endsley et al., 2000), operações de infantaria (Matthews et al., 2000); aviação comercial (Endsley e Kirks, 1995; Kaber et al., 2002a); e teleoperações (Kaber et al., 2000; Kaber et al., 2000b). Ainda, descobriu-se que a SAGAT é um método de avaliar CS sem influenciar o comportamento do participante, a despeito da natureza potencialmente intrusiva da metodologia (isto é, interrompendo simulações para questionar participantes) e sem estar presa aos problemas associados à lembrança (Endsley, 2000).

42.10 Ferramentas necessárias

A SAGAT pode ser administrada usando papel e lápis, ou pelo desenvolvimento de um programa em um computador pessoal (PC). Coletar os dados SAGAT utilizando um PC simplifica tanto a randomização de questões como a análise de dados. Isto é, o computador pode randomizar a apresentação de questões automaticamente, calcular a pontuação das respostas dos participantes e escrever os resultados em um arquivo de resultados.

Referências

Endsley, M.R. (1993), A survey of situation awareness requirements in air-to-air combat fighters, *Int. J. Aviation Psychol.*, 3, 157–168.

Endsley, M.R. (1995), Measurement of situation awareness in dynamic systems, *Hum. Factors*, 37, 65–84.

Endsley, M.R. (2000), Direct measurement of situation awareness: validity and use of SAGAT, in *Situation Awareness Analysis and Measurement*, Endsley, M.R. and Garland, D.J., Eds., Lawrence Erlbaum Associates, Mahwah, NJ, pp. 147–173.

Endsley, M.R. and Boldstad, C.A. (1994), Individual differences in pilot situation awareness, *Int. J. Aviation Psychol.*, 4, 241–264.

Endsley, M.R. and Kaber, D.B. (1999), Level of automation effects on performance, situation awareness and workload in a dynamic control task, *Ergonomics*, 42, 462–492.

Endsley, M.R. and Kiris, E.O. (1995), *Situation Awareness Global Assessment Technique (SAGAT) TRACON Air Traffic Control Version User's Guide*, Texas Tech University Press, Lubbock.

Endsley, M.R., Sollenberger, R., Nakata, A., and Stein, E. (2000), Situation Awareness in Air Traffic Control: Enhanced Displays for Advanced Operations, DOT/FAA/CT-TN00/01, Federal Aviation Administration William J. Hughes Technical Center, Atlantic City, NJ.

Jones, D.G. (2000), Subjective measures of situation awareness, in *Situation Awareness Analysis and Measurement*, Endsley, M.R. and Garland, D.J., Eds., Lawrence Erlbaum Associates, Mahwah, NJ, pp. 113–128.

Jones, D.G. and Endsley, M.R. (2000), Can real-time probes provide a valid measure of situation awareness? in *Human Performance, Situation Awareness, and Automation: User-Centered Design for the New Millennium*, Kaber, D.B. and Endsley, M.R., Eds., SA Technologies, Atlanta, GA.

Kaber, D.B., Onal, E., and Endsley, M.R. (2000), Design of automation for telerobots and the effect on performance, operator situation awareness and subjective workload, *Hum. Factors Ergonomics Manufacturing*, 10, 409–430.

Kaber, D.B., Endsley, M.R., Wright, M.C., and Warren, H.L. (2002a), The Effects of Levels of Automation on Performance, Situation Awareness, and Workload in an Advanced Commercial Aircraft Flight Simulation, Grant NAG-1-01002, NASA Langley Research Center, Hampton, VA.

Kaber, D.B., Wright, M.C., and Hughes, L.E. (2002b), Automation-State Changes and Sensory Cueing in Complex Systems Control, Award N0001401010402, Office of Naval Research, Arlington, VA.

Matthews, M.D., Pleban, R.J., Endsley, M.R., and Strater, L.G. (2000), Measures of infantry situation awareness for a virtual MOUT environment, in *Human Performance, Situation Awareness, and Automation: User-Centered Design for the New Millennium*, Kaber, D.B. and Endsley, M.R., Eds., SA Technologies, Atlanta, GA.

Pew, R.W. (1995), The state of situation awareness measurement: circa 1995, in *Experimental Analysis and Measurement of Situation Awareness*, Garland, D.J. and Endsley, M.R., Eds., Embry-Riddle Aeronautical University Press, Daytona Beach, FL, pp. 7–16.

Taylor, R.M. (1990), Situational awareness rating technique (SART): the development of a tool for aircrew systems design, in Situational Awareness in Aerospace Operations, AGARD-CP-478, NATOAGARD, Neuilly-sur-Siene, France, pp. 3/1–3/17.

Métodos de equipe

43

Métodos de equipe

Eduardo Salas
Universidade da Flórida Central

Referências

Os benefícios das equipes em organizações são inegáveis nos dias de hoje. Enquanto a tendência de formação de equipes, em uma variedade de situações, remonta a décadas atrás, o ambiente atual é até mesmo, em diversos fatores, mais receptivo aos sistemas baseados em equipes. Savoie (1998) relatou que as equipes aumentaram dramaticamente, com relatos de trabalhadores sobre "presença de equipe" aumentando de 5% em 1980 para 50% no meio dos anos 1990. De fato, uma pesquisa (1993) da Sociedade Americana para o Controle de Qualidade (ASQC) de mais de 1.200 organizações relatou que mais de 80% dos trabalhadores faziam parte de alguma equipe de trabalho dentro de sua organização, e mais de 84% dos trabalhadores pesquisados faziam parte de múltiplas equipes em sua organização (Fiore et al. 2001; Stough et al., 2000). Com o influxo de equipes nos anos 1980, gerentes e trabalhadores assumiram que, com um grupo reunido de pessoas, há mais habilidades e recursos disponíveis para resolver problemas complexos. No entanto, à medida que a utilização de equipes aumentou, tornou-se evidente que elas não eram automaticamente eficientes e que colocar um grupo de trabalhadores juntos não forma, necessariamente, uma equipe. Portanto, o potencial de benefícios das equipes não foi com frequência realizado. Enquanto há numerosos benefícios a serem alcançados pela implementação de equipes, há também um grande número de razões pelas quais equipes fracassam. Estes fracassos remontam geralmente a erros na implementação e treinamento das equipes.

Como consequência, pesquisas a respeito da compreensão dos fatores que contribuem para a efetividade de equipes e seu treinamento têm aumentado ao longo dos últimos vinte anos (ver Salas e Cannon-Bowers, 2000). A globalização da indústria, a tecnologia emergente, os fatores de segurança, os esforços para reduzir a falha humana e os objetivos de maior produtividade estão empurrando, de maneira crescente, as equipes para posições proeminentes dos negócios, da indústria, da aviação, da medicina e da área militar e outras organizações governamentais. Além disso, o aumento dos ambientes complexos e competitivos dentro das indústrias levaram ao interesse organizacional em tópicos de equipe (por ex.: medição de desempenho de equipe e treinamento). Para otimizar de maneira adequada a efetividade das equipes, todos os componentes que podem afetar o seu desempenho devem ser compreendidos. É importante lembrar que o trabalho em equipe é um fenômeno dinâmico e multidimensional, que é por vezes enganoso e difícil de se observar e capturar (Cannon-Bowers et al. 1995). O processo de gerenciamento do desempenho de equipe requer um entendimento profundo das suas competências, dos requisitos da tarefa e de comunicação, dos ambientes da equipe e dos seus objetivos e missão. O treinamento de equipe, a análise de tarefas e a medição de desempenho são métodos necessários nas organizações para otimizar o funcionamento das equipes. E para alcançar tudo isto, os métodos são necessários. Esta seção do manual fornece um respectivo conjunto de ferramentas, tanto para pesquisadores como para profissionais dedicados a alguns desses requisitos.

Originando-se em sua maior parte no nível individual, o treinamento de equipes tem se tornado cada vez mais científico (por ex.: teoria dirigida) e de múltiplos níveis (por ex.: intervenções de treinamento em nível individual e em equipe) (Cannon-Bowers et al., 1993; Cannon-Bowers et al., 1995; Tannenbaum et al., 1996). Além disso, um grande número de ferramentas, métodos e estratégias diferentes de treinamento passaram por evolução. No entanto, é importante ressaltar que o trabalho em equipe, o desempenho e a medição de desempenho não podem ser conduzidos ao acaso. Em vez disso, o levantamento desses dados deve ser feito sistematicamente, com a utilização de ferramentas e estratégias compiladas com base na pesquisa sobre equipes, realizada ao longo das três últimas décadas.

Esta seção do manual começa com uma visão geral de métodos selecionados de treinamento de equipes (Capítulo 44). O capítulo cobre a estrutura, ferramentas e estratégias para a implementação e avaliação de treinamento de equipes. A estrutura do treinamento de equipes, desenvolvida por Salas e Cannon-Bowers (1997), é explorada como um meio para compreender a natureza e as demandas do treinamento de equipes. O conhecimento de trabalho em equipe, habilidades/comportamentos e atitudes (isto é, CHA) são discutidos para fornecer uma percepção sobre o que as equipes pensam, fazem e sentem (Salas et al., 1992). Um grande número de princípios (por ex., referentes ao desenvolvimento de habilidades, medições de resultados, simulação e prática guiada) para integrar adequadamente o treinamento de equipes em uma organização é fornecido e alguns mitos muito disseminados a respeito de treinamento são abordados. Os três capítulos seguintes (Capítulos 45, 46 e 47) provê uma visão geral sobre as diferentes técnicas de treinamento. O Capítulo 45 discute uma instância mais específica de treinamento de equipes em simulação distribuída. A discussão utiliza "treinamento de missão distribuída", um programa importante de treinamento distribuído, para demonstrar como as simulações podem ser aplicadas para treinar equipes distribuídas. Essa abordagem pode ser útil no uso de tecnologia para o treinamento de equipes grandes e multidisciplinares na condução de operações e na tomada de decisões. Enquanto essa abordagem foi previamente utilizada por militares, o uso do treinamento de equipes em simulação distribuída está, de maneira crescente, encontrando seu caminho em outras disciplinas (por ex.: a medicina, a manufatura, o *design* de produtos). O Capítulo 46 cobre outra opção de simulação: os ambientes sintéticos de tarefas (AST) para treinamento de equipes. Este capítulo em especial ressalta uma técnica que utiliza STEs e veículos aéreos não tripulados (VANT), projetados para três membros de equipes distribuídas interdependentes, que foram investigados para a força militar dos EUA. Esta técnica é boa para treinar processos comportamentais e cognitivos de equipe em ambientes complexos. Protocolos de comunicação (por ex.: troca dinâmica de dados e arquitetura de alto nível) são recomendados, e o *software* apropriado para os ambientes sintéticos é descrito. O Capítulo 47 cobre a abordagem ao treinamento baseada em eventos (ATBE), uma ferramenta incorporada em programas de treinamento e simulações. A ATBE acarreta a utilização de eventos desencadeadores inseridos no ambiente de treinamento. Aspectos-chave dessa técnica incluem a prática e componentes de *feedback*. Os passos para a implementação da ATBE são discutidos, bem como algumas aplicações para implementação e transmissão de informações de ATBE. Essa estratégia de treinamento foi utilizada com sucesso em um grande número de circunstâncias (Goldsmith e Johnson, 2002; Oser et al., 1999; Salas et al., 2002).

O Capítulo 48 tem foco sobre a construção de equipes, um método de aprimoramento do esclarecimento do papel da equipe e de fomento da coesão da equipe. Ainda que construção de equipe não seja a mesma coisa que treinamento de equipe, pode ser uma adição útil às estratégias de treinamento para melhorar certas CHA da equipe. Em geral, o treinamento pode ser descrito como o uso sistemático de ferramentas e métodos derivados de teoria (por ex., teoria do modelo mental compartilhado), enquanto a construção de equipes focaliza ambientes organizacionais e estruturas (Tannenbaum et al., 1992), trabalhando para esclarecer os papéis e as responsabilidades dos membros da equipe. Os componentes da construção de equipes (por ex.: papel, esclarecimento, estabelecimento de objetivo, resolução de problemas) são discutidos. Embora a construção de equipes seja uma ferramenta útil, há graus variáveis de apoio para esta técnica dentro da comunidade de pesquisa.

Os nove capítulos seguintes (Capítulo 49 até o Capítulo 57) cobrem técnicas de avaliação relacionadas a equipes. O Capítulo 49 discute a dificuldade em medir cognição de equipe e modelos mentais compartilhados e, ao invés disso, fornece uma técnica abrangente para medir o conhecimento de equipe da tarefa. Os autores se referem ao fenômeno coletivo de cognição de equipe, ao invés de termos muito utilizados, mas por vezes ambíguos, como "modelos mentais compartilhados". Como em outros capítulos, um exemplo de pesquisa do procedimento utilizando VANT para a força militar é fornecido. Passos para a medição de conhecimento de equipe são explicados. Essa técnica para obtenção de conhecimento usa várias ferramentas estabelecidas (por ex.: desbravador, Dearholt e Schvaneveldt [1990]; *software* KNOT [ferramenta de organização de rede de trabalho de conhecimento]). O Capítulo 50 ressalta a análise de comunicação de equipe. Como colocado anteriormente, a comunicação é um componente vital de desempenho e tem sido foco de numerosos estudos. A frequência de comunicação e padrões de comunicação são discutidos como abordagens ao estudo de comunicação de equipe. Os passos utilizados para capturar e analisar comunicação são explorados, e diferentes métodos-padrão de identificação (por ex., análise sequencial de atraso [*lag-sequential*] e cadeia de Markov) são citados. O Capítulo 51 fornece um exemplo de procedimentos de tomada de decisões em treinamento de equipes como uma forma de medir a consciência situacional de equipe através do questionário de consciência múltipla de tarefa. Os pesquisadores mostram os relacionamentos entre consciência de tarefa, de equipe e de carga de trabalho. Exemplos de pesquisa são fornecidos para dar aos leitores uma ideia mais clara dos tipos de questões incluídas, assim como um exemplo de pontuação. O Capítulo 52 também cobre uma técnica de avaliação do conhecimento chamada "exercício de requisitos de decisão de equipe", o qual tenta tornar explícitos os requisitos de decisão a equipes enquanto elas estão em treinamento. Essa avaliação de trabalho em equipe é um método para treinamento de equipes. O objetivo do exercício é tornar explícitas as decisões que as equipes formulam. Os autores fornecem passos para conduzir o exercício de requisitos de decisão de equipe, assim como conselhos para implementação (por ex., erros comuns, mudanças sugeridas e por que isto é difícil). Os Capítulos 53 e 54 proveem informações sobre duas técnicas para avaliar desempenho comportamental de equipe: a TARGET (respostas-alvo aceitáveis a eventos gerados) e a BOS (escalas de observação comportamental), respectivamente. A TARGET é baseada em "eventos desencadeadores" dentro de um cenário que requerem que os membros da equipe realizem os comportamentos de interesse. A medição é baseada em um *checklist* desenvolvida por especialistas no assunto. A BOS foca sobre trabalho em equipe observável e, em geral, utiliza diferentes escalas de medição. O Capítulo 54 descreve os dez passos mais importantes da BOS. O Capítulo 55 discute avaliação de situações em equipe (ASE), uma técnica que tenta avaliar como ela reage a eventos inesperados por meio da avaliação de cognição e coordenação. A SA de equipe tem um impacto sobre adaptabilidade de equipe e deve ser incorporada no treinamento. O Capítulo 56 aborda a análise de tarefas em equipe, a qual é utilizada em vários passos do treinamento de equipes (cobertos no Capítulo 44). A análise de tarefas em equipe inclui uma variedade de métodos para coleta de dados e envolve a identificação de atividades relacionadas ao trabalho que a equipe deve realizar. Por último, tarefas são traduzidas em CHA (conhecimento, habilidades, atitudes e outras competências). O capítulo fornece mais detalhes sobre como fazer isto. O Capítulo 57 provê informações sobre análise de carga de trabalho em equipe, de maneira que enfatiza a importância da carga de trabalho em desempenho de equipe. A medida de carga de trabalho abordada neste capítulo é a NASA TLX (índice de carga de tarefa), uma medida popular validada tanto para indivíduos como para equipes.

Por fim, o Capítulo 58 ressalta uma técnica para avaliação dos relacionamentos em uma rede de trabalho, os quais podem informar pesquisadores e profissionais sobre quaisquer restrições que possam existir em uma organização no que diz respeito a relacionamentos entre entidades (por ex.: equipes ou indivíduos). A análise de redes de trabalho sociais, como ressaltado no capítulo, tem quatro passos. Ela pode ser utilizada para avaliar a eficiência do desempenho de equipe.

Esta seção do manual tenta dar ao leitor uma visão geral das diferentes ferramentas e técnicas envolvidas em desempenho de equipes e treinamento de equipes. Há numerosos métodos, ferramentas e estratégias que podem ser aplicadas ao desempenho de equipe, medição e treinamento. Esta seção inclui vários dos métodos mais testados e mais utilizados. Cada um dos capítulos nesta seção fornece uma informação para ajudar a resolver o quebra-cabeça do desempenho de equipes. Ergonomistas e profissionais dos fatores humanos terão nela uma caixa de ferramentas extremamente útil.

Referências

ASQC (1993), Gallup Organization Survey, American Society for Quality Control, Milwaukee, WI.

Cannon-Bowers, J.A., Salas, E., and Converse, S. (1993), Shared mental models in expert team decision making, in *Individual and Group Decision Making: Current Issues*, Castellan, N.J., Jr., Ed., Lawrence Erlbaum Associates, Hillsdale, NJ, pp. 221–246.

Cannon-Bowers, J.A., Tannenbaum, S.I., Salas, E., and Volpe, C.E. (1995), Defining team competencies: implications for training requirements and strategies, in *Team Effectiveness and Decision Making in Organizations*, Guzzo, R.A. and Salas, E., Eds., Jossey-Bass, San Francisco, pp. 333–380.

Dearholt, D.W. and Schvaneveldt, R.W. (1990), Properties of Pathfinder networks, in *Pathfinder Associative Networks: Studies in Knowledge Organization*, Schvaneveldt, R.W., Ed., Ablex, Norwood, NJ, pp. 1–30.

Fiore, S.M., Salas, E., and Cannon-Bowers, J.A. (2001), Group dynamics and shared mental model development, in *How People Evaluate Others in Organizations*, London, M., Ed., Lawrence Erlbaum Associates, Mahwah, NJ, pp. 309–336.

Goldsmith T.E. and Johnson P.J. (2002), Assessing and improving evaluation of aircrew performance, *Int. J. Aviation Psychol.*, 12, 223–240.

Oser, R.L., Gualtieri, J.W., Cannon-Bowers, J.A., and Salas, E. (1999), Training team problem solving skills: an event-based approach, *Comput. Hum. Behav.*, 15, 441–462.

Salas, E. and Cannon-Bowers, J.A. (1997), Methods, tools, and strategies for team training, in *Training for a Rapidly Changing Workplace: Applications of Psychological Research*, Quiñones, M.A. and Ehrensstein, A., Eds., American Psychological Association, Washington, D.C., pp. 249–279.

Salas, E. and Cannon-Bowers, J.A. (2000), The anatomy of team training, in *Training and Retraining: A Handbook for Business, Industry, Government, and the Military*, Tobias, S. and Fletcher, J.D., Eds., Macmillan Reference, New York, pp. 312–335.

Salas, E., Dickinson, T.L., Converse, S.A., and Tannebaum, S.I. (1992), Toward an understanding of team performance and training, in *Teams: Their Training and Performance*, Swezey, R. and Salas, E., Eds., Ablex, Norwood, NJ, pp. 3–29.

Salas, E., Oser, R.L., Cannon-Bowers, J.A., and Daskarolis-Kring, E. (2002), Team training in virtual environments: an event-based approach, in *Handbook of Virtual Environments: Design, Implementation, and Applications, Human Factors and Ergonomics*, Stanney, K.M., Ed., Lawrence Erlbaum Associates, Mahwah, NJ, pp. 873–892.

Savoie, E.J. (1998), Tapping the power of teams, in *Theory and Research on Small Groups: Social Psychological Applications to Social Issues*, Vol. 4, Tindale, R.S., Heath, L., et al., Eds., Plenum Press, New York, pp. 229–244.

Stough, S., Eom, S., and Buckenmyer, J. (2000), Virtual teaming: a strategy for moving your organization into the new millennium, *Ind. Manage. Data Syst.*, 100, 370–378.

Tannenbaum, S.I., Beard, R.L., and Salas, E. (1992), Team building and its influence on team effectiveness: an examination of conceptual and empirical developments, in *Issues, Theory, and Research in Industrial/Organizational Psychology*, Kelley, K., Ed., Elsevier Science Publishers, Amsterdam.

Tannenbaum, S.I., Salas, E., and Cannon-Bowers, J.A. (1996), Promoting team effectiveness, in *Handbook of Workgroup Psychology*, West, M., Ed., John Wiley & Sons, Sussex, U.K., pp. 503–529.

44

Treinamento de equipe

Eduardo Salas
Universidade da Flórida Central

Heather A. Priest
Universidade da Flórida Central

44.1 *Background* e aplicações

As equipes são de interesse para um grande número de organizações em campos tais como aviação, força militar e indústria (Guzzo e Dickson, 1996). Nos últimos vinte anos, a comunidade de pesquisa investiu um grande número de recursos no estudo de equipes em ambientes complexos (Salas e Cannon-Bowers, 2001). Por exemplo, pesquisas a respeito de equipes em aviação surgiram por meio do exame de acidentes e incidentes em voos comerciais e militares. É bem documentado que 60 a 80% dos infortúnios em aviação remontam a falhas humanas (NASA, 2002). Uma solução para esse problema, como sugerido pela NASA, é o treinamento para tripulações ou equipes envolvidas em trabalho em equipe. Por causa da pesada confiança em equipes (por ex.: tripulações de cabine, tripulações de chão), desde o início a aviação tem ocupado o lugar mais proeminente nas pesquisas sobre esse tema. Isto levou a notáveis sucessos, como o gerenciamento de recursos de cabine ou tripulação (CRM). A força militar também tem se interessado por treinamento e pesquisas sobre equipes por décadas (Salas et al., 1995). Por exemplo, por causa de incidentes no Golfo Pérsico no final dos anos 1980 e início dos anos 1990, o trabalho e o treinamento de equipe passaram a ocupar um posto importante na pesquisa militar nos EUA e no exterior (Cannon-Bowers e Salas, 1998). Consideradas conjuntamente, muito progresso foi alcançado nestas áreas. Há ferramentas, métodos e estratégias que devem ser aplicadas para projetar e realizar com sucesso o treinamento de equipe.

Equipes não são criadas de maneira igual (Blickensderfer et al., 2000). Para aprender mais sobre equipes e treinamento, pesquisadores tiveram de concordar sobre o que exatamente eles estavam falando. A definição aceita designa uma equipe (em oposição a grupo) como consistindo em duas ou mais pessoas, lidando com múltiplos recursos de informação, que trabalha para alcançar algum objetivo compartilhado. Outras características de equipes incluem interdependência significativa de tarefas, coordenação entre os seus membros, papéis e responsabilidades especializadas dos membros e comunicação intensiva. O que segue se aplica a essa definição de equipe.

44.2 Procedimento

44.2.1 Estrutura de treinamento de equipe

O objetivo maior do treinamento de equipe é desenvolver competências para permitir uma sincronização efetiva, coordenação e comunicação entre os seus membros (ver Figura 44.1). A aplicação do que aprendemos nas últimas duas décadas pode ser mais bem organizada em torno de quatro elementos críticos de treinamento de equipe, delineados por Salas et al. (2001). Os passos seguintes são extraídos do trabalho citado.

44.2.1.1 Passo 1: Determinando os requisitos de treinamento de equipe

Aplicações de ferramentas são necessárias para projetar intervenções efetivas de equipe. Algumas, como a análise de tarefas (ver Capítulo 56), ajudam a determinar o que precisa ser treinado; outras se relacionam à aplicação do treinamento (por ex.: simulação de equipe e exercício); enquanto outras lidam com medição, como as escalas de observação comportamental (BOS, ver Capítulo 54) ou análise de erros de equipe. Essas ferramentas não são aplicações isoladas, mas se influenciam mutuamente. O primeiro passo é determinar requisitos de treinamento de equipe usando uma variedade de ferramentas úteis.

44.2.1.2 Passo 2: Delinear KSAs requeridos

Pesquisas nos anos 1980 e 1990 enfatizaram os processos subjacentes que fazem as equipes trabalharem. Esses processos se referem ao conhecimento, habilidades e atitudes (KSAs) de equipe, isto é, competências de equipe (Salas e Cannon-Bowers, 2000). A primeira distinção a ser feita é a de que competências de equipe podem ser divididas em duas categorias: competências de trabalho em equipe e competências de trabalho individual por tarefa (Salas e Cannon-Bowers, 2001). Competências de trabalho individual por tarefa se referem ao conhecimento, habilidades e atitudes que o indivíduo precisa para realizar sua porção da tarefa de equipe (por ex.: habilidades operacionais). Embora competências de trabalho individual por tarefa sejam requeridas, elas sozinhas não são suficientes para produzir equipes efetivas; competências de trabalho em equipe também são necessárias (Morgan et al., 1986). Essencialmente, competências de equipe se referem ao que os membros da equipe precisam saber, como precisam se comportar e que atitudes precisam sustentar (Salas, Smith-Jentsch e Cannon-Bowers, 2001). Competências de conhecimento de equipe incluem modelos acurados de tarefa, orientação de equipe e modelos de tarefas compartilhadas. Competências de habilidades de equipe consistem em tomada de decisões, comunicação e coordenação. Competências de atitude de equipe incluem orientação de equipe, coesão de equipe, orientação coletiva, visão compartilhada e confiança mútua. As competências ou KSAs proveem a base para metas e objetivos de treinamento. Essencialmente, para trabalhar de maneira interdependente e colaborativa, habilidades tanto de trabalho individual por tarefa como de trabalho em equipe devem ser abarcadas no treinamento de equipe. Essas competências são derivadas por meio da aplicação das ferramentas mencionadas no passo 1.

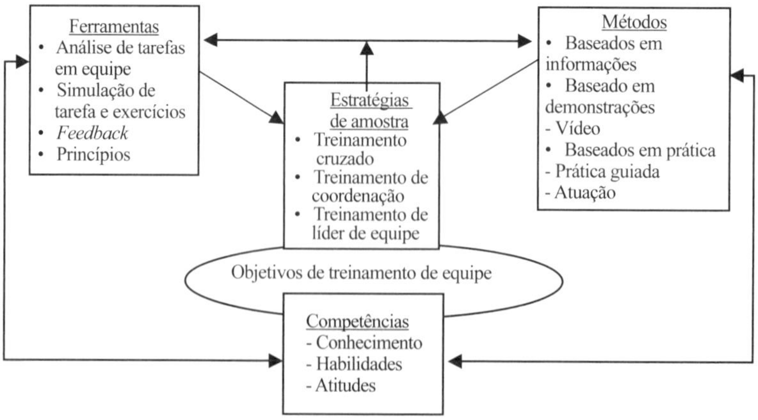

Figura 44.1 Estrutura de treinamento de equipe (extraído de: Salas, E. e Cannon-Bowers, J.A. [1997], Methods, tools, and strategies for team training, in *Training for a Rapidly Changing Workplace: Applications of Psychological Research*, Quinones, M.A. e Ehrenstein, A., Eds., American Psychological Association, Washington, D.C., pp. 249-279).

44.2.1.3 Passo 3: Selecionar método instrucional adequado de aplicação

Há três métodos básicos para aplicação de treinamento de equipe:

- Baseado em informações;
- Baseado em demonstrações (por ex.: vídeo);
- Baseado em prática (por ex.: prática guiada).

Salas e Cannon-Bowers (1997) delinearam os componentes desses três métodos. Os métodos baseados em informações fornecem dados (em oposição à prática ou construção de habilidades) por meio de aplicações como palestras, apresentações de *slides* ou instruções transmitidas por meio de um computador. A apresentação baseada em informações atua como um método passivo para transmissão de dados sobre os objetivos da equipe, papel dos integrantes, expectativas, responsabilidades individuais e interdependências de tarefas, que têm como seu último objetivo transmitir conhecimento. Os métodos baseados em demonstrações fornecem uma oportunidade para os membros da equipe observarem comportamentos e ações que serão esperados deles. Nesse método, o membro da equipe "é um observador de uma situação, cenário ou exercício, no qual diversos pontos de aprendizagem estão embutidos" (Salas e Cannon-Bowers, 1997). Já os métodos baseados em demonstrações (por ex.: vídeo) tem como objetivo desenvolver modelos mentais compartilhados e expectativas dos membros de uma equipe. Métodos baseados em prática são críticos para o treinamento de equipe. Quando feita de forma eficiente, a prática utiliza dicas, instruções e *feedback* para fomentar a compreensão, a organização e a assimilação de objetivos de aprendizagem. Embora seja com frequência mal empregado, o método prático pode ser utilizado adequadamente por meio das seguintes diretrizes desenvolvidas na literatura: Cannon-Bowers et al., 1995; Salas et al., 1993; Swezey e Salas, 1992. Alguns métodos muito utilizados em instrução baseada em prática incluem atuar, modelar comportamento, simulações baseadas em computador e prática guiada. A escolha dos métodos (isto é, o meio utilizado para aplicar a instrução) é determinada por meio de informações derivadas dos passos 1 e 2, bem como da consideração de restrições organizacionais relevantes e recursos disponíveis.

44.2.1.4 Passo 4: *Design* de estratégia de treinamento de equipe

Ferramentas, métodos e competências se combinam para formar as estratégias instrucionais usadas para equipes. Algumas das estratégias disponíveis para treinamento de equipe são mostradas no Quadro 44.1. O método instrucional, ferramentas e conteúdo criam uma estratégia adequada de treinamento de equipe. Além disso, os requisitos de tarefa, CHA e fatores organizacionais (por ex.: recursos, política, tamanho) ajudam a determinar que estratégias devem ser aplicadas. Na maior parte das circunstâncias, diversas estratégias podem ser apropriadas e qualquer destes três métodos (informação, demonstração e baseado em prática) poderia ser aplicado.

As intervenções de treinamento também possuem alguns requisitos básicos ressaltados na literatura (Salas e Cannon-Bowers, 2001; Tannenbaum et al., 1992). Devem ter uma base teórica e ser construídas em torno de estratégias instrucionais adequadas. Em geral, as estratégias de treinamento de equipe combinam os métodos de informação, demonstração e os métodos baseados em prática, discutidos acima. Algumas estratégias são mais estruturadas do que outras. Por exemplo, a ATBE (ver capítulo 47) requer identificação sistemática de oportunidades de treinamento para embutir desencadeadores, ao passo que a estratégia de autocorreção é um fenômeno que ocorre de maneira natural para equipes efetivas no qual os membros revisam eventos, corrigem erros e planejam o futuro. Um resumo de algumas estratégias de treinamento de equipe largamente utilizadas é mostrado no Quadro 44.1.

44.2.2 Princípios de treinamento de equipe

Combinando a "estrutura" de treinamento de equipe com o que foi aprendido nas últimas duas décadas, vários princípios foram delineados (Cannon-Bowers e Salas, 1998; Salas e Cannon-Bowers, 1997; Salas e Cannon-Bowers, 2001). A seguir há uma amostra representativa:

- O treinamento de equipe deve levar ao desenvolvimento de habilidades de trabalho em equipe (por ex.: liderança, adaptabilidade, comportamento compensatório).
- Tanto processos como medidas de resultado são necessários para diagnóstico de trabalho em equipe.

Quadro 44.1 Estratégias para treinamento de equipe

Estratégias	Definição	Benefício(s)	Fontes
Treinamento cruzado	Projetado para desenvolver expectativas comumente compartilhadas sobre o funcionamento de uma equipe e uma estrutura de conhecimento compartilhado entre membros da equipe; membros da equipe recebem experiência com participação ativa no desempenho de outros papéis	Melhora a coordenação e diminui o processo de perda	Salas et al. (1997)
Abordagem ao treinamento baseada em eventos (ATBE)	Estratégia instrucional projetada para treinamento de estrutura em ambientes complexos e distribuídos. Fornece diretrizes e passos para objetivos de treinamento, eventos desencadeadores, medidas de desempenho, geração de cenário, condução e controle de exercício, coleta de dados e *feedback*.	Quando utilizado adequadamente, fornece uma estrutura significativa com a oportunidade de embutir eventos de aprendizagem em cenários	Salas e Cannon-Bowers (2000)
Treinamento de autocorreção	Estratégia instrucional que ensina membros da equipe como avaliar e categorizar seu próprio comportamento e o comportamento dos membros de sua equipe para determinar sua efetividade.	Permite aos membros da equipe um *feedback* construtivo dentro da equipe e corrige deficiências	Smith-Jentsch et al. (1998)
Treinamento de exposição ao estresse	Um modelo integrado de treinamento de estresse que foi influenciado por uma abordagem cognitivo-comportamental ao treinamento de estresse, treinamento de inoculação de estresse (SIT); tentativas de estratégias de cooperação direcionada e estressores	Provê uma percepção nas conexões entre estressores, o estresse que os membros da equipe percebem que têm e seu efeito sobre o desempenho	Driskell e Johnston (1998)
Treinamento de coordenação de equipe	Enfatiza processos subjacentes importantes para a efetividade da equipe; utilizado em gerenciamento de recursos de bordo (CRM)	Melhora a coordenação, monitoramento e comportamento de apoio	Entin e Serfaty (1999)
Treinamento baseado em cenário	Semelhante à ATBE, cenários contêm eventos desencadeadores que demandam comportamentos direcionados em ambientes contextualmente ricos	Provê estrutura em ambientes complexos	Osier et al. (1999)
Treinamento de autocorreção guiada	Enfatiza o monitoramento mútuo de desempenho, a iniciativa, a liderança e a comunicação; esta estratégia é guiada pela própria equipe	Conduz a modelos mentais melhores de trabalho em equipe e à avaliação de situação mais acurada	Smith-Jentsch et al. (1998)
Treinamento baseado em simulações e jogos	Amplamente utilizado em administração de negócios, educação e serviço militar; extensão em custo, variedade e funcionalidade; simula ambientes e situações de equipe do mundo real, que podem criar instâncias de conteúdo real de equipe	Possui a capacidade de mimetizar terreno, situações de emergência e ambientes dinâmicos	Cannon-Bowers e Salas (2000)
Treinamento no trabalho	Objetiva as habilidades cognitivas baseadas em procedimentos dos membros da equipe e permite que estes pratiquem em ambiente real de trabalho; a interação da equipe necessária à realização real do trabalho é praticada durante o treinamento; este tipo de treinamento também é tipicamente autoguiado	O treinamento é fornecido no mesmo ambiente no qual a equipe trabalhará	Ford et al.(1997)

- As simulações devem permitir que membros da equipe experimentem algum curso alternativo de ação.
- Estratégias de resposta, fornecidas durante treinamento, devem ser relacionadas a dicas no ambiente e de outros membros da equipe.
- Membros da equipe devem receber oportunidades suficientes para interagir com ambientes a fim de desenvolver mecanismos adaptativos.
- O treinamento deve ser embasado teoricamente.
- O treinamento de equipe deve ser mais do que uma intervenção do tipo "sinta-se bem".
- Prática guiada é essencial.
- O treinamento deve estabelecer um mecanismo para incentivar o trabalho em equipe.
- O treinamento de equipe está embutido em um sistema organizacional.
- A criação de um clima adequado de transferência para o trabalho em equipe é essencial.
- O treinamento de equipe deve ser contínuo.
- Competências tanto de trabalho em equipe como de trabalho individual por tarefa são necessárias para o funcionamento efetivo da equipe.

44.2.3 Ideias equivocadas sobre o treinamento de equipe

Agora que sabemos em que consiste o treinamento de equipe, é importante esclarecer o que ele não é. Em primeiro lugar, o treinamento de equipe não é apenas um programa que é aplicado. Ele acarreta vários passos e considerações que devem se adaptar a uma variedade de fatores (por ex.: organização, membros da equipe, características individuais, características de tarefa). Além disso, o treinamento evolui à medida que é implementado e é evolucionário em sua natureza. Em segundo lugar, o treinamento de equipe não é um "lugar", ou seja, os membros da equipe não "vão para" o treinamento. Não é um lugar mágico que automaticamente arma os membros da equipe com os CHAs de que eles precisam. Terceiro, o treinamento de equipe não é um simulador. Um simulador pode ser uma ferramenta utilizada em treinamento, mas a simulação sozinha não pode treinar uma equipe de fato. Equipes possuem mais objetivos e conteúdos de treinamento do que um grupo de indivíduos, que não precisará de competências de equipe e CHA. Por fim, ele não é o mesmo que construção de equipe (ver Capítulo 48). A construção de equipe, enquanto efetiva em muitas circunstâncias, não é o mesmo que treinamento de equipe, embora possa ser utilizada em conjunção com treinamento de equipe.

44.3 Vantagens

- Cria oportunidades de praticar e receber *feedback* com relação a CHA de trabalho em equipe.
- Fornece um conjunto de estratégias do qual se pode escolher (dependendo dos requisitos).
- Melhora o trabalho em equipe e processos relacionados.
- Possui um registro provado de trajeto.

44.4 Desvantagens

- Não é uma estrutura simples de implementar ou projetar.
- Efeitos substanciais no treinamento advindos de diferenças individuais.
- Consiste em vários processos que não são observáveis e que, portanto, devem ser atribuídos a comportamentos observáveis ou habilidades ensináveis.
- Lacuna notável entre pesquisa e prática.
- Deve ser mantida por organizações.

44.5 Métodos relacionados

Outros métodos de instrução de equipe incluem construção de equipe, atribuições operacionais e experiência de trabalho. A construção de equipe (por ex.: aventura na selva que requer que os integrantes de uma equipe dependam uns dos outros e promovam o desenvolvimento coletivo) consiste em intervenções que procuram melhorar a efetividade da equipe (Tannenbaum et al. 1992). O principal objetivo da construção de equipe é melhorar as operações e processos de equipe por meio da remoção de barreiras, da melhora das relações interpessoais e do esclarecimento de papéis. Ver Capítulo 48 para mais informações sobre construção de equipe.

44.6 Tempo aproximado de treinamento e de aplicação

O tempo de treinamento varia dependendo da estratégia e método utilizados.

44.7 Confiabilidade e validade

Uma série de estudos avaliando estratégias de treinamento de equipe ofereceu um grande suporte para a validade do treinamento de equipe. Os estudos (Volpe et al., 1996; Blickensderfer et al., 1998) encontraram uma melhora de 12 a 25% no desempenho de equipes após intervenções de treinamento cruzado (Blickensderfer et al., 2000; Volpe et al., 1996). Em relação ao treinamento de coordenação, foi relatada uma melhora de 12 a 15% no desempenho de equipes (Salas et al., 1999; Stout et al., 1997), enquanto verificou-se que o treinamento do líder de equipe leva a mais participação, melhores instruções e comportamentos do trabalho coletivo após intervenções (Tannenbaum et al., 1998).

Volpe et al. (1996) utilizou quatro condições de treinamento em um simulador de voo e descobriu que o treinamento cruzado era um determinante de coordenação efetiva da tarefa, comunicação e desempenho.

Entin e Serfaty (1999) utilizaram oficiais navais em um experimento de treinamento de adaptação no qual os membros da equipe foram treinados para mudar de estratégias de seleção e coordenação explícitas para implícitas. Os pesquisadores descobriram que o treinamento de adaptação melhorou significativamente o desempenho.

Allen et al. (2000) examinou como a fidelidade dos simuladores afetava a capacidade das equipes de transferir o treinamento para o desempenho no mundo real. Descobriu-se que a fidelidade funcional baixa resultava em tempos mais longos de resolução de problemas e inter-resposta.

Vários estudos desenvolveram e avaliaram o gerenciamento de recursos de cabine (CRM) (Salas et al., 1999) em múltiplas comunidades de aviação. O CRM se mostrou útil na identificação dos CHAs necessários, preparando a organização para o treinamento e aplicando princípios instrucionais robustos ao projetar o treinamento.

44.8 Ferramentas necessárias

As ferramentas necessárias, como dito anteriormente, variam dependendo de diversos fatores incluindo o tempo, os recursos, os conteúdos requeridos, CHAs almejados e os fatores organizacionais. A mensuração do desempenho, *feedback*, simuladores, técnicas de análise de tarefas em equipe e princípios devem ser escolhidos *a priori* e utilizados, como especificado acima, para estruturar os métodos, as estratégias, os conteúdos e as competências envolvidos no treinamento de equipe.

Referências

Allen, R.W., Rosenthal, T.J., et al. (1999), Low Cost Virtual Environments for Simulating Vehicle Operation Tasks, TRB Paper 991136, Transportation Research Board, National Research Council, Washington, D.C.

Blickensderfer, E., Salas, E., and Cannon-Bowers, J. (2000), When the teams came marching home: U.S. military team research since World War II, in *Advances in Interdisciplinary Studies of Work Teams*, Beyerlein, M.M., Ed., Elsevier Science, New York, pp. 255–274.

Cannon-Bowers, J.A. and Salas, E. (1998), Team performance and training in complex environments: recent findings from applied research, *Curr. Directions Psychol. Sci.*, 7, 83–87.

Cannon-Bowers, J.A. and Salas, E. (2000), *Making Decisions under Stress: Implications for Individual and Team Training*, American Pschological Association, Washington, D.C.

Cannon-Bowers, J.A. and Salas, E. (2001), Team effectiveness and competencies, in *International Encyclopedia of Ergonomics and Human Feactors*, Karwoski, W., Ed., pp. 1384–1387.

Cannon-Bowers, J.A., Tannenbaum, S.I., Salas, E., and Volpe, C.E. (1995), Defining team competencies and establishing team training requirements, in *Team Effectiveness and Decision Making in Organizations*, Guzzo, R. and Salas, E., Eds., Jossey-Bass, San Francisco, pp. 333–380.

Driskell, J.E. and Johnston, J.H. (1998), Stress exposure training, in *Making Decisions under Stress: Implications for Individual and Team Training*, Cannon-Bowers, J.A. and Salas, E., Eds., American Psychological Association, Washington, D.C., pp. 191–217.

Entin, E.E. and Serfaty, D. (1999), Adaptive team coordination, *Hum. Factors*, 41, 312–325.

Ford, J. K., Kozlowski, S.W.J., Kraiger, K., Salas, E., and Teachout, M.S., Eds. (1997), *Improving Training Effectiveness in Work Organizations*, Lawrence Erlbaum Associates, Mahwah, NJ.

Guzzo, R.A. and Dickson, M.W. (1996), Teams in organization: recent research on performance and effectiveness, *Ann. Rev. Psychol.*, 47, 307–308.

Morgan, B.B., Glickman, A.S., Woodard, E.A., Blaines, A.S., and Salas, E. (1986), Measurement of Team Behaviors in a Navy Environment, NTSC technical report 86-014, Navy Training Systems Center, Orlando, FL.

NASA, Aviation Safety Program, System-Wide Accident Prevention, available on-line at http://avsp.larc.nasa.gov/program_swap.html; last visited on Dec. 2, 2002.

Oser, R.L., Gualtieri, J.W., Cannon-Bowers, J.A., and Salas, E. (1999), Training team problem-solving skills: an event-based approach, *Comput. Hum. Behav.*, 15, 441–462.

Salas, E. and Cannon-Bowers, J.A. (1997), Methods, tools, and strategies for team training, in *Training for a Rapidly Changing Workplace: Applications of Psychological Research*, Quiñones, M.A. and Ehrenstein, A., Eds., American Psychological Association, Washington, D.C., pp. 249–279.

Salas, E. and Cannon-Bowers, J.A. (2000), The anatomy of team training, in *Training and Retraining: A Handbook for Business, Industry, Government, and the Military*, Tobias, S. and Fletcher, J.D., Eds., Macmillan Reference, New York, pp. 312–335.

Salas, E. and Cannon-Bowers, J.A. (2001), The science of training: a decade of progress,
Annu. Rev. Psychol., 52, 471–499.

Salas, E., Cannon-Bowers, J.A., and Blickensderfer, E.L. (1993), Team performance and training research: emerging principles, *J. Wash. Acad. Sci.*, 83, 81–106.

Salas, E., Bowers, C., and Cannon-Bowers, J.A. (1995), Military team research: 10 years of progress, *Mil. Psychol.*, 7, 55–75.

Salas, E., Cannon-Bowers, J.A., and Johnston, J.H. (1997), How can you turn a team of experts into an expert team? Emerging training strategies, in *Naturalistic Decision Making*, Zsambok, C.E. and Klein, G., Eds., Lawrence Erlbaum Associates, Mahwah, NJ, pp. 359–370.

Salas, E., Fowlkes, J.E., Stout, R.J., Milanovich, D.M., and Prince, C. (1999), Does CRM training improve teamwork skills in the cockpit? Two evaluation studies, *Hum. Factors*, 41, 326–343.

Salas, E., Cannon-Bowers, J.A., and Smith-Jentsch, K. A. (2001), Principles and strategies for team training, in *International Encyclopedia of Ergonomics and Human Factors*, Karwoski, W., Ed., Taylor & Francis, London, pp. 1296–1298.

Smith-Jentsch, K.A., Cannon-Bowers, J.A., and Salas, E. (April 1998), The measurement of team performance, Master tutorial presented at the 13th annual meeting of the Society of Industrial and Organizational Psychology, Dallas, TX.

Stout, R.J., Cannon-Bowers, J.A., and Salas, E. (1997), Planning, shared mental models, and coordinated performance: an empirical link is established, *Hum. Factors*, 41(1), 61–71.

Swezey, R.W. and Salas, E. (1992), Guidelines for use in team-training development, in
Teams: Their Training and Performance, Swezey, R.W. and Salas, E., Eds., Ablex, Norwood, NJ, pp. 219–245.

Tannenbaum, S.I., Beard, R.L., and Salas, E. (1992), Team building and its influence on team effectiveness: an examination of conceptual and empirical developments, in *Issues, Theory, and Research in Industrial/Organizational Psychology*, Kelley, K., Ed., Elsevier Science Publishers, Amsterdam.

Volpe, C.E., Cannon-Bowers, J.A., Salas, E., and Spector, P.E. (1996), The impact of cross-training on team functioning: an empirical investigation, *Hum. Factors*, 38, 87–100.

45

Treinamento de simulação distribuída para equipes

Dee H. Andrews
Laboratório de Pesquisa da Força Aérea dos EUA

45.1 *Background* e aplicações

A complexidade do atual mundo do trabalho aumentou a necessidade da existência de equipes e do trabalho em equipe. A tecnologia de hoje permite que um grande número de trabalhadores interdisciplinares sejam colocados em equipes dispersas de trabalho colaborativo para que realizem tarefas multifacetadas. De fato, essas tarefas complexas de trabalho só podem, em geral, ser desempenhadas por equipes cujos membros estão em lugares diferentes.

Em nenhum lugar isso é mais verdadeiro do que em operações militares, nas quais as equipes multifacetadas de milhares, e até centenas de milhares, de operadores e pessoas que tomam decisões interagem em um ambiente de tempo limitado. Enquanto a força militar é uma usuária importante da tecnologia a distância (por ex.: redes de trabalho de área ampla e alta velocidade, roteadores de grande capacidade, encriptação de informações), estamos agora buscando tecnologias a distância aplicadas a receptores de aplicações mais amplos do que apenas a força militar. Essas aplicações incluem medicina, transportes, manufatura e armazenamento.

Esse tipo de tecnologia não apenas abriu novos caminhos para a condução de operações, mas também forneceu um meio pelo qual os operadores e as pessoas que tomam as decisões possam ser treinados. Por meio do uso de tecnologias em distância e de novos métodos para o treinamento de equipes que utilizam estas tecnologias, equipes podem ser treinadas ao nível dos padrões requisitados, até quando estão dispersas. Esse treinamento tipicamente tira vantagem de simulações, simuladores e entidades geradas por computador para criar ambientes de trabalho sintéticos realistas que possam ser usados para treinamento.

45.2 Exemplo de procedimentos e equipamentos para treinamento distribuído em equipes

Para ilustrar o potencial da simulação distribuída para treinamento, examinaremos uma aplicação deste conceito. A Força Aérea dos EUA embarcou em um importante programa de treinamento de simulação chamado treinamento de missão distribuída (TMD). A princípio, o TMD era direcionado ao treinamento de equipes de pilotos combatentes, mas o conceito de TMD é adotado, agora, para uma variedade de funções da força aérea que necessitam de um melhor treinamento de equipe. Os exemplos incluem o treinamento de equipes de operadores de satélites, de pessoas responsáveis por decisões e da polícia de segurança. No exemplo do combatente aéreo, limitações de treinamento de mundo real (por ex.: as restrições de altitude de aeronave, incapacidade de prática frequente das habilidades como uma esquadrilha de quatro aviões, restrições de segurança em âmbitos de treinamento) estão provando ser grandes impedimentos à sua efetividade para membros de tripulações aéreas em todo mundo. A natureza perigosa de operações de combate frequentemente impede os pilotos de treinarem a maneira como pretendem combater. O TMD combina as tecnologias seguintes para criar um campo de batalha sintético, no qual o treinamento pode ser realizado.

O TMD consiste em bens virtuais (simulador), bens construtivos (gerados por computador) e bens vivos (aeronave real voando em âmbitos de treinamento) ligados à rede de trabalho. Componentes específicos do TMD vêm das seguintes categorias:

- Cabines simuladoras de fidelidade funcional e física suficiente para fornecer aos pilotos interfaces realistas que permitam a eles operar o simulador da mesma forma que operariam suas aeronaves ou console de controle de armas.
- Sistemas visuais de simulador que forneçam indicações visuais de mundo real. Uma variedade de abordagens inovadoras para resolver este problema tem sido desenvolvida, incluindo mostradores visuais de microlaser, geradores de imagens de alta finalização baseadas em PC e bancos de dados fotorrealistas.
- Sistemas de simulação de ameaças que fornecem aos pilotos ações de ameaça realistas. As ameaças podem ser uma aeronave combatente inimiga ou mísseis terra-ar inimigos.
- Tecnologias de rede de trabalho que permitam que as entidades TMD em diferentes locais interajam de maneira realista com latência quase não discernível. A latência se refere ao atraso entre entidades na rede de trabalho. Obviamente, uma taxa de latência que seja muito alta entre simuladores de combate poderia fazer que os pilotos começassem a se comportar de maneira não realista.

Uma vez que a rede TMD tenha sido estabelecida, indivíduos sob treinamento podem realizar os mesmos comportamentos, com os mesmos sucessos ou fracassos, que realizariam em ambiente real de combate. Para os pilotos de caça, a organização da base para combate são quatro aviões trabalhando juntos, com um piloto designado como líder. Esse piloto é responsável pelo desempenho geral da esquadrilha. O piloto-líder planeja a missão; deve tomar as tarefas da missão de líderes superiores; deve descobrir o que é conhecido sobre possíveis ameaças na área da missão; e deve coordenar com outras forças amigas que estarão na área da missão. Ele, então, instrui os outros três pilotos sobre o plano da missão. Eles entram em seus simuladores de combate, que estão agora ligados uns aos outros e a todas as outras entidades em uma rede de trabalho (simuladores com pilotos vivos e forças amigas e inimigas geradas por computador), e voam na missão.

Durante uma sessão de 90 minutos na rede de trabalho TMD, os pilotos combatentes podem conseguir voar em cinco ou seis missões, que podem repetir o mesmo cenário ou compor-se de outro diferente. Isto se compara a apenas um ou dois cenários nos quais seriam capazes de voar em âmbitos reais de treinamento, dado o suprimento limitado de combustível. Os pilotos em geral voam em um cenário "quatro *versus* muitos", o que significa que sua equipe de quatro combatentes luta contra um número superior de ameaças inimigas. As missões devem ser tão simples ou tão complexas quanto o piloto-líder e o piloto-instrutor escolheram realizá-las. O piloto-instrutor senta-se em frente a um console de exercício durante a missão de treinamento, ouvindo a comunicação de voz da equipe e observando o desenrolar da missão virtual no monitor. Tipicamente, o instrutor tem uma vista de plano da missão do tipo "olho de Deus" e pode ver as cenas de "fora da janela da cabine" que os indivíduos sob treinamento estão vendo enquanto voam.

Com frequência, um quinto membro da equipe de missão estará envolvido no treinamento. Ele é o "controlador de armas", membro que operaria um sistema de radar muito maior do que os pilotos combatentes possuem. O controlador tem um quadro melhor de uma área de combate inteira do que a de qualquer dos pilotos e fornece informações aos pilotos combatentes, as quais não teriam sem o *input* do controlador. No treinamento em ambientes reais, é raro que o controlador participe de fato da instrução pré e pós-missão com os pilotos. No entanto, em TMD isto é possível. Esse contato frente a frente é precioso para o treinamento.

Quando a missão de treinamento é encerrada, o piloto-instrutor, a equipe de quatro tripulantes e o controlador vão para uma sala de instrução, onde assistem *replays* da missão e discutem o que deu certo e errado. Os *replays* incluem a figura de radar da missão, a vista de plano "olho de Deus", e *replays* da vista de fora da cabine que os pilotos estavam vendo durante a missão. O instrutor e os pilotos sob treinamento podem examinar dados específicos de medição de desempenho que foram coletados dos simuladores enquanto voavam nas missões. Estes dados são muito mais precisos do que os dados típicos de mensuração do desempenho que os pilotos têm quando voam nos ambientes reais de treinamento. O simulador de voo moderno é baseado em computadores digitais, assim, toda entrada de controle pode ser medida com precisão. Além disso, as ferramentas estão sendo desenvolvidas para ajudar o instrutor a reconstruir com exatidão as comunicações entre os membros da equipe. Esta reconstrução é crucial porque o sucesso ou o fracasso da missão em geral depende da coisa certa sendo dita no momento certo. Se a equipe voou sobre a rede de trabalho com outras forças amigas em simuladores manuais, a equipe pode se instruir com elas pelo telefone ou por videoconferência. Finalmente, impressões da missão e fitas das comunicações podem ser fornecidas às equipes de treinamento para estudo após deixarem o centro de treinamento.

O gráfico na Figura 45.1 mostra como simulações e simuladores para aeronaves militares podem ser colocados em redes de trabalho para criar ambientes de treinamento de equipe distribuído. No entanto, seria possível substituir qualquer número de entidades não militares (por ex.: médicos, empregados de manufatura, operadores de transportes) no lugar dos objetos militares para criar uma variedade de ambientes de treinamento de equipes. A Figura 45.2 representa uma rede de trabalho TMD típica de simuladores visuais, forças geradas por computador e bens de equipamentos vivos.

45.3 Vantagens

- O treinamento de simulação distribuída cria ambientes relevantes ao trabalho e de treinamento e prática realistas.
- O treinamento pode ser realizado nesses ambientes não pode ser realizado no mundo real em virtude de fatores de segurança e custo.
- A medição de desempenho pode ser bastante precisa.
- *Feedback* e correção podem ser feitos rápida e efetivamente.
- Recursos (por ex.: combustível, tempo, poluição) são poupados.

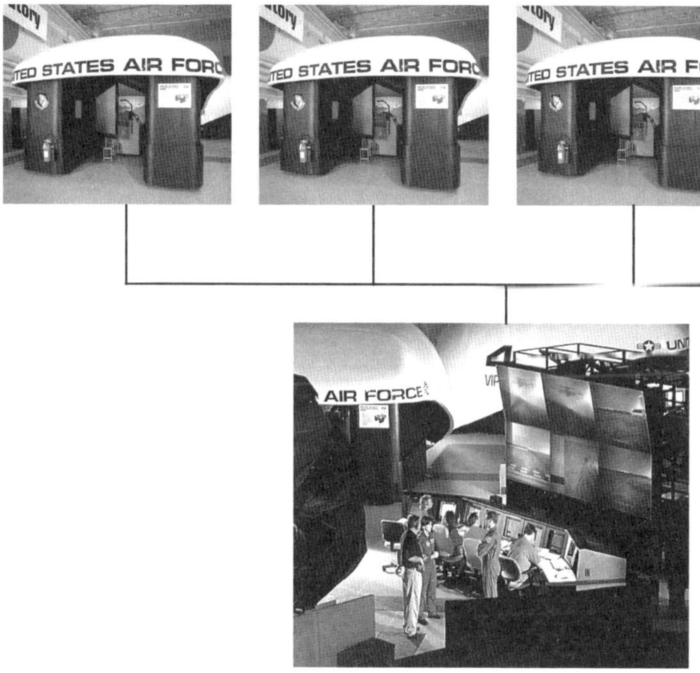

FIGURA 45.1 Centro de treinamento de missão distribuída da força aérea. Quatro cabines combatentes envolvidas por domos visuais de 360 graus. Um instrutor/operador fora dos quatro domos simuladores em rede de trabalho.

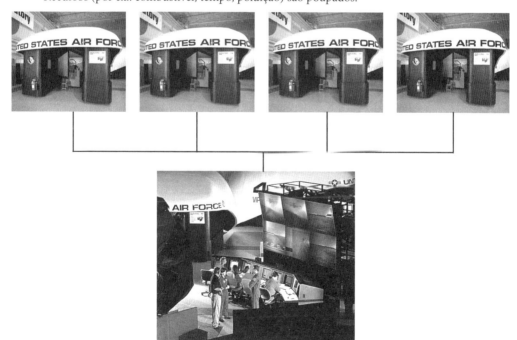

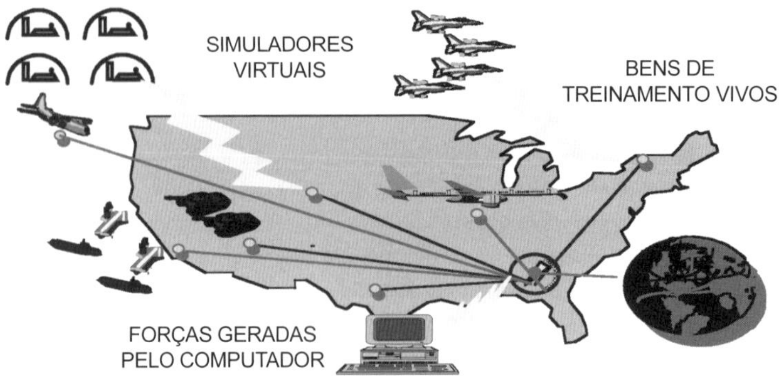

Figura 45.2 Rede de trabalho DMT típica.

45.4 Desvantagens

- Pode não ser prontamente aceito por veteranos.
- O custo inicial pode desestimular se não for possível economizar dinheiro pela redução da necessidade de treinamento com equipamentos reais.
- Menos do que 100% de fidelidade de simulação poderia causar um "treinamento negativo" se os projetistas não forem cautelosos.
- Problemas de conectividade entre entidades de simulação poderiam causar uma diminuição na eficiência do treinamento.
- Um estado de capacidade relativamente imaturo para modelar comportamento humano significa que entidades geradas por computador podem não ter a fidelidade necessária.

45.5 Normas e regulamentações

O IEEE Std. 1278.2-1995, padrão IEEE para simulação interativa distribuída (DIS), fornece protocolos testados para conectar simulações e simuladores de vários manufatureiros e com vários sistemas de operação. Sob o padrão DIS, as entidades de simulação enviam unidades de dados de protocolo (PDUs) inúmeras vezes por segundo. Essas PDUs contêm informações como localização e velocidade reais e previstas (nos próximos milissegundos) de cada entidade da rede de trabalho. Cada PDU vai a cada simulação na rede de trabalho e, depois, cada simulação atualiza seu banco de dados com referência à localização e velocidade de todas as outras entidades na rede de trabalho.

45.6 Tempo aproximado de treinamento e de aplicação

O tempo necessário para aprender a utilizar as ferramentas do treinamento distribuído de equipes depende da experiência do indivíduo sob treinamento com o equipamento operacional real e da fidelidade das simulações. Se a fidelidade física e operacional dos simuladores é alta, um operador inexperiente no equipamento real já deve ser capaz de começar a treinar com o simulador. No entanto, a alta fidelidade provavelmente fará que um operador iniciante tenha de gastar um tempo considerável aprendendo os vários subsistemas da simulação antes que possa começar a treinar com ele em sua totalidade. Inversamente, se a fidelidade da simulação é baixa, um operador experiente precisará gastar um tempo considerável aprendendo os "simulanismos" do equipamento antes que um treinamento significativo possa começar. ("Simulanismos" se refere às diferenças entre o equipamento operacional e o simulador, que precisam ser acomodadas pelo indivíduo sob treinamento, e sua presença poderia levar a treinamento negativo). Um indivíduo novato sob treinamento pode ter menos problemas para aprender os "simulanismos" únicos por ainda não possuir um modelo mental muito bom sobre como o equipamento operacional funciona. Novatos não são tipicamente expostos a simuladores de alta fidelidade associados à simulação distribuída porque indivíduos sob treinamento não costumam utilizar ferramentas de simulação distribuída até que já sejam proficientes com o equipamento operacional.

Outro tópico referente a tempos de treinamento envolve o tempo que leva para que um instrutor aprenda a utilizar as ferramentas instrucionais únicas associadas à simulação distribuída. Características e traços instrucionais únicos, como "paralisar" (parar a simulação durante uma sessão de treinamento para instrução), fazer o *replay* do exercício, medição específica de desempenho e outros traços podem levar algum tempo para serem aprendidos pelo novo instrutor.

45.7 Confiabilidade e validade

Consideráveis trabalhos no mundo todo produziram sistemas de simulação e redes de trabalho que são confiáveis. As taxas de latência (atraso entre o tempo em que um operador faz uma entrada e o tempo que o sistema de simulação leva para responder) são os pontos-chave das preocupações sobre a confiabilidade. As ferramentas de rede de trabalho foram desenvolvidas para medir quaisquer problemas de confiabilidade, de forma que os operadores das redes de trabalho possam agir de maneira adequada caso atrasos se tornem muito evidentes.

A validade é um tópico-chave com redes de trabalho de simulação distribuída. A maneira pela qual várias entidades na rede de trabalho são representadas é fundamental para a validade. A frase "lixo dentro, lixo fora" certamente se aplica aqui. Se as simulações de equipamentos, do comportamento humano e do ambiente não são válidas, uma vez que são medidas por comparação com suas contrapartes no mundo real, a efetividade do treinamento pode ser menor do que a desejada.

45.8 Ferramentas de simulação necessárias

- Simulações/simuladores de equipamento operacional (uma representação visual do mundo real, por ex.: uma vista do motorista de caminhão da estrada, envolve o uso de geradores de imagens para criar a imagem do mundo real e representações visuais nas quais o indivíduo sob treinamento verá a imagem).
- Estações instrutor-operador.
- Ferramentas de redes de trabalho e linhas de comunicação de redes de trabalho.
- Ferramentas de banco de dados e informações do mundo real (por ex.: clima, terreno, comunicações, comportamento humano) que possam ser utilizadas para criar ambientes sintéticos realistas para treinamento de equipe.
- Ferramentas de medição de desempenho tanto para indivíduos sob treinamento quanto para a rede de trabalho de simulação.
- Ferramentas de segurança de rede de trabalho, como *firewalls*.

Referências

Alluisi, E.A. (1991), The development of technology for collective training: SIMNET, a case history, *Hum. Factors*, 33, 343–362.

Andrews, D.H. and Bell, H.H. (2000), Simulation-based training, in *Training and Retraining: A Handbook for Business, Industry, Government and the Military*, Tobias, S. and Fletcher, J.D., Eds., Macmillan, New York.

Andrews, D.H. and Good, J.N. (2000), Overview of military aircrew training, in *Aircrew Training and Assessment*, O'Neil, H.F. and Andrews, D.H, Eds., Lawrence Erlbaum Associates, Mahwah, NJ.

Andrews, D.H., Waag, W.L., and Bell, H.H. (1992), Training technologies applied to team training: military examples, in *Teams: Their Training and Performance*, Swezey, R.W. and Salas, E., Eds., Ablex, Norwood, NJ.

Cannon-Bowers, J.A. and Bell, H.H. (1997), Training decision makers for complex environments: implications of the naturalistic decision making perspective, in *Naturalistic Decision Making*, Zsambok, C.E. and Klein, G.K., Eds., Lawrence Erlbaum Associates, Mahwah, NJ, pp. 99–110.

Crane, P. (1999), Implementing distributed mission training, *Commun. ACM*, 42, 91–94.

Moor, W.C. and Andrews, D.H. (2002), An empirical test of a method for comparison of alternative multiship aircraft simulation systems utilizing benefit-cost evaluation, in *Economic Evaluation of Advanced Technologies: Techniques and Case Studies*, Lavelle, J.P., Liggett, H.R., and Parsaei, H.R., Eds., Taylor & Francis, New York.

Morgan, B.B., Jr., Glickman, A.S., Woodard, E.A., Blaiwes, A.S., and Salas, E. (1986), Measurement of Team Behaviors in a Navy Environment, NTSC technical report TR-86-014, Naval Training Systems Center, Orlando, FL.

Orasanu, J. and Salas, E. (1993), Team decision making in complex environments, in *Decision Making in Action: Models and Methods*, Klein, G.A., Orasanu, J., Calderwood, R., and Zsambok, E.E., Eds., Ablex, Norwood, NJ, pp. 327–345.

Swezey, R.W. and Andrews, D.H., Eds. (2001), *Readings in Training and Simulation*, Human Factors and Ergonomics Society, Santa Monica, CA.

Weaver, J.L., Bowers, C.A., Salas, E., and Cannon-Bowers, J.A. (1995), Networked simulations: new paradigms for team performance research, *Behav. Res. Meth. Instruments Comput.*, 27, 12–24.

46

Ambientes sintéticos de tarefa para equipes: VANT-AST da CERTT

Nancy J. Cooke
Universidade Leste do Estado do Arizona

Steven M. Shope
U.S. Positioning Group, LLC

46.1 *Background* e aplicações

Tarefas de equipe, como o controle de tráfego, respostas de emergência e comando e controle militar, podem ser caracterizadas como cognitivamente complexas e embutidas em ambientes sociotécnicos. Pesquisas recentes expressaram uma oposição ao estudo do comportamento e da cognição separados do contexto natural no qual ocorrem (por ex.: Hutchins, 1995; Zsambok, 1997), e incitaram a busca por um novo paradigma de pesquisa que preserva a riqueza de tarefa e complexidade do domínio do trabalho, ainda, fornece mais controle experimental do que os ambientes típicos de campo. Os ambientes sintéticos de tarefa (ASTs), ou "tarefas de pesquisa construídas por abstração sistemática de uma ação correspondente no mundo real" (Martin et al., 1998), oferecem uma solução. O objetivo dos ASTs é ser capaz de reproduzir processos cognitivos e de comportamento associados a esses ambientes complexos em laboratório, onde algum controle experimental e as capacidades de medição podem ser preservados. Um AST é um ambiente no qual um grande número de cenários de tarefa diferentes podem ser simulados. Comparadas a simulações, ASTs tendem a ser mais centradas em tarefas (isto é, fiéis às dimensões cognitiva e comportamental) e menos centradas no equipamento.

Numerosos ASTs de equipe foram recentemente desenvolvidos e fundamentados, primariamente pela força militar dos EUA. Neste capítulo, descrevemos um AST específico para equipes e o utilizamos para ilustrar a metodologia envolvida no desenvolvimento de AST. Ele é baseado na tarefa de operações de solo de um VANT (veículo aéreo não tripulado) por três indivíduos interdependentes: o operador de veículo aéreo (OVA), o operador de carga útil (OPU) e o operador de planejamento de missão de exploração de dados e comunicações (OPMEDC) ou navegador e planejador de missão. Esses indivíduos trabalham juntos para acompanhar o objetivo de navegação do VANT em uma posição para fotos de reconhecimento dos alvos designados. Utilizamos este AST no Laboratório CERTT (Pesquisa de Engenharia Cognitiva em Tarefas de Equipe) da Universidade do Estado do Arizona para estudar cognição de equipe nesse rico contexto.

46.2 Procedimento

O procedimento para designar o VANT-AST envolveu cinco passos, os quais, acreditamos, relacionam-se ao desenvolvimento de AST para outros domínios de tarefa:

1. Entender a tarefa no campo de prática.
2. Entender outras restrições no AST.
3. Abstração de características da tarefa.
4. *Design* do AST.
5. Validação do AST.

46.2.1 Primeiro passo: Entendendo a tarefa no campo da prática

O primeiro passo no *design* de uma tarefa sintética é adquirir total compreensão da tarefa no campo da prática. Há um grande número de métodos que podem ser utilizados para atingir tal compreensão, incluindo entrevistas com especialistas da área, análise cognitiva de tarefas, observação naturalística e leitura atenta de manuais técnicos e outras documentações. Geralmente, as técnicas de aquisição de conhecimento (Cooke, 1994) que são utilizadas para extrair e modelar o conhecimento de especialistas no domínio podem ser úteis nesse âmbito. É provável que algumas restrições de pesquisa forneçam um filtro para a informação adquirida nesse passo. Por exemplo, atentamo-nos mais de perto para aspectos da tarefa VANT que eram relevantes para o desempenho ou cognição de equipe por estarmos interessados em desenvolver um AST para o propósito de compreender a cognição de equipe.

Para nosso projeto, informações do campo de prática foram compiladas por meio de uma análise cognitiva de tarefas realizada em operações VANT (Gugerty et al., 1999), informações de operadores reais, observação de uma VANT-AST em Williams Air Force Base em Mesa, Arizona (Martin et al., 1998), e discussões com vários investigadores envolvidos com estes projetos. Outras informações foram obtidas de vários *sites* da internet e relatórios não publicados, em especial documentação de treinamento para o VANT.

46.2.2 Segundo passo: Entendendo outras restrições ao AST

Exatamente quais características da tarefa real são abstraídas para a versão AST da tarefa depende não apenas da sua compreensão do domínio de trabalho, mas também de uma consciência dos objetivos dos ASTs e das restrições a eles. Como mencionado no passo anterior, os objetivos de pesquisa (por ex.: compreender e medir a cognição da equipe) fornecem um filtro para a compreensão da tarefa e servem também como um filtro para maior seleção das características que serão representadas no AST. Outro objetivo em nosso caso era que o AST fornecesse base de pesquisa amigável ao experimentador. Em outras palavras, os cenários AST devem ser fáceis de modificar; a manipulação experimental e o controle devem ser facilitados; e a medição cognitiva e comportamental deve ter apoio. Esses tipos de objetivos também servem como filtros para a abstração de características de tarefa.

Certas restrições são mais práticas em sua natureza. Algumas das nossas incluíam restrições de especialização e organização de tempo da população universitária participante e várias restrições tecnológicas em replicar características de tarefa no laboratório CERTT. A instalação CERTT foi desenvolvida em paralelo com o AST para o propósito de fornecer um ambiente desenvolvido para AST que são centrados na medição de cognição de equipe. No total, o laboratório contém quatro consoles participantes interconectados e um grande centro de controle do experimentador. Cada console participante contém duas máquinas Windows NT conectadas a outros computadores do CERTT através de uma rede de trabalho local (a Figura 46.1 mostra as seis telas). Os consoles participantes contém monitores de vídeo, *headsets* e um *intercom*. O centro de controle do experimentador contém uma variedade de equipamentos de gravação e monitoramento de dados, incluindo equipamento de gravação de áudio, um *intercom*, *headsets*, gravador de vídeo e *software* de monitoramento de desempenho. Portanto, essa configuração de *hardware* forneceu restrições adicionais no *design* do AST.

46.2.3 Terceiro passo: Abstração de características da tarefa

Uma vez que as restrições impostas por objetivos de pesquisa e considerações pragmáticas do ambiente de pesquisa são identificadas, as características são abstraídas da tarefa real que estão dentro dos limites destas restrições. Para este fim, identificamos aqueles aspectos da tarefa de controle de solo do VANT que planejamos enfatizar (ou talvez exagerar) em nosso AST. Por exemplo, no campo da prática, conhecimento prévio e informações relevantes para operações VANT são distribuídos pelos membros da equipe. Em outras palavras, parte do conhecimento VANT está unicamente associado a membros individuais da equipe. Essa característica de conhecimento e informações distribuídos por uma equipe pareceu relevante para a cognição de equipe.

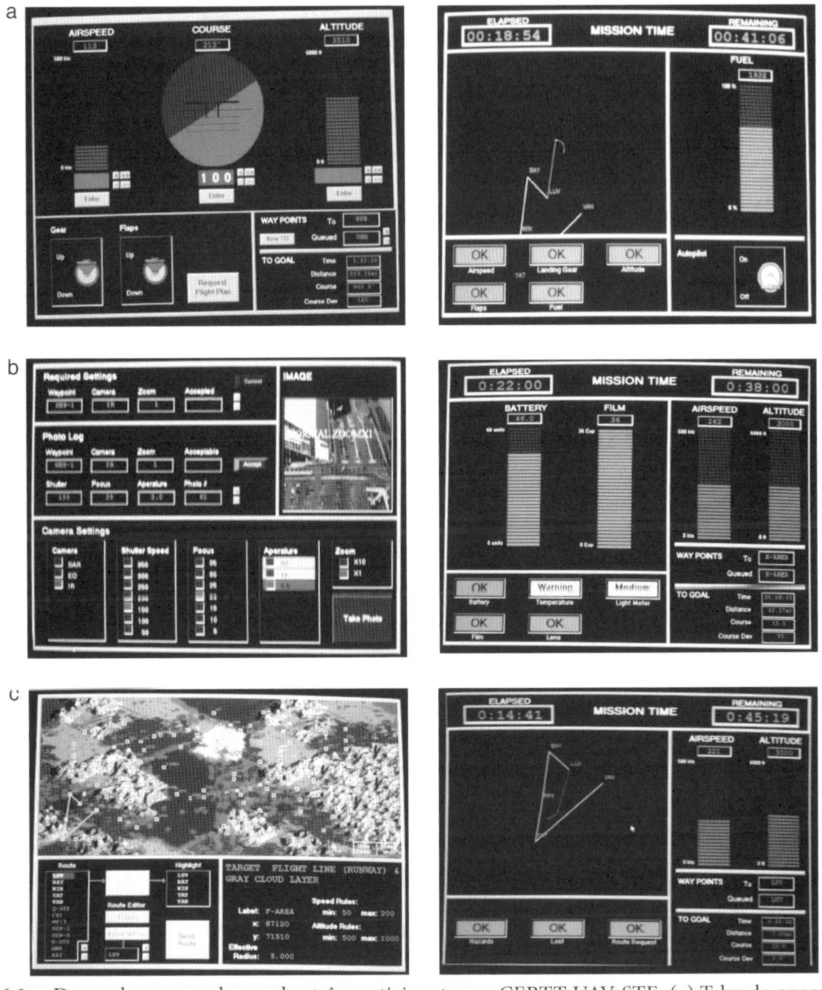

Figura 46.1 Duas telas para cada um dos três participantes no CERTT UAV-STE. (a) Telas do operador de transporte aéreo; (b) Telas do operador de carga útil; (c) Telas DEMPC.

Outras características de tarefa de equipe que abstraímos incluíram requisitos de conhecimento e compartilhamento de informações, planejamento extensivo sob múltiplas restrições e replanejamento dinâmico. Em outros casos, deliberadamente escolhemos alterar aspectos da tarefa original devido a restrições. Por exemplo, no interesse de minimizar o tempo de treinamento, alteramos a interface humano-computador. A interface original é extremamente complexa e requer um longo período de aquisição (mais de um ano) para atingir níveis assintóticos de desempenho. Como nossos objetivos estavam centrados no desempenho de uma equipe com membros já versados em sua operação de interface individual, a replicação da interface não foi apenas desnecessária (à medida que sua funcionalidade estava preservada), mas seria um obstáculo em nosso ambiente universitário.

46.2.4 Quarto passo: *Design* do AST

O próximo passo no processo de *design* consiste em transformar ideias, restrições e características abstraídas geradas no terceiro passo em um protótipo de AST. Nós escolhemos utilizar cartolina e maquetes de papel, *software* gráfico para *design* de tela e especificações funcionais extensivas. Começamos por determinar o conjunto mínimo de funções que cada membro da equipe e experimentador deveria desempenhar e, depois, começamos a tarefa de projetar a interface. Em seguida, desenvolvemos uma lista de estruturas de dados de *software*, variáveis dinâmicas, variáveis e arquivos de partida e estoques de dados necessários para dar suporte ao *design*. Especificações funcionais foram preparadas em detalhes e forneceram informações relacionadas a representações e controles de interface, requisitos de medição, propriedades funcionais de subsistemas e fluxo de informações entre arquivos de partida e outros subsistemas. As especificações funcionais foram apresentadas aos programadores, que as revisaram e forneceram *feedback* em restrições tecnológicas e arquitetura de *software* que causariam impacto ao *design* básico. Esse processo deu início a uma série de discussões entre *designers* e programadores de AST, além de *redesign* com base em *feedback*.

46.2.5 Quinto passo: Validação do AST

Vemos a validade do AST como um tópico relacionado, porém, separado da validade das medidas e dos resultados experimentais desenvolvidos neste contexto. No entanto, as demonstrações da validade destes últimos dão suporte ao VANT-AST. A validade de um AST realmente diz respeito ao tópico da fidelidade ao campo da prática. Nossa visão é a de que a fidelidade seja multidimensional, no sentido que uma tarefa pode ser fiel a alguns aspectos do campo, mas não a outros. Portanto, o VANT-AST deve ser fiel aos aspectos comportamentais e cognitivos da tarefa de equipe de operar um AST.

Uma validade deste tipo pode ser avaliada de diversas maneiras. Primeiramente, na medida em que a análise cognitiva de tarefas e sua translação para o AST são válidas, podemos inferir que o VANT-AST resultante é válido. Logo, qualquer validação de análise cognitiva de tarefas reflete na validade de AST. Em segundo lugar, a validade de face pode ser determinada por meio da avaliação de um especialista. A avaliação da validade de face do CERTT VANT-AST por um operador de AST especialista e uma recepção de outros indivíduos com conhecimento em operações de VANT têm fornecido apoio preliminar à validade do AST. Terceiro, na medida em que o AST é fiel a um aspecto particular da tarefa real, o especialista no domínio deve destacar-se naqueles aspectos de uma tarefa sintética. Para esse fim, estamos interessados em medir o desempenho de um operador de VANT especialista em nosso VANT-AST para determinar a extensão na qual o AST é fiel à cognição de equipe.

46.3 Vantagens

- ASTs permitem controle experimental.
- ASTs facilitam capacidades de medição.
- ASTs podem ser fiéis às dimensões da tarefa.
- ASTs fornecem uma rica base de testes.
- Conectar os ASTs à internet melhora o escopo.

46.4 Desvantagens

- ASTs são mais complexos do que os ambientes tradicionais de laboratório e, desta forma, alguns dos desafios da pesquisa de campo permanecem.
- ASTs são ferramentas efetivas de pesquisa na medida em que são representações válidas da tarefa.
- ASTs podem ser caras em sua construção e manutenção, embora menos do que simuladores de alta fidelidade tradicionais.
- ASTs sem infraestrutura experimental são ferramentas de pesquisa ineficazes.

46.5 Métodos relacionados

Porque ASTs abstraem os aspectos de uma tarefa que são congruentes com os objetivos de pesquisa e outras restrições, diversos ASTs muito diferentes, baseadas na mesma tarefa real, podem emergir em virtude destes filtros distintos. Tal é o caso com a tarefa VANT, na qual uma grande variedade de ASTs tem sido desenvolvida, que focam sobre várias habilidades cognitivas de indivíduos (por ex., Gugerty et al., 1999; Martin et al., 1998), e outros, como aquele descrito neste artigo, que tem foco sobre a cognição de equipe. Há outros ASTs relacionados baseados em outras tarefas militares de comando e controle, como o *Team Argus* (Schoelles e Gray, 1998).

46.6 Normas e regulamentações

46.6.1 Protocolos de comunicação

O Laboratório CERTT atual utiliza uma combinação do protocolo de troca dinâmica de dados (DDE) para comunicações intralaboratoriais, e os protocolos de simulação distribuída interativa (DIS - *Distributed Interactive Simulation*) para interconectar o Laboratório CERTT a entidades externas. Ambos são protocolos-padrão da indústria. Nos projetos CERTT da próxima geração, planejamos utilizar o DIS quase que exclusivamente. Ele parece adequado para interconectar locais de AST remotos, assim como para comunicações intralaboratoriais. A AAN (arquitetura de alto nível) também é um protocolo aceitável, mas é talvez mais rigoroso do que pode ser justificado no momento para operações AST.

46.6.2 *Software*

Atualmente, utilizamos objetos exclusivos definidos para usuário no *software* de tarefa, que foram desenvolvidos no Ambiente de Desenvolvimento Rapid©. Isto faz que seja difícil para partes externas desenvolver sua própria versão de um console participante. Um dos nossos objetivos para a próxima geração é utilizar mais *ActiveX* e outros objetos-padrão para permitir a outros o pronto desenvolvimento de seus próprios módulos de *software* para participação no AST.

46.7 Tempo aproximado de treinamento e de aplicação

O *hardware* para os VANT-AST foi finalizado em um ano, e o *software* foi finalizado em outro ano. No entanto, a maior parte desse tempo foi gasto no *design* inicial. Dados os *softwares* e *hardwares* disponíveis no mercado, a configuração inteira poderia ser estabelecida em 90 dias. Treinar experimentadores na utilização do AST leva cerca de 40 horas (sendo a maior parte do tempo destinada à prática). Conduzir experimentos requer aproximadamente duas horas de treinamento participante, seguidas de uma série de missões de 40 minutos por equipe, nas quais elas alcançam níveis assintóticos de desempenho após a quarta missão.

46.8 Confiabilidade e validade

Determinar a validade do AST é uma parte integral do procedimento de *design* de um AST. Métodos para determinar a validade foram discutidos anteriormente nesta seção. Até agora, assumiu-se que a validade de VANT-AST é baseada em seu desenvolvimento, utilizando uma análise cognitiva de tarefas da tarefa real e de vários relatos suficientes de validade de face. Além disso, resultados de pesquisa estabelecidos nesse contexto demonstraram validade preditiva. A validade em termos de desempenho de especialista-padrão permanece sem avaliação.

46.9 Ferramentas necessárias

No *design* inicial do Laboratório CERTT, utilizamos uma combinação de *hardware* construído e *hardware* disponível no mercado. Utilizamos *hardware* construído quando o custo e/ou capacidade do produto não alcançava nossos objetivos de *design*. Atualmente, nossa filosofia é a de utilizar *hardware* disponível no mercado quase exclusivamente, em especial para consoles de participante. A força diretiva por trás desta linha de pensamento é facilitar a participação de grupos de pesquisa externos e remotos nas operações e experimentos no Laboratório CERTT.

No *design* inicial do Laboratório CERTT, utilizamos *software* baseado em Windows, que rodaria em qualquer PC utilizando Windows NT ou sistemas operacionais mais elevados. Isto incluía não apenas a tarefa STE e aplicações de participantes, mas também o *software* da estação de controle do experimentador e medidas embutidas. Planejamos ficar com o *software* baseado em Windows, principalmente por causa da disponibilidade de componentes de *software* de geração de imagens e realidade virtual para máquinas Windows.

Referências

Cooke, N.J. (1994), Varieties of knowledge elicitation techniques, *Int. J. Hum.-Comput. Stud.*, 41, 801–849.

Gugerty, L., DeBoom, D., Walker, R., and Burns, J. (1999), Developing a simulated uninhabited aerial vehicle (UAV) task based on cognitive task analysis: task analysis results and preliminary simulator data, in *Proceedings of the Human Factors and Ergonomics Society 43rd Annual Meeting*, Human Factors and Ergonomics Society, Santa Monica, CA, pp. 86–90.

Hutchins, E. (1995), *Cognition in the Wild*, MIT Press, Cambridge, MA.

Martin, E., Lyon, D.R., and Schreiber, B.T. (1998), Designing synthetic tasks for human factors research: an application to uninhabited air vehicles, in *Proceedings of the Human Factors and Ergonomics Society 42nd Annual Meeting*, Human Factors and Ergonomics Society, Santa Monica, CA, pp. 123–127.

Schoelles, M.J. and Gray, W.D. (1998), Argus, a system for varying cognitive workload, in *Proceedings of the Human Factors and Ergonomics Society 42nd Annual Meeting*, Human Factors and Ergonomics Society, Santa Monica, CA, p. 1147.

Zsambok, C.E. (1997), Naturalistic decision making and related research issues, in *Naturalistic Decision Making*, Zsambok, C.E. and Klein, G., Eds., Lawrence Erlbaum Associates, Mahwah, NJ, pp. 3–16.

47

Abordagem ao treinamento baseada em eventos

Jennifer E. Fowlkes
Chi Systems, Inc.

C. Shawn Burke
Universidade da Flórida Central

47.1 *Background* e aplicações

A abordagem ao treinamento baseada em eventos (ATBE) é utilizada para guiar o *design* do treinamento baseado em cenário ou simulação. Ela é geralmente incorporada ao programa de treinamento abarcando informação, demonstração, prática e *feedback*, no qual a ATBE pode ser utilizada para estruturar as porçoes de prática e *feedback*. Há um grande número de variações de ATBE, mas todas buscam construir oportunidades de treinamento por meio da identificação e introdução sistemáticas de eventos em exercícios que forneçam oportunidades conhecidas de observar comportamentos que tenham sido focalizados para treinamento. Ligações explícitas são mantidas entre objetivos de treinamento, *design* de exercício, avaliação de desempenho e dados históricos de desempenho, focalizando o treinamento sobre os objetivos e produzindo oportunidades padronizadas. Enquanto a metodologia é genérica e pode ser aplicada para treinar muitos tipos de habilidades em muitos tipos de contextos, os produtos do treinamento produzidos são altamente específicos para o contexto.

Exemplos de abordagens de treinamento que incorporam a ATBE incluem treinamento de coordenação de aeronave (TCA) (Salas et al., 1999), treinamento dimensional de equipe (TDE) (Smith-Jentsch et al., 1998) e o treinamento de voo orientado em linha rapidamente reconfigurável (TVOLRR) (Jentsch et al., 1999).

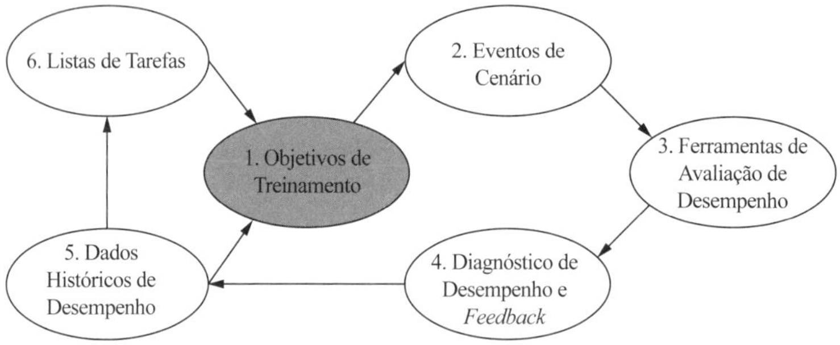

Figura 47.1 Passos para a implementação da ATBE. (Adaptado de Zachary et al. [1997], Advanced embedded training concepts for chipboard systems, em *Proceedings of the 19th Interservice/Industry Training, Simulation and Education Conference*, CD-ROM, National Training Systems Association, Arlington, VA, pp. 670-679. Com permissão.)

47.2 Procedimento

Implementar a ATBE envolve uma sequência de seis passos mostrados na Figura 47.1 e discutidos abaixo. A sequência inclui:

1. identificação dos objetivos de treinamento individuais e de equipe para um evento de treinamento específico;
2. translação de objetivos de treinamento para eventos de cenário representativo que fornecem oportunidades para indivíduos em treinamento de demonstrar competências relacionadas aos objetivos de treinamento;
3. desenvolvimento de critérios de treinamento que são incorporados a medidas de desempenho baseadas em eventos;
4. desenvolvimento de procedimentos que tornam instrutores (ou sistemas) capazes de observar e fornecer *feedback* a respeito de resultados e processos de equipe;
5. ligar dados de desempenho a um banco de dados histórico de desempenho, permitindo o diagnóstico de forças e fraquezas individuais e de equipe;
6. atualizar listas mestras de tarefas baseadas em necessidades de treinamento identificadas empiricamente.

47.2.1 Primeiro passo: Identificar objetivos de treinamento

A identificação dos objetivos de treinamento para um evento de treinamento específico é o primeiro passo na sequência da ATBE. Os objetivos conduzirão o desenvolvimento dos eventos de cenário e, em última instância, o *feedback* que é fornecido aos indivíduos em treinamento. As fontes de objetivos incluem: documentação (por ex.: listas de tarefas, procedimentos-padrão de operação), análises de tarefas propriamente ditas e análises cognitivas. Além disso, de acordo com a Figura 47.1, dados históricos para forças e fraquezas individuais e de equipe podem ser utilizadas para nortear a seleção dos objetivos de treinamento para um evento. Outras considerações incluem o nível de experiência dos indivíduos sob treinamento, o *input* de oficiais de treinamento e os requisitos obtidos de líderes de equipe (por ex.: supervisores, comandantes na força militar) (Stretton e Johnston, 1997).

47.2.2 Segundo passo: Desenvolver cenários e eventos

Uma vez que os objetivos de treinamento tenham sido identificados, os cenários e os eventos desencadeadores são desenvolvidos para permitir que se avalie se as competências focalizadas para o treinamento foram alcançadas. Os eventos de cenário pré-planejado, ligados deliberadamente aos objetivos de treinamento, fornecem oportunidades conhecidas para que os participantes realizem aqueles objetivos, impedindo que a sorte guie o que pode ser treinado e avaliado. Os eventos de cenário pré-planejado servem, ainda, para padronizar eventos de treinamento para equipes e indivíduos.

Com relação à natureza dos eventos, em geral:

- Eventos devem apresentar situações realistas.
- Eventos de dificuldade apropriada devem ser apresentados em múltiplos pontos do cenário.
- Eventos devem fornecer oportunidades para exibição do objetivo ou comportamento focalizado.
- A introdução de eventos deve ser gerenciada de alguma forma. Isto pode ocorrer por meio de roteiros, nos quais o tempo e a natureza dos eventos são especificados com precisão (por ex.: por uma lista mestra de eventos). Também pode ocorrer, ao se projetar cenários de forma que os eventos ocorram naturalmente, o resultado da interação entre participantes e entidades simuladas. Neste caso, a capacidade humana ou do sistema de reconhecer eventos é mais difícil.
- Os eventos podem incluir situações de rotina, como fase de tarefa. Eventos também podem incitar a observação de comportamentos que não ocorrem com frequência ou que podem não ser observáveis (Fowlkes et al., 1998). Por exemplo, Johnston et al. (1995) utiliza eventos para criar oportunidades de observação dos processos de tomada de decisões em equipes de bordo.
- Dependências sequenciais entre eventos devem ser evitadas; ou seja, respostas a um evento devem ter mínimo impacto sobre oportunidades de responder a eventos subsequentes no cenário (Fowlkes et al., 1998).

47.2.3 Terceiro passo: Desenvolver medidas de desempenho que captam as respostas aos eventos

Ferramentas de medição de desempenho são desenvolvidas em torno dos eventos de cenário para fornecer ligações entre a medição de objetivos e o diagnóstico do desempenho. Johnston et al. (1995) descreveu uma variedade de medidas de processos individuais e de equipe projetadas para capturar respostas a eventos para equipes de bordo da marinha. Tais medidas incluíam escalas de observação comportamental, avaliações de latências a eventos e erros, e classificações. Embora as medidas acima tenham sido utilizadas em relação a equipes de bordo da marinha, elas podem ser adaptadas para o uso em uma variedade de ambientes. Além disso, Fowlkes et al. (1994) desenvolveu uma abordagem com um *checklist* para capturar respostas a eventos (isto é, TARGETs, ver Capítulo 53). Em geral, os índices de respostas aceitáveis (por ex.: comportamentos, latências) a eventos podem ser desenvolvidos *a priori* e incorporados à medição com a utilização de *input* especializado no domínio, assim como de listas de tarefas. Isto reduz a carga sobre instrutores durante um evento de treinamento, no que o julgamento sobre o que constitui desempenho bom ou aceitável já foi realizado, ou pelo instrutor ou por seus colegas.

47.2.4 Quarto passo: Desenvolver ferramentas que deem suporte ao diagnóstico de desempenho e ao *feedback*

Os instrutores devem observar o desempenho durante o evento e diagnosticar forças e fraquezas nele. Isso pode ser feito manualmente, com auxílio ou de forma automatizada. A observação baseada em eventos auxilia nesse processo, na medida em que dirige a atenção do instrutor para eventos importantes para o treinamento. Algumas ferramentas capacitam instrutores a rastrear eventos, alertando-os para a ocorrência de eventos, e facilitam a representação de dados e o *feedback* após um evento. O auxílio móvel de bordo para treinamento e avaliação (ShipMATE) é uma aplicação, implementada em um computador portátil, que ajuda instrutores a preparar, aplicar e instruir treinamentos baseados em eventos para equipes de bordo (Zachary et al., 1997). De maneira semelhante, o TVOLRR desempenha funções similares para treinamento de pilotos de linhas aéreas comerciais (Jentsch et al., 1999). Zachary et al. (1997) descreveram um avançado sistema de treinamento embutido no qual a avaliação automatizada de desempenho baseada em eventos também poderia ocorrer.

47.2.5 Quinto e sexto passos: Relacionar dados de desempenho de exercícios únicos de treinamento ao banco de dados histórico e às listas de tarefas

De preferência, na implementação da ATBE, dados de desempenho de um único evento de treinamento podem ser ligados a um banco de dados histórico que mantém desempenhos anteriores de equipes e indivíduos. Tais dados podem ser escolhidos por equipe, indivíduo, objetivo de treinamento, e assim por diante. As deficiências observadas no nível individual ou de equipe podem ser usadas para focalizar oportunidades de treinamentos futuros. Finalmente, as tendências podem ser coletadas com base em bancos de dados históricos para a identificação de insuficiências de treinamento que podem ser traduzidas em tarefas e objetivos revisados.

47.3 Vantagens

- Mantém as ligações da medição para os objetivos de treinamento, aumentando a relevância de treinamento e *feedback*.
- Facilita a observação e o diagnóstico de desempenho complexo pela medição e *feedback* com relação a eventos específicos.
- Dá suporte a treinamento padronizado através do controle do conteúdo da tarefa.
- Produz pontuações de diagnóstico de desempenho.
- Fornece uma metodologia generalizável.

47.4 Desvantagens

- O desenvolvimento de cenário é bastante trabalhoso.
- Requer o suporte de especialistas no domínio para desenvolvimento.
- É difícil desenvolver cenários e eventos que sejam iguais em dificuldade.
- É difícil evitar dependências sequenciais entre eventos para exercícios grandes de treinamento de equipe.
- Com exercícios grandes, auxílio para o instrutor e ferramentas automatizadas são praticamente essenciais.

47.5 Métodos relacionados

A avaliação rapidamente reconfigurável de linha orientada (TVOLRR) foi desenvolvida para facilitar o treinamento baseado em eventos para a FFA. Nesse método, conjuntos de eventos, ligados aos objetivos de treinamento, são usados para gerar cenários e ferramentas associadas automaticamente, como *scripts* e padrões de desempenho (Bowers et al., 1997; Jentsch et al., 1999). A ferramenta SALIANT (instâncias ligadas de consciência situacional adaptadas para novas tarefas) é utilizada para avaliar e treinar consciência situacional (Dwyer e Salas, 2000; Muniz et al., 1998). Abordagens baseadas em eventos foram aplicadas para facilitar teste e avaliação (Fowlkes et al., 1999). Finalmente, o treinamento baseado em eventos é consistente com o treinamento baseado em objetivos na força militar.

47.6 Normas e regulamentações

Objetivos de treinamento e padrões de desempenho podem ser obtidos com base em listas de tarefas publicadas. Exemplos incluem listas de tarefas essenciais de missão e junção, planos de treinamento de missão e procedimentos-padrão de operações unitárias. Dentro de um contexto organizacional, elas podem incluir listas publicadas de tarefas, como aquelas presentes em manuais e materiais de treinamento prévio.

47.7 Tempo aproximado de treinamento e de aplicação

O tempo de desenvolvimento depende dos recursos disponíveis. Tradicionalmente, o desenvolvimento de cenário tem sido um processo que consome bastante tempo, requerendo, em geral, oito horas no mínimo. Para exercícios grandes, o desenvolvimento do cenário pode levar semanas para ser realizado (Stretton e Johnston, 1997). Numerosas ferramentas têm sido desenvolvidas para facilitar esse processo (por ex.: TVOLRR).

47.8 Confiabilidade e validade

A ATBE ainda não foi formalmente avaliada. Uma razão para isso é que a atenção para o *design* do treinamento baseado em cenário é um fenômeno recente, coincidindo com a crescente atenção voltada para o treinamento de desempenhos complexos em ambientes reais e de um contexto específico. Além disso, a ATBE é parte de uma abordagem sistemática ao treinamento que inclui o fornecimento de informação e demonstração, além da prática e do *feedback*. Dados de programas incorporando a ATBE relatam 6 a 20% de melhora em desempenhos durante avaliações de desempenhos comportamentais.

47.9 Ferramentas necessárias

A ATBE pode ser implementada manualmente ou ter o suporte de ferramentas que incluem auxílios portáteis para o instrutor. Também é útil a incorporação de um sistema de gerenciamento de treinamento para ligar dados de desempenho de um evento de treinamento único a bancos de dados que podem ser utilizados para conduzir futuras iniciativas e eventos de treinamento.

Referências

Bowers, C., Jentsch, F., Baker, D., Prince, C., and Salas, E. (1997), Rapidly reconfigurable event-set based line operational evaluation scenarios, in *Proceedings of the Human Factors and Ergonomics Society 41st Annual Meeting*, Human Factors and Ergonomics Society, Santa Monica, CA, pp. 912–915.

Fowlkes, J.E., Dwyer, D.J., Milham, L.M., Burns, J.J., and Pierce, L.G. (1999), Team skills assessment: a test and evaluation component for emerging weapon systems, in *Proceedings of the 1999 Interservice/Industry Training, Simulation and Education Conference*, CD-ROM, National Training Systems Association, Arlington, VA, pp. 994–1004.

Fowlkes, J., Dwyer, D.J., Oser, R.L., and Salas, E. (1998), Event-based approach to training (EBAT), *Int. J. Aviation Psychol.*, 8, 209–221.

Fowlkes, J.E., Lane, N.E. Salas, E., Franz, T., and Oser, R. (1994), Improving the measurement of team performance: the TARGETs methodology, *Mil. Psychol.*, 6, 47–61.

Jentsch, F., Abbott, D., and Bowers, C. (1999), Do three easy tasks make one difficult one? Studying the perceived difficulty of simulation scenarios, in *Proceedings of the Tenth International Symposium on Aviation Psychology*, Ohio State University, Columbus.

Johnston, J.H., Cannon-Bowers, J.A., and Jentsch, K.A. (1995), Event-based performance measurement system for shipboard teams, in *Proceedings of the First International Symposium on Command and Control Research and Technology*, The Center for Advanced Command and Technology, Washington, D.C., pp. 274–276.

Muniz, F., Stout, R., Bowers, C., and Salas, E. (1998), A methodology for measuring team situational awareness: situational linked indicators adapted to novel tasks (SALIANT), in *The First Annual Symposium/Business Meeting of the Human Factors and Medicine Panel on Collaborative Crew Performance in Complex Systems*, Edinburgh, U.K.

Salas, E., Fowlkes, J.E., Stout, R.J., Milanovich, D.M., and Prince, C. (1999), Does CRM training improve teamwork skills in the cockpit? Two evaluation studies, *Hum. Factors*, 41, 326–343.

Smith-Jentsch, K.A., Zeisig, R.L., Acton, B., and McPherson, J.A. (1998), Team dimensional training: a strategy for guided team self-correction, in *Making Decisions under Stress*, Cannon-Bowers, J.A. and Salas, E., Eds., American Psychological Association, Washington, D.C., pp. 271–297.

Stretton, M.L. and Johnston, J.H. (1997), Scenario-based training: an architecture for intelligent event selection, *Proceedings of the 19th Interservice/Industry Training Simulation and Education Conference*, CD-ROM, National Training Systems Association, Arlington, VA, pp. 108–117.

Zachary, W., Bilazarian, P., Burns, J., and Cannon-Bowers, J.A. (1997), Advanced embedded training concepts for chipboard systems, in *Proceedings of the 19th Interservice/Industry Training, Simulation and Education Conference*, CD-ROM, National Training Systems Association, Arlington, VA, pp. 670–679.

48

Construção de equipes

Eduardo Salas
Universidade da Flórida Central

Heather A. Priest
Universidade da Flórida Central

Renée E. DeRouin
Universidade da Flórida Central

48.1 *Background* e aplicações

Nos últimos anos, os gerentes perceberam a importância das atitudes, papéis e responsabilidades de equipe para a produtividade e eficiência das organizações. Enquanto o treinamento de equipes foi aplicado para melhorar processos e competências de equipes, outros métodos podem ser aplicados para focalizar mais influência de equipe e relações interpessoais. Um complemento ao treinamento de equipes é a construção de equipes, uma intervenção projetada para melhorar seu funcionamento. Especificamente, ela procura melhorar os processos, as características individuais e do grupo e alterar os ambientes e estruturas organizacionais (Tannenbaum et al., 1992). Nessa intervenção, "os grupos de trabalho intactos aprendem experimentalmente, por meio do exame de suas estruturas, propósitos, normas, valores e dinâmicas interpessoais, para aumentar suas habilidades para a efetividade do trabalho em equipe" (Liebowitz e De Meuse, 1982). A construção de equipes difere de outros esforços de treinamento de equipes, uma vez que busca fundamentalmente esclarecer os papéis e responsabilidades dos membros da equipe (Salas et al., 1999) além de focalizar a melhoria de operações e processos centrais de equipe.

A construção de equipes tem sido muito adotada como uma intervenção para desenvolvimento organizacional por focalizar a realização de produtividade organizacional, além de fomentar a coesão de equipe (Payne, 2001). De fato, Dyer (1997) sugere que a construção de equipes pode ser usada para ajudar a combater vários problemas organizacionais, como conflitos entre membros da organização, designações e papéis pouco claros, decisões inadequadamente levadas adiante, apatia de membros da organização, falta de inovação na resolução de problemas complexos, dependência do gerente para direção, reclamações de clientes referentes à qualidade do serviço e aumentos de custos que não podem ser explicados de outra maneira. Com base nisso, parece que a construção de equipes pode ser utilizada para melhorar um âmbito diverso de problemas organizacionais e de membros da equipe.

Embora alguns pesquisadores apoiem a construção de equipes (por ex.: Clark, 1994; Harrington-Mackin, 1994; Payne, 2001; Skopec, 1997), outros são mais cautelosos, notando uma falta de suporte empírico para a técnica (por ex.: Buller e Bel, 1986; Liebowitz e De Meuse, 1982; Salas et al., 1999).

48.2 Procedimento

A implementação de um programa de construção de equipe varia dependendo do método utilizado. No entanto, cada método geralmente envolve seis passos. No primeiro passo da intervenção, membros da equipe fornecem informações sobre sua percepção a respeito de assuntos da equipe, relacionamentos e interações. Depois, um *feedback* é fornecido às equipes com relação a forças e fraquezas individuais. O segundo passo de um programa de construção de equipes focaliza a criação de um sumário executivo. Nele, os objetivos da equipe são desenvolvidos com base nos assuntos de maior importância para ela. O terceiro passo envolve o *design* da missão da equipe e a geração de papéis funcionais necessários para a realização desta missão. Com base na lista de papéis funcionais, são designados papéis e responsabilidades específicos a cada membro individual da equipe. Além disso, acordos de responsabilidade são criados. Depois que isso é realizado, o processo de desenvolvimento da construção de equipes se move para o quinto passo, que envolve o desenvolvimento de um plano de ação para guiar a intervenção de construção da equipe. O sexto e último passo envolve a avaliação do programa de construção de equipes por sua efetividade geral na melhoria tanto dos processos quanto do desempenho da equipe (Payne, 2001). (Para mais informações sobre como desenvolver uma intervenção bem-sucedida de construção de equipes, ver Clark [1994], Harrington-Mackin [1994] e Skopec [1997]).

A construção de equipes geralmente focaliza um ou mais dos seguintes componentes: estabelecimento de metas, relações interpessoais, esclarecimento de papéis, grade de gestão e resolução de problemas. Embora Beer (1976) tenha ressaltado quatro dos componentes de construção de equipes (isto é, estabelecimento de metas, relações interpessoais, esclarecimento de papéis e grade de gestão) em sua descrição das várias técnicas de desenvolvimento organizacional, Buller e Bell (1986) desenvolveram o componente de resolução de problemas da construção de equipes para substituir a grade de gestão presente na maior parte da literatura (por ex.: Druckman e Bjork, 1994; Sundstrom et al. 1990; Tannenbaum et al. 1992).

Na sequência, discutimos brevemente cada um dos componentes:

- *Estabelecimento de metas*: O componente de estabelecimento de metas é especificamente projetado para fortalecer a motivação dos membros da equipe a fim de atingir suas metas e objetivos. Por meio da identificação de níveis específicos de resultado, os membros podem determinar quais recursos futuros são necessários. Características individuais (por ex.: motivação dos membros da equipe) também podem ser alteradas pelo uso desta intervenção.
- *Relações interpessoais*: O componente de relações interpessoais da construção de equipes é baseado na suposição de que equipes com menor número de conflitos interpessoais funcionam melhor do que equipes com maior número de conflitos interpessoais. Esse componente requer o uso de um facilitador para desenvolver confiança mútua e comunicação aberta entre os membros. Além disso, à medida que os membros da equipe atingem níveis mais altos de confiança, cooperação e coesão, as características da equipe podem também ser modificadas.
- *Esclarecimento de papéis*: O componente de esclarecimento de papéis define a equipe como compreendendo um conjunto de papéis sobreposto. Esses papéis são caracterizados como comportamentos individuais que são esperados de cada membro. O esclarecimento de papéis pode ser utilizado para melhorar características individuais e da equipe (isto é, pela redução na ambiguidade de papéis) e trabalhar a estrutura pela negociação, definição e ajuste dos papéis dos membros.
- *Planilha de gestão*: O componente da planilha de gestão enfatiza o contexto de gerenciamento que promove uma preocupação conjunta por níveis de produção e indivíduos. Em geral, essa abordagem envolve um grupo de membros da equipe que comparam e contrastam a situação atual da equipe com uma situação ideal. Modos de deslocar a situação atual na direção da situação ideal são, então, discutidos.
- *Resolução de problemas*: O componente de resolução de problemas de Buller (1986) subordina aspectos de todos os componentes descritos por Beer (1976). Nessa abordagem, membros da equipe praticam estabelecimento de metas, desenvolvem relações interpessoais, esclarecem papéis de equipe e trabalham para melhorar características organizacionais por meio de tarefas de resolução de problemas. Além da construção de equipes, abordagens de resolução de problemas também podem ter o benefício adicional de melhorar habilidades de pensamento crítico na equipe.

48.3 Vantagens

- Parece ter um efeito positivo na atitude dos membros em relação aos outros integrantes da equipe.
- Aumenta o funcionamento da equipe quando os componentes de esclarecimento de papéis estão envolvidos.
- Pode ser usado como um suplemento ao treinamento de equipes (por ex.: em resolução de conflitos, esclarecimento de papéis).

48.4 Desvantagens

- Pesquisas têm sido tipicamente limitadas a equipes de alto escalão/gerenciamento.
- Sofre de deficiências metodológicas (por ex.: modelo de pesquisa inadequado, tamanhos pequenos de amostras e medidas inapropriadas de resultados).
- Não é baseado em teoria.
- Inundado por psicologia popular e cultura popular (por ex.: livros no estilo "como fazer" e firmas de consultoria oferecendo exercícios de construção de equipes).
- A influência sobre a efetividade da equipe parece ser modesta.
- Efeitos são geralmente de curta duração.

48.5 Métodos relacionados

Um método relacionado de construção de equipes é o treinamento de equipes, um exemplo disso é o gerenciamento de recursos de bordo (CRM). O treinamento CRM é projetado para fornecer instruções baseada em habilidades para equipes de trabalho de alto impacto (embora originalmente projetado para tripulações de cabine de linhas aéreas [Helmreich et al., 1999]). De acordo com Burke et al. (2001), o treinamento CRM geralmente resulta na produção de reações positivas, maior aprendizado e melhores comportamentos de equipe. As habilidades específicas que são treinadas incluem em geral habilidades motoras, de procedimento, de informação, de processos de comunicação e tomada de decisão, de gerenciamento de carga de trabalho e consciência situacional, e de construção e manutenção de equipes (Driskell e Adams, 1992).

48.6 Normas e regulamentações

Um problema primário nas intervenções de construção de equipes tem sido a falta de uniformidade em definições de construção de equipes e a inconsistência na implementação da abordagem. No entanto, pesquisadores recomendam várias diretrizes para auxiliar na padronização das intervenções de construção de equipes (por ex.: Druckman e Bjork, 1994; Dyer, 1997; Liebowitz e De Meuse, 1982). Com base nestas diretrizes, podemos, de modo geral, concluir que:

- A construção da equipe não cessa depois que o treinamento acaba. Pelo contrário, ela deve envolver esforços contínuos para melhorar as operações e processos da equipe e pode requerer sessões de reciclagem quando membros experientes da equipe partirem e novos membros chegarem.
- A construção de equipes deve ser compatível com as estruturas e sistemas organizacionais existentes (por ex.: avaliação de desempenho e sistemas de seleção). É importante que a construção de equipes se encaixe naquelas estruturas e sistemas, de forma que a sua construção possa receber suporte após a finalização da intervenção.
- Suporte de gestão de alto nível é necessário para que a construção da equipe seja bem-sucedida. Se alto gerenciamento não der suporte ao programa de construção de equipe, é provável que a intervenção fracasse, pois seus resultados não serão recompensados no local de trabalho.

- Todas as pessoas afetadas pelo programa de construção da equipe devem estar envolvidas em seu desenvolvimento. Para que a intervenção de construção de equipe receba aceitação por parte dos membros da equipe e de gerenciamento, os grupos precisam ser incluídos em seu projeto e implementação.

48.7 Tempo aproximado de treinamento e de aplicação

Para administrar intervenções de construção de equipes, líderes ou gerentes de equipe devem ser treinados como facilitadores de exercícios, ou consultores podem ser convidados para conduzir as intervenções. O treinamento para facilitadores de intervenções de construção de equipe pode ser bastante abrangente e complicado, pois cada exercício de construção de equipe geralmente requer cerca de 30 minutos a uma hora para ser administrado (Payne, 2001). De fato, muitos *workshops* duram um dia ou mais se as intervenções de construção de equipes envolvem viagens ou aventuras selvagens, as quais estão se tornando muito populares.

48.8 Confiabilidade e validade

A despeito do fato de que muitas organizações tenham sido rápidas em adotar intervenções de construção de equipes, ainda não há consenso se ela é um meio eficaz de melhorar o desempenho. A pesquisa sobre construção de equipes tem se apoiado historicamente em estudos quase experimentais. Embora melhorias nos métodos de pesquisa tenham sido desenvolvidas na década de 1980, há vários problemas relacionados à pesquisa nessa área, incluindo um número pequeno de amostras, incertezas de validade internas e resultados não interpretáveis (Tannenbaum et al., 1992). Além disso, Druckman e Bjork (1994) descobriram que a construção de equipes não encontra apoio em nenhuma evidência empírica forte para seu uso no desenvolvimento organizacional. Um dos maiores problemas, no entanto, é a confiança de avaliações de construção de equipes em medidas afetivas, de autorrelato, projetadas para avaliar satisfação de treinamento, clima de treinamento e atitudes em relação à construção da equipe.

Embora a pesquisa sugira que intervenções de construção de equipes melhorem respostas afetivas entre os membros (por ex., Tannenbaum et al., 1992), há poucas evidências sobre se a construção de equipes causa um impacto significativo em relação ao desempenho da equipe. De fato, Tannenbaum et al. relataram que apenas um terço dos estudos revisados por eles na análise de construção de equipes usaram medidas objetivas de desempenho (por ex.: produtividade organizacional, custo e *turnover*). Portanto, até que pesquisas empíricas substanciem a efetividade de esforços de construção de equipes, a confiabilidade e a validade permanecem incertas.

48.9 Ferramentas necessárias

As ferramentas para construção de equipes variam, dependendo das características específicas e das tecnologias empregadas. Elas podem variar, por exemplo, desde nenhuma (no caso de programas de construção de equipes apenas de discussão) até equipamentos e maquinário de fato utilizados no trabalho (no caso de programas de construção de equipes focalizadas em tarefas). Muitos programas de construção de equipes consistem em pesquisas em papel, projetadas para medir atitudes da equipe em relação à tarefa e aos outros membros, pois as normas de equipe e cooperação parecem ser as ferramentas mais essenciais para implementação de intervenções de construção de equipes de sucesso.

Referências

Beer, M. (1976), The technology of organization development, in *Handbook of Industrial and Organizational Psychology*, Dunnette, M.D., Ed., Rand McNally, Chicago, pp. 937–994.

Buller, P.F. and Bell, C.H., Jr. (1986), Effects of team building and goal setting on productivity: a field experiment, *Acad. Manage. J.*, 29, 305–328.

Burke, C.S., Wilson, K.A., Salas, E., and Bowers, C.A. (2001), Team training in the skies: does it really work? in *Enhancing Team Performance: Emerging Theory, Instructional Strategies, and Evidence*, Kozlowski, S.W.J. and DeShon, R., Chairs, symposium conducted as the 16th annual conference of the Society for Industrial and Organizational Psychology, San Diego, CA.

Clark, N. (1994), *Team Building: Practical Guide for Trainers*, McGraw-Hill, Berkshire, U.K.

Driskell, J.E. and Adams, R.J. (1992), *Crew Resource Management: An Introductory Handbook*, NTIS DOT/FAA/RD-92/26, Federal Aviation Administration, Washington, D.C.

Druckman, D. and Bjork, R.A. (1994), *Learning, Remembering, Believing: Enhancing Human Performance*, National Academy Press, Washington, D.C.

Dyer, W.G. (1977), *Team Building: Issues and Alternatives*, Addison-Wesley Publishing, Reading, MA.

Harrington-Mackin, D. (1994), *The Team Building Tool Kit*, AMACOM, New York.

Helmreich, R.L., Merritt, A.C., and Wilhelm, J.A. (1999), The evolution of crew resource management training in commercial aviation, *Int. J. Aviation Psychol.*, 9, 19–32.

Liebowitz, S.J. and De Meuse, K.P. (1982), The application of team building, *Hum. Relations*, 35, 1–18.

Payne, V. (2001), *The Team Building Workshop*, ANACOM, New York.

Salas, E., Mullen, B., Rozell, D., and Driskell, J.E. (1999), The effect of team building on performance: an integration, *Small Group Res.*, 30, 309–329.

Skopec, E.W. (1997), *The Practical Executive and Team Building*, 4th ed., NTC Contemporary, Lincolnwood, IL.

Sundstrom, E., De Meuse, K.P., and Futrell, D. (1990), Work teams: applications and effectiveness, *Am. Psychologist*, 45, 120–133.

Tannenbaum, S.I., Beard, R.L., and Salas, E. (1992), Team building and its influence on team effectiveness: an examination of conceptual and empirical developments, in *Issues, Theory, and Research in Industrial/Organizational Psychology: Advances in Psychology*, Elsevier Science, North-Holland, Amsterdam, pp. 117–153.

49

Medição do conhecimento de equipe

Nancy J. Cooke
Universidade Leste do Estado do Arizona

49.1 *Background* e aplicações

Avanços na tecnologia aumentaram a complexidade cognitiva das tarefas, assim como a necessidade pelo trabalho em equipe. Equipes em domínios cognitivamente ricos (por ex.: controle de tráfego aéreo, salas de operação, cabines, comando e controle, resposta à desastre) são necessárias para detectar e interpretar pistas, lembrar, raciocinar, planejar, resolver problemas, adquirir conhecimento e tomar decisões como uma unidade integrada e coordenada. Nós nos referimos a esses processos cognitivos colaborativos como *cognição de equipe*, e propomos que compreender a cognição de equipe é um fator crítico para a compreensão do seu desempenho e na intervenção para evitar erros e melhorar a efetividade (Cooke et al., 2000; Cooke et al., 2004).

Embora numerosos construtos tenham sido propostos para capturar aspectos da cognição de equipe (isto é, modelos mentais, consciência de situação e tomada de decisões de equipe), as medidas são limitadas, apesar de estarem evoluindo. Por exemplo, medidas de modelos de compartilhamento mental geralmente focam na similaridade de conhecimento (a despeito da exatidão do conhecimento) em equipes com *backgrounds* heterogêneos de conhecimento (por ex.: Lagan-Fox et al., 2000). Além disso, o conhecimento é, em geral, requerido com a utilização de um âmbito estreito dos métodos disponíveis no nível individual e agregado aos membros da equipe por meio de uma média.

Neste capítulo, focalizamos um método para medição do conhecimento da tarefa pela equipe (isto é, conhecimento de trabalho individual por tarefa) que supera algumas das deficiências dos métodos tradicionais para a medição de modelos mentais compartilhados. Utilizamos o termo *conhecimento de equipe* para nos referirmos ao conhecimento de longo prazo da tarefa que membros experientes da equipe possuem. Embora conceitualmente este termo se sobreponha ao termo *modelos mentais compartilhados*, ele evita ambiguidades associadas à palavra *compartilhados*. Ou seja, *compartilhados* pode significar ter em comum (por ex.: crenças compartilhadas, ancestrais compartilhados) ou distribuir (por ex.: compartilhar a sobremesa, compartilhamento de tempo).

Apesar de modelos mentais compartilhados terem sido operacionalizados nos termos do primeiro sentido de *compartilhados*, propomos que equipes heterogêneas compartilhem conhecimentos em ambos os sentidos.

49.2 Procedimento

Nosso método para medir o conhecimento de equipe envolve quatro passos. Em cada um deles, há múltiplas variações possíveis (em grande medida, dependentes do domínio e do propósito da medição), embora apresentemos uma série de técnicas que têm sido aplicadas com frequência e de maneira efetiva. Algumas possibilidades metodológicas ainda estão passando por desenvolvimentos e avaliação (por ex.: tarefa de classificação de consenso).

Na descrição de nosso procedimento, referimo-nos à tarefa de controle de um VANT (veículo aéreo não tripulado) por uma equipe de três pessoas. Conduzimos a pesquisa em uma versão sintética dessa tarefa (Cooke et al., 2001; Cooke et Shope, 2002). Os três membros da equipe que estão envolvidos incluem o AVO (operador de veículo aéreo) que controla a velocidade aérea, o curso e a altitude do VANT e monitora os sistemas da aeronave; o OCU (operador de carga útil), que controla aparelhagem de câmeras para tirar fotos de reconhecimento e também monitora equipamentos de câmera; e o DEMPCO (operador de exploração de dados, planejamento de missão e comunicações) que é o navegador-chefe e planejador da missão. Em nossa pesquisa, medimos o conhecimento de equipe relevante a essa tarefa simulada, sendo que isso foi realizado em uma sessão separada do desempenho real de tarefa. Os procedimentos de coleta de dados que ocorrem nesta sessão, assim como nos passos preparatórios associados, estão subordinados ao primeiro passo. Os passos 2 a 4 envolvem análise e interpretação de dados.

49.2.1 Primeiro passo: requisição de conhecimento

49.2.1.1 Selecionando a tarefa de requisição

Temos utilizado diferentes métodos, notadamente classificações em pares de relação conceitual e testes de múltipla escolha de conhecimento de trabalho individual por tarefa, para requerer conhecimento de membros de equipes sobre a tarefa específica. A meta é requisitar conhecimento individual e, em última instância, de equipe, pertinente à tarefa à mão, mas não específica a nenhuma situação (isto é, modelos de situação).

Em nossa experiência, a exatidão em testes de múltipla escolha (com média dos membros da equipe) e similaridade de respostas intraequipe geralmente não preveem o seu desempenho. Em vez disso, classificações de relação conceitual foram preditivas do desempenho de equipe, embora mostrem pouca evidência de mudanças subsequentes ao treinamento (por ex.: Cooke et al., 2001). A convergência de evidências nessa linha sugere que classificações de relação conceitual são sensíveis a diferenças em conhecimento de equipe após o treinamento, que são relativamente estáveis e relevantes ao desempenho. O sucesso desse método de requisição pode ser devido ao fato de que as classificações são indiretas e acessíveis aos membros da equipe com pouco conhecimento de base (isto é, até um novato pode utilizar o pequeno conhecimento que possui para realizar um julgamento de relação, mas pode não ser capaz de justificar a classificação).

49.2.1.2 Selecionando conceitos para classificação

Em nossa tarefa de classificação, julgamentos de relação são feitos em uma escala de cinco pontos, que vai de "ligeiramente relacionado" até "altamente relacionado". Também incluímos uma opção discreta de "não relacionado". Pares de conceitos são apresentados de maneira aleatória a cada indivíduo (com ordem contrabalançada de itens no par). Entra-se com uma classificação clicando-se na escala com a utilização de um *mouse*. A apresentação de pares continua até que todos eles tenham sido apresentados (apenas em uma ordem).

Conceitos que pertençam à tarefa precisam ser identificados. Por exemplo, selecionamos 11 conceitos relacionados à tarefa (altitude, foco, *zoom*, raio efetivo, entrada de zona de operação restrita [ROZ], alvo, velocidade aérea, velocidade do obturador, combustível, tempo de missão e fotografias). Essa seleção é o passo mais crítico e desafiador do método inteiro. Embora haja muitas maneiras de requerer conceitos (Cooke, 1989), em geral o problema é o estreitamento do campo a 30 ou menos conceitos para manter o número de classificações em pares dentro dos limites da paciência dos participantes. A melhor abordagem para verificar se um conjunto de conceitos propostos é adequado é lançar hipóteses de diferentes estruturas de conhecimento baseadas naqueles conceitos que podem resultar nas variáveis de interesse (por ex.:

especialista *vs.* novato, treinado *vs.* não treinado). Se não for possível lançar hipóteses sobre as diferenças, então o conjunto de conceitos precisa ser retrabalhado.

49.2.1.3 Construção de referentes

Estruturas referentes são análogas a gabaritos associados a testes de múltipla escolha. Elas descrevem uma estrutura de conhecimento ideal ou que se tem como meta. Podemos avaliar a exatidão do conhecimento de um indivíduo por meio da similaridade entre a estrutura de rede de trabalho do indivíduo e um referente representando o conhecimento geral de tarefas. No entanto, para equipes heterogêneas, nas quais os membros se especializam em um domínio do conhecimento, tal avaliação pode ser enganosa. Portanto, comparamos também redes de trabalho individuais a referentes associados ao conhecimento pertencente a cada papel. Essas redes são construídas logicamente por um grupo de experimentadores familiarizados com a tarefa. De modo alternativo, tais referentes podem ser construídos de maneira empírica (por ex.: um referente AVO poderia ser construído por meio da média de estruturas de conhecimento dos AVOs de maior pontuação). Nossos referentes AVO, OCU, DEMPCO e gerais são apresentados na Figura 49.1.

49.2.1.4 Classificações de consenso

Normalmente, requisitamos classificações de membros individuais da equipe e os agregamos para caracterizar o conhecimento de equipe. No entanto, temos explorado um procedimento pelo qual equipes chegam a um consenso sobre cada classificação como um grupo. Primeiramente, os três membros da equipe entram com classificações individuais para todos os pares. Depois, para cada par, as três classificações individuais são apresentadas (em telas de computador) para cada um dos membros da equipe, que se comunicam por *headsets* e microfones para atingir um consenso sobre a classificação inserida por todos os três membros. Outros pares são classificados da mesma maneira. Esse método é interessante no que aborda requisição de conhecimento no nível holístico e provê um lampejo sobre comportamentos em processos de equipe (por ex.: liderança ou estratégias de regras da maioria podem ser identificadas).

49.2.2 Segundo passo: Análise *Pathfinder*

O próximo passo é conduzir uma análise *Pathfinder* de rede de trabalho (Schvaneveldt, 1990) sobre cada uma das classificações individuais (ou sobre as classificações de consenso). Utilizamos tipicamente o *software* KNOT (ferramenta de organização de rede de trabalho de conhecimento) para esse estabelecimento de parâmetro *default* (isto é, r = infinito, q = n – 1). Um resultado dessa análise é uma representação gráfica de uma rede de trabalho, como na Figura 49.1, mas o KNOT produz também uma lista de conexões que podem ser utilizadas como *input* para calcular similaridades de rede de trabalho.

49.2.3 Terceiro passo: Derivar métricas de exatidão e similaridade

Similaridades de rede de trabalho são derivadas (também com a utilização da ferramenta KNOT) para a rede de trabalho do participante em comparação com cada um dos quatro referentes. Essas similaridades vão de 0 a 1 e representam a proporção de conexões compartilhadas nas duas redes. Três valores de exatidão são derivados por membro individual da equipe. A exatidão geral é a similaridade entre a rede de trabalho do participante e o referente geral. A exatidão de papel é a similaridade entre a rede de trabalho do participante e o referente correspondente ao papel daquele participante (por ex.: o DEMPCO na Figura 49.1, ou 0,33). Finalmente, a exatidão interposicional é a média de similaridade entre a rede de trabalho do participante e cada um dos outros dois referentes não associados ao papel daquela pessoa na equipe (por ex.: 0,41 na Figura 49.1). A similaridade intraequipe pode ser derivada por meio do cálculo da média das três similaridades para pares dos três membros da equipe.

49.2.4 Quarto passo: Interpretação e aplicação

As métricas de papel geral e exatidão interposicional podem ser agregadas (por ex.: a média pode ser calculada) entre os membros da equipe para gerar pontuações de exatidão de equipe. Pontuações de exatidão de equipe e de similaridade intraequipe refletem uma avaliação do conhecimento de equipe e devem, portanto, corresponder a outras variáveis relevantes para conhecimento de equipe ou para modelos mentais compartilhados. Por exemplo, descobrimos, utilizando essas métricas, que o conhecimento de equipe é preditivo de desempenho de equipe e que, em particular, as melhores equipes possuem as pontuações gerais e de exatidão interposicional

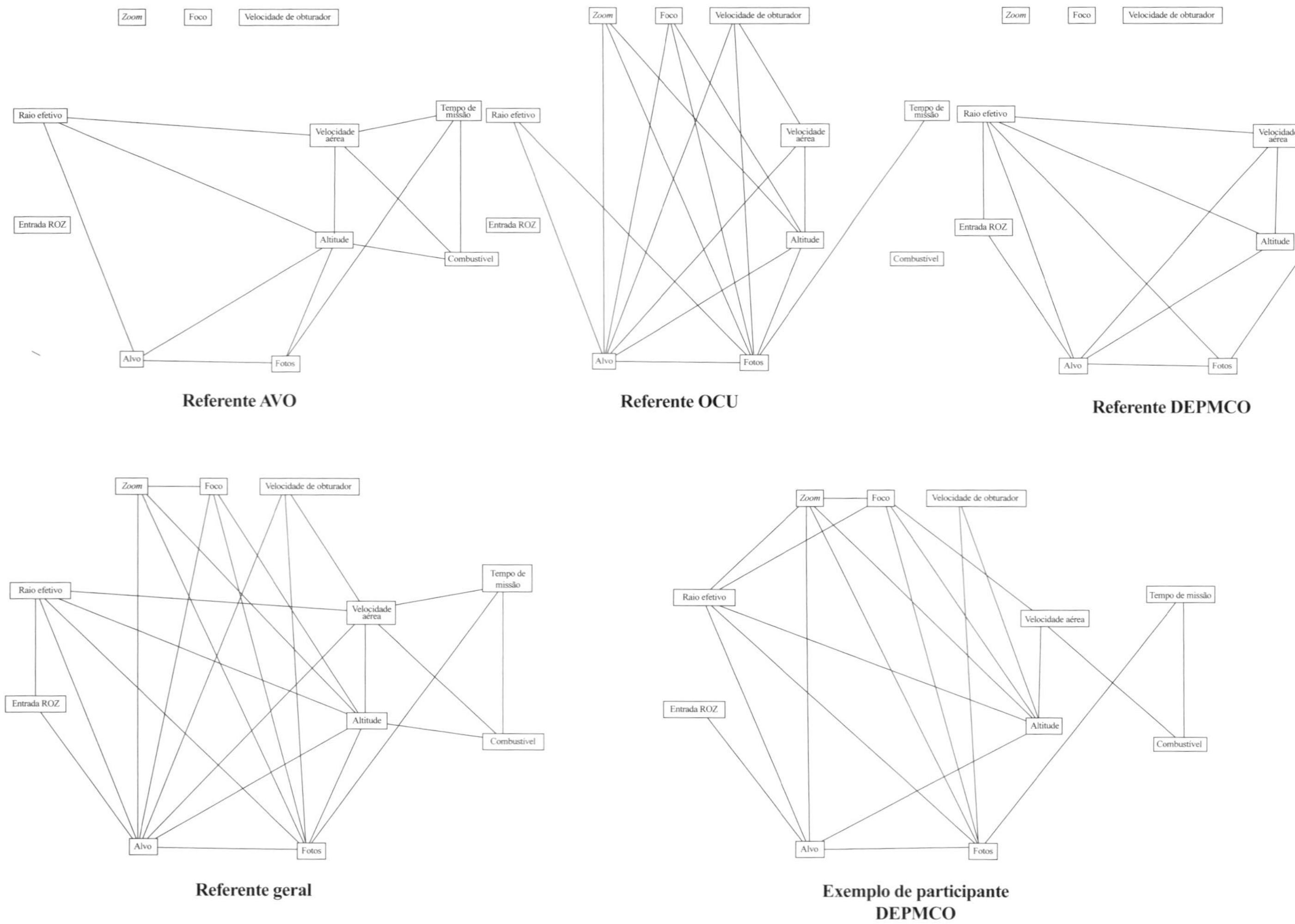

FIGURA 49.1 Referentes gerais de papéis utilizados nos estudos de equipe de VANT e dados da amostra de um participante DEPMCO em um desses estudos. Para esse participante: similaridade DEPMCO para referente DEPMCO = 0,33, média de similaridade DEPMCO para referente AVO e similaridade DEMPC para referente PLO = 0,41 e similaridade DEPMCO para referente geral = 0,57.

mais altas (Cooke et al., 2001). Também verificamos que o conhecimento medido com a utilização desse método é relativamente estável após o treinamento inicial (isto é, não muda com a experiência da missão). Interpretamos isso como uma indicação de que o método está capturando uma espécie de conhecimento básico de trabalho individual por tarefa que o membro da equipe traz para a tarefa, em oposição a um conhecimento mais fugaz, associado à situação de avaliação. Em geral, esse método provê informações que podem ser um diagnóstico no que diz respeito ao conhecimento de equipe associado a equipes particularmente eficazes ou ineficazes.

49.3 Vantagens

- O método se dirige ao conhecimento heterogêneo em equipes.
- Há possibilidades de requisição em nível de grupo.
- Classificações conceituais são indiretas e talvez mais sensíveis como resultado.
- O *software* está disponível para facilitar classificações e análise de rede de trabalho.
- Resultados têm sido preditivos de desempenho de equipe.

49.4 Desvantagens

- A requisição é conduzida separada da tarefa.
- Domínio de conhecimento é necessário para identificar conceitos e gerar referentes.
- Classificações podem ficar difíceis de manejar com mais de 30 conceitos.
- Requer alguma experiência para aplicação.
- Até o conhecimento de longo prazo muda.

49.5 Métodos relacionados

Há outras abordagens para requisitar o tipo de conhecimento associado a modelos mentais, como entrevistas, protocolos "pensar alto"(*think-aloud protocols*) e outras abordagens para multivariar escalas (isto é, análise de escala multidimensional e de agrupamento), assim como métodos diretos de derivação de mapas de conceitos com base em dados de entrevista (Cooke, 1994). Tal abordagem para medir conhecimento de equipe não é restrita a classificações de conceitos e ao *Pathfinder*. A singularidade dessa abordagem está na derivação de três métricas de exatidão de equipe apropriadas para equipes com *backgrounds* heterogêneos de conhecimento.

Portanto, essa abordagem pode ser aplicada a dados requisitados de várias maneiras, dado que (1) há alguma maneira de derivar referentes para avaliação de exatidão e (2) há uma maneira de comparar quantitativamente o *output* do método a referentes e outros *outputs*. Portanto, testes de múltipla escolha, nos quais certos padrões de resposta servem como referentes e a similaridade é baseada no número de respostas certas, poderiam servir a esse propósito de maneira semelhante.

49.6 Normas e regulamentações

Não há padrões ou regulamentações associados a esse método.

49.7 Tempo aproximado de treinamento e de aplicação

Aprender a utilizar as ferramentas para adquirir classificações e gerar valores *Pathfinder* de similaridade e redes de trabalho leva cerca de duas horas. Aprender como selecionar conceitos e derivar referentes de forma sábia requer um domínio de conhecimento significativo e mais experiência com a metodologia (o tempo exato depende do domínio). O tempo de aplicação é de aproximadamente uma hora para coletar dados e uma hora para analisar os dados por equipe.

49.8 Confiabilidade e validade

A confiabilidade e a validade dependem do método de requisição e dos conceitos escolhidos. Em nossos estudos, utilizando classificações de conceitos e *Pathfinder*, as métricas de exatidão e similaridade são estáveis dentro das equipes, no que não mostram nenhuma mudança estatisticamente confiável após o treinamento. A validade preditiva foi estabelecida em vários estudos, com correlações entre conhecimento de equipe e desempenho indo de $r = 0{,}54$ até 0,84, df = 9 (Cooke et al., 2004). As classificações de consenso demonstraram validade um pouco menos preditiva ($r = 0{,}25$ a 0,55, df = 9), e esse método ainda está nos estágios iniciais de desenvolvimento.

49.9 Ferramentas necessárias

Há ferramentas disponíveis no *software* KNOT (ferramenta de organização de rede de trabalho de conhecimento) para coletar classificações de conceitos em pares, realizar análise *Pathfinder* e gerar valores de similaridades de rede de trabalho. Nossa versão de consenso da tarefa de classificação requereu *headsets* e sistemas de intercomunicação e um programa de classificação adaptado para aquela tarefa. Outras ferramentas estão disponíveis para outras abordagens de requisição (Cooke, 1994).

Agradecimentos

Agradeço a Janie DeJoode, Rebecca Keith e Harry Pedersen por sua assistência gráfica e analítica com a Figura 49.1. Este trabalho foi parcialmente financiado por AFOSR, concessão F49620-01-0261.

Referências

Cooke, N.J. (1994), Varieties of knowledge elicitation techniques, *Int. J. Hum.-Comput. Stud.*, 41, 801–849.

Cooke, N.M. (1989), The elicitation of domain-related ideas: stage one of the knowledge acquisition process, in *Expert Knowledge and Explanation*, Ellis, C., Ed., Ellis Horwood, Chichester, West Sussex, U.K., pp. 58–75.

Cooke, N.J., Kiekel, P.A., and Helm E. (2001), Measuring team knowledge during skill acquisition of a complex task, *Int. J. Cognitive Ergonomics*, 5 (special section: knowledge acquisition), 297–315.

Cooke, N.J., Salas, E., Cannon-Bowers, J.A., and Stout, R. (2000), Measuring team knowledge, *Hum. Factors*, 42, 151–173.

Cooke, N.J., Salas, E., Kiekel, P.A., and Bell, B. (2004), Advances in measuring team cognition, in *Team Cognition: Understanding the Factors That Drive Process and Performance*, Salas, E. and Fiore, S.M., Eds., American Psychological Association, Washington, D.C., pp. 83–106.

Cooke, N.J. and Shope, S.M. (2002), The CERTT-UAV task: a synthetic task environment to facilitate team research, in *Proceedings of the Advanced Simulation Technologies Conference: Military, Government, and Aerospace Simulation Symposium*, Society for Modeling and Simulation International, San Diego, CA, pp. 25–30.

Langan-Fox, J., Code, S., and Langfield-Smith, K. (2000), Team mental models: techniques, methods, and analytic approaches, *Hum. Factors*, 42, 242–271.

Schvaneveldt, R.W. (1990), *Pathfinder Associative Networks: Studies in Knowledge Organization*, Ablex, Norwood, NJ.

50

Análise de comunicações de equipe

Florian Jentsch
Universidade da Flórida Central

Clint Bowers
Universidade da Flórida Central

50.1 *Background* e aplicação

Equipes são largamente distinguidas de grupos e outras coletividades por causa de um requisito de interdependência. Isto é, nenhuma pessoa na equipe pode realizar as tarefas da equipe sozinha. Ao contrário, há uma necessidade de troca de algum tipo de recurso entre os membros da equipe para que ela tenha um desempenho efetivo. Em muitas instâncias, o recurso que deve ser compartilhado é a informação. Em outros casos, um recurso mais tangível pode ser transferido entre os membros, como uma ferramenta. Em todos os casos, no entanto, presume-se que comunicações efetivas e eficientes sejam necessárias para que as equipes façam seu trabalho. De fato, todos os modelos teóricos de desempenho de equipes existentes incluíram algum aspecto de comunicações como imprescindível para o desempenho de uma equipe. De sua revisão da literatura na área de comunicações intraequipes, Kanki e Palmer (1993) concluíram que as pesquisas precisaram expandir os horizontes com respeito a "identificar ligações de comunicação entre equipes e separar tanto funções como variações dos padrões de atos de fala".

Desde então, um grande número de estudos mostrou a utilidade de investigar comunicações quando se tenta estudar desempenho de equipe. Áreas de aplicação envolvem a aviação (por ex.: Bowers et al., 1998b), equipes militares (Achille et al., 1995) e treinamento de equipes (Siegel e Federman, 1973) e têm abrangido até a análise de comunicações em equipes virtuais (Carletta et al., 2000). Tradicionalmente, contagens de frequência de atos de fala e de comunicação foram usados em estudos de desempenho de equipe porque pareceram ser intuitivas e poderiam ser avaliadas com relativa facilidade estatística. Mais tarde, no entanto, sugeriu-se que a análise de padrões de comunicações poderia oferecer importantes vantagens para o estudo de processos de equipe. Um grande número de estudos com cada uma das abordagens são discutidos nas próximas seções.

50.1.1 Frequência de atos de comunicação

Orasanu (1990) analisou a comunicação de tripulações de voo durante uma missão simulada com problemas na aeronave incluídos. Tripulações tiveram de diagnosticar o problema e alterar seus planos de voo de acordo. Orasanu verificou que as tripulações com desempenho mais alto fizeram um número significativamente maior de declarações de consciência situacional do que as tripulações com um desempenho inferior. Um estudo subsequente realizado por Orasanu e Fischer (1991) analisou o relacionamento entre comunicações e desempenho de equipe em dois tipos separados de aeronaves. Equipes de cada aeronave voaram em um cenário simulado que incluía mau tempo, falhas no sistema e uma aterrissagem abortada. Os resultados desse estudo indicaram que a frequência de certas declarações (por ex.: aquelas relacionadas à consciência situacional) distinguiram entre equipes boas e ruins em apenas um dos tipos de aeronave, mas não na outra.

Uma abordagem semelhante à utilizada por Orasanu (1990) e Orasanu e Fischer (1991) foi empregada por Mosier e Chidester (1991), que também tentaram identificar uma ligação entre as contagens de frequência de comunicação e desempenho de tripulações. Eles concluíram que o relacionamento entre o desempenho e a comunicação da equipe deve ser mais aparente em operações de emergência. Portanto, eles investigaram a transferência de informações durante duas situações de simulação de emergência. Mosier e Chidester verificaram que o número e o tipo de comunicações estavam, de fato, relacionados ao desempenho da tripulação. Descobertas semelhantes foram reportadas por Stout et al. (1994).

Contagens de frequência sozinhas, no entanto, podem levar a resultados surpreendentes, como foi mostrado por Thornton (1992), que analisou comportamentos e desempenho de equipes em um estudo projetado para avaliar os efeitos da automação na cabine. Thornton avaliou as frequências de comportamento juntamente a classificações subjetivas realizadas por classificadores treinados. Ela verificou que, a despeito do nível de automação, a frequência de certas comunicações, em geral consideradas auxílio ao desempenho da equipe, estava positivamente correlacionada a erros no voo. Thornton postulou que tripulações ruins poderiam ter empregado um alto número desses comportamentos para corrigir erros prévios, levando à correlação positiva entre frequências de comunicações e erros. As classificações de observadores do desempenho da equipe, por outro lado, estavam correlacionadas de maneira negativa a erros no voo, o que sugere que observadores basearam suas classificações subjetivas, pelo menos em parte, no número de erros que uma tripulação de voo cometeu, além das comunicações.

Os dados relacionados ao uso de frequências de comunicações para avaliar o desempenho de equipes é, portanto, equívoco. Isto lançou a sugestão de que contagens de frequências de comunicação, sozinhas, não são medidas adequadas de trabalho em equipe (Kanki et al., 1991). Ao contrário, tem sido recomendado que medidas que consideram a natureza e o tempo de comunicação apresentem maior probabilidade de contribuir para nossa compreensão de processos de equipe.

50.1.2 Padrões de comunicação

A análise de dados sequenciais de comunicação tem encontrado utilização difundida em muitas áreas de pesquisa comportamental (por ex., Allison e Liker, 1982; Bakeman, 1983; File e Todman, 1994; Hirokawa, 1980, 1982, 1983; Sackett, 1979, 1987; Salazar et al., 1994). No que diz respeito a equipes, Kanki et al. (1991), por exemplo, lançaram a hipótese de que a homogeneidade da comunicação de uma equipe facilitaria a previsibilidade do processo de equipe e resultaria em desempenho mais efetivo. Para testar esta hipótese, equipes foram designadas para grupos de desempenho alto e baixo, com base na severidade dos erros operacionais que eles cometeram durante uma simulação. Kanki et al. (1991) analisaram, então, a comunicação dessas equipes.

Ao invés de apenas medir a frequência de comunicação, a análise focalizou padrões de comunicação *a priori* (Kanki et al., 1991). Os padrões consideraram tanto o locutor como o conteúdo da comunicação. Os resultados indicaram que os padrões de comunicação distinguiram entre tripulações de erros altos e baixos. Por um lado, as equipes mais fracas demonstraram pouca consistência em seus padrões de comunicação. Por outro lado, as boas tripulações demonstraram fala bastante consistente em termos da sequência de falantes e do conteúdo. Os resultados semelhantes foram obtidos por Rhodenizer et al. (2000), que analisou sequências de comunicações entre unidades de serviços médicos de emergência e seus despachantes.

Os resultados desses estudos sugerem que a redução de perdas de comunicação por causa de desentendimentos entre expectativas e comunicações reais pode ser atingida por meio da padronização da comunicação em equipes. Nesse contexto, o que tem sido chamado comunicação "em circuito fechado" pode ser instrumental. Na comunicação em circuito fechado, declarações, comandos e ações de cada indivíduo em uma equipe são reconhecidos e respondidos por outros membros da equipe. De fato, Mosier e Chidester (1991) encontraram evidências preliminares que apoiam essa noção. Equipes em sua simulação coletaram informações antes e depois de decisões terem sido tomadas, indicando que os problemas não foram "esquecidos" após terem sido resolvidos. Uma pesquisa posterior, realizada por Bowers et al. (1998b), apoiou a utilidade de comunicações de circuito fechado para melhoria do desempenho de equipe, quando estudou sequências de comunicação entre equipes de pilotos.

50.2 Procedimento

Inicialmente, as comunicações são gravadas e codificadas usando uma abordagem de categorização de conteúdo. Uma análise sequencial em atraso ou uma análise de cadeia Markov podem ser aplicadas para identificar o tamanho do padrão dentro do qual as diferenças podem ser detectadas (Bowers et al., 1998a). Uma mesa de contingência que contém cada cadeia de comunicações do tamanho-padrão designado é, então, criada. Padrões *a priori* podem ser avaliados com a utilização de estatística *log-linear*. Esse é um método efetivo para identificar diferenças entre grupos conhecidos.

50.3 Vantagens

- Permite uma compreensão mais profunda de processos de equipe.
- Permite uma compreensão das respostas da equipe aos estímulos específicos.
- É útil na identificação de padrões de interrupções ou outros comportamentos negativos de equipe.

50.4 Desvantagens

- A codificação de comunicação é lenta e tediosa.
- A análise estatística requer um computador de poder substancial.
- Requer um número relativamente alto de enunciados (10.000+, dependendo do número de fatores e categorias de codificação que devem ser analisados).

50.5 Tempo aproximado de treinamento e de aplicação

A codificação das comunicações requer treinamento para atingir a confiabilidade adequada. Períodos de treinamento de dez horas ou mais não são incomuns. Geralmente, o treinamento requer não apenas uma explanação de cada código, mas várias horas de prática, *feedback* e construção de consenso. Após a codificação, as análises estatísticas podem ser finalizadas em cerca de uma hora.

50.6 Confiabilidade e validade

A concordância interclassificadores de 0,8 a 0,9 (Pearson *r*, Spearman *rho*, ou concordância de porcentagem, dependendo do esquema de categorização) geralmente é requerida para seguir essa abordagem de análise. É possível atingir esse nível de confiabilidade com o treinamento adequado. Uma vez alcançado, a evidência de validade preliminar é positiva. Por exemplo, Bowers et al. (1998b) demonstrou que a ocorrência de sequências de comunicação específicas, *a priori*, faziam a distinção entre eficazes e ineficazes para equipes que completaram uma missão simulada de aviação. Descobertas semelhantes foram reportadas por Jentsch et al. (1995).

50.7 Ferramentas necessárias

Gravador de vídeo e de áudio;
Folhas de classificações de comunicações;
Microsoft Excel ou similar;
Análises estatísticas *log-lineares* SSPS avançadas ou similares.

Referências

Achille, L.B., Schulze, K.G., and Schmidt-Nielsen, A. (1995), An analysis of communication and the use of military teams in navy team training, *Mil. Psychol.*, 7, 95–107.

Allison, P.D. and Liker, J.K. (1982), Analyzing sequential categorical data in dyadic interaction: a comment on Gottman, *Psychol. Bull.*, 91, 393–403.

Bakeman, R. (1983), Computing lag sequential statistics: the ELAG program, *Behavior Res. Methods Instrum.*, 15, 530–535.

Bowers, C.A., Jentsch, F.G., Braun, C.C., and Salas, E. (1998a), Studying communication patterns among aircrews: implications for team training, *Hum. Factors*, 40, 672–679.

Bowers, C., Jentsch, F., Salas, E., and Braun, C. (1998b), Analyzing communication sequences for team training needs assessment, *Hum. Factors*, 40, 672–679.

Carletta, J., Anderson, A.H., and McEwan, R. (2000), The effects of multimedia communication technology on non-collocated teams: a case study, *Ergonomics*, 43, 1237–1251.

File, P. and Todman, J. (1994), Identification of sequential dependencies in conversations: a Pascal program, *Behav. Res. Meth. Instruments Comput.*, 26, 65–69.

Hirokawa, R.Y. (1980), A comparative analysis of communication patterns within effective and ineffective decision-making groups, *Commun. Monogr.*, 47, 312–321.

Hirokawa, R.Y. (1982), Group communication and problem-solving effectiveness I: a critical review of inconsistent findings, *Commun. Q.*, 30, 134–141.

Hirokawa, R.Y. (1983), Group communication and problem-solving effectiveness. II. An exploratory investigation of procedural functions, *Western J. Speech Commun.*, 47, 59–74.

Jentsch, F., Bowers, C., Sellin-Wolters, S., and Salas, E. (1995), Crew coordination behaviors as predictors of problem detection and decision making, in *Proceedings of the 39th Meeting of the Human Factors and Ergonomics*, Human Factors and Ergonomics Society, Santa Monica, CA, pp. 1350–1354.

Kanki, B.G., Folk, V.G., and Irwin, C.M. (1991), Communication variations and aircrew performance, *Int. J. Aviation Psychol.*, 1, 149–162.

Kanki, B.G. and Palmer, M.T. (1993), Communication and crew resource management, in *Cockpit Resource Management*, Wiener, E.L., Kanki, B.G., and Helmreich, R.L., Eds., Academic Press, San Diego, CA, pp. 99–136.

Mosier, K.L. and Chidester, T.R. (1991), Situation assessment and situation awareness in a team setting, in *Proceedings of the 11th Congress of the International Ergonomics Association*, International Ergonomics Association, Paris.

Orasanu, J. (1990), Shared Mental Models and Crew Performance, Report CSLTR-46, Princeton University, Princeton, NJ.

Orasanu, J.M. and Fischer, U. (1991), Information transfer and shared mental models of decision making, in *Proceedings of the Sixth International Symposium on Aviation Psychology*, Jensen, R.S., Ed., Ohio State University, Columbus, pp. 272–277.

Rhodenizer, L.G., Jentsch, F., and Bowers, C. (2000), Emergency service dispatch: using sequential data analysis to study emergency services dispatchers' communications, *Ergonomics Design*, 8, 24–28.

Sackett, G.P. (1979), The lag sequential analysis of contingency and cyclicity in behavioral interaction research, in *Handbook of Infant Development*, Osofsky, J.D., Ed., Wiley, New York, pp. 623–649.

Sackett, G.P. (1987), Analysis of sequential social interaction data: some issues, recent developments, and a causal inference model, in *Handbook of Infant Development*, Osofsky, J.D., Ed., Wiley, New York, pp. 855–878.

Salazar, A.J., Hirokawa, R.Y., Propp, K.M., Julian, K.M., and Leatham, G.B. (1994), In search of true causes: examination of the effect of group potential and group interaction on decision performance, *Hum. Commun. Res.*, 20, 529–559.

Siegel, A.I. and Federman, P.J. (1973), Communications content training as an ingredient in effective team performance, *Ergonomics*, 16, 403–416.

Stout, R.J., Salas, E., and Carson, R. (1994), Individual task proficiency and team process behavior: what's important for team functioning? *Mil. Psychol.*, 6, 177–192.
Thornton, R.C. (1992), The Effects of Automation and Task Difficulty on Crew Coordination, Workload, and Performance, Ph.D. dissertation, Old Dominion University, Norfolk, VA.

51

Questionários para avaliação distribuída de consciência mútua de equipe

Jean MacMillan
Aptima, Inc.

Michael J. Paley
Aptima, Inc.

Eillen B. Entin
Aptima, Inc.

Elliot E. Entin
Aptima, Inc.

51.1 *Background* e aplicação

Equipes, por definição, realizam tarefas interdependentes que requerem que os membros coordenem suas decisões e ações para atingir sua meta compartilhada (Orasanu e Salas, 1993). Para atingir o nível de coordenação que é requerido para o desempenho interdependente bem-sucedido, os membros da equipe precisam de uma consciência compartilhada da situação e dos papéis, tarefas e ações dos demais integrantes da equipe de trabalho. Tem-se sugerido que a existência deste "modelo mental compartilhado" entre os membros da equipe é um mecanismo explanatório para equipes eficazes e, como medido de diversas maneiras, mostrou melhorar o desempenho (Cannon-Bowers et al., 1993; Stout et al., 1999).

Apesar de sua importância, é difícil medir a extensão na qual membros da equipe são bem sucedidos no desenvolvimento e na manutenção de uma consciência compartilhada e acurada da situação e dos papéis uns dos outros. Para as equipes distribuídas, com membros que não são cofixados, é especialmente difícil tanto desenvolver como medir essa consciência.

A noção de consciência mútua – a extensão na qual os membros de uma equipe estão informados a respeito dos comportamentos de outros membros da equipe – fornece um construto mensurável para avaliação na presença de modelos mentais compartilhados. Propomos um modelo, apresentado na Figura 51.1, que especifica três facetas inter-relacionadas do desempenho de equipe para fornecer uma estrutura para avaliar consciência mútua. A consciência de trabalho individual por tarefa se refere à consciência de quais tarefas os demais integrantes estão completando e o quanto elas são importantes. A consciência de carga de trabalho se refere à consciência da carga que um trabalho individual por tarefa impõe aos membros da equipe. Finalmente, a consciência de trabalho em equipe se refere à consciência de quão bem os membros da equipe realizam comportamentos específicos do grupo (isto é, coordenação e apoio).

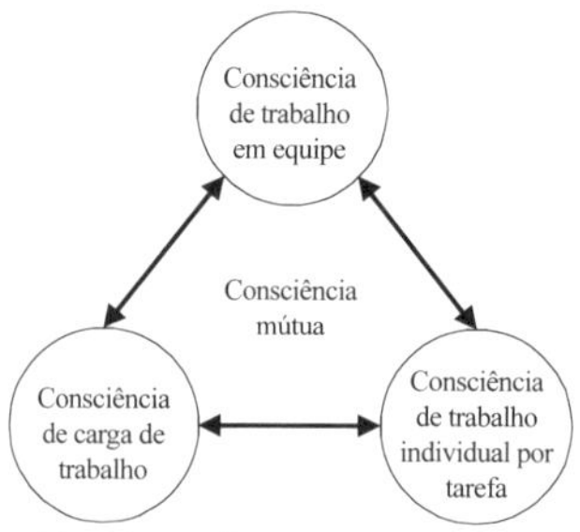

Figura 51.1 Modelo de consciência mútua de equipe.

Desenvolvemos um conjunto de questionários de consciência mútua que são usados para coletar dados em nível das equipes para cada componente do nosso modelo. Neles, pede-se aos membros da equipe que avaliem, por eles mesmos e por cada um dos outros membros, a atividade mais importante que cada integrante está realizando em um ponto selecionado no tempo. O questionário de consciência mútua de carga de trabalho em equipe pede uma classificação subjetiva (1) da carga de trabalho que cada indivíduo questionado está experimentando e (2) das classificações que ele(a) acredita que cada membro da equipe esteja experimentando. Um terceiro questionário, o de consciência de trabalho em equipe, pede aos membros que classifiquem a equipe em quatro dimensões de processos de trabalho em equipe. Uma característica crítica de todos esses questionários é que os resultados podem ser utilizados para avaliar a consciência mútua – a congruência das percepções da equipe acerca de sua carga de trabalho e desempenho –, e não apenas o indivíduo ou níveis médios de equipe de desempenho e força de trabalho.

Cada um desses questionários foi originalmente desenvolvido e testado em versão caneta e papel para avaliar a consciência mútua de equipes cofixadas, no intuito de identificar fatores que contribuem para o desempenho eficaz da equipe (Entin et al., 2000). Mais recentemente, implementamos versões para internet, baseadas nos questionários de carga de trabalho e trabalho em equipe para utilização em ambientes de equipes distribuídas, para recolher simultaneamente dados de membros da equipe em múltiplas locações. O uso de métodos de coleta eletrônica aumenta bastante a utilidade dessas medidas, uma vez que os dados coletados com esses questionários podem ser processados em tempo quase real e utilizados para fornecer *feedback* imediato para autocorreção durante o treinamento da equipe. Por exemplo, a extensão da concordância entre a classificação de cada membro da equipe de sua própria carga de trabalho e as classificações fornecidas pelos outros integrantes foram recentemente utilizadas para dar à equipe uma indicação de consciência mútua como parte de um sistema para treinar soldados do Exército dos EUA (Paley et al., 2002).

51.2 Procedimento

51.2.1 Consciência mútua de tarefa

O questionário de consciência de tarefa requer que cada membro da equipe faça um retrospecto, ao final de um cenário de experiência, sobre um ou mais eventos salientes que ocorreram durante o cenário. Cada evento atua como um marcador comum de tempo, de forma que todos os membros da equipe estejam focados ao mesmo tempo dentro do cenário. Para cada evento, os membros da equipe relatam as tarefas que estavam realizando (ou apenas começando a realizar) quando o evento ocorreu e, então, relatam as tarefas que cada um dos outros membros estavam realizando durante o mesmo evento. Como originalmente implementado, os membros da equipe relatam as tarefas que eles e seus colegas de equipe estavam realizando utilizando um formato de resposta livre. Um especialista na área classifica, então, as respostas dos membros da equipe em categorias de tarefas. Uma alternativa ao modelo de respostas livres que foi utilizada em administrações subsequentes dessa medida é fornecer aos membros da equipe uma lista de categorias de tarefas e pedir que eles assinalem a categoria que representa a tarefa que eles estavam realizando. A primeira metodologia possui a vantagem de não ser necessário definir as categorias de tarefas antes da hora. A última, um exemplo que é mostrado na Figura 51.2, possui a vantagem da eficiência na resposta.

51.2.2 Consciência de carga de trabalho em equipe

Estendemos o índice de carga de tarefa (TLX) (Hart e Staveland, 1998), que provê uma avaliação de domínio independente da carga de trabalho de membros individuais da equipe, para capturar a carga de trabalho da equipe, assim como a individual. Na primeira parte do questionário de carga de trabalho, participantes relatam sua própria carga de trabalho em termos dos cinco itens tradicionais contemplados pelo TLX: a demanda mental, a demanda de tempo, o desempenho, o esforço e a frustração (omitimos o sexto item, carga de trabalho físico, por não ser aplicável na maioria das situações baseadas em simulações). Na segunda parte do questionário, cada participante fornece uma estimativa da carga de trabalho geral experimentada por cada um dos membros da equipe. Na terceira parte do questionário, cada participante responde aos cinco itens do TLX, mas dessa vez para a equipe como um todo (não apenas para eles mesmos). O questionário da carga de trabalho em equipe pode ser administrado com uma pesquisa na qual se utiliza papel e caneta ou de forma eletrônica, baseada no uso da internet. Uma versão eletrônica abreviada, utilizada por Paley et al. (2002), é mostrada na Figura 51.3.

QUESTIONÁRIO DE CONSCIÊNCIA DE TAREFA

Seleção #	Categoria	Definição/ Exemplo
1	Colina	Atacar, tomar, reter etc.
2	Praias	Atacar, tomar, reter etc.
3	Ponte	Explodir ponte correta etc.
4	Aeroporto	Atacar, tomar, reter etc.
5	Porto marítimo	Atacar, tomar, reter etc.
6	Tarefas de solo	Inclui remover minas, limpar estradas, atacar blindados etc.
7	Tarefas aéreas	Inclui AAW, CAS, engajar-se em ameaças aéreas etc.
8	Tarefas marítimas	Inclui remover minas, apoio armado (NSFS), engajar-se em PBs e Subs
9	Reconhecimento/Identificação	
10	Equipe médica de resgaste (*Medevac*)	Chamar Equipe Médica de Resgaste, lançar helicópteros
11	Não sabe	
12	Outra (favor especificar)	Inclui movimentação, coordenação, ataque, disposição, lançamento etc. não específicos

Cada uma das categorias listadas acima descreve uma tarefa ou grupo de tarefas importantes que os membros da equipe realizam durante o cenário. Use essas categorias para identificar o que você estava fazendo e o que você acha que os outros estavam fazendo em momentos específicos no cenário.

1. Lembre-se de quando os membros da equipe tinham acabado de tomar a Praia do Norte.

a) Que tarefa você estava realizando (ou tinha acabado de começar a realizar) naquele momento? Por favor, selecione com base na tabela acima.

Seleção # (escolha uma) ______________

Comentários ______________________

b) Que tarefas você acredita que cada um dos outros membros da sua equipe estava realizando (ou tinha acabado de começar a realizar) quando você começou a trabalhar na tarefa que você selecionou (1a)?

Selecione com base na tabela acima a categoria que melhor descreve o que cada um dos outros membros estava fazendo (omita você mesmo)

Outras posições	Seleção #
Bandeira	
Verde	
Azul	
Roxa	
Vermelha	
Laranja	

2. Lembre-se de quando os membros da equipe estavam se preparando para tomar o campo aéreo.

a) Que tarefa você estava realizando (ou tinha acabado de começar a realizar) naquele momento? Por favor, selecione com base na tabela acima.

Seleção # (escolha uma) ______________

Comentários ______________________

b) Que tarefas você acredita que cada um dos outros membros da sua equipe estava realizando (ou tinha acabado de começar a realizar) quando você começou a trabalhar na tarefa que você selecionou (1a)?

Selecione com base na tabela acima a categoria que melhor descreve o que cada um dos outros membros estava fazendo (omita você mesmo)

Outras posições	Seleção #
Bandeira	
Verde	
Azul	
Roxa	
Vermelha	
Laranja	

Figura 51.2 Exemplo de questionário de consciência mútua de tarefa.

51.2.3 Consciência de trabalho em equipe

Entin e Serfaty (1995) inicialmente desenvolveram a medida de avaliação de trabalho em equipe como um instrumento usado por especialistas na área para capturar a qualidade dos processos de trabalho em equipe de uma equipe em seis dimensões de trabalho. A exemplo da medida de carga de trabalho, a medida do trabalho em equipe independe do domínio da tarefa e dos objetivos da missão associados a qualquer cenário particular. A medida de trabalho em equipe tem sido utilizada em um grande número de estudos que avaliam o desempenho de equipe (Entin e Serfaty, 1999; Entin et al., 2000). Na aplicação tradicional dessa medida, observadores classificam cada uma das seis dimensões usando uma escala de sete pontos ancorada comportamentalmente. Para cada dimensão, em uma ponta da escala estão exemplos de comportamentos indicando processo insatisfatório de equipe (por exemplo, comportamento insatisfatório de monitoramento), e na outra ponta da escala estão comportamentos indicativos de bom processo de equipe naquela dimensão. Durante o desenrolar do cenário, os observadores tomam notas sobre os processos da equipe e, no final do cenário, completam as classificações comportamentais com base em suas observações no decorrer do cenário inteiro.

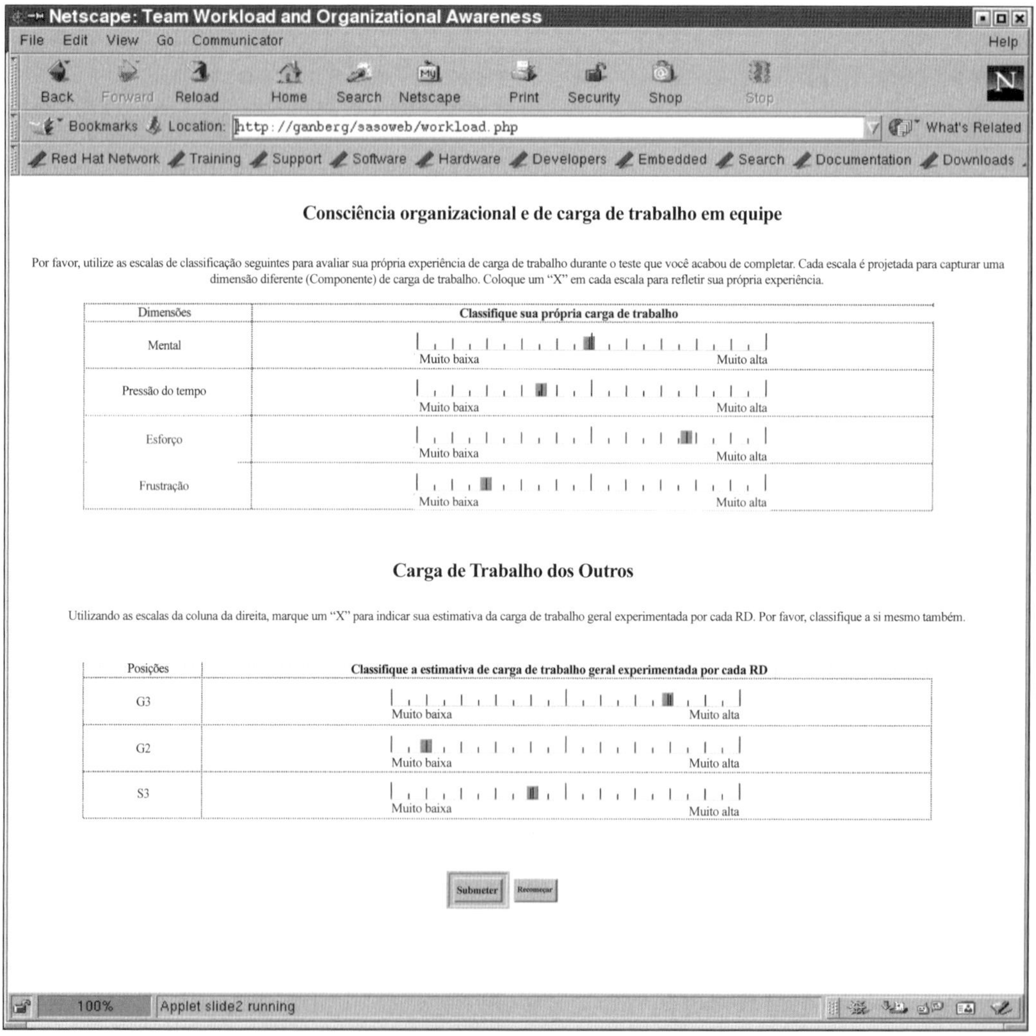

FIGURA 51.3 Pesquisa de avaliação de trabalho em equipe.

Instanciamos recentemente essa medida de trabalho em equipe em um formato baseado na internet e a utilizamos como um modo de medir a avaliação mútua de membros da equipe de seus processos de trabalho em equipe (Paley et al., 2002). Isto é, os membros da equipe, e não especialistas externos, fazem classificações subjetivas do desempenho da equipe. Nessa aplicação, os membros classificam a equipe em quatro comportamentos de trabalho em equipe: desempenho, apoio, coordenação e gerenciamento de informação e liderança/orientação da equipe. A pontuação de liderança está relacionada à capacidade dos integrantes da equipe de concordar com as metas, as tarefas e os conceitos envolvidos com a missão. A pontuação de comunicação está relacionada à capacidade dos membros da equipe de prover informações importantes aos outros. A pontuação de troca de informações está relacionada à capacidade dos componentes da equipe de passar informações importantes aos outros membros, capacitando-os, portanto, a realizar suas tarefas. A pontuação de comportamento de apoio está relacionada à capacidade dos membros da equipe de estarem conscientes do aumento da carga de trabalho uns dos outros e reagirem para ajustar a divisão de responsabilidades de tarefa para redistribuir carga de trabalho.

Um exemplo de questionário com base na internet é mostrado na Figura 51.4. Seguindo a finalização de um cenário simulado de treinamento, um navegador de internet apresenta automaticamente uma pesquisa (ver Figura 51.4) nas telas de computador do jogador. Depois que todos os jogadores completaram essa pesquisa e a pesquisa de carga de trabalho apresentada na Figura 51.1, os resultados são tabulados e mandados de volta para os jogadores, como parte de uma revisão pós-ação (PA) para dar suporte à sua autocorreção de equipe.

51.2.4 Desenvolvimento de pontuação e medida

51.2.4.1 Consciência mútua de tarefas realizadas

Para desenvolver a medida de consciência mútua de tarefa, a categoria da tarefa representando o que cada membro da equipe disse que estava fazendo é comparada à categoria da tarefa representando o que cada um dos outros membros da equipe disse que aquele membro estava fazendo. O número de categorias iguais é contado, e uma porcentagem de concordância (pontuação de congruência) é computada para cada equipe.

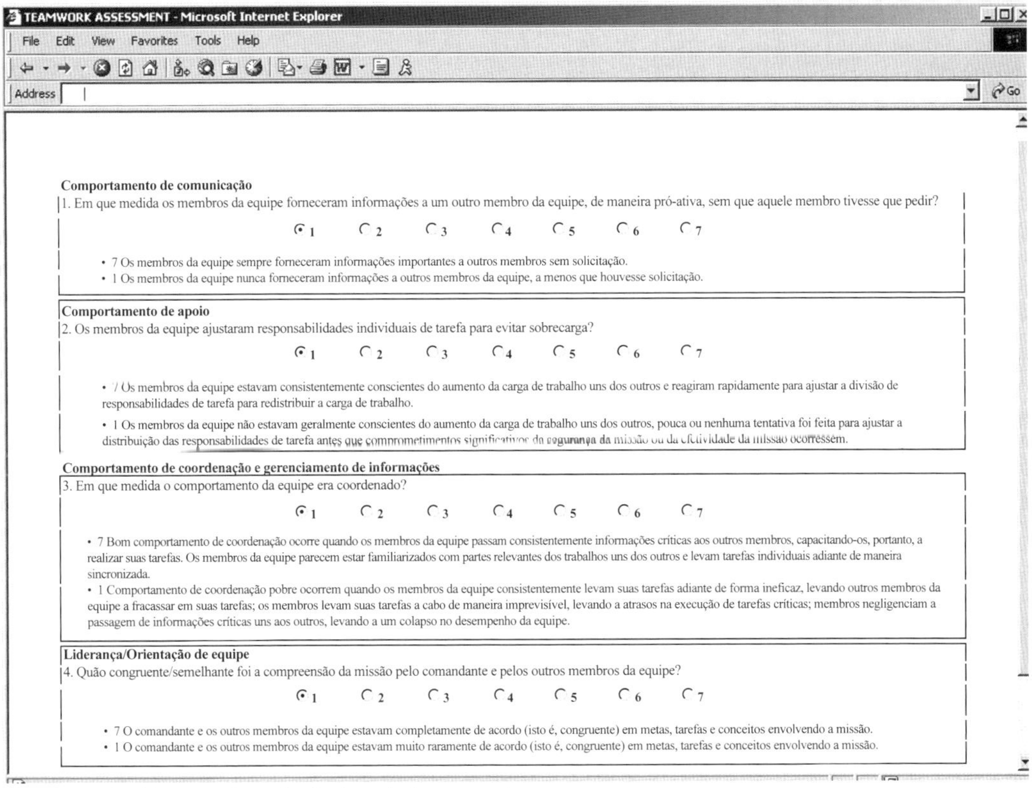

FIGURA 51.4 Pesquisa de avaliação de trabalho em equipe.

Para calcular consciência mútua com base nas pontuações de carga de trabalho, calculamos uma medida de congruência que reflete a diferença entre a carga de trabalho autorrelatada de cada membro da equipe e as estimativas feitas por outros membros da equipe. Para computar esta medida: (1) a carga de trabalho autorrelatada para um indivíduo é subtraída da estimativa de carga de trabalho feita por cada membro da equipe; (2) essas pontuações de diferença são elevadas ao quadrado, somadas e uma média é tirada para a equipe; e (3) é tirada a raiz quadrada da média.

51.2.4.2 Avaliação de trabalho em equipe

Para que uma equipe atinja altos níveis de efetividade em uma missão, os membros devem ter o desempenho de uma equipe efetiva. O intento da pesquisa de avaliação de trabalho em equipe é fornecer *feedback* aos membros da equipe para dar suporte à autocorreção em quatro componentes de trabalho em equipe: liderança, comunicações, troca de informações e comportamento de apoio. Esse *feedback* pode ser de duas formas. A primeira é simplesmente fornecer uma pontuação média de cada classificação na equipe. Tal pontuação, normalizada em uma escala de 100 pontos, representa quão bom a equipe acredita ser seu desempenho. O segundo método de *feedback* é calcular pontuações de concordância dentro da equipe. Essa abordagem demonstra aos membros da equipe diferenças em nível percebido de desempenho de trabalho em equipe. Em ambas as condições de *feedback*, o objetivo é estimular a conversa interna nas equipes de trabalho como parte de uma AAR para fomentar a autocorreção.

51.3 Vantagens

Os questionários de consciência mútua são rápidos e fáceis de completar, não são caros para usar, requerem pouco treinamento dos respondentes e podem ser facilmente coletados em múltiplos pontos no tempo durante uma missão simulada ou sessão de treinamento de equipe, sem a necessidade de observadores treinados. Eles proveem informações sobre um construto – a presença de consciência mútua e um modelo mental compartilhado – que tem se mostrado importante para o desempenho de equipe, mas que é difícil de mensurar. Se implementado na versão de internet, o questionário pode fornecer rapidamente dados de avaliação para autocorreção em treinamento de equipe distribuída.

51.4 Desvantagens

Os dados são subjetivos, baseados em autoclassificações. O *output* mede a extensão na qual os membros das equipes têm uma ideia consistente do que cada pessoa na equipe está fazendo, o quanto eles estão trabalhando duro e quão boa é a coordenação da equipe, mas isto não indica se essa noção se enquadra na realidade. Os questionários avaliam processo de equipe, não desempenho de equipe, embora a consciência mútua de tarefa tenha mostrado estar correlacionada a resultados de desempenho (MacMillan et al., 2004). Ainda, a importância da consciência mútua depende do *design* da estrutura da equipe. Em particular, a extensão na qual os membros da equipe estão desempenhando tarefas interdependentes afeta a extensão na qual elas precisam da consciência mútua dos outros integrantes (MacMillan et al., 2004).

51.5 *Output* de exemplo

Pode-se fornecer *feedback* aos membros da equipe na conclusão de uma sessão de simulação. A Figura 51.5 ilustra dois tipos de *output* que podem ser fornecidos com base no questionário de consciência de trabalho em equipe: (1) a média das pontuações da avaliação do trabalho em equipe entre os membros nas dimensões do trabalho coletivo (com base em autoavaliação) e (2) pontuações de concordância de consciência de trabalho em equipe para a equipe que mostre diferenças entre membros da equipe em níveis percebidos de desempenho de trabalho em equipe. As células diagonais da matriz representam uma classificação de um membro da equipe com base em seu próprio desempenho. As outras células na mesma linha representam como os outros membros da equipe classificaram seu desempenho.

Avaliação de trabalho em equipe

Pontuação de trabalho em equipe	75,0
Pontuação de liderança	85,0
Pontuação de comunicação	95,0
Pontuação de troca de informações	70,0
Pontuação de comportamento de apoio	50,0

Interpretação da pontuação de trabalho em equipe

00-19%	Moderada
20-39%	Moderadamente boa
40-59%	Boa
60-79%	Muito boa
80-100%	Excelente

Consciência organizacional

	G3	G2	S3	Discrepância
G3	40,0	30,0	50,0	10,0
G2	60,0	50,0	20,0	29,15
S3	80,0	80,0	75,0	3,53
			Discrepância geral	14,23

Interpretação da consciência organizacional

00-19%	Excelente
20-39%	Muito boa
49-59%	Boa
60-79%	Moderadamente boa
80-100%	Moderada

FIGURA 51.5 *Output* de exemplo para consciência mútua de equipe: (1) avaliação de trabalho em equipe, (2) consciência de equipe.

51.6 Métodos relacionados

A exatidão da consciência mútua afeta quão eficiente e bem os membros da equipe se comunicam para "empurrar" e "puxar" informações, conforme medido pela proporção de antecipação – a proporção do número de comunicações transferindo informações para o número de comunicações requerendo informações. A medida da proporção de antecipação provou estar associada com o desempenho efetivo da equipe para diversos tipos diferentes de equipes (Serfaty et al., 1998; Entin e Serfaty, 1999). Uma consciência mais acurada dos papéis e ações uns dos outros permite aos membros da equipe que empurrem informações efetivamente, reduzindo, portanto, a comunicação de cima para a equipe porque apenas uma mensagem, e não duas, é necessária para a transferência de informação. A redução no tempo e recursos requeridos para comunicação é importante quando a equipe está passando por períodos de carga pesada de tarefas (Serfaty et al., 1998).

51.7 Normas e regulamentações

A avaliação distribuída do conhecimento compartilhado e de processos de equipe que leve a um desempenho efetivo de equipe ainda não é coberta por padrões ou regulações.

51.8 Tempo aproximado de treinamento e de aplicação

Vários minutos de treinamento introdutório, o qual pode ser feito através de materiais escritos, são necessários para explicar aos indivíduos como devem completar o questionário. Esse treinamento é necessário apenas uma vez, em uma sessão de coleta de dados, ainda que o questionário seja administrado várias vezes durante a sessão. Completar o questionário requer menos do que cinco minutos para os entrevistados, dependendo do tamanho da equipe. A avaliação de carga de trabalho pode tipicamente ser completada dentro de um minuto. A avaliação mútua de tarefa pode levar vários minutos se questões abertas forem utilizadas.

51.9 Confiabilidade e validade

A validade das medidas de consciência mútua tem o suporte de suas correlações com o desempenho da equipe (Entin e Entin, 2000; MacMillan et al., 2004), assim como de suas correlações com outras medidas de processos, como a taxa de antecipação, que mostrou estar associada com níveis mais efetivos de desempenho de equipe (Entin, 1999; Entin e Serfaty, 1999; MacMillan et al., 2004). As medidas possuem também uma considerável validade de face, na medida em que focalizam diretamente aspectos observáveis do desempenho de equipe que os próprios membros da equipe veem como importantes.

51.10 Ferramentas necessárias

A versão em papel e caneta não requer ferramentas especiais. A versão baseada na internet requer computadores com conexões de internet e navegadores para os respondentes, e um servidor de rede para entregar o questionário e coletar, analisar e fornecer resultados.

Referências

Cannon-Bowers, J.A., Salas, E., and Converse, S. (1993), Shared mental models in expert team decision making, in *Current Issues in Individual and Group Decision Making*, Castellan, N.J., Jr., Ed., Lawrence Erlbaum Associates, Hillsdale, NJ, pp. 221–246.

Entin, E.B. and Entin, E.E. (2000), Assessing team situation awareness in simulated military missions, in *Proceedings of the International Ergonomics Association and 44th Annual Meeting of the Human Factors and Ergonomics Society*, San Diego, CA, pp. 73–76.

Entin, E.B., Entin, E.E., and Serfaty, D. (2000), Organizational Structure and Adaptation in the Joint Command and Control Domain, TR-915, Alphatech, Burlington, MA.

Entin, E.E. (1999), Optimized command and control architectures for improved process and performance, in *Proceedings of the 1999 Command and Control Research and Technology Symposium*, Newport, RI.

Entin, E.E., Serfaty, D., and Kerrigan, C. (1998), Choice and performance under three command and control architectures, in *Proceedings of the 1998 Command and Control Research and Technology Symposium*, Monterey, CA.

Entin, E.E. and Serfaty, D. (1999), Adaptive team coordination, *Hum. Factors*, 41, 312–325.

Entin, E.E. and Serfaty, D. (1995), Team Adaptation and Coordination Training: Emerging Issues in Distributed Training, TR-969, Alphatech, Burlington, MA.

Hart, S.G. and Staveland, L. (1988), Development of NASA-TLX (task load index): results of empirical and theoretical research, in *Human Mental Workload*, Hancock, P.A. and Mishkati, N., Eds., Elsevier, Amsterdam, pp. 139–183.

MacMillan, J., Entin, E.E., and Serfaty, D. (2004), Communication overhead: the hidden cost of team cognition, in *Team Cognition: Understanding the Factors That Drive Process and Performance*, Salas, E. and Fiore, S.M., Eds., American Psychological Association, Washington, D.C.

Orasanu, J. and Salas, E. (1993), Team decision making in complex environments, in *Decision Making in Action: Models and Methods*, Klein, G.A., Orasanu, J., Calderwood, R., and Zsambok, C.E., Eds., Ablex Publishing, Norwood, NJ.

Paley, M.J., Serfaty, D., Baker, K., Miller, P., Bailey, A., Ganberg, G., and Wan, L. (2002), Adaptive Performance in Warfighting and Peacekeeping Best Practices Report: Description of the DDDSASO, Technical Report A003, Army Research Lab, Contract N61339-01-0049, Aptima, Inc., Woburn, MA.

Serfaty, D., Entin, E.E., and Johnston, J. (1998), Team adaptation and coordination training, in *Decision Making Under Stress: Implications for Training and Simulation*, Cannon-Bowers, J.A. and Salas, E., Eds., American Psychological Association Press, Washington, D.C.

Stout, R.J., Cannon-Bowers, J.A., Salas, E., and Milanovich, D.M. (1999), Planning, shared mental models, and coordinated performance: an empirical link is established, *Hum. Factors*, 41, 61–71.

52

Exercício de requisitos de decisão de equipe: tornando explícitos os requisitos de decisão de equipe

David W. Klinger
Klein Associates, Inc.

Bianca B. Hahn
Klein Associates, Inc.

52.1 *Background* e aplicações

O exercício de requisitos de decisão (ERD) foi desenvolvido por Klein Associates para ajudar equipes a tornar explícitas as decisões críticas tomadas por elas enquanto completavam uma tarefa (Klein, 1992). Esse método de exercício foi desenvolvido como uma ferramenta para auxiliar equipes de sala de controle de centrais de energia nuclear em seu retorno de informações após uma sessão de treinamento ou evento real (Klinger e Klein, 1999). A base do método é a tabela de requisito de decisão, que tem sido extensivamente utilizada para representar os requisitos de decisão de indivíduos inseridos em ambiente complexo (Tabela 52.1). O método mostrou ser flexível e eficaz em um amplo âmbito de domínios, e serve a uma variedade de áreas de aplicação e objetivos de pesquisa.

O resultado do ERD é uma compreensão calibrada de decisões críticas e requisitos de informações na equipe, a qual pode carregar implicações para a maneira como cada membro compartilha informações. Conhecer os requisitos de decisão de outros membros da equipe capacita indivíduos a compartilhar as informações certas com as pessoas certas nos momentos certos. Os membros da equipe mantêm *insights* em relação à maneira pela qual suas tarefas contribuem para os objetivos gerais da equipe, e isto os prepara para tomar melhores decisões (Zsambok et al., 1992). A técnica ERD expõe dificuldades relacionadas a decisões particulares como um primeiro passo para remediar aquelas porções do processo de equipe.

O ERD pode ser utilizado tanto para recalibrar como para treinar equipes. Na sequência do desenvolvimento da técnica dentro do domínio de central de energia nuclear, foi incorporado em um programa de treinamento de habilidades de decisão para o Corpo de Fuzileiros Navais dos EUA (Klein et al., 1998). Os

Tabela 52.1 Tabela de requisitos de decisão

Que decisões foram tomadas?	O que é difícil sobre tomar essa decisão?	Que sinais você considerou ao tomar essa decisão?	Como você poderia fazer isso melhor da próxima vez?

fuzileiros navais utilizam atualmente o ERD no contexto de revisões pós-ação para evidenciar as decisões e os julgamentos, e para facilitar a implementação de táticas e procedimentos. Como uma ferramenta de treinamento, o exercício facilita uma discussão sobre como utilizar diversas informações vindas do ambiente (sinais) e outros fatores para guiar a tomada de decisões. Ele permite também que participantes ouçam como outros indivíduos utilizam aqueles sinais e fatores para tomar decisões. Desta forma, ele incita o compartilhamento de conhecimento e experiência no interior de um grupo (Miller et al., 1999).

52.2 Procedimento e conselho

O ERD é melhor implementado imediatamente após uma simulação de treinamento ou incidente real no qual a equipe estava engajada. Pode ser conduzido em qualquer ponto dentro de uma sessão de retorno de informações ou de revisão pós-ação. Se nenhuma sessão de retorno de informações for conduzida, o ERD pode ser implementado como um exercício pós-evento, capaz de operar de maneira independente.

52.2.1 Primeiro passo: Introduzir o exercício de requisitos de decisão

O primeiro passo é introduzir o ERD para o grupo de participantes. Vale a pena prepará-los para o tipo de perguntas que serão feitas e para a natureza da discussão que devem antecipar. Para tanto, descreva o propósito do ERD e os objetivos do exercício. Por exemplo:

> Eu gostaria de utilizar uma abordagem diferente de retorno de informações que talvez não seja familiar para vocês. Ela se chama exercício de requisitos de decisão, e o objetivo é discutir as decisões que vocês tiveram de tomar e os julgamentos que vocês tiveram de fazer durante a simulação que acabaram de completar. Vamos olhar para cada uma das decisões críticas que vocês tiveram que tomar. Depois vamos "desembrulhar" essas decisões, de forma que todos saibam o que todos os outros estavam tentando realizar, e de forma que vocês possam entender como tomar essas decisões de modo mais eficiente da próxima vez.

Deixe claro que o objetivo geral é melhorar o funcionamento da equipe. Permita que os participantes adaptem o exercício à medida que ele se desenrola, perguntando se eles têm questões a colocar ou apontando questões que têm maior e menor impacto.

52.2.2 Segundo passo: Desenhar uma tabela de requisitos de decisão (ERD) na lousa

Em seguida, desenhe a tabela na lousa, incluindo um título para cada coluna (ver Tabela 52.1). Antes do ERD, determine quais aspectos da tomada de decisões são mais relevantes para a equipe. Escolha títulos para as colunas que encerrem estes aspectos do processo de tomada de decisões. A primeira coluna deve ser sempre "decisão crítica ou julgamento". Cada uma das outras colunas fornecerá a profundidade adicional pertencente a cada decisão colocada na tabela. O pesquisador pode ajustar a tabela para as necessidades da equipe e pode até modificar os títulos das colunas no meio do caminho.

Títulos de colunas comuns sugeridos incluem:

- *Por que difícil?* – as razões pelas quais a decisão é desafiadora (incluindo barreiras).
- *Erros comuns* – os erros que pessoas inexperientes tendem a cometer ao dirigirem-se à decisão.
- *Sinais* – as informações vindas do ambiente que são utilizadas para tomar a decisão (por ex.: leituras do nível de radiação em um certo momento).

- *Fatores* – as informações conhecidas anteriormente ao evento que são utilizadas para tomar a decisão (por ex.: procedimentos padrão de operação).
- *Estratégias* – como indivíduos dizem tomar decisões (por ex.: atribuir maior peso a certos sinais e fatores do que a outros).
- *Fontes de informação* – de onde vêm as informações utilizadas para a tomada de decisões.
- *Mudanças sugeridas* – como a equipe poderia apoiar melhor a decisão.

Note que os sinais e os fatores geralmente não precisam estar separados em colunas distintas. Os dois se referem a requisitos de informação, mas na maioria dos casos não é importante distinguir se a informação era conhecida anteriormente ou se tornou evidente durante o evento. Utilize seu discernimento para determinar se deve combiná-las em uma única coluna ou separá-las.

52.2.3 Terceiro passo: Solicitar decisões críticas e julgamentos

Solicite aos participantes que declarem as decisões críticas que eles tomaram durante o evento. Faça uma lista dessas decisões na lousa (na primeira coluna da tabela ou fora dela, o que você preferir). Nesse ponto, faça apenas perguntas que esclareçam a decisão ou julgamento. Não tente ainda completar as colunas remanescentes da tabela.

Pode ser necessário dar aos participantes um exemplo de decisão crítica. Esteja preparado para sugerir uma decisão que você observou durante o exercício que pareceu crítica para você. O propósito aqui é apenas o de colocar os participantes no caminho certo. Não responda perguntas por eles.

52.2.4 Quarto passo: Selecionar as decisões mais críticas para desenvolvimento

Dependendo de restrições de tempo, pode ser que seja possível dedicar-se apenas a um subgrupo das decisões identificadas pelo grupo. Peça ao grupo que selecione as cinco (ou qualquer outro número apropriado) decisões mais críticas, ou as cinco às quais eles estão mais interessados em se dedicar. Depois, pegue as decisões, uma de cada vez, e faça perguntas aos participantes para ajudá-los a completar as colunas da tabela para aquela decisão.

Seguem amostras de questões para extrair os itens para cada uma das colunas:

Por que é difícil?
- O que é difícil em relação a tomar essa decisão?
- O que fica no caminho quando você toma essa decisão?
- Com o que uma pessoa menos experiente poderia ter problemas ao tomar essa decisão?

Erros comuns
- Que erros você viu pessoas cometerem ao expressar essa decisão?
- Que erros pessoas menos experientes tendem a cometer nessa situação?
- O que poderia ter dado errado (ou deu errado) ao tomar essa decisão?

Sinais e fatores
(Sinais são informações que se tornam disponíveis durante o curso de um evento.)
- Que sinais você considerou ao tomar essa decisão?
- Em que você estava pensando quando tomou essa decisão?
- Que informações você utilizou para tomar essa decisão?
- O que fez que você percebesse que essa decisão deveria ser tomada?

Estratégias
- Há alguma estratégia que você utilizou ao tomar essa decisão?
- Quais são as diferentes estratégias que podem ser utilizadas para este tipo de decisão?
- Como você utilizou várias informações ao tomar essa decisão?

Fontes de informação
- Onde você conseguiu a informação que o ajudou a tomar essa decisão?
- Onde você olhou para pegar a informação que o ajudou aqui?

- O que você diz sobre fontes, como outros membros da equipe, indivíduos fora da equipe, tecnologias e indicadores mecânicos, e até mesmo ferramentas, como mapas e diagramas?

Mudanças sugeridas

- Como você poderia fazer isso melhor da próxima vez?
- O que precisaria ser mudado com o processo ou com os papéis dos membros da equipe para tornar essa decisão mais fácil da próxima vez?
- Em que você prestará atenção da próxima vez para ajudá-lo com essa decisão?

Utilize as respostas dos participantes para ajudá-los a pensar sobre o que fica em seu caminho e como eles poderiam melhorar o funcionamento da equipe. Para citar um exemplo, as colunas "por que é difícil?" e "erros comuns" fornecem *insights* valiosos sobre as barreiras que se colocam no caminho de membros tanto experientes como inexperientes da equipe. A categoria "sinais e fatores" ajuda os participantes a compreender quais as informações necessárias aos membros da equipe para que tomem decisões. As discussões sobre requisitos de informações podem dar *insights* aos indivíduos sobre como podem ajudar outros membros da equipe, dando a eles as informações de que precisam, no formato certo, no momento certo, sem passar informações irrelevantes. A coluna "mudanças sugeridas" é uma boa passagem para uma discussão sobre como melhorar o processo atual. Certifique-se de permitir que todos os participantes, não apenas aqueles envolvidos na decisão, forneçam recomendações para tornar a decisão mais fácil.

52.3 Vantagens

O ERD é uma boa técnica a ser utilizada se o objetivo do pesquisador é um ou mais dos listados abaixo:

1. *Calibrar a compreensão de uma equipe a respeito de seus objetivos gerais.* O ERD torna explícitas as decisões críticas que líderes de equipes e outros membros-chave devem tomar; por que as decisões são desafiadoras; e que sinais, fatores e outras informações são necessárias para tomar essa decisão. Depois que os membros da equipe veem os requisitos que circundam cada decisão, eles são mais capazes de introduzir soluções para barreiras e deslocar suas próprias contribuições para melhor dar suporte ao processo de tomada de decisão do líder.
2. *Calibrar a compreensão de papéis e funções e, subsequentemente, dos requisitos de cada membro da equipe.* O ERD pode fornecer uma forma de treinamento cruzado, no qual indivíduos são conscientizados de papéis, funções e requisitos de decisão de outros membros da equipe. Como resultado, eles serão mais capazes de dar suporte às necessidades de subgrupos dentro da equipe.
3. *Evidenciar barreiras ao fluxo de informação.* Algumas das barreiras ao fluxo de informação podem ser produto de uma falta de consciência de requisitos de informação no interior da equipe. Outras barreiras podem ser produto de um processo subótimo, que pode ser remediado depois que a equipe como um todo puder identificar o obstáculo.
4. *Agir como um veículo para compartilhar conhecimento e perícia entre os membros da equipe.* Como uma técnica de treinamento, o ERD pode facilitar a discussão de interpretações alternativas da mesma informação. Isso pode levar à discussão de como a equipe interpreta eventos e toma decisões. Os participantes ganham uma compreensão mais ampla das decisões envolvidas em um evento da perspectiva de cada membro da equipe.

O ERD é mais bem utilizado no contexto de um evento concreto, de treinamento ou real. Ele pode ser uma ferramenta para o entendimento da tomada de decisão ocorrida durante um incidente e, como tal, é geralmente utilizado como um complemento para uma sessão de retorno de informações pós-ação ou em uma revisão pós-ação. Quanto mais cedo o ERD for conduzido após um evento, melhor ele funcionará. Ainda, como regra geral, o ERD será mais eficaz se você tiver observado o evento ou incidente real. Quando a observação não for possível, como pode não ser em muitos casos, sugerimos que você se prepare tornando-se o mais familiarizado possível com o incidente e os papéis que cada membro da equipe ou subgrupo desempenhou no interior do incidente.

52.4 Desvantagens

Embora haja claramente um componente dentro do ERD relacionado a requisitos de informação e trocas de informação dentro da equipe, esse não é o melhor exercício a ser utilizado para entender o fluxo de informações dentro de uma equipe. Em vez disso, use o ERD para expor áreas nas quais o fluxo de informações pode ser ineficiente, reservando a análise das ineficiências para uma técnica mais apropriada.

O ERD não é um método apropriado para utilização se a equipe não é capaz de discutir um incidente ou evento único que todos os membros da equipe tenham em comum. Será difícil para os participantes completarem a tabela de requisitos de decisão se eles não puderem se referir a um evento específico.

As descobertas do ERD podem não ser necessariamente generalizadas para todos os eventos que a equipe enfrentará por ele ser utilizado no contexto de um evento único. No entanto, as descobertas podem ter implicações para a tomada de decisões em eventos semelhantes, especificamente se os objetivos da equipe permanecem constantes entre os eventos (por ex.: a organização de resposta a uma emergência terá sempre as metas primárias de restaurar as condições de segurança e passar informações a agências externas relevantes).

52.5 Estrutura de tempo requerida

Planeje uma ou duas horas para discutir as três ou quatro decisões mais críticas identificadas pela equipe no exercício ou retorno de informações pós-evento.

52.6 Ferramentas e participantes

Uma lousa ou auxílio semelhante é necessário. Uma pessoa é responsável pelo registro e atua como facilitador enquanto a equipe cria uma tabela de decisões críticas e requisitos associados. Todos os membros-chave devem participar do ERD.

Referências

Klein, G. (1992), Decision Making in Complex Military Environments, Contract N66001 90-C-6023 for the Naval Command Control and Ocean Surveillance Center, Klein Associates, Fairborn, OH.

Klein, G., Phillips, J.K., Klinger, D.W., and McCloskey, M.J. (1998), The Urban Warrior Experiment: Observations and Recommendation for ECOC Functioning, Contract SYN-S01-8291-54 for Synetics Corp., King George, VA, Klein Associates, Fairborn, OH.

Klinger, D.W. and Klein, G. (1999), Emergency response organizations: an accident waiting to happen, *Ergonomics Design*, 7, 20–25.

Miller, T.E., McDermott, P.L., Morphew, M.E., and Klinger, D.W. (1999), Decision-Centered Design: Cognitive Task Analysis, final annotated briefing prepared for Pacific Science and Engineering, Task Order 0048-0003, Klein Associates, Fairborn, OH.

Zsambok, C.E., Klein, G., Kyne, M.M., and Klinger, D.W. (1992), Advanced Team Decision Making: a Developmental Model, Contract MDA903-90-C-0117 for U.S. Army Research Institute for the Behavioral and Social Sciences, Klein Associates, Fairborn, OH.

53

Respostas-alvo aceitáveis a eventos ou tarefas gerados (TARGETs)

Jennifer E. Fowlkes
CHI Systems, Inc.

C. Shawn Burke
Universidade da Flórida Central

53.1 *Background* e aplicações

A abordagem de medição TARGETs (respostas-alvo aceitáveis a eventos ou tarefas gerados; do inglês *targeted acceptable responses to generated events or tasks*) utiliza um *checklist* comportamental (Quadro 53.1) para registrar a ocorrência ou não de respostas que desencadeiam eventos encaixados em cenários relevantes ao trabalho. Os "eventos desencadeadores" servem como oportunidades para que integrantes das equipes de trabalho realizem comportamentos ou habilidades que têm a medição como alvo. Para cada evento, respostas apropriadas individuais ou da equipe são identificadas *a priori* com a utilização do trabalho de especialistas na área e padrões de desempenho publicados. Durante o exercício, o instrutor ou avaliador utiliza um *checklist* que lista cada evento e as respostas apropriadas ao evento.

- O uso de eventos desencadeadores assegura que a medição e as informações resultantes obtidas estejam diretamente relacionadas a metas de medição em foco *vs.* serem deixadas ao acaso. Eventos desencadeadores também servem para focalizar a observação, de forma que nem todos os aspectos do desempenho tenham de ser observados.
- Para assegurar que todos os eventos pretendidos sejam apresentados, pode-se desenvolver e utilizar cenários e roteiros que detalhem quando os eventos ocorrerão, e as comunicações que devem ocorrer entre a equipe e outras entidades incluídas no cenário. Roteiros asseguram que as condições de tarefa entre as equipes observadas sejam mantidas.

Quadro 53.1 Segmento de *checklist* TARGETs

EVENTO: ARTILHARIA INIMIGA PESADA	Pontuação*
Pilotos informados da situação	
Pilotos instruídos para orbitar em uma localidade segura	
Tempo de aeronave na estação considerado	
ACA informal estabelecida/reestabelecida	
ACA alternada considerada	
ACA ¬ Protege combatentes	
¬ Permite possibilidade de manobra do combatente	
¬ Claramente definida (por ex.: pontos de referência adequados identificados)	
Tempo sobre alvo (TSA) revisado	
Disponibilidade de bens para prover supressão de defesas aéreas inimigas estabelecida	
Pilotos instruídos ¬ ACA claramente comunicada	
¬ TOT comunicado	
CODIFICAÇÃO: 1 = Observado/realizado satisfatoriamente; 0 = Omitido pela equipe/falhou em realizar satisfatoriamente; N/A = Nenhuma oportunidade de realizar/não requerido	

Fonte: adaptado de Dwyer, D.J. e Salas, E., [2000], Principles of performance measurement for ensuring aircrew training effectiveness, em *Aircrew Training and Assessment*, O'Neill, H. F., Jr. e Andrews, D.H., Eds., Lawrence Erlbaum Associates, Mahwah, NJ. Com permissão.)

- A medição é focada em comportamentos que podem ser observados como presentes ou ausentes. Isto age para simplificar a tarefa para o coletor de dados.
- Pontuações podem ser realizadas de várias formas diferentes. Por exemplo, pontuações de desempenho geral podem ser obtidas (proporção de sucesso de TARGETs), ou pontuações podem ser obtidas para segmentos específicos de tarefa ou sobre agrupamentos específicos de TARGETs, que podem ser importantes, por exemplo, quando uma estrutura de fator é conhecida ou suspeita-se dela.

Variações do método TARGETs têm sido utilizadas para das suporte à avaliação de pequenas equipes, como tripulações aéreas (Fowlkes et al., 1994; Salas et al., 1999; Stout et al., 1997) e grandes equipes distribuídas em exercícios militares de guerra (por ex.: Dwyer et al., 1997; Dwyer et al., 1999).

53.2 Procedimento

Os seis passos envolvidos na implementação da metodologia TARGETs acarretam a criação e manutenção de conexões entre objetivos de medição, *design* de cenários e desenvolvimento das ferramentas de medição (Quadro 53.2).

53.2.1 Primeiro passo: Identificar objetivos de medição

A determinação de objetivos de medição é o primeiro elo na cadeia de avaliação. Os objetivos conduzirão o desenvolvimento de eventos de cenário e, em última instância, os *checklists* comportamentais que serão desenvolvidas. Para avaliação de treinamento, objetivos de treinamento têm sido utilizados para conduzir o desenvolvimento dos objetivos de medição (Salas et al., 1999). Eles também têm sido derivados em contextos de teste e avaliação, nos quais a meta é avaliar o impacto do *design* do sistema sobre o desempenho da equipe (Fowlkes et al., 1999).

Quadro 53.2 Exemplo de ligações entre objetivos de medição, eventos de cenário e respostas aceitáveis

Objetivo de medição	Evento de cenário	Resposta aceitável
Assertividade: declara opinião sobre decisões/procedimentos	Líder de voo descreve o procedimento que viola a ação padrão de operação	Procedimento de questões de tripulação
Assertividade: faz perguntas quando em dúvida	O controle de tráfego aéreo da nave fornece vetor errôneo para o primeiro *waypoint*	Questões da tripulação encabeçando informações

Nota: O evento era "artilharia inimiga pesada" durante um cenário de missão de apoio aéreo próximo, causando o atraso da missão enquanto o plano era revisado para fornecer uma rota segura ou área de coordenação aérea (ACA) para os pilotos.
Fonte: Adaptado de Fowlkes et al. (1994), *Mil. Psychol.*, 6, 47-61.

53.2.2 Segundo passo: Desenvolver cenários e eventos

Uma vez desenvolvidos os objetivos de medida, cenários e eventos desencadeadores são desenvolvidos para permitir a avaliação sobre se o desempenho em meta foi alcançado. O desenvolvimento de cenários é um aspecto crucial da metodologia, na medida em que determina totalmente o que pode ser observado, registrado, medido e analisado. Os tipos de eventos que são incluídos controlam a validade das medidas resultantes. O número de eventos (e observações resultantes) podem ser utilizados para controlar a confiabilidade.

Eventos de cenário são incluídos em cenários que têm sido sistematica e intencionalmente projetados *a priori* para permitir a avaliação sobre se os objetivos de treinamento foram alcançados. Sem eventos de cenário pré-planejados que estejam deliberadamente ligados aos objetivos de treinamento, a oportunidade dos participantes de realizar aqueles objetivos e a capacidade de observar aquele desempenho são deixadas ao acaso. Eventos podem incluir situações de rotina, como fase de missão. Os eventos também podem incluir *prompts* que não são de rotina e que são incluídos para servir de sinalização para comportamentos que não ocorrem frequentemente (por ex.: assertividade) e para requisitar comportamentos que não são sempre observáveis (por ex.: consciência de papéis de membros da equipe).

Em ambientes individuais ou de equipes pequenas, os eventos podem ser apresentados em momentos pré-planejados que seriam conhecidos pelos coletores de dados, tornando fácil para eles avaliar as repostas para os eventos. Situações como essa, na qual o conteúdo da tarefa pode ser controlado, são ideais para medição. A metodologia TARGETs também pode ser implementada em exercícios que não podem ser inteiramente roteirizados. Nesses casos, os cenários devem ser elaborados de forma que os eventos importantes para medição ocorrerão de maneira natural como resultados das interações entre os participantes e entidades simuladas, mesmo que seu tempo não possa ser conhecido de antemão. Os coletores de dados são instruídos a testar algum número predeterminado para cada tipo de evento incluído no cenário. Nesse caso, a tarefa para o coletor de dados é mais difícil, na medida em que ele(a) deve prestar atenção para identificar a ocorrência de eventos-chave. Os dispositivos portáteis de coleta de dados têm sido utilizados para alertar os avaliadores para a ocorrência de eventos-chave (Fowlkes et al., 1999), tornando essa tarefa mais fácil.

53.2.3 Terceiro passo: Desenvolver *checklists* comportamentais que capturem respostas aceitáveis a eventos

As ferramentas de medição do desempenho são desenvolvidas em torno dos eventos de cenário para fornecer ligações entre os objetivos de medição e o diagnóstico de desempenho. Especificamente, são desenvolvidos *checklists* comportamentais que mostram cada evento e as respostas aceitáveis para eles (Quadro 53.1). Esses *checklists* são pontuados em termos de presente ou ausente. As respostas aceitáveis são determinadas com a utilização de *input* de especialistas na área e por meio da aplicação de padrões de desempenho e procedimentos de operação padrão. Pontuações de desempenho representam a porcentagem de subtarefas aceitáveis realizadas (isto é, número de respostas aceitáveis/número de oportunidades válidas). As pontuações podem ser agregadas, por exemplo, por fase de missão, pelo objetivo de medição ou por equipe, conforme o ditar da situação.

53.2.4 Quarto passo: Desenvolver medidas de controle de cenário

As medidas de controle de cenário podem ser desenvolvidas para assegurar que os eventos desejados ocorrerão. Em exercícios roteirizados, elas especificam quando os eventos devem ser introduzidos, assim como as comunicações que devem ocorrer entre a equipe estudada e outras agências, equipes ou pessoas que estejam incluídas no cenário. Quando bem realizados, os roteiros são transparentes aos participantes.

53.2.5 Quinto passo: Realizar teste piloto de cenários e medidas

Se possível, deve ser realizado um teste piloto de medidas de cenário e desempenho anterior à sua utilização para medição. O teste piloto pode ser usado para assegurar que os eventos podem ser introduzidos conforme pretendido, que as respostas aos eventos podem ser observadas, e que o cenário é realista e possui um nível apropriado de dificuldade.

53.2.6 Sexto passo: Realizar medição

Dependendo da aplicação, o desempenho pode ser pontuado durante o cenário ou depois do período de desempenho, com a utilização de fitas de vídeo ou outros registros de desempenho. Ambos os formatos, com papel e caneta ou com a utilização de um computador, têm sido usados para dar suporte ao coletor de dados ao aplicar o método TARGETs. Além disso, tanto especialistas na área como observadores treinados têm sido usados para pontuar o desempenho.

53.3 Vantagens

- Mantém ligações da medição aos objetivos de treinamento, melhorando a relevância de pontuações de desempenho.
- Facilita a observação de desempenho complexo pela focalização de medição em eventos específicos.
- Controla o conteúdo da tarefa, criando testes "comparáveis" entre equipes.
- Produz pontuações de diagnóstico de desempenho.
- Possui boas propriedades psicométricas.

53.4 Desvantagens

- Esforço de trabalho intensivo requerido para desenvolver os *checklists* e roteiros da metodologia TARGETs.
- Requer o suporte de especialistas na área para desenvolvimento.
- *Checklists* são específicos para cenário.
- Requer observadores humanos para coleta de dados *vs.* coleta de dados automatizada.
- É difícil desenvolver cenários e eventos que sejam iguais em dificuldade.

53.5 Métodos relacionados

A ferramenta SALIANT (instâncias relacionadas de consciência situacional adaptadas a novas tarefas) é baseada na metodologia TARGETs e é utilizada para avaliar consciência situacional (Dwyer e Salas, 2000; Muniz et al., 1998). A TRACTs (avaliação taticamente relevante de equipes de combate) é outra metodologia de avaliação de desempenho baseada na TARGETs que tem sido aplicada em ambientes sintéticos de guerra para avaliar o desempenho de equipes distribuídas (Fowlkes et al., 1999). Johnston et al. (1995) descreve medições baseadas em eventos para equipes de bordo. Também relacionadas à metodologia TARGETs estão (1) uma técnica de requisição de conhecimento baseada em eventos descrita por Fowlkes et al. (2000) e (2) abordagens de treinamento, como treinamento dimensional de equipe (TDE) (Smith-Jentsch et al., 1998) e a abordagem ao treinamento baseada em eventos (ATBE, ver Capítulo 47) (Fowlkes et al., 1998), na medida em que se apoiam em eventos de cenário para criar oportunidades de treinamento.

53.6 Normas e regulamentações

As respostas aceitáveis a eventos podem ser obtidas com base em listas de tarefas publicadas. Exemplos incluem listas de tarefas essenciais de missão, planos de treinamento de missão e procedimentos de operação-padrão unitários.

53.7 Tempo aproximado de treinamento e de aplicação

Especialistas na área podem ser treinados para utilizar o método TARGETs em um período de 30 minutos a 1 hora (Fowlkes et al., 1999). O treinamento abrange uma revisão dos *checklists* a serem utilizados, do procedimento de pontuação, das diretrizes para amostragem de eventos e do uso de uma ferramenta automatizada de coleta de dados, conforme for aplicável. Observadores treinados requerem várias horas de treinamento. Além dos itens necessários a especialistas na área, o treinamento acarreta a definição de cada comportamento a ser observado, seguido de prática observando desempenho com o *checklist* TARGETs.

A implementação do método TARGETs requer pelo menos oito horas ou mais tempo, dependendo da disponibilidade de especialistas na área.

53.8 Confiabilidade e validade

A confiabilidade interobservadores para o método TARGETs tem sido relatada como $r = 0{,}94$ por Fowlkes et al. (1994) e como $r = 0{,}88$ para Estudo 1 e $r = 0{,}97$ para Estudo 2 por Salas et al. (1999). Fowlkes et al. (1994) relataram que a estabilidade das pontuações de desempenho entre segmentos de voo era de $r = 0{,}81$. Finalmente, Stout et al. (1997) não encontraram diferenças em resultados quando o desempenho foi pontuado por especialistas na área ou observadores treinados.

53.9 Ferramentas necessárias

A metodologia TARGETs pode ser implementada no formato papel e lápis. A metodologia também foi usada com instrumentos portáteis de coleta de dados para avaliação de desempenho de equipe em uma equipe distribuída (Fowlkes et al., 1999). A coleta de dados baseada no uso de um computador facilita o manuseio de múltiplos *checklists* por coletores de dados, alertando-os sobre eventos iminentes, solicitação automática de *checklists* e análise oportuna dos dados pós-exercício.

Referências

Dwyer, D.J., Fowlkes, J.E., Oser, R.L., Salas, E., and Lane, N.E. (1997), Team performance measurement in distributed environments: the TARGETs methodology, in *Team Performance Assessment and Measurement: Theory, Methods, and Applications*, Brannick, M.T., Salas, E., and Prince, C., Eds., Lawrence Erlbaum Associates, Hillsdale, NJ, pp. 137–153.

Dwyer, D.J., Oser, R.L., Salas, E., and Fowlkes, J.E. (1999), Team performance measurement in distributed environments: initial results and implications for training, *Mil. Psychol.*, 11, 189–215.

Dwyer, D.J. and Salas, E. (2000), Principles of performance measurement for ensuring aircrew training effectiveness, in *Aircrew Training and Assessment*, O'Neil, H.F., Jr. and Andrews, D.H., Eds., Lawrence Erlbaum Associates, Mahwah, NJ, pp. 223–244.

Fowlkes, J.E., Baker, D., Salas, E., Cannon-Bowers, J.A., and Stout, R.J. (2000), The utility of event-based knowledge elicitation, *Hum. Factors*, 42, 24–35.

Fowlkes, J.E., Dwyer, D.J., Milham, L.M., Burns, J.J., and Pierce, L.G. (1999), Team skills assessment: a test and evaluation component for emerging weapon systems, in *Proceedings of the 1999 Interservice/Industry Training, Simulation and Education Conference*, (CD-ROM), National Training Systems Association, Arlington, VA, pp. 994–1004.

Fowlkes, J., Dwyer, D.J., Oser, R.L., and Salas, E. (1998), Event-based approach to training (EBAT), *Int. J. Aviation Psychol.*, 8, 209–221.

Fowlkes, J.E., Lane, N.E., Salas, E., Franz, T., and Oser, R. (1994), Improving the measurement of team performance: the TARGETs methodology, *Mil. Psychol.*, 6, 47–61.

Johnston, J.H., Cannon-Bowers, J.A., Smith-Jentsch, K.A. (1995), Event-based performance measurement for shipboard command teams, in *Proceedings of the First International Symposium on Command and Control Research and Technology*, The Center for Advanced Command and Technology, Washington, D.C., pp. 274–276.

Muniz, E., Stout, R., Bowers, C., and Salas, E. (1998), A Methodology for Measuring Team Situational Awareness: Situational Linked Indicators Adapted to Novel Tasks (SALIANT), paper presented at the First Annual Symposium/Business Meeting of the Human Factors and Medicine Panel on Collaborative Crew Performance in Complex Systems, Edinburgh, U.K.

Salas, E., Fowlkes, J.E., Stout, R.J., Milanovich, D.M., and Prince, C. (1999), Does CRM training improve teamwork skills in the cockpit? Two evaluation studies, *Hum. Factors*, 41, 326–343.

Smith-Jentsch, K.A., Zeisig, R.L., Acton, B., and McPherson, J.A. (1998), Team dimensional training: a strategy for guided team self-correction, in *Making Decisions under Stress*, Cannon-Bowers, J.A. and Salas, E., Eds., American Psychological Association, Washington, D.C., pp. 271–297.

Stout, R.J., Salas, E., and Fowlkes, J. (1997), Enhancing teamwork in complex environments through team training, *J. Group Psychotherapy, Psychodrama, and Sociometry*, 49, 163–186.

54

Escalas de observação comportamental

J. Mathew Beaubien
Institutos Americanos para a Pesquisa

Gerald F. Goodwin
Instituto de Pesquisa do Exército dos EUA

Dana M. Costar
Institutos Americanos para a Pesquisa

David P. Parker
Institutos Americanos para a Pesquisa

Kimberly S. Smith
Universidade da Flórida Central

54.1 *Background* e aplicações

No nível mais básico, o desempenho de equipe envolve duas classes primárias de comportamento: trabalho individual por tarefa e trabalho em equipe. Trabalho individual por tarefa se refere a comportamentos específicos para tarefas que dão suporte direto à missão da equipe. Por exemplo, podem envolver pilotar um avião, apagar um incêndio ou realizar uma cirurgia. O trabalho em equipe, por outro lado, refere-se a uma ampla classe de comportamentos baseados em interação que permitam aos membros da equipe coordenar efetivamente suas tarefas individuais. Embora várias taxonomias de comportamentos de trabalho em equipe tenham sido desenvolvidas (por ex.: Fleishman e Zaccaro, 1992; Prince et al., 1992; Smith-Jentsch et al., 1998), a maioria inclui quatro dimensões primárias: comunicação, troca de informações, fomento de um ambiente de equipe que forneça suporte e liderança. Como se pode esperar, comportamentos de trabalho em equipe se aplicam a todos os tipos de equipes, indiferente de seu tipo de missão.

Neste capítulo, descrevemos uma classe geral de métodos de medição, a qual coletivamente se refere como escalas de observação comportamental (EOC). Esses métodos são tipificados por seu foco na medição de comportamentos observáveis de trabalho em equipe. Quando diferem, isso geralmente envolve sua escolha de escala de medição. Por exemplo, alguns medem comportamentos de trabalho em equipe usando um formato de *checklist*, ao passo que outros utilizam contagens de frequência ou escalas de classificação. Indiferentemente de como são projetadas, escalas de observação comportamental são muito úteis para diagnóstico de problemas de desempenho de equipe, em especial em contextos de treinamento. O *feedback* de desempenho de equipe – como aquele fornecido por um classificador treinado utilizando a EOC – é crítico para o gerenciamento bem-sucedido do desempenho em longo prazo de uma equipe por ajudar os membros dela a reconhecer aspectos do desempenho que eles não haviam notado previamente.

54.2 Procedimento

Há dez passos importantes no desenvolvimento da EOC.

54.2.1 Primeiro passo: Conduzir uma oficina de "incidentes críticos"

A técnica do incidente crítico (CIT – *Critical Incident Technic*) é um procedimento de análise de trabalho que envolve coletar e analisar os relatos narrativos de desempenho real da equipe. Durante a oficina, especialistas na área (SMEs) – pessoas que conhecem em profundidade a tarefa da equipe por sua formação especializada, treinamento ou experiência – escrevem narrativas que relatam exemplos de desempenhos eficazes e ineficazes da equipe que eles tenham testemunhado pessoalmente. Cada narrativa inclui uma descrição das condições que causaram o evento, o desempenho da equipe durante o evento, o resultado do evento e as razões pelas quais o comportamento da equipe foi particularmente efetivo ou inefetivo. O número de narrativas requeridas para descrever uma tarefa em equipe é proporcional à complexidade da tarefa (Anderson e Wilson, 1997).

54.2.2 Segundo passo: Resumir cada narrativa utilizando uma sentença comportamental

Narrativas de incidente crítico fornecem uma riqueza de informações para a compreensão do desempenho de equipe. No entanto, elas são numerosas e detalhadas demais para serem incluídas em uma escala de classificação. Também é bastante provável que muitas delas sejam redundantes. Para reduzir a quantidade de informações para um nível mais gerenciável, o responsável pelo desenvolvimento da EOC deve resumir cada narrativa em uma sentença comportamental que descreva, em termos gerais, o desempenho da equipe. Por exemplo, ao invés de descrever um exemplo específico de comunicação efetiva, a sentença descreveria o tipo do comportamento (por ex.: estabelecendo um plano de emergência) que foi realizado. Para eliminar as redundâncias, as sentenças que descrevam os comportamentos semelhantes devem ser fundidas. Dependendo da complexidade da tarefa da equipe, isso pode ser atingido com ou sem a ajuda dos SMEs.

54.2.3 Terceiro passo: Identificar dimensões de trabalho em equipe

Antes que as sentenças comportamentais possam ser inclusas na escala de classificação, elas precisam ser agrupadas em categorias lógicas. O responsável pelo desenvolvimento deve montar uma comissão independente de SMEs para realizar essa tarefa. Após revisar as sentenças comportamentais, os SMEs devem trabalhar juntos para desenvolver uma lista de dimensões de trabalho em equipe que possa ser utilizada para organizar as sentenças. Em vez de desenvolver uma lista completamente nova, sugerimos que os SMEs comecem pela consulta de taxonomias prévias (Fleishman e Zaccaro, 1992; Prince et al., 1992; Smith-Jentsch et al., 1998), porque elas já foram validadas. Se necessário, os SMEs podem adaptar as dimensões de trabalho em equipe à tarefa em questão. Quando completa, cada dimensão de trabalho em equipe deve ser acompanhada por uma definição e uma lista de comportamentos de exemplo específicos para a tarefa.

54.2.4 Quarto passo: Classificar incidentes em dimensões

O próximo passo é classificar cada sentença comportamental na dimensão de trabalho em equipe mais apropriada. O responsável pelo desenvolvimento deve montar uma nova comissão de SMEs para realizar essa tarefa. Os SMEs devem, primeiro, revisar cada definição de dimensão e comportamentos de exemplo. Depois, os SMEs devem classificar independentemente cada sentença comportamental em uma das dimensões de trabalho em equipe. Sentenças comportamentais que não possam ser classificadas com segurança devem ser eliminadas.

Os SMEs também devem avaliar a efetividade de cada sentença comportamental usando uma escala de cinco pontos com âncoras indo de "altamente inefetivo" (1) até "altamente efetivo" (5). Essa informação pode ser aplicada a uma variedade de propósitos. Por exemplo, ela pode ser utilizada para identificar as âncoras sobre uma escala de classificação ancorada comportalmente (BARS) (Smith e Kendall, 1963). Como alternativa, ela pode ser utilizada para eliminar sentenças comportamentais que falhem em diferenciar entre equipes efetivas e inefetivas (Anderson e Wilson, 1997).

54.2.5 Quinto passo: Escolher uma métrica de escala

Uma vez que as sentenças comportamentais tenham sido classificadas de forma segura nas dimensões de equipe de trabalho, o próximo passo é escolher uma escala de resposta. Latham e Wexley (1981) recomendaram o uso de uma escala de classificação de cinco pontos com âncoras que vão de "quase nunca" (1) a "quase sempre" (5), Dwyer e colegas (1997) recomendaram a utilização do formato de *checklist*. Smith e Kendall (1963) recomendaram a utilização de BARS. Cada método possui suas forças e limitações singulares. A escolha da métrica deve se basear em várias considerações, como minimizar a carga de trabalho do classificador ou seus erros. Quando completa, cada EOC deve incluir um nome de dimensão, uma definição, uma escala de classificação e várias sentenças comportamentais.

54.2.6 Sexto passo: Realizar teste piloto da EOC

Antes que as escalas de observação comportamental possam ser utilizadas para avaliar o desempenho da equipe, é necessário que se realize um teste piloto. Quando possível, o teste deve ocorrer sob condições que simulem como a EOC será usada em campo. Deve-se colocar ênfase sobre a identificação de problemas que podem interferir na coleta de dados. Por exemplo, o teste piloto pode revelar dimensões adicionais de desempenho de equipe que não foram refletidas na EOC. Em contrapartida, o teste piloto pode revelar que a EOC coloca um nível excessivamente alto de carga de trabalho cognitivo sobre o classificador. Seus resultados devem ser usados para revisar a EOC antes de sua aplicação em escala total.

54.2.7 Sétimo passo: Treinar os classificadores

Todas as escalas de classificação requerem treinamento. Recomendamos uma combinação de treinamento de observação comportamental (Thornton e Zorich, 1980) e um treinamento de estrutura de referência (FOR) (Bernardin e Buckley, 1981). O treinamento de observação comportamental provê aos classificadores informações sobre como detectar, recordar e reconhecer eventos comportamentais específicos com exatidão. O treinamento FOR provê aos classificadores um conjunto comum de padrões para avaliação de desempenho de equipe. A quantidade de tempo para treinamento do classificador deve ser proporcional à complexidade da tarefa de classificação. Por exemplo, se os classificadores realizarão tarefas adicionais enquanto avaliam a equipe (por ex.: manipular parâmetros de um simulador de voo), seu treinamento deve ser mais intenso do que se seu único trabalho fosse avaliar a equipe.

54.2.8 Oitavo passo: Coletar as classificações de desempenho

Para tornar o processo de classificação tão eficiente quanto possível, a ordem das sentenças comportamentais (dentro de cada EOC) deve corresponder ao fluxo natural de trabalho. Por exemplo, ao avaliar as tripulações de pilotos, as sentenças comportamentais que descrevam a comunicação durante a decolagem devem preceder aquelas que descrevem a comunicação durante a aterrissagem.

54.2.9 Nono passo: Analisar os dados

Uma vez que as classificações de desempenho tenham sido coletadas, o responsável pelo desenvolvimento deve avaliar a qualidade dos dados. Para cada sentença comportamental, a variabilidade e correlação item - EOC deve ser computada. Essas estatísticas identificarão sentenças comportamentais que não diferenciam entre equipes efetivas e inefetivas.

54.2.10 Décimo Passo: Computar pontuações de EOC e pontuações totais para cada equipe

Se qualquer uma das sentenças comportamentais estiver redigida negativamente, os dados devem ser recodificados. Pontuações de EOC podem, então, ser calculadas pela soma de todas as sentenças comportamentais dentro de uma EOC. Cada pontuação total de equipe é calculada pela soma de suas pontuações de EOC individuais.

54.3 Vantagens

- Mensura a confiabilidade e a acurácia dos comportamentos observáveis do trabalho em equipe.
- Capaz de avaliar os comportamentos do trabalho em equipe, comportamentos do trabalho individual por tarefa, ou ambos.
- Fornece informações do diagnóstico para melhorar o desempenho futuro da equipe.
- Pode ser adaptado para adequar-se aos requisitos de objetivos específicos de treinamento.
- Flexível o bastante para acomodar múltiplas observações por episódio de desempenho.

54.4 Desvantagens

- As demandas cognitivas podem limitar cada classificador a classificar apenas algumas poucas dimensões de trabalho em equipe.
- Os múltiplos classificadores podem ser requeridos para avaliar cada equipe.
- O desenvolvimento da EOC pode consumir muito tempo e ser dispendioso.
- O treinamento para classificador é requerido para obtenção de medidas válidas e confiáveis de desempenho de equipe.
- As escalas desenvolvidas para uma tarefa da equipe podem não funcionar bem para outras tarefas da equipe.

54.5 *Checklist* comportamental de exemplo

Título: Comunicação
Definição: A comunicação envolve enviar e receber sinais que descrevam metas da equipe, recursos e limitações e tarefas de membros individuais da equipe. O propósito da comunicação é esclarecer expectativas, de forma que cada membro da equipe compreenda o que é esperado dele ou dela. A comunicação é praticada por todos os membros da equipe.
Exemplos de comportamento (assinale todos os que se aplicam):

- O líder da equipe estabelece um ambiente positivo de trabalho por meio da solicitação de *input* de membros da equipe.
- O líder da equipe ouve sem avaliar.
- O líder da equipe identifica condições de segurança pragmáticas.
- O líder da equipe estabelece planos de emergência (no caso de as condições pragmáticas serem excedidas).
- Os membros da equipe indicam verbalmente sua compreensão das condições pragmáticas.
- Os membros da equipe indicam verbalmente sua compreensão dos planos de emergência.
- Os membros da equipe fornecem sinais verbais e não verbais consistentes.
- Os membros da equipe respondem às questões de maneira oportuna.

54.6 Métodos relacionados

Duas das formas mais usadas de escalas de observação comportamental são as de classificação de Likert e os *checklists* comportamentais. As escalas de classificação de Likert incluem uma lista de comportamentos de trabalho em equipe que são requeridos para realizar a tarefa. Para cada comportamento, o desempenho da equipe é avaliado com a utilização de uma escala de cinco pontos com âncoras que vão de "altamente inefetivo" (1) até "altamente efetivo" (5) (Smith-Jentsch et al., 1998). *Checklists* comportamentais também incluem uma lista de comportamentos de trabalho em equipe que são requeridos para a realização da tarefa. No entanto, *checklists* comportamentais utilizam uma escala binária para indicar se cada comportamento de trabalho em equipe foi realizado ou não (Dwyer et al., 1997). Um exemplo de *checklist* comportamental aparece na Seção 54.5.

54.7 Normas e regulamentações

Nenhum conjunto único de padrões cobre o desenvolvimento e a utilização de informações de desempenho de equipe coletadas através das escalas de observação comportamental. Os padrões mais relevantes ao desenvolvimento da EOC são os Standards for Educational and Psychological Testing (American Educational Research Association, 1999). A EOC deve ser desenvolvida tomando-se grande cuidado para assegurar que as escalas resultantes possam ser usadas de maneira confiável; sejam medidas válidas do desempenho desejado; não sejam influenciadas a favor ou contra subgrupos étnicos, raciais ou de gênero, em seu conteúdo; e que as escalas sejam utilizadas com justiça para avaliar o desempenho. Os padrões também requerem que um indivíduo qualificado e credenciado supervisione o desenvolvimento, revisão e uso dos testes e medidas psicológicos, inclusive a EOC. Aqueles que pretendem utilizar a EOC para avaliar o desempenho da equipe devem revisar cuidadosamente os padrões antes de tomar para si seu desenvolvimento. Ademais, se as informações derivadas da EOC forem utilizadas para decisões empregatícias, tais como gerenciamento de desempenho, seleção para treinamento ou compensação, várias leis [americanas - N.T.] de direitos civis são aplicáveis, incluindo o Título VII do Ato de Direitos Civis de 1964, o Ato de Direitos Civis de 1991 e a Discriminação de Idade em Ato de Emprego. As orientações para o desenvolvimento de testes e avaliações para uso em tomadas de decisões empregatícias podem ser encontradas nas Diretrizes Uniformes sobre Procedimentos de Seleção de Empregados (1978).

54.8 Tempo aproximado de treinamento e de aplicação

O treinamento do classificador deve envolver uma combinação dos treinamentos de observação comportamental e estrutura de referência. Dependendo do número de exercícios de aprendizagem, o treinamento do classificador pode requerer até quatro horas. O tempo de aplicação varia com o número das dimensões de trabalho em equipe sendo avaliadas, mas podem ser necessárias até três horas por equipe.

54.9 Confiabilidade e validade

Pesquisas anteriores sugerem que, com o treinamento apropriado do classificador, as escalas de observação comportamental podem fornecer medidas válidas e confiáveis do desempenho da equipe. Por exemplo, usando um *checklist* comportamental, Dwyer et al. (1997) relataram a confiabilidade interclassificador entre 0,50 a 0,90. Smith-Jentsch et al. (1998) relataram resultados semelhantes. Utilizando a escala Likert de cinco pontos, Smith-Jentsch e colaboradores relataram uma confiabilidade interclassificadores entre 0,82 e 0,91. Eles também encontraram evidências de validade convergente, discriminante e preditiva. Especificamente, cada dimensão de trabalho em equipe estava correlacionada consigo mesma entre múltiplos eventos de treinamento (todas as *r*s entre 0,32 e 0,67). Além disso, a correlação média entre as quatro dimensões primárias de trabalho em equipe era de 0,15, indicando que elas eram relativamente distintas umas das outras. Por fim, as classificações sobre três das quatro dimensões de trabalho em equipe contribuíram de modo singular para a previsão da exatidão geral das decisões da equipe.

54.10 Ferramentas necessárias

As escalas de observação comportamental requerem em geral apenas papel e lápis. No entanto, elas podem ser completadas com a utilização de computadores portáteis com *software* de escrita customizada. Eles podem facilitar o trabalho do classificador, por exemplo, calculando automaticamente as pontuações totais do desempenho da equipe e registrando-as digitalmente.

Referências

American Educational Research Association, American Psychological Association, and National Council on Measurement in Education (1999), *Standards for Educational and Psychological Testing*, American Educational Research Association, Washington, D.C.

Anderson, L. and Wilson, S. (1997), Critical incident technique, in *Applied Measurement Methods in Industrial Psychology*, Whetzel, D.L. and Wheaton, G.R., Eds., Davies-Black, Palo Alto, CA, pp. 89–112.

Bernardin, H.J. and Buckley, M.R. (1981), Strategies in rater training, *Acad. Manage. Rev.*, 6, 205–212.

Dwyer, D.J., Fowlkes, J.E., Oser, R.L., Salas, E., and Lane, N.E. (1997), Team performance measurement in distributed environments: the TARGETs methodology, in *Assessment and Management of Team Performance: Theory, Research, and Applications*, Brannick, M.T., Salas, E., and Prince, C., Eds., Lawrence Erlbaum Associates, Mahwah, NJ, pp. 137–154.

Fleishman, E.A. and Zaccaro, S.J. (1992), Toward a taxonomy of team performance functions, in *Teams: Their Training and Performance*, Swezey, R.W. and Salas, E., Eds., Ablex, Norwood, NJ, pp. 31–56.

Latham, G.P. and Wexley, K.N. (1981), *Increasing Productivity through Performance Appraisal*, Addison-Wesley, Reading, MA.

Prince, A., Brannick, M.T., Prince, C., and Salas, E. (1992), Team process measurement and the implications for training, in *Proceedings of the Human Factors Society 36th Annual Meeting*, Human Factors Society, Santa Monica, CA, pp. 1351–1355.

Smith, P.C. and Kendall, L.M. (1963), Retranslation of expectations: an approach to the construction of unambiguous anchors for rating scales, *J. Appl. Psychol.*, 47, 149–155.

Smith-Jentsch, K.A., Johnston, J.H., and Payne, S.C. (1998), Measuring team-related expertise in complex environments, in *Making Decisions under Stress: Implications for Individual and Team Training*, Cannon-Bowers, J.A. and Salas, E., Eds., American Psychological Association, Washington, D.C., pp. 61–87.

Thornton, G.C. and Zorich, S. (1980), Training to improve observer accuracy, *J. Appl. Psychol.*, 65, 351–354.

Uniform Guidelines on Employee Selection Procedures (1978), *Fed. Regist.*, 43, 38290–38315.

55

Treinamento para avaliação de situação em equipe para coordenação adaptativa

Laura Martin-Milham
Universidade da Flórida Central

Stephen M. Fiore
Universidade da Flórida Central

55.1 *Background* e aplicações

A questão de interesse é "Como equipes respondem a eventos inesperados ou imprevistos?". Isso é melhor entendido por meio de áreas de pesquisa em cognição e coordenação de equipe (por ex.: Salas e Fiore, 2004). Um componente crítico da cognição de equipe é a de avaliação de situação em equipe (SA_s de equipe), geralmente descrita como o processo utilizado para (a) avaliar o risco e o tempo disponível para decisões e (b) construir uma figura mental do ambiente operacional. Fundamental para esse processo é perceber rapidamente os sinais e os padrões de sinais no ambiente (Salas et al., 2001). Sinais ambientais têm sido descritos como "situações observáveis" que são fatorados em conjunto com o conhecimento geral (Noble, 1993) e diz-se que são responsáveis pelo desencadeamento de processos de reconhecimento rápido de padrões que levam a decisões iniciais ou a soluções de problemas (Klein, 1997).

Os "sinais críticos" formam a base com a qual o responsável pela resolução do problema ou pela tomada de decisão combina as características do ambiente com o conhecimento armazenado. Do ponto de vista da coordenação de equipe, uma equipe pode engajar-se em comportamentos adequados apenas quando uma situação operacional foi avaliada com exatidão. Quando a equipe ou membro da equipe reconhece que a equipe avaliou uma situação de forma inexata, ou quando um novo sinal sugere que a avaliação inicial foi incorreta, a equipe deve rapidamente coordenar uma resposta adaptativa (isto é, modificar seus comportamentos). Portanto, a adaptabilidade de equipe descreve como as equipes lidam de fato com eventos alterados e/ou não planejados (Fiore et al., 2003). Em particular, a adaptabilidade corresponde ao grau no qual uma equipe é capaz de modificar comportamento e/ou planos na presença de demandas situacionais modificadas (Prince e Salas, 1993; Zalensy et al., 1995). Neste capítulo, descrevemos uma metodologia para relacionar o reconhecimento de sinais e padrões de sinais a comportamentos de equipe, com o intuito de combinar processos de SA_s de equipe com comportamentos adaptativos reais.

55.2 Procedimento

Limitamos nossa abordagem ao processo de detecção de sinais e à resposta comportamental apropriada associada, porque isso representa o primeiro passo crítico nos processos que precisam ser aplicados para o desempenho adaptativo de equipe. Sem a detecção oportuna de uma anormalidade no ambiente, os membros da equipe não têm tempo suficiente para responder. Para treinar esses componentes de SA_s, utilizamos ambientes sintéticos de tarefa (STEs), que são projetados para mimetizar tarefas complexas de equipe com múltiplos papéis, mas são escaladas para serem distribuídas com o uso de tecnologia mais *standard* (Elliot et al., 2001). Por meio do uso de STEs, somos capazes de variar sistematicamente aspectos da tarefa para treinar tanto aspectos cognitivos quanto respostas comportamentais.

Nossa abordagem utiliza a plataforma de tomada de decisão dinâmica distribuída (DDD), um ambiente sintético de tarefa simulando controle e comando militar (por ex.: Fiore et al., 2002). Dentro do contexto de treinamento de equipes para adaptabilidade, os ambientes sintéticos representam um meio efetivo de exposição de membros da equipe a sinais críticos e padrões de sinais, de forma que os comportamentos adequados possam ser requisitados. Para tanto, a DDD foi modificada para simular vários elementos de uma equipe de "ataque" a bomba para representar um elemento de combate, um elemento de comando e controle e um atirador de mísseis. O praticante assumiu o papel do elemento de comando e controle, cuja responsabilidade primária era identificar a aeronave desconhecida, passar a informação aos outros membros da equipe e assegurar que a aeronave inimiga não entrasse em zonas proibidas. Um membro confederado da equipe atuou como a aeronave de combate e atirador de mísseis, cujos papéis eram jogar bombas no alvo, mirar e abater aeronaves inimigas e destruir locais terra-ar (SAM).

Descrevemos a seguir o desenvolvimento dos subcomponentes críticos das SA_s de equipe que foram a base para nossa metodologia de treinamento.

55.2.1 Configuração de treinamento para SA_s de equipe

Os itens a seguir são importantes para a configuração do treinamento para equipes de SA_s (ver Figura 55.1):

1. *Eventos de situação* são elaborados para o treinamento de habilidades de equipe.
2. *Categorias de sinais* são determinadas e divididas em:
   - sinais orientados para tarefa: fornece informações que dizem respeito à missão;
   - sinais de membros da equipe: fornecem informações que dizem respeito a como outros membros da equipe estão se saindo (por ex.: colega de equipe está confuso; colega de equipe tem alta carga de trabalho).
3. *Comportamentos adaptativos* são comportamentos de equipe que dão suporte a um membro em casos nos quais este está sob alta carga de trabalho ou não está consciente da situação que se desenvolve.

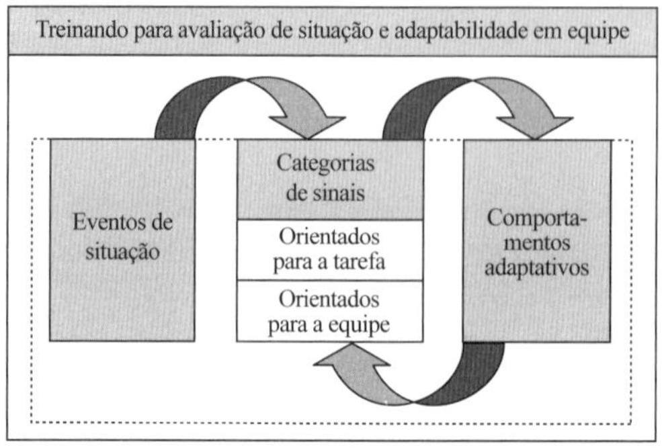

FIGURA 55.1 Estrutura para componentes de treinamento de SA_s de equipe.

55.2.1.1 Determinando o conteúdo de categorias de sinais

Dependendo do domínio em questão, sinais críticos podem ser determinados com base na literatura, selecionados de manuais operacionais ou com base na análise cognitiva de tarefas ou de domínio (Neville et al., 2002). O que é crítico é que os padrões de sinais importantes para a coordenação bem-sucedida de equipes sejam identificados. São sinais e padrões de sinais que representam mudanças significativas no ambiente e requerem coordenação entre os membros da equipe. Esses padrões são, então, estruturados em torno de linhas do tempo, membros da equipe e de ameaças (ver Quadro 55.1).

55.2.1.2 Encaixando comportamentos adaptativos de equipe

Para que os sinais críticos sejam exemplificados dentro da tarefa de equipe, o contexto é fornecido de forma que os indivíduos em treinamento possam ver um padrão de sinal se desdobrando (cf. Greeno, 1998). Por exemplo, um membro que esteja fora da linha do tempo pode atingir o ponto de controle cedo. Estar cedo no ponto de controle pode significar que os outros membros da equipe podem não ter desempenhado as tarefas que garantiam a segurança do primeiro membro. Além disso, tal contexto é utilizado para treinar duas amplas categorias de conhecimento (Marshall, 1995) que formam a base para a implementação de habilidades críticas de equipe para coordenação adaptativa:

1. *Planejar conhecimento*: esse é o processo de utilização do conhecimento já ganho por meio de treinamento para criar expectativas e planos a respeito do que ocorrerá em seguida. Com base na avaliação da situação, há metas que guiam comportamentos específicos de execução. Por exemplo, se alguns membros da equipe tiverem baixa consciência situacional por causa de limitações de seus equipamentos, então uma meta de planejamento do indivíduo em treinamento pode talvez fornecer informações ambientais àqueles membros da equipe.
2. *Conhecimento de execução*: este inclui realizar o plano. Com base nas metas dos praticantes, há modos específicos de atingir "o plano". Por exemplo, se um indivíduo em treinamento quer fornecer informações a um membro da equipe, ele(a) pode utilizar um comportamento de equipe (por ex.: troca de informações). Esse comportamento descreve uma indicação observável de como o indivíduo em treinamento está lidando com a situação e, portanto, é um indicador mensurável de conhecimento.

Para ligar essas categorias genéricas de conhecimento à coordenação rápida de comportamentos adaptativos de equipe, elas são usadas dentro de uma estrutura de "treinamento dimensional de equipe" (ver Quadro 55.2) (Smith-Jentsch et al., 1998). Ao ligar esses fatores, a meta é fazer que os indivíduos em treinamento aprendam a usar habilidades de equipe de maneira adaptativa. Com isso, queremos dizer que os indivíduos em treinamento são treinados para:

- reconhecer padrões de sinais;
- saber o que esses padrões de sinais significam naquele contexto;
- ter metas para lidar com aqueles padrões de sinais;
- escolher suas habilidades de equipe apropriadamente no que diz respeito aos padrões de sinais naquela situação.

Quadro 55.1 Tipos de sinais críticos a serem treinados para SA_s de equipe

Sinal	Definição do sinal
Sinais de linha do tempo	Sinais que fornecem informações sobre eventos os quais a equipe está monitorando e usando a linha do tempo como uma maneira de coordenar o desempenho da equipe.
	Exemplo: A equipe ou um membro está se ocupando de um inimigo apropriadamente (por ex.: guardando certa distância de sua localização); a equipe atinge pontos de controle na hora.
Sinais de ameaça	Sinais que fornecem informações sobre ameaças, por ex.: de onde as ameaças vêm e a prioridade de desconhecidos (seja uma aeronave amiga ou inimiga). A prioridade pode indicar o quanto um inimigo pode ser uma ameaça.
	Exemplo: Se uma aeronave desconhecida está a dois metros de uma aeronave de ataque, os sinais são alta prioridade.
Sinais de membros da equipe	Sinais que fornecem informações sobre a carga de trabalho e a consciência situacional de outros membros da equipe.
	Exemplo: No meio de uma situação, um membro da equipe não está respondendo/se ocupando de um desconhecido de alta prioridade; isso sugere que o membro da equipe não está consciente da situação ameaçadora.

Quadro 55.2 Componentes de treinamento dimensional de equipe

Dimensão de equipe	Definição
Troca de informações	A habilidade de passar informações e reunir informações de outros membros da equipe para realizar sua tarefa e atingir as metas da missão. Exemplo: Fornecer grandes atualizações sobre ameaças, desconhecidos e colocação de outros membros da equipe de ataque.
Comportamento de apoio	A habilidade de fornecer ou aceitar ajuda quando o indivíduo ou um colega de equipe estiver sobrecarregado. Exemplo: Investigar informações, como comparar conhecimento e monitorar comportamentos de membros da equipe, para assegurar que estejam agindo adequadamente.
Iniciativa/liderança	A habilidade de realizar uma ação ou abordar um problema antes de receber solicitação para fazê-lo Exemplo: Fornecer orientação e sugestões, como dar informações aos membros da equipe sem que eles tenham pedido.
Comunicação	A habilidade de ser capaz de passar uma mensagem com clareza. Exemplo: Dar relatos completos, não apenas se há um inimigo, mas também onde o inimigo está, reside e/ou para onde se dirige.

Fonte: Smith-Jentsch et al., (1998), Team dimensional training: a strategy for guided team self-correction, em: *Making Decisions under Stress: Implications for Individual and Team Training*, Cannon-Bowers, J.A. e Sala, E., Eds., American Psychological Association, Washington, D.C.

Em ambientes operacionais complexos, os membros da equipe devem ser capazes de monitorar não apenas seus próprios requisitos de tarefa, mas devem também avaliar objetiva e subjetivamente as ações de colegas de equipe. Mais especificamente, os indivíduos em treinamento devem:

- aprender a reconhecer quando um membro da equipe possui alta carga de trabalho e/ou baixa consciência situacional;
- saber o que isso significa (o membro da equipe pode estar ocupado, e se não há ameaças, não há nada de importância crítica com relação àquela pessoa);
- conhecer as metas para lidar com isto (não interromper o membro da equipe a menos que haja informações ambientais urgentes);
- determinar a escolha resultante de uma habilidade de equipe (segurar a informação até que o membro esteja preparado para ouvir uma atualização).

Se os fatores mencionados acima forem ligados com sucesso, eles devem ser integrados dentro do contexto dos eventos de situação. Especificamente, o treinamento de habilidades de equipe é expresso em situações simuladas e que são projetadas de tal forma que os sinais desencadeiam uma ação requerida relacionada à equipe, facilitando a coordenação adaptativa. Portanto, ao treinar essas habilidades, também estão sendo treinadas habilidades de apoio, no sentido de que elas requerem que membros da equipe participem, forneçam ou mostrem iniciativa, ou até mesmo passem informações quando um membro da equipe necessitá-la.

55.2.2 Treinamento de avaliação de sinais

Para os módulos de treinamento, foram levados máquinas de fotografia instantânea e vídeos de vários padrões de sinais na medida em que apareceram na DDD. Sinais críticos para a missão DDD foram utilizados para ilustrar os padrões de estímulo para o indivíduo em treinamento (isto é, sinais relacionados à linha do tempo e às ameaças foram apresentados aos praticantes). Os sinais de linha do tempo descrevem se os membros estão ou não dobrando um ponto de controle e se eles chegam ao ponto de controle na hora. Sinais de ameaça descrevem várias apresentações de ameaças, como de onde as ameaças estão vindo e como elas precisam ser priorizadas. O treinamento para reconhecimento de sinais foi provido para expor os indivíduos em treinamento aos sinais relevantes para a tarefa, que eram necessários para identificar com sucesso o evento relevante para a equipe. Por exemplo, um padrão de sinais poderia ilustrar que um membro da equipe não chegou ao ponto de controle.

55.2.3 Treinamento de habilidades de equipe

Para cada padrão de sinais apresentado, houve um conjunto ótimo de comportamentos de equipe identificados *a priori*. Com base em análises cognitivas de tarefas de desempenhos reais de equipes de ataque, esses comportamentos foram sugeridos como aqueles que seriam mais adaptativos para uma situação particular. Com base neles, desenvolvemos um treinamento que apresentou: (a) padrões de sinais (treinamento de reconhecimento de padrões de sinais) e (b) comportamentos em resposta àqueles padrões de sinais (treinamento de habilidades de equipe). Como mencionado, o objetivo era desenvolver um treinamento que facilitasse a escolha adaptativa de comportamentos em resposta a padrões de sinais. Para esse fim, exemplos ancorados foram utilizados para criar uma ligação entre situações problemáticas (isto é, o padrão de sinais) e soluções (isto é, comportamento adaptativo). Os passos específicos foram:

- construir treinamento para ilustrar padrões de sinais e comportamentos apropriados de equipe para lidar com as situações;
- prover exemplos de como mostrar iniciativa no que a simulação se desenrola;
- utilizar confederados para fornecer prática e oportunidades de teste para indivíduos em treinamento;
- desenvolver cenários que forneçam oportunidades, aos indivíduos em treinamento, de ver padrões de sinais específicos aos quais devem reagir.

55.2.4 Medidas de aquisição e aplicação de conhecimento

55.2.4.1 Aquisição de conhecimento estratégico

Os indivíduos em treinamento participam do treinamento de habilidades de equipe, no qual definições e exemplos de habilidades são apresentados a eles. Na sequência do treinamento de habilidades de equipe, os indivíduos são avaliados no que se refere ao conhecimento estratégico. Esse conhecimento envolve a aquisição de um conjunto de planos de ação que podem ser aplicados a uma variedade de tarefas dentro de um domínio (de Jong e Ferguson-Hessler, 1996; Stout et al., 1996). Para essa avaliação, foram apresentados aos indivíduos em treinamento padrões de sinais em fita de vídeo, e pediu-se a eles que circulassem os padrões de sinais apresentados e, depois, que escrevessem a habilidade de equipe que usariam e o que diriam ou fariam especificamente na situação apresentada. Os indivíduos em treinamento são avaliados em identificação perceptual acurada, denominação da "comunicação" e conteúdo da comunicação. O processo envolveu os seguintes passos:

- construir medidas de desempenho a fim de avaliar se o treinamento foi eficaz, especialmente para avaliar se o treinamento resultou em desempenho adaptativo de equipe bem-sucedido;
- tomar eventos que foram roteirizados para ocorrer nos cenários;
- listar cronologicamente os eventos nos momentos esperados no decorrer da missão;
- para cada um dos eventos, listar os comportamentos possíveis, abrangendo desde nenhuma resposta até comportamento(s) de apoio de trabalho em equipe que indicaram consciência e responsividade máximas à situação.

55.2.4.2 Teste de simulação interativa (Desempenho adaptativo de equipe)

O estágio final do teste é projetado para avaliar o comportamento adaptativo dos participantes enquanto estão no cenário de simulação interativa DDD. Para isso, os indivíduos participam de cenários breves com um confederado presente. Eles são instruídos para identificar desconhecidos, minimizar perdas amigáveis e assegurar que a equipe atinja o objetivo em um tempo predeterminado. Por meio da programação de configurações de ameaças e do comportamento de um confederado, os padrões de sinais apresentados no treinamento foram ilustrados ao longo dos cenários. Os confederados devem ser utilizados para ilustrar:

- membros da equipe em condições variáveis de carga de trabalho (a carga de trabalho é ilustrada roteirizando se o confederado estava lidando com muitos eventos ou não [por ex.: voando sobre uma área povoada por um grande número de aeronaves de alta prioridade] ou imerso em uma situação com uma aeronave inimiga);
- membros da equipe com ou sem acesso à informação;
- exemplificação de padrões de sinais relacionados à linha do tempo, membros da equipe e ameaças;

- nível de consciência de eventos situacionais manipulado pelo confederado reagindo em uma das várias maneiras a uma aeronave de alta prioridade (por ex.: consciência baixa ilustrada quando o confederado ataca uma aeronave amiga ou ignora uma aeronave inimiga de alta prioridade ou local SAM).

55.2.4.3 Medida de desempenho adaptativo de equipe baseada em eventos

Durante os cenários, indivíduos em treinamento foram avaliados em sua capacidade de utilizar habilidades de equipe de modo adaptativo. Isto foi alcançado com a utilização da medida de desempenho baseada em eventos que listou os padrões de sinais à medida que eles ocorriam cronologicamente. Ao lado dos padrões de sinais, vários comportamentos possíveis foram listados, da escolha mais adaptável às escolhas mal-adaptáveis (ver Figura 55.2).

Cenário 5
X = sinal não aconteceu
C = combatente foi morto
A = aliado foi morto
Praticante # _________

Hora	Codificação	Situação	Marcação do sujeito de pesquisa			Conteúdo do sujeito de pesquisa		
0:00		Aliado AP: 210	Identidade	Monitorar	Foco	Identificar aeronave (colocação/tipo)	Monitorar interação	Foco: precaução, chamada de identidade se foco marcado
			Atualização	Confirmar	Direção	Rota cortada no ponto de controle	Confirmando destruição	Comando apropriado
1:00		Na hora	Identidade	Monitorar	Foco	Identificar aeronave (colocação/tipo)	Monitorar interação	Foco: precaução, chamada de identidade se foco marcado
			Atualização	Confirmar	Direção	Rota cortada no ponto de controle	Confirmando destruição	Comando apropriado
1:00		Não chegando	Identidade	Monitorar	Foco	Identificar aeronave (colocação/tipo)	Monitorar interação	Foco: precaução, chamada de identidade se foco marcado
			Atualização	Confirmar	Direção	Rota cortada no ponto de controle	Confirmando destruição	Comando apropriado

FIGURA 55.2 Amostra de porção de medida de desempenho baseada em eventos.

55.3 Resultados

Em estudos de laboratório, participantes treinados com a utilização desse método mostraram um aumento em conhecimento estratégico. Além disso, participantes que aprendem componentes de SA_s de equipe (isto é, treinamento em sinais e de habilidades de equipe) fazem chamadas mais acuradas durante testes e também mostram desempenho adaptativo de equipe superior durante os testes de simulação.

55.4 Vantagens

- Relaciona empiricamente teorias derivadas de aprendizagem e prática (por ex.: aprendizagem situada, ver Greeno, 1998) com treinamento real;
- relaciona percepção, cognição e desempenho dentro de um único método de treinamento;
- o uso dentro de uma ambiente sintético de tarefas flexível facilita a avaliação do treinamento.

55.5 Desvantagens

- O método requer assistência de especialistas no domínio nos primeiros estágios do desenvolvimento do treinamento (por ex.: para desenvolvimento de cenários e questões de avaliação);
- tempo considerável anterior ao treinamento é necessário para desenvolver os materiais (por ex.: identificar padrões críticos de sinais; determinar comportamentos coordenativos relevantes);
- um confederado é necessário para o treinamento.

55.6 Métodos relacionados

Uma variedade de métodos de treinamento aborda os subcomponentes descritos aqui. A coordenação adaptativa de equipes tem sido investigada no contexto da aprendizagem de como modificar estratégias de coordenação, dependendo das demandas situacionais (Entin e Serfaty, 1999). As habilidades associadas ao treinamento dimensional de equipes foram treinadas em muitas situações diferentes, desde, por exemplo, treinamento em sistemas de bordo (por ex.: Smith-Jentsch et al., 1997) até a coordenação de contenção efetiva durante uma rebelião prisional simulada. Outras examinaram metodologias que conectassem o conhecimento perceptual a uma tomada de decisões mais complexa, mas apenas no nível individual do responsável pelas decisões (por ex.: Kirlik et al., 1996). Dessa forma, essas abordagens se relacionam todas aos componentes que apresentamos. No entanto, a presente metodologia as incorpora em um programa integrado para ligar processos cognitivos centrais a comportamentos de equipe associados que são fundamentais para SA_s de equipe e coordenação adaptativa.

55.7 Normas e regulamentações

Não há padrões e regulamentos para esta metodologia.

55.8 Tempo aproximado de treinamento e de aplicação

O tempo para desenvolver materiais para as porções de reconhecimento de sinais do treinamento varia de acordo com a complexidade da tarefa. Há pequena requisição de tempo, a não ser na geração de exemplos relevantes ao ambiente operacional dado, por já existirem metodologias-padrão para a implementação de TDT.

55.9 Confiabilidade e validade

Com base experimental, a confiabilidade e validade dessa metodologia foram demonstradas em estudos de laboratório. Especificamente, eles mostram correlações significativas entre medidas e entre testes para esta metodologia.

55.10 Ferramentas necessárias

Para desenvolver os materiais de treinamento, não há ferramentas específicas necessárias, a não ser o *software*-padrão baseado em *Office*.

Referências

de Jong, T. and Ferguson-Hessler, M.G.M. (1996), Types and qualities of knowledge, *Educ. Psychol.*, 31, 105–113.

Elliott, L.R., Dalrymple, M., Regian, J.W., and Schiflett, S.G. (2001), Scaling scenarios for synthetic task environments: issues related to fidelity and validity, in *Proceedings of the 45th Annual Meeting of the Human Factors and Ergonomics Society*, Human Factors and Ergonomics Society, Santa Monica, CA, pp. 377–381.

Entin, E.E. and Serfaty, D. (1999), Adaptive team coordination, *Hum. Factors*, 41, 312–325.

Fiore, S.M., Cuevas, H.M., Scielzo, S., and Salas, E. (2002), Training individuals for distributed teams: problem solving assessment for distributed mission research, *Comput. Hum. Behav.*, 18, 125–140.

Fiore, S.M., Salas, E., Cuevas, H.M., and Bowers, C.A. (2003), Distributed coordination space: toward a theory of distributed team process and performance, *Theor. Issues Ergonomic* Sci., 4(3–4), 340–363.

Greeno, J.G. (1998), The situativity of knowing, learning, and research, *Am. Psychologist*, 53, 5–26.

Kirlik, A., Walker, N., Fisk, A.D., and Nagel, K. (1996), Supporting perception in the service of dynamic decision making, *Hum. Factors*, 38, 288–299.

Klein, G. (1997), The recognition-primed decision (RPD) model: looking back, looking forward, in *Naturalistic Decision Making*, Zsambok, C.E. and Klein, G., Eds., Lawrence Erlbaum Associates, Mahwah, NJ, pp. 285–292.

Marshall, S.P. (1995), *Schemas in Problem Solving*, Cambridge University Press, New York.

Neville, K., Fowlkes, J., Milham, L., Bergondy, M., and Glucroft, B. (2002), Team coordination expertise in complex distributed teams: a preliminary cognitive task analysis of the navy carrier air wing strike team, in *Proceedings of International Symposium of Aviation Psychology*, (CD-ROM), Columbus, OH.

Noble, D. (1993), A model to support development of situation assessment aids, in *Decision Making in Action*, Klein, G., Orasanu, J., Calderwood, R., and Zsambok, C., Eds., Ablex, Norwood, NJ, pp. 287–305.

Prince, C. and Salas, E. (1993), Training and research for teamwork in the military aircrew, in *Cockpit Resource Management*, Wiener, E.L., Kanki, B.G., and Helmreich, R.L., Eds., Academic Press, San Diego, CA, pp. 337–366.

Salas, E. and Fiore, S.M., Eds. (2004), *Team Cognition: Understanding the Factors That Drive Process and Performance*, American Psychological Association, Washington, D.C.

Salas, E., Cannon-Bowers, J.A., Fiore, S.M., and Stout, R.J. (2001), Cue-recognition training to enhance team situation awareness, in *New Trends in Collaborative Activities: Understanding System Dynamics in Complex Environments*, McNeese, M., Salas, E., and Endsley, M., Eds., Human Factors and Ergonomics Society, Santa Monica, CA, pp. 169–190.

Smith-Jentsch, K.A., Johnston, J.H., Cannon-Bowers, J.A., and Salas, E. (1997), Team dimensional training: a methodology for enhanced shipboard training, in *Proceedings of the 19th Annual Interservice/Industry Training System and Education Conference*, (CD-ROM), Orlando, FL.

Smith-Jentsch, K.A., Zeisig, R.L., Acton, B., and McPherson, J.A. (1998), Team dimensional training: a strategy for guided team self-correction, in *Making Decisions under Stress: Implications for Individual and Team Training*, Cannon-Bowers, J.A. and Salas, E., Eds., American Psychological Association, Washington, D.C., pp. 271–297.

Stout, R.J., Cannon-Bowers, J.A., and Salas, E. (1996), The role of shared mental models in developing team situational awareness: implications for training, *Training Res. J.*, 2, 85–116.

Zalesny, M.D, Salas, E., and Prince, C. (1995), Conceptual and measurement issues in coordination: implications for team behavior and performance, in *Research in Personnel Human Resources Management*, Vol. 13, Ferris, G.R., Ed., JAI Press, Greenwich, CT, pp. 81–116.

56

Análise de tarefas em equipe

C. Shawn Burke
Universidade da Flórida Central

56.1 *Background* e aplicações

As últimas décadas têm testemunhado uma utilização crescente de equipes como estratégia organizacional fundamental. Acompanhando esse aumento está o foco sobre treinamento e avaliação da eficácia de equipes organizacionais. A base tanto do treinamento como da avaliação está em uma determinação das competências (isto é, conhecimento, habilidades e atitudes) que precisam ser treinadas e/ou avaliadas. Talvez um dos métodos para determinar as competências de requisito mais teoricamente fundamentado seja a utilização de uma análise de tarefas. Goldstein (1993) a define como uma ferramenta usada para "determinar os objetivos instrucionais que serão relacionados ao desempenho de atividades particulares ou operações de trabalho" (p. 54).

Mesmo com numerosos métodos para análise de tarefas em equipe, a maioria tipicamente não captura os sinais, condições e padrões requisitados que fornecem a base para elas (Swezey et al., 1998). A maioria dos métodos de análise de tarefas em equipe focaliza a identificação de apenas uma das duas trilhas comportamentais necessárias ao completar tarefas em equipe (isto é, a trilha de trabalho individual por tarefa). No entanto, Glickman et al. (1987) mostraram que tanto as habilidades de trabalho individual por tarefa (isto é, habilidades orientadas para a tarefa) como as habilidades de trabalho em equipe (ou seja, respostas comportamentais, cognitivas e de atitude necessárias para com os colegas de equipe) são necessárias para completar tarefas de equipe com eficácia. Portanto, procedimentos para análise de tarefas em equipe precisam capturar ambas as trilhas de habilidades. À luz dessa necessidade, vários pesquisadores têm trabalhado na última década para desenvolver e refinar um procedimento conhecido como análise de tarefas em equipe (Bowers et al., 1993; Bowers et al., 1994; Levine e Baker, 1990, 1991; McNeese e Rentsch, 2001). Esse procedimento não apenas permite aos pesquisadores e praticantes identificar as habilidades operacionais necessárias às tarefas de equipe, mas também as habilidades de trabalho em equipe necessárias para uma coordenação suave entre os membros dela. No entanto, o procedimento ainda não é muito utilizado entre as organizações (com exceção das comunidades militar e de aviação) por causa de uma falta de orientação prescritiva e do esforço requerido para completar análises de tarefas de equipe.

56.2 Procedimento

Como dito anteriormente, apesar do grande interesse e orientação pertencentes aos procedimentos de análise de tarefas para indivíduos, há poucas orientações para análise de tarefas em equipe, e o pouco que existe não é bem integrado. Este capítulo tenta integrar as informações que existem atualmente e apresentá-las em um formato condensado. Uma descrição completa de todas as variações está além do escopo deste capítulo, então o leitor é remetido a citações-chave dentro do texto para informações mais detalhadas.

56.2.1 Primeiro passo: Conduzir uma análise de requisitos

O primeiro passo em conduzir uma análise de tarefas em equipe é uma análise de requisitos. É aqui que o trabalho-alvo é definido, pela criação de uma narrativa que descreva os deveres e condições sob os quais o trabalho deve ser realizado. Definir o trabalho-alvo é um primeiro passo importante, pois títulos de trabalho e/ou posição são geralmente enganosos em termos da real composição do trabalho. Depois que o trabalho-alvo é definido, o próximo passo é identificar qual das várias metodologias de reunião de conhecimento será usada na análise de tarefas em equipe (ver Quadro 56.1). A seleção das metodologias apropriadas é baseada nas características identificadas no trabalho-alvo e no propósito da análise de tarefas em equipe (treinamento, seleção, *design*, avaliação). Uma vez que os métodos apropriados tenham sido selecionados, um protocolo para a condução da análise de tarefas em equipe é preparado. Finalmente, os participantes que servirão como especialistas na área (SMEs) durante a análise real são identificados. Em geral, especialistas na área são pessoas incumbidas do trabalho e supervisores, dependendo do estágio da análise de tarefas. O número exato de especialistas na área utilizados é normalmente estabelecido em função de restrições e recursos organizacionais (tempo, dinheiro, disponibilidade). A análise de requisitos pode ser o passo mais fácil a completar dentro de uma análise de tarefas em equipe, mas é também um dos mais cruciais, porque estabelece a base para o esforço inteiro.

Quadro 56.1 Métodos-chave utilizados para reunir informações durante a análise de tarefas

Métodos	Descrição	Prós e contras
Observação	Observação de pessoas incumbidas do trabalho realizando-o ou em simulação	Minimiza a interrupção do trabalho; *mas* requer um observador altamente habilidoso
Questionário(s)	Pesquisas dadas a pessoas incumbidas do trabalho ou supervisores. Os questionários podem tomar uma variedade de formas, mais geralmente vistas como escolha forçada, ordenamento das prioridades ou escalas de classificação. Pesquisas dadas cedo no processo geralmente incluem instruções para a adição de tarefas que estão faltando	Relativamente barato, pode atingir um grande número de pessoas, fácil de resumir dados relatados; *mas* pouco espaço para expressão livre, leva tempo e especialização para desenvolver, e sofre baixas taxas de retorno
Documentos de fontes	Reunião de informações de periódicos, manuais, relatórios anuais e listas essenciais de tarefas	Relativamente simples e fácil de conduzir, serve como um bom ponto de partida; *mas* geralmente reflete o passado e o que deveria ser feito em oposição ao que *é* feito
Entrevistas	Conduzidas com especialistas na área (pessoas incumbidas do trabalho ou supervisores) e podem ser estruturadas, semiestruturadas ou não estruturadas. Podem ser feitas um a um no formato de um grupo de discussão	Fornece muitas informações, permite que os participantes se expressem e esclareçam mal-entendidos; *mas* consome muito tempo e os resultados podem ser difíceis de quantificar
Amostras de trabalho	Semelhante à observação, mas escrita	Carrega algumas das vantagens da observação; *mas* toma o tempo do trabalho real

Fonte: adaptado de Goldstein, I.L. (1993), *Training in Organizations: Needs Assessment, Development, and Evaluation*, 3rd ed., Brooks/ Cole Publishing, Pacific Grove, CA.

56.2.2 Segundo Passo: Identificar as tarefas que compõem o trabalho-alvo

Agora começa a análise real de tarefas de equipe. Este passo envolve o espectro completo de tarefas que são realizadas no trabalho-alvo. Desta forma, esse processo começa da mesma maneira que o processo de análise de trabalho conduzido para tarefas individuais (para uma revisão completa, ver Goldstein [1993] e Goldstein e Ford [2002]). Tipicamente, documentos de fontes e entrevistas com SMEs são usados para identificar o conjunto inicial de tarefas que compõem o trabalho-alvo. Neste ponto, os SMEs que são utilizados são geralmente pessoas incumbidas do trabalho, uma vez que o foco é identificar o âmbito completo de tarefas que são de fato realizadas. A identificação das tarefas que compõem o trabalho-alvo é um processo normalmente iterativo que é conduzido com múltiplos grupos de SMEs em um esforço para averiguar o âmbito completo de tarefas. Uma vez que as tarefas tenham sido identificadas, declarações de tarefas são escritas para cada uma delas. Essas declarações devem ter as seguintes características: (a) ser direta e evitar sentenças longas, (b) começar com um verbo que descreva o tipo de trabalho a ser realizado e (c) descrever o que o trabalhador faz, como isso é feito, para quem é feito e por que é feito (Goldstein e Ford, 2002).

56.2.3 Terceiro passo: Identificar taxonomia de trabalho em equipe

Uma vez que as tarefas iniciais tenham sido identificadas, o próximo passo é determinar quais daquelas tarefas se relacionam ao trabalho individual por tarefa e quais se relacionam ao trabalho em equipe. Para tanto, em primeiro lugar deve-se definir comportamentalmente o que se entende por trabalho em equipe. Embora não haja metodologia estabelecida para identificar tais comportamentos (Bowers et al., 1993), há diversas taxonomias de trabalho em equipe disponíveis na literatura (Cannon-Bowers et al., 1995; Fleishman e Zaccaro, 1992; Smith-Jentsch et al., 1998; Stevens e Campion, 1994). Essas taxonomias podem ser utilizadas para prover a base para o quarto passo, a análise de coordenação.

56.2.4 Quarto passo: Conduzir uma análise de coordenação

Depois que uma taxonomia de trabalho em equipe tiver sido identificada, ela pode ser utilizada para conduzir uma análise de coordenação. O propósito dessa análise é determinar a extensão na qual cada uma das tarefas identificadas previamente coloca um requisito sobre a equipe para coordenar suas atividades (isto é, usa a trilha de comportamentos de trabalho em equipe) de forma que ela possa realizar a tarefa. Em outras palavras, ela determina a extensão na qual membros da equipe devem interagir uns com os outros, e confiar uns nos outros, para realizar uma dada tarefa.

Embora muitos métodos possam ser aplicados para conduzir uma análise de demanda de coordenação, talvez o mais comum seja o uso de pesquisas. Um exemplo da utilização de pesquisas para reunir informações é ilustrado pelo trabalho de Bowers et al. (1993). Esses pesquisadores utilizaram uma adaptação das dimensões de trabalho em equipe de Cannon-Bowers et al. (1995) como uma estrutura para perguntar à SME a extensão na qual cada uma das tarefas identificadas previamente (reunidas no segundo passo) requeria cada um dos sete comportamentos de trabalho em equipe (representando aspectos de coordenação), assim como uma avaliação geral de coordenação (ver Figura 56.1). Uma vez que essa informação

Utilize a escala que segue para realizar suas classificações

0 — Não necessário
5
10 — Constantemente necessário

	Comunicação	CS	TD	AM	Liderança	Adaptabilidade	Assertividade	Coordenação total
Tarefa 1:	6	2	4	2	8	8	5	7
Tarefa 2:								
Tarefa n...								

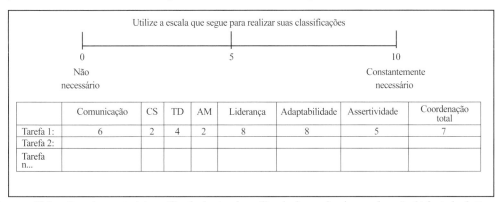

FIGURA 56.1 Pesquisa prototípica utilizada dentro da análise de demandas de coordenação (Adaptado de Bowers et al., 1993).

tenha sido coletada, então ela pode ser sujeita a técnicas como a análise de grupo para identificar grupos de tarefas baseados na demanda por coordenação. Em geral, especialistas na área e supervisores são as pessoas incumbidas durante esta fase da análise, dependendo dos recursos organizacionais.

56.2.5 Quinto passo: Determinar trabalho por tarefa e trabalho em equipe relevantes

Depois de conduzir a análise das demandas de coordenação, o praticante tem uma lista de tarefas de trabalho que especificam se elas requerem trabalho individual por tarefa e/ou trabalho em equipe. O próximo passo é determinar, dentre as tarefas, quais são mais relevantes. Os índices exatos que são usados para determinar relevância variarão ao longo das duas dimensões. Primeiro, sugeriu-se que índices usados para tarefas de trabalho individual por tarefa não se transferem diretamente para tarefas de trabalho em equipe (Bowers et al., 1994; Dyer, 1984). Por exemplo, tarefas de equipe não são tipicamente difíceis de aprender, ao passo que tarefas de trabalho individual por tarefa podem ser (Franz et al., 1990). Segundo, o propósito da análise de tarefas em equipe (seleção, *design*, treinamento, avaliação) pode ter impacto sobre os índices que são mais apropriados para utilização.

Para determinar a relevância das tarefas inicialmente identificadas, em geral desenvolve-se um questionário com o formato de respostas do tipo Likert. O lado esquerdo desse questionário mostra as tarefas que constituem o trabalho. Cada tarefa é, então, classificada de acordo com os índices escolhidos. Para a classificação de tarefas de trabalho individual por tarefa, é comum que os índices relevantes incluam a importância do treinamento, frequência de tarefa, dificuldade da tarefa, dificuldade de aprendizado e importância para o trabalho. Inversamente, ainda não se desenvolveu um conjunto de índices-padrão para classificar a relevância de tarefas de trabalho em equipe. Em geral, algum subgrupo dos índices para tarefas de trabalho individual por tarefa é utilizado. No entanto, Bowers et al. (1994) verificaram que muitos desses índices de trabalho individual por tarefa possuem baixa confiabilidade e validade quando aplicados a tarefas em equipe. Esses pesquisadores calcularam cinco índices de importância de tarefa: (1) multiplicar criticalidade de erro e dificuldade da tarefa, depois adicionar o tempo relativo gasto (Levine, 1983); (2) somar a criticalidade da tarefa e a dificuldade de aprendizado (Sanchez e Levine, 1989); (3) criticalidade da tarefa e importância do treinamento; (4) frequência de tarefa; e (5) importância geral da tarefa. A importância geral da tarefa foi mais bem prevista por uma medida composta que incluía a criticalidade da tarefa aumentada com taxas da importância do treinamento. Dependendo do propósito da análise de tarefas em equipe, análises adicionais podem ser realizadas (análise de deterioração de habilidades, análise da prática) (Swezey et al., 1998). Ver Figura 51.2 para um exemplo de escala de classificação para determinar a relevância de tarefas.

56.2.6 Sexto passo: Tradução de tarefas em CHA

Uma vez que as tarefas relevantes tenham sido identificadas e colocadas em grupos de tarefas, o próximo passo é traduzir as tarefas em conhecimento, habilidades e atitudes (CHAs) (para definição, ver Goldstein e Ford, 2002).

CRITICALIDADE DA TAREFA

A criticalidade de tarefa se refere ao "grau no qual uma falha na tarefa causa consequências negativas" (Bowers et al., 1994, p. 208).

Por favor, classifique a criticalidade de cada uma das tarefas utilizando a escala abaixo:

1 = Não crítica (O desempenho impróprio da tarefa não resulta em dano ou consequência)
2 = Ligeiramente crítica (O desempenho impróprio da tarefa resulta em consequências ou danos ligeiramente sérios)
3 = Crítica (O desempenho impróprio da tarefa resulta em danos ou consequências moderados)
4 = Muito crítica (O desempenho impróprio da tarefa resulta em consequências ou danos sérios)
5 = Essencial (O desempenho impróprio da tarefa resulta em danos enormes e consequências muito sérias)

FIGURA 56.2 Escala prototípica utilizada para determinar a relevância da tarefa.

Ao realizar esta tradução, entrevistas com especialistas na área (geralmente supervisores) são comumente utilizadas. Questões que podem ser feitas durante o processo (Goldstein e Ford, 2002) são:

- Quais são as características de um bom empregado? E de um empregado ruim?
- O que uma pessoa precisa saber para completar as tarefas no grupo?
- Identifique incidentes críticos tanto bons quanto ruins com relação a este grupo de tarefas. Por que você escolheu estes?
- Quais são as atitudes necessárias para realizar as tarefas neste grupo?

Além disso, em termos das tarefas de trabalho em equipe, as taxonomias de Stevens e Campion (1994) e Cannon-Bowers et al. (1995) podem ser um guia, uma vez que esses trabalhos delineiam o trabalho em equipe dentro do conhecimento, habilidades e atitudes de seu componente. Desses dois trabalhos, Cannon-Bowers et al. é mais detalhado em sua análise.

56.2.7 Sétimo passo: Ligar CHAs a tarefas de equipe

O passo final é ligar os CHAs identificados a tarefas individuais. Isto é feito em geral por meio do uso de pesquisas dadas a especialistas na área. Para cada tarefa identificada, o SME seria questionado se o CHA é essencial, útil ou não relevante para a tarefa particular.

56.3 Vantagens

- Ajuda a assegurar que a intervenção tem como meta as tarefas e os CHAs relevantes.
- Fornece uma visão sistemática das tarefas que compõem o trabalho-alvo.
- Fornece várias metodologias que podem ser utilizadas para alcançar o estado final.
- Fornece a base para melhoria do desempenho de tarefas da equipe.

56.4 Desvantagens

- Métodos de solicitação de conhecimento são intensivamente trabalhosos.
- Requer o suporte de especialistas no domínio.
- É caro conduzir uma análise completa de tarefas em equipe (isto é, trabalho individual por tarefa, trabalho em equipe).
- Metodologia para a porção de trabalho em equipe não é estabelecida.
- Requer habilidade no desenvolvimento e/ou aplicação de métodos de solicitação de conhecimento.

56.5 Exemplo de *output*

Por favor, dê uma estimativa do grau no qual cada uma das dimensões de coordenação na Quadro 56.2 é necessária para um desempenho ótimo em cada tarefa dada à equipe. As estimativas devem ser dadas com a utilização de uma escala de classificação de 0 a 10, onde 0 indica que a dimensão não é necessária e 10 indica que a dimensão é constantemente necessária para o desempenho máximo.

56.6 Métodos relacionados

Os métodos relacionados à análise de tarefas em equipe incluem variações como a análise colaborativa de tarefas, que solicita e avalia holisticamente as informações de tarefa interpessoais e cognitivas (McNeese e Rentsch, 2001). A MARTT (metodologia de análise de requisitos de treinamento e tarefa) (Swezey et al., 1998) e a AMD (análise multifásica de desempenho) (Levine e Baker, 1990, 1991) também são procedimentos que incorporam a análise de tarefas em equipe. A MARTT é uma metodologia mais ampla, que incorpora a análise de tarefas em equipe para identificar áreas potenciais de aplicação para a utilização de simulação em redes de trabalho. A AMD é uma metodologia para análise de tarefas de múltiplos operadores e pode incorporar a análise de tarefas em equipe para informar requisitos de treinamento. Por fim, a análise cognitiva de tarefas é uma metodologia que está discutivelmente relacionada à análise de tarefas em equipe, no que ela capta a porção de conhecimento (Klein, 2000).

QUADRO 56.2 Definição de dimensões de coordenação

Dimensão de Coordenação	Definição
Comunicação	Inclui enviar, receber e acusar recebimento de informações entre membros da equipe
Consciência situacional (CS)	Refere-se a identificar a fonte e natureza de problemas, manter uma percepção acurada de sua localização em relação ao ambiente externo e detectar situações que requerem ação
Tomada de Decisões (TD)	Inclui identificar possíveis soluções para problemas, avaliar as consequências de cada alternativa, selecionar a melhor alternativa e reunir informações necessárias antes de chegar a uma decisão
Análise da missão (AM)	Inclui monitorar, designar e coordenar pessoal e recursos de materiais da equipe; priorizar tarefas; estabelecer metas e desenvolver planos para realizar os objetivos; criar planos de emergência
Liderança	Refere-se a direcionar atividades dos outros, monitorar e avaliar o desempenho dos membros da equipe, motivá-los e comunicar requisitos de missão
Adaptabilidade	Refere-se à capacidade de alterar o curso de ação sempre que necessário, manter comportamento construtivo sob pressão e se adaptar a mudanças internas ou externas
Assertividade	Refere-se à disposição de tomar decisões, demonstrar iniciativa e manter a posição até convencido do contrário pelos fatos
Coordenação total	Refere-se à necessidade geral de interação e coordenação entre os membros da equipe

Fonte: adaptado de Bowers, C.A., Morgan B.B., Jr., Salas, E., e Prince, C. (1993).

56.7 Normas e regulamentações

A análise de tarefas em equipe é uma metodologia nova e ainda não há padrões ou regulamentações publicadas.

56.8 Tempo aproximado de treinamento e de aplicação

A análise de tarefas em equipe é um procedimento novo. Então, há poucas estimativas sobre o tempo aproximado de treinamento. Em termos de tempo de aplicação, conduzir uma análise de tarefas em equipe é bastante trabalhoso porque duas análises de tarefas estão sendo completadas: uma identificando tarefas requerendo habilidades de trabalho individual por tarefa e uma identificando tarefas requerendo habilidades de trabalho em equipe. No entanto, esses procedimentos se sobrepõem em vários momentos. Em geral, cada vez que dados são coletados de um especialista da área, o tempo de aplicação é de cerca de 45 minutos a 1 hora. Bowers et al. (1993) relatou que com um subgrupo de 38 tarefas centrais a serem classificadas, os SMEs precisaram de aproximadamente 40 minutos. De modo semelhante, Bowers et al. (1994) relataram um tempo de cerca de 45 minutos ao classificar entre 42 e 56 itens em quatro escalas diferentes. É difícil fornecer um tempo total de aplicação porque o número de SMEs disponíveis tende a variar dependendo de restrições organizacionais.

56.9 Confiabilidade e validade

A análise de tarefas em equipe é um procedimento novo, então há poucos dados sobre a confiabilidade ou a validade do método. Além disso, muito da confiabilidade e da validade dessa metodologia é uma contingência da capacidade da pessoa em conduzir a análise e da disposição dos SMEs em contribuir. Bowers et al. (1993) verificou que autorrelatos de pilotos pareceram ser um método válido para obter dados de demanda de coordenação, no que os pilotos empregaram uma gama razoável ao responder a itens de tarefa, e o padrão geral de resultados foi consistente com opiniões de especialistas e com pesquisas anteriores. Resultados também indicaram que tarefas diferentes dentro de um trabalho-alvo requeriam níveis e tipos diferentes de trabalho em equipe (isto é, coordenação). Bowers et al. (1994) relatou baixa confiabilidade e validade quando índices-padrão para análise de tarefas individuais são aplicados à porção de trabalho em equipe da análise de tarefas em equipe. Estimativas relatadas de validade foram de 0,08 até 0,38, com a frequência de tarefa mostrando níveis significativamente mais baixos de confiabilidade e um índice composto (criticalidade da tarefa, importância de treinamento) produzindo os mais altos. Utilizando a metodologia MARTT, Swezey et al. (1998) relataram que ela parecia de fato discriminar entre tarefas que requeriam altos níveis de trabalho em equipe interno e externo. Por fim, os SMEs classificaram o sistema AMD como *user friendly*, eficiente e útil (Levine e Baker, 1990). Obviamente, mais trabalho precisa ser conduzido nesta área.

56.10 Ferramentas necessárias

As ferramentas necessárias para implementar uma análise de tarefas em equipe dependem das metodologias que são escolhidas para solicitar conhecimento de SMEs. Ferramentas comuns incluem papel e lápis, gravador de fitas e, em geral, um pacote estatístico para ajudar a analisar as informações reunidas.

Referências

Bowers, C.A., Morgan, B.B., Jr., Salas, E., and Prince, C. (1993), Assessment of coordination demand for aircrew coordination training, *Mil. Psychol.*, 5, 95–112.

Bowers, C.A., Baker, D.P., and Salas, E. (1994), Measuring the importance of teamwork: the reliability and validity of job/task analysis indices for team-training design, *Mil. Psychol.*, 6, 205–214.

Cannon-Bowers, J.A., Tannenbaum, S.I., Salas, E., and Volpe, C.E. (1995), Defining competencies and establishing team training requirements, in *Team Effectiveness and Decision Making in Organizations*, Guzzo, R. and Salas, E., Eds., Jossey-Bass, San Francisco, pp. 333–380.

Dyer, J. (1984), Team research and training: a state-of-the-art review, in *Human Factors Review: 1984*, Muckler, F.A., Ed., Human Factors Society, Santa Monica, CA, pp. 285–323.

Fleishman, E.A. and Zaccaro, S.J. (1992), Toward a taxonomy of team performance functions, in *Teams: Their Training and Performance*, Swezey, R.W. and Salas, E., Eds., Ablex, Norwood, NJ, pp. 31–56.

Franz, T.M., Prince, C., Cannon-Bowers, J.A., and Salas, E. (1990), The identification of aircrew coordination skills, in *Proceedings of the 12th Annual Department of Defense Symposium*, U.S. Air Force Academy, Colorado Springs, CO, pp. 97–101.

Glickman, A.S., Zimmer, S., Montero, R.C., Guerette, P.J., Campbell, W.S., Morgan, B.B., Jr., and Salas, E. (1987), The Evolution of Teamwork Skills: An Empirical Assessment with Implications for Training, tech report 87-016, Naval Training Systems Center, Orlando, FL.

Goldstein, I.L. (1993), *Training in Organizations: Needs Assessment, Development, and Evaluation*, 3rd ed., Brooks/Cole Publishing, Pacific Grove, CA.

Goldstein, I.L. and Ford, K.J. (2002), *Training in Organizations: Needs Assessment, Development, and Evaluation*, 4th ed., Brooks/Cole Publishing, Pacific Grove, CA.

Klein, G. (2000), Cognitive task analysis of teams, in *Cognitive Task Analysis*, Schraagen, J.M. and Chipman, S.F., Eds., Lawrence Erlbaum Associates, Mahwah, NJ, pp. 417–429.

Levine, E.L. (1983), *Everything You Always Wanted To Know about Job Analysis*, Mariner, Tampa, FL.

Levine, E.L. and Baker, C.V. (1990), Team Task Analysis for Training Design: A Procedural Guide to the Multiphase Analysis of Performance (MAP) System and a Tryout of the Methodology, contract DAAL03-86-D-001, Scientific Services Program, funded by Army Research Office.

Levine, E.L. and Baker, C.V. (1991), Team task analysis: a procedural guide and test of the methodology, in *Methods and Tools for Understanding Teamwork: Research with Practical Implications?* Salas, E., Chair, Proceedings of Sixth Annual Conference for the Society of Industrial and Organizational Psychology, St. Louis, MO.

McNeese, M.D. and Rentsch, J.R. (2001), Identifying the social and cognitive requirements of teamwork using collaborative task analysis, in *New Trends in Cooperative Activities: Understanding System Dynamics in Complex Environments*, McNeese, M., Salas, E., and Endsley, M., Eds., Human Factors and Ergonomics Society, San Diego, CA, pp. 96–113.

Sanchez, J.I. and Levine, E.L. (1989), Determining important tasks within jobs: a policy-capturing approach, *J. Appl. Psychol.*, 74, 336–342.

Smith-Jentsch, K.A., Zeisig, R.L., Acton, B., and McPherson, J.A. (1998), Team dimensional training: a strategy for guided team self-correction, in *Making Decisions under Stress: Implications for Individual and Team Training*, Cannon-Bowers, J.A. and Salas, E., Eds., American Psychological Association, Washington, D.C., pp. 271–297.

Stevens, M.J. and Campion, M.A. (1994), The knowledge, skill, and ability requirements for teamwork: implications for human resource management, *J. Manage.*, 20, 503–530.

Swezey, R.W., Owens, J.M., Bergondy, M.L., and Salas, E. (1998), Task and training requirements analysis methodology (TTRAM): an analytic methodology for identifying potential training uses of simulator networks in teamwork intensive task environments, *Ergonomics*, 41, 1678–1697.

57

Carga de trabalho em equipe

Clint A. Bowers
Universidade da Flórida Central

Florian Jentsch
Universidade da Flórida Central

57.1 *Background* e aplicações

A proliferação de equipes no local de trabalho pode ser atribuída à crescente complexidade de várias tarefas de trabalho. Os requisitos de muitos sistemas de trabalho modernos simplesmente excedem os recursos possuídos por indivíduos. Portanto, múltiplos operadores são utilizados para conseguir o que indivíduos não conseguem. Quando esses trabalhadores compartilham uma meta comum e trabalham de maneira interdependente na direção daquela meta, eles são considerados uma equipe.

A carga de trabalho para equipes, assim como para indivíduos, pode ser considerada um índice dos recursos disponíveis possuídos por ela em relação às demandas. Em ambos os casos, presume-se que o desempenho deteriora quando as demandas excedem os recursos disponíveis.

Deve-se tomar cuidado, no entanto, em estender o construto de carga de trabalho individual para equipes. Como apontado por Bowers et al. (1997), indivíduos em equipes são confrontados com algo semelhante a uma situação de tarefa dupla. Isto é, eles devem não apenas realizar seus deveres individuais relacionados à tarefa, mas também atender às demandas de coordenação de equipe, como a comunicação entre os membros, a coordenação de recursos, dar assistência uns aos outros e assim por diante. Portanto, a capacidade de carga de trabalho geral de uma equipe não é quase certamente a soma dos recursos relacionados à tarefa de membros individuais. Em vez disso, cada membro adicionado à equipe traz consigo não apenas recursos adicionais, mas também representa um custo de processo. Sendo assim, a meta para a medição da carga de trabalho em equipe é estimar a capacidade de uma equipe, tendo em mente a carga de trabalho associada aos processos de equipe requeridos para realizar a tarefa geral.

57.2 Procedimento

Deve-se notar, desde o princípio, que a medição da carga de trabalho em equipe recebeu pouquíssima atenção de pesquisas. Isto é de se lamentar, dada a complexidade do assunto. Há uma variedade de assuntos que devem ser avaliados antes que se possa expressar confiança em uma estimativa de carga de trabalho em equipe.

Tendo dito isso, parece que o índice de carga de tarefa (TLX) da NASA é a melhor das medidas existentes de carga de trabalho para equipes. No entanto, a ótima realização da medida é um pouco diferente para equipes do que é para indivíduos. Os excelentes resultados foram obtidos quando pesquisadores pediram a cada indivíduo da equipe que classificassem suas próprias cargas de trabalho utilizando a forma tradicional de medida, bem como uma avaliação subjetiva da carga de trabalho geral da equipe usando uma forma adaptada da medida.

A abordagem foi validada diante de uma diminuição do desempenho da equipe em uma manipulação de carga de trabalho média *vs.* alta (Urban et al., 1995). Com base nessa abordagem, o valor de carga de trabalho mais baixo obtido entre os indivíduos foi o melhor fator de previsão do desempenho geral de uma equipe. Isto é, quanto mais alto o nível de carga de trabalho do membro da equipe com menor carga, mais baixo foi o desempenho da equipe como um todo.

Dois fatores de previsão do desempenho de equipe adicionais e significativos também foram identificados, embora eles não fossem fatores de previsão tão fortes quanto a carga de trabalho do membro da equipe com a menor carga: (1) o nível mais alto de carga de trabalho encontrado entre os indivíduos e (2) a média da carga de trabalho subjetiva da equipe. Novamente, níveis mais altos de carga de trabalho entre o membro da equipe com carga de trabalho mais alta e níveis mais altos de carga de trabalho em equipe subjetiva estavam associados a um desempenho de equipe mais baixo. É importante notar, no entanto, que essas relações não foram validadas do outro lado da curva carga de trabalho-desempenho, ou seja, não houve comparação entre os níveis baixo e médio da carga de trabalho neste estudo.

57.3 Vantagens

- Fornece uma estimativa de capacidade geral de equipe.
- Alavanca as abordagens das medições existentes.
- Não é oneroso.

57.4 Desvantagens

- Não fornece estimativas separadas para trabalho em equipe *vs.* trabalho individual por tarefa.
- Incômodo.
- Percebido por sujeitos como redundante.

57.5 Métodos relacionados

Uma abordagem comum para medir a carga de trabalho envolve o uso de paradigmas de tarefas secundárias. Com base nessa abordagem, a carga de trabalho é estimada pela observação do decréscimo no desempenho de uma tarefa secundária adicionada à atividade primária da equipe à medida que os níveis de carga de trabalho mudam. No entanto, esse método raramente foi utilizado com as equipes. Isto pode ser devido à complexidade inerente a tarefas em equipe, que pode excluir a utilização de abordagens de tarefas secundárias. Os poucos estudos que tentaram esse método foram decepcionantes. Por exemplo, Bowers et al. (1992) verificaram que ele era sensível à carga de trabalho imposta por apenas uma das três tarefas secundárias adicionadas a uma tarefa de equipe de recursos distribuídos.

57.6 Tempo aproximado de treinamento e de aplicação

O NASA TLX é fácil de administrar e usar (ver Capítulo 39, Carga de Trabalho Mental). As medidas individuais e de equipe levam cerca de dez minutos cada. A pontuação do TLX não é intuitiva, mas o modelo de pontuação é fácil de seguir.

57.7 Confiabilidade e validade

A confiabilidade do TLX é aceitável para indivíduos, mas não foi avaliada em ambientes de equipe. As estimativas subjetivas de carga de trabalho têm demonstrado confiabilidade apenas moderada, e não é provável que tais estimativas sejam muito melhores em aplicação de equipe. Na verdade, é provável que elas sejam piores.

A validade dessas abordagens tem sido avaliada na maioria das vezes por sua capacidade de prever decréscimos de desempenho. As medidas subjetivas de carga de trabalho em equipe têm sido eficazes neste sentido em ambientes como controle de tráfego aéreo (Bailey e Thompson, 2000) e controle de processo (Sebok, 2000). No entanto, nem o TLX, nem outras medidas subjetivas previram desempenho de equipe em uma tarefa simulada de voo (Thornton et al., 1992).

Referências

Bailey, L.L. and Thompson, R.C. (2000), The effects of performance feedback on air traffic control team coordination: a simulation study, DOT-FAA-AM-00-25, FAA Office of Aviation Medicine Reports, Washington, D.C.

Bowers, C.A., Urban, J.M., and Morgan, B.B., Jr. (1992), The Study of Crew Coordination and Performance in Hierarchical Team Decision Making, Team Performance Laboratory Technical Report 92-1, University of Central Florida, Orlando, FL.

Bowers, C.A., Braun, C.C., and Morgan, B.B., Jr. (1997), Team workload: its meaning and measurement, in *Team Performance Assessment and Measurement: Theory, Research, and Applications*, Brannick, M.T., Salas, E., and Prince, C., Eds., Lawrence Erlbaum Associates, New York.

Sebok, A. (2000), Team performance in process control: influences of interface design and staffing levels, *Ergonomics*, 43, 1210–1236.

Thornton, C., Braun, C.C., Bowers, C.A., and Morgan, B.B., Jr. (1992), Automation effects in the cockpit: a low-fidelity investigation, in *Proceedings of the 36th Annual Meeting of the Human Factors Society*, Human Factors Society, Santa Monica, CA, pp. 30–34.

Urban, J.M., Bowers, C.A., Monday, S.D., and Morgan, B.B., Jr. (1995), Workload, team structure, and communication in effective team performance, *Mil. Psychol.*, 7, 123–135.

58

Análise de rede de trabalho social

James E. Driskell
Florida Maxima Corporation

Brian Mullen
Universidade de Siracusa

58.1 *Background* e aplicações

Uma rede de trabalho social é um conjunto de entidades ou atores (como membros de um corpo médico, uma sala de aula, uma célula terrorista ou um conjunto de organizações) que possuem algum tipo de relação uns com os outros. A análise de rede de trabalho social é um método para analisar relacionamentos entre entidades sociais. Embora as raízes da análise de rede de trabalho social remontem aos primeiros trabalhos em sociometria (Moreno, 1934) e à teoria dos gráficos (Harary et al., 1965), ela emergiu no século passado como um método extensivo de análise utilizado nas ciências sociais e comportamentais, nas ciências políticas, na economia, na pesquisa em saúde, comunicações e engenharia (Scott, 1991; Wasserman e Faust, 1994).

A análise de rede de trabalho social é um conjunto de procedimentos – técnicas matemáticas e gráficas – que usam índices de relação entre entidades para representar estruturas sociais de maneira compacta e sistemática. Há várias metas gerais para a análise da rede de trabalho. A primeira meta é representar os relacionamentos de interesse visualmente na forma de rede de trabalho ou gráfico, e exibir informações de uma maneira que permita ao usuário ver as relações entre os atores inseridos na rede de trabalho geral. Uma segunda meta é examinar as propriedades básicas dos relacionamentos em uma rede de trabalho, tais como a densidade, a centralidade e o prestígio. Uma terceira meta é testar as hipóteses com relação à estrutura de conexões entre os atores. A análise de rede de trabalho social pode examinar os efeitos que relacionamentos possuem na limitação ou melhoria do comportamento individual ou da eficiência de rede de trabalho. Uma grande vantagem dessa abordagem é que ela foca nas relações entre atores inseridos em seu contexto social.

58.2 Procedimento

A análise de rede de trabalho social pode ser conduzida em quatro passos: (1) definir a rede de trabalho, (2) medir relações, (3) representar relacionamentos e (4) analisar relacionamentos.

58.2.1 Primeiro passo: Definir a rede de trabalho

O primeiro passo na condução de uma análise de rede de trabalho social é definir a rede de trabalho ou população a ser estudada. As regras de associação, que determinam se um ator deve ser incluído em uma rede de trabalho, são definidas ao se verificar se o ator se encaixa em alguma fronteira ou não. Algumas redes de trabalho, como alunos em uma sala de aula, podem ter fronteiras preexistentes bem definidas. Outras redes de trabalho, como de usuários de um quadro de avisos computadorizado, não são tão facilmente circunscritas. Em geral, o pesquisador está interessado em estudar todos os membros de uma dada rede de trabalho, representando uma análise de rede de trabalho completa ou inteira. No entanto, há estratégias para fazer amostragem com base em uma população maior. Por exemplo, em uma amostra de rede de trabalho egocêntrico, pediu-se a um grupo de indivíduos que fornecessem uma lista das pessoas com as quais eles estavam ligados por meio do relacionamento em questão, e esta lista pode definir a rede de trabalho a ser estudada.

58.2.2 Segundo Passo: Medir relações

O pesquisador deve determinar que relacionamentos devem ser medidos para a rede de trabalho que foi definida. Atores podem ser definidos por qualquer número de relacionamentos. Tipos amplos de relacionamentos que podem ser investigados por pesquisadores incluem relações afetivas (por ex.: respeitar, gostar), papéis (por ex.: pais, supervisor), interações (por ex.: comunicação), transferência de recursos (por ex.: materiais de trabalho) e relações ambientais (por ex.: proximidade). O pesquisador seleciona que relacionamentos estudar com base na relevância para a questão de pesquisa colocada e em interesses teóricos do pesquisador.

Dados sobre um relacionamento de interesse podem ser coletados por qualquer número de meios, incluindo pesquisas, questionários, entrevistas, observação direta ou registros arquivados. Eles podem ser coletados em um nível de medição nominal, ordinal ou de intervalo. O método mais comum para se medir um relacionamento é a forma binária, codificada como 0 se o relacionamento está ausente e 1 se o relacionamento está presente. Níveis mais avançados de medição permitem ao pesquisador medir a força ou intensidade dos relacionamentos (como contagens do número de contatos interpessoais) e permitem a utilização de uma estrutura mais sofisticada de abordagens estatísticas. Embora os dados binários representem uma perda de informações relativas a medidas ordinais ou de intervalo, muitos algoritmos comuns em análise de rede de trabalho são projetados para dados binários simples.

58.2.3 Terceiro passo: Representar relacionamentos

As redes de trabalho sociais podem ser representadas como matrizes ou gráficos. Uma matriz de rede de trabalho é uma estrutura quadrática de medições, como ilustrado na Tabela 58.1, que apresenta duas redes simples de cinco pessoas; essas redes de trabalho representam a presença ou ausência de ligações de comunicação entre os atores. Os dados para elas são dispostos em uma matriz de 5 × 5, com as linhas e colunas representando os nós dentro da rede de trabalho e com as células indicando a presença (1) ou ausência (2) de uma ligação entre os nós.

TABELA 58.1 Matrizes para duas redes de trabalho sociais

Rede de Trabalho A							Rede de Trabalho B					
	A	**B**	**C**	**D**	**E**			**A**	**B**	**C**	**D**	**E**
A	-	0	1	0	0		**A**	-	1	1	0	1
B	0	-	1	0	0		**B**	1	-	1	0	0
C	1	1	-	1	1		**C**	1	1	-	1	1
D	0	0	1	-	0		**D**	0	0	1	-	1
E	0	0	1	0	-		**E**	1	0	1	1	-

Embora a Tabela 58.1 apresente toda a informação requerida para a análise dessas redes simples, essa mesma informação pode ser representada graficamente, como mostrado na Figura 58.1. Nela, os nós representam atores e as linhas representam o relacionamento entre pares de atores. Os gráficos simples mostrados na Figura 58.1 permitem que o pesquisador visualize mais prontamente os relacionamentos entre os atores e a estrutura geral da rede de trabalho. Gráficos mais elaborados podem ser utilizados para representar outras dimensões. Por exemplo, as relações na Figura 58.1 são não direcionadas, o que significa que o relacionamento da pessoa A para a pessoa B é o mesmo que o relacionamento da pessoa B para a pessoa A. Relacionamentos como "é relacionado a" ou "está em contato com" são necessariamente simétricos. Em contraste, relacionamentos direcionados são não simétricos. Por exemplo, a pessoa A pode ser o supervisor da pessoa B, mas B não é o supervisor de A. Note que, quando relacionamentos direcionados são estudados, dados podem ser registrados na matriz com os nós de linhas "levando a ação" para os nós das colunas. Portanto, na matriz de rede de trabalho A mostrada na Tabela 58.1, se a pessoa A supervisiona a pessoa B, uma entrada de linha para a pessoa A refletiria esse relacionamento com B, e uma entrada de linha para a pessoa B refletiria a falta de um relacionamento de supervisão com A. Os gráficos podem incorporar linhas com setas para representar relacionamentos direcionados. Relacionamentos valorizados (que variam em intensidade ou força) também podem ser representados. Se os relacionamentos estudados são valorizados, e não binários, as linhas no gráfico podem ter valores anexados, e as células na matriz conterão valores outros que não 0 ou 1.

58.2.4 Quarto passo: Analisar relacionamentos

As redes de trabalho de comunicação, como descrito na Figura 58.1, podem servir como um modelo eficaz de troca de informações nas equipes em sistemas de telecomunicação, de sistemas de comunicação mediados por computador ou de organizações estruturadas hierarquicamente. As redes de trabalho podem diferir em termos de propriedades estruturais básicas. Por exemplo, pesquisas antigas (Bavelas, 1950; Shaw, 1955) indicaram que era mais provável que indivíduos em uma posição mais central na rede de trabalho emergissem como líderes de grupo, engajassem-se na tarefa do grupo e tivessem um desempenho mais eficiente. Os pesquisadores identificaram três componentes distintos de centralidade de rede de trabalho: centralidade por grau (*degree*), ou seja, o número de outras posições na rede de trabalho em contato direto com uma dada posição; centralidade por intermediação (*betweenness*), ou seja, a frequência com a qual uma posição cai entre pares de outras posições na rede de trabalho; e centralidade por proximidade (*closeness*), ou seja, o quanto uma posição está próxima de todas as outras posições. Grau, intermediação e proximidade medem diferentes facetas do mesmo construto geral, "centralidade", e normalmente estão inter-relacionados. No entanto, esses componentes de centralidade são distintos. A proximidade é o componente da centralidade considerado nos estudos sociopsicológicos originais de centralidade da comunicação de rede de trabalho (Bavelas, 1950; Shaw, 1955). Todavia, Mullen et al. (1991) verificaram que a intermediação é o fator independente mais poderoso de previsão de desempenho de equipe.

Grau, intermediação e proximidade podem ser usados para caracterizar a centralidade de uma posição particular dentro de uma dada rede de trabalho (centralidade posicional) ou a centralidade de uma rede de trabalho de comunicação como um todo (centralidade de rede de trabalho). Para propósitos ilustrativos, derivamos esses três índices de centralidade para as redes de trabalho mostradas na Figura 58.1. Esses índices, em forma padronizada, vão de 0,00 (baixa centralidade) até 1,00 (alta centralidade). A importância de padronizar esses índices de centralidade está no fato de que um número representando centralidade será comparável de um ambiente a outro, a despeito do número de posições na rede de trabalho.

Até com esses gráficos simples é fácil discernir algumas propriedades básicas dessas redes de trabalho. Por exemplo, a posição C ocupa a posição mais central nas duas redes de trabalho e esperaríamos, portanto, que C fosse mais passível de emergir como um líder e de participar mais em atividades do grupo. A posição C tem o número máximo de canais abertos a ela (grau); cai entre o número máximo de outras posições na rede de trabalho (intermediação); e está localizada na menor distância possível de todas as outras posições na rede de trabalho (proximidade). Na rede de trabalho B, as posições B e D são as menos centrais de acordo com todos os três índices de centralidade, e é provável que as pessoas B e D estejam menos envolvidas na atividade do grupo. Estas posições periféricas possuem menos canais abertos a elas (grau); elas caem entre menos pares de posições na rede de trabalho (intermediação); e elas estão localizadas a maiores distâncias de todas as outras posições na rede de trabalho (proximidade).

Em termos de centralidade de rede de trabalho, verificamos que a rede de trabalho A exibe uma centralidade mais alta do que a rede de trabalho B de acordo com todos os três índices e, portanto, espera-se que a rede de trabalho A exiba o desempenho de tarefa mais eficiente. Podemos calcular a densidade da rede de trabalho dividindo a soma de todos os laços na rede de trabalho pelo número de laços possíveis. Para a rede de trabalho A, a soma de todos os laços é 8 (a soma das entradas de células na Tabela 58.1) e o número de laços possíveis é 20; portanto, a densidade é de 0,40. Para a rede de trabalho B, a soma de todos os laços é 14 e o número de laços possíveis é de 20; portanto, a densidade é de 0,70. Sendo assim, a rede de trabalho B é mais densa do que a rede de trabalho A, e nós esperaríamos taxas mais altas de participação de todos os membros na rede de trabalho B do que na rede de trabalho A.

Deve-se reconhecer que esses exemplos são extremamente simplificados e diretos. As redes de trabalho reais de comunicação de equipes são muito maiores, menos simétricas, mais complexas e mais heterogêneas por uma ordem de grandeza, comparadas às redes de trabalho simples utilizadas para ilustração aqui.

58.3 Vantagens

- Permite análise de atores inseridos em um contexto social.
- Aplicável em um extenso âmbito de ambientes nos quais interações e relacionamentos individuais, de equipe ou organizacionais, são salientes, desde aconselhamentos (Koehly e Shivy, 1998) até comunicações mediadas por computador (Garton et al., 1997).
- Apoia múltiplos níveis de análise (por ex.: indivíduos inseridos em equipes, equipes inseridas em organizações etc.).

58.4 Desvantagens

- A coleta de dados pode ser intensivamente trabalhosa, tanto para redes de trabalho completas, nas quais o pesquisador faz a coleta de dados sobre os membros de uma rede definida, como para redes de trabalho egocentradas.
- É geralmente difícil identificar as fronteiras da rede de trabalho sob estudo.
- Os estudos de rede de trabalho estão sujeitos a preocupações semelhantes às de outros tipos de investigações no que diz respeito à metodologia de coleta de dados. Essas preocupações incluem dados autorrelatados, em que se pode pedir àqueles que respondem que forneçam informações complexas e detalhadas, sendo que pode haver dificuldade em recordar.
- A dependência dos dados viola suposições de testes estatísticos padrão, abordados atualmente pelo advento de testes baseados em permutação.

58.5 Exemplo de *output*

Rede de trabalho A	Posição	Grau	Posição	Proximidade
Círculo 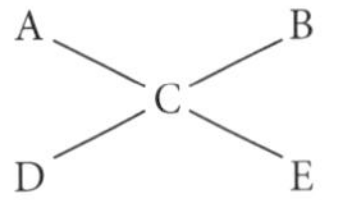	A	0,25	0,00	0,57
	B	0,25	0,00	0,57
	C	1,00	1,00	1,00
	D	0,25	0,00	0,57
	E	0,25	0,00	0,57
	Rede de trabalho A	1,00	1,00	1,00
Rede de trabalho B				
Círculo com duas barras 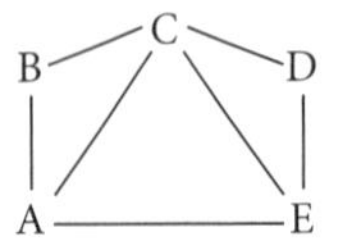	A	0,75	0,08	0,80
	B	0,50	0,00	0,67
	C	1,00	0,33	1,00
	D	0,50	0,00	0,67
	E	0,75	0,08	0,80
	Rede de trabalho B	0,50	0,29	0,62

Figura 58.1 Gráficos de duas redes sociais de trabalho.

58.6 Métodos relacionados

Há um grande número de abordagens alternativas para operacionalização de outros aspectos estruturais de grupos. Outras abordagens incluem a de Mullen (1983, 1991) para operacionalizar os efeitos do tamanho relativo do grupo, a teoria de impacto social de Latane (1981) e a consideração sociológica macroestrutural de contato intergrupo de Blau e Schwartz (1997).

58.7 Normas e regulamentações

Não há padrões e regulamentações aplicáveis à análise de rede de trabalho social.

58.8 Tempo aproximado de treinamento e de aplicação

Há organizações (por ex.: International Network for Social Network Analysis) e revistas (por ex.: *Social Networks*) devotadas à análise de rede de trabalho que podem fornecer treinamento informal para o principiante. Há, ainda, textos abrangentes sobre o assunto (por ex.: Scott, 1991; Wasserman e Faust, 1994). Os programas de *software* mais importantes, como o UCINET, oferecem manuais de usuário e ajuda *on-line*.

58.9 Confiabilidade e validade

Os dados empregados na análise de rede de trabalho incluem uma variedade de medidas objetivas e subjetivas. Esses dados estão sujeitos às mesmas preocupações psicométricas, incluindo confiabilidade e validade, como outros dados científicos comportamentais.

58.10 Ferramentas necessárias

Pacotes de *software* para análise de rede de trabalho incluem o UCINET (Borgatti et al., 2002) e o STRUCTURE (Burt, 1991).

Referências

Bavelas, A. (1950), Communication patterns in task oriented groups, *J. Acoustical Soc. Am.*, 22, 272–283.

Blau, P.M. and Schwartz, J.E. (1997), *Crosscutting Social Circles: Testing a Macrostructural Theory of Intergroup Relations*, Transactions, New Brunswik, NJ.

Borgatti, S.P., Everett, M.G., and Freeman, L.C. (2002), *UCINET for Windows*, Analytic Technologies, Harvard, MA.

Burt, R.S. (1991), *STRUCTURE*, Columbia University, Center for the Social Sciences, New York.

Garton, L., Haythornthwaite, C., and Wellman, B. (1997), Studying online social networks, *J. Comput. Mediated-Commun.*, 3; available on-line at http://www.ascusc.org/jcmc/vol3/issue1/garton.html.

Harary, F., Norman, R.Z., and Cartwright, D. (1965), *Structural Models: An Introduction to the Theory of Directed Graphs*, Wiley, New York.

Koehly, L.M. and Shivy, V.A. (1998), Social network analysis: a new methodology for counseling research, *J. Counseling Psychol.*, 45, 3–17.

Latane, B. (1981), The psychology of social impact, *Am. Psychologist*, 36, 343–356.

Moreno, J.L. (1934), *Who Shall Survive?* Beacon Press, Beacon, NY.

Mullen, B. (1983), Operationalizing the effect of the group on the individual: a self-attention perspective, *J. Exp. Soc. Psychol.*, 19, 295–322.

Mullen, B. (1991), Group composition, salience, and cognitive representation: the phenomenology of being in a group, *J. Exp. Soc. Psychol.*, 27, 297–323.

Mullen, B., Johnson, C., and Salas, E. (1991), Effects of communication network structure: components of positional centrality, *Soc. Networks*, 13, 1–17.

Scott, J. (1991), *Social Network Analysis: A Handbook*, Sage, London.

Shaw, M.E. (1955), A comparison of two types of leadership in various communication nets, *J. Abnormal Soc. Psychol.*, 50, 127–134.

Wasserman, S. and Faust, K. (1994), *Social Network Analysis: Methods and Applications*, Cambridge University Press, New York.

Métodos ambientais

59

Alan Hedge
Universidade de Cornell

Métodos ambientais

Esta seção do manual lida com condições ambientais. As informações sobre cada assunto são apresentadas em um formato diferente das outras seções do manual porque cada área/assunto engloba múltiplos métodos, e nenhum método é favorecido ou completo. Portanto, cada capítulo faz uma revisão dos principais métodos e considerações metodológicas para seleção e utilização na área/assunto abordado. Consequentemente, cada uma das contribuições apresenta o raciocínio por trás dos principais métodos que estão disponíveis e dá conselhos sobre assuntos a considerar na escolha e na aplicação dos vários métodos, em vez de tentar descrever cada método em detalhe ou selecionar apenas um. Cada capítulo também fornece orientação a respeito de onde procurar informações metodológicas adicionais.

Na primeira metade do século XX, os estudos sobre o impacto da modificação das condições ambientais físicas no trabalho ajudaram a estabelecer a base para a emergência da disciplina da ergonomia. Desde o princípio dessa disciplina, ergonomistas perceberam que nossa capacidade de realizar trabalho está inextricavelmente ligada às condições ambientais do local de trabalho. O corpo humano possui mecanismos fisiológicos adaptáveis que nos permitem tolerar diversas condições ambientais físicas, mas isso geralmente tem um custo para o corpo. Quando as condições excedem as capacidades dos mecanismos corporais adaptativos, o desempenho e a saúde sofrem uma deterioração e, em situações extremas, tais condições podem ser até fatais. Esta seção não trata da totalidade dos agentes ambientais, excluindo os riscos óbvios, como radiação ionizante. Em vez disso, ela traz considerações ergonômicas para aqueles fatores ambientais mais encontrados em um local de trabalho e (b) os impactos que podem ter sobre o desempenho e bem-estar humano. Esta seção também trata daquelas condições que podem surgir em locais de trabalho terrestres normais; ela não aborda tópicos singulares, encontrados em ambientes extremos, como em mergulho em águas profundas ou no espaço.

A meta do *design* ergonômico do local de trabalho é criar condições ambientes predominantes que sejam confortáveis, aceitáveis e que não comprometam o desempenho no trabalho ou a saúde do trabalhador. Em algumas situações, esse *design* envolve modificar as características físicas do ambiente de trabalho, por ex.: fornecendo luz suficiente, ao passo que em outras situações envolve modificar o comportamento do trabalhador para regular exposições, por ex.: minimizar o estresse do calor. Como tal, o *design* ergonômico dos ambientes pode ser pensado como sendo a ciência da moderação, porque tenta criar exposições sustentadas que caem dentro do âmbito regulador dos processos fisiológicos do corpo (Figura 59.1). No entanto, ergonomistas raramente têm responsabilidade completa pela criação das condições ambientais de trabalho. Os ambientes modernos de trabalho são construídos para atender a diversos padrões de saúde e segurança para condições térmicas, visuais e auditivas adequadas, entre outras. As modificações que ergonomistas podem fazer têm de se harmonizar com os requisitos desses vários padrões. Para ser bem-sucedido, o ergonomista deve, ainda, trabalhar com outros profissionais que se especializam na criação de aspectos específicos do local físico de trabalho, como engenheiros de ventilação, engenheiros de iluminação, engenheiros acústicos, profissionais da saúde, segurança, arquitetos e *designers*. Em tais interações, o ergonomista pode ter dois papéis importantes: um envolve o estabelecimento das condições ambientais limítrofes para um desempenho humano aceitável; o segundo envolve levar uma perspectiva de sistema para o processo de *design* para avaliar a reciprocidade entre as diferentes condições ambientais projetadas e a natureza das tarefas de trabalho, a tecnologia do trabalho e as características dos trabalhadores.

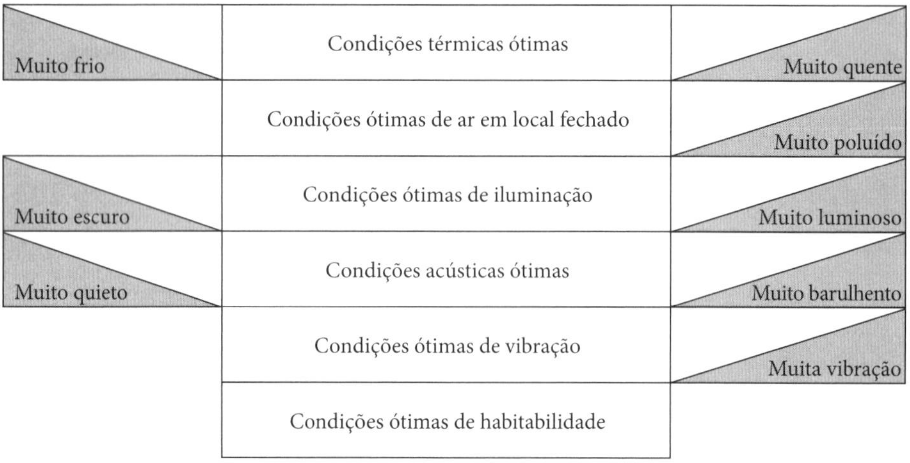

Figura 59.1 *Design* ergonômico das condições do ambiente de trabalho.

Avaliar o ambiente físico pode ser uma tarefa complexa. As decisões têm de ser tomadas sobre quais variáveis medir, onde e quando fazer medidas, que instrumentos utilizar e como utilizá-los, e como interpretar e combinar medidas objetivas de condições junto a relatos subjetivos de condições. Está além do escopo desta seção apresentar detalhes sobre instrumentos e técnicas de medidas. Em vez disso, os métodos descritos aqui dão aos ergonomistas orientação sobre como conduzir avaliações ambientais, o que procurar, que armadilhas evitar.

O primeiro capítulo nesta seção (Capítulo 60) considera a temperatura do ambiente. Nós somos organismos homeotérmicos e nossos sistemas termorregulatórios, tanto fisiológico como comportamental, permitem que nos adaptemos em amplas condições climáticas. Para aumentar as nossas capacidades fisiológicas, usamos vestimentas, como uma pele artificial para regular o isolamento térmico: quando sentimos frio, podemos vestir roupas; quando sentimos calor, nós podemos tirá-las. Também usamos fontes artificiais de calor, como fogueiras, e fontes frias, como ar-condicionado. No entanto, a medição do ambiente térmico é mais complicado do que simplesmente quantificar a temperatura do ar. Várias medidas e métodos são requeridos para caracterizar de maneira adequada as condições térmicas em termos de seu impacto sobre o equilíbrio de calor do corpo humano. Mas simplesmente quantificar as condições não fornece orientação sobre o que é seguro e aceitável no local de trabalho. Os vários índices de estresse por frio e de estresse por calor que foram desenvolvidos nos últimos cinquenta anos são revisados nos Capítulos 61 e 62, respectivamente, e aqueles que melhor permitem a previsão dos limites da resistência humana em condições de trabalho frias ou quentes são apresentados.

Manter as condições ambientais dentro desses extremos de temperatura é crítico para a capacidade de realizar trabalho com sucesso. Felizmente, a maior parte do trabalho acontece em locais fechados, a maior parte da força de trabalho moderna raramente chega a experimentar condições climáticas extremas de trabalho, se é que isto acontece. Ainda, com as mudanças dramáticas na natureza no local de trabalho nos últimos cinquenta anos, passar de uma base de trabalho industrial pesada para uma base de trabalho de conhecimento e industrial leve, o número de trabalhadores expostos a condições térmicas extremas no local de trabalho diminuiu substancialmente. O foco de muitos trabalhos recentes sobre condições térmicas tem sido tentar determinar condições ótimas de conforto e desempenho. O Capítulo 63 discute o conceito de conforto térmico e os métodos para aferir isto.

Ao longo do último século, a natureza do local de trabalho e nossos padrões comportamentais associados mudaram. Nos dias de hoje, passamos a maior parte do nosso tempo em ambientes artificiais. Moramos em casas, estudamos em escolas, trabalhamos em escritórios e fábricas, vamos e voltamos para o trabalho em carros, ônibus ou trens, voamos em aviões, fazemos compras em *shopping centers* etc. Estudos com registros em diário de residentes nos EUA mostram que a pessoa típica fica em locais fechados por mais de 90% do dia.

Os últimos 25 anos viram a elevação no interesse pelo estudo do impacto da qualidade do ar em locais fechados sobre a saúde e o desempenho humanos. O espectro moderno de armas terroristas químicas e biológicas também aumentou a consciência e a compreensão a respeito das necessidades humanas por um ar saudável. Nossa percepção de condições térmicas também afeta nossos julgamentos da qualidade do ar em locais fechados. Além disso, as características térmicas do ar causam impactos sobre os efeitos de muitos poluentes, em especial os compostos orgânicos voláteis (Capítulo 64), e sobre o crescimento de micro-organismos em locais fechados, como bactérias e fungos (Capítulo 65), que podem ter efeitos irritantes, alergênicos, tóxicos e até fatais. Condições térmicas também causam impactos sobre nosso olfato, que é uma das primeiras linhas de defesa do corpo contra qualidade do ar potencialmente perigosa. Há métodos padronizados de testes para muitas centenas de gases, vapores ou partículas inorgânicas aéreas em locais fechados, e em vez de selecionar um punhado deles, a atenção foi focalizada em como conduzir uma investigação de qualidade do ar em locais fechados de um local de trabalho e que tipos de instrumentos e métodos de amostragem podem ser usados. De maneira semelhante, há muitos milhares de organismos perigosos que podem nos afetar de modo adverso em locais fechados, e o tópico sobre contaminantes biológicos nos dá uma visão geral das questões metodológicas principais, assim como uma orientação útil sobre o que pode constituir um meio ambiente aceitável.

Métodos de olfatometria são apresentados no Capítulo 66. Nosso sentido do olfato encorajará ou desencorajará certos comportamentos. Podemos usar desodorantes para diminuir a chance de emitir bioefluentes desagradáveis; podemos usar fragrâncias para criar odores mais agradáveis; e podemos usar odores desagradáveis tanto como uma advertência, como para adicionar uma substância odorífera ao gás natural, de forma que os vazamentos possam ser sentidos, ou até para repelir pessoas e desestimular certos comportamentos. De fato, no futuro, o uso de odores desagradáveis pode provar ser uma estratégia não letal bem-sucedida de controle de multidões.

Embora o cheiro seja o mais primitivo dos quatro sentidos, os seres humanos são predominantemente organismos visuais, e estima-se que cerca de 80% da capacidade do cérebro de processar informações seja graças à criação do nosso mundo visual pessoal. Presumindo que possuímos uma visão normalmente corrigida, a capacidade de ver depende da luz disponível no ambiente. Desde a introdução da lâmpada elétrica por Edison, a iluminação artificial permeia cada aspecto do nosso ambiente. Mesmo que tenhamos projetado prédios com sistemas de iluminação elétrica por mais de um século, reclamações sobre iluminação insatisfatória em locais fechados são bastante comuns em locais de trabalho hoje em dia. De fato, os estudos mostram que, entre trabalhadores modernos que lidam com computadores, relatos de tensão ocular estão no topo da lista de reclamações. Tal reclamação está associada à claridade causada por uma falta de equilíbrio entre sistemas de iluminação de locais fechados e as características da tarefa visual e da tecnologia de exibição. Consequentemente, o bom *design* ergonômico do ambiente iluminado precisa considerar uma variedade de fatores, que vão bem além de apenas quantificar a quantidade de luz, que podem causar impacto sobre nossa capacidade de trabalhar com sucesso sob luz artificial. Os tópicos incluídos aqui começam com uma revisão dos vários tipos de instalações de iluminação com as quais os ergonomistas podem se deparar quando procuram estabelecer o contexto apropriado para o uso de métodos subsequentes (Capítulo 67). Depois, as várias medidas utilizadas para quantificar a iluminação são apresentadas (Capítulo 68) e, finalmente, o modo pelo qual as avaliações de iluminação devem ser conduzidas é descrito (Capítulo 69).

Nossa capacidade de ouvir sons é crítica para muitos comportamentos humanos. Utilizamos sons na forma de fala para nos comunicarmos, ouvimos sons, como a música, para afetar nosso estado emocional, e usamos sons, como buzinas de carro e sirenes, como uma maneira de avisar outras pessoas de um perigo iminente. Raramente nosso ambiente está destituído de som. No entanto, nem todos os sons são desejáveis, e uma grande parte da força de trabalho está exposta a barulho, ou som não requisitado, diariamente. Quando esse barulho é muito alto, podemos sofrer danos à audição e até mesmo perda permanente dela. Quando o barulho é imprevisível, podemos ter um sério impacto adverso sobre o desempenho de nosso trabalho e bem-estar. O conceito de barulho é mais do que apenas a quantificação da intensidade de um som; envolve medir variáveis comportamentais e psicológicas, assim como as características acústicas da exposição ao som. Por exemplo, o que pode ser ouvido como um *rock* alto e muito desejável por um indivíduo pode ser considerado um barulho amplamente ensurdecedor para outro. Se o som estiver alto o suficiente, ambos podem experimentar uma perda de audição como consequência da exposição, mas a primeira pessoa inadvertidamente procura exposição ao barulho, ao passo que a segunda pessoa a evita. O estudo de acústica é uma disciplina em si, e em vez de focalizar métodos para medir aspectos do som, os capítulos apresentados aqui (Capítulos 70, 71 e 72) abordam as medições tanto físicas quanto subjetivas do barulho e os efeitos perturbadores e inoportunos sobre o desempenho e bem-estar humanos.

O som é a vibração de átomos, e som e vibração estão associados. A vibração pode causar impacto sobre um segmento corporal, como a mão e o braço ao utilizar um utensílio elétrico de vibração, ou sobre o corpo todo, como a vibração que ocorre ao dirigir sobre uma estrada em más condições. A exposição à vibração atrapalha o desempenho humano (tente digitar em um *laptop* dentro de um ônibus viajando sobre uma estrada irregular). Ela também pode acelerar o início de lesões, como a síndrome dos dedos brancos induzida por vibração, a qual pode produzir danos manuais permanentes e perda dos dedos. Os métodos e padrões para avaliar exposição à vibração são descritos no Capítulo 73.

O tópico final levou em conta o conceito de habitabilidade e sua medição, coberta no Capítulo 74. Enquanto caracterizamos os vários componentes do ambiente de trabalho e avaliamos cada um separadamente, o corpo é exposto a todos os fatores físicos de maneira simultânea. Precisamos, portanto, de métodos que abordem condições desejáveis em diferentes ambientes. Em nenhum outro lugar o conceito de habitabilidade é mais importante do que na tentativa de avaliar e prever condições ótimas quando seres humanos deixam a segurança terrestre relativa e se aventuram em lugares inóspitos, como o fundo do mar ou o espaço. À medida que planejamos a possível colonização de ambientes extraterrestres, como a Lua e o planeta Marte, precisamos ter um modo claro e consistente de avaliar a habitabilidade dos lugares artificiais que criamos. A ideia de um índice de habitabilidade oferece uma grande promessa para melhorar a qualidade do *design* ergonômico de ambientes em todos os lugares.

60

Medição de condições térmicas

George Havenith
Universidade de Loughborough

60.1 *Background* e aplicações

O conforto e tensão térmicos podem ser avaliados por meio de uma variedade de métodos objetivos e subjetivos.

60.1.1 Análise objetiva de trocas de calor

A avaliação via trocas de calor requer a medição de parâmetros climáticos que afetam o equilíbrio da temperatura corporal humana (Figura 60.1). Para conforto ou baixa tensão térmica, essa balança deve estar próxima do equilíbrio (a perda igual à produção de calor), resultando em uma temperatura do sangue relativamente estável.

A produção de calor é determinada pela atividade metabólica. Para um corpo em repouso, ela é a quantidade de energia necessária às funções básicas do corpo. A atividade metabólica aumenta quando o corpo está trabalhando. Quando músculos ativos queimam nutrientes para atividade mecânica, alguma energia extracorpórea é liberada como trabalho externo, mas a maior parte da energia é liberada internamente como calor. A proporção entre o trabalho externo e a energia total consumida é a eficiência com a qual o corpo realiza o trabalho. A eficiência está próxima a zero para a maioria das tarefas. No frio, tremores podem produzir calor adicional, aumentando a taxa metabólica e a produção de calor em até quatro vezes.

Vários caminhos estão disponíveis para perda de calor, expressa em $W \cdot m^{-2}$, do corpo entre a pele e o meio ambiente (Figura 60.2). Para cada caminho, a quantidade de calor transferido depende da força diretriz (por ex.: temperatura ou gradiente de pressão do vapor), da área de superfície corporal envolvida e da resistência àquele fluxo de calor (por ex.: isolamento por meio de vestimentas). Entre os caminhos mostrados na Figura 60.2 (a menos que o trabalho seja na água, em misturas especiais de gases [mergulhos prolongados no fundo do mar], em posições de supino ou manuseando produtos frios), a condutividade não é um fator relevante. A perda por convecção de calor acontece quando o ar está mais frio do que ao longo da pele e leva o calor do corpo embora. Quando há uma diferença entre as temperaturas da superfície corporal

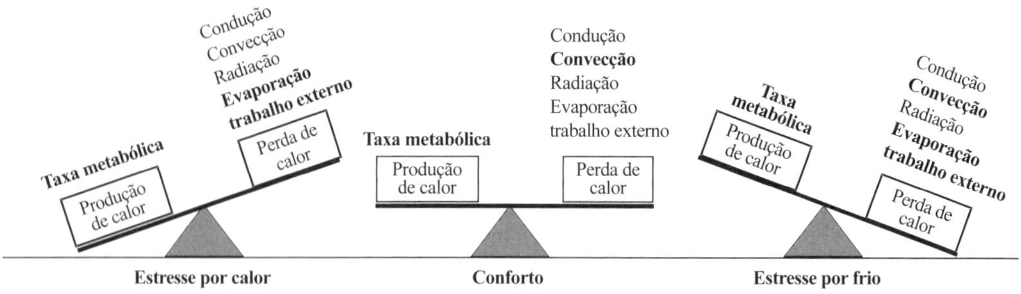

Figura 60.1 A balança de calor: a soma de todas as perdas e ganhos de calor; esquerda: em estresse por calor, a perda é mais baixa do que a produção de calor, fazendo que o calor seja armazenado no corpo (aumentando temperatura corporal); meio: em conforto, perda e ganho estão equilibrados; direita: em estresse por frio, mais calor é perdido do que produzido levando ao resfriamento corporal. O tamanho dos caracteres dos fatores térmicos individuais de troca de calor representa sua importância nas três situações.

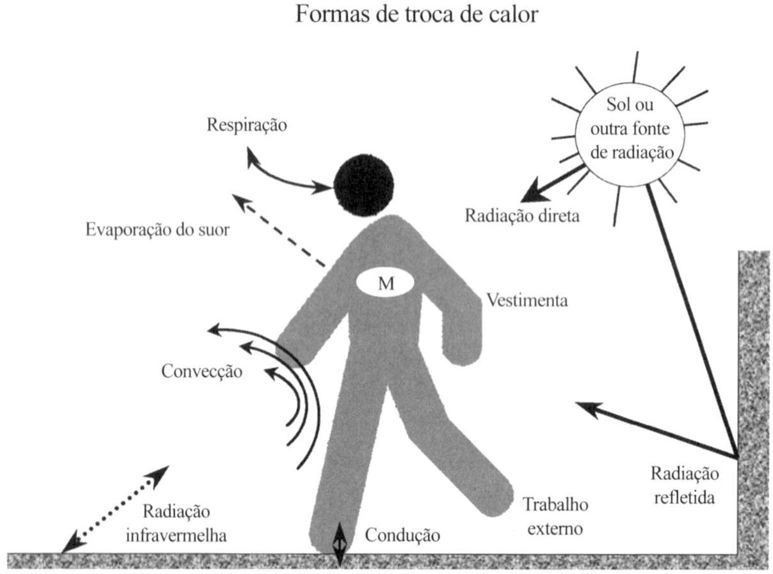

Figura 60.2 Representação esquemática das trajetórias para as perdas de calor do corpo. M = produção metabólica de calor. (Reproduzido com permissão de Havenith, G. [1999], *Ann. Occup. Hyg.*, 43, 289-296.).

e o ambiente, o calor é trocado por radiação. Por fim, o calor pode ser perdido por evaporação de umidade (suor) sobre a pele. As perdas de calor evaporativas e por convecção também ocorrem nos pulmões durante a respiração, na medida em que o ar inspirado é geralmente mais frio e seco do que o interior dos pulmões. Essa perda de calor pode ser de até 10% do total de produção de calor.

O corpo ganha calor quando a temperatura do ar, a temperatura radiante, ou a pressão de vapor em torno do corpo é maior do que a pele, o que pode resultar em estresse por calor.

60.1.1.1 Medição de fatores relevantes em trocas de calor

Os parâmetros externos que precisam ser avaliados para determinar os níveis de estresse por calor/frio ou condições de conforto incluem:

- Temperatura
- Umidade do ar
- Velocidade do ar

60.1.1.1.1 Temperatura

À medida que a temperatura aumenta, a perda de calor corporal por convecção, condução e radiação diminui. O efeito geral de temperatura pode ser avaliado pela medição de três propriedades relevantes:

1. Temperatura do ar (t_a)
2. Temperatura radiante média ($\bar{t}_r$)
3. Temperatura de superfície (t_s)

60.1.1.1.1.1 Temperatura do ar (t_a) – A temperatura do ar (t_a) pode ser medida por um termômetro convencional preenchido com álcool ou por um termômetro eletrônico. Os sensores menores reagem mais rapidamente a variações no clima. Use um sensor protegido (Figura 60.3) quando a radiação estiver presente (sol ou qualquer outra fonte). Em geral, uma proteção (requintada) é utilizada em combinação com um dispositivo para sucção de ar (ventilação poderia adicionar calor do motor do ventilador) sobre o sensor para assegurar uma medição verdadeira da temperatura do ar (ver o psicrômetro de Assman, Figura 60.4). Alcance/exatidão do sensor: para medir conforto: 10 a 40 °C/± 0,5 °C; para medir estresse: –40 à +120 °C/ âmbito de conforto exterior ± 1 °C; exatidão desejável ± 0,2 °C.

60.1.1.1.1.2 Temperatura radiante média ($\bar{t}_r$) – A temperatura radiante média ($\bar{t}_r$) é a temperatura média de todas as paredes e objetos no espaço (inclusive o céu, em espaços abertos). Quando a temperatura radiante média excede a temperatura da pele (por ex., em fábricas de aço ou em trabalhos sob o sol), o calor se transfere do ambiente para a pele. A temperatura radiante média *($\bar{t}_r$)* é mais comumente medida de maneira indireta com um globo preto fosco (em geral de 15 cm de diâmetro) com um sensor de temperatura em seu centro (Figura 60.5). Dado o tamanho do globo, é necessário um longo período para equilíbrio (> 20 min) e não é, portanto, sensível a flutuações rápidas em radiação. A temperatura do globo pode ser utilizada para calcular $\bar{t}_l$.

Se $v_a > 0{,}15$ (movimento do ar): $$\left[\bar{t}_r = (t_g + 273)^4 + \frac{1{,}1 \cdot 10^8 v_a^{0,6} (t_g - t_a)}{\varepsilon_g \cdot D^{0,4}} \right]^{0,25} - 273 \qquad (60.1)$$

Onde $\bar{t}_r$ = temperatura radiante média (°C)
t_g = temperatura do globo (°C)
t_a = temperatura ambiente (°C, proteção)
v_a = velocidade da ar (ms^{-1})
D = diâmetro do globo (padrão = 0,15 m)
ε_g = coeficiente de emissão (tinta preta fosca = 0,95)

Se outros equipamentos forem utilizados (Figura 60.5), remeta a ISO 7726 para cálculo de $\bar{t}_r$.

Alcance/exatidão do sensor $\bar{t}_r$: conforto: 10 a 40 °C ± 2 °C; estresse –40 a +50 °C ± 5 °C; acima +50 °C: aumento linear de 5 a 13 °C em 150 °C; exatidão desejável para conforto: ± 0,2 °C; exatidão desejável para estresse: ± 0,5 °C.

Para medição da temperatura radiante plana, tipicamente utilizada em avaliação de conforto, a exatidão requerida no âmbito de 0 a 50 °C é ± 0,5 °C.

60.1.1.1.1.3 Temperatura de superfície (t_s) – a temperatura de superfície (t_s) é medida com sensores especiais (Figura 60.3) que asseguram um bom contato com a superfície enquanto isolam o sensor do ambiente, ou com um sensor infravermelho de não contato (Figura 60.5). Com um sensor de contato, a condução entre a superfície e o sensor deve ser muito maior do que do sensor para o ambiente e, às vezes, uma pasta condutora pode auxiliar. No entanto, superfícies com condutividade muito baixa (por ex.: madeira, isopor) podem produzir falsos valores e, em tais casos, um sensor infravermelho de não contato é mais adequado. A exatidão depende da emissividade/refletividade da superfície requerida para o cálculo

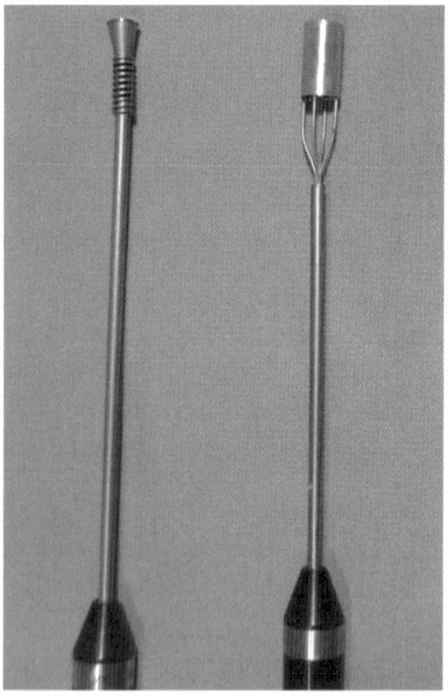

Figura 60.3 Exemplo de sensor de temperatura ambiente protegido (radiação) (à direita) e de sensor de temperatura de contato (à esquerda). Esse sensor protegido não pode ser utilizado com altos níveis de radiação, porque a proteção única está em grande proximidade do sensor real e, sem ventilação do espaço na proteção, ela se aqueceria e afetaria o sensor por meio de radiação.

do t_s real. Para a maioria das superfícies foscas, isto é bastante constante, mas superfícies brilhantes podem agir como um espelho, e o sensor pode também medir radiação refletida de outros objetos.

Alcance/exatidão do sensor t_s: conforto: 0 a 50 °C ± 1 °C; estresse –40 a +120 °C, entre –10 e +50°C: ± 1 °C, abaixo de –10 °C e acima de +50 °C: aumento linear de 1 a 3,5 °C e 4,5 °C, respectivamente, para limite de alcance; conforto de exatidão desejável: ± 0,5 °C; exatidão desejável para estresse: ± 0,5 °C.

60.1.1.1.2 Umidade do ar

A quantidade de umidade presente no ar ambiente (a concentração de umidade em $g \cdot kg^{-1}$, $g \cdot m^{-3}$, ou pressão de vapor em pascais [Pa]) determina se a umidade (suor) em forma de vapor flui da pele para o ambiente ou vice-versa. Geralmente, a umidade do ar é expressa como umidade relativa, isto é, a quantidade real de umidade no ar em comparação com a quantidade máxima possível naquela temperatura:

$$RH = 100\ Pa/Pas\ (\%) \qquad (60.2)$$

Onde Pa = pressão de vapor ambiente
Pas = pressão de vapor saturado

A umidade relativa pode ser medida com higrômetros de cabelo, porém, eles possuem uma exatidão muito limitada e reagem vagarosamente. Os sensores eletrônicos (Figura 60.4; sensores capacitivos com dielétrico sensível à umidade relativa; higrômetros de cloreto de lítio) estão disponíveis, mas quando expostos a climas extremos, eles tendem a mostrar uma movimentação lenta (por vários dias) e precisam de recalibração regular. Os sensores de ponto de orvalho que resfriam uma superfície lisa e detectam a temperatura na qual a condensação ocorre, isto é, o ponto de orvalho, são muito acurados, mas caros. A concentração de umidade do ambiente é, então, igual à pressão de vapor saturante neste ponto de orvalho.

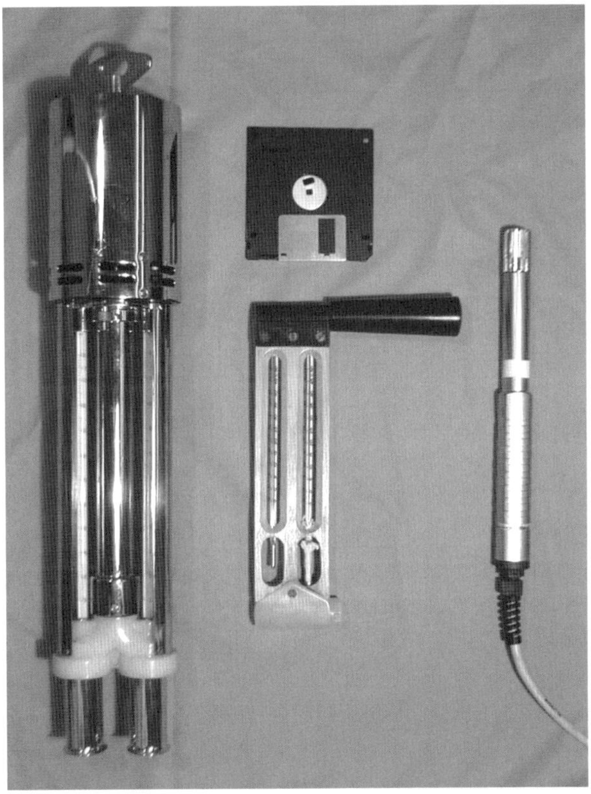

FIGURA 60.4 Sensores de umidade. À esquerda: psicrômetro de Assman. O cilindro do topo contém um ventilador que direciona o ar sobre dois termômetros. Estes podem ser vistos nas colunas da direita e da esquerda. As cabeças do sensor estão embaixo, protegidas contra radiação por uma proteção dupla (ventilada). Um termômetro está coberto com um pavio de musselina que é umedecido e resfriará o sensor (temperatura de bulbo molhado aspirada) em relação à umidade relativa. O outro sensor mede a temperatura ambiente (bulbo seco) (protegido de radiação). Centro: psicrômetro estilingue ou de giro; ele funciona segundo o mesmo princípio do psicrômetro de Assman, embora o ar seja levado aos sensores girando-o no ar. Não há proteção contra radiação, e isto deve ser considerado se o sensor é utilizado em ambientes radiantes. À direita: um sensor eletrônico de umidade que pode ser lido com uma unidade de *display* eletrônico.

O psicrômetro (Figura 60.4) é tanto acurado como acessível. Ele combina um sensor de temperatura ambiente (bulbo seco) e um sensor de temperatura com um fio de algodão molhado em torno dele (lambada molhada). A evaporação do fio molhado resfria o termômetro e abaixa a temperatura do bulbo molhado em relação à temperatura ambiente do bulbo seco. A diferença é utilizada para calcular a umidade relativa. Girar o sensor no ar (um higrômetro giratório), ou colocar um ventilador para sugar o ar sobre ele, como em um psicrômetro de Assman, ajuda o instrumento a obter estabilidade. O instrumento Assman também protege os sensores da radiação térmica (Figura 60.4).

Quando nenhum movimento forçado do ar é aplicado ao fio e o sensor está livremente exposto ao ambiente, ele é sensível tanto ao movimento do ar quanto à radiação, e é denominado um termômetro natural de bulbo molhado. Isso é parte de um metro WBGT (temperatura de globo de bulbo molhado).

A umidade relativa pode ser convertida em vapor como:

$$P_a = \frac{RH}{100} \cdot P_{as} = \frac{RH}{100} \cdot e^{\left[23{,}5613 - \frac{4.030{,}183}{t_a + 235}\right]} \quad (Pa) \qquad (60.3)$$

Se o ponto de orvalho precisar ser convertido em pressão de vapor, isto é feito simplesmente com a utilização da Equação 60.3 com $RH = 100\%$ e a temperatura do ponto de orvalho ao invés de t_a.

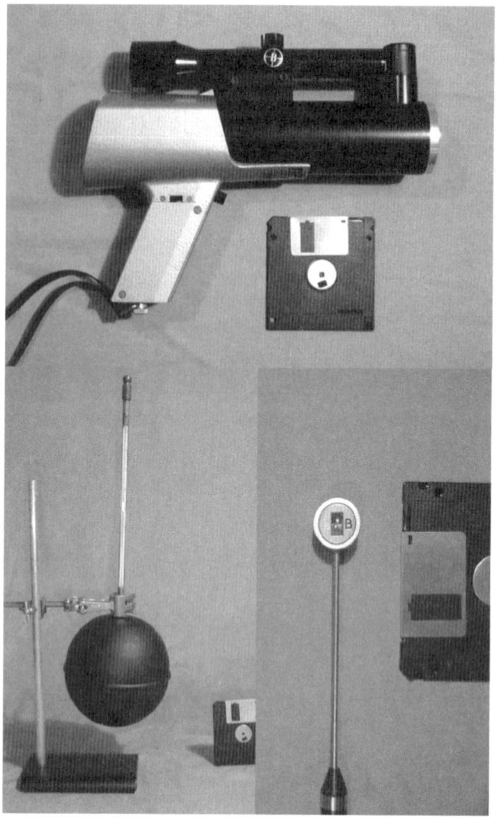

FIGURA 60.5 Três tipos de medições de radiação: à esquerda, embaixo: globo preto com um termômetro de mercúrio no centro; à direita, embaixo: sensor unidirecional, usando a medição de temperatura de uma superfície refletiva e uma de absorção para calcular níveis de radiação; topo: medidor de radiação infravermelha, um medidor de ponto com um pequeno ângulo de medição, portanto o visor para mirar precisamente o ponto correto.

Para cálculo da pressão do vapor do higrômetro giratório ou psicrômetro, isto é, com base em t_a ou temperatura de bulbo seco (t_{db}) e temperatura de bulbo molhado aspirado (t_{wb}), a seguinte equação é utilizada:

$$P_a = P_{as}\,(\textit{em temperatura de bulbo molhado}) - 66{,}7 \cdot (t_a - t_{wb})\ e \left[23{,}5613 - \frac{4.030{,}183}{t_{wb} + 235} \right] - 66{,}7 \cdot (t - t) \qquad (60.4)$$

Outras conversões podem ser encontradas em ISO 7726 (1998).

A concentração de umidade ou pressão de vapor, não a relativa à umidade, é o fator determinante para a evaporação da pele. Um ar saturado que possua umidade relativa de 100% pode conter diferentes quantidades de umidade (Equação 60.3), dependendo de sua temperatura. Quanto mais alta a temperatura, mais alto o conteúdo de umidade em umidades relativas iguais. Quando a temperatura do ar é mais baixa do que a temperatura da pele, o suor será sempre capaz de evaporar da pele, até 100% de umidade relativa, na medida em que a pressão de vapor da pele será mais alta do que a do ar.

Alcance/exatidão de umidade absoluta *Pa*: conforto: 500 a 3.000 Pa; estresse: 500 a 6000 Pa ± 150 Pa; exatidão para ser garantida em um âmbito de $[t_r - t_a] \le 10$ °C para conforto, e ≤ 20 °C para estresse.

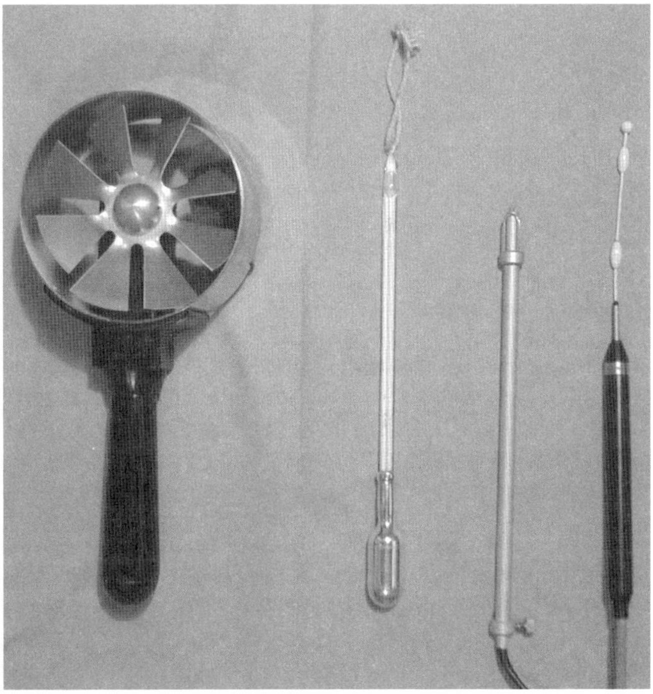

Figura 60.6 Sensores para movimento do ar/vento: anemômetro Vane (esquerda), a ser usado em movimento unidirecional de ar. Kata-termômetro (segundo da esquerda para a direita), para ficar pendurado livremente no ar após preaquecimento. A velocidade de resfriamento está relacionada com a velocidade do ar. Anemômetro unidirecional de fio quente (segundo da direita para a esquerda): o fio real se sobressai no topo. É extremamente fino e não está realmente visível nesta figura. O bastão é usado para proteger o sensor quando não está em uso. Sensor esférico (à direita), projetado para ser sensível a vento multidirecional e com um rápido tempo de resposta.

60.1.1.1.3 Velocidade do ar

A magnitude do movimento do ar (v_a) e sua direção e turbulência afeta as perdas de calor tanto convectivas quanto evaporativas, e a troca de calor aumenta com a crescente velocidade do vento. Em um ambiente frio, o corpo se resfria mais rápido na presença de vento. Em um ambiente muito quente, mas seco, promoverá transferência seca de calor para o corpo, mas também aumentará a perda de calor do corpo.

A velocidade do ar pode ser medida com a utilização de um cata-vento ou de um anemômetro de xícara (Figura 60.6) se o movimento do ar estiver chegando de uma direção fixa e flutuar apenas vagarosamente. Um anemômetro de fio quente é utilizado se o vento não for unidirecional ou variar rapidamente (Figura 60.6). Em alguns modelos, o fio aquecido é substituído por outras formas aquecidas (por ex.: esfera; Figura 60.6). A velocidade do ar também pode ser medida com um termômetro Kata, que possui um reservatório de fluido muito grande (Figura 60.6). Ele é primeiro aquecido e depois pendurado no local relevante e permite-se que seja resfriado à temperatura ambiente. A velocidade de resfriamento medida pela queda no nível de fluido na haste ao longo do tempo é uma medida do movimento do ar.

Alcance/exatidão do sensor v_a: conforto: 0,50 a 1 $mseg^{-1} \pm (0{,}05 + 0{,}05\ v_a)\ mseg^{-1}$; estresse: 0,2 a 20 $mseg^{-1} \pm (0{,}1 + 0{,}05\ v_a)\ mseg^{-1}$; tempo de resposta (90% do valor final atingido neste tempo): conforto $\leq$ 0,5 seg, desejável $\leq$ 0,2 seg (para medição de intensidade de turbulência).

60.1.1.1.4 Locais de medição

60.1.1.1.4.1 Considerações espaciais – A localização exata de medições térmicas deve representar as localizações reais dos trabalhadores no espaço, isto é, suas estações de trabalho. Se isso não for prático, as condições devem ser medidas em uma grade de locais no local de trabalho. Quanto maiores as variações térmicas no espaço, mais densa a grade precisará ser. Uma espessura de grade com intervalos de 5 m deve ser suficiente para a maioria das situações. Além da distribuição horizontal, também é relevante repetir medições em diferentes alturas para cada local: tipicamente na altura da cabeça, do tronco e das pernas/pés do trabalhador (para trabalho realizado em pé: 1,7, 1,1 e 0,1 m; para trabalho realizado sentado: 1,1, 0,6 e 0,1 m). Em ambientes muito homogêneos, uma medição no nível do abdômen (1,1 m para trabalho realizado em pé, 0,6 para trabalho realizado sentado) é suficiente.

60.1.1.1.4.2 Considerações temporais – A medição em um ponto no tempo pode ser enganosa. Pode ser importante investigar o perfil de clima para padrões diários e sazonais. Deixar equipamento para documentar condições do clima por pelo menos um dia é o mínimo. Utilizar questionários para identificar os momentos problemáticos pode poupar muito esforço.

60.1.1.2 Parâmetros pessoais

Alguns métodos de conforto térmico e avaliação de estresse requerem informações sobre isolamento com vestimenta e produção metabólica de calor.

60.1.1.2.1 Isolamento com vestimenta

As roupas resistem à transferência de calor e umidade entre a pele e o ambiente. Isso pode proteger contra o calor e o frio extremos, mas também pode impedir a perda de calor durante esforço físico. O isolamento com vestimenta (medido em unidades de m^2 $°CW^{-1}$ ou em unidades de clo [1 clo = 0,155 m^2 $°CW^{-1}$]) é expresso como isolamento total (I_T, inclui camada de ar de superfície) ou como o assim chamado isolamento intrínseco (I_{cl}, vestimentas com apenas camadas de ar incluídas). Os valores para isolamento com vestimenta (I_T para vestimentas incluindo a camada de ar de superfície, ou I_{cl} para vestimentas apenas) e resistência de vapor (R_e) podem ser medidos (Havenith, 1999; Havenith et al., 2002), mas são geralmente estimados com base em listas de isolamento para numerosos conjuntos de vestimentas. Listas extensivas de isolamentos com vestimentas, assim como diferentes métodos para sua estimativa, podem ser encontradas em ISO 9929 (1995). Alguns exemplos são apresentados na Tabela 60.1.

Não há quase listas disponíveis de resistência de vestimentas ao vapor, mas uma vez que o isolamento é conhecido, a resistência ao vapor pode ser estimada como:

$$R_e = \frac{I_t}{0{,}0165 \cdot i_m} \qquad (60.5)$$

onde R_e = resistência da vestimenta ao vapor ($m^2Pa°Cw^{-1}$)
I_t = resistência da vestimenta ao calor ($m^2°CW^{-1}$)
i_m = índice de permeabilidade da vestimenta (n.d.)
0,0165 = constante de Lewis (0,0165 $°C.Pa^{-1}$)

O valor para i_m pode ser estimado com base na Tabela 60.2.

O isolamento por vestimenta e a resistência ao vapor podem ser afetados por muitos fatores, inclusive o movimento da pessoa que está vestindo, o vento, umidade etc. Para uma descrição mais detalhada, ver Havenith et al. (1999, 2002), Hólmer et al. (1999), Nilsson et al. (2000), e Havenith e Nilsson (2004). Os valores de tabela para isolamento com vestimenta para a maioria das roupas normais e para tempo quente (1,9 clo > > I_T > 1,2 clo) podem ser corrigidos:

$$I_{T,\text{ dinâmico}} = \text{fator de correção} \cdot I_{T,\text{ estático}}$$
$$\text{fator de correção} = e^{(-0{,}281 \times (v_{ar} - 0{,}15) + 0{,}044 \times (v_{ar} - 0{,}15)^2 - 0{,}492w + 0{,}176\,w^2)}$$

onde $I_{T,\text{ estático}}$ = isolamento com vestimenta obtido de tabelas
w = velocidade em caminhada; no máximo 1,2 ms^{-1} (60.6)
se outros movimentos, derivar com base na taxa metabólica como
$w = 0{,}0052 \times (\text{Taxa metabólica } [Wm^{-2}] - 58)$; limitada a $w \leq 0{,}7\ ms^{-1}$
v_{ar} = velocidade relativa do ar; no mínimo 0,15; no máximo 3 ms^{-1}

Tabela 60.1 Valores de amostras de valores de isolamento com vestimenta de vários conjuntos de roupas de trabalho (esquerda) e de roupas do cotidiano (direita)

Roupas de trabalho	I_{cl} (clo)	I_{cl} (m² °C W⁻¹)	I_T (m² °C W⁻¹)	Roupas do cotidiano	I_{cl} (clo)	I_{cl} (m² °C W⁻¹)	I_T (m² °C W⁻¹)
Cueca, macacão, meias, sapatos	0,7	0,11	0,196	Calcinha, camiseta, *shorts*, meias leves, sandálias	0,3	0,05	0,145
Cueca, camisa, calça, meias, sapatos	0,75	0,115	0,200	Calcinha, anáguas, meia-calça, vestido leve com mangas, sandálias	0,45	0,07	0,162
Cueca, camisa, macacão, meias, sapatos	0,8	0,125	0,209	Cueca, camisa com mangas curtas, calças leves, meias leves, sapatos	0,5	0,08	0,171
Cueca, camisa, calça, jaqueta, meias, sapatos	0,85	0,135	0,218	Calcinha, meia-calça, camisa com mangas curtas, saia, sandálias	0,55	0,085	0,175
Cueca, camisa, calça, casaco de trabalho, meias, sapatos	0,9	0,14	0,222	Cueca, camisa, calça leve, meias, sapatos	0,6	0,095	0,183
Roupa de baixo com mangas e pernas curtas, camisa, calça, jaqueta, meias, sapatos	1	0,155	0,235	Calcinha, anáguas, meia-calça, vestido, sapatos	0,7	0,105	0,192
Roupa de baixo com mangas e pernas curtas, camisa, calça, macacão, meias, sapatos	1,1	0,17	0,248	Roupa de baixo, camisa, calça, meias, sapatos	0,7	0,11	0,196
Roupa de baixo com mangas e pernas longas, jaqueta térmica, meias, sapatos	1,2	0,185	0,262	Roupa de baixo, agasalho (suéter e calça), meias compridas, tênis	0,75	0,115	0,200
Roupa de baixo com mangas e pernas curtas, camisa, calça, jaqueta, jaqueta térmica, meias, sapatos	1,25	0,19	0,266	Calcinha, anáguas, camisa, saia, meias grossas até o joelho, sapatos	0,8	0,12	0,205
Roupa de baixo com mangas e pernas curtas, macacão, jaqueta e calça térmicas, meias, sapatos	1,4	0,22	0,293	Calcinha, camisa, saia, suéter de gola redonda, meias grossas até o joelho, sapatos	0,9	0,14	0,222
Roupa de baixo com mangas e pernas curtas, camisa, calça, jaqueta, jaqueta e calça térmicas, meias, sapatos	1,55	0,225	0,297	Cueca, camiseta regata, camisa, calça, suéter de gola V, meias, sapatos	0,95	0,145	0,226
Roupa de baixo com mangas e pernas curtas, camisa, calça, jaqueta, jaqueta e macacão externos pesadamente acolchoados, meias, sapatos	1,85	0,285	0,352	Calcinha, camisa, calça, jaqueta, meias, sapatos	1	0,155	0,235
Roupa de baixo com mangas e pernas curtas, camisa, calça, jaqueta, jaqueta e macacão externos pesadamente acolchoados, meias, sapatos, boné, luvas	2	0,31	0,375	Calcinha, meia-calça, camisa, saia, colete, jaqueta	1	0,155	0,235
Roupa de baixo com mangas e pernas longas, jaqueta e calça térmicas, jaqueta e calça térmicas externas, meias, sapatos	2,2	0,34	0,403	Calcinha, meia-calça, blusa, saia longa, jaqueta, sapatos	1,1	0,17	0,248
Roupa de baixo com mangas e pernas longas, jaqueta e calça térmicas, capa de borracha com estofamento pesado, macacão com estofamento pesado, meias, sapatos, boné, luvas	2,55	0,395	0,454	Roupa de baixo, camiseta regata, camisa, calça, jaqueta, meias, sapatos	1,1	0,17	0,248
				Roupa de baixo, camiseta regata, camisa, calça, colete, jaqueta, meias, sapatos	1,15	0,18	0,257
				Roupa de baixo com mangas e pernas longas, camisa, calça, suéter de gola V, jaqueta, meias, sapatos	1,3	0,2	0,275
				Roupa de baixo com mangas e pernas curtas, camisa, calça, colete, jaqueta, casaco, meias, sapatos	1,5	0,23	0,302

Nota: I_{cl} = isolamento intrínseco com vestimenta (sem camada de ar de superfície adjacente); I_T = isolamento total (vestimenta + camada de ar de superfície); clo = unidade de isolamento definida em relação ao valor de um terno americano de negócios (1 clo = 0,155 m² °C W⁻¹).

TABELA 60.2 Exemplo de dados para estimar o índice estático de permeabilidade de vestimenta (i_m) utilizando a descrição do tipo de vestimenta

Descrição da vestimenta	i_m Estático estimado	
	No frio (< 15ºC)	No calor (> 30ºC)
Nu	0,5	0,5
Normal, roupa permeável, a despeito do número de camadas	0,38	0,38
Como 1, com jaqueta firmemente trançada	0,34	0,34
Como 1, com jaqueta OU calça revestida	0,31	0,31
Como 1, com um sobretudo semipermeável de duas peças	0,17	0,15
Como 1, com um sobretudo semipermeável de uma peça	0,14	0,13
Como 1, com um sobretudo impermeável de duas peças	0,12	0,07
Como 1, com um sobretudo permeável de uma peça	0,1	0,06
Como 1, com um sobretudo impermeável de uma peça, cabeça coberta exceto o rosto, luvas, aberturas selada (por ex: roupa de imersão)	0,06	0,02
Conjunto completamente envolvedor, todas as aberturas seladas, nenhuma pele exposta	0,05	0,0

Nota: A diferença entre valores de frio e calor representa o efeito de condensação na superfície interna da vestimenta; valores intermediários podem ser interpolados como $i_m = [\alpha\ i_{m15} + (1 - \alpha)i_{m30}]$, com α = (30 – temperatura do ar)/15.

Fonte: As descrições de vestimentas são de Havenith, G., Holmér, I., Den Hartog, E.A., e Parsons, K.C. (1999), *Hyg.*, 43, 339-346.

Para vestimentas isolantes especializadas para tempo frio, que possui tipicamente baixa permeabilidade de ar e em que velocidades mais altas de vento ocorrem mais frequentemente, a equação para o fator de correção a ser utilizada é:

$$\text{fator de correção} = 0{,}54 \cdot e^{(-0{,}15v_a - 0{,}22w)} \cdot p^{0{,}075} - 0{,}06 \cdot \ln(p) + 0{,}5 \qquad (60.7)$$

onde:

v_{ar} = velocidade relativa do ar; de 0,4 m/s a 18 ms^{-1}

w = velocidade em caminhada (ms^{-1}); de 0 a 1,2 ms^{-1}

p = permeabilidade do ar de tecido externo ($lm^{-2}s^{-1}$); de 1 a 1.000 $lm^{-2}s^{-1}$

baixa: (por ex., revestimento ou laminado) 1; média 50; alta (trama aberta) 1000 $lm^{-2}s^{-1}$

Aqui, assume-se que a cabeça e as mãos estão cobertas com gorro/chapéu e luvas; isto é, o corpo está totalmente coberto.

Para correção de resistência de vapor, as relações são ligeiramente mais complexas. Para a maioria das aplicações, no entanto, uma redução em resistência de vapor igual a 1,3 vezes aquela em resistência ao calor (Equação 60.6 ou Equação 60.7) é uma boa aproximação. Para mais detalhes, ver Havenith et al. (1999, 2002).

60.1.1.2.2 *Taxa metabólica*

Para a maioria das aplicações ergonômicas, a eficiência do trabalho externo (energia liberada para fora do corpo) realizado é próxima de zero. Apenas em cicloergômetros, quando se anda continuamente subindo degraus, a eficiência sobe para valores significativos (máximo em torno dos 0,23). Portanto, quase toda a energia metabólica é liberada como calor no corpo. Ela pode ser medida com a utilização de calorimetria indireta (medindo absorção de oxigênio; ISO 8996, 1990). As taxas metabólicas para um grande número de atividades podem ser estimadas com a utilização de tabelas descrevendo atividades, profissões, posturas etc. Uma visão geral é dada no Quadro 60.1, com um exemplo para uma classificação bastante grosseira na Tabela 60.3. Os dados são extraídos de listagens extensivas em ISO 8996 (1990) e de Spitzer et al. (1982).

QUADRO 60.1 Seis métodos para estimar a produção metabólica de calor

Nível	Método	Exatidão	Inspeção do local de trabalho
I	A: classificação de acordo com o tipo de atividade	Informações grosseiras onde o risco de erro é muito grande	Não é necessária
	B: classificação de acordo com a ocupação		Informações sobre equipamentos técnicos, organização do trabalho
II	A: uso de tabelas de avaliação de grupo	Alto risco de erro: exatidão ± 15%	Tempo de estudo necessário
	B: uso de tabelas de estimativas para atividades específicas		
	C: uso da frequência cardíaca sob condições definidas		Não é necessária
III	Medição	Risco de erros dentro dos limites da exatidão da medição e tempo de estudo: exatidão ± 15%	Tempo de estudo necessário

Fonte: ISO 8996/EN28996 (1990), Ergonomics: Determination of Metabolic Heat Production, International Standardization Organization, Geneva; Spitzer et al., 1982.

TABELA 60.3 Classificação da taxa metabólica com base na descrição geral do trabalho

Classe	Valor a ser utilizado para cálculo da taxa metabólica média (W/m^2)	(W)	Exemplos
0 Repouso	65	115	Repouso
1 Taxa metabólica baixa	100	180	Sentado à vontade: trabalho manual leve (escrever, digitar, desenhar, costurar, fazer contabilidade); trabalho de mãos e braços (ferramentas pequenas de carpintaria, inspeção, montagem ou separação de materiais leves); trabalho de braços e pernas (dirigir um veículo em condições normais, operar um comando ou pedal). Em pé: perfurar (pequenas partes); máquina de moer (pequenas partes); torcer bobinas, torcer pequenas armações; maquinário com ferramentas de baixa potência; caminhada casual (velocidade de até 3,5 km/h).
2	165	295	Trabalho sustentado por mãos e pés (bater pregos, arquivamento); trabalho de mãos e pés (operação fora da estrada de caminhões, tratores ou equipamentos de construção); trabalho de braços e tronco (trabalho com martelo pneumático, montagem de trator, rebocar, manuseio intermitente de material moderadamente pesado, capinar, carpir, colher frutas ou verduras, empurrar ou puxar caçambas ou carrinhos de mão leves, caminhar a uma velocidade de 3,5 km/h a 5,5 km/h, forjar).
3 Taxa metabólica alta	230	415	Trabalho intenso de braços e tronco; carregar materiais pesados; cavar; trabalho com marreta; serrar; aplainar ou cinzelar madeira dura; ceifar à mão; escavar; caminhar em uma velocidade de 5,5 km/h a 7 km/h; empurrar ou puxar caçambas ou carrinhos de mão pesadamente carregados; desbastar fundição; colocar blocos de concreto.
4 Taxa metabólica muito alta	290	520	Atividade muito intensa em ritmo de rápido a máximo; trabalhar com um machado; escavação intensa; subir escadas, rampa ou escada de mão; caminhar rapidamente com passos pequenos; correr; caminhar a uma velocidade maior do que 7 km/h.

Fonte: ISO 8996/EN28996 (1990), Ergonomics: Determination of Metabolic Heat Production, International Standardization Organization, Geneva; Spitzer et al., 1982.

60.1.2 Métodos subjetivos

Para ambientes térmicos, os métodos de avaliação subjetiva têm sido desenvolvidos, sugerindo escalas a serem utilizadas em questionários (ISO 10551, 1995). A avaliação subjetiva é dividida em várias categorias, para as quais as questões relacionadas são:

Categoria	*Questão*
Perceptual:	Como você está se sentindo (neste exato momento)?
Avaliação:	Você acha que ...?
Preferência:	Você preferiria estar ...?
Aceitabilidade:	Você considera isto aceitável?
Tolerância:	Isto é tolerável?

As escalas relevantes a serem utilizadas são mostradas nas Tabelas 60.4 a 60.6 e no Quadro 60.2.

Note que muitos fatores que não o clima do local de trabalho (por ex.: estresse, problemas com gerenciamento, condições gerais de trabalho) afetam a falta de satisfação com o ambiente térmico. Sempre que possível, dados objetivos devem complementar avaliações subjetivas.

Tabela 60.4 Escala de descrições subjetivas de estado térmico pessoal em resposta à questão "Como você está se sentindo agora?"

Polos	Graus	Português	Francês	Espanhol
Calor	(+4)	extremamente quente	extrêmement chaud	calor excesivo
	+3	muito quente	très chaud	mucho calor
	+2	quente	chaud	calor
	+1	ligeiramente quente	légèrement chaud	algo de calor
Indiferença	0	nem quente nem frio	ni chaud ni froid	ni calor ni frio
	−1	ligeiramente frio	légèrement froid	algo de frio
	−2	frio	froid	frio
	−3	muito frio	très froid	mucho frio
Frio	(−4)	extremamente frio	extrêmement froid	frio excesivo
Termo(s) introdutório(s) comum(uns)		Eu tenho...	J'ai...	Tengo...

Nota: A tendência central dos julgamentos perceptivos obtidos pela aplicação de uma das escalas acima mencionadas produz um voto médio observado que pode ser comparado ao índice de voto médio estimado (PMV) determinado de acordo com a ISO 7730.

Tabela 60.5 Escala de julgamentos de avaliação subjetiva de estado térmico pessoal em resposta à questão "Você acha isso ...?"

Pólo	Graus	Expressão dos graus
Conforto	0	confortável
	1	ligeiramente confortável
	2	desconfortável
	3	muito desconfortável
Desconforto	4	extremamente desconfortável
Termo(s) introdutório(s) comum(uns)		Eu acho isso...

Nota: Somando os julgamentos que expressam desconforto, obtém-se uma porcentagem observada de pessoas insatisfeitas, a qual pode ser comparada com a porcentagem prevista do índice de insatisfação (PPD) determinado de acordo com a ISO 7730.

Tabela 60.6 Escala de preferência térmica subjetiva em resposta à instrução "Por favor, diga como você preferiria estar agora"

Polos	Graus	Enunciados de graus para a escala de 7 graus	Equivalente para escala de 3 graus
Mais quente	+3	muito mais quente	mais quente
	+2	mais quente	
	+1	um pouco mais quente	
	0	nem mais quente nem mais frio	
	−1	ligeiramente mais frio	mais frio
	−2	mais frio	
Mais frio	−3	muito mais frio	
Termo(s) introdutório(s) comum(uns)		Eu preferiria estar	

Quadro 60.2 Formulário de declaração de aceitabilidade pessoal

Categorias	(1) Enunciação explícita de graus após a questão "Como você julga este ambiente (clima local) a nível pessoal?"	(2) Enunciação dos graus após declaração inicial 1 ou 2 Após as instruções comuns: "Levando em consideração apenas a sua preferência pessoal ..."	
	"No nível pessoal, este ambiente é pra mim ...	**Declaração inicial I:** "Você aceitaria este ambiente (clima local) ao invés de rejeitá-lo?"	**Declaração inicial 2:** Você rejeitaria este ambiente (clima local) ao invés de aceitá-lo?"
0	... aceitável mais do que inaceitável"	Sim	Não
1	... inaceitável mais do que aceitável"	Não	Sim

Note que, ao invés de utilizar uma forma de declaração de duas categorias (sim/não), a aceitabilidade pessoal pode também ser expressa em uma escala contínua, como a seguinte declaração de quatro categorias: claramente aceitável, apenas aceitável, apenas inaceitável e claramente inaceitável.

Nota: As instruções preliminares seriam como se segue (após a questão "Como você julga este ambiente (clima local) em um nível pessoal?" ou após a instrução "Leve em consideração apenas a sua preferência pessoal ..."): "Por favor, marque o lugar apropriado na escala para expressar a sua aceitação do ambiente (clima local). Não marque o meio da escala, mas expresse aceitação ou não aceitação".

60.2 Normas e regulamentações

Os padrões mais relevantes para esta área são desenvolvidos nos comitês ISO TC159/WG1 e CEN TC 122/WG11.

60.2.1 Padrões básicos

ISO 7726: 1998 (EN27726), Ambientes térmicos: instrumentos e métodos para medir quantidades físicas.

ISO 8996: 1990 (EN28996), Ergonomia: determinação de produção metabólica de calor.

ISO 9920 (EN9920): 1995, Ergonomia do ambiente térmico: estimativa do isolamento térmico e da resistência evaporativa de um conjunto de roupas (sob revisão).

ISO 11399:1995 (EN11399), Ergonomia do ambiente térmico: princípios e aplicação de padrões internacionais.

ISO 13731 (prEN13202) Ergonomia do ambiente térmico: vocabulário e símbolos.

ISO 12894: 1993 (EN12894), Ergonomia do ambiente térmico: supervisão térmica de indivíduos expostos a ambientes quentes ou frios.

60.2.2 Conforto, estresse e tensão térmicos

ISO 7730: 1994 (EN7730), Ambientes térmicos moderados: determinação dos índices PMV e PPD e especificação das condições para conforto térmico.

ISO 7243: 1995 (EN7243), Ambientes quentes: estimativa do estresse por calor sobre o homem trabalhador, baseado no índice WBGT (temperatura de globo de bulbo molhado).

ISO 7933: 1989 (EN12515), Ambientes quentes: determinação analítica e interpretação de estresse térmico com a utilização de cálculo de taxa de suor requerido.

ISO 9886: 1992 (EN9886), Avaliação de tensão térmica por medições fisiológicas.

ISO 10551: 1995 (EN10551), Ergonomia do ambiente térmico: avaliação da influência do ambiente térmico com a utilização de escalas de julgamento subjetivo.

ISO TR 11079 (relatório técnico): 1993 (ENV11079) Avaliação de ambientes frios: determinação de isolamento com vestimenta requerido, IREQ.

60.2.3 Risco de queimaduras e lesão pelo frio

ISO/NP 13732 Parte 1, Ergonomia do ambiente térmico: métodos para avaliação de respostas humanas ao contato com superfícies, Parte 1: superfície quentes.

ISO CD 13732 Parte 2, Ergonomia do ambiente térmico: métodos para a avaliação de respostas humanas ao contato com superfícies, Parte 2: superfícies moderadas.

ISO/NP 13732 Parte 3, Ergonomia do ambiente térmico: métodos para a avaliação de respostas humanas ao contato com superfícies, Parte 3: superfícies frias.

60.2.4 Aplicações especiais

ISO NP 14405, Ergonomia do ambiente térmico: avaliação do ambiente térmico em veículos.

ISO NP 14415, Ergonomia do ambiente térmico: aplicação de padrões internacionais às pessoas deficientes, idosas ou portadoras de necessidades especiais.

ISO NP 15743, Ergonomia do ambiente térmico: práticas de trabalho para ambientes fechados frios.

60.3 Tempo aproximado de treinamento e de aplicação

O treinamento no uso de instrumentos para avaliação térmica deve levar de duas a quatro horas aproximadamente, dependendo da base do usuário, e deve incluir reconhecimento de problemas com os instrumentos de medição. Uma abordagem em estágios à avaliação térmica pode ser utilizada: as primeiras avaliações são feitas por pessoas leigas. Se quaisquer problemas térmicos forem indicados, pessoas mais altamente treinadas se envolverão, e estes poderão, ainda, recorrer aos especialistas em casos críticos (Malchaire, 2000).

O tempo de aplicação é principalmente determinado pelo número de locais; o tipo, quantidade e tempos de resposta do equipamento (por ex.: globo negro: 20 a 30 minutos), e pelas variações esperadas no clima. Quanto mais variável o clima, mais tempo deve durar a documentação para pegar dados médios e dos piores casos. Para efeitos sazonais, as medições repetidas serão necessárias.

60.4 Confiabilidade e validade

Os termômetros (de mercúrio/álcool, globo negro) requererão calibração segundo um padrão, mas depois serão muito estáveis e confiáveis. As medições de umidade baseadas em temperatura de bulbo molhado são sensíveis à sujeira no pavio (substitua regularmente; utilize água destilada) e problemas com a taxa de ventilação de ar. O sensor em si é um termômetro e é, portanto, confiável.

Os sensores eletrônicos (temperatura, umidade, velocidade do vento) precisam de calibração regular tanto do sensor como dos circuitos eletrônicos. Sensores eletrônicos de temperatura são geralmente bastante estáveis, mas medições eletrônicas de umidade precisam de verificações regulares e calibrações, especialmente quando utilizadas em extremos.

Estimativas de taxa metabólica e de isolamento com vestimenta podem mostrar grandes erros (± 10%). Isto deve ser considerado na avaliação dos resultados das análises.

60.5 Ferramentas necessárias

Um conjunto básico de ferramentas deve levar em conta a determinação dos quatro parâmetros climáticos t_a, $\bar{t}_r$, P_a (ou RH) e v_a. Portanto, deve consistir de:

- sensor de temperatura-ambiente: um termômetro regular, de baixo custo ou um sensor eletrônico, de preferência protegido para radiação;
- sensor de temperatura radiante: um globo negro de baixo custo ou um radiômetro de médio/alto custo;
- sensor de umidade: um higrômetro giratório de médio custo, um psicrômetro de Assman, um sensor eletrônico RH ou um sensor de ponto de orvalho de alto custo;
- sensor de movimento do ar/velocidade do ar: um termômetro Kata de médio custo, um anemômetro de fio quente um anemômetro cata-vento (unidirecional); ou uma esfera aquecida (multidirecional) de alto custo.

60.6 Passos do método

Passos que precisam ser seguidos para a avaliação objetiva são:

- identifique e selecione equipamentos adequados para medir t_a, $\bar{t}_r$, P_a (ou RH) e v_a, considerando o alcance, a exatidão, o tempo de resposta do equipamento e os sensores;
- calibre os equipamentos;
- pesquise as flutuações esperadas do clima no tempo (estações, tempo) e espaço dentro do local de trabalho por meio de entrevistas com os trabalhadores;
- situe as estações de trabalho relevantes como locais de medição ou defina os locais utilizando uma grade do espaço de trabalho total;
- defina locais e tempo de medição com base no dia, estação ou condições do tempo;
- meça e registre os parâmetros climáticos em três alturas (uma altura em ambientes altamente uniformes) em todos os locais;
- pesquise a carga de trabalho (taxa metabólica) e vestimentas (isolamento) usadas nos vários locais de trabalho;
- corrija o isolamento por vestimenta para movimento e vento;
- pegue todos os dados e utilize os métodos de avaliação de estresse por calor, estresse por frio ou conforto, como descrito nos capítulos subsequentes.

Referências

Havenith, G. (1999), Heat balance when wearing protective clothing, *Ann. Occup. Hyg.*, 43, 289–296.

Havenith, G. and Nilsson, H. (in press), Correction of clothing insulation for movement and wind effects, a meta-analysis, *J. Appl. Physiol.*

Havenith, G., Holmér, I., Den Hartog, E.A., and Parsons, K.C. (1999), Clothing evaporative heat resistance-proposal for improved representation in standards and models, *Ann. Occup. Hyg.*, 43, 339–346.

Havenith, G., Holmér, I., and Parsons, K. (2002), Personal factors in thermal comfort assessment: clothing properties and metabolic heat production, *Energy Buildings*, 34, 581–591.

Holmér, I., Nilsson, H., Havenith, G., and Parsons, K.C. (1999), Clothing convective heat exchange: proposal for improved prediction in standards and models, *Ann. Occup. Hyg.*, 43, 329–337.

ISO 7726/EN27726 (1998), Thermal Environments: Instruments and Methods for Measuring Physical Quantities, International Standardization Organization, Geneva.

ISO 8996/EN28996 (1990), Ergonomics: Determination of Metabolic Heat Production, International Standardization Organization, Geneva.

ISO 9920/EN9920 (1995), Ergonomics of the Thermal Environment: Estimation of the Thermal Insulation and Evaporative Resistance of a Clothing Ensemble, International Standardization Organization, Geneva.

ISO 10551/EN10551 (1995), Ergonomics of the Thermal Environment: Assessment of the Influence of the Thermal Environment Using Subjective Judgement Scales, International Standardization Organization, Geneva.

Malchaire, J. (2000), Strategy for the management of the thermal working conditions, in *Proceedings of the XIVth Triennial Congress of the International Ergonomics Association and 44th Annual Meeting of the Human Factors and Ergonomics Society*, (CD-ROM), Human Factors and Ergonomics Society, Santa Monica, CA.

Nilsson, H., Anttonen, H., and Holmér, I. (2000), New algorithms for prediction of wind effects on cold protective clothing, in *Ergonomics of Protective Clothing, Proceedings of Nokobetef 6*, Stockholm, pp.17–20.

Spitzer, H., Hettinger, T., and Kaminsky G. (1982), Tafeln für den Energieumsatz bei körperlicher Arbeit (Tables for the energy usage in physical work), Beuth Verlag, Berlin (in German).

61

Índices de estresse por frio

Hannu Rintamäki
Instituto Regional de Oulu de Saúde Ocupacional

61.1 *Background*

O estresse por frio é desenvolvido quando alguma, ou várias, das vias básicas de perda de calor (radiação, evaporação, condução e convecção) excedem a produção de calor dos tecidos humanos. Os métodos disponíveis para avaliar o estresse por frio analisam uma ou várias formas das avenidas de perda de calor mencionadas acima, ou quantificam os sinais de estresse por frio no corpo humano. Há vários índices e padrões para quantificar estresse por frio. A avaliação de exposição ao frio e de estresse por frio são revisadas por Holmér (1993, 2001) e Parsons (2003). Um padrão ISO sob desenvolvimento (ISO CD 15743, não publicado)[1] tem como objetivo fornecer uma abordagem prática de três níveis para a análise de estresse por frio, começando por *checklists* simples e chegando, se necessário, até medições simples e, finalmente, a medições extensivas.

61.2 Métodos para analisar a tensão por frio

61.2.1 Índices *wind-chill*

Há vários índices *wind-chill* que quantificam a perda de calor por convecção causada por diferentes combinações de baixa temperatura ambiente e movimentos de ar. O índice *wind-chill* original (WCI) foi desenvolvido por Siple e Passel (1945) com base em seus experimentos empíricos. O WCI fornece a quantidade de perda de calor em uma dada combinação de temperatura ambiente e movimentos de ar. Ele também fornece uma temperatura equivalente em condições calmas. Os índices *wind-chill* desenvolvidos desde então (por ex., Steadman, 1984) são baseados em equações de equilíbrio de calor. Para melhor servir aos usuários de relatórios do tempo, um novo índice *wind-chill* foi desenvolvido em 2000/2001. O novo índice (W) é baseado na teoria da transferência de calor e é calculado da seguinte maneira:

$$W = 13{,}12 + (0{,}6215 \times T_{ar}) - (11{,}37 \times V^{0{,}16}) + (0{,}3965 \times T_{ar} \times V^{0{,}16})$$

onde
W = o índice *wind-chill* (°C)
T_{ar} = temperatura do ar (°C)
V = velocidade do vento em 10 m (km/h)

1 Publicado em 2008 (N. da E.).

Para calcular W em Fahrenheit:

$$W = 35{,}74 + (0{,}6215 \times T_{ar}) - (35{,}75 \times V^{0{,}16}) + (0{,}4275 \times T_{ar} \times V^{0{,}16})$$

onde
W = o índice *wind-chill* (°F)
T_{ar} = temperatura do ar (°F)
V = velocidade do vento em 10 m (mph)

O novo índice *wind-chill* utiliza a velocidade do vento na altura média da face humana (1,5 m). Portanto, a velocidade do vento em 10 m (altura do anemômetro padrão) é multiplicada por um fator de dois terços. O índice *wind-chill* não é uma temperatura, mas expressa a sensação humana (temperatura equivalente). O limiar de vento calmo é de 4,8 km/h (1,3 m/s), o que é baseado na velocidade com a qual as pessoas caminham. Considerando o risco de ulceração produzida pelo frio, W pode ser interpretado como se segue:

- risco de ulceração produzida pelo frio em exposição prolongada (30 minutos) a −28 °C;
- ulceração produzida pelo frio possível em 10 minutos a −40 °C (tempo menor se o vento for mantido a mais de 50 km/h);
- ulceração produzida pelo frio possível em 5 minutos a −48 °C (tempo menor se o vento for mantido a mais de 50 km/h);
- ulceração produzida pelo frio possível em 2 minutos ou menos a −55 °C.

O desenvolvimento ativo de índices *wind-chill* está em andamento, e o efeito da radiação solar pode ser adicionado ao índice (Environment Canada's Wind Chill Program: http://www.msc.ec.gc.ca/education/windchill/charts_tables_e.cfm).

61.2.2 Isolamento com vestimenta requerido

O isolamento com vestimenta requerido – isolamento requerido (IREQ) (ver Holmér, 1984; ISO TR 11079, 1993) – é um método de avaliação baseado em equações de equilíbrio de calor. A equação IREQ tem como objetivo quantificar todas as formas de perda de calor, enquanto também dá conta da produção de calor. Ele calcula o isolamento térmico de vestimentas requerido em um dado ambiente térmico e nível de atividade (ver Gráfico 61.1). O IREQ pode ser calculado por dois níveis de tensão térmica: baixa (IREQ neutro) e alta

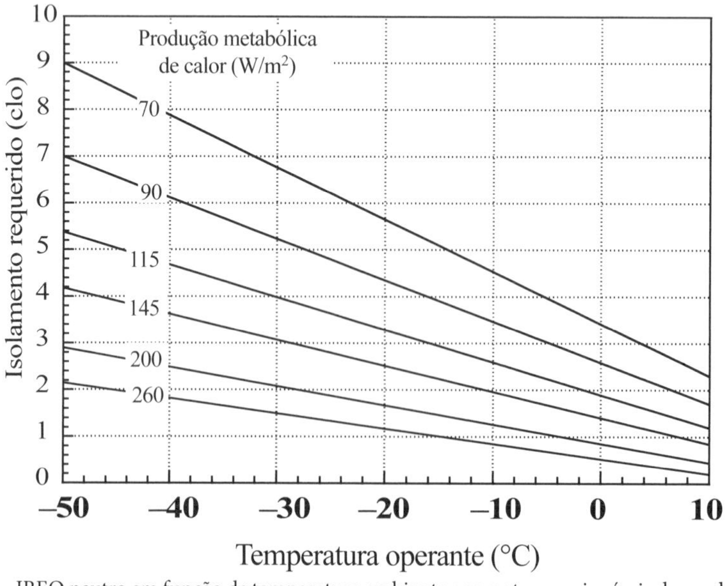

Gráfico 61.1 IREQ neutro em função de temperatura ambiente operante em seis níveis de produção metabólica de calor. (Modificado de ISO TR 11079 [1993], Egonomics of Thermal Environment: Cold Environments, Determination of Required Clothing Insulation [IREQ], International Organization for Standardization, Geneva.).

(IREQ mínimo). Ao mesmo tempo, o IREQ fornece diretrizes para proteção do frio e serve de medida para o estresse por frio. O programa de computador para resolver a equação IREQ está listado em ISO TR 11079 e está disponível no *site*: http://www.eat.lth.se/Research/Thermal_HP/Klimatfiler/IREQ2002alpha.

Se o isolamento térmico da vestimenta não for suficiente para as condições dadas, a equação IREQ pode ser utilizada para calcular o tempo de exposição de duração limitada (temp DLE), que expressa o tempo de exposições permitidas antes que se atinja o limiar de tensão térmica baixa ou alta.

É importante notar que a equação IREQ fornece o isolamento térmico requerido para o corpo inteiro, mas a tensão local por frio – por ex.: nas mãos, nos pés e sistema respiratório – deve sempre ser avaliada separadamente. Isto é verdadeiro se houver alto estresse local por frio, como o contato com itens frios ou alta ventilação por causa de exercícios pesados.

61.2.3 Medição fisiológica

As medições fisiológicas de estresse por frio são baseadas nas medições das temperaturas da superfície da pele e da temperatura corporal central, e às vezes também em perda de calor. As temperaturas tomadas da pele e profundas do corpo são geralmente interpretadas em cinco níveis (conforto, desconforto, degradação do desempenho, efeitos adversos sobre a saúde e tolerância). A interpretação é baseada na classificação desenvolvida por Goldman e expandida por Lotens (1988). Os princípios gerais, procedimentos e interpretação de métodos fisiológicos de avaliação de estresse por frio são apresentados em ISO 9886 (1992). Os métodos citados nesta ISO incluem medição de temperatura de pele, temperatura corporal central, frequência cardíaca e perda de massa corporal.

61.2.4 Sensação térmica

O registro de sensações térmicas é um método simples, mas prático, para analisar o estresse por frio. A ISO 10551 (1995) dá as diretrizes para o registro de sensações e preferências térmicas.

As sensações térmicas são registradas após a questão "Como você está se sentindo agora?". Elas são classificadas como se segue: quente (código +3), ameno (+2), ligeiramente ameno (+1), indiferente (0), ligeiramente fresco (–1), fresco (–2) e frio (–3). Se necessário, muito quente (+4) e muito frio (–4) também podem ser utilizados.

O grau de desconforto térmico é registrado após a questão "Você acha isto...?". A classificação é como se segue: confortável (0), ligeiramente desconfortável (1), desconfortável (2), muito desconfortável (3) e extremamente desconfortável (4).

As escalas para preferência térmica e declaração de aceitabilidade pessoal também são apresentadas em ISO 10551 (1995).

61.2.5 Índice de tensão por frio

Um índice de tensão por frio recentemente desenvolvido (CSI, na sigla em inglês), baseado nas temperaturas centrais (T_{core}) e média da pele (T_{sk}), é capaz de indicar tensão por frio em tempo real pela análise de bancos de dados existentes. O índice classifica a tensão por frio em uma escala universal de 0 a 10, utilizando a seguinte equação:

$$\text{CSI} = 6{,}67\,(T_{\text{core t}} - T_{\text{core 0}}) / (35 - T_{\text{core 0}})^{-1} + 0{,}33\,(T_{\text{sk t}}) - T_{\text{sk 0}} / (20 - T_{\text{sk 0}})^{-1}$$

onde $T_{core\,0}$ e $T_{sk\,0}$ são medições iniciais, e $T_{core\,t}$ e $T_{sk\,t}$ são medições simultâneas realizadas em qualquer tempo t; quando $T_{core\,t} > T_{core\,0}$, então presume-se que $T_{core\,t} - T_{core\,0}$ seja 0. O CSI tem o potencial de ser muito aceito e utilizado universalmente, mas requer mais desenvolvimento (Moran et al., 1999; Castellani et al., 2001).

61.2.6 Perda por condução de calor

Um padrão ISO desenvolvido recentemente (ISO NP 13732, não publicado)[2] quantifica o estresse por frio causado por perda condutiva de calor. Ele também dá os limites de tempo para entrar em contato com diferentes materiais em diferentes temperaturas.

2 Publicado em 2005 (N. da E.).

61.2.7 Outros métodos

- Vocabulário e símbolos (ISO DIS 13731, 2001).
- Princípios e aplicações de padrões internacionais relevantes (ISO 11399, 1995).
- Instrumentos e métodos para medição de quantidades físicas (ISO 7726, 1998).
- Determinação de produção metabólica de calor (ISO 8996, 1990).
- Supervisão médica de indivíduos expostos a ambientes extremos de frio ou calor (ISO DIS 12894, 2001).

Referências

Castellani, J.W., Young, A.J., O'Brien, C., Stulz, D.A., Sawka, M.N., and Pandolf, K.B. (2001), Cold strain index applied to exercising men in cold-wet conditions, *Am. J. Physiol. Regul. Integrated Comput. Physiol.*, 281, R1764–1768.

Holmér, I. (1984), Required clothing insulation (IREQ) as an analytical index of cold stress, *ASHRAE Trans.*, 90, 1116–1128.

Holmér, I. (1993), Work in the cold: review of methods for assessment of cold exposure, *Int. Arch. Occup. Environ. Health*, 65, 147–155.

Holmér, I. (2001), Assessment of cold exposure, *Int. J. Circumpolar Health*, 60, 413–421.

ISO 7726 (1998), Thermal Environments: Instruments and Methods for Measuring Physical Quantities, International Organization for Standardization, Geneva.

ISO 8996 (1990), Ergonomics: Determination of Metabolic Heat Production, International Organization for Standardization, Geneva.

ISO 9886 (1992), Evaluation of Thermal Strain by Physiological Measurements, International Organization for Standardization, Geneva.

ISO 10551 (1995), Ergonomics of the Thermal Environment: Assessment of the Influence of the Thermal Environment Using Subjective Judgement Scales, International Organization for Standardization, Geneva.

ISO 11399 (1995), Ergonomics of the Thermal Environment: Principles and Applications of Relevant International Standards, International Organization for Standardization, Geneva.

ISO CD 15743 (unpublished), Ergonomics of the Thermal Environment: Working Practices in Cold, Strategy for Risk Assessment and Management, International Organization for Standardization, Geneva.

ISO DIS 12894 (2001), Ergonomics of the Thermal Environment: Medical Supervision of Individuals Exposed to Extreme Hot or Cold Environments, International Organization for Standardization, Geneva.

ISO DIS 13731 (2001), Ergonomics of the Thermal Environment: Vocabulary and Symbols, International Organization for Standardization, Geneva.

ISO NP 13732 (unpublished), Ergonomics of the Thermal Environment: Methods for Assessment of Human Responses to Contact with Surfaces, Part 3, Cold Surfaces, International Organization for Standardization, Geneva.

ISO TR 11079 (1993), Ergonomics of the Thermal Environment: Cold Environments, Determination of Required Clothing Insulation (IREQ), International Organization for Standardization, Geneva.

Lotens, W.A. (1988), Comparison of thermal predictive models for clothed humans, *ASHRAE Trans.*, 94, 1321–1340.

Moran, D.S., Castellani, J.W., O'Brien, C., Young, A.J., and Pandolf, K.B. (1999), Evaluating physiological strain during cold exposure using a new cold strain index, *Am. J. Physiol.*, 277, R556–564.

Parsons, K.C. (2003), *Human Thermal Environments: The Effects of Hot, Moderate and Cold Environments on Human Health, Comfort and Performance*, Taylor & Francis, London.

Siple, P.A. and Passel, C.F. (1945), Measurements of dry atmospheric cooling in subfreezing temperatures, *Proc. Am. Philos. Soc.*, 89, 177–199.

Steadman, R.G. (1984), A Universal Scale of apparent temperature, *J. Clin. Appl. Meteorol.*, 23, 1674–1687.

62

Índices de estresse por calor

Alan Hedge
Universidade de Cornell

62.1 Introdução

O estresse por calor ocorre quando o corpo absorve ou produz mais calor do que pode ser dissipado por meio de processos termorregulatórios, e doenças e morte podem resultar do aumento da temperatura central (Parsons, 1993). Condições em espaços abertos podem apresentar riscos de estresse por calor para pessoas em climas quentes, isto é, em locais desérticos ou tropicais. O estresse por calor pode ocorrer em situações singulares, como ao apagar um incêndio. Em espaços fechados, condições de estresse por calor ocorrem em muitos locais de trabalho, como em fundições de ferro e aço, fábrica de produção de vidro, padarias, cozinhas comerciais, lavanderias, usinas de energia etc. Os fatores comportamentais podem amplificar os riscos, por ex.: usar roupas impermeáveis como um traje de proteção. A suscetibilidade individual ao estresse por calor modifica em função de vários fatores fisiológicos de risco. O Quadro 62.1 traz um resumo de todos esses fatores. O estresse por calor cria uma progressão de distúrbios de calor com sintomas graves, que podem culminar em morte (ver Quadro 62.2).

62.2 Diretrizes para investigar o estresse por calor

As diretrizes de procedimentos a seguir são úteis para avaliação de riscos de estresse por calor para os empregados. Elas pressupõem que "não deve ser permitido que trabalhadores trabalhem quando sua temperatura corporal profunda exceder 38 °C" (ACGIH, 1992).

1. Rever a documentação/registros de lesões ocupacionais para indicações de estresse por calor.
2. Conduzir entrevistas empregado/empregador para averiguar a natureza das reclamações do empregado, o que e onde as fontes potenciais de calor estão, e qual ação deve ser realizada para impedir problemas de estresse por calor.
3. Conduzir uma inspeção interna de fontes de calor; realizar medições de temperatura; calcular carga relativa de calor por empregado; determinar a necessidade de controles de engenharia.
4. Determinar a categoria de carga de trabalho de cada trabalho realizado em condições quentes (ver Quadro 62.3). Calcular/estimar taxas metabólicas médias para as tarefas (Fórmula 1) e somá-las para determinar a categoria da carga de trabalho. As categorias gerais de trabalho são trabalho leve (até 200 kcal/h), trabalho médio (200 a 300 kcal/h) e trabalho pesado (350 a 500 kcal/h).

5. Calcular um índice de estresse por calor.
6. Escolher controles de engenharia.

Quadro 62.1 Fatores de risco para estresse por calor

Riscos ambientais	Riscos fisiológicos	Riscos comportamentais
Alta temperatura do ar	Idade	Atividade extenuante
Alta umidade	Peso	Desidratação
Temperatura radiante alta	Forma física	Consumo de álcool
Contato direto com objetos quentes	Metabolismo	Uso de drogas
Ar parado	Grau de aclimatização	Tipo de vestimenta (semipermeável, impermeável)
	Hipertensão	
	Lesão prévia por calor	

Quadro 62.2 Distúrbios por calor e sintomas

Distúrbio	Processos	Sintomas
Fadiga por calor	Falta de aclimatização a condições quentes	Desempenho prejudicado de tarefas sensório-motoras que exigem habilidade, tarefas mentais e de vigilância
Irritações na pele por calor	Glândulas sudoríparas tapadas por depósitos de sal do suor evaporado; suor não evaporado se acumula nas glândulas	Pequenas pápulas vermelhas, como bolhas nas áreas da pele onde a vestimenta é restritiva; produz uma sensação de irritação ("calor irritadiço"); sintomas revertidos em condições mais frias
Colapso por calor	Perda de consciência por causa de acúmulos de sangue nas extremidades, causando anoxia cerebral	Desmaio rápido e imprevisível
Cãimbras por calor	O suor excessivo leva a desequilíbrio eletrolítico causado por perda de sal	Espasmos musculares dolorosos (abdômen, braços, pernas) durante ou logo após um período de trabalho
Exaustão por calor	Desidratação, baixa aclimatização ao calor, forma física ruim	Dor de cabeça, náusea, vertigem, fraqueza, sede e tontura
Insolação	A termorregulação falha e a temperatura central sobe em níveis críticos	Confusão; comportamento irritadiço; ausência de suor (geralmente); pele seca, quente; temperatura corporal anormalmente alta (≥ 41°C); morte

Quadro 62.3 Categorias de carga de trabalho

Trabalho	Exemplo
Trabalho leve com as mãos	Escrever, tricotar
Trabalho pesado com as mãos	Digitar
Trabalho pesado com um braço	Martelar (sapateiro, estofador)
Trabalho leve com os dois braços	Polir metal, aplanar madeira, limpar o jardim
Trabalho moderado com o corpo	Limpar o chão, bater um tapete
Trabalho pesado com o corpo	Colocar trilhos ferroviários, cavar, cortar árvores

Fórmula 1

$$\text{wzMédia } M = [(M_i)\ (t_i)]\ /\ (t_i)$$

onde
M = taxa metabólica em quilocalorias (ver tabela 62.1)
t = tempo em minutos
i = cada tarefa

TABELA 62.1 Avaliação de carga de trabalho

Posição e movimento corporal	Carga de trabalho (kcal/min)*
Sentado	0,3
Em pé	0,6
Caminhar	2,0-3,0
Caminhar ladeira acima	Adicione 0,8 para cada metro de subida

Tipo de trabalho		Média (kcal/min)	Âmbito (kcal/min)
Trabalho manual	leve	0,4	0,2-1,2
	pesado	0,9	
Trabalho: um braço	leve	1	0,7-2,5
	pesado	1,7	
Trabalho: os dois braços	leve	1,5	1,0-3,5
	pesado	2,5	
Trabalho: corpo inteiro	leve	3,5	2,5-15,0
	moderado	5	
	pesado	7	
	muito pesado	9	

* Para um trabalhador de peso corporal de 70 kg e 1,8 m^2 de superfície corporal.

Fonte: ACGIH (1992), 1992-1993 Treshold Limit Values for Chemical Substances and Physical Agents and Biological Exposure Indices, American Conference of Governmental Industrial Hygienists, Cincinnati, OH.

62.3 Índices de estresse por calor: medição corporal

A melhor forma de medir o estresse por calor é registrar a temperatura corporal central. O instrumento mais preciso é um termômetro retal, mas isso é geralmente impraticável em situações de trabalho. As medições de temperatura da pele ou orelha não fornecem estimativas exatas e confiáveis de temperatura central.

62.4 Índices de estresse por calor: medições ambientais

Medições ambientais de calor devem ser realizadas na área específica de trabalho a que o trabalhador é exposto, ou tão próximo dela quanto possível. Quando um trabalhador não é continuamente exposto em uma única área de calor, mas se move entre duas ou mais áreas tendo diferentes níveis de calor ambiental, ou quando o calor ambiental varia substancialmente em uma única área de calor, as exposições ao calor ambiental devem ser medidas para cada área e para cada nível de calor ambiental ao qual os empregados são expostos.

62.4.1 Índice de temperatura de globo de bulbo molhado

A temperatura de globo de bulbo molhado (WBGT) forma a base da ISO 7243 (1989) e as diretrizes para o ACGIH (1992). É o método mais simples para avaliar estresse por calor no local de trabalho e é o método mais utilizado nos EUA.

Para condições em espaços fechados ou abertos sem carga solar, a WBGT é calculada como:

$$\text{WBGT} = 0{,}7\ \text{NWB} + 0{,}3\ \text{GT}$$

Para trabalho em espaços abertos com uma carga solar, a WBGT é calculada como:

$$\text{WBGT} = 0{,}7\ \text{NWB} + 0{,}2\ \text{GT} + 0{,}1\ \text{DB}$$

onde
WBGT = índice de temperatura de globo de bulbo molhado
NWB = temperatura natural de bulbo molhado

DB = temperatura de bulbo seco.
GT = temperatura de globo (temperatura radiante média).

Para longas (várias horas) ou contínuas exposições ao calor, a média de WBGT deve ser tirada por um período de 60 minutos. Para exposições intermitentes, a média deve ser tirada por um período de 120 minutos. As médias de WBGT são calculadas com a utilização da Fórmula 2.

Fórmula 2

$$\text{WBGT média} = [(\text{WBGT}_i)(t_i)]/(t_i)$$

onde:
WBGT = índice de temperatura de globo de bulbo molhado
t = tempo em minutos
i = cada tarefa

Os limites de exposição permissíveis por hora são mostrados na Tabela 62.2. Eles supõem que trabalhadores estarão aclimatizados e fisicamente aptos, completamente vestidos com roupas leves e que tenham ingestão adequada de água e sal. Se os empregados estiverem vestindo roupas pesadas ou de tecidos que impeçam a evaporação do suor, os limites devem ser ajustados para o isolamento com vestimenta adicional, com a utilização dos critérios na Tabela 62.3.

Idealmente, a WBGT deve ser medida nos níveis da cabeça, abdômen e tornozelos, e a média ponderada WBGT calculada como se segue:

$$\text{WBGT} = [\text{WBGT}_{\text{cabeça}} + \text{WBGT}_{\text{tornozelos}} + (2 \times \text{WBGT}_{\text{abdômen}})] / 4$$

Os valores de referência para WBGT da ISO 7243 (1989) são mostrados na Tabela 62.4.

62.4.2 Instrumentos de estresse por calor

Instrumentos de área portáteis e monitores pessoais de estresse por calor podem ser utilizados (Figura 62.1). Esses instrumentos calculam o índice WBGT e permitem que essa informação seja documentada. Eles são capazes de fazer uma determinação rápida da duração em que uma pessoa pode trabalhar com segurança ou permanecer em um ambiente quente particular.

TABELA 62.2 Valores-limite de limiar de exposição permissível ao calor

	Carga de Trabalho[a]		
Regime de trabalho/descanso	Leve	Moderado	Pesado
Trabalho contínuo	30,0° C	26,7° C	25,0° C
75% trabalho, 25% descanso, a cada hora	30,6° C	28,0° C	25,9° C
50% trabalho, 50% descanso, a cada hora	31,4° C	29,4° C	27,9° C
25% trabalho, 75% descanso, a cada hora	32,2° C	31,1° C	30,0° C

[a] Os valores estão em °C WBGT.

TABELA 62.3 Fatores de correção Wbgt (°C)

Tipo de Vestimenta	Valor de Clo[a]	Correção WBGT
Vestimenta de trabalho de verão de baixo peso	0,6	0
Jalecos de algodão	1	−2
Vestimenta de trabalho de inverno	1,4	−4
Barragem de água, permeável	1,2	−6
Traje completamente envolvente, luvas, botas e gorro	1,2	−10

[a] Clo: valor de isolamento da vestimenta. Um clo = 5,55 kcal/m^2/h (radiação e convecção) para cada 1 °C de diferença de temperatura entre a pele e a temperatura ajustada de bulbo seco.

Tabela 62.4 Valores de referência da WBGT

Taxa metabólica (W · m^{-2})	Aclimatizado (°C)		Não aclimatizado (°C)	
Repouso M < 65	33		32	
65 < M < 130	30		29	
130 < M < 200	28		26	
200 < M < 260	25	26[a]	22	23[a]
M > 260	23	25[a]	18	20[a]

[a] Valores com movimento sensível de ar. Outros valores se referem a movimento de ar não sensível.

Fonte: ISO 7243 (1989), Hot Environments: Estimation of the Heat Stress on Working Man, Based on the WBGT-Index (Wet Bulb Globe Temperature), International Organization for Standardization, Geneva.

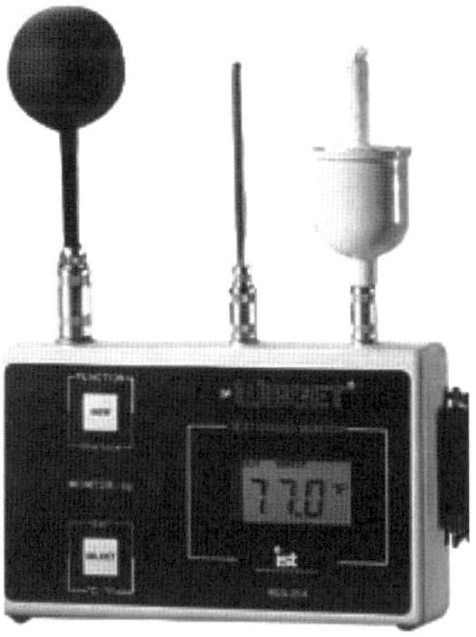

Figura 62.1 Monitores de estresse por calor.

Instrumentos separados podem ser usados para determinar WBGT:

1. *Termômetro de globo negro*: uma esfera oca de cobre, com 15 cm de diâmetro, pintada de preto fosco na parte externa e com um termômetro ou sensor central com um alcance de –5 °C até +100 °C. Espere pelo menos 25 minutos para que o termômetro do globo se equilibre antes de fazer uma leitura.
2. *Termômetro natural (estático) de bulbo molhado* com um alcance de –5 °C até +50 °C ± 0,5 °C. Mantenha todo o fio do termômetro natural molhado com água destilada ou deionizada por pelo menos 30 minutos antes de ler a temperatura. Assegure-se de que o fio está limpo.
3. *Termômetro de bulbo seco* com um alcance de –5 °C até +50 °C ± 0,5 °C. Proteja o termômetro de bulbo seco de fontes radiantes e mantenha o fluxo de ar normal em torno do bulbo.

Esses instrumentos devem ficar suspensos em um suporte mais ou menos na altura do peito, em áreas representativas de trabalho ou descanso.

62.5 Outros índices de estresse por calor

62.5.1 Índice de estresse por calor (HSI)

O índice de estresse por calor (HSI), formulado por Belding e Hatch (1995), compara a evaporação de suor requerida para manter a termoneutralidade (E_{req}) com a evaporação máxima que se pode alcançar naquele ambiente ($E_{máx}$), como segue:

$$HSI = (E_{req}/E_{máx}) \times 100\%$$

Tabela 62.5 Valores e sintomas do índice de estresse por calor (HSI)

HSI	Efeito de exposição de 8h	Impacto sobre trabalho
-20	Tensão amena por frio	Recuperação com exposição ao calor
0	Nenhuma tensão térmica	Nenhum
10-30	Tensão por calor amena a moderada	Pequeno impacto sobre o trabalho físico; possível prejuízo de trabalho que requeira habilidade
40-60	Tensão severa por calor	Ameaça à saúde para trabalhadores que não estejam em boa forma; aclimatização necessária
70-90	Tensão muito severa por calor	Trabalhadores selecionados por exame médico; ingestão adequada de água e sal necessária
100	Tensão térmica diária máxima	Tolerável apenas para trabalhadores jovens, aclimatados e em boa forma
> 100	Tempo limitado de exposição tolerável	Temperatura corporal central sobe

Fonte: Adaptado de Parsons, K.C. (1993), *Human Thermal Environments*, Taylor & Francis, Bristol, PA.

O HSI e o valor de umidade requerida da pele (W_{req}) são equivalentes. A Tabela 62.5 mostra as associações entre os valores e sintomas de HSI. O HSI leva em consideração os efeitos de todos os fatores ambientais e também a taxa de trabalho, mas é difícil de utilizar para determinar o estresse por calor de um trabalhador individual.

O tempo de exposição permissível (TEP) em minutos pode ser calculado com base em:

$$TEP = 2.440/(E_{req} - E_{máx}) \text{ minutos}$$

62.5.2 Índice de estresse térmico (ITS)

O índice de estresse térmico (ITS) aperfeiçoa o HSI porque reconhece que nem todo o suor evapora e que parte dele é perdido como gotículas (Givoni, 1976). McIntyre (1980) mostra que o ITS pode ser calculado como se segue:

$$ITS = [H - (C + R) - R_s]/0{,}37_{sc}$$

onde

H = calor metabólico do trabalho

C = perda convectiva de calor por unidade de área

R = perda radiativa de calor por unidade de área

R_s = carga solar

$_{sc}$ = eficiência de suor

62.5.3 Taxa requerida de suor (SW_{req})

Este índice forma a base do padrão internacional ISO 7933 (1989). É um desenvolvimento de HSI e de ITS, e calcula o suor requerido para o equilíbrio de calor (Vogt et al., 1981):

$$E_{req} = M - W - C_{res} - E_{res} - C - R$$

e

$$S_{req} = E_{req}/r_{req}$$

onde

E_{req} = evaporação de suor requerida para equilíbrio térmico

S_{req} = taxa de suor requerida para equilíbrio térmico

M = taxa metabólica ($W \cdot m^{-2}$); M é estimada em 70 $W \cdot m^{-2}$

W = potência mecânica ($W \cdot m^{-2}$); W é estimado, e quando detalhes da tarefa não estão disponíveis, W = 0

C_{res} = troca de calor respiratória convectiva

E_{res} = perda de calor respiratória evaporativa

C = troca convectiva de calor
R = troca radiativa de calor
r_{req} = eficiência de evaporação em taxa requerida de suor

A ISO 8996 (1990) descreve métodos para determinar tanto M quanto W. O índice foi avaliado (Mairiaux e Malchaire, 1988).

62.6 Normas

62.6.1 ISO 7243

A ISO 7243 (1989) é intitulado: "Ambientes quentes: estimativa de calor por estresse sobre o homem trabalhador, com base no índice WBGT (temperatura de globo de bulbo molhado)". Esse padrão utiliza o índice de estresse por calor WBGT para avaliar ambientes quentes. Nos EUA, ele é equivalente ao padrão ACGIH de 1992.

62.6.2 ISO 7933

A ISO 7933 (1989) é intitulado: "Ambientes quentes: determinação e interpretação analítica de estresse térmico utilizando o cálculo de taxa requerida de suor". Ele usa a taxa requerida de suor para estimar estresse por calor em ambientes quentes.

62.7 Estratégias para reduzir o estresse por calor

- *Controles de engenharia*: aumentar ventilação, resfriamento de ar, ventiladores, proteção e/ou isolamento da fonte de calor.
- *Controles administrativos e de trabalho*: reduzir esforço metabólico de trabalho, por ex.: pela utilização de auxílios de energia e ferramentas que requeiram menos esforço; fazer pausas frequentes em uma área fresca de descanso. Automatizar tarefas. Implementar um programa de treinamento de estresse por calor (NIOSH, 1986). Fornecer amplos suprimentos de líquidos frescos (10 a 15 °C) próximo à área de trabalho e encorajar trabalhadores a beber pequenas quantidades com frequência, por ex.: um copo a cada 20 minutos. Fornecer vestimenta refletiva de calor larga ou vestimenta com um sistema auxiliar de resfriamento (isto é, colete de refrigeração).
- *Controles do trabalhador*: aclimatizar o trabalhador ao ambiente quente. Isto reduz demandas cardiovasculares e permite suor mais eficiente. O NIOSH (1986) recomenda um regime de exposição (Tabela 62.6) que depende da experiência prévia do trabalhador com ambientes quentes. Monitoramento pessoal (por ex.: frequência cardíaca, frequência cardíaca de recuperação, extensão da perda de água corporal, monitor pessoal de estresse por calor) de trabalhadores em condições extraordinárias, por ex.: vestindo roupas impermeáveis ou semipermeáveis em temperaturas > 21 °C, trabalhando em cargas metabólicas extremas (> 500 kcal/h).

Tabela 62.6 Regime recomendado (porcentagem para um dia de trabalho de 8h) para aclimatizar trabalhadores a ambientes quentes

Dias	Trabalhador com experiência prévia em ambiente quente	Trabalhador sem experiência prévia em ambiente quente
1	50%	20%
2	60%	40%
3	80%	60%
4	100%	80%
5		100%

Fonte: Adaptado de NIOSH (1986), Working in Hot Environments (revised criteria 1986), publicação 86-113, DHHS, National Institute for Occupational Safety and Health.

Referências

ACGIH (1992), 1992–1993 Threshold Limit Values for Chemical Substances and Physical Agents and Biological Exposure Indices, American Conference of Governmental Industrial Hygienists, Cincinnati, OH.

Belding, H.S. and Hatch, T.F. (1955), Index for evaluating heat stress in terms of resulting physiological strain, *Heat, Piping Air Cond.*, 27, 129–136.

Givoni, B. (1976), *Man, Climate and Architecture*, 2nd ed., Applied Science, London.

ISO 7243 (1989), Hot Environments: Estimation of the Heat Stress on Working Man, Based on the WBGT-Index (Wet Bulb Globe Temperature), International Organization for Standardization, Geneva.

ISO 7933 (1989), Hot Environments: Analytical Determination and Interpretation of Thermal Stress Using Calculation of Required Sweat Rate, International Organization for Standardization, Geneva.

ISO 8996 (1990), Ergonomics: Determination of Metabolic Heat Production, International Organization for Standardization, Geneva.

Mairiaux, P. and Malchaire, J. (1988), Comparison and validation of heat stress indices in experimental studies, in *Heat Stress Indices Seminar Proceedings*, Commission of the European Communities, Luxembourg, pp. 81–110.

McIntyre, D. (1980), *Indoor Climate*, Applied Science, London.

NIOSH (1986), Working in Hot Environments (revised criteria 1986), publication 86-113, DHHS, National Institute for Occupational Safety and Health; available on-line at http://www.cdc.gov/niosh/86-113.html, reprinted with minor revisions in 1992 (http://www.cdc.gov/niosh/hotenvt.html).

OSHA Technical Manual (http://www.osha.gov/dts/osta/otm/otm_iii/otm_iii _4.html#3).

Parsons, K.C. (1993), *Human Thermal Environments*, Taylor & Francis, Bristol, PA.

Vogt, J.J., Candas, V., Libert, J.P., and Daull, F. (1981), Required sweat rate as an index of thermal strain in industry, in *Bioengineering, Thermal Physiology and Comfort*, Cena, K. and Clark, J.A., Eds., Elsevier, Amsterdam, pp. 99–110.

63

Índices de conforto térmico

Jørn Toftum
Universidade Técnica da Dinamarca

63.1 *Background* e aplicação

Os numerosos índices para avaliação e projeto de condições de conforto térmico foram desenvolvidos durante os últimos 50 a 60 anos. Um dos índices mais utilizados em ambientes térmicos moderados, o índice VME (voto médio estimado), prevê o valor médio da sensação térmica geral de um grande grupo de pessoas em função de atividade (taxa metabólica), isolamento com vestimenta e dos quatro parâmetros ambientais: temperatura do ar, temperatura radiante média, velocidade do ar e umidade do ar (Fanger, 1970). O índice PPI (porcentagem prevista de pessoas insatisfeitas) é derivado do índice VME e prevê a porcentagem de pessoas termicamente insatisfeitas dentre um amplo grupo de pessoas.

A sensação térmica dos humanos está relacionada principalmente ao equilíbrio térmico do corpo como um todo. O equilíbrio térmico existe quando a produção interna de calor no corpo é igual à perda de calor para o ambiente. Os estudos que subjazem ao modelo VME mostraram que a sensação térmica poderia ser descrita em função da carga térmica sobre os mecanismos efetores do sistema termorregulador humano (vasodilatação, vasoconstrição, suor, tremor). No modelo, a resposta termorreguladora foi relacionada estatisticamente aos votos de sensação térmica coletados de mais de 1.300 sujeitos de pesquisa.

A insatisfação térmica pode ser causada por uma sensação térmica geral muito quente ou muito fria. Mas, mesmo para uma pessoa que esteja termicamente neutra para o corpo como um todo, a insatisfação térmica pode ser o resultado de aquecimento ou resfriamento não desejado de algumas partes. Índices separados existem para a avaliação dos diferentes tipos de desconforto térmico local.

Os índices VME e PPI podem ser utilizados para avaliar conforto térmico geral em uma ampla gama de construções e veículos com sistemas AVAC (aquecimento, ventilação e sistema de ar condicionado) diferentes, assim como para diferentes combinações de atividade, hábitos de vestimentas e parâmetros ambientais. Os índices são muito aplicados para a avaliação e o *design* de ambientes térmicos fechados. Em padrões e diretrizes, eles são usados para especificar critérios de conforto.

63.2 Procedimento

O VME pode ser determinado quando a taxa metabólica e o isolamento com vestimenta são estimados e a temperatura do ar, a temperatura radiante média, a velocidade relativa do ar e a umidade do ar são medidas ou estimadas. Ele integra os efeitos dos dois parâmetros pessoais e dos quatro parâmetros ambientais sobre o equilíbrio térmico, além de prever a sensação térmica média em uma escala de sensação térmica de sete pontos, como se pode ver na Figura 63.1.

63.2.1 Taxa metabólica

A taxa metabólica varia amplamente, dependendo da atividade, da pessoa e das condições sob as quais a atividade é realizada. Ela pode ser avaliada de modo grosseiro com base no conhecimento do trabalho ou com base na análise de uma tarefa ou atividade. Um método mais preciso, com uma exatidão de cerca de ± 20% (ISO/WD 8996-1999), envolve a observação da atividade e a utilização de valores tabulados de taxas metabólicas para atividades específicas, como mostrado na Tabela 63.1.

Os dados na Tabela 63.1 são baseados na medição de taxas metabólicas (consumo de oxigênio) de pesquisa realizada com sujeitos continuamente ocupados com uma atividade específica. Uma descrição detalhada da avaliação e medição de taxa metabólica, assim como uma compilação abrangente de taxas metabólicas para atividades típicas, pode ser encontrada em ISO/WD 8996-1999.

Pode ser necessário determinar a média ponderada temporal de taxa metabólica para indivíduos com atividades que variam em um período de uma hora ou menos. Os resultados de novas pesquisas mostram que modelos de estado estável para a previsão de sensação térmica, como o VME, parecem ser aplicáveis após aproximadamente 15 minutos de atividade constante (Goto et al., 2002). Taxas metabólicas que diferem consideravelmente entre indivíduos em um espaço não devem ser avaliadas juntas. Por exemplo, pessoas assistindo a uma palestra têm uma taxa metabólica consideravelmente mais baixa do que o palestrante e, portanto, devem ter uma sensação térmica muito diferente.

63.2.2 Isolamento térmico de vestimenta

O isolamento com vestimenta varia entre ocupantes em um espaço por causa de diferentes preferências relacionadas a vestimentas, ao código de vestuário da empresa, à estação do ano etc. O referido isolamento pode ser medido com um manequim térmico aquecido ou com seres humanos, mas, na prática,

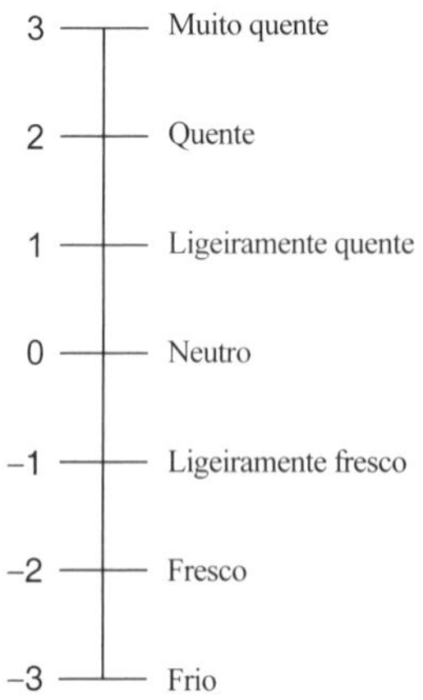

FIGURA 63.1 Escala de sete pontos de sensação térmica.

TABELA 63.1 Taxa metabólica de atividades típicas

Atividade	Taxas Metabólicas	
	W/m²	met
Reclinar-se	46	0,8
Sentado, relaxado	58	1,0
Atividade sedentária (escritório, residência, escola, laboratório)	70	1,2
Em pé, atividade leve (compras, laboratório, indústria leve)	93	1,6
Em pé, atividade média (vendedor, trabalho doméstico)	116	2,0
Caminhando em nível:		
2 km/h	110	1,9
5 km/h	200	3,4

Nota: A taxa metabólica, tipicamente denominada M, é a taxa de produção de energia do corpo pelo metabolismo, que varia com a atividade. Pode ser quantificada pela unidade met, na qual 1 met é definido como a taxa metabólica de uma pessoa sedentária (sentada, quieta); 1 met = 58,2 W/m². A unidade W/m² se refere à área do corpo nu. A medida mais utilizada de área de superfície do corpo nu é descrita por: $A_D = 0.202\ m^{0,425} \cdot h^{0,725}$, onde A_D = área de superfície de Dubois (m²), m = massa corporal (kg) e h = altura (m).

Fonte: ISO 7730-1994 (1994), Moderate Thermal Environments: Determination of the PMV and PPD Índices and Specification of the Conditions for Thermal Comfort, International Organization for Standardization, Geneva.

estimativas de conforto térmico baseadas em tabelas podem ser exatas o suficiente. A Tabela 63.2 lista o isolamento fornecido por conjuntos de roupas compostos de algumas combinações típicas de peças (ISO 7730-1994). Se nenhum conjunto em combinação puder ser encontrado na Tabela 63.2, valores tabulados de isolamento de uma ampla variedade de peças individuais são fornecidos em ISO 9920-1990. A soma desses valores parciais de isolamento para peças individuais pode ser usada como uma estimativa de isolamento para a vestimenta inteira, I_{cl}.

Os dados na Tabela 63.2 são para pessoas de pé. Para pessoas sedentárias, uma cadeira típica pode contribuir para um isolamento adicional de 0,1 até 0,3 clo; uma cadeira típica de computador acrescenta cerca de 0,15 clo (McCullough et al., 1994).

63.2.3 Parâmetros térmicos ambientais

A medição de parâmetros térmicos do ambiente deve ser feita em zonas ocupadas do prédio em locais onde se espera que os ocupantes passem o tempo, isto é, em suas estações de trabalho ou em áreas de descanso. Para a determinação de VME, os parâmetros térmicos devem ser medidos no centro de gravidade,

TABELA 63.2 Isolamento térmico para combinações típicas de peças

Conjunto de roupas	Isolamento de vestimenta inteira (I_{cl})	
	clo	m² · K/W
Calcinha, camiseta, *shorts*, meias leves, sandálias	0,30	0,050
Calcinha, anáguas, meia-calça, vestido leve com mangas, sandálias	0,45	0,070
Cueca, camisa com mangas curtas, calça leve, meias leves, sapatos	0,50	0,080
Calcinha, meia-calça, camisa com mangas curtas, saia, sandálias	0,55	0,085
Roupa de baixo, camisa, calça, meias, sapatos	0,70	0,110
Calcinha, anáguas, meia-calça, vestido, sapatos	0,70	0,105
Calcinha, camisa, saia, suéter, meias grossas até os joelhos, sapatos	0,90	0,140
Calcinha, camisa, calça, jaqueta, meias, sapatos	1,00	0,155

Nota: Uma unidade clo é o isolamento requerido para manter uma pessoa sedentária confortável em 21 °C; 1 clo = 0,155 m² · K/W.

Fonte: ISO 9920-1990, Ergonomics of the Thermal Environment: Estimation of the Thermal Insulation and Evaporative Resistance of a Clothing Ensemble, International Organization of Standardization, Geneva.

que é 0,6 m para ocupantes sedentários e 1,1 para atividade em pé. O VME também pode ser medido diretamente por um sensor integrante.

Durante atividade sedentária, a velocidade média do ar perto da pessoa determina a perda convectiva de calor. Se a pessoa se move, é a velocidade do ar relativa ao movimento do corpo. Em média, pode-se pressupor que a velocidade relativa do ar está em função da taxa metabólica (Fanger, 1970).

$$V_{ar} = v + 0{,}005\ (M - 58)$$

A temperatura radiante média é uma variável complexa definida como a temperatura uniforme de superfície de um cercado negro imaginário no qual um ocupante trocaria a mesma quantidade de calor radiante que em um espaço real não uniforme. Quando uma sala não possui fontes radiantes fortes e se o ocupante não está localizado próximo a janelas frias ou outras superfícies frias ou quentes, a temperatura radiante média pode geralmente ser aproximada pela temperatura do ar.

Olesen (1995), ISO 7727-1998, e ASHRAE 55-1992R fornecem descrições detalhadas dos requisitos para instrumentação de medição e para procedimentos de medição de conforto térmico.

Com os parâmetros pessoais de taxa metabólica e isolamento com vestimenta e com os parâmetros térmicos ambientais com variáveis de entrada, o VME pode ser expresso pela equação:

$$\begin{aligned} VME = {} & (0{,}303 \cdot e^{-0{,}036} \cdot M + 0{,}028)\ \{(M - W) - 3{,}05 \cdot 10^{-3} \cdot [5733 - 6{,}99 \cdot (M - W) - P_a] \\ & - 0{,}42 \cdot [(M - W) - 58{,}15] - 1{,}7 \cdot 10 - 5 \cdot M\ (5867 - P_a) - 0{,}0014 \cdot M \cdot (34 - t_a) \\ & - 3{,}96 \cdot 10^{-8} \cdot f_{cl} \cdot [(t_{cl} + 273)^4 - (t_r + 273)^4] - f_{cl} \cdot h_c \cdot (t_{cl} - t_a)\} \end{aligned}$$

onde

$$t_{cl} = 35{,}7 - 0{,}028 \cdot (M - W) - I_{cl} \cdot \{3{,}69 \cdot 10^{-8} \cdot f_{cl} \cdot [(t_{cl} + 273)^4 - (\bar{t}_r + 273)^4] - f_{cl} \cdot h_c \cdot (t_{cl} - t_a)\}$$

$$h_c = 2{,}38 \cdot (t_{cl} - t_a)^{0{,}25} \text{ para } 2{,}38 \cdot (t_{cl} - t_a)^{0{,}25} > 12{,}1\sqrt{V_{ar}}$$

$$12.1\sqrt{V_{ar}} \text{ para } 2{,}38 \cdot (t_{cl} - t_a)^{0{,}25} < 12{,}1\sqrt{V_{ar}}$$

$$f_{cl} = 1{,}00 + 1{,}290 \cdot I_{cl} \text{ para } I_{cl} \le 0{,}078\ m^2 \cdot °C/W$$

$$1{,}05 + 0{,}645 \cdot I_{cl} \text{ para} > 0{,}078\ m^2 \cdot °C/W$$

e onde

VME é o voto médio estimado
M é a taxa metabólica, W/m^2
W é o trabalho externo (zero para a maioria dos trabalhos em espaços fechados), W/m^2
I_{cl} é a resistência térmica das roupas, $(m^2 \cdot °C)/W$
f_{cl} é a proporção da área de superfície vestida para a área de superfície nua
t_a é a temperatura do ar, °C
t_r é a temperatura radiante média, °C
V_{ar} é a velocidade do ar em relação ao corpo humano, m/s
P_a é a pressão parcial de vapor de água, Pa
h_c é o coeficiente de transferência convectiva de calor, $W/(m^2 \cdot °C)$
t_{cl} é a temperatura de superfície da vestimenta, °C

A expressão matemática derivada para o cálculo de VME é complicada e não muito adequada para a prática. Para esse propósito, ISO 7730 e ASHRAE 55-1992R incluem um código de computador para o cálculo de VME, assim como valores tabulados de VME cobrindo uma ampla gama de combinações das seis variáveis de entrada. A American Society of Heating, Refrigerating and Air-Conditioning Engineers (ASHRAE) publicou uma ferramenta de PC para fácil cálculo de vários índices de conforto térmico, incluindo o VME (Fountain e Huizenga, 1997). Além disso, um calculador de índice de conforto térmico está disponível em http://atmos.es.mq.edu.au/~rdedear/VME/ (de Dear, 1999).

Recomenda-se o uso do índice apenas para valores de VME de –2 a +2, taxas metabólicas de 0,8 met a 4 met, isolamento com vestimenta de 0 clo até 2 clo, temperaturas do ar de 10 a 30 °C, temperaturas radiantes médias de 10 a 40 °C e velocidades relativas do ar de 0 a 1 m/s.

Em construções sem ar-condicionado em climas quentes, os ocupantes podem sentir o calor como sendo menos severo do que o VME prediz. Para tais construções, uma extensão do modelo VME que inclui um fator de expectativa para dar conta deste fenômeno foi introduzido (Fanger e Toftun, 2002).

Ocupantes de construções não são iguais e, portanto, votos individuais de sensação térmica dos ocupantes de um dado ambiente estarão dispersos em torno da média. O índice PPI prevê o número de pessoas com a probabilidade de se sentirem desconfortavelmente com calor ou com frio, isto é, aqueles que votam muito quente (+3), quente (+2), fresco (–2), ou frio (–3) na escala de sensação térmica de sete pontos (Figura 63.1). Quando o valor de VME é conhecido, o índice PPI pode ser calculado com base na equação:

$$PPI = 100 - 95 \cdot e^{-(0{,}03353VME^4 + 0{,}2179VME^2)}$$

Tipicamente, um critério de 10% de insatisfação para o conforto térmico do corpo inteiro é utilizado para a determinação de condições térmicas aceitáveis (ISO 7730-1994; ASHRAE 55-1992R). Isso corresponde a um VME no âmbito de –0,5 a +0,5. Note que o PPI mínimo alcançável é de 5%, mesmo quando o resultado é uma sensação térmica neutra (VME = 0). Por causa das diferenças interindividuais, não é possível satisfazer a todos.

63.2.4 Desconforto térmico local

A neutralidade térmica para o corpo como um todo é uma condição necessária, mas não suficiente, para o conforto térmico. Desconforto térmico local em razão de corrente de ar, gradiente vertical de temperatura, assimetria radiante ou pisos quentes ou frios pode fazer que os ocupantes considerem as condições térmicas inaceitáveis. A causa mais comum de reclamações é a corrente de ar, que é definida como um resfriamento local e não desejado causado pelo movimento do ar. Critérios para avaliar desconforto térmico local são dados em ISO 7730-1994 e ASHRAE 55-1992R.

63.3 Vantagens

O índice VME:

- é uma ferramenta flexível que prevê uma sensação térmica geral e o desconforto sob muitas condições diferentes em espaços abertos e fechados;
- é muito conhecido e tem sido extensivamente utilizado por profissionais há muitos anos;
- é incorporado em muitos padrões e diretrizes.

63.4 Desvantagens

O índice VME:

- requer instrumentação cara de medição ou de avaliação qualificada do ambiente térmico;
- possui vestimenta ou taxa metabólica como dados de entrada, o que, na prática, pode ser difícil de avaliar em construções;
- tem um desempenho melhor próximo à neutralidade térmica e em níveis de atividade de baixos a moderados;
- é construído sobre uma equação complexa.

63.5 *Output* de exemplo

No *hall* de uma fábrica, os empregados realizam trabalho em pé, em uma linha de montagem. Duas das paredes, em frente e atrás dos empregados, estão equipadas com janelas que cobrem toda extensão do *hall*. A localização e tamanho das janelas são mostrados nas Figuras 63.2 e 63.3.

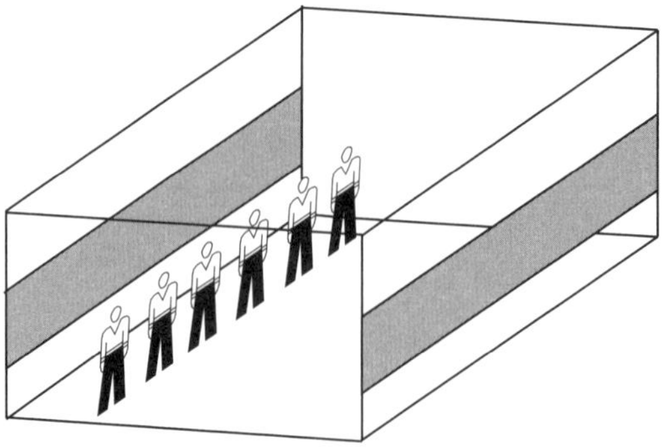

Figura 63.2 Visão do *hall* da fábrica.

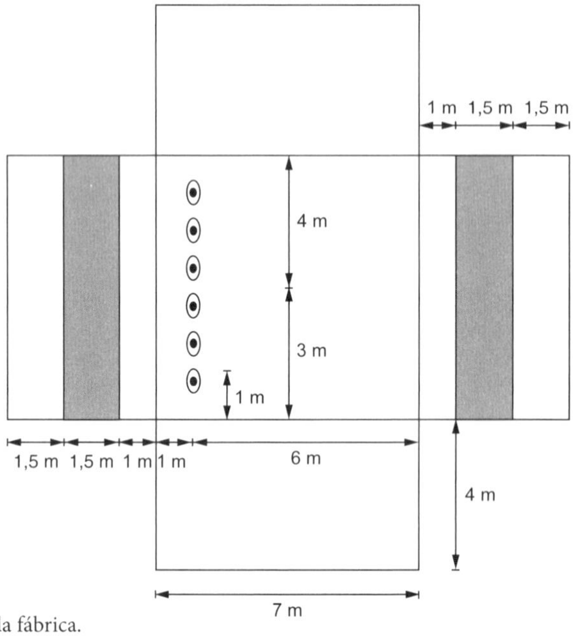

Figura 63.3 Planta da fábrica.

Devido ao processamento de produtos perecíveis, as temperaturas do *hall* são bastante baixas. Nenhuma instrumentação para a medição de temperatura radiante média estava disponível e, portanto, a temperatura das superfícies foi medida em diversos pontos. As temperaturas de superfície das paredes eram bastante uniformes e foram medidas em 17 °C. A temperatura da superfície interna das janelas também era uniforme (a despeito de efeitos de margem) e foi medida em 5 °C.

Não havia luz do sol direta através das janelas. Com luz do sol direta, os cálculos seriam mais complexos (ver Fanger [1970] para cálculo da temperatura radiante média com fortes fontes radiantes).

A temperatura do ar era 17 °C, e a velocidade do ar, 0,25 m/s. Uma avaliação das condições de conforto para os empregados é fornecida na discussão que segue.

Se todas as superfícies de um cercado não podem ser consideradas isotérmicas, elas devem ser divididas em superfícies menores, cada qual essencialmente isotérmica. Na presente situação, a temperatura da superfície interna das janelas e das paredes é diferente. Se as diferenças de temperatura entre as superfícies são pequenas, a temperatura radiante média pode ser aproximada pelo valor médio das temperaturas em torno ponderadas de acordo com a magnitude dos respectivos fatores de ângulo entre a pessoa e cada superfície.

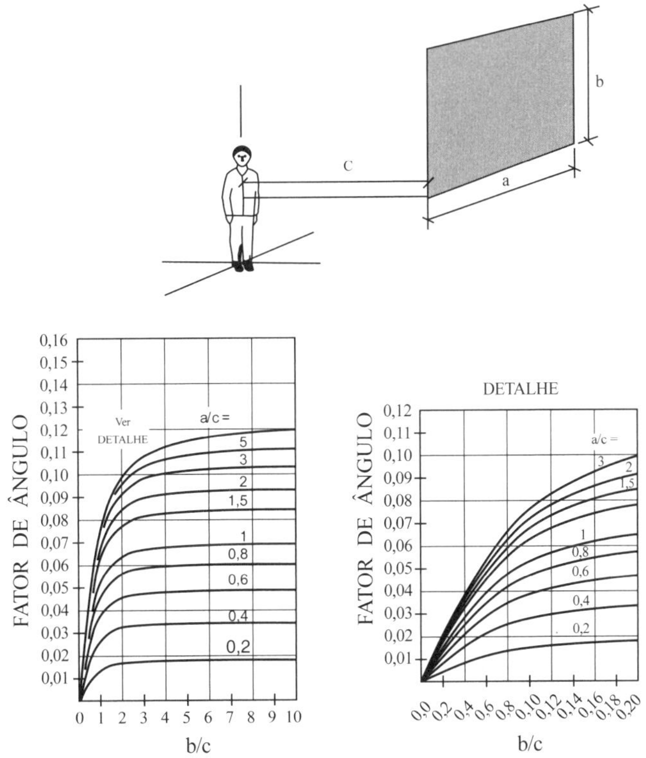

FIGURA 63.4 Fatores de ângulo entre uma pessoa de pé e um retângulo vertical em frente ou atrás da pessoa. (Extraído de Fanger, P.O. [1970], Thermal Comfort, Danish Technical Press, Copenhagen. Com permissão.)

Para os empregados trabalhando perto do centro da sala, há uma distância de aproximadamente 3 m da parede de um lado e de 4 m da parede do outro lado. Às costas, eles têm 1 m até a janela e há 6 m para a janela que está em frente. Presume-se que a distância entre os empregados seja suficientemente grande para ignorar a troca de radiação entre eles.

Os fatores de ângulo entre os empregados próximos ao centro do *hall* e as superfícies das janelas podem ser determinados com base na Figura 63.4 (Fanger, 1970). De acordo com a Figura 63.4, cada janela deve ser dividida em duas superfícies adjacentes, para a direita e para a esquerda da linha de centro da pessoa, a serem consideradas separadamente.

F_{P-X} é o fator de ângulo partindo da pessoa (P) para a superfície em questão (X).

Pessoa para frente, esquerda:	$b/c = 1,5/1 = 1,5$	$a/c = 3/1 = 3$	$F_{p\text{-frente, esquerda}} = 0,085$
Pessoa para frente, direita:	$b/c = 1,5/1 = 1,5$	$a/c = 4/1 = 4$	$F_{p\text{-frente, direita}} = 0,085$
Pessoa para trás, esquerda:	$b/c = 1,5/6 = 0,25$	$a/c = 3/6 = 0,5$	$F_{p\text{-trás, esquerda}} = 0,015$
Pessoa para trás, direita:	$b/c = 1,5/6 = 0,25$	$a/c = 4/6 = 0,67$	$F_{p\text{-trás, direita}} = 0,02$

A soma de todos os fatores de ângulo entre a pessoa e as superfícies em torno em um cercado é 1, isto é, $\Sigma F_P = 1$. Portanto, o fator de ângulo com base nos empregados do centro para as superfícies da janela, $F_{P\text{-jan}}$, é:

$$F_{P\text{-jan}} = 0,085 + 0,085 + 0,015 + 0,02 = 0,20$$

e para as superfícies isotérmicas remanescentes (paredes), $F_{P\text{-paredes}}$, é:

$$F_{P\text{-paredes}} = 1 - 0,2 = 0,8$$

Tabela 63.3 Valores de A para diferentes velocidades relativas do ar, v_{ar}

v_{ar}	<0,2 m/s	0,2 m/s a 0,6 m/s	0,6 m/s a 1 m/s
A	0,5	0,6	0,7

A temperatura radiante média, portanto, rende:

$$t_{mrt} = F_{P\text{-}jan} \cdot t_{jan} + F_{P\text{-}paredes} \cdot t_{paredes} = 0{,}2 \cdot 5 + 0{,}8 \cdot 17 = 14{,}6\ ^{\circ}C$$

A temperatura operativa, t_o, é definida como a temperatura uniforme de um cercado negro imaginário no qual um ocupante trocaria a mesma quantidade de calor por radiação e convecção do ambiente real não uniforme. Quando a velocidade relativa do ar é pequena (< 0,2 m/s) e a diferença entre o ar e a temperatura radiante média é menor do que 4 °C, a temperatura operativa pode ser aproximada pela média do ar e as temperaturas radiantes médias. Em velocidades relativas do ar maiores, a seguinte expressão pode ser usada para calcular a temperatura operativa:

$$t_o = A \cdot t_a + (1 - A) \cdot t_{mrt}$$

onde A é dado na Tabela 63.3.

Aqui, a velocidade relativa do ar é:

$$V_{ar} = 0{,}25 + \{0{,}0005[(1{,}6 \times 58) - 58]\} = 0{,}42 \text{ m/s}$$

e a temperatura operativa é:

$$t_o = 0{,}6 \cdot 17 + 0{,}4 \cdot 14{,}6 = 16\ ^{\circ}C$$

Para os empregados que estavam mais próximos às paredes laterais, cálculos semelhantes proveem um fator de ângulo para as janelas, $F_{P\text{-}jan} = 0{,}17$, um $t_{mrt} = 15^{\circ}C$ e um $t_o = 16{,}2^{\circ}C$. Uma vez que há apenas 0,2 °C de diferença em temperatura operativa entre os dois locais, e uma vez que a localização dos empregados ao longo da linha de montagem pode não ser fixa, assume-se que a temperatura operativa seja de 16 °C para todos os empregados.

Da Figura 63.5, que é baseada na equação de VME, parece que, se os empregados devem estar termicamente neutros, devem usar uma vestimenta com isolamento de cerca de 1,4 clo. Essa vestimenta de isolamento corresponde a um conjunto de vestimenta de trabalho composto de cuecas, camisa de baixo térmica, calça de baixo térmica, jaleco isolado, meias até a panturrilha e sapatos, fornecendo um isolamento de 1,36 clo (ISO 9920-1990). A Figura 63.5 também mostra que a temperatura operativa deve estar no âmbito de 12 a 20 °C (16 °C ± 4 °C) com 1,4 clo para limitar o PPI (porcentagem prevista de pessoas insatisfeitas) para 10%, correspondendo a um VME no âmbito de −0,5 a +0,5.

A umidade do ar influencia mais a transferência de calor humano quando a evaporação do suor é necessária para manter o equilíbrio térmico, por exemplo, em temperaturas altas ou durante exercício em altos níveis de atividade. Sob condições prevalentes, a umidade do ar possui apenas uma influência limitada sobre o equilíbrio térmico dos ocupantes. Índices adicionais devem ser utilizados para avaliar desconforto térmico local em razão da seca, assimetria radiante, diferença de temperatura vertical de ar e temperatura do chão.

63.6 Métodos relacionados

Outros métodos para a avaliação de ambientes térmicos moderados incluem a nova temperatura efetiva (TE) e a temperatura efetiva padrão (TEP) (Nishi e Gagge, 1997). Esses índices são baseados em um modelo simples do corpo humano. Hoje, estão disponíveis modelos avançados que levam em consideração a previsão provisória de parâmetros termorreguladores muito detalhados e, para alguns dos modelos, respostas subjetivas a um amplo âmbito de condições ambientais (por ex.: Fiala, 1998).

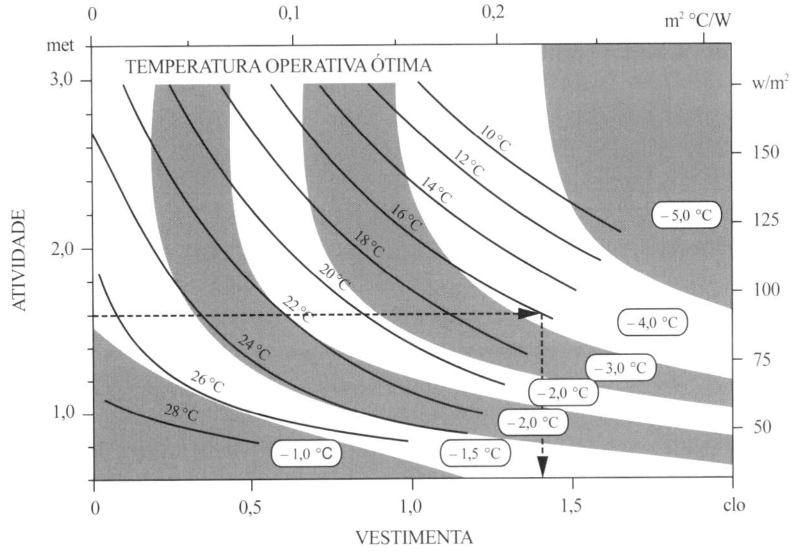

FIGURA 63.5 Temperatura operativa ótima em função de vestimenta e taxa metabólica.

Para construções sem ar-condicionado, foi proposto um modelo adaptativo que determina a temperatura neutra em espaços fechados com base na média mensal de temperatura em espaços abertos (de Dear e Brager, 1998). Índices adicionais foram desenvolvidos para a avaliação de tensão térmica em ambientes quentes (temperatura de globo de bulbo molhado [WGBT], taxa requerida de suor [TRS]) e em ambientes frios (isolamento com vestimenta requerido [IREQ]).

63.7 Normas e regulamentações

O modelo VME foi incluído em numerosos padrões e diretrizes como uma base para especificação de condições ambientais térmicas aceitáveis. Tais padrões incluem ISO 7730-1994, ASHRAE 55-1992R, DS 474-1995 e CEN CR 1752-1998. Eles abordam métodos para o *design* e a avaliação de condições ambientais térmicas dentro de ambientes ocupados e não são escritos em linguagem obrigatória. Uma discussão sobre padrões de conforto térmico é proporcionada por Olesen e Parsons (2002).

O propósito da ISO 7730-1994 é apresentar um método para prever a sensação térmica e o grau de desconforto de pessoas expostas a ambientes térmicos moderados, e especificar condições térmicas para conforto. O padrão pode ser utilizado no *design* de novos ambientes ou na avaliação dos já existentes.

O ASHRAE 55-1992R especifica condições nas quais uma dada fração dos ocupantes considerará o ambiente termicamente aceitável. Pretende-se que o padrão seja utilizado em *design*, autorização, operação e teste de construções e outros espaços ocupados e seus sistemas AVAC. Os pontos de ajuste operacional para construções não podem ser, na prática, ditados pelo padrão por não ser possível prescrever a taxa metabólica de ocupantes e por causa da variação em níveis de vestimentas dos ocupantes.

O DS 474-1995 prescreve que o código é aplicável a espaços onde o desejo de atingir um clima térmico aceitável em local fechado durante a ocupação é decisivo para a escolha de condições de temperatura, movimento do ar, vestimenta etc.

Uma abordagem mais recente é incluir mais aspectos do ambiente fechado em padrões, buscando integrar aspectos relacionados a ambientes fechados. O CEN CR 1752-1998, por exemplo, cobre as condições térmicas, de qualidade do ar e acústicas.

63.8 Tempo aproximado de treinamento e de aplicação

Com base na experiência com estudantes universitários, leva aproximadamente de oito a dez horas para treinamento sobre a medição de parâmetros térmicos, avaliação de isolamento com vestimenta e taxa metabólica e determinação e avaliação do índice VME.

63.9 Confiabilidade e validade

O índice VME foi validado como um prognosticador confiável de sensação térmica em numerosos campos abrangentes de estudos em diferentes regiões climáticas, tanto durante o verão quanto durante o inverno, assim como em uma ampla gama de estudos de câmara climática. No entanto, em climas quentes em construções sem ar-condicionado, estudos de campo mostraram que o índice prevê uma sensação térmica mais quente do que os ocupantes realmente sentem (de Dear e Brager, 1998). Uma extensão do modelo VME para tais construções foi proposta por Fanger e Toftum (2002).

Inexatidões nos métodos para medir parâmetros térmicos e para estimar isolamentos com vestimenta e taxas metabólicas podem influenciar a confiabilidade. Diferenças individuais entre usuários do índice podem, em certa escala, afetar a determinação e a interpretação do índice.

63.10 Ferramentas necessárias

- Instrumentação para medição dos parâmetros térmicos. Se apenas alguns parâmetros puderem ser medidos, os outros devem ser estimados.
- Tabelas com valores de isolamento com vestimenta para conjuntos/peças típicas e taxas metabólicas de diferentes atividades (por ex.: ISO 7730-1994, ISO 9920-1990, ISO/WD 8996-1999).
- Valores tabulados do índice VME para diferentes combinações dos parâmetros de dados de entrada (ISO 7730-1994), ou um PC com *software* de conforto térmico instalado ou conectado à internet.

Referências

ASHRAE 55-1992R (1992), Thermal Environmental Conditions for Human Occupancy, American Society of Heating, Refrigerating and Air-Conditioning Engineers, Atlanta, GA.

CEN CR 1752-1998 (1988), Ventilation for Buildings: Design Criteria for the Indoor Environment, European Committee for Standardization, Brussels, Belgium.

de Dear, R. (1999), WWW Thermal Comfort Index Calculator; available on-line at http://atmos.es.mq.edu.au/~rdedear/pmv/.

de Dear, R.J. and Brager G.S. (1998), Developing an adaptive model of thermal comfort and preference, *ASHRAE Trans.*, 104, 145–167.

DS 474-1995 (1995), Code for Indoor Thermal Climate, Danish Standards, Copenhagen.

Fanger, P.O. (1970), *Thermal Comfort*, Danish Technical Press, Copenhagen.

Fanger, P.O. and Toftum, J. (2002), Extension of the PMV model to non-air-conditioned buildings in warm climates, *Energy Build.*, 34, 533–536.

Fiala, D. (1998), Dynamic Simulation of the Human Heat Transfer and Thermal Comfort, Ph.D. thesis, De Montfort University, Leicester, U.K.

Fountain, M.E. and Huizenga, C. (1997), A thermal sensation prediction tool for use by the profession, *ASHRAE Trans.*, 103, 130–136.

Goto, T., Toftum, J., de Dear, R., and Fanger, P.O. (2002), Thermal sensation and comfort with transient metabolic rates, in *Proceedings of Indoor Air 2002*, 9th International Conference on Indoor Air Quality and Climate, Monterey, CA.

ISO 7726-1998 (1998), Ergonomics of the Thermal Environment: Instruments for Measuring Physical Quantities, International Organization for Standardization, Geneva.

ISO 7730-1994 (1994), Moderate Thermal Environments: Determination of the PMV and PPD Indices and Specification of the Conditions for Thermal Comfort, International Organization for Standardization, Geneva.

ISO/WD 8996-1999 (1999), Ergonomics: Determination of Metabolic Heat Production, International Organization for Standardization, Geneva.

ISO 9920-1990 (1990), Ergonomics of the Thermal Environment: Estimation of the Thermal Insulation and Evaporative Resistance of a Clothing Ensemble, International Organization for Standardization, Geneva.

McCullough, E.A., Olesen, B.W., and Hong, S. (1994), Thermal insulation provided by chairs, *ASHRAE Trans.*, 100, 795–802.

Nishi, Y. and Gagge, A.P. (1977), Effective temperature scale useful for hypo- and hyperbaric environments, *Aviation, Space Med.*, 48(2), 97–107.

Olesen, B.W. (1995), Measurements of the physical parameters of the thermal environment, *Ergonomics*, 38, 138–153.

Olesen, B.W. and Parsons, K.C. (2002), Introduction to thermal comfort standards and to the proposed new version of EN ISO 7730, *Energy Build.*, 34, 537–548.

64

Qualidade do ar em espaços fechados: exposições químicas

Alan Hedge
Universidade de Cornell

64.1 Introdução

A qualidade do ar pode ter um efeito dramático sobre o conforto, o desempenho e a saúde de trabalhadores (O'Reilly et al., 1998). Trabalhadores podem relatar uma variedade de sintomas, tais como dores de cabeça, congestão nasal, letargia etc. Se esses sintomas são acompanhados de sinais clínicos de doença, como febre, e se não desaparecem ao deixar o local de trabalho, o trabalhador pode estar sofrendo de uma doença relacionada ao prédio. Se os sintomas não são acompanhados de sinais clínicos e se eles não se resolvem horas após deixar o local de trabalho, o trabalhador pode estar atravessando a síndrome do prédio doente. Doenças relacionadas ao prédio estão geralmente associadas à exposição a organismos alergênicos ou patogênicos no local de trabalho, como a doença do legionário (ver Capítulo 65, que aborda contaminantes biológicos). As reclamações da síndrome do prédio doente podem estar associadas à inadequação na qualidade do ar em espaço fechado (IAQ) e são sintomas de irritação. Há uma gama diversificada de poluentes de ar em espaço fechado, e o teste e monitoramento de todos eles são proibitivos. Consequentemente, os estágios iniciais de uma investigação da qualidade do ar em espaço fechado envolvem determinar a natureza dos problemas do trabalhador, avaliando os perigos potenciais do ar em espaço fechado no local de trabalho e, depois, realizar testes para contaminantes específicos. Uma vez que o investigador tenha formulado hipóteses para fontes possíveis das reclamações do trabalhador, testes apropriados e métodos de monitoramento podem ser implementados.

64.2 Diretrizes para investigação de ar em espaços fechados

Uma estratégia geral para abordagem de qualquer investigação de ar em local fechado foi desenvolvida pela Agência de Proteção Ambiental dos EUA (EPA, 1991) e é mostrada na Tabela 64.1. Essas diretrizes devem ser seguidas para definir o escopo do problema espacial e temporalmente e descobrir os possíveis poluentes de ar em espaço fechado responsáveis pelos danos aos seres humanos. Uma investigação geralmente começa em resposta às reclamações do trabalhador sobre a qualidade do ar. O investigador realiza uma caminhada inicial no local de trabalho para procurar sinais óbvios de ventilação deficiente ou de

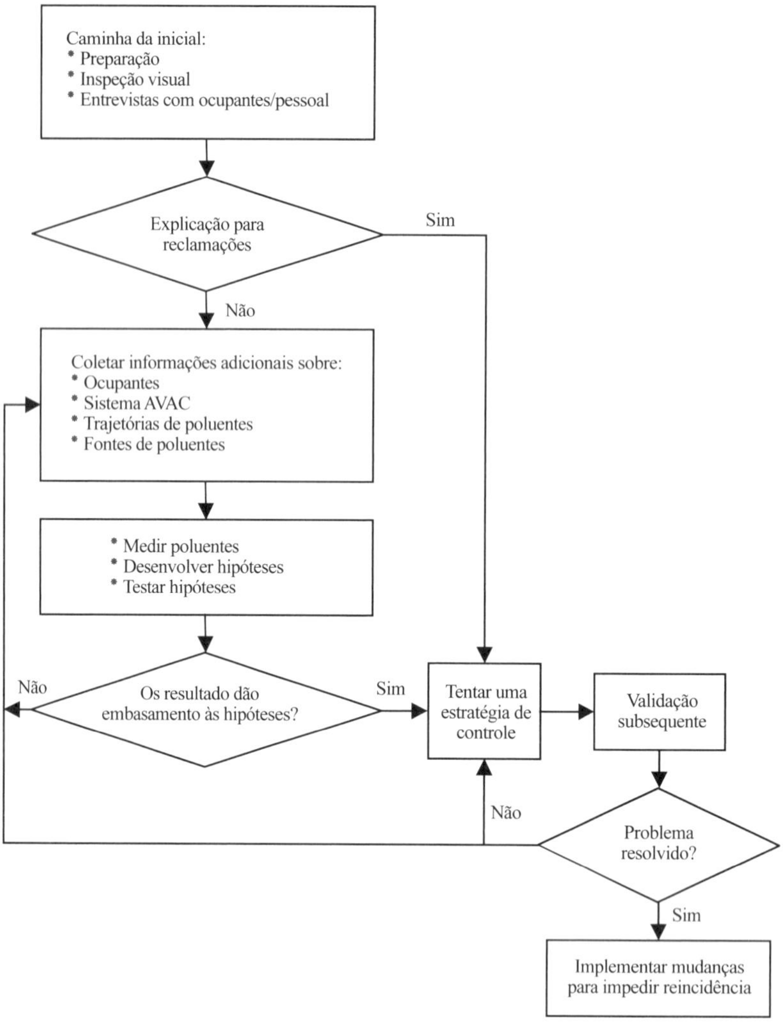

Figura 64.1 Estratégia para condução de uma investigação IAQ. (Extraído de EPA [1991], Building Indoor Air Quality: A Guide for Building Owners and Facility Managers, document reference no. 402-F-91-102, Dec., U.S. Government Printing Office, Washington, D.C.).

fontes de poluentes. Neste momento, entrevistas com os trabalhadores que estão passando por problemas podem ajudar a definir possíveis poluentes. Após seguir o fluxograma e formular uma hipótese sobre o poluente ou poluentes que constam suspeitos no local fechado, com base nas informações reunidas do trabalhador e do local de trabalho, um plano de amostragem deve ser desenvolvido. Esse plano especifica a natureza, o local e o tempo de amostragem. Se a fonte do poluente produz uma emissão contínua, então o tempo é menos crítico, mas se é uma fonte intermitente, por ex.: o poluente só é emitido quando uma máquina específica está em funcionamento, então o tempo adequado da amostragem é crítico.

64.3 Poluentes de ar em espaços fechados

O âmbito de poluentes de ar em espaços fechados comumente investigados em locais de trabalho inclui:

- *Gases de combustão*: Qualquer fonte de combustão no local de trabalho pode emitir vários gases tóxicos. Se o local de trabalho possui uma fonte de combustão, como um fogão a gás, a lenha, uma fornalha ou um motor a gasolina, ou se a combustão é parte do processo de trabalho, então o ar deve ser testado para os gases de combustão listados na Tabela 64.1.

Tabela 64.1 Poluentes de ar em espaços fechados que são mais comumente testados em investigações de qualidade do ar em espaços fechados

Poluentes	MPT	CLG/ *LECD*	Efeitos sobre a saúde
		Gases de combustão	
Monóxido de carbono	35 ppm	2.000 ppm	Dor de cabeça, tontura, confusão, morte
Dióxido de carbono	5.000 ppm	30.000 ppm	Dor de cabeça, tontura, confusão, asfixia
Óxido nítrico	25 ppm	5 ppm	Irritação da membrana mucosa
Dióxido nítrico	–	5 ppm	Irritação da membrana mucosa
Ozônio	0,1 ppm	–	Irritação da membrana mucosa
Dióxido de enxofre	2 ppm	5 ppm	Irritação da membrana mucosa
		Compostos orgânicos voláteis (COV)	
Benzeno	0,1 ppm	1 ppm	Irritação da membrana mucosa, carcinógeno
Formaldeído	0,016 ppm	0,1 ppm	Irritação da membrana mucosa, carcinógeno possível
Estireno	25 ppm	15 ppm	Irritação da membrana mucosa, carcinógeno
Tolueno	100 ppm	150 ppm	Irritação da membrana mucosa, carcinógeno
COV totais (filtragem)	5 ppm	–	Irritação da membrana mucosa, sintomas neurotóxicos, carcinógeno
		Fibras aerotransportadas	
Asbestos	0,1 fibra/cm^3/400 1[a]	–	Carcinógeno
Poeira fibrosa de vidro	15 mg/m^3	–	Irritação da membrana mucosa, irritação de pele

[a] Fibras > 5 mm de comprimento.
Fonte: A maioria dos valores NIOSH são mostrados; http://www.skcinc.com/NIOSH1/NIOSH.HTM.

- *Compostos orgânicos voláteis*: Há um grande número de compostos orgânicos voláteis que podem estar presentes em um local de trabalho. Compostos orgânicos voláteis (COV) podem ser utilizados como parte do processo de trabalho, por ex.: os solventes utilizados em lavagem a seco e a cola utilizada na confecção de móveis, ou podem participar integralmente do processo de trabalho, por ex.: uma refinaria petroquímica. Testes para cada um dos vários COV pode ser oneroso e, consequentemente, a menos que haja suspeita da presença de pelo menos um COV, o ar no local fechado pode ser filtrado para COV totais. Os COVs geralmente testados são listados na Tabela 64.1.
- *Fibras aerotransportadas*: Fibras de base mineral, como fibras de vidro ou asbestos, podem se tornar aerotransportáveis pela degradação ou ruptura de materiais de construção, como o isolamento térmico. Essas fibras também podem se tornar aerotransportáveis se fizerem parte do processo de trabalho, por ex.: uma fábrica de produção de fibra de vidro. Os dois tipos de fibra mais frequentemente testados estão listados na Tabela 64.1.

A Tabela 64.1 também lista os limites de exposição ocupacional para estes poluentes de ar. A EPA dos EUA fornece boa orientação adicional sobre o empreendimento de investigações em IAQ. Há bons métodos-padrão de boa prática que devem ser seguidos para monitoramento de cada tipo de poluente de interesse (Bisesi e Kohn, 1995). Cada país ou corpo de regulamentos pode ter seus próprios métodos-padrão para medição de diferentes poluentes de ar. Por exemplo, nos EUA, diferentes métodos de amostragem e análise de ar são publicados pela Occupational Health and Safety Administration (OSHA), pelo National Institute of Occupational Safety and Health (NIOSH), pela American Society for Testing and Materials (ASTM) e pela U.S. EPA. No Reino Unido, o Health and Safety Executive (HSE) publica suas próprias diretrizes para métodos. Diretrizes de metodologia local devem ser sempre consultadas para uma investigação.

64.4 Medidas de exposição

A Occupational Health and Safety Administration (OSHA) dos EUA regula a segurança em locais de trabalho nos EUA, incluindo preocupações relacionadas à qualidade do ar em espaços fechados, e utiliza várias medidas reguladoras de exposição de trabalhadores a poluentes:

- *Limite de exposição de curta duração (LECD)*: Esta é a concentração de poluentes a qual os trabalhadores podem ser expostos continuamente por um período curto de tempo sem sofrer efeitos adversos. As exposições LECD são muito breves, geralmente de 15 minutos. Quando um poluente possui efeitos tanto agudos quanto crônicos, o LECD acrescenta outros limites de exposição. Trabalhadores podem ser expostos a um máximo de quatro períodos LECD por turno de oito horas, com pelo menos 60 minutos entre períodos de exposição.

- *Limite de exposição permissível (LEP)*: Esse é o máximo de concentração de poluentes a que um trabalhador pode ser exposto sem consequências adversas. PELs podem ser definidos como:
  Valores-teto (VT): Em nenhum momento esse limite de exposição ao poluente deve ser excedido.
  Média ponderada de tempo (MPT): A MPT é geralmente calculada para um turno de 8 horas de trabalho. A MPT combina a medida de concentração de poluente (C) com o tempo da amostra (T) em horas como se segue:
  Para uma única amostra:
  $$8\text{-h MPT} = (C \times T)/8$$
  Para múltiplas amostras do mesmo poluente:
  $$8\text{-h MPT} = (C_i \times T_i)/8$$
- *Valores de limiar limite (VLL)*: VLL estão disponíveis para mais de 700 poluentes e são publicados pela American Conference of Governmental Industrial Hygienists (ACGIH, 2003). Essas diretrizes indicam a exposição do trabalhador que pode ocorrer sem um risco razoável de doença ou lesão. VLL são utilizados para ajudar nas decisões referentes a níveis seguros de exposição no local de trabalho.

64.5 Monitoramento de poluentes

Poluentes de ar em espaços fechados podem ser monitorados de várias maneiras diferentes:

- *Monitoramento instantâneo*: também chamado monitoramento em "tempo real". Níveis de poluentes são medidos por períodos curtos, geralmente menos de dez minutos. Esse teste requer disponibilidade de equipamento de monitoramento de tempo real, o qual não está necessariamente disponível para todos os poluentes em potencial. A menos que o poluente seja continuamente liberado em uma taxa constante, os resultados de monitoramento instantâneo não podem ser usados para quantificar a exposição de um trabalhador. No entanto, se o tempo e localização dessas "amostras-foco" são variados, os resultados podem ser usados rapidamente para filtrar um local de trabalho por um contaminante.
- *Monitoramento integrado*: Também chamado monitoramento "contínuo". Níveis de poluentes são medidos por períodos mais longos, geralmente mais de 15 minutos até várias horas. Esse teste requer a disponibilidade de equipamento de monitoramento contínuo. Os resultados do monitoramento integrado podem ser usados para quantificar a exposição de um trabalhador a um poluente de diversas maneiras. O monitoramento integrado é mais bem utilizado para avaliar a exposição em uma área caso o poluente de interesse e a área de preocupação no local de trabalho sejam conhecidos.
- *Monitoramento pessoal*: Envolve amostragem de poluente por meio de equipamento no trabalhador. Tanto o monitoramento instantâneo como o monitoramento pessoal avaliam a concentração do poluente na área, mas os resultados podem induzir a erro se ele não for conduzido na "área de respiração", a área que engloba um raio de 30 cm do nariz e boca do trabalhador. Ainda, medidas de área sozinhas podem apresentar dificuldade se trabalho envolve movimento do trabalhador entre áreas diferentes em um local de trabalho. O monitoramento pessoal pode ser empreendido com o uso de dispositivos passivos, como crachás de monitoramento, ou dispositivos ativos, como o uso de bombas portáteis de amostragem.
- *Amostragem de superfície*: Quando o contaminante é uma fibra ou partícula, pode haver exposição com base no contato direto, bem como da inalação. A amostragem da poeira que se acumula em superfícies de trabalho fornece uma estimativa de exposições possíveis.
- *Amostragem de tomada*: Uma amostra do ar do local de trabalho pode ser coletada em um saco selado, inerte, para análise subsequente.

64.6 Instrumentos de medição e IAQ

Uma variedade de diferentes instrumentos pode ser usada para medir os níveis da maioria dos poluentes de ar. O instrumento escolhido deve ser capaz de indicar os níveis do poluente de ar em unidades apro-

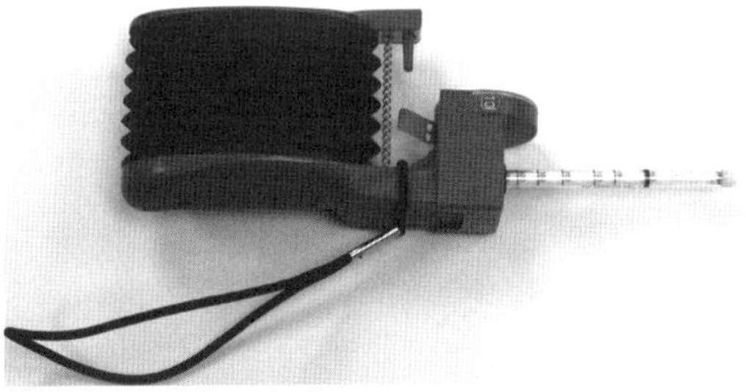

FIGURA 64.2 Bomba portátil e tubo de detecção de gás.

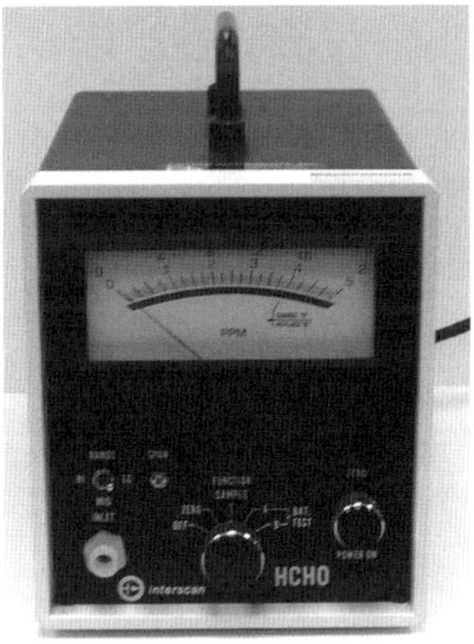

FIGURA 64.3 Metro de formaldeído de leitura direta.

priadas, como partes por milhão (ppm), mg · m^{-3}, ou partículas · m^{-3}. Geralmente, esses instrumentos caem em uma das seguintes categorias:

- *Tubos de detecção de gás*: Mais de 350 gases, vapores e aerossóis podem ser diretamente medidos com a utilização de uma bomba portátil e tubos de amostra que mudam de cor dependendo da concentração do poluente (Figura 64.2). São os mais úteis para monitoramento instantâneo.
- *Detectores eletrônicos*: As concentrações de muitos gases e vapores e as contagens de particulados podem ser diretamente medidas com dispositivos eletrônicos. Instrumentos específicos estão normalmente disponíveis para cada poluente (Figuras 64.3 e 64.4). Tipicamente, os instrumentos incorporam uma bomba e a amostragem de um volume de ar conhecido é realizada. A concentração do poluente pode, então, ser lida diretamente. Instrumentos recentes combinam em geral a capacidade de detectar vários poluentes, registrar dados e computar estatísticas (Figura 64.5). Estes são os mais úteis para monitoramento instantâneo.
- *Tubos de absorção*: Muitos contaminantes diferentes podem ser medidos com a utilização de tubos de absorção, mas os resultados não ficam imediatamente disponíveis. É comum que esses tubos sejam anexados a uma amostra de baixo volume (Figura 64.6) que é programada para funcionar em uma taxa de fluxo específico por um período de tempo determinado. Os tubos de absorção são então analisados com o uso de métodos laboratoriais. São mais úteis para monitoramento integrado de exposição.
- *Filtros*: Pode-se realizar a amostragem de particulados e fibras fazendo que o ar atravesse um filtro adequado e, depois, pesar ou contar os materiais que se acumulam sobre o filtro. Filtros são geralmente colocados em um cassete selado que pode ser destampado para amostragem (Figura 64.7). Quando os particulados de interesse são finos, como fumaça de tabaco ou de soldagem, essa amostragem é empreendida com a utilização de uma bomba de amostragem de baixo volume.

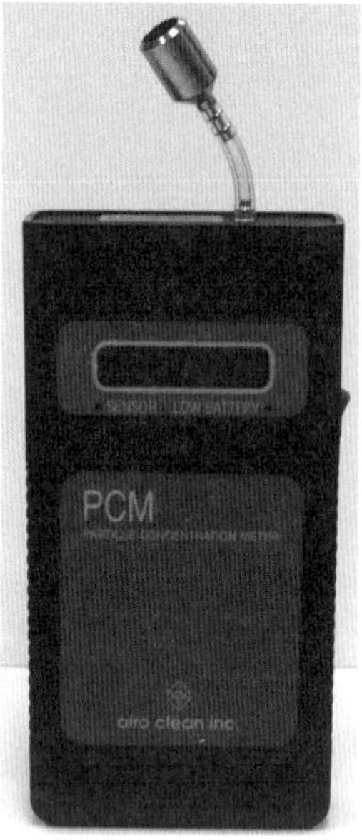

Figura 64.4 Contador de partículas de leitura direta.

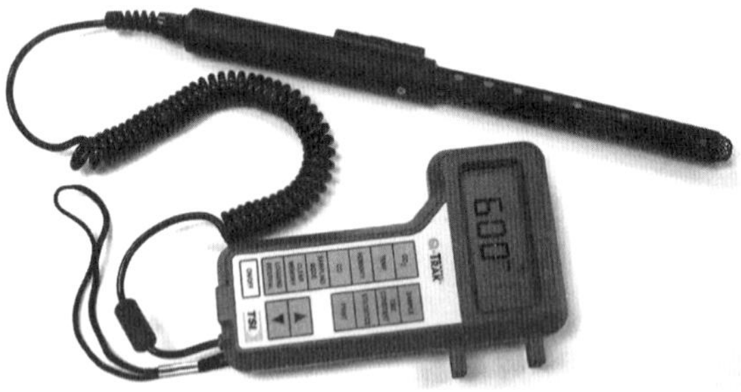

Figura 64.5 Monitor de IAQ multicanal e registrador de dados.

Ao realizá-la para particulados ou fibras mais pesadas, como asbestos, usa-se uma bomba de amostragem de alto volume (Figura 64.8).

- *Monitores passivos*: Vários tipos de monitores passivos podem ser utilizados para medir concentrações de área de um poluente ou exposições pessoais. Selos para amostragem são geralmente utilizados para monitoramento pessoal (Figura 64.9). Eles respondem às concentrações de poluentes mudando de cor, ou podem requerer análise laboratorial.

64.7 Pesquisas com ocupantes

As pesquisas com ocupantes de reclamações de trabalhadores sobre a qualidade do ar em espaços fechados e os sintomas de saúde são normalmente conduzidas em locais de trabalho antes ou junto com os testes de poluentes de ar em espaços fechados. Muitas reclamações de trabalhadores estão relacionadas a condições térmicas insatisfatórias. Foi desenvolvido um questionário simples, um autorrelatório que pode ser utilizado, e esta pesquisa fornece dados normativos para propósitos de comparação (Hedge e Erickson, 1998). O questionário reúne dados sobre percepções do trabalhador sobre condições ambientais do local e sobre os sintomas da síndrome do prédio doente (Figura 64.10). Os 14 itens centrais são derivados de análises de conjuntos de dados de pesquisas mais extensas (Hedge et al., 1995, 1996).

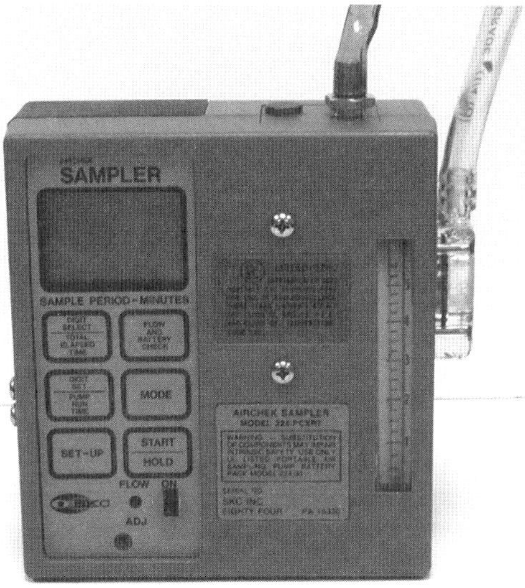

FIGURA 64.6 Bomba de amostragem programável de baixo volume.

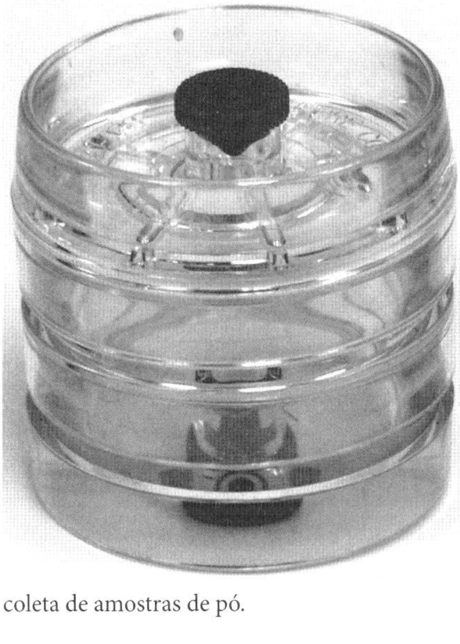

FIGURA 64.7 Cassete filtro para coleta de amostras de pó.

Os dados normativos de pesquisa mostrando as porcentagens de homens e mulheres relatando os problemas da qualidade do ar em espaço fechado e a síndrome do prédio doente para cada quartil de local de trabalho são apresentados nas Tabelas 64.2 e 64.3.

64.8 Normas

Não há normas internacionais de qualidade do ar em espaços fechados. No entanto, a Organização Internacional para normalização publicou duas normas de testes IAQ:

- ISO 16000-3:2001: *Indoor air, Part 3: Determination of formaldehyde and other carbonyl compounds – Active sampling method*

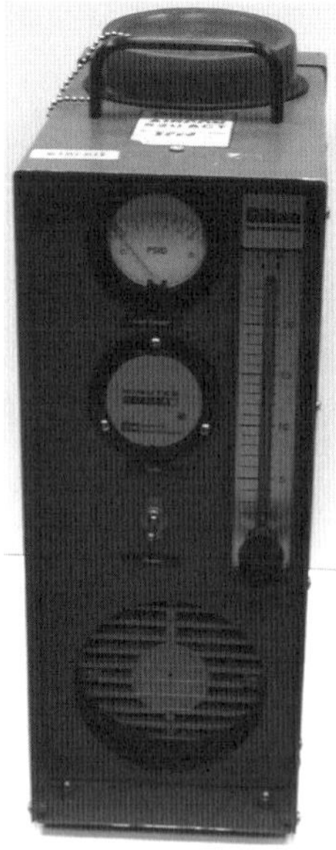

FIGURA 64.8 Bomba de amostragem de alto volume.

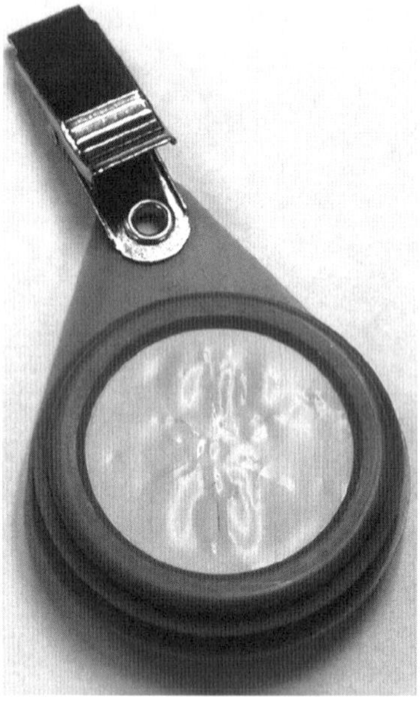

FIGURA 64.9 Monitor pessoal, amostrador passivo em forma de crachá.

- ISO 16017-1:2000: *Indoor, ambient and workplace air: Sampling and analysis of volatile organic compounds by sorbent tube/thermal desorption/capillary gas cromatherapy, Part 1: Pumped sampling*

Nos EUA, há norma voluntária para qualidade do ar aceitável em espaço fechado:

- ASHRAE Standard 62-2001: *Ventilation for acceptable indoor air quality (ANSI Approved)*

No Reino Unido, há várias normas para ar em espaço fechado:

PESQUISA AMBIENTAL DO ESCRITÓRIO CORNELL

(Formulário)

Identificação do prédio ☐☐ Andar ☐☐ Departamento/Área ☐☐ Identificação de caso ☐☐☐

1. Por favor, responda às seguintes questões sobre as condições de conforto ambiental e os sintomas de saúde pelos quais você pode ter passado no escritório durante o último mês (4 semanas).

1. Qual é seu gênero: Mulher ☐ Homem ☐

2 Por favor, indique se você passou por cada uma das condições ambientais no escritório o último mês:

Condição experimentada pelo menos uma vez por semana durante o último mês (4 semanas).

	SIM	NÃO
a. Temperatura do ar muito fria	☐	☐
b. Temperatura do ar muito quente	☐	☐
c. Muito pouco movimento de ar	☐	☐
d. Ar muito seco	☐	☐
e. Odor desagradável no ar	☐	☐
f. Ar muito velho	☐	☐
g. Ar com muita poeira	☐	☐

3 Por favor, indique se você passou por qualquer um dos seguintes sintomas com regularidade pelo menos uma vez por semana durante o último mês (4 semanas) e se esse sintoma melhorou quando você estava longe do escritório (por ex.: noites, fins de semana):

Sintoma experimentado pelo menos uma vez por semana durante o último mês (4 semanas) e o sintoma melhorou quando você estava longe do trabalho.

	SIM	NÃO
a. Olhos doloridos, irritados	☐	☐
b. Garganta irritada, dolorida	☐	☐
c. Rouquidão	☐	☐
d. Nariz entupido, congestionado	☐	☐
e. Fadiga mental excessiva	☐	☐
f. Dor de cabeça na região da testa	☐	☐
g. Cansaço incomum, letargia	☐	☐

Figura 64.10 Forma curta de pesquisa de IAQ de Cornell. (Extraído de Hedge, A. e Erickson, W.A. [1998], *Int. J. Facilities Manage.*, 1, 1-8. Com permissão.)

Tabela 64.2 Quartis para as porcentagens de homens e mulheres relatando condições de qualidade do ar em espaço fechado percebidas semanalmente em prédios de escritórios

Qualidade do ar percebida em espaço fechado	Homens (porcentagem)			Mulheres (porcentagem)		
	25º	50º	75º	25º	50º	75º
Temperatura muito fria	12,2	19,4	26,9	42,4	49,7	54,7
Temperatura muito quente	22,1	28,7	49,2	27,4	39,9	50,9
Muito pouco movimento de ar	23,0	30,3	39,8	41,6	54,5	61,8
Ar muito seco	15,3	20,7	29,0	35,9	49,2	59,7
Odor desagradável no ar	4,0	6,4	8,3	9,5	13,5	18,7
Ar "velho"	16,6	21,3	27,0	31,2	44,9	52,1
Ar com poeira	8,9	11,9	14,0	22,9	31,0	34,5

Fonte: Hedge, A. and Erickson, W.A. (1998), *Int. J. Facilities Manage.*, 1, 1-8.

Tabela 64.3 Quartis para as porcentagens de homens e mulheres relatando sintomas de síndrome de prédio doente relacionados ao trabalho semanalmente em prédios de escritórios

Sintomas de SBS relacionados ao trabalho	Homens (porcentagem)			Mulheres (porcentagem)		
	25º	50º	75º	25º	50º	75º
Olhos doloridos, irritados	12,9	15,3	20,8	24,4	30,5	34,7
Garganta dolorida, irritada	2,7	5,1	8,3	9,1	13,0	16,3
Rouquidão	2,5	3,5	5,3	6,6	8,7	11,6
Nariz entupido, congestionado	10,2	11,1	15,3	18,9	26,9	32,4
Fadiga mental excessiva	13,3	16,7	23,7	21,9	27,1	30,3
Dor de cabeça na região da testa	7,1	8,3	14,5	18,9	24,8	29,6
Cansaço incomum, letargia	9,4	12,7	14,8	14,6	20,0	27,2

Fonte: Hedge, A. and Erickson, W.A. (1998), *Int. J. Facilities Manage.*, 1, 1-8.

- PD CR 17532:1999: *Ventilation for buildings: Design criteria for the indoor environment.*
- BS ISO 16000-3:2001: *Indoor air: Determination of formaldehyde and other carbonyl compounds, Active sampling method.*
- BS EN ISO 16017-1:2001: *Indoor, ambient and workplace air: Sampling and analysis of volatile organic compounds by sorbent tube/thermal desorption/capillary gas chromatography, Pumped sampling.*

Quando não houver uma norma para ar em local fechado, o investigador deve utilizar qualquer norma para ar em espaço aberto como guia para o que é aceito para uma exposição prolongada.

Referências

ACGIH (2003), 2002–2003 Threshold Limit Values for Chemical Substances and Physical Agents and Biological Exposure Indices, American Conference of Governmental Industrial Hygienists, Cincinnati, OH.

ASHRAE Standard 62-2001, Ventilation for Acceptable Indoor Air Quality (ANSI Approved), American Society of Heating and Refrigerating Engineers, Atlanta, GA.

Bisesi, M.S. and Kohn, J.P. (1995), *Industrial Hygiene Evaluation Methods*, Lewis Publishers, Boca Raton, FL.

BS ISO 16000-3:2001, Indoor Air: Determination of Formaldehyde and Other Carbonyl Compounds, Active Sampling Method, British Standards Institute, London.

BS EN ISO 16017-1:2001, Indoor, Ambient and Workplace Air: Sampling and Analysis of Volatile Organic Compounds by Sorbent Tube/Thermal Desorption/Capillary Gas Chromatography, Pumped Sampling, British Standards Institute, London.

EPA (1991), Building Indoor Air Quality: A Guide for Building Owners and Facility Managers, document reference no. 402-F-91-102, Dec., U.S. Government Printing Office, Washington, D.C.

Hedge, A., Erickson, W.A., and Rubin, G. (1995), Psychosocial correlates of sick building syndrome, *Indoor Air*, 5, 10–21.

Hedge, A., Erickson, W.A., and Rubin, G. (1996), Predicting sick building syndrome at the individual and aggregate levels, *Environ. Int.*, 22, 3–19.

Hedge, A. and Erickson, W.A. (1998), Indoor environment and sick building syndrome complaints in air conditioned offices: benchmarks for facility performance? *Int. J. Facilities Manage.*, 1, 1–8.

ISO 16000-3:2001 (2001), Indoor Air, Part 3: Determination of Formaldehyde and Other Carbonyl Compounds — Active Sampling Method, International Organization for Standardization, Geneva.

ISO 16017-1:2000 (2000), Indoor, Ambient and Workplace Air — Sampling and Analysis of Volatile Organic Compounds by Sorbent Tube/Thermal Desorption/Capillary Gas Chromatography, Part 1: Pumped Sampling, International Organization for Standardization, Geneva.

O'Reilly, J.T., Hagan, P., Gots, R., and Hedge, A. (1998), *Keeping Buildings Healthy: How To Monitor and Prevent Indoor Environmental Problems*, John Wiley & Sons, New York.

PD CR 1752:1999 (1999), Ventilation for Buildings: Design Criteria for the Indoor Environment, British Standards Institute, London.

65

Qualidade do ar em espaços fechados: métodos de avaliação de exposição a contaminantes biológicos/ de fase particulada

Thad Godish
Universidade de Ball State

65.1 Natureza de preocupações com saúde/exposição relacionadas a edifícios

Há evidências crescentes de que exposições a substâncias em fase particulada, mais notavelmente aquelas de origem biológica, são responsáveis por uma variedade de sintomas de doenças associadas a ambientes fechados. Contaminantes biológicos incluem fragmentos de hifas/esporos de mofo, glucanos fúngicos, micotoxinas, actinomicetes de bactérias superiores e inferiores, endotoxinas bacteriais, antígenos associados a restos fecais e partes do corpo de ácaros de poeira e baratas, antígenos associados a escamações animais domésticos e componentes de poeira de superfície descritos como poeira macromolecular orgânica (PMO). As exposições aos fungos, fragmentos aerotransportados, antígenos de baratas e ácaros de poeira, e escamações de animais domésticos podem causar rinite alérgica crônica e, em casos graves, asma (Weissmann e Schuyler, 1991). Os sintomas de rinite alérgica crônica ou de alergia comum não são, na maioria dos casos, distintos de muitas das doenças respiratórias comuns e sintomas gerais relatados em edifícios associados à síndrome do prédio doente (Godish, 1995).

Infestações por mofo de materiais de prédios associadas a vazamentos de água e infiltrações no edifício da fábrica são comuns. Assim, exposições a mofo e sintomas concomitantes de doenças relacionadas a ele são predominantes (Dales et al., 1991; Flannigan e Miller, 1994; Levetin, 1995). Relatou-se também que sintomas de doenças relacionadas a edifícios estão associados a exposições a glucanos fúngicos e componentes da parede celular de fungos encontrados na poeira de superfície de fábricas (Rylander et al., 1992). Mais problemáticas são as exposições potenciais a fungos toxigênicos e suas micotoxinas. Uma preocupação particular de saúde pública tem focalizado a *Stachybotrys chartarum*, uma espécie fúngica que produz micotoxinas potentes e comumente infesta repetidamente materiais umedecidos feitos com base em fibras de madeira processada (por ex.: paramento revestido com gesso, telhas etc.) (Sorenson et al., 1987; Miller, 1992; Etzel, 1995; Sorenson, 1999).

Os sintomas de doenças associadas a ambientes prediais têm em alguns casos sido associados a bactérias aerotransportadas. Elas incluem doenças contagiosas como a tuberculose e a meningite (Nardell, 2001). Tais preocupações de exposição estão primariamente associadas a ambientes de alta densidade ou alto risco, como abrigos para pessoas sem-teto, prisões, quartéis militares, asilos e hospitais.

Preocupações, no que diz respeito aos prédios problemáticos, associadas às exposições a bactérias incluem irrupções da doença do legionário relacionada a torres de refrigeração contaminadas, estâncias hidrominerais e aquecedores de água quente (Imperato, 1981). Elas também incluem irrupções de pneumonite de hipersensibilidade (Fink, 1983; Cookingham e Solomon, 1995), uma indisposição inflamatória dos pulmões associada a exposições a concentrações de múltiplas ordens de magnitude de bactérias, particularmente actinomicetes termofílicos, e um grande número de casos de esporos fúngicos de pequeno diâmetro do gênero *Penicillum* e *Aspergillus*.

Bactérias gram-negativas produzem endotoxinas na lise de suas paredes celulares. A exposição a endotoxinas parece causar uma doença inflamatória nos pulmões em trabalhadores de escritórios descrita como febre do umidificador (Rylander et al., 1980). Tem-se relatado que as endotoxinas encontradas em poeira de superfície em edifícios causam respostas inflamatórias em ambientes prediais em concentrações muito menores do que aquelas requeridas para produzir a febre do umidificador (Rylander. 1997). Tais exposições podem ser responsáveis por uma porção do espectro de doença da síndrome do prédio doente (SBS).

Um número limitado de estudos mostrou relações significativas entre sintomas de doenças e partículas aerotransportadas e poeira de superfície (Hedge et al., 1993; Raw et al., 1993; Gyntelberg et al., 1994). Substâncias de fase particulada são heterogêneas, e por isso é provável que componentes orgânicos (como a PMO) e/ou componentes inorgânicos de poeira assentada/ressuspensa sejam responsáveis pela indução a sintomas de doenças sob exposição em ambientes fechados. A relação entre exposições a partículas aerotransportadas e poeira de superfície e sintomas de doenças relacionadas a prédios foi revisada por Godish (1995).

65.2 Metodologias de avaliação de contaminantes

Várias metodologias têm sido desenvolvidas e utilizadas para condução de avaliações de níveis de contaminantes de fase particulada tanto em amostras de superfície como em amostras aerotransportadas. São dignas de nota aquelas aplicadas a contaminantes biológicos.

65.2.1 Métodos de análise de amostragem para contaminantes biológicos aerotransportados

Numerosas técnicas são muito utilizadas para coletar e, subsequentemente, analisar amostras de mofo/fragmentos de mofo aerotransportado, bactérias, glucanos fúngicos, micotoxinas, endotoxinas e alérgenos associados a ácaros, baratas e animais domésticos. Em muitas das investigações da qualidade do ar em espaços fechados, se não na maioria, avaliações são limitadas à coleta e análise de amostras de mofo/fragmentos de mofo aerotransportado e bactérias. Estas incluem coleta por impacção em meio de cultura, impacção em lâminas ou lamínulas microscópicas lubrificadas, filtragem em superfícies de filtros de membrana e choque com amostras líquidas.

Métodos de amostragem/análise de mofo podem ser descritos como métodos cultiváveis-viáveis ou como métodos de estruturas/de fungos totais. O primeiro quantifica todo o mofo ou bactérias aerotransportadas que estão vivas e crescem no meio de cultura empregado. Após um período de maturação, colônias são identificadas a gênero ou espécie e contadas. Concentrações são expressas como unidades formadoras de colônias por metro cúbico (CFU/m^3) para mofo e bactérias aerotransportadas totais cultiváveis-viáveis e/ou para gêneros ou tipos individuais (Dillon et al., 1996; Crooks, 1995; Flannigan, 1997).

Um grande número de dispositivos de amostragem são usados para amostragem cultivável-viável. Eles incluem impactor de fenda ou de fenda feita em agar, impactores de peneira única ou de múltiplos estágios, impinger e filtros. A maioria dos estudos de pesquisa e investigações de prédios com problemas relatam concentrações de mofo e bactérias aerotransportados com a utilização do amostrador de estágio único Andersen N-6. Neste dispositivo, o ar é encaminhado através de uma placa semelhante a uma peneira com 400 buracos em uma taxa de 28,3 L/min, com durações recomendadas de amostragem de 1 a 2 minutos. Esporos/bactérias são coletados em um meio de cultura por impactação em uma placa de cultura rica em nutrientes abaixo. Muito comumente, o meio de cultura utilizado para amostragem de propósitos gerais de mofo aerotransportado é o extrato de malte de ágar (MEA) com ágar glicerol diclorano (DG-18) sendo cada vez mais utilizado para dar suporte ao crescimento de fungos xerofílicos, como o *Aspergillus*. Meios especiais como o ágar farinha de milho ou ágar celulose Chapex são utilizados para concentrações de bactérias toxigênicas culturáveis-viáveis. O ágar triptona de soja (TSA) é comumente utilizado para coletar e enumerar concentrações de bactérias culturáveis-viáveis.

Embora amplamente utilizadas e em muitos casos utilizadas exclusivamente por investigadores de edifícios, técnicas culturáveis-viáveis têm limitações significativas. Uma vez que a maior parte do mofo e bactérias não são mais viáveis ou não estão mais vivas, tal amostragem subestima exposições/potenciais de exposição, na maioria dos casos por uma ordem de grandeza ou mais. Isto se deve ao fato de que a alergenicidade é independente da viabilidade.

Níveis totais de mofo aerotransportado podem ser quantificados com a utilização de dispositivos de amostragem que impactem partículas aerotransportadas em uma lâmina ou lamínula microscópica lubrificada ou que as coletem em uma superfície de filtro (Flannigan, 1997). Os primeiros são os dispositivos de amostragem de mofo total mais amplamente utilizados em investigações em edifícios. Seu uso aumentou dramaticamente nos EUA, na medida em que são os métodos de amostragem de escolha na condução de amostragem de depuração após remediação de mofo.

Três amostradores são comumente utilizados (Burkard™, Allergenco™ e Air-O-Cell™). Os três possuem um orifício semelhante de entrada que impacta partículas em uma área definida de deposição, uma lâmina microscópica lubrificada em um instrumento mecanizado ou lamínula com revestimento adesivo em um cassete de amostragem especialmente projetado. Estruturas fúngicas/mofo são contadas em uma fração da área de deposição em ampliação de 1.000x (Burkard, Allergenco) ou em aumento de 400 a 600x (Air-O--Cell). Concentrações são expressas como S/m^3. Concentrações de esporos de mofo culturáveis-viáveis e totais em edifícios residenciais e mecanicamente ventilados são resumidas na Tabela 65.1 (Godish, T., 2000).

Por causa de seus diâmetros de corte relativamente altos (aproximadamente 2,4 μm), estes amostradores não podem ser utilizados para determinar os níveis totais de bactérias aerotransportadas. As concentrações totais de bactérias aerotransportadas podem ser determinadas pela amostragem com um filtro cassete e contagem subsequente com a utilização de microscopia de epifluorescência (Palmgren et al., 1986). Este método é particularmente apropriado para ambientes de locais de trabalho pesadamente contaminados, mas é menos sensível a ambientes residenciais, institucionais e de escritórios com baixas concentrações.

Níveis aerotransportados de glucanos fúngicos, micotoxinas, endotoxinas e uma variedade de alérgenos podem ser determinados com base em amostras coletadas em membranas ou filtros de fibra carregadas em cassetes de 25 e 37 mm. Taxas de amostragem e durações refletem volumes mínimos de amostragem necessários para fornecer níveis detectáveis de contaminantes. Taxas de amostragem de 1,5 a 3 L/min por um período de amostragem de 4 a 8 horas podem ser usadas para determinar níveis de endotoxinas em ambientes de prédios não industriais. Essas taxas/volumes de amostragem podem, em muitos casos, ser suficientes para glucanos fúngicos, micotoxinas e alérgenos que permanecem suspensos (como alérgenos de gato).

Após coleta, amostras são analisadas por métodos especificamente desenvolvidos para cada contaminante. Concentrações são tipicamente expressas como μ/m^3. Métodos importantes de análise são descritos nas seções subsequentes.

TABELA 65.1 Montantes de concentração de mofo totais e cultiváveis-viáveis observados em edifícios

Tipos de edifícios	Condições	Montantes de concentração: Fungos cultiváveis-viáveis (CFU/m^3)	Fungos totais (S/m^3)
Residencial	Estrutura nova	< 300	1.000-3.000
	Não infestado por mofo (média)	> 300-< 1.000	> 3.000-< 6.500
	Moderadamente infestado	> 1.000-< 3.000	> 6.500-< 20.000
	Muito infestado	> 3.000	> 20.000
Não residencial, ventilado mecanicamente	Não infestado por mofo (média)	< 300	1.000-3.000
	Infestações localizadas, moderadas	> 1.000-< 3.000	3.000 >-< 6.500
	Muito infestado	> 3.000	> 20.000

Fonte: Godish, T. (2000), Indoor Environmental Quality, CRC Press, Boca Raton, FL.

65.2.2 Análise/amostragem de superfície

Para muitas avaliações ambientais, exposições potenciais são inferidas com base em avaliações qualitativas e quantitativas feitas com base em amostras de superfície. Isto reflete o fato de que substâncias de fase particulada assentam rapidamente e, em vários casos, exposições ocorrem episodicamente como resultado de ressuspensão de poeira de superfície. No caso do mofo, o organismo é geralmente encontrado crescendo ativamente em superfícies de edifícios.

A amostragem de superfície pode ser conduzida para coletar amostras de poeira para análises subsequentes e quantificação de mofo cultivável-viável, bactérias cultiváveis-viáveis, endotoxinas, glucanos fúngicos, micotoxinas e alérgenos, como aqueles de ácaros de poeira doméstica, baratas, escamações de animais domésticos e espécies fúngicas específicas. Isto inclui a coleta de amostras de poeira utilizando a técnica de aspiração, métodos de remoção com esfregão e, no caso do mofo, aplicação e remoção de fita adesiva transparente a uma superfície infestada.

Amostras de poeira de superfície coletadas para identificação/quantificação de mofo e bactérias podem ser lavadas e plaqueadas em um ou mais meios de cultura (Macher, 2001). Amostras removidas com pano são geralmente coletadas passando um esfregão pré-embalado sobre uma área de superfície relativamente pequena (por ex.: 2,5 cm^2) e, depois, aplicando-o à superfície de um meio de cultura. Concentrações em ambos os casos são relatadas como CFUs/área unitária de superfície.

O método da fita adesiva transparente é amplamente utilizado em investigações de problemas em edifícios para identificar gêneros maiores de mofo presentes em superfícies infestadas. Investigações são conduzidas por meio de análise microscópica de luz em ampliações de 100 a 1000x. A técnica é especialmente útil para avaliar se tipos de mofo de especial preocupação (como as espécies *S. chartarum* e *Aspergillus*) estão presentes e que práticas específicas de remediação devem ser empregadas.

A amostragem por aspiração está sendo crescentemente utilizada para avaliar concentrações de poeira de superfície de endotoxinas, glucanos fúngicos e micotoxinas. Tal amostragem e análises subsequentes fornecem uma indicação do grau de contaminação presente e a exposição potencial sob ressuspensão de poeira assentada (Bishof et al., 2002). Concentrações de endotoxinas e glucanos fúngicos são determinadas com a utilização de bioanálise do lisado de amebócitos Limulus (LAL). Diversas variações da análise LAL são utilizadas para endotoxinas. Estas incluem os métodos de formação de gel, turbidimétrico e cromogênico cinético. Por causa de sua relativa exatidão, sensibilidade e reprodutibilidade, o método cromogênico cinético é o método analítico comumente utilizado por laboratórios comerciais (Milton et al., 1996). Concentrações de endotoxina podem ser expressas como EU/ área unitária de superfície ou como ng/área unitária de superfície. Um nanograma é igual a 10-15 EUs (unidades de endotoxina).

O método LAL não é tão específico para glucanos fúngicos quanto se poderia desejar. Consequentemente, concentrações podem ser mais bem determinadas com a utilização de um método imunoquimíco. Micotoxinas podem ser identificadas e quantificadas com a utilização de uma grande variedade de procedimentos analíticos. Concentrações são expressas como μg/mg por área unitária de superfície.

A amostragem de superfície para alérgenos comuns é o método de avaliação de exposição de escolha de cientistas médicos e aqueles que conduzem avaliações de edifícios. A amostragem é conduzida em superfícies com a utilização de um aspirador de pó com anexos especiais de filtro. A aspiração é conduzida sobre uma área de superfície padrão (1 m^2) ou por uma duração padrão (5 minutos). Após filtragem e pesagem, amostras são analisadas para alérgenos específicos com o uso de técnicas de anticorpos monoclonais ou policlonais, com a primeira sendo mais comumente utilizada. Concentrações são geralmente expressas como μg alérgeno/g de poeira coletada; para antígenos associados a baratas, concentrações são expressas como unidades biológicas (BU)/g de poeira. Análises de anticorpos monoclonais estão comercialmente disponíveis para dois antígenos de ácaros de poeira (Der p1 e Der f1), antígenos de gatos (fel d1), antígenos de cães (can f1), barata alemã (Bla gII) (Chapman, 1995; Squillace, 1995; Luczynska, 1995), e para três espécies fúngicas: *Alternaria alternata* (Wijnands et al., 2000b) e *Aspergillus fumigatus* (Wijnands et al., 2000a). Concentrações relativas de ácaros de poeira e alérgenos de cães e gatos em poeira doméstica são resumidas na Tabela 65.2 (European Communities, 1993).

A maioria das avaliações de exposição a alérgenos é conduzida em casas. Vários estudos recentes indicam que riscos de exposição a alérgenos potencialmente significativos associados a animais domésticos também podem ocorrer em prédios escolares como resultado de transporte passivo (Munir, 1993; Godish, D., 2000).

Tabela 65.2 Categorização relativa de alérgenos de cães, gatos e ácaros na poeira doméstica (µg/g)

Categoria	Ácaros de poeira domésticA		Gatos	Cães
	Der p 1	Der f 1	Fel d 1	Can f 1
Muito baixa	< 0,5	< 0,5	< 0,1	< 0,3
Baixa	0,5-5	0,5-5	0,1-1,0	0,3-10,0
Intermediária	> 5-15	> 5-15	> 1-10	> 10-100
Alta	> 15-20	> 15-20	> 10-100	> 100-1.000
Muito alta	> 20	> 20	> 100	> 1.000

Fonte: European Communities (1993), Biological Particles in Indoor Environments, 12 EUR 14988 EN, European Communities, Luxembourg.

65.2.3 Amostragem de volume

Técnicas de amostragem de volume são ocasionalmente utilizadas para identificar tipos de mofo dominantes em materiais de prédios infestados. Materiais infestados são quebrados, lavados e colocados em placas de cultura. Colônias que crescem subsequentemente são identificadas. Eles também podem ser analisados utilizando-se métodos QPCR (reação em cadeia polimerase quantitativa).

65.2.4 Limitações metodológicas de avaliação de exposição a contaminantes biológicos

A amostragem de contaminantes aerotransportados e de superfície é rotineiramente conduzida em investigações de problemas em prédios. Presume-se que os resultados de tal amostragem possam ser significativamente interpretados em relação às exposições que possam estar ocorrendo e que estas exposições refletem os riscos à saúde envolvidos. Este é particularmente o caso para contaminantes aerotransportados. Na maior parte dos casos, relações claras de dose-resposta entre concentrações de contaminantes aerotransportados e efeitos sobre a saúde respiratória relatados não foram demonstrados. Isto reflete, em parte, a natureza das exposições e dificuldades em suas avaliações, e é em parte por causa da ausência de protocolos padronizados.

Contaminantes biológicos no ar em espaços fechados variam consideravelmente no tempo. Concentrações de mofo aerotransportado, por exemplo, podem variar por uma ordem de grandeza ou mais no curso de um único dia (Flannigan, 1997). Tal variação e o período limitado de tempo no decorrer do qual as amostras são tomadas tornam difícil demonstrar relações dose-resposta. Tais relacionamentos podem ser ainda confundidos por sensibilidade diferencial a espécies de mofo presentes e por respostas a outros contaminantes, como endotoxinas, glucanos fúngicos e uma grande variedade de alérgenos. A maioria dos estudos de saúde sobre contaminantes biológicos tem sido baseada em populações de estudo pequenas com uso de modelos estatísticos que não são suficientemente poderosos para detectar relacionamentos dose-resposta que podem existir.

Na ausência de tais relacionamentos, riscos potenciais à saúde por exposição são geralmente inferidos com base em uma combinação de fatores, incluindo a presença de contaminação visível (por ex.: uma superfície infestada de mofo), concentrações aerotransportadas ou de superfície relativamente altas (em comparação com o âmbito de concentrações em estudos relatados) e relacionamentos estatísticos entre concentrações de poeira de superfície e risco de doenças. É importante notar que valores de diretrizes de exposição (quando estão disponíveis) são baseados em concentrações de poeira de superfície (por ex.: endotoxinas, alérgenos) (Rylander, 1997; Platts-Mills e de Weck, 1989). Tais concentrações são, na melhor das hipóteses, um indicador indireto de potencial de exposição. Elas possuem, no entanto, a vantagem de ter se mostrado estatisticamente relacionadas a doenças respiratórias.

65.2.5 Partículas aerotransportadas

Um grande número de métodos instrumentais de amostragem tem sido utilizado para medir concentrações de partículas aerotransportadas em prédios, principalmente nos âmbitos de dimensão inalável (≤ 10 µm) e respirável (≤ 2,5 µm). Estes incluem métodos gravimétricos em que o ar é conduzido através de um filtro fibroso com subsequente análise. As concentrações são expressas como μg/m³. As taxas de amostragem, durações e volumes empregados dependem do sistema/dispositivo de amostragem utilizado (Cohen e Herring, 1995).

As partículas respiráveis são comumente medidas com a utilização de instrumentos de tempo real ou de tempo quase real que reportam concentrações de partículas em uma base de peso (μg/m³) ou por contagens de partículas. Vários princípios físicos são utilizados para determinar concentrações de partículas. Estes incluem dispositivos de ressonância piezoelétrica e aqueles que utilizam procedimentos ópticos. Nos primeiros, as partículas não respiráveis são removidas por um impactor ou ciclone. As partículas respiráveis são então depositadas eletrostaticamente em um sensor de cristal de quartzo. A diferença em frequência oscilante entre células percebidas e de referência é determinada/exibida como μg/m³. Um grande número de dispositivos de amostragem também utiliza procedimentos ópticos. A dispersão frontal de luz por partículas no Âmbito do tamanho de 0,1 a 10 μm é utilizada para determinar concentrações em alguns instrumentos. A dispersão de luz é utilizada para contar partículas ultrafinas (< 0,1 μm de diâmetro) após ter feito que elas crescessem por condensação de água em suas superfícies.

As concentrações de poeira total de superfície podem ser determinadas com base em amostras de aspiração, amostras de fita ou técnicas de óptica sobre uma área de superfície padrão (Holopainen et al., 2002). Amostras de aspiração podem ser utilizadas para identificar/quantificar um ou mais componentes de poeira (Hedge et al., 1993; Gyntelberg et al., 1994). Tais concentrações são utilizadas como medidas indiretas de exposições humanas potenciais.

Apesar do fato de que um grande número de estudos de qualidade do ar em espaços fechados ter mostrado relacionamentos estatísticos entre níveis de partículas em espaços fechados e sintomas respiratórios, níveis de partículas em ambientes fechados são raramente medidos em investigações de prédios com problemas. Isto pode refletir o fato de que investigadores de prédios não possuem conhecimento suficientemente detalhado dos efeitos potenciais adversos à saúde de exposições a partículas aerotransportadas no ambiente fechado.

Referências

Bischof, W., Koch, A., Gehring, U., Fahlbusch, B., Wichmann, H.E., and Heinrich, J. (2002), Predictors of high endotoxin concentrations in the settled dust of German homes, *Indoor Air*, 12, 2–9.

Chapman, M.D. (1995), Analytical methods: immunoassay bioaerosols, in *Bioaerosols*, Burge, H.A., Ed., Lewis Publishers, Boca Raton, FL.

Cohen, B.S. and Herring, S.V., Eds. (1995), *Air Sampling Instruments for Evaluation of Atmospheric Contaminants*, 8th ed., American Conference of Governmental Industrial Hygienists, Cincinnati, OH.

Cookingham, C.E. and Solomon, W.R. (1995), Bioaerosol-induced hypersensitivity diseases, in *Bioaerosols*, Burge H.A., Ed., Lewis Publishers, Boca Raton, FL, 205–234.

Crooks, B. (1995), Inertial samplers: biological perspectives, in *Bioaerosols Handbook*, Cox, S. and Wathes, C.M., Eds., CRC Lewis Publishers, Boca Raton, FL, 247–264.

Dales, R.E., Zwanenburg, H., Burnett, R., and Franklin, C.A. (1991), Respiratory health effects of home dampness and molds among children, *Am. J. Epidemiol.*, 134, 196–293.

Dillon, H.K., Heinsohn, P.A., and Miller, J.D. (1996), *Field Guide for the Determination of Biological Contaminants in Biological Samples*, American Industrial Hygiene Association, Fairfax, VA.

Etzel, R.A. (1995), Acute pulmonary hemorrhage/hemesiderosis among infants: Cleveland, January 1993 – November 1994, *Morbidity Mortality Wkly. Rep.*, 43, 881–833.

European Communities (1993), Biological Particles in Indoor Environments, 12 EUR 14988EN, European Communities, Luxembourg.

Fink, J. (1983), Hypersensitivity pneumonitis, in *Allergy: Principles and Practice*, 2nd ed., Middleton, E. et al., Eds., C.V. Mosby, St. Louis, pp. 1085–1099.

Flannigan, B. and Miller, J.D. (1994), Health implications of fungi in indoor environments: an overview, in *Health Implications of Fungi in Indoor Environments*, Samson, R.A., Flannigan, B., Flannigan, M.E., Verhoeff, A.P., Adan, O.C.G., and Hoekstra, E.S., Eds., Elsevier, Amsterdam, pp. 1–28.

Flannigan, B. (1997), Air sampling for fungi in indoor environments, *J. Aerosol Sci.*, 28, 381–392.
Godish, D. (2000), Allergens in elementary schools: their prevalence, quantity, and association with schools' socioeconomic characteristics and asthma episodes, in *Engineering Solutions to Indoor Air Quality Problems*, Symp. Proc., July 2000, pp. 121–129.
Godish, T. (1995), Sick buildings, in *Definition, Diagnosis and Mitigation*, Lewis Publishers, Boca Raton, FL.
Godish, T. (2000), *Indoor Environmental Quality*, CRC Press, Boca Raton, FL.
Gyntelberg, F., Sudicani, P., Nielsen, J.W., Skov, P., Bisgaard, H., and Gravesen, S. (1994), Dust and sick building syndrome, *Indoor Air*, 4, 223–230.
Hedge, A., Erickson, W.A., and Rubin, G. (1993), Effects of man-made mineral fibers in settled dust on sick building syndrome in air-conditioned offices, *Indoor Air*, 1, 291–296.
Holopainen, R., Asikainen, V., Pasanen, P., and Seppanen, O. (2002), The field comparison of the surface dust level in ventilation ducts, *Indoor Air*, 12, 47–54.
Imperato, P.J. (1981), Legionellosis and the indoor environment, *Bull. NY Acad. Med.*, 57, 922–935.
Levetin, E. (1995), Fungi, in *Bioaerosols*, Burge, H.A., Ed., Lewis Publishers, Boca Raton, FL, pp. 87–120.
Luczynska, C.M. (1995), Mammalian aerollergens, in *Bioaerosols*, Burge, H.A., Ed., Lewis Publishers, Boca Raton, FL, pp. 149–161.
Macher, J.M. (2001), Review of methods to collect settled dust and isolate culturable microorganisms, *Indoor Air*, 11, 99–110.
Miller, J.D. (1992), Fungi as contaminants in indoor air, *Atmos. Environ.*, 26A, 2163–2172.
Milton, D.K., Johnson, D.K., and Park, J.H. (1996), Environmental endotoxin measurement: interference and sources of variation in the Limulus assay of house dust, *Am. Ind. Hyg. Assn. J.*, 58, 861–867.
Munir, A.K.M., Einarsson, R., Schou, C., and Dreborg, S.K.G. (1993), Allergens in school dust. I. The amount of the major cat (Fd d1) and dog (can f1) allergens in dust from Swedish schools is high enough to probably cause perennial symptoms in most children with asthma in most children sensitized to cat and dog, *J. Allergy Clin. Immunol.*, 177–181.
Nardell, E. (2001), Tuberculosis, in *Indoor Air Quality Handbook*, Spengler, J.D., Gamet, J.M., and McCarthy, J.F., Eds., McGraw-Hill, New York, pp. 47.1–47.12.
Palmgren, U., Strom, G., Blomquist, G., and Malmberg, P. (1986), Collection of airborne microorganisms on nucleopore filters, estimation and analysis: CAMNEA method, *J. Appl. Bacteriol.*, 61, 401–406.
Platts-Mills, T.A.E. and deWeck, A.L. (1989), Dust mite allergens and asthma: a worldwide problem, *J. Allergy Clin. Immunol.*, 83, 416–427.
Raw, G.J., Roys, M.S., and Whitehead, C. (1993), Sick building syndrome: cleanliness is next to healthiness, *Indoor Air*, 3, 237–245.
Rylander, R., Haglind, P., Lundholm, M., Mattsby, I., and Stenqvest, K. (1980), Humidifier fever and endotoxin exposure, *Clin. Allergy*, 8, 511–516.
Rylander, P., Persson, K., Git, H., Yaasa, K., and Tanaka, S. (1992), Airborne P (1→3) d-glucan may be related to symptoms in sick buildings, *Indoor Environ.*, 1, 263–267.
Rylander, R. (1997), Endotoxins in the indoor environment: a criteria document, *Int. J. Occup. Environ. Health*, 3, S1–S48.
Sorenson, W.S., Frazer, D.G., Jarves, B.B., Simpson, J., and Robinson, V.A. (1987), Trichotcene mycotoxins in aerosolized conidia of Stachybotrys atra, *Appl. Environ. Microbiol.*, 53, 1370–1375.
Sorenson, W.S. (1999), Fungal spores: hazardous to health? *Environ. Health Perspect.*, 107 (Suppl. 3), 469–471.
Squillace, S.P. (1995), Allergens of arthropods and birds, in *Bioaerosols*, Burge, H.A., Ed., Lewis Publishers, Boca Raton, FL, pp. 133–148.
Weissman, D.N. and Schuyler, M.R. (1991), Biological agents and allergic diseases, in *Indoor Air Pollution: A Health Perspective*, Gamet, J.M. and Spengler, J.D., Eds., Johns Hopkins University Press, Baltimore, MD, pp. 285–305.
Wijnands, L.M., Deisz, W.D.C., and van Leusden, F.M. (2000a), Marker antigens to assess exposure to molds and their allergens. I. *Aspergillus fumigatus*, *Allergy*, 55, 850–855.
Wijnands, L.M., Deisz, W.D.C., and van Leusden, F.M. (2000b), Marker antigens to assess exposure to molds and their allergens. II. *Alternaria alternata*, *Allergy*, 55, 856–864.

66

Olfatometria: o nariz humano como instrumento de detecção

Pamela Dalton
Monell Chemical Senses Center

Monique Smeets
Universidade de Utrecht

66.1 *Background* e aplicações

A respeito da percepção comum de que o sistema olfatório humano é relativamente insensível em comparação aos sistemas de outras espécies, os humanos podem detectar odoríferos em concentrações extremamente baixas. Por exemplo, em concentrações nas quais muitos odores podem ser apenas detectados ou mesmo reconhecidos, há algumas consequências para a saúde advindas da exposição por inalação, apenas a simples consciência de um odor pode produzir irritação ou preocupação sobre as consequências potenciais de exposição e, portanto, causar impacto sobre o humor e o bem-estar (Shusterman et al., 1991). Por essa razão, o estabelecimento de métodos para avaliar a detectabilidade, intensidade e características hedonistas de odoríferos ambientais é um passo crítico em sua regulação e gerenciamento.

Um conjunto de métodos, conhecidos como olfatometria, pode ser utilizado para avaliar as características perceptuais de odores tanto em ambientes fechados como abertos quando tais emissões formam a base para reclamações, irritações e desconfortos. Estes incluem avaliações do impacto de odores do corpo humano, de fumaça de tabaco, de materiais voláteis dos prédios e mofo, todos os quais são determinantes importantes da qualidade e aceitabilidade do ar em ambientes fechados residenciais ou das estações de trabalho (Cone e Shusterman, 1991). A olfatometria também pode ser usada para avaliar a qualidade do ar em áreas próximas a instalações industriais, como refinarias, fábricas de polpa ou estações de tratamento de esgoto. As aplicações mais recentes da olfatometria incluem a avaliação da sensibilidade e resposta de trabalhadores quimicamente expostos para avaliar a segurança e o conforto associados à sua exposição ou para avaliar o grau no qual tal exposição alterou sua capacidade olfativa (Gagnon et al., 1994; Wysocki et al., 1997).

Quadro 66.1 Visão geral de características relevantes do odor e métodos de avaliação

Níveis de exposição	Características do odor	Índice	Método
Sublimiar	Detectabilidade	Limiar de detecção do odor	Olfatometria estática
			Olfatometria dinâmica
			Métodos de escala
Supralimiar	Intensidade	Classificação de intensidade	
	Hedonismo	Classificações de aceitabilidade e irritação	
	Qualidade	Rótulos descritivos	Análise descritiva qualitativa

66.1.1 Características do odor

O processo de percepção do odor começa com a ligação de moléculas químicas voláteis a receptores especializados na cavidade nasal. O processo termina quando a informação dos muitos diferentes receptores é organizada em padrões que podem ser reconhecidos pelo cérebro como odores distintos, com diferentes características.

Nenhum método é perfeito para medir o impacto de odores em todas as situações. As técnicas para medir as características do odor incluem aquelas que avaliam concentrações em níveis sublimiares e supralimiares (Quadro 66.1, primeira coluna). Além disso, a escolha do método dependerá grandemente do equipamento, dos recursos técnicos disponíveis e da natureza do odor a ser avaliado.

No nível sublimiar, o odorífero está em uma concentração na qual sua presença pode primeiro ser diferenciada do ar ambiente (Schiffman et al., 2001), mas pouca informação adicional sobre o odorífero está disponível. Esse nível pode variar muito de uma pessoa para outra, e ele depende da sensibilidade do indivíduo àquele composto ou mistura particular. Em concentrações mais altas (supralimiar), pressupõe-se a detectabilidade do estímulo de odor, e o interesse se volta para características como a intensidade percebida, a qualidade (categorização de sensações odoríferos em categorias como "pungente", "pútrido" ou "floral"), e hedonismo (em dimensões como "agradável-desagradável" ou "aceitável-inaceitável"). Os métodos para avaliar as características básicas do odor estão listados na Tabela 66.1. Em nossa discussão dessas características, a ênfase recairá sobremaneira sobre detectabilidade, intensidade e hedonismo, e menos sobre a qualidade odorífera. A maioria das avaliações de odor em primeiro lugar procurará determinar a concentração na qual o odorífero se torna detectável e, depois, determinar a intensidade subsequente e a resposta hedonista.

66.1.2 Potencial de irritação

Além da sensação de odor, muitos odoríferos são também capazes de estimular sensações de queimadura, formigamento, calor ou resfriamento nos olhos, nariz e garganta. O potencial de um composto químico para produzir essas sensações de irritação é amplamente uma questão de concentração. Por exemplo, ácido acético em baixas concentrações provocará um cheiro de vinagre; no entanto, em concentrações mais altas, o cheiro virá acompanhado de uma sensação pungente nos olhos e nariz. A diferença entre a concentração na qual um composto químico é detectável por odor e a concentração na qual ele começa a provocar irritação pode ser considerada uma medida de sua potência de irritação (Cometto-Muñiz e Cain, 1995). Ela pode causar impacto sobre a aceitabilidade hedonista de odoríferos em concentrações aumentadas, já que a potência de irritação varia consideravelmente entre diferentes substâncias químicas odoríferas em função do comprimento da cadeia de carbono, da lipofilicidade e, talvez, de outros fatores não identificados.

66.2 Pré-requisitos gerais

Com uma modalidade tão sensível quanto a olfativa, os tópicos relacionados a seguir devem receber atenção cuidadosa durante a realização de testes:

- *Ambiente de pesquisa*: O ambiente no qual os testes são conduzidos devem ser livres de odor, mantidos em temperatura constante e equipados com um sistema de ventilação para circulação apropriada de ar.

- *Seleção de sujeitos de pesquisa*: A sensibilidade aos diferentes odores pode variar largamente entre indivíduos e pode sofrer impacto de muitos fatores. Sujeitos de pesquisa devem ser filtrados para tais fatores, que incluem: gênero, idade (capacidade olfativa geral); a presença de doença respiratória, como asma, alergias sazonais ou gripes ativas; uso de medicamentos; fumo; histórico ocupacional; e sensibilidades químicas. Sujeitos de pesquisa são geralmente filtrados por sua sensibilidade a n-butanol, eliminando-se aqueles com desempenho extremo (sensível ou insensível) da amostra final. No entanto, essa prática pode criar um falso senso de precisão. A resposta a n-butanol não é necessariamente um bom fator de previsão de sensibilidade para outros componentes porque a sensibilidade a odores é específica, e não geral (Köster, 1986). Uma ferramenta adjunta ou alternativa, como o teste de filtragem de sete odores, que avalia a capacidade dos sujeitos de pesquisa em detectar e avaliar odores extraídos de sete categorias diferentes (tais como pútrido, pungente, floral, canforoso) pode, portanto, apresentar um quadro mais completo de capacidade olfativa geral (NASA, 1991).
- *Métodos para condução de estímulo e medição*: Há uma variedade de métodos de condução de estímulo e medição, cada um apresentando vantagens e desvantagens. Eles são discutidos nas seções seguintes.

66.3 Procedimentos

66.3.1 Olfatometria: Métodos de administração

Há três métodos gerais que são utilizados para administrar odoríferos até a cavidade nasal para detecção e avaliação: olfatometria estática, olfatometria dinâmica e câmara de exposição. Neste capítulo, focalizaremos sobre os métodos de olfatometria estática e dinâmica apenas, na medida em que são os mais utilizados.

66.3.1.1 Olfatometria estática

Em olfatometria estática, o odorífero a ser sentido está presente como uma concentração fixada da substância química líquida em um recipiente fechado, e o estímulo é o ar aromatizado ou *headspace* sobre o líquido (Prah et al., 1995). É usada uma série de *squeezers* de plástico ou garrafas de vidro, de modo que cada garrafa da série contém uma concentração diferente do odorífero dissolvida em um diluente, de acordo com uma sequência de diluição predeterminada (por ex.: binária, terciária, ou série logarítmica, na qual cada garrafa contém 1/2, 1/3, ou 1/10, respectivamente, da concentração da garrafa anterior). A escolha do diluente depende do soluto químico, mas é comum o uso de óleo mineral sem odor ou glicol de polietileno (Sigma) ou, menos frequentemente, água. Embora muitos investigadores utilizando essa técnica relatem a concentração do odorífero em solução, é importante reconhecer que o estímulo real de interesse – a quantidade de odorífero que está disponível ao nariz do sujeito – é a concentração do odorífero na fase de vapor (isto é, *headspace*), não a quantidade de odorífero na solução. A concentração em fase de vapor no *headspace* das garrafas não pode ser apenas prevista com base na quantidade de odorífero na solução porque depende de muitos fatores. Ela é avaliada de maneira mais confiável com a utilização de cromatografia com gás (Dalton, 2002) para expressar a concentração em partes por milhão (ppm) ou partes por bilhão (ppb) no ar.

66.3.1.2 Olfatometria Dinâmica

A olfatometria dinâmica envolve a administração de um fluxo contínuo e bem regulado de gás que contém ar odorizado misturado em proporções variáveis a um gás transportador, tipicamente ar sem odor ou nitrogênio (Prah et al., 1995). Embora a olfatometria dinâmica possa ser utilizada para determinar uma resposta para uma única substância química conhecida, ela tem sido, talvez, aplicada de forma mais útil no contexto de misturas gasosas retiradas do ambiente (por ex.: emissões agrícolas), cuja composição não é (completamente) conhecida e é difícil de reproduzir em laboratório. O método caracteristicamente contém os seguintes elementos: uma amostra de ar odorífero é colhida em um grande recipiente feito de material não absorvente (por ex.: vidro, aço inoxidável ou Teflon), do qual é extraída e direcionada ao olfatômetro. Então, a amostra é gradativamente diluída com ar sem odor em passos sequenciais (por ex.: 1/2, 1/4, 1/8) e apresentada ao sujeito de pesquisa via pontos de inalação (*sniffing ports*) para avaliação em cada concentração (ver Figura 66.1).

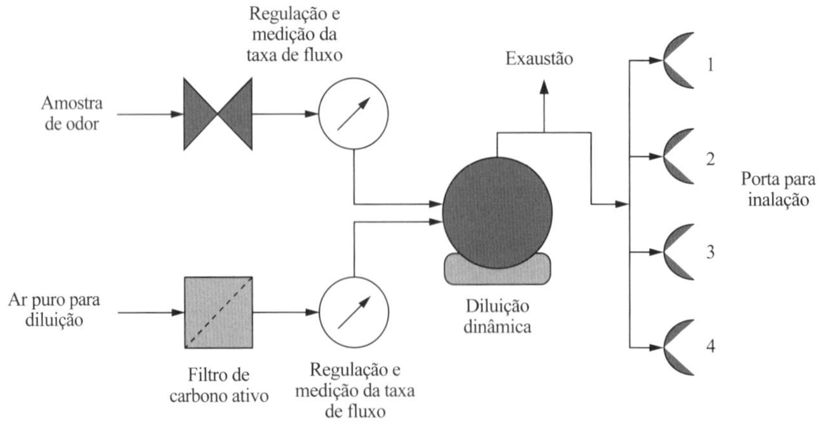

Figura 66.1 Representação esquemática de um olfatômetro de diluição em ar.

66.4 Vantagens e desvantagens da olfatometria

66.4.1 Vantagens

- A olfatometria estática pode ser uma ferramenta de medição rápida e tecnicamente simples, que pode ser usada quando o objetivo é a avaliação rápida ou de campo de sensibilidade olfativa.
- A série de garrafas, que é utilizada em olfatometria estática, é preparada em laboratório com base em soluções comuns de substâncias químicas conhecidas. Portanto, essa abordagem é mais adequadamente empregada para avaliação de odor quando a substância química de interesse (de preferência apenas um composto) é conhecida. Essa situação pode se aplicar a exposições ocupacionais de trabalhadores industriais a substâncias químicas conhecidas de composto único, como a acetona (Dalton et al., 1997), ou para estudos sobre estabelecimento-limite de substâncias químicas conhecidas (Smeets et al., 2002).
- A olfatometria dinâmica é mais bem utilizada quando o odor de interesse vem de uma mistura de composição desconhecida, como é geralmente o caso em exposição ambiental a odores de emissões industriais ou agrícolas. A capacidade de diluir a amostra para determinar um limiar sensorial é a principal vantagem da olfatometria dinâmica.

66.4.2 Desvantagens

- Na olfatometria estática, o tempo de equilíbrio é necessário após os testes para repor a quantidade de odorífero.
- Tanto na olfatometria estática quanto na dinâmica a concentração de fase de vapor tende a ser instável no decorrer do tempo, tendo sido a amostra preparada em uma garrafa ou reunida no campo. Ambas as amostras são sujeitas à degradação e adsorção e podem ser usadas apenas por períodos limitados de tempo.

66.5 Como medir sensibilidade ao odor

66.5.1 Conceito do limiar de detecção de odor

A despeito de como os estímulos odoríferos são apresentados, o método mais utilizado para avaliação de sensibilidade é o limiar de detecção de odor (LDO), que é a quantidade mínima de concentração de estímulo necessária para discriminar um odor de uma amostra vazia de ar ambiente (Dalton, 2002). Embora o conceito de LDO seja muito sugestivo de um limiar fixo, reconhece-se que o limiar de um indivíduo para qualquer odorífero é apenas uma estimativa da sensibilidade obtida em um ponto no tempo e inerentemente variável. Portanto, é importante que qualquer limiar obtido para um indivíduo ou para um grupo seja considerado como representante de uma gama de sensibilidade.

Na avaliação LDO, estímulos de odor são geralmente apresentados em uma sequência indo do mais fraco ao mais forte (série ascendente), e não do mais forte para o mais fraco (série descendente). Isto é feito porque a exposição a altas concentrações do odor logo no início podem causar adaptação olfativa nos sujeitos de pesquisa. Usando garrafas (estática) ou pontos de inalação (dinâmica), dois tipos de amostra são apresentados ao participante em sucessão – a amostra odorífero e uma ou mais amostras de ar puro – e ele é instruído a identificar em qual amostra ele sentiu o odor. Esse procedimento de "escolha forçada" é geralmente preferido no lugar do procedimento de sim-não, no qual se pergunta ao sujeito apenas se uma garrafa contendo um odorífero contém o odorífero ou não.

Um número fixo de testes é apresentado em cada concentração (tipicamente de três a cinco) até que o sujeito seja capaz de identificar corretamente o estímulo de odor em todos os testes. Depois, o procedimento pode ser repetido para confiabilidade. Em geral, os julgamentos de confiança são integrados ao cálculo do LDO, de maneira que o corte para atingir o LDO esteja em um nível predeterminado de confiança.

66.5.2 Cálculo do limiar de odor

A literatura contém estudos que têm calculado limiares de odor de duas maneiras diferentes. Com base em uma tradição psicofísica, o LDO é um limiar absoluto, isto é, uma concentração do odorífero que um indivíduo pode detectar em 50% dos testes (McNicol, 1972). Portanto, a concentração que se situa entre o passo no qual o participante não poderia identificar a amostra de odorífero e o passo no qual o participante poderia sempre identificar a amostra de odorífero é considerada como o limiar de odor para aquele participante. Pode-se obter a média de limiares individuais no grupo de participantes testados.

Um método alternativo para estimar limiares de odor para uma população é determinar o passo de concentração no qual 50% dos sujeitos de pesquisa podem detectar de maneira confiável o odor (Frechen, 1994; Miedema e Ham, 1988). A primeira definição é consistente com o conceito psicofísico original de limiar absoluto, ao passo que a última segue o método Probit (Finney, 1971). Claramente, de cada fórmula resultarão valores diferentes. Portanto, uma vez que os limiares não podem ser utilizados de maneira intercambiável, deve-se sempre prestar atenção ao modo como o LDO foi determinado em uma instância particular.

Um exemplo hipotético descrevendo a diferença entre os dois métodos de cálculo de limiar é apresentado na Tabela 66.1. O LDO no qual 50% da equipe de sujeitos de pesquisa podem sentir a mistura de odor X está entre os passos de diluição 10 e 11, que somariam 10,5. No entanto, a média de todos os oito LDO individuais é de 11,25, que é uma concentração mais baixa.

Tabela 66.1 Um exemplo hipotético de uma folha de resposta obtida de oito juízes utilizando olfatometria de diluição dinâmica com mistura odorante X

Passo de diluição	S1	S2	S3	S4	S5	S6	S7	S8	ODT médio
15	0	0	0	0	0	0	0	0	
14	0	0	0	0	0	0	0	0	
13	1	0	0	0	0	0	0	0	
12	1	0	0	1	0	0	0	0	JUIZ 50%
11	1	1	0	1	0	1	0	0	10,5
10	1	1	0	1	1	1	1	0	
9	1	1	1	1	1	1	1	1	
8	1	1	1	1	1	1	1	1	
7	1	1	1	1	1	1	1	1	
6	1	1	1	1	1	1	1	1	
5	1	1	1	1	1	1	1	1	
...	...	...	...	...	...	...	...	...	
...	...	...	...	...	...	...	...	...	
...	...	...	...	...	...	...	...	...	ODTs individuais
ODT individual	13,5	11,5	9,5	12,5	10,5	11,5	10,5	9,5	11,125

Nota: Cada julgamento de odor não perceptível foi marcado como "0", e cada julgamento de odorante como claramente perceptível como "1".

Em aplicações de olfatometria dinâmica, principalmente dentro do contexto ambiental no qual a exposição com base em odores agrícolas ou industriais é avaliada, o número de diluições necessárias para atingir o LDO pode ser expresso como a concentração do odorífero, C_{od}, e expressa como unidade de odor por metro cúbico, uo/m^3 (Frechen, 1994; Miedema et al., 1988).

Medidas de limiares de odor como determinado pela olfatometria são raramente utilizadas isoladamente, mas, geralmente, em combinação com modelos de dispersão em um esforço para prever diluição atmosférica de ar odoroso em diferentes locais geográficos para prevenir perturbação (para uma visão geral de procedimentos olfatométricos e modelos de dispersão, ver Nielsen et al. [1986] e a ata de conferência da Belgian Filtration Society [SBF, 1984]). O mais importante, unidades de odor têm sido utilizadas para regular emissões de odor de instalações que podem emitir mau cheiro. Muitos estados nos EUA requerem que o odor limite seja indetectável em uma diluição que vai de 4 a 24, dependendo do zoneamento da região em volta (ASTM, 2002).

66.5.3 Medidas supralimiares

Para a medição de impacto de odor em concentrações acima do limiar, os odoríferos podem ser apresentados com a utilização de métodos tanto estáticos quanto dinâmicos, mas eles são tipicamente avaliados com a utilização de classificações em escalas de intensidade ou hedonistas (ver Engen [1971] para uma revisão de métodos com escalas). Os seguintes métodos são utilizados:

- *Escalas de categoria*: Escalas de categoria geralmente empregam sete ou mais categorias rotuladas (por ex.: do "absolutamente não" até o "extremamente") as quais o sujeito de pesquisa pode selecionar para expressar a intensidade do odor ou a extensão na qual o odor é experimentado como irritante (por ex.: ver Köster et al., 1986; Steinheider et al., 1998). O número de alternativas de resposta é por vezes considerado muito limitado.
- *Escalas lineares (escalas analógicas visuais)*: Aqui, o sujeito de pesquisa coloca uma marca em qualquer lugar ao longo de uma linha de 100 mm de comprimento para indicar, por ex.: a intensidade do odor. A distância medida em milímetros para a marca é utilizada como a medida numérica de intensidade.
- *Escalas de proporção (por ex.: estimativa/produção de magnitude)*: Escalas de proporção requerem que os sujeitos designem números relativos à magnitude da sensação provocada por numerosos estímulos (Berglund, 1997; Cain, 1969).
- *Escalas de categoria de proporção*: Escalas de categoria de proporção (por ex.: a escala de magnitude rotulada; ver Green et al. [1996]) servem como alternativas à estimativa de magnitude na realização de escalas de estímulos olfativos. Elas produzem dados de proporção enquanto permitem que sujeitos de pesquisa utilizem descritores de língua natural, ao invés de números, para colocar a sensação em escala.

66.5.4 Advertências ao uso de valores derivados da olfatometria

Se grandes mudanças em concentração são requeridas para que o sujeito de pesquisa detecte uma diferença em intensidade percebida, a forma da função psicofísica para aquele odorífero, relacionando mudança em experiência sensorial à concentração de estímulos, é rasa. Em contraste, se pequenas mudanças são suficientes para produzir uma diferença em percepção, a função é íngreme. Isto é significativo porque a forma da função determinará também o relacionamento entre a unidade de odor de uma dada concentração (isto é, o número de diluições para o limiar) e a intensidade percebida daquela concentração. A Figura 66.2 ilustra isso utilizando compostos de ácido acético e PEA. Uma concentração de odor de 100 uo/m^3, por exemplo, pode estar relacionada a intensidades de odor percebidas radicalmente diferentes, dependendo do composto estudado.

Por essa razão, concentrações de odor expressas em unidades de uo/m^3 são primariamente úteis quando se compara os efeitos de medidas de redução de odor ou em estudos em que modelos de dispersão são utilizados para encontrar a distância até a fonte na qual o limiar é alcançado (Köster, 1986). Uma advertência semelhante pode ser feita para medidas de comparação de irritação em relação à concentração de odor. Avaliações de impacto ambiental do odor têm encontrado poucas evidências da relação entre a concentração de odor e o grau de irritação (Deane e Sanders, 1978; Köster et al., 1986). Ao invés disso, estudos têm mostrado uma correlação mais forte entre a fonte do odorífero e desconforto relatado, mesmo para compostos com intensidades comparáveis de odor (Winneke e Kastka, 1987). Portanto, irritação e intensidade devem ser avaliadas independentemente de concentrações de odor ou LDO.

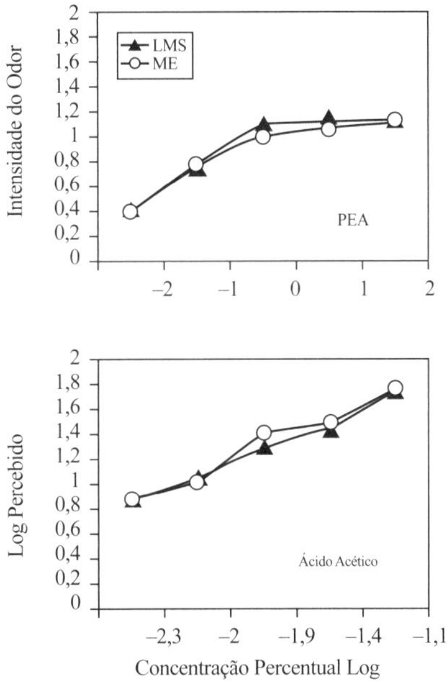

Figura 66.2 Funções psicofísicas que relacionam a intensidade percebida à concentração química para duas substâncias químicas que variam em seu potencial de irritação.

66.6 Resumo

O termo *olfatometria* se refere a um conjunto de métodos que podem ser utilizados para avaliar as características perceptuais de odores tanto em ambientes fechados como em ambientes abertos, quando tais emissões são a base para irritação, reclamações e desconforto. Distinguimos entre três características relevantes de odor: detectabilidade (o nível no qual o odor pode ser diferenciado do ar ambiente), intensidade (ou força percebida do odor) e hedonismo (ao longo de dimensões de satisfação ou perturbação). Diferentes métodos de administração de estímulos são utilizados, tipicamente referidos como olfatometria estática ou dinâmica.

O limiar de detecção do odor (LDO) é usado como um índice de detectabilidade. Para sua medição, um método muito utilizado envolve a participação de sujeitos de pesquisa que indicam qual amostra (entre uma amostra de odor e uma ou mais vazias) contém o odor quando sua concentração é variada desde abaixo do limiar até ligeiramente acima dele. A medição de intensidade de odor e hedonismo tipicamente envolve o uso de métodos com escalas, nos quais humanos classificam a intensidade, satisfação ou irritação das concentrações de odores supralimiares (acima do limiar) em uma escala de categoria rotulada ou numerada ao longo de um *continuum*.

Como assuntos relacionados a odor continuam a aumentar em sua capacidade de gerar atenção e preocupação nos ambientes residenciais, industriais e agrícolas, os métodos padronizados para avaliar o impacto de emissões de odores serão necessários para guiar sua regulação e gerenciamento.

Referências

ASTM International (2002), Standard of Practice E679-91, Determination of Odor and Taste Threshold by a Forced-Choice Ascending Concentration Series Method of Limits, American Society for Testing and Materials, Philadelphia.

Berglund, B. (1977), Quantitative approaches in environmental studies, *Int. J. Psychol.*, 12, 111–123.
Cain, W.S. (1969), Odor intensity: differences in the exponent of the psychophysical function, *Percept. Psychophysics*, 6, 349–354.
Cometto-Muñiz, J.E. and Cain, W.S. (1995), Relative sensitivity of the ocular trigeminal, nasal trigeminal and olfactory systems to airborne chemicals, *Chem. Senses*, 20, 191–198.
Cone, E.J. and Shusterman, D. (1991), Health effects of indoor odorants, *Environ. Health Perspect.*, 95, 53–59.
Dalton, P. (2002), Olfaction, in *Stevens' Handbook of Experimental Psychology*, Vol. 1, *Sensation and Perception*, 3rd ed., Yantis, S., Ed., Wiley, New York, pp. 691–756.
Dalton, P., Wysocki, C.J., Brody, M.J., and Lawley, H.J. (1997), Perceived odor, irritation and health symptoms following short-term exposure to acetone, *Am. J. Ind. Med.*, 31, 558–569.
Deane, M. and Sanders, G. (1978), Annoyance and health reactions to odor from refineries and other industries in Carson, California, *Environ. Res.*, 15, 119–132.
Engen, T. (1971), Psychophysics, in *Woodworth and Schlosberg's Experimental Psychology*, 3rd ed., Kling, J.W. and Riggs, L.A., Eds., Holt, Rinehart and Winston, New York, pp. 11–86.
Finney, D.J. (1971), *Probit Analysis*, 3rd ed., Cambridge University Press, Cambridge, U.K.
Frechen, F.B. (1994), Odour emissions of wastewater treatment plants: recent German experiences, *Water Sci. Technol.*, 30, 35–46.
Gagnon, P., Mergler, D., and Lapare, S. (1994), Olfactory adaptation, threshold shift and recovery at low levels of exposure to methyl isobutyl ketone (MIBK), *Neurotoxicology*, 15, 637–642.
Green, B.G., Dalton, P., Cowart, B.J., Shaffer, G., Rankin, K.R., and Higgins, J. (1996), Evaluating the "Labeled Magnitude Scale" for measuring sensations of taste and smell, *Chem. Senses*, 21, 323–334.
Köster, E.P. (1986), Limitations imposed on olfactometric measurements by the human factor, in *Odour Prevention and Control of Organic Sludge and Livestock Farming*, Nielsen, V.C., Voorburg, J.H., and L'Hermite, P., Eds., Elsevier Applied Science, London, pp. 86–93.
Köster, E.P., Punter, P.H., Maiwald, K.D., Blaauwbroek, J., and Schaefer, J. (1986), Direct scaling of odour annoyance by population panels, *VDI Berichte*, 561, 299–312.
McNicol, D. (1972), *A Primer of Signal Detection Theory*, George Allen and Unwin, London.
Miedema, H.M.E. and Ham, J.M. (1988), Odor annoyance in residential areas, *Atmos. Environ.*, 22, 2501–2507.
NASA (1991), Flammability, Odor, Off Gassing, and Compatibility Requirements and Test Procedures for Materials in Environments that Support Combustion, Handbook NHB 8060.1C: Office of Safety and Mission Quality, National Aeronautics and Space Administration, Washington, D.C.
Nielsen, V.C., Voorburg, J.H., and L'Hermite, P. (1986), *Odour Prevention and Control of Organic Sludge and Livestock Farming*, Elsevier Applied Science, London.
Prah, J.D., Sears, S.B., and Walker, J.C. (1995), Modern approaches to air dilution olfactometry, in *Handbook of Olfaction and Gustation*, Doty, R.L., Ed., Marcel Dekker, New York, pp. 227–255.
SBF (Belgian Filtration Society) (1984), Characterization and Control of Odoriferous Pollutants in Process Industries, paper presented at SBF international symposium, Louvain-la-Neuve, Belgium, April.
Schiffman, S.S., Walker, J.M., Dalton, P., Lorig, T.S., Raymer, J.H., Shusterman, D., and Williams, C.M. (2001), Potential health effects of odor from animal operations, wastewater treatment, and recycling of byproducts, *J. Agromed.*, 7, 7–81.
Shusterman, D., Lipscomb, J., Neutra, R., and Satin, K. (1991), Symptom prevalence and odor-worry interaction near hazardous waste sites, *Environ. Health Perspect.*, 94, 25–30.
Smeets, M.A., Maute, C.M., and Dalton, P. (2002), Acute sensory irritation from exposure to isopropanol in workers and controls: objective versus subjective effects, *Ann. Occup. Hyg.*, 46, 359–373.
Steinheider, B., Both, R., and Winneke, G. (1998), Field studies on environmental odors inducing annoyance as well as gastric and general health-related symptoms, *J. Psychophysiol. Suppl.*, 12, 64–79.
Winneke, G. and Kastka, J. (1987), Comparison of odour-annoyance data from different industrial sources: problems and implications, in *Environmental Annoyance: Characterization, Measurement, and Control*, Koelega, H.S., Ed., Elsevier Science, Amsterdam, pp. 95–104.
Wysocki, C.J., Dalton, P., Brody, M.J., and Lawley, H.J. (1997), Acetone odor and irritation thresholds obtained from acetone-exposed factory workers and from control (occupationally non-exposed) subjects, *Am. Ind.. Hyg. Assn. J.*, 58, 704–712.

67

O contexto e a base da prática de iluminação

Mark S. Rea
Instituto Politécnico Rensselaer

Peter R. Boyce
Instituto Politécnico Rensselaer

67.1 Uma breve história das recomendações de iluminação

Supõe-se, às vezes, que as recomendações de iluminação são determinadas apenas pelas capacidades inerentes do sistema visual. Isso não é verdade. As características do sistema visual são inegavelmente importantes, mas a tecnologia de iluminação disponível, o custo da luz e o contexto social de cada época afetam as recomendações de iluminação. Essa influência de fatores não visuais sobre as recomendações de iluminação fica evidente com base em uma simples revisão da história da prática de iluminação.

Nos primeiros 25 anos do último século, a luz elétrica começou a ser utilizada de maneira mais ampla. A iluminância típica recomendada pelos "especialistas" estava entre cerca de 30 e 100 lx. De fato, discutia-se que uma iluminância mais alta do que essa causava danos à retina. A Figura 67.1 mostra uma "boa" iluminação elétrica em uma agência de correios em 1906. É interessante observar as luminárias incandescentes um tanto cobertas e suspensas por cordas flexíveis em diferentes alturas sobre cada mesa. Pode-se inferir, com base nesta velha fotografia, que os trabalhadores dessa agência de correios colocavam, às vezes, fontes fracas de luz incandescente próximas à tarefa para conseguir uma iluminância muito mais alta do que os níveis recomendados de 30 a 100 lx. Talvez os "especialistas" não tenham notado.

A Figura 67.2 mostra "boa" iluminação em um escritório de desenho técnico em 1947. Nessa época, a iluminância recomendada tinha aumentado dramaticamente para entre 300 e 500 lx, um aumento possibilitado pela disponibilidade de sistemas de iluminação fluorescente de baixo custo e um suprimento abundante de eletricidade. Além disso, a iluminação fluorescente complementava a nova arquitetura, moderna e lisa, fornecendo alta iluminância através do espaço do escritório com base em posições fixas no teto. Não era mais necessário colocar as fontes de luz fraca perto da tarefa para assegurar o fornecimento de luz adequada. Naquele tempo, os "especialistas" começaram a discutir níveis de luz que "alcançassem o sol".

Por volta de 1972, a iluminância recomendada para trabalho de escritório nos EUA tinha aumentado para entre 500 e 2000 lx. Sistemas de iluminação fluorescente e energia elétrica eram muito baratos, e pesquisas mostraram que "mais luz dava uma visão melhor", então por que não "alcançar o sol" na iluminação interior? A Figura 67.3 mostra a iluminação típica para quatro escritórios de 1972. Logo após a crise de energia de 1973, as iluminâncias recomendadas se tornaram um tópico central de discussão entre

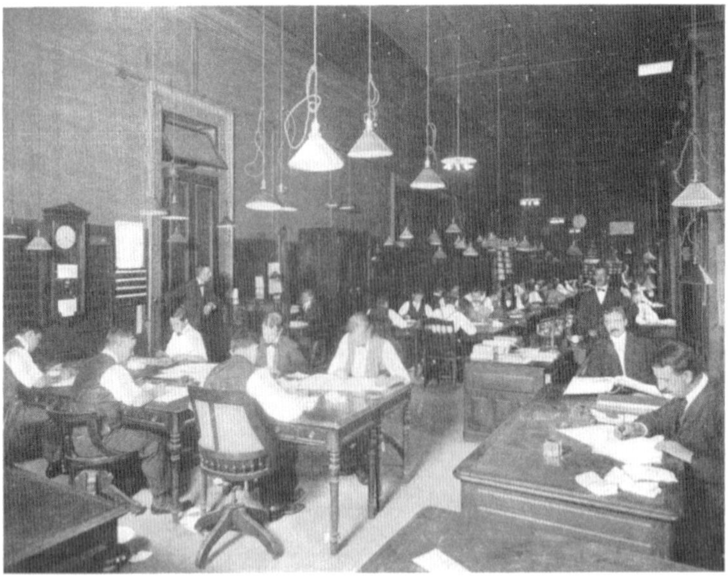

Figura 67.1 Sala de ordens de pagamento, agência de correios de Nova York em 1906. (Extraído de: Woodwell, J. E. [1906] Data on indoor illumination, *Illuminating Eng.*, 1, 645-666. Com permissão.)

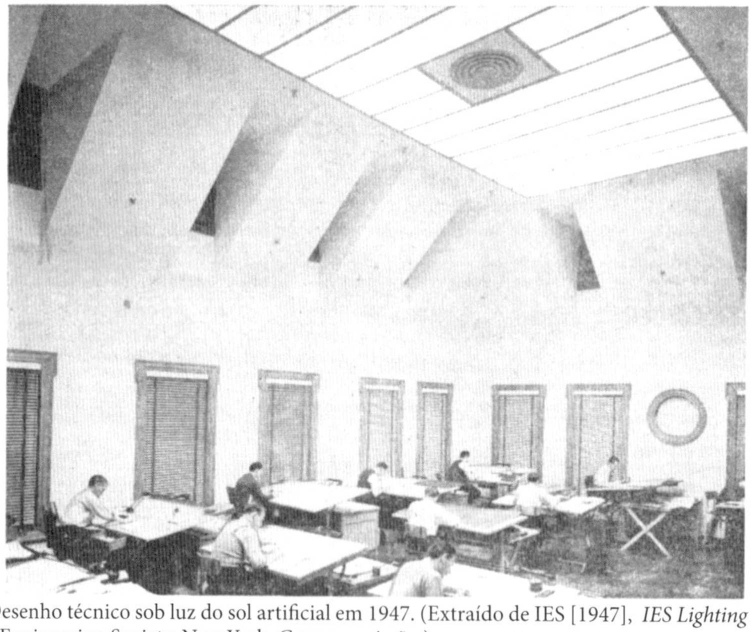

Figura 67.2 Desenho técnico sob luz do sol artificial em 1947. (Extraído de IES [1947], *IES Lighting Handbook*, 1st ed., Illuminating Engineering Society, New York. Com permissão.)

os "especialistas" e, por volta de 1981, haviam caído a níveis semelhantes àqueles recomendados no final da década de 1940. Além disso, uma tecnologia revolucionária de escritórios estava começando a emergir. Eles começaram a sair da era do papel, visto por luz refletida, para a era das telas de computador, que eram autoluminosas. Os primeiros terminais de computador, com fundos escuros e telas brilhantes, produziam mostradores de baixa qualidade. Os reflexos de sistemas de iluminação – projetados para fornecer iluminância geral alta para tarefas baseadas em papel – interferiam, ao invés de melhorar, na visibilidade do texto alfanumérico exibido na tela. Para reduzir esse problema, tanto luminárias como a tecnologia de tela foram reprojetadas para reduzir o brilho refletido.

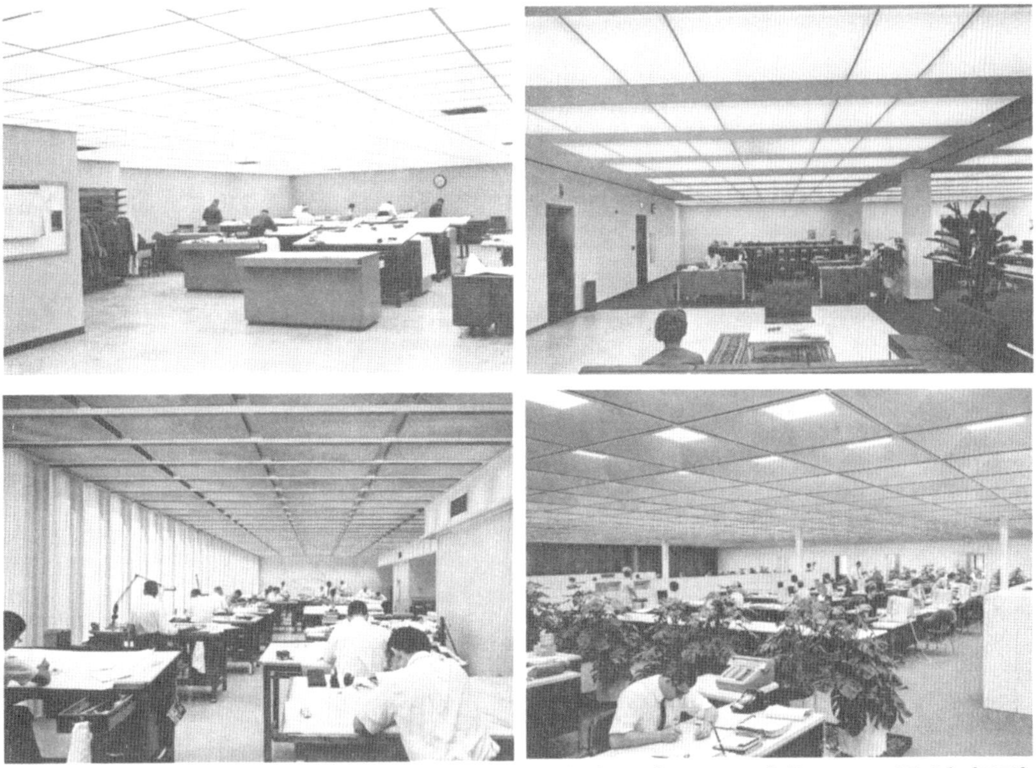

Figura 67.3 Quatro ambientes de escritório de 1972. (Extraído de Kaufman, J.E. and Christensen, J.E, Eds. [1972], *IES Lighting Handbook,* 5th ed., Illuminating Engineering Society, New York. Com permissão.)

A prática atual de iluminação demonstra uma ênfase continuada sobre tarefas de computador e eficiência de energia. A Figura 67.4 apresenta um moderno escritório em plano aberto com iluminação geral relativamente baixa (200 a 300 lx), complementada por uma iluminação de tarefa embaixo da cabine que produz 500 lx sobre a mesa. Tem havido também uma ênfase crescente sobre iluminação "de humor" em espaços comerciais porque, no ambiente de serviço em expansão nos dias de hoje, negociações cara a cara geralmente definem a produtividade. O número de *designers* de iluminação independentes cresceu nas últimas duas décadas para servir a esse mercado em expansão. Não é incomum para esses novos "especialistas", no desejo de criar uma atmosfera agradável, recomendar níveis mais baixos de iluminação do que aqueles que eram recomendados em 1946.

Essa revisão bastante breve ilustra como a prática da iluminação reflete a tecnologia contemporânea, os custos de iluminação, a organização do trabalho e as preocupações sociais. Até as opiniões dos "especialistas" refletem o contexto no qual elas foram formadas. Ademais, é seguro dizer que o sistema visual não mudou absolutamente nos últimos cem anos. Então, como o moderno "especialista" avalia, de modo justo e competente, as condições de iluminação?

67.2 Visibilidade

A resposta é concentrar-se nos princípios básicos de visibilidade antes de considerar os contextos social e tecnológico do ambiente visual. Os fatores que afetam a boa visibilidade são hoje os mesmos que eram em 1900. Esses fatores são: o tamanho visual, os contrastes de luminância, as diferenças de cores, a qualidade de imagem e a iluminação na retina.

O tamanho visual de um alvo descreve o quão grande ele é. Em geral, quanto maior for o alvo, definido nos termos do ângulo sólido (em microesterradianos $\mu\omega$) que ele subtende no olho, mais fácil de detectar ele é. Uma letra minúscula nesta página tem entre cerca de 4 e 5 $\mu\omega$ em uma distância de visão de 16 polegadas

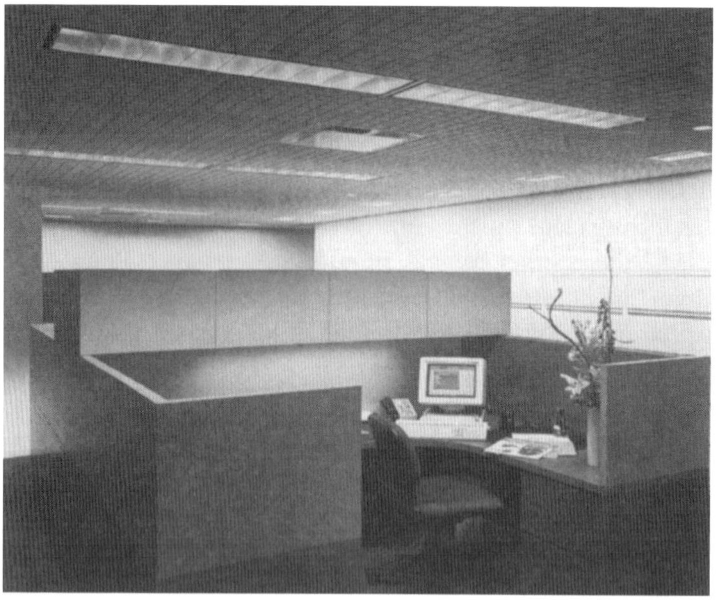

Figura 67.4 Uma estação de trabalho modular com iluminação que reflete preocupações com o consumo de energia e a visibilidade do terminal de computador. (Extraído de Rea, M.S., Ed. [2000], IESNA *Lighting Handbook*, Reference & Application, 9th ed., Illuminating Engineering Society of North America, New York. Com permissão.)

(40 cm). Uma impressão com metade desse tamanho é muito difícil de ler. A iluminação pode induzir uma mudança no tamanho visual do alvo. As pessoas geralmente irão se inclinar para mais perto de uma tarefa, aumentando seu tamanho visual, se a iluminação sobre ela for muito baixa, embora isso possa levar frequentemente ao desconforto (Real et al., 1985). A iluminação também pode mudar o tamanho visual de um alvo tridimensional diretamente, deitando uma sombra, aumentando, portanto, o tamanho aparente do objeto e sua sombra.

O contraste de luminância de um alvo quantifica sua luminância em relação ao seu fundo. Quanto maior o contraste de luminância, mais rápido e fácil é de processar o alvo. Uma letra nesta página possui um contraste de aproximadamente 0,7. Contrastes abaixo de cerca de 0,3 se tornam difíceis de ver. A iluminação pode reduzir o contraste de luminância de um alvo pela produção de brilho direto dentro dos olhos ou brilho refletido com base nos materiais da tarefa.

O contraste de luminância é especificado a despeito das cores aparentes do alvo, de seu fundo ou da luz emitida com base na fonte de luz. É possível ter um alvo com zero de contraste de luminância que pode, mesmo assim, ser detectado porque ele difere do seu fundo na cor. A iluminação pode, em certo grau, alterar tanto o contraste de luminância quanto as diferenças aparentes de cor entre o alvo e seu fundo com a utilização de fontes de luz de distribuições diferentes de potência espectral. A visibilidade de alvos acromáticos (branco e preto), como as letras impressas nesta página, não será praticamente afetada pela distribuição de potência espectral, em especial se o índice de rendimento de cor (CRI) da fonte for maior que 70 (por ex.: a luz do dia, lâmpadas fluorescentes, incandescentes). De fato, apenas raramente a cor de uma fonte de luz afetará a visibilidade de alvos no ambiente de trabalho.

O sistema visual caracteriza-se por um sistema de processamento de imagens e funciona melhor quando se apresenta a ele uma imagem focalizada, aguda e clara. A acuidade da imagem retiniana é determinada pelo seu próprio estímulo, pela extensão de cada meio pela qual é transmitida e espalhada a luz e pela capacidade do sistema visual de focar a imagem na retina. A iluminação pode fazer pouca coisa para alterar qualquer um destes fatores; no entanto, as cores vívidas vão, às vezes, parecer fora de foco ou em diferentes distâncias por causa de anomalias cromáticas do olho. Está além do escopo deste capítulo discutir causas e soluções para esta situação, mas em geral, as cores menos saturadas serão menos problemáticas.

A quantidade de luz que entra no olho determinará amplamente o estado de adaptação do sistema visual e, portanto, sua capacidade de ver detalhes e cores, assim como a velocidade e exatidão com as quais

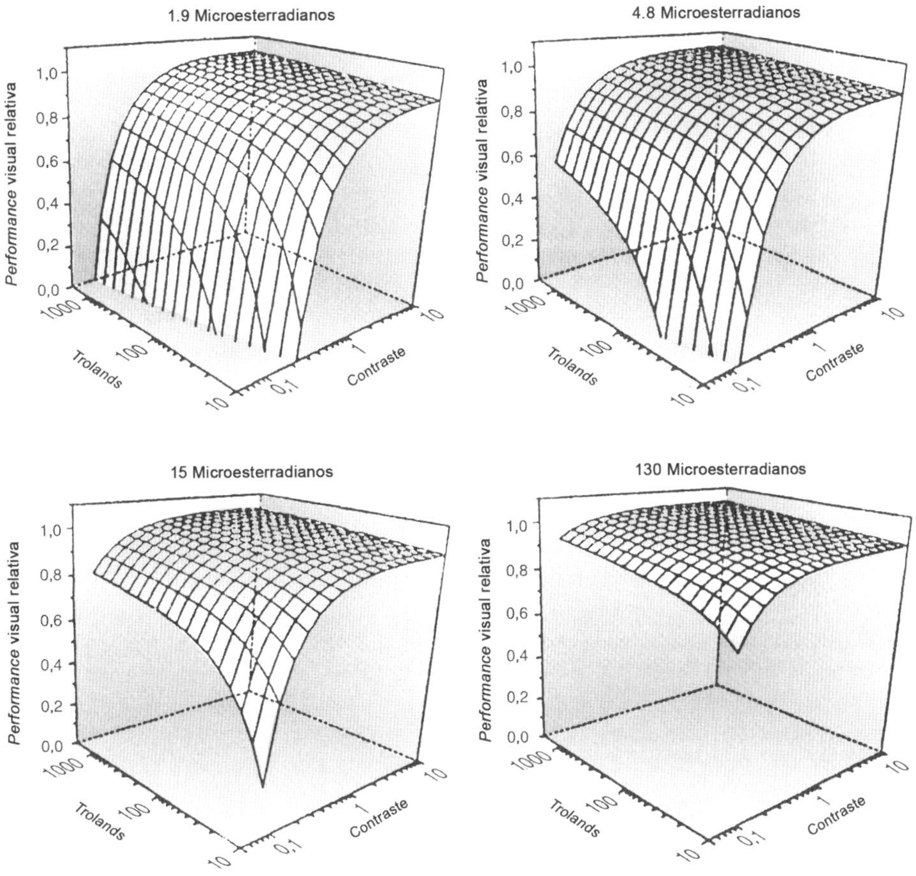

FIGURA 67.5 Desempenho visual relativo organizado em função de contraste de alvo e iluminação retiniana para diferentes tamanhos de alvo (Extraído de Rea, M.S., Ed. [2000], *IESNA Lighting Handbook, Reference & Application*, 9th ed., Illuminating Engineering Society of North America, New York. Com permissão.)

ele pode processar informação visual. A iluminação na retina é determinada pela luminância no campo visual, modificada pelo tamanho da pupila. Em geral, quanto mais alta a luminância de fundo para um alvo, maior é o nível de visibilidade que pode ser esperado. Assumindo que esta página esteja sendo lida sob a iluminação de escritório comumente recomendada de 500 lx, a luminância do papel branco é de cerca de 125 cd/m². É claro que a luminância pode também alcançar níveis altos o bastante para causar desconforto. É incomum encontrar tarefas visuais tão claras que causem desconforto, mas janelas e fontes de luz descobertas são fontes comuns de desconforto no local de trabalho. Como um guia grosseiro, espera-se que lâmpadas fluorescentes descobertas causem desconforto, na medida em que produzem luminâncias de cerca de 10.000 cd/m². Então, pode-se esperar que qualquer objeto luminoso mais claro do que 10.000 cd/m² cause desconforto. O tamanho da pupila tem muito pouco efeito sobre visibilidade ou desconforto.

Com base nessa discussão de fatores significativos, fica evidente que a visibilidade do alvo não é determinada pelo sistema de iluminação sozinho. As capacidades visuais do trabalhador e as características visuais inerentes da tarefa também são importantes. Portanto, o primeiro estágio na avaliação de uma instalação de iluminação é determinar se as características da tarefa apresentam probabilidade de serem problemáticas. Os parágrafos anteriores fornecem algumas diretrizes sobre os níveis de cor de fonte luminosa, a luminância de fundo, a luminância de contraste e o tamanho visual abaixo do qual se pode experimentar dificuldades de desempenho. O raciocínio por trás dessas diretrizes fica evidente na Figura 67.5. A figura mostra a relação quantitativa entre luminância na retina (iluminação retiniana em *trolands*) e o desempenho visual relativo para tarefas com diferentes contrastes de luminância e tamanho visual (Rea e Ouellette). Embora haja um amplo platô de bom desempenho visual, pode haver uma deterioração muito rápida da capacidade de realizar tarefas visuais se as características da tarefa se aproximarem daquelas descritas acima.

67.3 Exemplos de tarefas que requerem consideração especial

Nenhum conjunto isolado de recomendações de iluminação (por ex., Rea, 2000; COBSE, 2002) pode possivelmente assegurar níveis satisfatórios de desempenho visual em todos os ambientes de trabalho (Boyce, 1996). As recomendações representam um consenso baseado em conhecimento científico, experiência prática, suposições sobre o ambiente visual e, é claro, nos contextos social e tecnológico nos quais elas foram criadas. Nas subseções seguintes, procuramos dar alguns exemplos de tarefas e áreas especiais às quais não se dedicaria de modo adequado pelo simples cumprimento dos níveis recomendados de iluminação.

67.3.1 Desenho técnico

O desenho técnico envolve enxergar e gerar detalhes finos, em geral em baixo contraste. Para desenho feito em papel, os aspectos importantes da iluminação são a quantidade e a distribuição de iluminação sobre a tarefa. Normalmente, uma luz de tarefa, ajustável em posição, é utilizada para fornecer luz suficiente junto à distribuição de luz que elimina o brilho refletido do papel de desenho e minimiza sombras lançadas pelas mãos do trabalhador e pelos instrumentos de desenho. É claro, esta solução de iluminação não é adequada para trabalhos de desenho assistido por computador (CAD, na sigla em inglês). O problema aqui é que os monitores de alta resolução geralmente operam com um fundo escuro. Isso torna a tela muito sensível a reflexos de luz na sala, tanto que é uma experiência comum encontrar salas de CAD iluminadas apenas pela luz emitida das telas. Esta é uma solução racional para o problema, porque qualquer luz produzida na sala servirá apenas para reduzir o contraste da tela, mas uma ausência de iluminação deste tipo não é útil onde algum trabalho sobre o papel também é necessário. Para fornecer alguma flexibilidade na iluminação de salas de CAD, duas abordagens são possíveis: ou a utilização de luzes de tarefa bem protegidas na estação de trabalho, ou a utilização de iluminação indireta na sala toda. Em qualquer dos casos, é desejável evitar incidência de luz sobre as telas e fornecer um *dimmer*, de forma que os trabalhadores possam ajustar a iluminação como necessário (Rea, 1991).

67.3.2 Telas transiluminadas

Uma outra tarefa que requer consideração cuidadosa é a visualização de telas transiluminadas, como raios X em consultórios médicos e imagens em um negócio de exibição gráfica. O problema aqui é que a incidência de luz sobre a parte frontal da exibição baseada na iluminação geral da sala reduz o contraste de exibições, tornando detalhes mais difíceis de enxergar. Novamente, a solução é fornecer um meio de controlar a iluminação geral da sala quando necessário.

67.3.3 Salas de conferência

As salas de conferência são locais onde a percepção de expressão facial e linguagem corporal é quase tão importante quanto ser capaz de ouvir o que está sendo dito e de ver o que está sendo apresentado. As recomendações de iluminação pretendidas por escritórios em geral não consideram essas sutilezas. O fator importante para revelar a expressão facial é a direção do fluxo de luz (Cuttle et al., 1967). Se o fluxo de luz se dirige predominantemente para baixo, como ocorre quando a iluminação é fornecida por luminárias embutidas, sombras são lançadas sob os olhos, nariz e queixo, produzindo uma aparência facial não atraente. Para eliminar este problema, a iluminação no plano da face deve ser da mesma ordem da iluminação no topo da cabeça. Isto pode ser conseguido, sem produzir brilho, pela utilização de iluminação direta/indireta, superfícies de sala de alta refletância (80%) e superfícies de trabalho de média refletância (30 a 50%).

67.3.4 Salas de treinamento

A sala de treinamento é uma variação da sala de conferência na maioria dos prédios. As tarefas a serem realizadas aqui podem variar desde a leitura convencional até a visualização de material projetado ou televisão. O outro requisito é que o professor e os alunos possam se ver claramente. A característica-chave para a iluminação de espaços como esses é a flexibilidade, de forma que a quantidade e a distribuição de luz possam se encaixar com facilidade nos requisitos de tarefa. Em geral, é desejável ter duas instalações de iluminação separadas em tais espaços, uma para tarefas que utilizem materiais vistos por reflexo, e outra para tarefas que utilizem materiais autoluminosos. Tipicamente, a primeira concentrará a iluminação sobre superfícies de trabalho, ao passo que a última iluminará em primeiro lugar as paredes. O ambiente visual da sala de treinamento se beneficiará se ambas as instalações puderem ser controladas por *dimmer*.

67.3.5 Videoconferências

Uma instalação especial que é encontrada em números crescentes é uma sala de videoconferências. Idealmente, a videoconferência capacita pessoas em dois ou mais locais diferentes a ter uma conferência na qual os participantes e os materiais que estão utilizando possam ser vistos por todos como se estivessem presentes no mesmo espaço. O que distingue uma instalação de videoconferência de uma sala de conferência convencional são as limitações da tecnologia de vídeo. É comum que as câmeras utilizadas possuam um alcance dinâmico mais limitado do que o sistema visual humano. Isso significa que qualquer sombra produzida pela iluminação é exagerada, e qualquer brilho é aumentado quando visto por meio do sistema de vídeo. A solução para esse problema é usar iluminação indireta e ter superfícies foscas de alta refletância na sala, seu efeito combinado sendo produzir uma iluminação muito difusa, sem brilho (Carter e Boyce, 2003).

67.3.6 Saguões

O saguão é a face pública do prédio de escritórios. Como tal, a iluminação precisa não apenas tornar a recepcionista capaz de enxergar o que precisa ser visto, mas também ajudar a mandar uma "mensagem" sobre a natureza do negócio. Não há uma resposta única de qual deve ser a iluminação para saguões. Isto dependerá de que tipo de "mensagem" é desejada. Geralmente, a iluminação é usada para criar pontos luminosos de interesse, incorporando cor e/ou textura para comunicar *status* ou prosperidade.

67.4 *Checklist*

Abaixo consta uma lista de questões a serem feitas ao avaliar os requisitos de iluminação para qualquer espaço dado em um escritório. As respostas a essas questões podem ser utilizadas para determinar se as recomendações convencionais para iluminação de escritório são apropriadas ou se outros fatores precisam ser considerados.

1. As tarefas visuais a serem realizadas são aquelas típicas de um escritório?
2. As tarefas estão localizadas em uma mesa ou estação de trabalho?
3. É fácil enxergar o detalhe necessário para realizar as tarefas?
4. Há videoconferências?
5. A aparência das pessoas é muito importante?
6. A aparência do espaço é muito importante?
7. As tarefas são vistas por luz refletida ou são autoluminosas?
8. A exibição (papel ou monitor) é brilhante?
9. As telas possuem um fundo claro ou escuro?
10. As superfícies do espaço são iluminadas ou escuras?

Se as respostas para as questões 1 a 3 forem positivas e as respostas para as questões 4 a 6 forem negativas, as recomendações convencionais de iluminação são geralmente apropriadas.

Se as respostas para as questões 1 a 3 forem negativas e as respostas para as questões 4 a 6 forem positivas, a iluminação precisa de consideração especial. Conselhos genéricos de *design* sobre iluminação adequadas para diferentes situações são dados no Capítulo 10 do IESNA Lighting Handbook (Rea, 2000), e conselhos para aplicações específicas são apresentados no Capítulo 68 deste manual. A seleção entre as alternativas oferecidas pode ser baseada nas respostas para as questões 7 a 10.

Referências

Boyce, P.R. (1996), Illuminance selection based on visual performance, and other fairy stories, *J. Illuminating Eng. Soc.*, 25, 41–49.

Carter, C.B. and Boyce, P.R. (2003), Lighting standards for video-conferencing in distance-learning environments, *J. Illuminating Eng. Soc.*, 32, 37–51.

Chartered Institution of Building Services Engineers (2002), *Code for Lighting*, Butterworth Heinemann, Oxford, U.K.

Cuttle, C., Valentine, W.B., Lynes, J.A., and Burt, W. (1968), Beyond the working plane, in *Proceedings of the CIE, 16th Session*, Commission Internationale de l'Éclairage, Paris.

Illuminating Engineering Society (1947), *IES Lighting Handbook*, 1st ed., Illuminating Engineering Society, New York.

Kaufman, J.E. and Christensen, J.F., Eds. (1972), *IES Lighting Handbook*, 5th ed., Illuminating Engineering Society, New York.

Rea, M.S., Ed. (2000), *IESNA Lighting Handbook, Reference & Application*, 9th ed., Illuminating Engineering Society of North America, New York.

Rea, M.S. (1991), Solving the problem of VDT reflections, *Progressive Architecture*, 72, 35–40.

Rea, M.S. and Ouellette, M.J. (1991), Relative visual performance: a basis for application, *Lighting Res. Technol.*, 23, 135–144.

Rea, M.S., Ouellette, M.J., and Kennedy, M.E. (1985), Lighting and task parameters affecting positive, performance and subjective ratings, *J. Illuminating Eng. Soc.*, 15, 231–238.

Woodwell, J.E. (1906), Data on indoor illumination, *Illuminating Eng.*, 1, 645–666.

68

Caracterização fotométrica da luminosidade do ambiente

Mark S. Rea
Instituto Politécnico Rensselaer

68.1 Introdução

A fotometria é o sistema internacional de medição de luz, e toda organização ou sociedade técnica preocupada com o ambiente visual emprega quantidades fotométricas em suas recomendações. Dois dos mais importantes desses organismos na América do Norte são a Commission Internationale de l'Éclairage (CIE) e a Engineering Society of North America (IESNA).

As quantidades fotométricas são características do mundo físico e podem ser medidas por instrumentos calibrados. A fotometria está fundamentalmente enraizada na visão humana e, sem a visão humana, as quantidades fotométricas não teriam sentido. A circularidade entre a medição física do ambiente fotométrico e a percepção da visão humana tem sido uma grande fonte de confusão para usuários da fotometria. Eles geralmente supõem que quantidades fotométricas são um sinônimo de percepção visual e ficam surpresos quando medições fotométricas cuidadosas não se correlacionam bem com as impressões subjetivas de luz. Discrepâncias são comuns, por exemplo, entre percpeção de claridade e medições fotométricas. Este capítulo diferencia e explica diferentes quantidades fotométricas e descreve suas forças e limitações na caracterização de ambientes visuais.

68.2 Quantidades fotométricas

68.2.1 Fluxo luminoso

A quantidade total de luz, ou fluxo luminoso, emitido por uma lâmpada (lâmpada incandescente) é medido em lumens. Os fabricantes de lâmpadas devem imprimir a "proporção de lumens" produzidos na embalagem. O valor de proporção de lumens é a quantidade média de luz produzida por uma grande amostra de lâmpadas daquele tipo quando operadas em sua voltagem classificada. Em geral, uma fonte de luz com uma proporção mais alta de lumens fará que o espaço pareça mais claro do que uma fonte de luz com uma proporção mais baixa, mas, como será discutido adiante, este não é sempre o caso. A Tabela 68.1 fornece típicas proporções de lumens para diferentes fontes de luz disponíveis no comércio. Valores de lumens são sempre obtidos em um laboratório fotométrico e não são nunca medidos em campo.

68.2.2 Intensidade luminosa

Duas fontes emitindo o mesmo número de lumens podem ter distribuições muito diferentes de intensidade, medida em candelas (lumens por ângulo sólido). Algumas fontes emitem luz equitativamente e têm a mesma intensidade luminosa em todas as direções. Outras fontes de luz, como os faróis dos automóveis, emitem a maior parte de sua luz em uma direção particular. Estes últimos tipos de fontes terão uma intensidade luminosa mais alta em uma direção do que em outros ângulos. A Figura 68.1 mostra diagramas de intensidade luminosa para vários tipos de luminárias utilizadas em ambientes comerciais. Como o fluxo luminoso, valores de intensidade luminosa são sempre obtidos em laboratório.

68.2.3 Iluminação

A iluminação, medida em lux, é a densidade do fluxo luminoso recaindo sobre uma área de superfície, e é a quantidade fotométrica mais comum encontrada nas recomendações de iluminação. Para um objeto difusamente refletor (papel, paredes pintadas, tapete, madeira, tijolo etc.), quanto maior a iluminação recaindo sobre a superfície, mas claro o objeto parecerá. Os objetos difíceis de enxergar, como impressões pequenas sobre papel, estarão associados aos valores altos de iluminação recomendada. A Tabela 68.2 mostra exemplos das recomendações aturais da IESNA para diferentes tipos de tarefas visuais. Ao contrário dos valores de fluxo luminoso e intensidade luminosa, valores de iluminação são quase sempre obtidos em campo.

68.2.4 Luminância e contraste de luminância

De todas as quantidades fotométricas, a luminância – medida em nits (candelas por metro quadrado) ou *foot-lamberts* (1/candelas por pé quadrado) – é mais bem correlacionada com a percepção de claridade. Quanto maior a iluminância recaindo sobre uma superfície, maior a luminância daquela superfície. Para uma dada iluminância, um material com uma refletância maior (por ex.: papel branco) terá uma maior luminância do que um material com uma baixa refletância (por ex.: papel cinza). A equação 68.1 define o relacionamento entre iluminância e luminância para uma superfície fosca (difusamente refletora).

TABELA 68.1 Lumens e luminâncias de fontes de luz.

	Lumens (lm)	Luminância (cd/m²)
Sol (meio-dia)	3×10^{28}	$1,6 \times 10^{9}$
Lua cheia (culminância)	$7,5 \times 10^{16}$	$2,5 \times 10^{3}$
Chama de vela	12	$1,0 \times 10^{4}$
Lâmpada geada incandescente 60 W	1.060	$1,2 \times 10^{5}$
Lâmpada fluorescente (1 polegada de diâmetro) T 8	2.850	$1,1 \times 10^{4}$
Lâmpada fluorescente (1 ½ polegada de diâmetro) T 12	2.475	$8,2 \times 10^{3}$

Fonte: extraído de: Rea, M.S., Ed. [2000], IESNA *Lighting Handbook: Reference and Application*, 9th ed., Illuminating Engineering Society of North America, New York. Com permissão.)

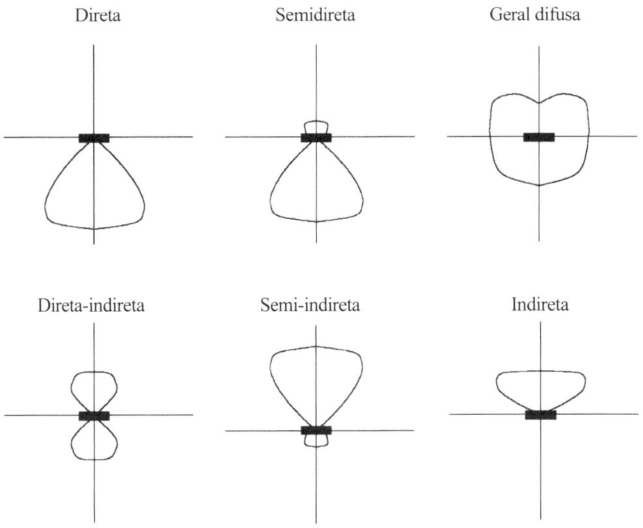

FIGURA 68.1 Distribuições de intensidade luminosa para diferentes tipos de luminárias. Cada retângulo preto representa uma luminária centrada ao longo dos eixos vertical e horizontal. As linhas sólidas representam a distribuição de intensidade luminosa emitida de diferentes tipos de luminárias. Todas as luminárias, com exceção da "direta", podem ser colocadas abaixo do plano do teto. (Imagem cortesia do Lighting Research Center, Instituto Politécnico Rensselaer).

TABELA 68.2 Exemplo de recomendações de iluminância

Aplicação	Iluminância horizontal (lx)	Iluminância vertical (lx)
Instalações médicas		
Mesa de operação	3.000 -10.000	500
Sala de preparação	1.000	300
Áreas de espera, geral	100	30
Áreas de espera, leitura	300	50
Escritórios		
Arquivo	500	100
Lobby, saguão, área de recepção	100	30
Separação de correspondência	500	30

Fonte: extraído de: Rea, M.S., Ed. [2000], IESNA *Lighting Handbook: Reference and Application*, 9th ed., Illuminating Engineering Society of North America, New York.)

$$L = E\rho/\pi \tag{68.1}$$

Onde

L = luminância em nits (cd/m^2)
E = iluminância em lux
P = refletância do objeto na direção da medição ou visão

Muitas superfícies exibem algum brilho ou lustro, e muitas vezes é importante estipular o local da medição de luminância, pois ela depende da relação geométrica entre a fonte de luz, a superfície e o ângulo de visão. A Tabela 68.1 lista as luminâncias de várias fontes de luz.

A luminância também é utilizada na quantificação de contraste de luminância. O contraste de luminância de um alvo contra seu fundo é particularmente importante para a visão humana e pode ser definida ao menos de duas maneiras. O contraste de luminância de estímulos periódicos, como o retículo utilizado para determinar a sensibilidade de contraste, é geralmente definido como:

$$C = (L_{máx} - L_{mín})/(L_{máx} + L_{mín}) \quad (68.2)$$

Onde:
C = contraste de luminância
L_{max} = luminância máxima do retículo
L_{min} = luminância mínima do retículo

O contraste de luminância de pequenos objetos contra um fundo amplo, como texto alfanumérico sobre papel branco, é geralmente definido como:

$$C = (L_b - L_t)/L_b \quad (68.3)$$

Onde
C = luminância de contraste
L_b = luminância do fundo
L_t = luminância do alvo

Como as medições de iluminância, medições de luminância são geralmente realizadas em campo. Embora algumas corporações, fazendo recomendações de iluminação, promulguem medições de luminância, elas são muito menos comuns do que recomendações de iluminância, em parte porque a instrumentação para realizar medições exatas de luminância é relativamente cara, e em parte porque, em geral, esta quantidade é direcionalmente sensível. Quando valores de luminância são recomendados, é comum que eles sejam oferecidos em termos de proporções de luminância para diferentes partes do campo visual, assumindo superfície foscas. A Tabela 68.3 e a Figura 68.2 fornecem, respectivamente, as luminâncias e

Tabela 68.3 Recomendações de luminância para luminárias em escritórios com computadores

Ângulo com base na vertical (graus)	Luminância preferida (cd/m²)	Luminância máxima (cd/m²)
55	850	–
65	350	850
75	175	350
85+	175	175

Fonte: extraído de: Rea, M.S., Ed. [2000], IESNA *Lighting Handbook: Reference and Application*, 9th ed., Illuminating Engineering Society of North America, New York.)

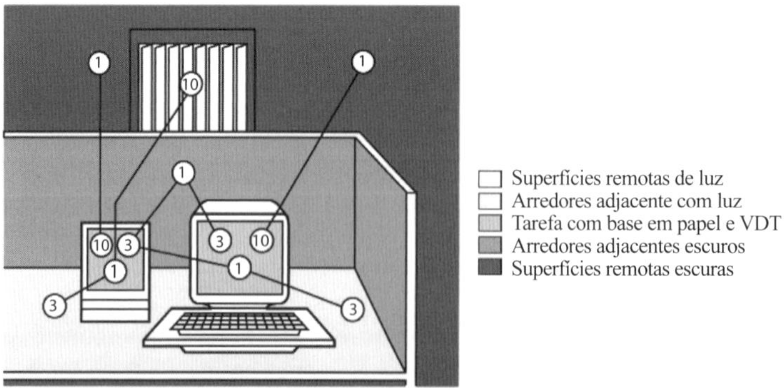

Figura 68.2 Proporções de luminância para áreas de trabalho com computador. Quando os valores circulados estão conectados por uma linha, os valores representam o máximo recomendado de proporção de luminância entre as superfícies identificadas pelos círculos. Por exemplo, a luminância da tela do computador não deve exceder dez vezes a luminância da parede afastada. (Extraído de: Rea, M.S., Ed. [2000], IESNA *Lighting Handbook: Reference and Application*, 9th ed., Illuminating Engineering Society of North America, New York.)

as proporções de luminância recomendadas pela IESNA para iluminação de escritórios com terminais de computador. Valores de contraste de luminância raramente são recomendados, se alguma vez o são de fato, mesmo o contraste sendo discutivelmente o estímulo físico mais importante para a visão. A razão primária para essa omissão é o fato de o contraste ser muito difícil de medir com exatidão (ver Seção 68.4.3).

68.3 Respostas espectrais inerentes de todas as quantidades fotométricas

Todas as quantidades fotométricas pesam potência radiante no espectro eletromagnético de acordo com sensibilidades espectrais idealizadas de diferentes populações de fotorreceptores na retina humana. O Gráfico 68.1 mostra as duas funções espectrais preponderantes, as funções de eficiência fotópica e escotópica, oficialmente sancionadas pela CIE para uso em fotometria. A função fotópica (Vλ), representando a sensibilidade espectral dos cones na fóvea humana, é mostrada à direita, e a função de eficiência luminosa escotópica (V'λ), representando a sensibilidade espectral de bastonetes na retina humana, é mostrada à esquerda. A função de eficiência luminosa fotópica é utilizada quase exclusivamente em recomendações de iluminação e em instrumentos fotométricos disponíveis no mercado.

A função de eficiência luminosa fotópica tem provado ser de muita utilidade desde que foi adotada, em 1924, porque a maior parte dos ambientes visuais iluminados por fontes de luz natural ou elétrica são iluminados a níveis nos quais os cones em nossa fóvea funcionam muito bem. No entanto, a ubiquidade da função de eficiência luminosa fotópica convida a discrepâncias entre a fotometria e a percepção humana. A função de eficiência luminosa escotópica foi adotada em 1951 como uma resposta parcial para esse problema, mas ela nunca é utilizada em instrumentos fotométricos, porque ambientes visuais humanos são raramente iluminados em níveis de luz tão baixos que apenas os bastonetes estejam ativos. Devemos enfatizar, no entanto, que medições fotométricas exatas baseadas tanto na função fotópica quanto na função escotópica podem ser realizadas em qualquer nível de luz porque, mais uma vez, a fotometria é uma caracterização física do ambiente visual. Obviamente, no entanto, a utilidade de medições fotométricas para compreender a percepção humana variará de maneira considerável, dependendo do nível de luz no ambiente visual.

A relevância da fotometria para analisar a percepção humana é, infelizmente, muito mais complicada do que apenas rastrear os níveis de luz. Algumas das discrepâncias mais importantes serão discutidas aqui.

A função de eficiência luminosa fotópica não captura adequadamente a sensibilidade espectral dos cones humanos, exceto sob certas condições. Cones na retina periférica, por exemplo, possuem uma sensibilidade espectral à luz diferente dos cones na fóvea: cones periféricos são mais sensíveis à luz de comprimento de ondas curtas (azuis). Mais significativamente, no entanto, as percepções de claridade podem ser muito diferentes do que seria inferido com base em medições fotométricas.

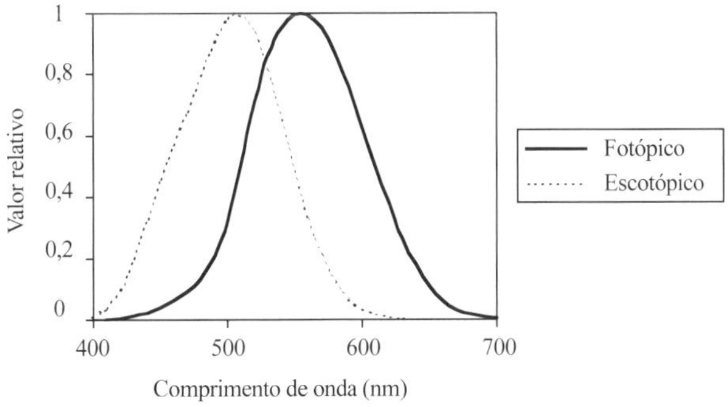

GRÁFICO 68.1 Funções de eficiência luminosa fotópica e escotópica.

Como notado anteriormente, a luminância é a quantidade fotométrica que mais de perto se associa à claridade percebida. Entretanto, luminância não é sinônimo de claridade. Em geral, para fontes de luz "branca" utilizadas em aplicações comerciais, quanto maior a temperatura de cor correlacionada (CCT), mais clara a luz emitida pelas lâmpadas parecerá para a mesma luminância. As fontes de luz amarela-branca possuem uma CCT baixa (2.500 a 3.500 K), ao passo que fontes de luz azul-branca terão uma CCT alta (4.000 a 6.500 K). De maneira equivocada, lâmpadas com uma CCT baixa são referidas como tendo uma aparência "quente", e aquelas com uma CCT alta como sendo "frias" em aparência. Essa confusão provavelmente se deve a observações de que chamas abertas, parecendo amarelas, são "quentes" ao toque, ao passo que a luz do dia, parecendo azul, é "fria" através de uma janela. Em todo caso, o Gráfico 68.2 mostra a relação entre claridade percebida e a luminância para lâmpadas de diferentes CCT (Alman, 1977).

É muito importante ressaltar que a claridade percebida não se correlaciona bem com o desempenho visual e, portanto, a luminância de contraste, definida em termos de função de eficiência luminosa fotópica, parece ser uma variável retificadora robusta para descrever estímulos importantes ao desempenho visual. Tarefas visuais realizadas na maioria dos ambientes comerciais se apoiam muito no processamento pelas fóveas da retina. A função de eficiência luminosa fotópica que subjaz a medições de luminância caracteriza a sensibilidade espectral da fóvea e, portanto, o desempenho visual é largamente independente da CCT da fonte de luz iluminando a tarefa, contanto que os níveis de luz fornecidos na tarefa sejam equivalentes. Em outras palavras, a CCT da fonte de luz pode ter um efeito dramático sobre a claridade percebida em um espaço, mas ela terá pouco ou nenhum efeito sobre o desempenho visual desde que a luminância e o contraste da tarefa visual sejam constantes.

A fotofobia é uma aversão à luz clara e está relacionada provavelmente à claridade percebida. Ver de maneira contínua uma fonte de luz com uma luminância maior do que 10.000 cd/m^2 pode causar danos à retina (Sliney e Wolbarsht, 1980). Presumivelmente, o desconforto experimentado por pessoas olhando para fontes com essa claridade, e mais claras, é uma resposta evidente para proteger a retina de danos. As fontes de luz "fria" geralmente possuem mais energia que pode causar danos a materiais orgânicos do que as de luz "quente". Fontes de luz fria também são, na maior parte das vezes, vistas como mais brilhantes do que fontes de luz quente para a mesma luminância, como poderia se esperar com base no Gráfico 68.2.

68.4 Diretrizes de medição

68.4.1 Comentários gerais

As medições fotométricas são indispensáveis para a caracterização do ambiente visual. Sem medições físicas, não pode haver bases sólidas para diagnóstico e melhorias dele. Medições fotométricas possuem limitações inerentes, no entanto, e estas limitações devem ser consideradas ao fazer inferências com base em valores obtidos com base em instrumentos fotométricos. Naturalmente, todo instrumento será uma

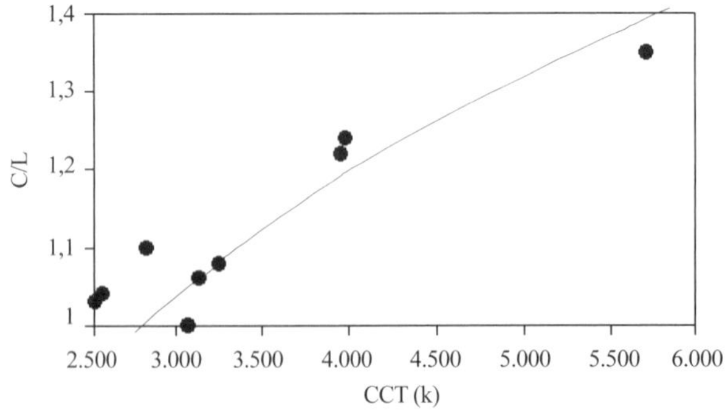

Gráfico 68.2 Proporções claridade/luminância de fontes de luz em função da temperatura de cor correlacionada (CCT). A fonte de luz de referência foi 2856K. (Extraído de: Alman, D.H. (1977), *J. Illuminating Eng. Soc.*, 7, 55-62.)

incorporação imperfeita de ideais fotométricos, como sensibilidade espectral e espacial. Essas limitações, ainda que importantes, são geralmente fenômenos de segunda ordem quando comparadas ao uso apropriado do instrumento durante a medição. A seção seguinte fornece algumas diretrizes para a medição de iluminância e luminância. Mais significativo, no entanto, é o fato de medições de iluminância e luminância serem substitutos insuficientes para a representação de diferentes graus de visibilidade ou conforto. Os usuários de dados fotométricos devem reconhecer que a riqueza do sistema visual humano não pode nunca ser reduzida a um punhado de medições fotométricas. A fotometria, no entanto, forma realmente a base para qualquer discussão significativa dos estímulos para a percepção visual.

68.4.2 Iluminância

A iluminância fornece uma representação bruta do nível de luz no ambiente visual. Em geral, à medida que o nível de luz aumenta, o nível de adaptação aumenta, humanos podem ver objetos de detalhe mais fino e podem processar informações visuais mais rapidamente e com maior exatidão. Por essa razão, a iluminância alta é recomendada para tarefas visuais difíceis (por ex.: colocar linha na agulha) ou críticas (cirurgia cerebral). Uma vez que a maioria das tarefas visuais experimentadas em ambientes comerciais é relativamente grande e é produzida em altos contrastes (Dillon et al., 1987), medições de iluminância são um meio simples, prático, mas talvez um pouco inexato, de caracterizar o nível de adaptação.

Uma das razões pelas quais a iluminância é a quantidade mais comum utilizada em recomendações de iluminação é que os instrumentos que a medem são relativamente baratos. A Figura 68.3 mostra vários medidores de iluminância. Os que são adequadamente projetados e fabricados terão uma sensibilidade espacial à luz que segue uma distribuição cosseno. Isso significa que a luz que atinge o dispositivo de ângulos aproximadamente paralelos à superfície terá pouco efeito sobre a leitura de iluminância, enquanto a luz incidente perpendicular à superfície terá maior efeito. A Figura 68.4 mostra a sensibilidade espacial cosseno de um medidor de iluminância bem projetado.

É comum as medições de iluminância serem especificadas para o local presumido da tarefa visual, geralmente uma superfície horizontal de mesa. Uma medição não é suficiente para caracterizar a iluminância na área de tarefa de maneira adequada. A IESNA, por exemplo, é bastante explícita quanto ao número e local de medições que precisam ser tomados para representar os níveis de luz em um espaço (Rea, 2000). Na prática, no entanto, apenas uns poucos valores "representativos" são obtidos. A exiguidade de medições é suficiente para dar uma indicação geral dos níveis de luz porque, mais uma vez, a iluminância é inerentemente um indicador bruto de nível de adaptação.

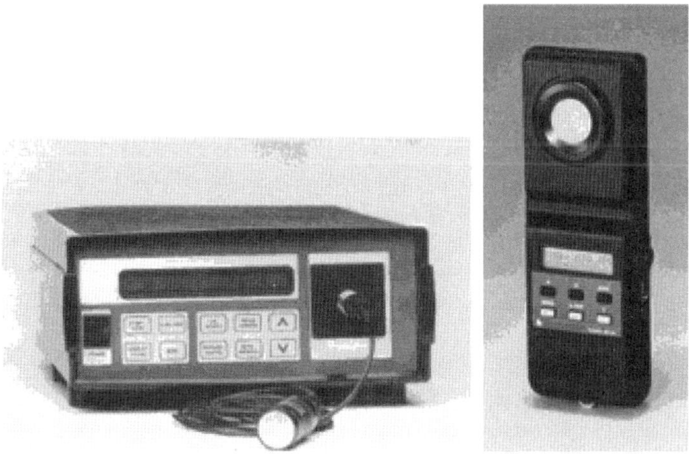

FIGURA 68.3 Medidores de iluminância. (Extraído de: Rea, M.S., Ed. [2000], IESNA *Lighting Handbook: Reference and Application*, 9th ed., Illuminating Engineering Society of North America, New York.)

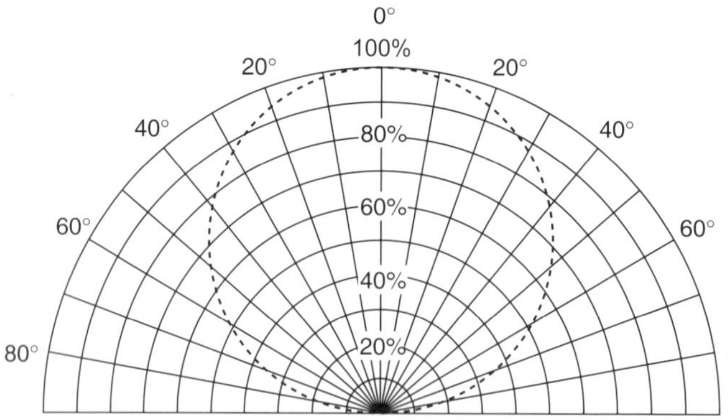

Figura 68.4 Resposta de cosseno de um medidor de iluminância de alta qualidade. Esta figura mostra que a luz incidindo sobre o medidor de iluminância em, por exemplo, 50° será aproximadamente 65° tão eficaz quanto a mesma intensidade de luz em 0°. (Imagem cortesia do Lighting Research Center, Instituto Politécnico Rensselaer).

As medições de iluminância costumam ser obtidas com um instrumento portátil. Ao medir a iluminância, é importante reconhecer sua sensibilidade espacial de cosseno (Figura 68.4). Um erro comum cometido na medição de iluminância é segurar o instrumento muito próximo do corpo ou, pior, deixar parte do corpo entre a fonte de iluminação e o instrumento. O ideal é que o instrumento seja colocado em um tripé, e os valores de iluminância devem ser lidos em um mostrador remoto. Novamente, a iluminância é apenas um substituto grosseiro para nível de adaptação, logo, desvios de 20 a 50% da iluminância recomendada (por ex.: Tabela 68.2) provavelmente não são importantes para a maioria das aplicações, assumindo que precauções tenham sido tomadas para minimizar erros grosseiros na medição do tipo descrito acima.

Uma consideração importante na medição de iluminância é a orientação do instrumento. É comum o medidor de iluminância ser colocado sobre uma superfície horizontal na altura assumida ou especificada nas recomendações (por ex.: na superfície de trabalho). No entanto, deve-se notar que a iluminância sobre superfícies horizontais no campo de visão também é importante e ocasionalmente recomendada (Tabela 68.2). Em geral, recomendações de iluminância vertical são mais baixas do que aquelas recomendadas para iluminância horizontal porque fontes de luz elétrica no teto direcionam a maior parte de sua luz para baixo. A iluminância vertical é especificada para minimizar sombras sobre faces, prateleiras e tarefas verticais importantes.

68.4.3 Luminância e contraste de luminância

A luminância é um indicador melhor de nível de adaptação do que a iluminância porque inclui tanto a quantidade de luz recaindo sobre a tarefa quanto a proporção de luz refletida com base na tarefa. Entretanto, o nível de adaptação não é a única variável importante para a previsão da resposta visual. O tamanho do alvo e o contraste de luminância são duas das mais importantes variáveis de estímulo para a visão. Em geral, é importante fornecer um ambiente visual que evite alvos pequenos e de baixo contraste contra um fundo de baixa luminância. Isso pode ser conseguido com lentes de aumento, mostradores de computador adequadamente projetados e conservados (Rea, 1991) e fotocopiadoras, assim como luminárias que forneçam níveis de iluminância recomendados, sem produzir brilho direto ou refletido. As medições de iluminância são apenas muito grosseiras para avaliar brilho direto e refletido, então medições de luminância devem ser realizadas para avaliar perdas de visibilidade. Uma consideração importante ao realizar medições de iluminância é registrar a posição em que elas estão sendo realizadas, por causa da relação geométrica entre a fonte de luz, a tarefa e o observador, bem como das características de reflexão direcional de muitas superfícies em espaços arquitetônicos.

Não há instrumentos comercialmente disponíveis que meçam claridade, mas há muitos que medem luminância. Estes são mais caros do que aqueles que medem iluminância porque requerem ótica de formação de imagens. A Figura 68.5 mostra um medidor portátil de luminância. A luminância de um objeto é obtida depois que o operador do instrumento o focaliza através do visor.

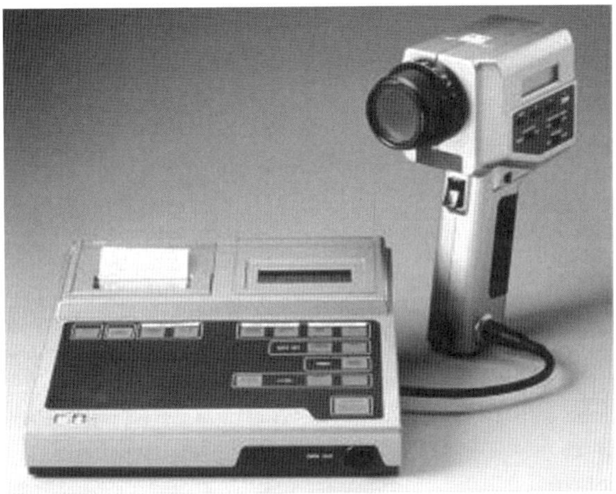

Figura 68.5 Medidor de luminância. (Extraído de: Rea, M.S., Ed. [2000], IESNA *Lighting Handbook: Reference and Application*, 9th ed., Illuminating Engineering Society of North America, New York.)

O foco apropriado é extremamente importante para medições acuradas de luminância. No entanto, a formação de imagem é imperfeita em todos os medidores de luminância, então a luz dispersa (desfocada) e a luz espalhada dentro do instrumento (reflexões internas) sempre influenciarão a leitura fotométrica. Geralmente, o tamanho da área sensível à luz no visor do medidor de luminância é, nominalmente, um grau de arc visual (1°). Vários instrumentos possuem áreas sensíveis à luz menores (por ex.: 1/3°), e alguns podem ser equipados com lentes de *close up* que dão ao operador uma oportunidade de medir a luminância de objetos muito pequenos, como texto alfanumérico. No entanto, lentes complementares contribuirão mais para a luz dispersa e a luz espalhada.

Ambas podem ser um problema sério para as medições de luminância. Se todos os objetos dentro do campo de visão do instrumento forem mais ou menos iguais, as medições de luminância podem ser bastante exatas. Espalhamento e falta de foco são problemas muito mais sérios quando é importante medir o contraste de objetos pequenos, escuros, em um fundo claro, como texto alfanumérico no papel. A luz espalhada e a luz dispersa do fundo branco podem aumentar a luminância medida do texto preto. Embora o olho humano também sofra com a luz espalhada e várias aberrações ópticas que aumentam a luz dispersa, há um grande número de processos neurológicos e anatômicos na retina que reduzem significativamente seu impacto no contraste de imagens. Nenhum processo análogo está disponível em um medidor de luminância, então é comum subestimar o contraste percebido de alvos pequenos com medições de contraste de luminância. Colocar um tecido preto em volta da área de registro pode reduzir significativamente a luz espalhada e, portanto, aumentar o contraste medido do alvo. Ainda, o contraste medido pode não refletir necessariamente o contraste percebido. De fato, a relação entre contraste medido e contraste percebido é sempre incerta.

68.5 Comentário final

Equipamentos modernos de iluminação estão muito mais sofisticados do que jamais foram. Essa sofisticação tem provocado melhorias marcantes nos ambientes visuais pela redução de brilho, tremulação e aumento da percepção da cor. Importante também, a tecnologia das telas de computador e a qualidade de impressoras melhoraram significativamente. Como resultado, ambientes visuais bons estão se tornando mais e mais comuns. É claro, a tecnologia moderna nem sempre assegura boas aplicações. Ainda é possível encontrar brilho refletido e sombras em muitos ambientes visuais. Além disso, há muitas tarefas visuais que são inerentemente difíceis de enxergar e requerem cuidado especial e planejamento do ambiente luminoso. Em todo caso, no entanto, da rotina até o incomum, a fotometria tem sido necessária para projetar, especificar e implementar ambientes luminosos satisfatórios. De fato, a fotometria é a única linguagem significativa que pode ser utilizada para descrever os ativos e passivos de ambientes luminosos. A fotometria é, então, apesar de suas incertezas inerentes, a base para a obtenção de ambientes visuais ótimos.

Agradecimentos

Apoio técnico foi fornecido por meu colega John D. Bullough com o *Lighting Research Center.*

Referências

Alman, D.H. (1977), Errors of the standard photometric system when measuring the brightness of general illuminance light sources, *J. Illuminating Eng. Soc.*, 7, 55–62.

Dillon, R., Pasini, I., and Rea, M.S. (1987), Survey of visual contrast in office forms, in *Proceedings of the CIE*, Commission Internationale de l'Éclairage, Vienna, Austria.

Rea, M.S., Ed. (2000), *IESNA Lighting Handbook: Reference and Application*, 9th ed., Illuminating Engineering Society of North America, New York.

Rea, M.S. (1991), Solving the problem of VDT reflections, *Progressive Architecture*, 72, 35–40.

Sliney, D. and Wolbarsht, M. (1980), *Safety with Lasers and Other Optical Sources*, Plenum Press, New York.

69

Avaliação da iluminação em escritórios

Peter R. Boyce
Instituto Politécnico Rensselaer

69.1 Introdução

O método apresentado aqui permite que o usuário faça avaliações rápidas de iluminação em escritórios *in loco* e compare os resultados com os critérios normativos. O método é também de baixo custo e fácil de usar. Pode ser aplicado para identificar iluminação de baixa qualidade, para localização e correção de erros e como um elemento em um sistema de contrato de desempenho.

69.2 Alguma filosofia

O método descrito aqui é abrangente e, na sua forma mais completa, permite a medição das opiniões de ocupantes a respeito da iluminação, de quantidades fotométricas, de métricas de potência e do estado de manutenção (Boyce e Eklund, 1995). Ele é projetado para ser flexível, de maneira que qualquer destes aspectos, ou todos eles, possam ser avaliados. Aqui, a atenção é limitada às medições de opiniões de ocupantes e quantidade fotométricas. Nenhuma tentativa foi feita para combinar várias medidas em um único número, apesar das atrações óbvias de um índice de número único de qualidade de iluminação (Bean e Bell, 1992). Índices de número único são simples de usar, mas, inevitavelmente, envolvem uma perda de informação, o que impede a compreensão.

O propósito da iluminação de escritórios é tornar as pessoas capazes de realizar seu trabalho rapidamente, com exatidão e conforto. As opiniões de pessoas sobre a iluminação de escritórios, embora instáveis, são de importância primordial. Para evitar conclusões influenciadas, o método utiliza uma abordagem de operações convergentes para interpretar a informação coletada pela comparação de avaliações subjetivas de iluminação com as quantidades fotométricas apropriadas. Para conclusões sólidas, as opiniões das pessoas e as medições fotométricas devem ser congruentes.

Tabela 69.1 Dados normativos para cada declaração na pesquisa de iluminação de escritórios

Declaração	Porcentagem média concordando
Em geral, a iluminação é confortável	69
A iluminação é desconfortavelmente clara para as tarefas que eu realizo	16
A iluminação é desconfortavelmente escura para as tarefas que eu realizo	14
A iluminação é mal distribuída aqui	25
A iluminação causa sombras profundas	15
Reflexos das luminárias atrapalham meu trabalho	19
As luminárias são muito claras	14
Minha pele tem um tom não natural sob essa iluminação	9
A luz tremula ao longo do dia	4
Como a iluminação se compara a locais de trabalho semelhantes em outros prédios?	
Pior	19
Mais ou menos igual	60
Melhor	22
Lendo fonte de 8 pontos e maior	99
Lendo fonte de 6 pontos e maior	94
Lendo fonte de 4 pontos e maior	76

Nota: Resultados baseados em respostas de 1259 trabalhadores de escritório trabalhando em 13 escritórios diferentes.
Fonte: Eklund, N. and Boyce, P. (1996), The development of a reliable, valid and simple office lighting survey, *J. Illuminating Eng. Soc.*, 25, 25-40.

69.3 O *kit* de ferramentas de avaliação de iluminação de escritórios

69.3.1 Ferramentas

As ferramentas necessárias para realizar uma avaliação simples de uma instalação de iluminação de escritório são:

- uma cópia da pesquisa de iluminação de escritórios;
- um medidor de iluminância;
- um pedaço de papel laminado branco de escritório entre duas folhas de plástico transparente;
- um espelho plano.

69.3.2 A pesquisa de iluminação de escritórios

A pesquisa de iluminação em escritórios consiste em um questionário no tamanho de um postal projetado para medir o conforto visual e o desempenho de leitura dos ocupantes. Em um dos lados está uma série de declarações com as quais os ocupantes expressam sua concordância ou discordância (Tabela 69.1). Testes da pesquisa de iluminação de escritórios em seis prédios demonstraram que a pesquisa é confiável e válida (Eklund e Boyce, 1996). Os critérios normativos com os quais os resultados da pesquisa de iluminação de escritórios em um prédio particular são comparados foram obtidos com base em respostas de 1.259 trabalhadores de escritório ocupando 13 diferentes prédios de escritórios no nordeste dos EUA, cobrindo um âmbito de instalações de iluminação de várias idades (Tabela 69.1).

O outro lado da pesquisa de iluminação de escritórios possui um teste de leitura que usa sentenças impressas em fontes de 10, 8, 6 e 4 pontos. Tudo o que as pessoas têm de fazer é indicar a menor impressão que elas conseguem ler. Esse teste é baseado na descoberta de qual impressão de tamanho duas vezes maior que a acuidade visual limiar será lida facilmente (Bailey et al., 1993). Para iluminação de boa qualidade, 95% dos ocupantes devem ser capazes de ler a impressão de 6 pontos ou maior. Essa porcentagem é baseada nos resultados do teste de leitura realizado por 252 ocupantes de cinco prédios.

Embora a pesquisa de iluminação de escritórios seja geralmente apresentada em um formato de um postal único, com folhas separadas para indicar as respostas[1], não há razão pela qual ele não possa ser

1 Disponível em Lighting Research Center, 21 Union Street, Troy, NY, 12019.

apresentado em outros formatos, contanto que as mesmas declarações sejam utilizadas e as respostas sejam dadas como um simples concordo-discordo.

69.3.3 O medidor de iluminância

O medidor de iluminância a ser utilizado deve ser cosseno e corrigido para cor, e possuir sensibilidade suficiente para as iluminâncias prováveis de serem encontradas em escritórios (300 a 700 lx).

69.3.4 Papel laminado e espelho

A folha de plástico transparente cobrindo o papel branco torna a superfície especular e, portanto, capaz de produzir reflexos encobridores. Se os reflexos encobridores forem vistos no papel, então a fonte dos reflexos pode ser revelada com a colocação do espelho sobre os reflexos encobridores.

69.4 Método

Antes de começar:

- Defina a área do escritório a ser avaliada.
- Defina as pessoas cujas opiniões são de interesse.
- Defina o estado operante da instalação de iluminação durante a avaliação, fazendo perguntas tais como:
  A luz do dia está presente?
  Se a luz do dia estiver presente, que condição de iluminação é de interesse: iluminação durante o dia ou depois de escurecer, ou ambos?
  A instalação de iluminação é bem mantida? Se não, como mostrado pela presença de luminárias sujas e lâmpadas queimadas, as luminárias devem ser limpas e as lâmpadas queimadas substituídas antes de começar a avaliação?
  Se existe um sistema automático para ligar/desligar ou um regulador de tensão, em que estado ele deve estar durante a avaliação?
  Se os ocupantes têm algum controle sobre sua iluminação – posicionando, ligando/desligando ou graduando luzes de tarefa – o que deve ser feito a respeito disso?

As respostas para essas questões determinarão se mais de uma avaliação é necessária no mesmo espaço e se a avaliação responderá às perguntas que deve responder. Tendo determinado as condições de iluminação a serem avaliadas, prossiga com os passos seguintes.

69.4.1 Primeiro passo

Administre a pesquisa de iluminação de escritórios. O método de distribuição e recolhimento da pesquisa deve ser decidido com base no número de participantes, na conveniência, na necessidade de assegurar confidencialidade e na aceitabilidade do método pelos participantes e pela organização que os emprega.

69.4.2 Segundo passo

Antes de iniciar quaisquer medições fotométricas, esteja certo de que as luzes tenham estado acesas por pelo menos 20 minutos. Dado que a maior parte da iluminação de escritórios é projetada para produzir uma iluminância uniforme pelo escritório inteiro, não há geralmente necessidade de realizar medições fotométricas em cada estação de trabalho. Se houver menos do que dez estações de trabalho na área sendo avaliada, tome medições fotométricas em cada uma delas. Se houver mais do que dez, tome medições fotométricas de uma amostra representativa de estações, o número mínimo sendo dez. Sente-se em cada estação de trabalho e identifique a área de trabalho principal. Meça a iluminância sobre a superfície de trabalho. Calcule a iluminância média e depois a proporção da iluminância mínima para cada estação. Essa proporção quantifica a uniformidade da iluminância para a área de trabalho de cada estação de trabalho. Calcule a iluminância média geral para todas as estações de trabalho com base na iluminância média para cada estação de trabalho. A proporção da iluminância média mais baixa para qualquer estação de trabalho à iluminância média geral para todas as estações de trabalho quantifica a uniformidade de iluminância entre as estações de trabalho.

69.4.3 Terceiro passo

Enquanto estiver sentado na estação de trabalho, coloque o papel laminado sobre a mesa na qual o ocupante tipicamente colocaria materiais de leitura. Se uma imagem brilhante, notável, de uma luminária ou uma janela, for aparente no papel, então é provável que os reflexos encobridores estejam presentes quando materiais brilhantes são utilizados. Se reflexos encobridores estiverem presentes, coloque o espelho no local do reflexo, e olhe no espelho. O que quer que seja visto no espelho será a fonte daquele reflexo encobridor. Se a estação de trabalho tiver um computador, ligue-o, sente-se na estação de trabalho, como se você estivesse usando o computador, e procure por uma imagem brilhante, notável, de uma luminária ou janela sobre a tela. Se uma imagem dessas for aparente, coloque o espelho sobre a imagem e olhe para ele. O que quer que seja visto no espelho será a fonte daquela imagem.

69.4.4 Quarto passo

Identifique as fontes de luz utilizadas na instalação de iluminação. Para fazer isso, pode ser necessário abrir a luminária. O valor dessa informação é o de que ela pode ser utilizada para identificar as propriedades de rendimento de cor da fonte de luz. As lâmpadas fluorescentes, que são de longe as fontes de luz mais comuns utilizadas em escritórios, possuem geralmente um nome e código de fabricante, isto é, F32T8/35, impressos em uma ponta. Com base nesse código e no catálogo apropriado do fabricante, o índice de rendimento de cor (CRI) da fonte de luz pode ser identificado. Quanto à probabilidade de brilho desconfortável ocorrendo, ela pode ser grosseiramente identificada olhando-se o tipo de lâmpada e luminária. A Figura 69.1 provê um fluxograma simples para determinar se o brilho desconfortável é previsível para os diferentes tipos de lâmpadas/luminárias.

69.5 Critérios

A Tabela 69.2 lista as métricas que podem ser derivadas com base nas medições realizadas, os critérios que elas devem alcançar para que a instalação de iluminação seja considerada satisfatória e as origens desses critérios.

69.6 Interpretação

Se uma instalação de luz passa em todos os critérios listados na Tabela 69.2, então ela pode ser considerada bem-sucedida. No entanto, se uma ou mais das métricas não passa no critério relevante, a iluminação pode ser considerada malsucedida e uma ação corretiva pode ser necessária. Que forma qualquer ação corretiva deve tomar depende de qual critério não é alcançado. As seções abaixo fornecem alguma orientação sobre como interpretar e verificar uma "falha" em cada critério.

69.6.1 Conforto do ocupante

Se a instalação falha na porcentagem de ocupantes que acham a iluminação confortável, ela é pior do que a média. Para sugestões sobre o que precisa ser mudado para melhorar a iluminação, examine as respostas dadas a outras declarações na pesquisa de iluminação de escritórios (Tabela 69.1). Essas respostas indicarão que aspectos da iluminação precisam ser melhorados.

69.6.2 Desempenho visual

Se a instalação falha na porcentagem de ocupantes que conseguem ler a fonte de 6 pontos, examine os resultados para a "porcentagem de ocupantes que acham a iluminação confortável". Se a métrica passa, nenhuma ação complementar é necessária. Se essa métrica também reprova, examine as respostas dadas

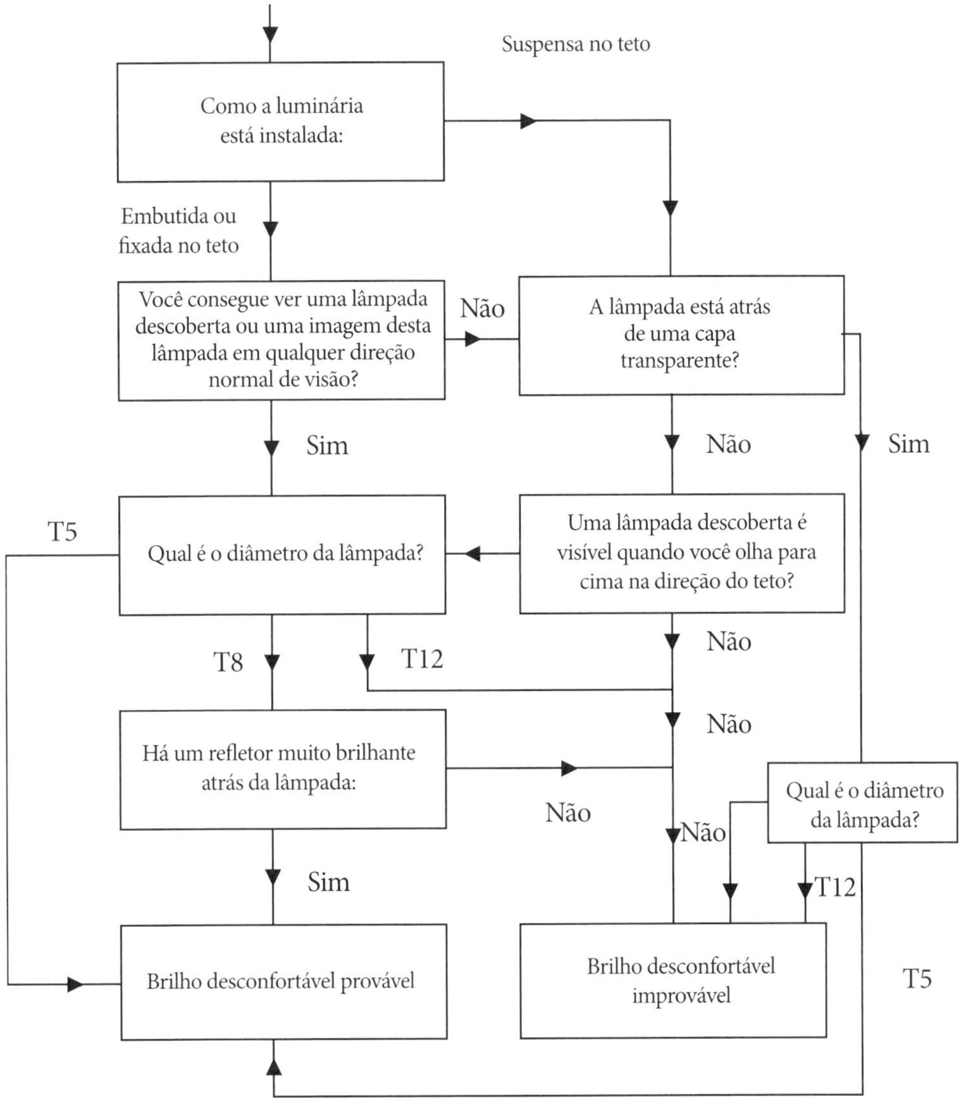

FIGURA 69.1 Fluxograma para identificar combinações de lâmpada/luminária fluorescentes com probabilidade de produzir brilho desconfortável. As respostas são dadas por um observador sentado em uma estação de trabalho. Para propósitos de identificação, os diâmetros dos três tipos mais comuns de lâmpadas fluorescentes são T12 = 38 mm (1,5 pol.); T8 = 25 mm (1,0 pol.); T5 = 16 mm (0,63 pol.).

a outras questões na pesquisa de iluminação de escritórios (Tabela 69.1). Se a iluminação é descrita como "desconfortavelmente escura" por um número significativo de ocupantes, pense em como aumentar a iluminância média nas estações de trabalho.

69.6.3 Iluminância geral média

Se a instalação falha na iluminância média geral nas estações de trabalho, examine os resultados para a "porcentagem de usuários que acham a iluminação confortável". Se essa métrica passar, nenhuma ação é necessária. Mas, se ela também falha, examine as respostas dadas a outras questões da pesquisa de iluminação de escritórios. Se a iluminação é considerada "desconfortavelmente escura" por um número significativo de ocupantes, pense em como aumentar a iluminância média nas estações de trabalho.

Tabela 69.2 Métricas, métodos de medição, o critério utilizado e a fonte de cada critério

Métrica	Método de medição	Critério para passar	Fonte do critério
Porcentagem que acha a iluminação confortável	Questionário da pesquisa de iluminação de escritórios	> 70%	Dados normativos (Tabela 69.1)
Porcentagem lendo fonte de 6 pontos e maior	Teste de leitura da pesquisa de iluminação de escritórios	> 95%	Dados normativos (Tabela 69.1)
Iluminância média geral	Média da iluminância média medida na amostra de estações de trabalho	Variável de acordo com a situação	*Lighting Handbook* (IESNA, 2000)
Uniformidade de iluminância entre as estações de trabalho	Iluminância média mínima média/geral para a amostra de estações de trabalho	> 0,8	*CIBSE Code for Interior Lighting* (CIBSE, 1994)
Uniformidade de iluminância através das estações de trabalho	Número de estações de trabalho com uma proporção de iluminância mínima/média < 0,7	0	(Boyce e Slater, 1990)
Número de estações de trabalho com reflexos encobridores	Observação de reflexos encobridores notáveis em material especular	0	-
Número de monitores com reflexos encobridores	Observação de reflexos notáveis no monitor	0	-
Rendimento de cor	Número de tipos de lâmpadas com um índice de rendimento de cor < 70	0	*CIBSE Code for Interior Lighting* (CIBSE, 1994)
Brilho desconfortável	Número inapropriado de tipos de lâmpadas/luminárias	0	*Lighting Handbook* (IESNA, 2000)

69.6.4 Uniformidade de iluminância e reflexos encobridores

Se a instalação falha na uniformidade de iluminância na estação de trabalho ou entre estações de trabalho, o número de estações de trabalho com reflexos encobridores, ou o número de telas de computador com reflexos encobridores, examine o resultado para "porcentagem de ocupantes que acham a iluminação confortável". Se essa métrica passa, nenhuma ação complementar é necessária. Se ela também falha, examine as respostas dadas a outras declarações na pesquisa de iluminação de escritórios. Se a iluminação é considerada "mal distribuída" ou como causando "sombras profundas" por um número significativo de ocupantes, pense em como melhorar a distribuição de luz sobre e em volta das estações de trabalho.

69.6.5 Índice de rendimento de cor e brilho desconfortável

Se a instalação falha por possuir tipos de lâmpadas com um índice de rendimento de cor < 70 ou por ter tipos de lâmpadas/luminárias que provavelmente produzem brilho desconfortável, examine as respostas dadas a outras declarações na pesquisa de iluminação de escritórios. Se um número significativo de ocupantes indica que a iluminação faz sua pele parecer ter um tom não natural, considere a instalação de lâmpadas com valores mais altos de CRI. Se um número significativo de ocupantes descrevem as luminárias como "muito claras", provavelmente está ocorrendo brilho desconfortável. Considere como reduzir a luminância das luminárias.

69.7 Advertências

Como todos os métodos de avaliação de "tamanho único", este método inevitavelmente falhará em detectar um problema em algumas situações. Ele foi desenvolvido para dar conta dos tipos mais comuns de espaços de escritórios, onde as pessoas trabalham em tarefas baseadas em papel ou tela de computador, em mesas ou cubículos, com iluminação elétrica que utiliza lâmpadas fluorescentes e que é projetada para produzir a mesma iluminância pelo escritório todo. Não é apropriado para outros espaços encontrados em escritórios onde os requisitos de trabalho são muito diferentes, por ex.: salas de conferência e de *datashow*.

Note que seguir esse método não isenta o usuário de pensar e fazer observações. Essas últimas são particularmente valiosas, na medida em que a presença de quaisquer modificações *ad hoc* na iluminação, como lâmpadas removidas ou papel colado com fita adesiva sobre as janelas, são indicações claras de que há alguma coisa errada com esse aspecto do ambiente.

Referências

Bailey, I., Clear, R., and Berman, S. (1993), Size as a determinant of reading speed, *J. Illuminating Eng. Soc.*, 22, 102–117.

Bean, A. and Bell, R. (1992), The CSP Index: a practical measure of office lighting quality as perceived by the office worker, *Lighting Res. Technol.*, 24, 215–226.

Boyce, P.R. and Eklund, N.H. (1995), Evaluating lighting quality, in *Proceedings Right Light Three Conference*, Northern Power, Newcastle-upon-Tyne, U.K.

Boyce, P. and Slater, A.I. (1990), Illuminance uniformity on desks, *Lighting Res. Technol.*, 22, 165–174.

CIBSE (1994), *CIBSE Code for Interior Lighting, 1994*, Chartered Institution of Building Services Engineers, London, U.K.

Eklund, N. and Boyce, P. (1996), The development of a reliable, valid and simple office lighting survey, *J. Illuminating Eng. Soc.*, 25, 25–40.

IESNA (2000), *Lighting Handbook*, 9th ed., Illuminating Engineering Society of North America, New York.

70

Avaliação rápida de qualidade do som do ruído de fundo

Rendell R. Torres
Instituto Politécnico Rensselaer

70.1 *Background* e aplicações

Muitos métodos para a medição de ruído tipicamente focam no *nível* do som, na medida em que o nível é um indicador geral de quão perturbador um ruído pode ser. Um dos índices mais comuns é o nível sonoro ponderado A em decibel, dB(A), que utiliza uma função ponderada dependente da frequência para dar conta da sensibilidade do ouvido ao som dependente da frequência (Harris, 1998). No entanto, há poucos métodos simples (isto é, que não requerem equipamentos especiais ou processadores de sinal) que indicam a *qualidade* do som, em particular as características espectrais (ou os níveis relativos de frequências baixas, médias e altas) de um dado sinal de ruído. Conforme será discutido na próxima seção, um conjunto de espectros de ruído com o mesmo nível dB(A) pode ser percebido de forma muito diferente no que diz respeito à irritação ou aceitabilidade.

O método de medição apresentado neste capítulo descreve tanto o nível de som como a qualidade pela indicação do equilíbrio relativo de ruído de baixa frequência para ruído de alta frequência dentro de um dado espaço (Blazier, 2002). O ruído de baixa frequência pode ser um problema significativo, mesmo sendo a audição humana menos sensível a sons de baixa frequência, como mostrado pelos contornos de nível equivalente de sonoridade (Harris, 1998). Sendo que os contornos de sonoridade se agrupam em baixas frequências, no entanto, vemos que flutuações em nível de frequências mais baixas (por ex.: 63 Hz e abaixo) são perceptivamente maiores do que flutuações semelhantes em frequências mais altas (por ex.: próximas a 1 kHz) e, portanto, são percebidas de forma mais sensível. Além disso, a correspondente irritação ou perturbação resultante dessas flutuações é também maior.

O método proposto é rápido e simples o bastante para ser usado por leigos, ou seja, trabalhadores sem especialização acústica significativa. Ele pode ser aplicado a qualquer situação que requeira uma estimativa aproximada, mas indicativa, do nível de ruído e da qualidade do som. Ele assume sinais de ruídos contínuos (em oposição a transientes) e requer apenas um medidor de níveis de som com filtros espectrais correspondendo ao padrão ponderado A e C. Para discussão adicional, ver Blazier (2000, 2002) e o *ASHRAE Handbook* (1999, 2001).

70.2 Procedimento

Há três passos na técnica (C – A):

1. Medir o nível ponderado A dB (A).
2. Medir o nível ponderado C dB (C).
3. Calcular a diferença: dB (C) – dB(A).

Se a diferença é de:

- 10 dB ou menos, o ruído será provavelmente percebido semelhante a um assobio;
- ≈ 15 dB, o ruído será percebido como neutro;
- 20 dB ou maior, o ruído será provavelmente percebido como um ruído de estrondo.

70.2.1 Primeiro passo

Coloque o medidor de nível de ruído para ponderado A e registre o valor. O nível decibel ponderado A, dB(A), indica o nível geral de som em uma sala com a utilização de um filtro de ponderação para representar a sensibilidade dependente de frequência da audição humana. Além disso, ele reflete o fato de que nossos ouvidos percebem sons com maior sensibilidade em frequências médias (por ex.: em torno de 1 kHz) do que em frequências baixas (por ex.: abaixo de 125 Hz). O nível ponderado A aceitável depende da utilização de um espaço, mas como princípio geral, ele não deve exceder cerca de 45 dB(A) (Blazier, 2002). Espaços mais críticos, como salas de apresentação ou salas de aula geralmente requerem um controle de ruído mais rigoroso (e, portanto, descritores mais complexos do que níveis dB(A) de valor único). Para ilustrar o âmbito dos níveis de ruído tolerados em uma variedade de espaços, a Tabela 70.1 lista alguns valores típicos (mas não necessariamente padronizados) preferidos (Egan, 1988).

70.2.2 Segundo passo

Coloque o medidor de nível de ruído para nível ponderado C e registre o valor. O nível ponderado C é um filtro de ponderação padronizado "mais plano"; além disso, os fatores de ponderação possuem menos variação sobre a frequência.

70.2.3 Terceiro passo

Compute a diferença dB(C) – dB(A). A diferença entre os valores dB(C) e dB(A) indica a qualidade do som (ou caráter tonal) do ruído e nos referimos a ele aqui pela notação condensada (C – A), expressa em unidades de dB. Como mostrado na Tabela 70.2, a diferença entre os dois valores reflete a proporção relativa de energia de baixa frequência no ruído (até cerca de 250 Hz) porque o nível ponderado C possui um espectro de frequência "mais plano" do que o nível ponderado A (que é mais severo em frequências baixas).

Tabela 70.1 Exemplos de espaços típicos e âmbitos correspondentes de valores permissíveis dB(A)

Tipo de espaço (exemplos)	dB(A) (aprox.)
Sala de concertos, estúdio de gravação	< 30
Residências, quartos de dormir, hospitais, quartos, salas de aula	34-42
Escritórios particulares, pequenas salas de conferência	38-42
Escritórios maiores	42-47
Lobbies, espaços comuns de trabalho (condições pequenas de audição)	47-52
Cozinhas, lavanderia (condições moderadamente pequenas de audição)	52-61

Nota: Estas são apenas diretrizes; o valor dB(A) é geralmente um indicador necessário, porém insuficiente, de se o ruído de fundo é tolerável.
Fonte: Egan, M.D., *Architectural Acoustics*, McGraw-Hill, New York, p. 233.

Tabela 70.2 Diferenças em fatores de ponderação entre A e C

Fatores de Ponderação	16 Hz	32 Hz	63 Hz	125 Hz	250 Hz	500 Hz	1 kHz	2 kHz	4 kHz	8 kHz	16 kHz
dB(C)	–8	–3	–1	0	0	0	0	0	–1	–3	–8
dB(A)	–56	–39	–26	–16	–9	–3	0	1	1	–1	–7
Diferença	48	36	25	16	9	3	0	–1	–2	–2	–1

Nota: As diferenças mais significativas ocorrem em frequências baixas (por ex.: até cerca de 250 Hz). Portanto, valores positivos grandes de (C – A) indicam a presença de ruído de baixa frequência.

Como exemplo, a Gráfico 70.1 descreve três diferentes espectros de ruído com o mesmo valor dB(A). Eles são perceptivamente distintos por causa da distribuição espectral diferente de energia do som. A curva com os quadros representa um espectro sonoro "neutro". Ela tem uma inclinação de frequência de cerca de -5 dB/oitava e descobriu-se que é um espectro de ruído de fundo perceptivamente aceitável (Blazier, 2000). Quando a inclinação do espectro de frequência afasta-se de modo significativo desse valor, tem-se ou um âmbito dominante de percepção de baixa frequência (causando ruído sonoro "de estrondo") ou um âmbito dominante de percepção de alta frequência (causando ruído sonoro "de assobio").

Isso levou a diretrizes para correlacionar valores (C – A) para aproximar avaliações da qualidade do som de um dado ruído (Blazier, 2002). Se o valor (C – A) é de aproximadamente 15 dB, o ruído será percebido como neutro. Se o valor (C – A) é de 10 dB ou menos, é provável que o ruído seja percebido como semelhante a um assobio, ao passo que, se o valor (C – A) é de 20 dB ou mais, o ruído será percebido como um ruído de estrondo. O ASHRAE Fundamentals Handbook (2001) comenta que um valor (C – A) maior do que 30 dB indica conteúdo de baixa frequência excessiva.

Blazier (2002) sugere que esse método poderia ser utilizado para classificação de salas na base da qualidade para comunicação falada. Como um exemplo adicional da importância de se detectar ruído de baixa frequência, também foi mostrado que eles podem ter efeitos mensuráveis, e, possivelmente, subliminares, sobre a capacidade das pessoas em lidar com tarefas cognitivas exigentes (Persson-Waye et al., 1997).

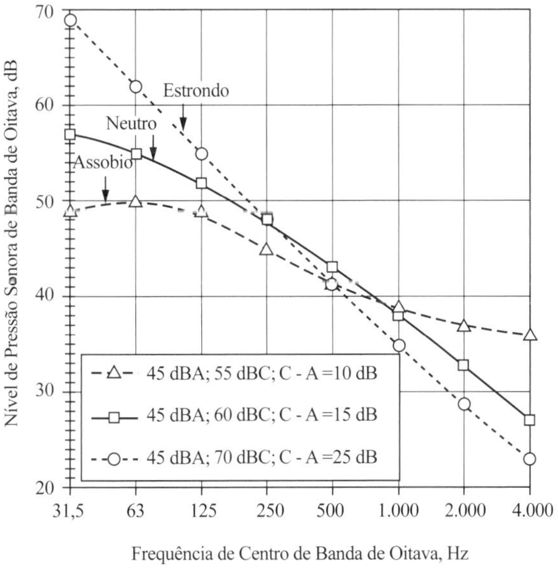

Gráfico 70.1 Exemplo de três espectros de ruído perceptivamente diferentes com o mesmo nível dB(A). Mesmo em níveis dB(A) baixos, um dado espectro pode ser percebido como irritante devido a um espectro de frequência excessivamente desequilibrado, indicado por seu valor (C – A).

Além disso, se alguém deseja estimar grosseiramente em quais bandas de baixa frequência o ruído domina, pode-se comparar o valor (C – A) ao valor (Lin – A), onde Lin se refere a fixar um filtro linear (não ponderado) sobre um medidor de nível de som. As grandes diferenças entre (C – A) e (Lin – A) indicariam conteúdo de baixa frequência nas bandas de oitavas 16 e 32 Hz, no qual o nível ponderado C diverge significativamente de 0 bdB. De fato, a utilização de fixação linear (não ponderada) em vez do nível ponderado C seria teoricamente preferível, exceto que, na prática, a frequência mais baixa de corte não seja padronizada. Por exemplo, a frequência mais baixa de corte pode variar em medidores de nível de som de 2 a 10 Hz. Para tornar a comparação de (C – A) e (Lin – A) significativa, recomenda-se que a frequência mais baixa de corte para a fixação linear (não ponderada) esteja abaixo de cerca de 10 Hz.

70.3 Exemplo de tabela de resultados

Os dados na Tabela 70.3 ilustram como esse método pode ser utilizado. O valor dB(A) é medido primeiro para indicar o nível geral. O valor (C – A) indica a qualidade do som (por ex.: se é neutro, ruído estrondoso ou ruído de um assobio). Utilizando os passos descritos anteriormente, pode-se julgar se o ruído de fundo é aceitável ou se, de alguma forma, causa irritação.

70.4 Vantagens

- Indica a qualidade do som, além do nível geral de som.
- A simplicidade do procedimento o torna um padrão de fato, por causa de sua utilidade.
- Não requer equipamentos complexos, exceto pelo medidor básico de nível de som.
- Medições podem ser feitas rapidamente (em menos de 5 minutos).
- Evita inconsistência em filtros lineares não padronizados, que podem ter frequências de corte mínimas indo de 2 a 10 Hz.

70.5 Desvantagens

- Não é tão informativo quanto um método mais envolvido de medição e cálculo de nível de sonoridade, como definido pelo Padrão ISO 532, Acoustics: Method for Calculating Loudness Level.
- Não fornece uma forma detalhada do espectro do ruído, por ex.: para diagnóstico de fonte de som.
- Não indica a amplitude da flutuação de ruído.

70.6 Métodos relacionados, padrões e regulamentações

Esse método de medição descreve tanto o nível como a qualidade do som. Métodos que sejam mais abrangentes podem utilizar curvas de critérios de ruído (NC) ou curvas RC (ASHRAE, 2001). Também é possível computar o nível de sonoridade sobre bandas críticas, como descrito no Padrão ISO 532 (Acoustics: Method for Calculating Loudness Level). No entanto, esses métodos requerem analisadores de frequência um pouco mais sofisticados e cálculos adicionais. Eles não são tão rápidos quanto o método (C – A), mas oferecem outros meios de investigar ou diagnosticar um problema, quando se encontra um. Um padrão em acústica de sala de aula está atualmente sendo esboçado pelo American National Standards Institute (ANSI) e pela Acoustical Society of America (ASA).

Tabela 70.3 Exemplo de dados e análise para três situações diferentes de ruído de fundo

Tipo de espaço	dB(C) (dB)	dB(A) (dB)	dB(C) – dB(A) (dB)	Avaliação da qualidade do som
Sala de conferência	75	67	8	como um assobio, nível barulhento
Sala de aula	45	20	25	estrondo, nível suave
Escritório particular	50	35	15	neutro, nível aceitável

70.7 Tempo aproximado de treinamento e de aplicação

O tempo aproximado de treinamento está relacionado à complexidade do medidor de nível de som. Muitos deles utilizam um botão de força para mostrar o nível medido e um botão adicional para escolher o filtro de ponderação. O tempo de treinamento deve ser de menos de 30 minutos. O tempo de aplicação deve ser de menos de 5 minutos por medição.

70.8 Confiabilidade e validade

A confiabilidade do método é baseada no fato de que os filtros de ponderação A e C são padronizados; portanto, as faixas de frequência que dão origem a valores altos de (C – A) são relativamente bem compreendidas. No entanto, a validade do método se beneficiaria de investigações mais extensivas de uma ampla variedade de espectros de frequência.

70.9 Ferramentas necessárias

Uma das forças desse método é a de que ele requer apenas um medidor de nível de som com os filtros comuns de ponderação A e C. (Se uma fixação linear for incluída com uma frequência de corte abaixo de 10 Hz, isso também pode ser usado para estimar as bandas de frequência aproximada da energia de baixa frequência.)

Agradecimentos

O autor é grato a W. Blazier e C. Ebbing por discussões úteis e assistência. O método descrito é baseado em trabalhos prévios e publicações de W. Blazier.

Referências

ASHRAE (1999), *ASHRAE Handbook: HVAC Applications*, American Society of Heating, Refrigerating and Air-Conditioning Engineers, Atlanta, GA, chap. 46.

ASHRAE (2001), *ASHRAE Handbook: Fundamentals*, American Society of Heating, Refrigerating and Air-Conditioning Engineers, Atlanta, GA, chap. 7.

Blazier, W. (2000), Room noise criteria, in *Noise Manual*, 5th ed., AIHA Press, Fairfax, VA, chap. 13.

Blazier, W. (2002), Room noise criteria (update), Council for Accreditation on Occupational Hearing Conservation (CAOHC), Vol. 14.

Egan, M.D. (1988), *Architectural Acoustics*, McGraw-Hill, New York, p. 233.

Harris, C. (1998), *Handbook of Acoustical Measurements and Noise Control*, 3rd ed., Acoustical Society of America, Woodbury, NY.

Persson-Waye, K. et al. (1997), Effects on performance and work quality due to low-frequency ventilation noise, *J. Sound Vib.*, 205, 467–474.

71

Índices e avaliação de reação ao ruído

R. F. Soames Job
Universidade de Sidney

71.1 *Background* e aplicações

O ruído é um grande fator de poluição ambiental que produz reações emocionais negativas e perda de qualidade de vida (Berglund e Lindvall, 1995; Job, 1988), *deficit* cognitivos (Haines et al., 2001; Hygge et al., 1996) e, provavelmente, efeitos físicos e mentais sobre a saúde (Berglund e Lindvall, 1995; Job, 1996). O barulho experimentado dentro e nos arredores de casa é um fator ambiental de estresse especialmente potente por causa das atitudes das pessoas em relação ao ar e ao tempo recreativo, perturbação do sono e falta de controle sobre o ruído (Hatfield et al., no prelo). As pesquisas na área têm dois propósitos essenciais: (1) determinar (e, portanto, regulamentar) níveis razoáveis de exposição ao ruído, equilibrando as necessidades dos criadores de ruído (transportes, construção, indústria) diante dos efeitos negativos sobre moradores, e (2) compreender a reação humana ao ruído e seus fatores causais subjacentes, incluindo muitos fatores psicológicos (ver Fields, 1992; Job, 1988). Ambos os propósitos demandam medição da extensão (e possivelmente da forma) de reação ao barulho.

A reação ao ruído é uma matéria subjetiva que é hoje mensurável apenas por autorrelato. Em muitos estudos, a reação ao ruído em moradores, também chamada reação de comunidade, é avaliada apenas como irritação (ver Fields, 1992. Job, 1988). No entanto, a reação ao ruído envolve muito mais do que esse sentimento. As pessoas podem reagir com frustração, depressão, apatia, ansiedade, perturbação, angústia, medo ou muitas outras emoções (ver Job, 1993). Portanto, a medição válida de reação deve incluir avaliação de mais do que apenas a irritação. Em vez de tentar medir cada uma de uma ampla variedade de reações negativas que podem ser provocadas pelo ruído, a avaliação não específica é recomendada (como perguntar às pessoas quão "insatisfeitas" elas estão com o ruído, ou quão "incomodadas, perturbadas ou irritadas" elas estão com o ruído). O uso de mais de uma questão para avaliar a reação também aumenta de modo demonstrável a confiabilidade da medição de reação ao ruído (Job, 1988; Hatfield et al., no prelo).

71.2 Procedimento

A medição de reação requer que se peça aos moradores (ou empregados, se o método for adaptado para ambientes ocupacionais) nas áreas de interesse que classifiquem suas reações ao barulho. As influências sobre os resultados são minimizadas se os moradores forem selecionados aleatoriamente e se um morador for aleatoriamente selecionado dentro de cada residência aleatoriamente selecionada (por ex.: empregando a técnica do último aniversário). Essa abordagem também minimiza a perda de amostra, em especial a taxa de recusa. Para exemplos de procedimentos que abordam esses tópicos, ver Hatfield et al. (no prelo).

Uma abordagem pessoal por um entrevistador experiente, possivelmente com um incentivo financeiro para que o entrevistado participe produzirá uma taxa pequena de recusa, e ter as perguntas feitas por uma pessoa (e não por meio de um questionário autopreenchido pelo entrevistado) reduz a perda de amostra por causa de problemas relacionados à alfabetização, enquanto também assegura que certas questões críticas sejam respondidas antes que outras informações sejam reveladas em questões subsequentes. Em pesquisas socioacústicas, o início da entrevista oferece uma importante oportunidade de questionar a respeito da reação ao ruído relevante antes que o entrevistado saiba que esse é o foco da pesquisa. Para conseguir isso, o entrevistado é informado que a pesquisa é sobre condições na área. Em particular, o questionário pode começar com questões sobre o que o entrevistado mais gosta sobre a vizinhança e o que mais gostaria de mudar. (O tópico de maior relevância aqui é se os entrevistados identificam o ruído como uma das características que eles mais gostariam de mudar.) Fazer uma das duas perguntas (por ex.: questão 2 abaixo) em relação às muitas fontes de ruído ouvidos na área (por ex., cães, cortadores de grama, televisões de vizinhos) – com a fonte de ruído de interesse crítico colocada na lista – também permite a avaliação de reação antes de o foco do resto da pesquisa sobre esse ruído se tornar aparente ao entrevistado. Isso evita o risco de que eles possam relatar reações mais exageradas, o que pode ocorrer quando eles descobrem que o ruído é o foco particular da entrevista. A preocupação surge da visão de que respondentes possam ser motivados a super-relatar suas reações na crença de que isso fará que alguma coisa seja feita sobre o ruído. No entanto, há poucas evidências de que essa seja uma preocupação válida.

Durante a entrevista, as quatro questões explicitamente formuladas são recomendadas (com as primeiras duas baseadas no trabalho da International Commission of the Biological Effects of the Noise Community Response). (Ver Fields et al., 1997, 1998, 2001, para relatos das pesquisas relevantes, base para estas formulações e outras padronizações sugeridas.). Essas questões são intercaladas com outras questões e não apresentadas juntas.

1. Pensando nos (últimos 12 meses ou algo assim), quando você está em casa, quanto o ruído vindo da fonte o incomoda, perturba ou irrita você: extremamente, moderadamente, ligeiramente ou nada?
2. A próxima é uma escala de opinião de zero a dez para quanto a fonte de ruído incomoda, perturba ou irrita quando você está em casa. Se você não fica incomodado, escolha zero; se você fica extremamente incomodado, escolha dez; se você está em algum lugar entre essas duas opções, escolha um número entre zero e dez. Pensando a respeito (dos últimos doze meses ou algo assim), que número, de zero a dez, melhor mostra o quanto você está incomodado, perturbado ou irritado pelo ruído (da fonte)?
3. Pensando sobre (os últimos 12 meses ou algo assim), quando você está em casa, quão insatisfeito você está com o barulho (da fonte); extremamente, muito, ligeiramente ou nada?
4. De novo, usando a escala de opinião de zero a dez, classifique quão insatisfeito você está com o barulho (da fonte). Se você não estiver nada insatisfeito, escolha zero; se você estiver extremamente insatisfeito, escolha dez; se você estiver em algum lugar entre as duas opções, escolha um número entre zero e dez. Pensando a respeito (dos últimos 12 meses ou algo assim), que número de zero a dez melhor mostra quão insatisfeito você está com o barulho (da fonte)?

Recomendam-se cartões de resposta para ajudar os entrevistadores a responder essas questões, conforme a Figura 71.1.

Enquanto quatro perguntas são oferecidas acima, o número de questões em dada pesquisa pode depender da extensão do questionário e dos propósitos exatos do estudo. Em algumas jurisdições, regulamentos

Extremamente Muito Moderadamente Ligeiramente Nada

0	1	2	3	4	5	6	7	8	9	10
Nada										Extremamente

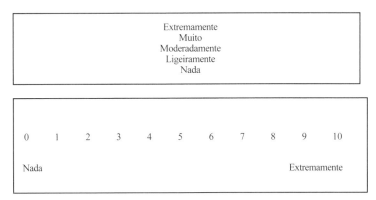

FIGURA 71.1 Cartões de resposta recomendados para as questões de 1 e 3 e para as questões 2 e 4.

são formulados em termos de irritação como a única reação relevante. Se o estudo for puramente para propósitos de regulamentações para ruído em uma jurisdição como essa, então os termos *incomoda* e *perturba* devem ser apagados das primeiras duas questões, e as questões 3 e 4 não são apropriadas.

Há um grande número de opções para análise de respostas, dependendo dos propósitos da pesquisa. Uma verificação sobre a consistência interna pode ser aplicada, o que, pesquisas prévias sugerem, revelaria consistência interna alta entre as questões 1 e 2 como uma escala e entre as questões 3 e 4 como uma escala, apontando para a combinação desses pares de questões para produzir índices confiáveis de reação ao ruído. O último índice pode refletir mais do âmbito de reações negativas possíveis em virtude de não especificar quaisquer emoções particulares ou resultados, mas permitir que qualquer reação negativa possa contribuir para a insatisfação.

Embora não seja um método útil de análise com base em muitas perspectivas, para propósitos reguladores, pode ser necessário dicotomizar os dados naqueles que são seriamente afetados ou altamente irritados *vs.* aqueles que são moderadamente afetados/irritados ou que não são afetados/irritados. Isso pode ser conseguido por meio de pontos de corte convencionais, com pontuações de 8, 9 e 10, e "muito" ou "extremamente" ocupando o posto de categoria mais alta de efeito. O ruído pode ser considerado excessivo se 10% ou mais da população é seriamente afetada ou altamente irritada.

71.3 Vantagens

O método recomendado:

- minimiza a influência por causa de problemas de amostragem e de pessoas falseando suas respostas;
- está disponível e tem sido verificado em um grande número de línguas, como inglês, holandês, francês, alemão, húngaro, japonês, norueguês, espanhol e turco (ver Fields et al., 2001);
- pode ser empregado para propósitos de regulamentação sobre ruído;
- é mais válido do que questões que reduzem apenas a reação à irritação;
- propicia maior confiabilidade do que uma única questão.

71.4 Desvantagens

O método recomendado:

- depende da obtenção de amostra não influenciada;
- é mais caro do que empregar uma amostra de conveniência ou uma medida de questão única;
- pode ser comprometido por entrevistadores mal treinados ou desmotivados;
- dicotomiza os dados para propósitos reguladores, perdendo, portanto, informações e poder estatístico;
- pode ser excessivamente prescritivo para propósitos de pesquisa que requeiram a separação de vários componentes específicos de reação ou outros fatores.

71.5 Métodos relacionados

Muitas formulações alternativas de questões são sugeridas na literatura. A alternativa mais comum é empregar formulações de questões que focalizem apenas a irritação, embora essa abordagem não reflita de maneira válida as numerosas outras reações que podem ser provocadas pelo ruído.

A única alternativa aparente para fazer perguntas é registrar dados sobre reclamações, que podem estar disponíveis em casos como o de aeroportos. No entanto, as reclamações estão muito fracamente relacionadas à exposição ao ruído (Avery, 1982) e são influenciadas por muitas variáveis que não a extensão de reação negativa (por ex.: educação, a crença da pessoa de que ele (a) é capaz de reclamar, a crença de que uma reclamação terá um efeito, o conhecimento de como e a quem reclamar). Portanto, reclamações não são uma medida válida de reação ao ruído.

71.6 Normas e regulamentações

Na maioria das jurisdições, não há padrões estabelecidos para pesquisas de reação ao ruído. Em vez disso, um princípio geral é aplicado de forma que a pesquisa deve ser livre de influência e de boa qualidade.

Padrões de exposição ao ruído são geralmente estabelecidos no princípio de que um ruído é excessivo se 10% ou mais da população exposta é seriamente afetada (ou altamente irritada em casos onde o foco regulador recai puramente sobre irritação). Esse princípio, combinado a curvas de dose-reação (ver Field et al., 1991), permite o estabelecimento de limites de exposição ao ruído em decibéis.

No entanto, em muitas instâncias, a natureza do ruído (impulsividade, tonalidade) ou a extensão de reclamações de moradores podem forçar a consideração de se um ruído é aceitável na base da regra dos "10% seriamente afetados", mesmo quando há níveis estabelecidos de decibéis. Em tais casos, uma pesquisa é requerida para resolver o assunto.

71.7 Tempo aproximado de treinamento e de aplicação

Entrevistadores com experiência prévia extensiva requererão pouco treinamento explicitamente para esse tipo de entrevista de questionário totalmente estruturado. Instruções gerais sobre os propósitos da pesquisa, consideração de como manejar as questões dos respondentes e uma visão geral de um questionário breve pode requerer de duas a três horas.

Um questionário típico contendo muitas questões sobre a vizinhança e o ruído particular de interesse pode levar de 20 a 30 minutos para ser completado com cada respondente.

71.8 Confiabilidade e validade

A confiabilidade, em termos tanto de consistência interna como de estabilidade teste-reteste, tem sido avaliada por uma diversidade de questões de reação ao ruído. Como guia para a consistência interna para questões sobre irritação, a correlação média inter-item é de 0,58, comparada a 0,81 para questões de reação geral (agrupadas em termos de insatisfação e extensão do efeito do ruído), sugerindo que escalas gerais são mais internamente consistentes (para revisão, ver Job et al., 2001). Essas correlações médias inter-item resultam em consistências internas altas quando vários itens são empregados. Job et al. (2001) verificaram ainda que questões de reação geral eram significativamente mais estáveis do que questões específicas de irritação quando diretamente comparadas dentro da mesma pesquisa (correlações teste-reteste de 0,82 e 0,66, respectivamente).

A validade de construção, avaliada por comparação com outras medidas de reação, como perturbações de atividade pelo ruído relatado, é boa para ambos os tipos de questão (ver Job et al., 2001).

71.9 Ferramentas necessárias

As ferramentas necessárias são o questionário e os cartões de resposta descritos neste capítulo.

Referências

Avery, G.C. (1982), Comparison of telephone complaints and survey measures of noise annoyance, *J. Sound Vibration*, 82, 215–225.

Berglund, B. and Lindvall (1995), Community noise, *Arch. Cent. Sensory Res.*, 2, 1–95.

Fidell, S., Barber, D.S., and Schultz, T.J. (1991), Updating a dosage-effect relationship for the prevalence of annoyance due to general transportation noise, *J. Acoustical Soc. Am.*, 89, 221–233.

Fields, J.M. (1992), Effect of Personal and Situational Variables on Noise Annoyance: With Special Reference to En Route Noise, Contractor Report CR-189670, NASA, Hampton, VA.

Fields, J.M., de Jong, R.G., Brown, A.L., Flindell, I.H., Gjestland, T., Job, R.F.S., et al. (1997), Guidelines for reporting core information from community noise reaction surveys, *J. Sound Vibration*, 206, 685–695.

Fields, J.M., de Jong, R.G., Flindell, I.H., Gjestland, T., Job, R.F.S., Kurra, S., et al. (1998), Recommendations for shared annoyance questions in noise annoyance surveys, in *Noise Effects: Proceedings of the 7th International Congress on Noise as a Public Health Problem*, Carter, N.L. and Job, R.F.S., Eds., Noise Effects, Sydney, Australia, pp. 481–486.

Fields, J.M., de Jong, R.G., Gjestland, T., Flindell, I.H., Job, R.F.S., Kurra, S., Lercher, P., Vallet, M., Yano, T., Guski, R., Flescher-Suhr, U., and Schomer, R. (2001), Standardized general-purpose noise reaction questions for community noise surveys: research and a recommendation, *J. Sound Vibration*, 242, 641–679.

Haines, M.M., Stansfeld, S.A., Job, R.F.S., Berglund, B., and Head, J. (2001), Chronic aircraft noise exposure, stress responses mental health and cognitive performance in school children, *Psychol. Med.*, 31, 265–277.

Hatfield, J., Job, R.F.S., Hede, A.J., Peploe, P., Carter, N.L., Taylor, R., and Morrell, S. (in press), The role of learned helplessness in human response to noise, *Int. J. Behav. Med.*

Hygge, S., Evans, G.W., and Bullinger, M. (1996), The Munich Airport noise study: cognitive effects on children from before and after the change over of airports, in *Proceedings of Inter-Noise '96*, Vol. 5, Institute of Acoustics, Liverpool, U.K., pp. 2189–2192.

Job, R.F.S. (1988), Community response to noise: a review of factors influencing the relationship between noise exposure and reaction, *J. Acoustical Soc. Am.*, 83, 991–1001.

Job, R.F.S. (1993), The role of psychological factors in community reaction to noise, in *Noise and Man: Noise as a Public Health Problem*, Vallet, M., Ed., INRETS, Lyon, France, pp. 48–79.

Job, R.F.S. (1996), The influence of subjective reactions to noise on health effects of the noise, *Environ. Int.*, 22, 93–104.

Job, R.F.S., Hatfield, J., Peploe, P., Carter, N.L., Taylor, R., and Morrell, S. (2001), General scales of community reaction to noise (dissatisfaction and perceived affectedness) are more reliable than scales of annoyance, *J. Acoustical Soc. Am.*, 110, 939–946.

Masden, K., Fields, J.M., Yano, T., Hatfield, J., and Job, R.F.S. (2000), Effect of social survey question wording on measured noise reactions and hypothetical reactions to environmental factors: a comparison of Japanese and English speakers, in *Proceedings of Westprac VII*, Kumamoto, Japan, Oct. 2000, pp. 951–954.

72

Ruído e comportamento humano

Gary W. Evans
Cornell University

Lorraine E. Maxwell
Cornell University

72.1 Introdução

O ruído afeta uma variedade de comportamentos humanos que têm implicações para a saúde e para o bem-estar. Este capítulo descreve brevemente esses impactos, focando em métodos de avaliação. Impactos de ruídos podem ser divididos em efeitos auditivos e não auditivos. Os impactos auditivos referem-se aos impactos de ruído que interferem diretamente na audição e são causados em especial pelo nível de energia (ou seja, decibéis) do estímulo. Em razão da abrangência, da informação detalhada em audiometria e da necessidade de treinamento, pessoas que queiram avaliar danos à audição por ruído são aconselhadas a contratar um audiologista certificado. Assim, aqui nós não abrangeremos audiologia, porém, tocaremos em dois outros impactos auditivos do ruído: distúrbio do sono e interferência na fala. Os impactos não auditivos são resultados da exposição ao ruído, que são independentes dos efeitos auditivos. Eles ocorrem a níveis de intensidade de som abaixo daqueles necessários para produzir dano à audição e parecem não ter relação com interferência auditiva na escuta, tal como mascaramento de sons.

72.2 Impactos auditivos de ruído

72.2.1 Interferência na fala

A dificuldade na fala pode ser atribuída a duas causas: a fala normalmente audível é mascarada pelo ruído presente ou há uma perda de sensibilidade auditiva no ouvinte. A primeira causa é o assunto desta seção. A compreensão da fala é principalmente uma função de proporção sinal-ruído, que inclui o nível de fala do orador, a distância entre o falante e o ouvinte e o nível simultâneo de ruído (Lazarus, 1990). A fonte mais comum de ruído que interfere na percepção de fala é a própria voz, ou seja, outras pessoas falando (Kryter, 1994).

Há dois métodos para testar os efeitos de ruído em percepção da fala: métodos de inteligibilidade de fala (IF) e métodos de índice de articulação (IA). Os métodos de inteligibilidade de fala avaliam o número de palavras corretamente identificadas, frases ou sentenças sob condições de ruído. O método de inteligibilidade de fala mais comumente utilizado é uma versão simplificada do índice de articulação, nível de interferência da fala (NIF) (Beranek, 1947). Com esse método, mede-se a distância requerida entre duas pessoas para uma fala confiável na qual são usadas palavras inesperadas sob um fundo com nível de ruído estável. O NIF é calculado ao fazer a média aritmética dos níveis de som da banda de oitava pressão do ambiente com frequências centrais de 500, 1.000, 2.000 e 4.000 Hz (ASA, 1977; Cunniff, 1977). Ver Lazarus (1990) para uma explicação detalhada do cálculo do NIF. O método NIF pode não ser válido em situações reais de comunicação, oposto ao que ocorre em laboratório. Tais condições de vida real incluem variabilidade individual em nível de fala, articulação fraca do falante, vários tipos de itens de fala (sentenças, texto, comandos), interações visuais, flutuações de alto nível, reverberação e ser capaz de compreender um segundo idioma (Lazarus, 1990). O método NIF, contudo, fornece um modo razoavelmente exato de medir fala de comunicação sob várias condições de ruído. Contudo, ao contrário do IA, ele não deve ser utilizado com espectros de ruído que têm componentes de frequência baixos ou altos (Kryter, 1994).

O método de articulação (IA) avalia o número de fenômenos individuais corretamente identificados, ou seja, consoantes e vogais em palavras mono ou polissilábicas reais ou artificiais (Kryter, 1994). Foi desenvolvido como um índice com base nas medidas físicas do espectro da fala, limiares de audibilidade e fontes de ruído concorrentes (French e Steinberg, 1947). Ele fornece previsões exatas de inteligibilidade de fala da maioria dos idiomas europeus, incluindo inglês (Kryter, 1994). Também descreve a possibilidade de que certos sinais da fala serão igualmente compreendidos por qualquer pessoa com capacidade específica neurossensorial e sob certas condições do ambiente. O IA pressupõe que a inteligibilidade da fala é proporcional às diferenças médias medidas entre o nível de mascaramento, em decibéis, de ruído e nível em longo prazo, em decibéis mais 12, de sinal de fala em cada banda de um número de frequências de bandas relativamente estreita. O IA prevê inteligibilidade da fala (Egen e Wiener, 1946; French e Seinberg, 1947). Perceba que os testes IA de inteligibilidade são influenciados pela proficiência e treinamento do orador e do grupo ouvinte e pela dificuldade do material de fala. Portanto, pontuações do teste podem não ser idênticas, embora o IA do sistema permaneça constante. Os testes mais rígidos de inteligibilidade de fala são métodos de articulação que utilizam palavras artificiais, já que a linguagem ou contexto não podem ser utilizados como auxílio na percepção de palavras corretamente identificadas (Kryter, 1994).

72.2.2 Interferência no sono

Os efeitos de privação do sono são perturbadores e potencialmente prejudiciais para a saúde da pessoa. Efeitos típicos de privação de sono por exposição ao ruído são sonolência, irritabilidade, desregulação dos ritmos circadianos e desempenho debilitado para tarefas complexas, difíceis ou monótonas que exijam vigilância (Tilley e Brown, 1993). Os quatro estágios de sono são sonolência, movimento rápido dos olhos ou sono (REM) e dois estágios de sono profundo. A privação parcial de sono ocorre quando os indivíduos não obtêm uma noite inteira de sono ou quando ele é interrompido. Uma das causas para interferência do sono quando alguém é acordado é o ruído. Pesquisas indicam que o ruído pode também alterar o sono de um estágio para outro (Cunniff, 1977).

Há diversos métodos de medição de interferência do sono, tais como despertar comportamental, no qual o indivíduo pressiona um interruptor quando acordado e medidas fisiológicas de atividade elétrica cerebral registradas com base em um eletroencefalograma (EEG) são utilizadas para determinar o estágio de sono do indivíduo. Outras medidas incluem frequência cardíaca e vasoconstrição no dedo e medição subjetiva da qualidade do sono quando há ruídos presentes (Kryter, 1994). A pesquisa de interferência do sono em casa usa medidas subjetivas quando ruídos estão presentes (pesquisas, escalas de classificação), assim como o despertar comportamental e mudanças na atividade EEG ou outras alterações fisiológicas. A medida subjetiva mais popular de sono é a escala de sono Standford (SSS). A SSS é uma escala de sete pontos, com uma autoclassificação de Likert, que mensura os aspectos psicológicos e subjetivos do sono (Dement, 1993). A escala funciona melhor quando as classificações do sono são medidas por um período de uma hora em vez de 15 minutos. Ela é mais exata na documentação de sono subjetivo de pessoas normais e menos com aquelas que apresentam distúrbios do sono (Hoddes, 1993).

72.3 Impactos não auditivos

72.3.1 Fisiológico

A confiabilidade de ruído eleva múltiplos índices fisiológicos de estresse. Os impactos agudos fisiológicos são exacerbados entre aqueles que são sensíveis ao ruído ou comprometidos com tarefas cognitivas difíceis, exigentes (Evans, 2001). A exposição crônica ao ruído, em especial por longos períodos de tempo, eleva o estresse fisiológico. Os métodos mais comuns de avaliar impactos de estresse fisiológico de ruído são parâmetros cardiovasculares e neuroendócrinos. A pressão arterial e a frequência cardíaca devem ser avaliadas com monitores automatizados, que são mais precisos do que o uso de um estetoscópio e um esfignomanômetro. A aquisição de uma unidade planejada para uso médico institucional ou em pesquisa clínica é recomendada em vez de dispositivos baratos de monitoramento em casa vendidos em farmácias. A fim de obter uma avaliação precisa de parâmetros cardiovasculares, o indivíduo deve ficar sentado com um manguito de tamanho apropriado, posicionado próximo à do coração. Pelo menos sete leituras devem ser feitas, e a média das seis leituras finais deve ser empregada conforme a estimativa (Kamarck et al., 1992; Krantz e Falconer, 1995).

Ambas as catecolaminas (epinefrina, noradrenalina) e corticosteroides (cortisol) são sensíveis ao ruído (Evans, 2001). As reações agudas podem ser avaliadas no plasma, mas a meia-vida das catecolaminas é muito curta (um a três minutos). As reações de catecolamina em longo prazo podem ser avaliadas na urina, ao passo que o cortisol pode ser avaliado na urina ou saliva. Pela instabilidade das catecolaminas, deve-se utilizar etapas para minimizar a oxidação. No plasma, a preparação deve ocorrer sob condições refrigeradas; amostras de urina devem ser coletadas com um conservante, depois acidificadas. Nos dois casos, as amostras devem ser profundamente congeladas a temperaturas muito baixas (–70 °C ou mais frio). Embora o cortisol seja muito estável, outro desafio é apresentado por causa do ritmo diurno marcado dessa substância. Assim, exigem-se avaliações com horários cuidadosamente ajustados. Exames de urina requerem a coleta de volume total por uma duração definida (em geral, períodos de 12h ou 24h). A micção incompleta é um problema, mas pode-se lidar com isso ao incorporar um índice de funcionamento do rim, creatinina. A coleta de saliva é muito fácil, consistindo na mastigação de um pequeno cilindro de algodão por cerca de um minuto. Atividades como comer e escovar os dentes são proibidas 30 minutos antes da coleta de amostra. Para uma avaliação por um período de tempo relativamente curto, o cortisol salivar atinge o pico aproximadamente 30 minutos após o evento. Para avaliações mais crônicas, diversas coletas de saliva, com início 15 minutos após acordar e depois três a cada 15 minutos de intervalo, são recomendadas. Para mais detalhes em procedimentos de medição de cortisol, ver http://www.macses.ucsf.edu (MacArthur Foundation, 2001).

Catecolaminas são avaliadas por cromatografia líquida de alta eficiência (CLAE) ou com o ensaio radioenzimático. Em geral, o cortisol é ensaiado com ensaios radioimunes e, menos comumente, com CLAE. Já que é necessário treinamento e infraestrutura para conduzir esses bioensaios, o uso de um laboratório clínico de escola médica é recomendado. Para detalhes adicionais em ensaios neuroendócrinos, ver Baum e Grunberg (1995) e Grunberg e Singer (1990).

72.3.2 Desempenho

Um subconjunto de tarefas cognitivas que são sensíveis ao ruído inclui aquelas que demandam processamento simultâneo de múltiplas fontes de informação. Um exemplo típico é uma tarefa dual na qual uma pessoa precisa monitorar e responder ao sinal de outra (por ex.: rastreamento manual de um estímulo em movimento) enquanto também responde a um segundo sinal (por ex.: tempo de reação a sinais visuais). Nesse tipo de tarefa, o ruído de fato interfere com a tarefa secundária, mas tem pequeno impacto na tarefa primária. A prioridade da tarefa é definida por instruções ou *payoffs* de incentivo ("Sua principal atividade de trabalho é rastrear manualmente o estímulo em movimento, mas faça o seu melhor para também responder às luzes" de maneira rápida).

Com ruído, os indivíduos processam informação mais rapidamente em memória de trabalho, mas com um custo em capacidade. Por exemplo, em um procedimento de execução de memória no qual indivíduos são requisitados a recordar em sequência letras que eles acabaram de ver, itens recentes são recordados melhor sob ruído, mas grandes erros ocorrem mais atrás na lista. Tarefas de busca visual nas quais os estímulos-alvo mantidos na memória devem ser encontrados em matrizes (por ex.: riscar qualquer uma das seguintes letras no texto: e, t, c, o, p, w) são também sensíveis ao ruído, em especial quando a carga de memória é alta. Memória a longo prazo, particularmente para informação mais complexa tal como um significado, pode ser comprometida por ruído. Por exemplo, se são apresentados *slides* aos indivíduos e eles são requisitados a recordar as palavras mostradas ou os conteúdos dos *slides*, pouco ou nenhum efeito de ruído durante a apresentação será visto. Contudo, se os indivíduos são requisitados a fornecer informação incidental (por ex.: que cor era a tinta, em qual canto do *slide* a palavra foi mostrada), os *deficits* emergem. Ver Evans e Hygge (na imprensa) e Smith e Jones (1992) para revisões de ruído e desempenho.

Exposição crônica a ambiente com alto ruído (por ex.: fontes de transporte de ruído como aeroportos) seguramente interfere na aquisição de leitura em crianças nos primeiros anos de escola (Evans e Hygge, no prelo). O número de testes de leitura padronizados é muito grande para ser revisto aqui, mas as características de leitura que devem ser avaliadas incluem compreensão e processamento fonológico. Há alguma sugestão na literatura que a compreensão de um material mais difícil seria sensível em especial ao ruído. Assim, além das medidas gerais de compreensão de leitura, os pesquisadores devem examinar a compreensão em vários níveis de dificuldade. Duas tarefas comuns de processamento fonológico são repetição de palavras inexistentes e reconhecimento de fonema. A repetição de palavras inexistentes consiste de apresentações de palavras foneticamente representativas da linguagem de crianças (por ex.: "nigong" em inglês). As palavras inexistentes variam na duração dos sons e solicita-se que a criança repita exatamente o que ela escuta. O reconhecimento de fonema consiste em ouvir as palavras e depois escolher entre outras que contêm o mesmo fonema designado (por ex.: para a palavra-chave *bat* – morcego –, escolher a palavra com o mesmo fonema inicial da seguinte lista, *boat, clown, deer* – bote, palhaço, veado). Dois bons pontos de início são a bateria de leitura Woodcock/Johnson (Woodcock et al., 2001) e o Comprehensive Test of Phonological Processing (Wagner et al., 1999). As duas baterias são fáceis de compreender, adequadas em toda uma gama de idades e foram normalizadas em grandes e diversas amostras dentro dos E.U.A. Além disso, ambas apresentam extensa informação psicométrica disponível, indicando excelente validade e confiabilidade.

72.3.3 Motivação

A exposição crônica e aguda ao ruído produz decréscimos em motivação da tarefa. O trabalho experimental indica que a incontrolabilidade de exposição ao ruído é um elemento crítico neste efeito. Por exemplo, Glass e Singer (1972) mostraram que, quando os adultos eram expostos a um ruído incontrolável por cerca de 30 minutos, imediatamente seguido de período de exposição ao ruído, eles persistiram por um período de tempo mais curto em quebra-cabeças geométricos desafiadores em comparação com indivíduos que estavam em silêncio anteriormente pelo mesmo período de 30 minutos. De maneira interessante, se os participantes eram informados de que poderiam desligar o ruído ao pressionar uma tecla (isto é, controle percebido de um ruído), sua persistência na tarefa assemelhou-se ao grupo de comparação sem ruído.

A motivação da tarefa foi avaliada primeiramente por meio do uso de quebra-cabeças geométricos com linha de rastreamento. A tarefa do participante é rastrear uma complexa linha de desenho sem levantar seu lápis ou voltar em qualquer linha duas vezes. É normal que o quebra-cabeça inicial seja insolúvel ou extremamente difícil e acompanhado por outro com uma solução mais fácil. O padrão é repetido para um total de dois quebra-cabeças insolúveis e dois solucionáveis. Cada um desses quatro quebra-cabeças é apresentado em pilhas de múltiplas cópias do mesmo quebra-cabeça. A medida dependente é o número de quebra-cabeças tentados até que a pessoa desista em dois insolúveis. Os solucionáveis não são geralmente examinados e são empregados mais por razões éticas, para assegurar que o participante obtenha sucesso. Detalhes em procedimento de tarefa podem ser encontrados em Glass e Singer (1972). Cohen (1980) também fornece uma revisão, abrangendo o uso dessa tarefa com diversos outros estressores. Essa tarefa também foi adaptada para uso por crianças da escola fundamental expostas a ruído crônico (Bullinger et al., 1999).

Referências

ASA (1977), American National Standard for Rating Noise with Respect to Speech Interference, American Institute of Physics for Acoustical Society of America, Paramus, NJ.

Baum, A. and Grunberg, N.E. (1995), Measurement of stress hormones, in *Measuring Stress*, Cohen, S., Kessler, R.C., and Gordon, L., Eds., Lawrence Erlbaum Associates, Mahwah, NJ, pp. 175–192.

Beranek, L.L. (1947), The design of speech communication systems, *Inst. Radio Eng.*, 35, 880–890.

Bullinger, M., Hygge, S., Evans, G.W., Meis, M., and von Mackensen, S. (1999), The psychological cost of aircraft noise for children, *Zentralbl. Hyg. Umweltmed.*, 202, 127–138.

Cohen, S. (1980), Aftereffects of stress on human performance and social behavior: a review of research and theory, *Psychol. Bull.*, 88, 82–108.

Cunniff, P.F. (1977), *Environmental Noise Pollution*, John Wiley & Sons, New York.

Dement, W.C. (1993), Sleepiness, in *Encyclopedia of Sleep and Dreaming*, Carskadon, M.A., Ed., Macmillan, New York, pp. 554–559.

Egen, J.P. and Wiener, F.M. (1946), On the intelligibility of bands of speech in noise, *J. Acoustical Soc. Am.*, 18, 435–441.

Evans, G.W. (2001), Environmental stress and health, in *Handbook of Health Psychology*, Baum, A., Revenson, T., and Singer, J.E., Eds., Lawrence Erlbaum Associates, Mahwah, NJ, pp. 365–385.

Evans, G.W. and Hygge, S. (in press), Noise and performance in children and adults, in *Noise and Its Effects*, Luxon, L. and Prasher, D., Eds., Whurr, London.

French, N.R. and Steinberg, J.C. (1947), Factors governing the intelligibility of speech sounds, *J. Acoustical Soc. Am.*, 19, 901–919.

Glass, D.C. and Singer, J.E. (1972), *Urban Stress*, Academic Press, New York.

Grunberg, N.E. and Singer, J.E. (1990), Biochemical measurement, in *Principles of Psychophysiology*, Cacioppo, J.T. and Tassinary, L.G., Eds., Cambridge University Press, New York, pp. 149–176.

Hoddes, E. (1993), Stanford sleepiness scale, in *Encyclopedia of Sleep and Dreaming*, Carskadon, M.A., Ed., Macmillan, New York, p. 595.

Kamarck, T., Jennings, R., Debski, T., Glicksman-Weis, E., Johnson, P., Eddy, M., and Manuck, S. (1992), Reliable measures of behaviorally evoked cardiovascular reactivity from a PC-based test battery, *Psychophysiology*, 29, 17–28.

Krantz, D.S. and Falconer, J. (1995), Measurement of cardiovascular responses, in *Measuring Stress*, Cohen, S., Kessler, R.C., and Gordon, L., Eds., Oxford University Press, New York, pp. 193–212.

Kryter, K.D. (1994), *The Handbook of Hearing and the Effects of Noise*, Academic Press, New York.

Lazarus, H. (1990), New methods for describing and assessing direct speech communication under disturbing conditions, *Environ. Int.*, 16, 373–392.

MacArthur Foundation (2001), Network on Socioeconomic Status and Health, available on-line at http://www.macses.ucsf.edu.

Smith, A.P. and Jones, D.M. (1992), Noise and performance, in *Handbook of Human Performance*, Vol. 1: The Physical Environment, Jones, D.M. and Smith, A.P., Eds., Academic Press, London, pp. 1–28.

Tilley, A. and Brown, S. (1993), Sleep deprivation, in *Handbook of Human Performance*, Vol. 3, Smith, A.P. and Jones, D.M., Eds., Academic Press, New York, pp. 237–259.

Wagner, R.K., Torgesen, J., and Rashotte, C. (1999), *Comprehensive Test of Phonological Processing (CTOPP)*, Pro-Ed, Austin, TX.

Woodcock, R.W., McGrew, K., and Mather, N. (2001), *Woodcock Johnson III: Tests of Achievement*, Riverside Publishing, Itasca, IL.

73

Vibração ocupacional: uma perspectiva concisa

Jack F. Wasserman
University of Tennessee

Donald E. Wasserman
University of Tennessee

David Wilder
University of Tennessee

73.1 Introdução

Apenas nos EUA há cerca de 8 a 10 milhões de trabalhadores que são expostos diariamente à vibração ocupacional (Wasserman et al., 1974). Essas exposições de vibração são categorizadas em dois grupos (Wasserman, 1987). A vibração do corpo inteiro (do inglês *Whole Body Vibration* – WBV), ou exposição da cabeça aos pés, que acomete trabalhadores como: operadores de caminhão, ônibus, equipamento pesado, veículo de fazenda, empilhadeira e guindaste de carga. O segundo grupo é o de vibração mão-braço (do inglês *Hand-Arm Vibration* – HAV), ou exposição à vibração localizada, em especial, mas não exclusivamente, afetando empregados que usam todas as maneiras de ferramentas manuais de vibração como pneumáticas, elétricas, hidráulicas e à gasolina. Raramente fala-se de "exposições *crossover* (cruzadas)" entre WBV e HAV, exceto no caso de certos usos de ferramentas manuais como *road-ripper* e britadeira (martelo pneumático, atualmente), nas quais o trabalhador pode escolher segurar a ferramenta com as mãos, mantendo-a longe do tronco (exposição HAV), ou deixar a ferramenta encostada no tronco (exposição WBV) na tentativa de abafar a vibração (Shields e Chase, 1988; Wasserman, 1989). Algumas vezes o mesmo pode ocorrer simultaneamente, tal como em motociclismo ou *mountain bike.* Os efeitos médicos de HAV e WBV são muito diferentes, conforme são seus padrões de exposição de vibração e características físicas, tais como níveis de níveis de aceleração, frequências de vibração e caminhos no corpo humano. Assim, é uma prática comum discutir HAV e WBV separados porque, embora elas compartilhem uma física comum, não compartilham uma fisiologia comum, ou os mesmos efeitos de segurança e saúde.

73.2 Efeitos na saúde e segurança de exposição à vibração ocupacional

73.2.1 Vibração mão-braço

Exposição à vibração mão-braço foi casualmente ligada a uma condição em geral irreversível dos dedos e das mãos chamada síndrome da vibração mão-braço (HAV) (Pelmear e Wasserman, 1998). A HAV foi descoberta nos EUA e foi caracterizada há mais de oito décadas pela famosa e pioneira médica ocupacional Alice Hamilton, durante uma investigação inicial das doenças decorrentes na mão-braço pelo uso diário de ferramentas pneumáticas vibratórias por trabalhadores em extração, corte e talha de calcário oolítico em Indiana (Hamilton, 1918). Hamilton chamou essa condição de "fenômeno de origem ocupacional de Raynaud"; depois disso a denominação passou a ser "vibração do dedo branco" ou doença da "mão morta"; por fim, essa condição tornou-se conhecida como síndrome da vibração mão-braço.

Os principais sintomas da HAV (Pelmear e Wasserman, 1998) são inicialmente caracterizados por formigamento ou dormência nos dedos, semelhante, mas não o mesmo, à síndrome do túnel do carpo. Conforme a exposição à vibração continua, o aspecto "esbranquiçado" de um ou mais dedos aparece, mas não sempre, na presença do frio. Esse ataque aparentemente inócuo de "dedos esbranquiçados" marca o início de um processo terrível e depois irreversível de esbranquiçamento dos dedos. Frequentemente esses ataques são confundidos pelos trabalhadores como ulceração produzida pelo frio. Os ataques de esbranquiçamento inicial dos dedos duram entre 5 a 15 minutos e são amplamente espaçados. Conforme a exposição à vibração continua, especialmente em condições frias, esses ataques aumentam rapidamente em número, intensidade, duração e dor nos dedos. Nos últimos estágios de HAV, os ataques podem e ocorrem em todas as estações, assim como dentro e fora do trabalho. A HAV interfere na vida do paciente no trabalho e fora dele; no último caso, enquanto executa tarefas como cortar a grama ou quando toca objetos frios como o volante, pela manhã, ou quando toca a água fria etc. O frio engatilha ataques de HAV; e a combinação simultânea de vibração, frio e nicotina é particularmente fatal, já que os três tendem a atuar como vasoconstritores e assim "fecham" os vasos sanguíneos. Em condições extremas, a perda de fornecimento de sangue pode levar à gangrena, o que pode exigir uma amputação do dedo. Dessa forma, a HAV pode tornar-se rapidamente uma séria doença ocupacional.

Na maior parte das vezes, a HAV é irreversível. Trabalhadores são aconselhados a cessar a exposição à vibração e buscar auxílio médico imediatamente se notarem sinais e sintomas de HAV. A prevalência de HAV em trabalhadores que utilizam ferramentas nos EUA foi relatada superior a 50% (NIOSH, 1983; Wasserman et al., 1982). O tratamento médico é geralmente paliativo e pode incluir o uso de medicamentos de controle de pressão arterial conhecido como bloqueadores dos canais de cálcio (Pelmear e Wasserman, 1998).

73.2.2 Vibração no corpo inteiro

A exposição do corpo inteiro é bem diferente da exposição HAV e entra no corpo humano por diferentes caminhos, tais como a coluna enquanto o operador dirige um veículo, por exemplo. Podem haver efeitos potenciais de segurança, assim como efeitos crônicos na saúde, resultantes de exposição WBV. A exposição WBV foi casualmente ligada, mas não limitada, à hérnia de disco. Em geral, a exposição crônica WBV leva algum tempo antes que o problema na lombar se desenvolva. Algumas vezes, os trabalhadores relatam dor nos rins por exposição WBV; estudos simulados em animais mostraram isso na maior parte das vezes como dor na coluna lombar (Badger et al., 1974). Por fim, sentar-se mal em veículos, posturas inadequadas e movimentação manual de carga, em adição à exposição WBV, tendem a exacerbar a angústia da dor lombar. Estudos recentes indicaram que trabalhadoras, quando gestantes e expostas à WBV, podem possivelmente ter acrescentado fatores de risco como abortos e outros problemas ginecológicos (Abrams, 1990; Peters et al., 1996).

A questão da segurança WBV preocupa operadores de veículos que estão sujeitos a condições ressonantes do corpo inteiro enquanto dirigem e a possibilidade de perderem o controle de seus veículos por causa da ação de dissociação mecânica entre o volante e as mãos do motorista conforme ele(a) tenta segurar e controlar com segurança o volante (Wasserman, 1987).

Por fim, houve outras tentativas de utilizar o WBV como parte dos regimes de retorno ao trabalho conhecidos como "trabalho duro" ("work hardening"). Contudo, nem nós ou nossos colegas temos conhecimento de qualquer valor científico/terapêutico do uso de exposição WBV e, assim, desaconselhamos seu uso em medicina de reabilitação (Wasserman et al., 1997).

73.3 Medições de vibração

73.3.1 Básica

Esta seção é muito breve para fornecer os detalhes de medições de vibração ocupacional em qualquer profundidade. Leitores interessados são aconselhados a investigar apresentações em profundidade disponíveis na literatura (Griffin, 1990; Wasserman, 1987). Aqui há apenas algumas diretrizes básicas.

A vibração é uma descrição de movimento. Como tal, a vibração é chamada grandeza vetorial, o que simplesmente significa que o movimento é descrito pela magnitude e intensidade (isto é, aceleração ou velocidade de deslocamento) e uma direção na qual o movimento ocorre. A vibração em qualquer ponto é definida por seis vetores: três movimentos "lineares" mutuamente perpendiculares que se movimentam em uma linha (isto é, da frente para trás, de cima para baixo, lado a lado) e três vetores rotativos (isto é, arremessar, desviar-se, rolar). Para vibração ocupacional, movimentos rotativos não são medidos; somente os três eixos lineares (triaxial) são simultaneamente medidos. Para HAV, a vibração é medida com base em cabos de ferramentas, nos quais o trabalhador segura a ferramenta, ao passo que para WBV ela é medida com base na parte superior do assento do banco no qual o motorista se senta. A média de intensidade de vibração é geralmente aceleração ou, mais precisamente, uma forma de aceleração média conhecida como RMS, ou *root-mean-squared* (raiz quadrática da média). Ela é medida separada e simultaneamente para cada um dos três eixos mutuamente perpendiculares. Há sistemas uniformes coordenados e métodos de medição descritos nas normas para HAV e WBV e, se essas normas são seguidas, é possível que as medições HAV ou WBV sejam diretamente comparadas.

Por fim, há o conceito de ressonância, ou frequência natural, em que o corpo humano, assim como outras estruturas físicas, respondem por atuar como um tipo de "afinador" de vibração, rejeitando certas frequências de vibração que colidem e respondendo ou "ajustando" para outras frequências de vibração ao amplificar e exacerbar essas frequências de vibração que colidem. Por exemplo, a ressonância WBV humana ocorre na direção vertical (de cima para baixo) de 4 a 8 Hz. Qual é a preocupação? Simplesmente isso: se um veículo, por exemplo, contém componentes espectrais de frequências entre 4 a 8 Hz e essas vibrações alcançam a coluna do operador pelo assento do motorista, então a coluna responderá, mais provavelmente de maneira involuntária, ao evidentemente amplificar e exacerbar os efeitos da exposição WBV. Em outras palavras, nosso corpo tem a capacidade de selecionar, aceitar e amplificar essas frequências de vibração sobre as outras e, ao fazê-lo, pode piorar os efeitos da vibração. Os diversos padrões de vibração tentam definir e compensar essas frequências ressonantes humanas potencialmente problemáticas. A ressonância pode parecer incomum a muitos, mas afeta virtualmente todas as estruturas físicas, tais como pontes. Por exemplo, essa é a razão pela qual os soldados nunca marcham atravessando uma ponte, para que não absorva a excitação de vibração da marcha e assim amplifique internamente a vibração, fazendo que a ponte oscile e eventualmente quebre/caia.

As faixas de frequência de medição de vibração mão-braço e vibração do corpo inteiro são significantemente diferentes, o que afeta a seleção de acelerômetros transdutores e seu método de colocação.

73.3.2 Medições no corpo inteiro

Por não ser possível colocar os transdutores efetiva e diretamente no corpo, a abordagem-padrão é utilizar um assento/disco de borracha que contenha os acelerômetros triaxiais (de três eixos). O disco é colocado junto ao assento do operador, utilizando fita adesiva (Wasserman, 1987). As medições eram feitas inicialmente como uso de dispositivos como acelerômetros *piezorresistivos* ou acelerômetros capacitivos, que podiam medir o *steady-state* (isto é, 0 Hz), pois a faixa de frequência das medições se estende abaixo de 1 Hz. Contudo, os acelerômetros piezoelétricos disponíveis hoje preenchem os requisitos de baixa frequência. Durante as medições, o assento deve ser ocupado de modo que o disco reflita as acelerações reais sendo transmitidas ao corpo. A coleta de dados precisa levar no mínimo de 2 a 5 minutos, de modo que os valores processados obtidos tenham significância estatística. Se os picos são altos (relativos aos valores médios que normalmente ocorrem), as normas irão estimar o perigo real, indicando, assim, que essas médias não podem ser preditoras adequadas de dano potencial.

73.3.3 Medições de vibração mão-braço

Para obter dados significantes, acelerômetros triaxiais devem ser montados próximos às mãos durante o uso funcional da ferramenta (Wasserman, 1987). Os transdutores precisam ser montados o mais firmemente possível junto à ferramenta para garantir a transmissão completa de vibração da ferramenta para o transdutor. A gama de acelerações é adequada. O tempo de medição precisa exceder 90 segundos de vibração contínua para fornecer significância estatística. Os três eixos de medição devem ser independentemente capturados e armazenados ao mesmo tempo.

73.3.4 Processamento de dados

Os dados podem ser processados de diversas maneiras para fornecer informação significativa. As Figuras 73.1 e 73.2 são exemplos de curvas em terceira-oitava comumente utilizadas. Dados de cada eixo são separadamente examinados e depois combinados para o cálculo de um único valor, que fornece a determinação rápida de problemas potenciais. Analisadores especiais estão disponíveis para produzir esses números para comparação com requisitos, tais como as diretivas da União Europeia (UE).

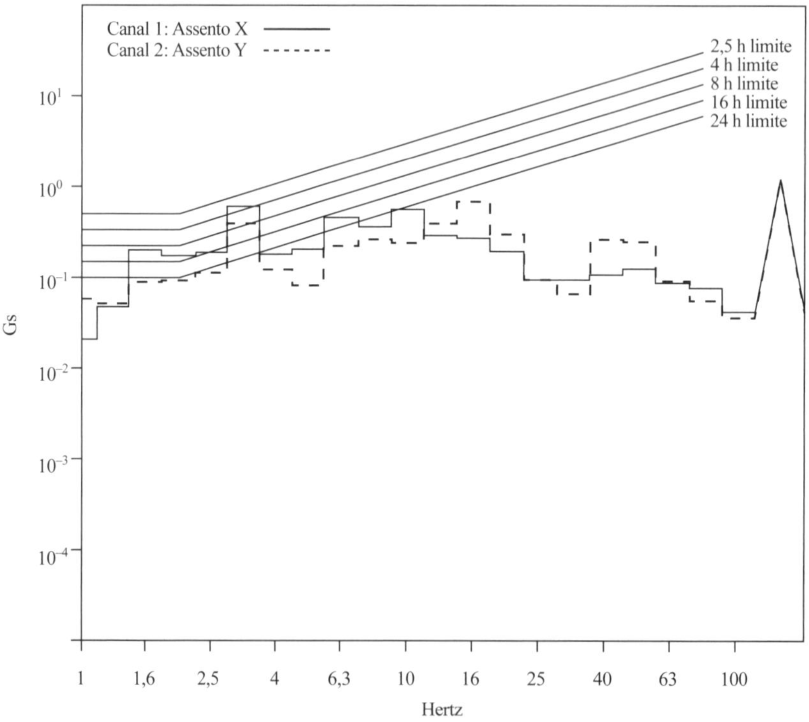

FIGURA 73.1 Direções x e y no corpo inteiro.

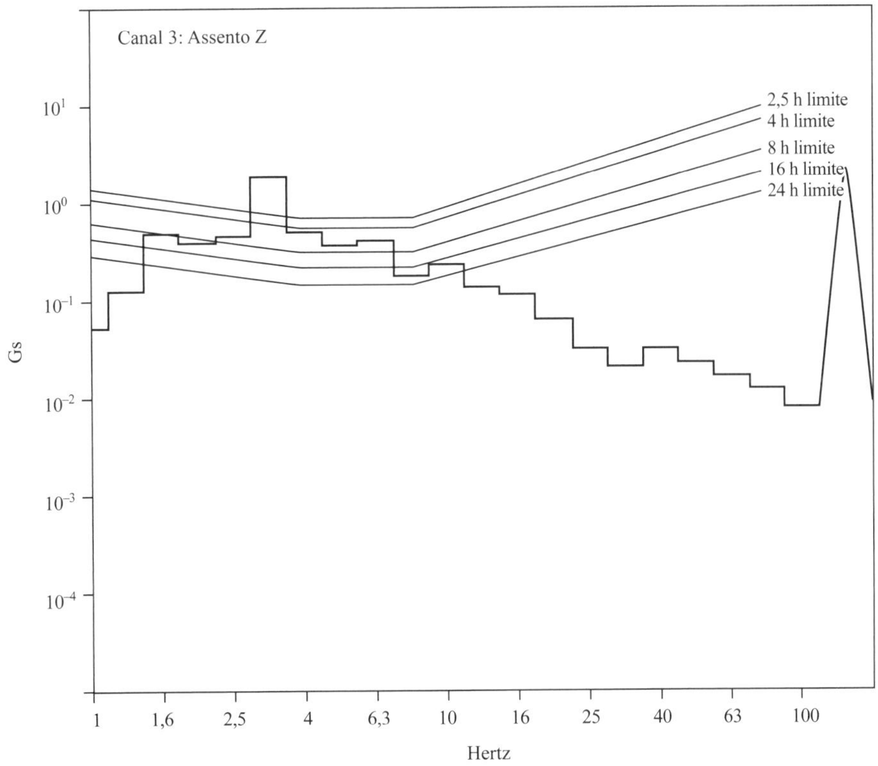

Figura 73.2 Direção z do corpo inteiro.

73.4 Vantagens

- A demanda para essas medições está em aumento significante por causa da execução iminente das diretivas de vibração da UE na lei.
- Alterações na tecnologia estão aumentando a capacidade de medir vibração com um alto grau de confiança.
- A adoção de normas mundiais irão aumentar a necessidade para medições de vibração ocupacional. Novas informações sobre os efeitos de múltiplos choques conduzirão ao desenvolvimento de novos requisitos e, assim, mais medições.
- Os fabricantes (e principais usuários) de veículos e ferramentas precisarão de indivíduos que forneçam orientação nessa área.

73.5 Desvantagens

- A capacidade para desempenhar precisamente essas medições exige treinamento especializado por causa da complexidade do processo.
- A instrumentação de medição e processamento utilizados para obter essa informação estão melhorando, mas ainda são complexos, de certo modo.
- O custo de medições é significante por causa do equipamento e tempo requeridos para configurar e executar a medição *on site*.
- Embora boa parte do mundo esteja considerando a adoção das diretivas da UE como valores-padrão, esse processo leva tempo e algumas das normas atuais utilizam métodos que são mais complexos do que uma única comparação de valores.

73.6 Métodos relacionados

73.6.1 Controle de vibração ocupacional mão-braço e corpo inteiro

Controlar a vibração no local de trabalho é geralmente um esforço multifacetado que é empreendido quando as medições de vibração indicam que alguma norma foi excedida. O controle de vibração do corpo inteiro (Wasserman et al., 1982; Wasserman, 1987) em veículos como caminhões, ônibus e equipamento pesado geralmente foca em torno do uso de assentos conhecidos como *air-ride*, que são designados principalmente para controle de vibração vertical, para atenuar as frequências perigosas de 4 a 8 Hz. Alguns fabricantes também oferecem assentos que fornecem controle de vibração vertical, assim como controle da frente para trás e lado a lado. Assentos, sozinhos, não são necessariamente uma panaceia e devem ser suplementados, onde possível, em veículos com cabine suspensa, pneus adequadamente cheios e bom funcionamento dos amortecedores. Em situações de planta onde o maquinário vibratório é utilizado, assentos *air-ride* são uma possibilidade, assim como isolamento mecânico de equipamento de vibração do chão. Onde é possível, a operação remota também deve ser considerada utilizando-se um circuito fechado de TV que não é caro. Tente manter os trabalhadores longe de exposição WBV.

O controle da vibração mão-braço (Pelmear e Wasserman, 1998) é relacionado principalmente à substituição de ferramentas de mão vibratórias convencionais pelas ferramentas conhecidas como vibração reduzida ou antivibração (A/V). Uma palavra de precaução: as ferramentas vendidas como "ergonomicamente projetadas" não possuem necessariamente vibração reduzida! Uma ferramenta ergonomicamente projetada é um produto cujas características permitem que esta seja utilizada com a mão e punho mantidos na posição neutra, minimizando, assim, a tendência para a síndrome do túnel do carpo e *não* HAV. Para minimizar a vibração gerada pela ferramenta, ela deve ser interna e mecanicamente abafada e/ou isolada. Assim, no nosso ponto de vista, a ferramenta adequada é aquela que seja antivibração e ergonomicamente projetada. O uso de "coberturas" em torno das alças de ferramentas convencionais não é recomendado e deve ser somente considerado como um último recurso e apenas por um curto tempo. Do nosso ponto de vista, os problemas com essas "coberturas" são basicamente dois: eles tendem a aumentar o diâmetro da alça da ferramenta, criando assim a possibilidade de outros transtornos traumáticos cumulativos para as mãos; e essas "coberturas" não atenuam necessariamente o suficiente (frequência mais baixa) a vibração para colocar a(s) ferramenta(s) em conformidade com as normas HAV. Depois, para ajudar a proteger os trabalhadores da HAV, nós recomendamos o uso de luvas antivibração para todos os dedos que satisfazem ou excedem a ISO 10819 (luva antivibração padronizada). Luvas A/V reduzem a vibração, mas elas devem também: (a) manter os dedos e mãos aquecidas e secas, (b) ajudar a evitar cortes e lacerações e (c) ser devidamente equipadas. Lembre-se utilizar luvas A/V que expõem os dedos não é recomendado, já que HAV geralmente se inicia nas pontas dos dedos e depois segue para a palma das mãos.

Por fim, boas práticas de trabalho devem ser usadas, o que inclui deixar a ferramenta fazer o trabalho segurando-a com mais leveza possível, consistente com práticas seguras de trabalho. Os trabalhadores não devem usar a ferramenta mais do que o necessário; abster-se de fumar; manter os dedos e mãos aquecidos e secos para evitar ataques de HAV; manter o escape (frio) da ferramenta afastado das mãos; e considerar a intervalos livres de vibração, de cerca de dez minutos por hora. Se sinais e sintomas de HAV aparecerem, os trabalhadores devem procurar auxílio médico imediatamente.

73.6.2 Normas ocupacionais de mão-braço e corpo inteiro

Há numerosas normas ocupacionais de HAV e WBV utilizadas no mundo (Griffin, 1990; Pelmear e Wasserman, 1998; Wasserman, 1987). O governo dos EUA não havia emitido normas para HAV ou WBV até a publicação deste livro. As normas de maior consenso ocupacional para HAV e WBV utilizadas nos EUA até a publicação deste livro seguem:

- Normas HAV: American Conference of Governmental Industrial Hygienists (ACGIH), norma para vibração mão-braço (1984-2003); American National Standards Institute (ANSI), S3.34 (1986-2002); National Institute for Occupational Safety and Health (NIOSH), 89-106, critérios para uma norma recomendada para vibração mão-braço (1989)

- Normas WBV: Normas ACGIH para vibração no corpo inteiro (1994-2003); International Standards Organization (ISO) 2631 (1997); ANSI S3.18 (2002)

Veja que, para cada uma das normas HAV e WBV, existem métodos prescritos uniformes/universais para coletar e analisar no computador os dados de aceleração conhecidos como lineares de três eixos. Contudo, essas normas não são uniformes na sua apresentação ou interpretação de dados ditos ou do que constitui valores excessivos de frequências de aceleração e vibração. Dessa forma, o leitor não deve tentar quaisquer medições de vibração antes de obter norma real e leitura/compreensão completa.

73.7 Diretivas europeias

As diretivas da UE contêm valores específicos que requerem ação pelo empregador. Os valores iniciais requerem monitoramento médico, ao passo que os valores finais requerem modificação da tarefa de trabalho.

73.8 Tempo aproximado de treinamento e de aplicação

O treinamento mínimo envolve dois a quatro dias de curso de treinamento. É também aconselhável ter um treinamento oferecido pelos fabricantes do equipamento que será utilizado.

Por exemplo, uma avaliação típica de um grupo de ferramentas requer um dia para ajustar e medir quando o agente provê informação da ferramenta e vídeos sobre seu uso. O processamento de informação pode ser feito *on* ou *off site*. A vantagem de registrar os dados e processamento *off site* é a capacidade de ter tempo para validar a informação. Contudo, a avaliação *on site* da qualidade de dados é essencial para completar com sucesso a tarefa com tempo adequado.

Referências

Abrams, R. (1990), Sound and vibration in pregnancy, in *Seminars in Perinatology*, Part 11, W.B. Saunders, Philadelphia, pp. 273–334.

Badger, D., Sturges, D., Slarve, R., and Wasserman, D. (1974), Serum and Urine Changes in Macaca Mulatta following Prolonged Exposure to Whole-Body Vibration, Paper 1310-1, AGARD Conference on Vibration, Oslo, Norway.

Griffin, M.J. (1990), *Handbook of Human Vibration*, Academic Press, London.

Hamilton, A. (1918), A Study of Spastic Anemia in the Hands of Stonecutters: The Effect of the Air Hammer on the Hands of Stonecutters, Report 236, No. 19, U.S. Department of Labor, Washington, D.C.

NIOSH (1983), Vibration Syndrome, Current Intelligence Bulletin 38: NIOSH Pub. 83-110, National Institute for Occupational Safety and Health, Washington, D.C.

Pelmear P. and Wasserman, D.E. (1998), *Hand-Arm Vibration: A Comprehensive Guide for Occupational Health Professionals*, 2nd ed., OEM Medical Publishers, Beverly Farms, MA.

Peters, A., Abrams, R., Gearhardt, K., and Wasserman, D. (1996), Acceleration of the fetal head induced by vibration of the maternal abdominal wall in sheep, *Am. J. Obstet. Gynecol.*, 174, 552–556.

Shields, P. and Chase, K. (1988), Primary torsion of the omentum in a jackhammer operator: another vibration injury, *J. Occup. Med.*, 30, 892–894.

Wasserman, D., Badger, D., Doyle, T., Margolies, L. (1974), Industrial vibration: an overview, *J. Am. Soc. Saf. Eng.*, 19, 38–43.

Wasserman, D. (1987), *Human Aspects of Occupational Vibration*, Elsevier, Amsterdam.

Wasserman, D. (1989), Jackhammer usage and the omentum, *J. Occup. Med.*, 31, 563.

Wasserman, D., Taylor, W., Behrens, V., et al. (1982), Vibration White Finger Disease in U.S. Workers Using Chipping and Grinding Hand Tools, Vol. 1, Epidemiology, NIOSH Pub. 82-101, National Institute for Occupational Safety and Health, Washington, D.C.

Wasserman, D., Wilder, D., Pope, M., Magnusson, M., Alekslev, A., and Wasserman, J. (1997), Wholebody vibration and occupational work hardening, *J. Occup. Environ. Med.*, 39, 403–407.

Wilder, D., Wasserman, D., and Wasserman, J. (2002), Occupational vibration exposure, in *Physical and Biological Hazards of the Workplace*, 2nd ed., Wald, P. and Stave, G., Eds., Wiley, New York.

74

Mensuração da habitabilidade em veículos espaciais e análogos na Terra

Brian Peacock
National Space Biomedical Research Institute

Jennifer Blume
National Space Biomedical Research Institute

Susan Vallance
Johnson Enginneering

74.1 O contexto

Historicamente, as pessoas têm construído *habitats* mais elaborados para proteção e para facilitar suas intenções de atividades. Hoje em dia os seres humanos vivem em barracas, submarinos, casas, mansões, celas de prisões, hospitais, veículos espaciais e, algumas vezes, nas ruas. Os ambientes físicos, operacionais e sociais, bem como as atividades variam muito e as pessoas têm uma capacidade notável para se adaptar, dentro de certos limites. Características desses ambientes, atividades e seus *habitats* correspondentes são qualitativamente muito diferentes. As pessoas pesam a importância das diferentes características de acordo com suas finalidades específicas e seu estado de adaptação. Conforme o homem começou a explorar o espaço, deparamo-nos com grandes desafios de diferentes gravidades, radiação, falta de oxigênio, água e comida. Os ônibus espaciais devem ter todos os seus sistemas de suporte à vida. Ironicamente, no espaço, a restrição interna no ambiente da nave é o maior desafio em razão dos desafios gravitacionais, temporais e financeiros de transporte de materiais no espaço. Para um futuro previsível, os astronautas serão mantidos em cabines ou cápsulas espaciais por longos períodos. Eles também terão de enfrentar fornecimento de suprimentos e comunicação com a Terra limitados.

74.2 O desafio

O desafio é produzir uma medida/índice de habitabilidade adequada, compreensível e confiável que aborde diversas questões importantes, tais como:

- muita luz, ruído e calor não são propícios ao sono;
- superlotação e excesso de interferência de informação interferem com atividade física e intelectual;
- a comunicação é dificultada pela distância e pela tecnologia de intervenção;
- manter-se parado e mover-se são ações dificultadas por falta de âncoras ou massas;
- a radiação é uma ameaça invisível;
- tripulantes precisam agir como uma equipe, mas também precisam de privacidade.

O índice de habitabilidade integra uma família de índices que adota uma escala comum para facilitar a avaliação e o *design* de *habitat*. Essa escala comum, como o "padrão ouro" em finanças internacionais, permite incorporações válidas e comparações entre diferentes características do *habitat*. O índice pode também ser utilizado para delegar muitos fatores humanos básicos aos engenheiros e *designers* de missão e liberar os recursos de fatores humanos limitados para lidar com situações mais complexas, o que simplifica muito os requisitos de gerenciamento de processo.

74.3 Medição de habitabilidade

Diversos autores (Harrison, 2001; Stuster, 1996) contribuíram extensivamente com descrições qualitativas de ambientes espaciais e análogos da Terra, com ênfase específica em ambientes físicos e sociais e seus efeitos de mudança no comportamento e desempenho conforme aumenta a duração de missões espaciais. Celantano et al. (1963) utilizaram uma abordagem quantitativa no desenvolvimento de um "índice de habitabilidade para estações espaciais e bases planetárias". Eles começaram por articular os desafios de complexidade e depois desenvolveram um número de índice que era uma "média ponderada relativa". Primeiro eles estabeleceram, com referência à literatura, valores mínimos, máximos e ótimos para cada fator de habitabilidade, assumindo exposiçao contínua. A escala de cada variável era ancorada no zero (máximo ou mínimo), com nível ótimo sendo 100.

Seu exemplo assumiu um máximo pCO_2 de 20 mmHg e um nível ótimo menor do que 5 mm. Determinado o nível do *design* de sistema de 8 mm, então o valor relativo é $[(20 - 8)/(20 - 5)] \times 100 = 80\%$.

A próxima etapa envolveu a média das pontuações dentro dos seguintes subsistemas:

- controle ambiental;
- nutrição e higiene pessoal;
- gravitação;
- espaço de vivência;
- ciclos de trabalho e descanso da tripulação;
- *fitness* (boa condição física).

Por fim, o índice geral foi calculado como a média ponderada de pontuações de subsistemas, com a soma dos pesos sendo ajustada para dez. O artigo de Celantano (Celantano et al., 1963) entrou em detalhe considerável no estabelecimento das variáveis separadas, sua medida e seus valores ótimos.

O processo de ancoragem e dimensionamento serve para padronizar as pontuações antes da pesagem; contudo, o mecanismo para estabelecer os pesos não foi discutido em detalhes. Essa abordagem de padronização e dimensionamento é, de alguma forma, semelhante àquela utilizada por Peacock e Stewart (1985), no contexto dos alunos da graduação, e por Chen et al. (1989), no contexto de desenvolvimento de um índice de estresse no trabalho. No primeiro contexto, as pesagens foram estabelecidas tanto por alunos individualmente (com algumas restrições) como pelo instrutor; no último contexto, as pesagens foram estabelecidas pelo consenso de peritos.

Fraser (1968) descreveu "intangíveis de habitabilidade durante missões espaciais de longa duração". Neste artigo, ele deliberadamente ignorou aquelas variáveis para as quais as normas eram bem estabelecidas, tais como sistemas de controle ambiental, concentrando-se em:

- volume;
- configuração;
- privacidade;
- higiene pessoal;
- iluminação, cor e decoração;
- lazer e recreação.

Os resultados desses esforços foram uma compilação de declarações qualitativas e quantitativas relacionadas a muitas características dessas intangíveis.

Em 2001 e 2002, o American Bureau of Shipping publicou guias para "Conforto de passageiros em navios", "Habitabilidade de tripulação em navios" e "Habitabilidade de tripulação em instalações marítimas" (ABS, 2001a, 2001b, 2002). Sua abordagem foi primeiramente utilizar "normas" de abordagem pela apresentação de tabelas e parágrafos curtos descrevendo as gamas ideais de grupos de variáveis como acomodações, vibração, ruído, clima interno e iluminação com as referências extensivas. Nos apêndices, eles reduziram a complexidade para uma longa sequência de declarações qualitativas/quantitativas que poderiam ser classificadas em escala binária aceitável/não aceitável. No guia "Habitabilidade de tripulação em navios", eles adicionaram outro valor de corte para os dimensionamentos para diferenciar entre aceitável e ideal. Embora esses guias sejam muito bem pesquisados e compreensíveis, não tentam abordar os desafios de interações, duração de exposição e pesagem variável em tolerância humana. Além disso, não há tentativa de reduzir a complexidade para um único índice.

Peacock (2002) descreveu outro precedente para o desenvolvimento do índice, no contexto de operações de fábrica. Após a identificação das variáveis de interesse, um processo de consenso foi utilizado para estabelecer pontos de corte altos e baixos e sua relação a um dimensionamento de "previsão de resultado" de quatro pontos (0, 1, 2, 3). Um valor variável acima do ponto de corte alto foi "3" e foi considerado inaceitável por seu próprio direito com relação à produtividade e segurança, independentemente das condições. A "região de incerteza" ou "região de interação" entre os pontos altos e baixos separou os graus "1" e "2". Uma pontuação "2" significa que a interação com outras variáveis foi altamente provável, e uma pontuação "1" indicou a possibilidade de interações. Uma racionalização para lidar com variáveis individuais independentemente, mesmo que fossem conhecidas por interagir, era que a solução de um problema pela comunidade de engenheiros seria necessariamente lidar com variáveis individuais separadamente.

74.4 Fusões e índices

Diversas tentativas foram feitas para unir classificações separadas de variáveis de habitabilidade em uma única classificação, que levantou algumas questões conceituais e lógicas. No exemplo prévio, classificações de soma, tais como "2" para ruído, mais "2" para peso, mais "2" para alcance, mais "2" para duração (com um total de "8") não fazem sentido, a menos que sejam mensurados em uma verdadeira escala comum atualizada. Multiplicar algumas classificações poderia ser matematicamente justificado quando uma interação é provável (por ex.: momento de elevação ou horas de decibéis). O processo de fusão que foi adotado era simplesmente a contagem de números de "0", "1", "2" e "3". A superimposição de uma política de gerenciamento sobreposta em uma planilha contendo cerca de vinte questões foi que qualquer "3" ou mais do que cinco "2" eram viáveis. Coincidentemente, a empresa Toyota desenvolveu um dispositivo semelhante que resultou em um índice numérico com um mandato de melhoria contínua anual para redução nas pontuações gerais. Novamente na área de ergonomia física, a equação NIOSH de elevação utiliza um processo de desconto multiplicativo para calcular um "índice de elevação" (Waters et al., 1993). Os parâmetros desse índice foram desenvolvidos por opinião de peritos com relação à literatura biomecânica, fisiológica, psicofísica e epidemiológica.

74.5 Interações

A abordagem de dimensionamento pode ser estendida para lidar com interações de dois sentidos adequadamente lógicas ao apresentar uma *checklist* de matrizes 4 × 4 (Peacock e Orr, 2000). Uma lógica semelhante permite avaliação de variáveis de exposição de repetição, frequência e duração. Uma outra extensão de avaliação de interação permite combinações complexas de variáveis para serem mapeadas no dimensionamento básico. Múltiplas variáveis podem ser unidas em um único gráfico, como em gráficos de tempo predeterminados para operações industriais ou em nomogramas utilizados para avaliar o ambiente térmico. A principal vantagem da escala comum foi que uma organização total e muito grande levou rapidamente a compreender o significado dos escores "0", "1", "2" e "3".

74.6 Dimensionamento

Uma lacuna metodológica desse dimensionamento curto e discreto (0, 1, 2, 3) é que muitas avaliações terminam com "2s". O resultado de dimensionamento não discrimina suficientemente, mesmo que as medições de engenharia permitam maior resolução. Em consequência disso, os sete pontos seguintes de dimensionamento (dez pontos), com base na classificação de Cooper-Harper com ligações para o conhecido código verde, amarelo, vermelho, são preferíveis (ver Quadro 74.1).

74.7 Resultados

A finalidade de medição e índice calculado é que deve ser preditivo em termos de algum(ns) resultado(s), tais como atividades eficazes (qualidade), produtividade (eficiência), segurança, saúde, comportamento ou preferência. A comunidade de operações de pesquisa desenvolveu muitas abordagens matemáticas para otimização dos resultados, como a programação matemática. Entretanto, o indivíduo é adepto a escolher qual o resultado a ser enfatizado e sob quais condições. Infelizmente, as abordagens ótimas de programação matemática não estão sempre disponíveis em tempo adequado, e o indivíduo não é sempre o melhor para seus julgamentos por causa de caprichos humanos, como o "efeito auréola" (no qual o indivíduo enfatiza um em uma série de critérios sobre outros critérios) e efeitos de prioridade/caráter recente em memória operacional. Mas em casos de avaliação de habitabilidade, é a resposta humana subjetiva que domina.

74.8 Atividade e adaptação

As avaliações dos fatores humanos são geralmente contextuais e dependentes de atividade. Elas também são dependentes do nível de adaptação do(s) indivíduo(s) interessado(s). Por exemplo, a melhor temperatura para atividade física sedentária é maior do que para exercícios extenuantes. Semelhantemente, a adaptação dos olhos para diferentes níveis de luz cria diferentes requisitos para trabalho visual altamente preciso e atividade geral. Humanos adaptam-se ao calor, luz, ruído, contexto espacial, mudanças na gravidade e disponibilidade de equipamento permanente ou temporariamente. Essa variabilidade humana, junto com diferenças fundamentais entre indivíduos, pode ser tratada por meio de uma abordagem dependente de atividade para descrição de habitabilidade ou de uma abordagem que dependa de um nível de adaptação dos indivíduos interessados. Atividades que compreendem um dia em um veículo espacial foram identificadas como mostra a Quadro 74.2.

74.9 O grande quadro e escala comum

É útil observar os múltiplos aspectos de ambiente de habitação em dimensões comuns como um quadro coletivo. Um perfil de *habitat* pode ser desenvolvido apenas pela contagem do número de variáveis que são associadas com um valor ou cor específicos na escala resultante. Onde adequado, também é possível calcular um valor pesado ou índice de todas as variáveis para finalidades de comparação de diferentes *habitats* ou o mesmo *habitat* com modificações hipotéticas ou reais. Assim, o *display* pode ser uma ferramenta útil

QUADRO 74.1 Escala comum

Pontuação	Código	Implicação	Ação
0	–	irrelevante	–
1	verde	ideal	aceitar
2	verde	aceitável	aceitar
3	amarelo	tolerável	investigar
4	amarelo	marginal	investigar
5	amarelo	indesejável	investigar
6	vermelho	inaceitável	rejeitar
7	vermelho	intolerável	rejeitar
8-10	–	impensável	rejeitar

QUADRO 74.2 Atividade-base para *habitat* espacial e avaliação de operações

Sustentação	Trabalho	Contingências
Dormir	Montagem	Emergências
Comer	Manutenção	Precaução de rotina e resposta de aviso
Exercitar-se	Logística	Avarias
Check up de saúde	Ciência (carga útil)	Outras interrupções
Higiene	Treinamento	
Recreação	Trabalho doméstico	
	Planejamento	
	Monitoramento	
	Comunicações	

na avaliação de onde as melhores oportunidades estão para intervenção e como essas intervenções afetarão a situação geral. O nível da divisão em partes da avaliação (granularidade) pode ser modificado de acordo com a atividade de interesse. Um nível muito alto de granularidade é mostrado no exemplo na Tabela 74.1. A escolha de variáveis e pontos de corte são para ilustração, somente. Na prática, garante-se uma abordagem de consenso para o estabelecimento de limiares de decisão dependentes de contexto.

Note que a escolha de variáveis e pontos de corte é dependente da situação de interesse. O exemplo na Tabela 74.1 também demonstra um mecanismo para observar variáveis ambientais, de equipamento e operacionais simultaneamente. Uma versão mais elaborada, interativa e com cores melhoradas desse *display* é prontamente desenvolvida utilizando-se Excel©.

74.10 Exposição

A exposição temporal geralmente consiste de dois elementos: duração e frequência. Uma medida de duração pode variar de microssegundos até anos e, na ocasião, pode ser apropriada para abordar durações em curto e longo prazo. Considerações semelhantes podem também ser dadas a variáveis de frequência. Por exemplo, pode ser de interesse considerar um ruído com duração muito curta e alta intensidade e exposição a ruído de longa duração e intensidade moderada. Essas duas interações têm diferentes resultados – a primeira causando danos agudos à audição (temporários ou permanentes) e a última causando danos graduais e perturbação em curto prazo – antes que se faça a adaptação. Semelhantemente, uma intrusão no corredor de tradução pode ser uma inconveniência pequena, mas se as traduções são feitas com frequência, então essa interação temporal pode elevar o nível de perturbação aguda.

Exposição a estressores físicos por longos períodos causa inevitavelmente adaptação nas pessoas interessadas. Essa adaptação pode ser útil ou prejudicial. Por exemplo, exercitar-se pode causar fadiga em curto prazo, mas quando é repetido, pode resultar em um aumento em longo prazo de força, agilidade e resistência. Por outro lado, demandas físicas inadequadas podem resultar em fadiga crônica, com decréscimos associados ao desempenho.

Tabela 74.1 Interface ilustrativa para índice de habitabilidade

Nome	Data	Local	Contexto	Atividade	Importância	1	2	3	4	5	6	7
Espacial	Altura	Largura	Profundidade	Intrusões	Orientações							
	1234567	1234567	1234567	1234567	1234567							
	70 30	70 30	70 30	0 10	F B							
Ambiental	Térmica	Acústica	Visual	Gravidade	Pressão							
	1234567	1234567	1234567	1234567	1234567							
	70 95	50 80	1000 10	1 0	14,3 4							
Equipamento	Acesso	Nº dos *displays*	Nº dos controles	Rótulos	Instruções							
	1234567	1234567	1234567	1234567	1234567							
	70 5	1 10	1 10	5 20	5 20							
Operações	Missão	Duração	Frequência	Tamanho da equipe	Treinamento							
	1234567	1234567	1234567	1234567	1234567							
	10 30	1 10	1 50	1 10	Alto Nenhum							
Atividade	Complexidade	Tempo limite	Insuficiência de custo	Insuficiência de risco	Outro							
	1234567	1234567	1234567	1234567	1234567							
	Baixa Alta	Hora Segundo	10^1 10^6	10^1 10^6	Alto Baixo							

As interações temporais no contexto de desenvolvimento de índice podem ser abordadas de diversos modos. Primeiro, pode ser adequado multiplicar (dividir) a variável física pela variável temporal ou utilizar os conceitos familiarizados em medição de engenharia e cálculo, tais como velocidade, impulso ou esforço cumulativo. Uma segunda maneira é usar matrizes simples nas quais tanto as variáveis temporais (duração ou repetição) quanto as físicas são convertidas para escalas comuns e unificadas por consenso de peritos.

Uma abordagem final, mais sofisticada, é plotar a escala resultante contra a variável de tempo e utilizar pistas de equações de regressão associadas para refletir o efeito de variável física de interesse. Essa abordagem pode também ser simplificada em formato único ao retratar as relações entre tempo, contexto físico e escala comum como um simples nomograma (Tabela 74.2).

74.11 A sobreposição de política e tomada de decisão em *design*

Por fim, a decisão com relação aos pontos de corte não é técnica. Pelo contrário, é de responsabilidade dos gerentes e legisladores tomar as evidências apresentadas pelos analistas e impor cortes com base em custos, riscos e benefícios. Essas decisões devem também reconhecer a variabilidade e o nível de proteção dentro da população de interesse. A declaração de requisitos usual deve ser aquela em que todos os valores de *design* estejam abaixo do corte baixo e em nenhuma hipótese acima do corte alto. A região intermediária é a região da incerteza, na qual negociações de *design* são feitas. A apresentação da ordem de variáveis com seus resultados associados permite aos responsáveis pela tomada de decisão fazer as escolhas certas sobre os três, tendo em conta o quadro completo do prognóstico (Tabela 74.1).

Tabela 74.2 Tabela ilustrativa para avaliar variáveis de tempo, contexto e resultado

Resultados

7						
6						
5						
4						
3						
2						
1						
	0,1	1	10	100	1.000	10.000

Duração da missão (dias)

Nota: A interação entre a variável contextual e temporal pode ser retratada pela inclinação da linha de regressão, incluindo não linearidades.

74.12 Verificação e validação de *designs*

Um obstáculo no *design* de sistemas complexos, tais como um veículo espacial em um ambiente fechado análogo à Terra, é a verificação de requisitos. A atribuição quantitativa de resultados fornece uma inequívoca base para uma verificação na qual o processo de consenso de desenvolvimento de corte envolve todos os interessados, incluindo membros da tripulação, engenheiros e gerentes. A validação de *designs* pode ser feita apenas em contexto completo, ou em ambiente análogo ou real. Por causa dos elementos temporais sempre presentes, a validação deve tomar lugar no contexto operacional. Por exemplo, pode-se julgar um assento de carro como confortável no *showroom*, mas essa avaliação não pode ser "validada" em uma longa jornada. De modo semelhante, a habitabilidade de veículo espacial deve ser primeiramente avaliada em contextos terrestres análogos com longas estadas. A validação deve também empregar métodos de teste válidos com uma amostra adequada de indivíduo envolvido em atividades representativas. Por exemplo: as passagens podem estar de acordo com as especificações espaciais. Contudo, o teste formal deve envolver um espectro de indivíduos envolvidos em uso adequado e em má utilização previsível (atividades não planejadas). No contexto espacial, um uso previsível pode ser o movimento normal de um tripulante grande através de uma escotilha. Um uso não planejado pode ser a saída de emergência de um tripulante carregando um colega. Em ambos os exemplos, os requisitos de desempenho associados com exercício de validação envolveriam uma declaração de desempenho quantitativo de tempos e interferências admissíveis.

74.13 Conclusões

A redução de complexidade é um auxílio importante para decisões pessoais e gerenciais. O padrão ouro é, de certa forma, útil em finança internacional, conforme os vários índices de mercado de ações. A tarefa para avaliar fatores humanos envolve níveis semelhantes de complexidade, e especialistas nesse campo sao frequentemente chamados para negociar com bases não comuns de comparação. A avaliação de *habitats* é um desafio específico para os fatores humanos no espaço, e os conceitos ilustrados anteriormente vão, de alguma forma, racionalizar o processo de tomada de decisão dos fatores humanos. O desafio viável restante é preencher as ferramentas de avaliação com valores de corte, com base em um consenso de *inputs* informados por engenharia, fatores humanos e pessoal de operações, assim como os habitantes desses *habitats*.

Referências

ABS (2001a), Crew Habitability on Ships, American Bureau of Shipping, Houston, TX.
ABS (2001b), Passenger Comfort on Ships, American Bureau of Shipping, Houston, TX.

ABS (2002), Crew Habitability in Offshore Installations, American Bureau of Shipping, Houston, TX.

Celantano, J.T., Amorelli, D., and Freeman, G.G. (1963), Establishing a Habitability Index for Space Stations and Planetary Bases, paper presented at the AIAA/ASMA Manned Space Laboratory Conference, Los Angeles.

Chen, J.G., Peacock, J.B., and Schlegel, R.E. (1989), An observational technique for physical work stress analysis, *Int. J. Industrial Ergonomics.*

Harrison, A.A. (2001), *Spacefaring*, University of California Press, Berkeley.

Fraser, T.M. (1968), The Intangibles of Habitability during Long Duration Missions, NASA, Washington, D.C.

Peacock, J.B. (2002), Measurement in manufacturing ergonomics, in *Handbook of Human Factors Testing and Evaluation*, Charlton, S.G. and O'Brien, T.G., Eds., Lawrence Erlbaum Associates, Mahwah, NJ.

Peacock, J.B. and Stewart, B. (1985), Structured Grading Software, paper presented at Human Factors Society Annual Conference, Baltimore, MD.

Peacock, J.B. and Orr, G. (2000), A Checklist on Industrial Ergonomics Checklists, paper presented at Applied Ergonomics Conference, Orlando, FL.

Stuster, J. (1996), *Bold Endeavors*, Naval Institute Press, Annapolis, MD.

Waters, T.R., Putz-Anderson, V., Garg, A., and Fine, L.J. (1993), Revised NIOSH equation for the design and evaluation of manual lifting tasks, *Ergonomics*, 36, 749–776.

Métodos macroergonômicos

75

Métodos macroergonômicos

Hal W. Hendrick
Hendrick and Associates

O domínio de macroergonomia lida com o *design* geral dos sistemas de trabalho. Desde o início da disciplina, fatores de *design* e gerenciamento organizacional foram algumas vezes considerados em análise ergonômica e *design*, mas não foi antes do início dos anos 1980 que a área começou a receber reconhecimento formal como uma subdisciplina distinta da ergonomia.

Um maior estímulo para a consideração formal de *design* organizacional e fatores de gerenciamento em ergonomia – e sua aplicação ao *design* de sistema de trabalho geral – foi o trabalho do U.S. Human Factors Society (HFS) Select Commitee on the Future of Human Factors, 1980 – 2000. Esse comitê foi organizado pelo antigo presidente do HFS e distinto ergonomista, Arnold Small, para olhar as tendências em todos os aspectos da vida e projetar a probabilidade de impacto na disciplina de fatores humanos ou ergonomia pelos próximos 20 anos. No encontro anual de 1980 da Human Factors Society (agora conhecida como Human Factors and Ergonomics Society), o comitê apresentou suas descobertas, incluindo os desenvolvimentos antecipados nas áreas de gerenciamento e tecnologia:

1. Avanços na tecnologia que alteram a natureza do trabalho de maneira fundamental, principalmente microeletrônica, automação e desenvolvimento do *desktop* do computador.
2. Um aspecto "grisalho" da força de trabalho – com um aumento relativo na educação, experiência e maturidade – e a necessidade de as organizações adaptarem as expectativas e necessidades dessa força de trabalho mais experiente e madura.
3. Diferenças fundamentais entre os *baby boomers* do pós-Segunda Guerra Mundial e seus colegas mais velhos em nações industrializadas com relação a suas expectativas sobre a natureza do local de trabalho, e os *baby boomers* esperando participar na tomada de decisão em seu trabalho, ter tarefas de trabalho significativas e ter relações sociais satisfatórias nele (Yenkelovich, 1979).
4. A incapacidade das intervenções puramente microergonômicas de alcançar completamente reduções em acidentes com tempo de afastamento e aumentos na produtividade.
5. Aumento de processos judiciais de responsabilização de produtos e ambientes de trabalho, com base em deficiências do *design* de segurança ergonômica.

Além disso, era claro que a crescente competição mundial iria exigir estruturas de sistema de trabalho e processos altamente eficientes a fim de que as companhias permanecessem competitivas. É interessante perceber que todas essas previsões de 1980 têm ocorrido e continuam a ocorrer.

Com base nessas descobertas, era claro que, se a ergonomia tinha de perceber seu potencial e ser sensível às necessidades da indústria, a disciplina deveria integrar formalmente fatores de *design* e gerenciamento organizacional na sua pesquisa e prática. Desde aquele relatório em 1980, a subdisciplina de macroergonomia chegou e tem crescido rapidamente.

Em 1996, o desenvolvimento de novos métodos (e a adaptação de métodos antigos) para análise macroergonômica, *design* e avaliação dos sistemas de trabalho alcançou o ponto no qual o U.S. Human Factors and Ergonomics Society's Organizational Design and Management (ODAM) Technical Group formalmente alterou seu nome para Macroergonomics Technical Group. Hoje, o conceito de macroergonomia, abordagem e metodologia para análise, *design* e avaliação de sistemas de trabalho é aceito internacionalmente e tem algumas vezes alçado resultados de fato notáveis. Reduções de 60 a 90%, ou mais, em distúrbios osteomusculares relacionados ao trabalho, acidentes, lesões e taxas de fragmentos foram típicas, conduzindo a melhorias em produtividade semelhantemente impressionantes. Para alguns exemplos de caso documentados, ver Hendrick (1996) e Hendrick e Kleiner (2001, 2002).

Esta seção do manual apresenta 16 dos mais utilizados e eficientes métodos macroergonômicos. Cada um dos 15 capítulos dedicados a eles (Capítulos 76 a 90) foi escrito por uma autoridade em ergonomia especializada no uso do método em questão. De fato, oito deles foram, na verdade, desenvolvidos e validados pelos próprios autores.

Os seis primeiros métodos descritos nesta seção (Capítulos 76 a 81) são adaptações de métodos de pesquisa organizacional e comportamental para aplicação macroergonômica.

O Questionário de Pesquisa Organizacional Macroergonoômica (MOQS, na sigla em inglês) é uma adaptação dos métodos de pesquisa com questionário organizacional por Pascale Carayon e Peter Hoonakker da University of Wisconsin, que é descrito no Capítulo 76. Essas pesquisas podem ser úteis para identificar de forma rápida e barata os sintomas de problemas de *design* do sistema de trabalho e localizar onde esses problemas podem ocorrer dentro do sistema de trabalho. Algumas vezes um problema pode ser identificado em alguma unidade do sistema de trabalho, e um MOQS pode ser desenvolvido e utilizado para determinar como o problema está generalizado pela organização. Ademais, quando utilizado nesta pesquisa em forma de *feedback* como parte integrante de um processo participativo ergonômico (ver Capítulo 81), os resultados de MOQS podem fornecer aos gerentes e empregados dados para auxiliá-los na identificação de problemas de *design* do sistema de trabalho e/ou sugerir o que precisa ser feito para corrigir ou melhorar o funcionamento do sistema de trabalho.

Pesquisas com entrevistas semiestruturadas (Capítulo 77) podem ser um modo particularmente eficaz para identificar e obter *insight* em problemas com o atual *design* do sistema de trabalho. Elas também podem ajudar a revelar tipos específicos de intervenção macroergonômica que podem ser úteis tanto ao *redesign* do sistema de trabalho como à implementação da intervenção. O método de entrevista pode também ser válido para a identificação de inadequações entre o *design* macroergonômico do sistema total de trabalho e o *design* microergonômico de tarefas de trabalho individuais e/ou as respectivas interfaces humano-máquina e humano-ambiente.

Quando aplicado dentro do contexto de macroergonomia, o grupo de foco (Capítulo 78) reúne pessoas de um sistema de trabalho específico para entrevistas sobre aspectos específicos do sistema de trabalho ou seu ambiente sociotécnico. Algumas vezes, uma mudança no sistema de trabalho pode ser simulada, e os membros do grupo são reunidos em um grupo de foco para se obter suas percepções coletivas e opiniões sobre aspectos específicos da mudança.

Em aplicações macroergonômicas de abordagem laboratorial (Capítulo 79), um ambiente simulado de sistema de trabalho é frequentemente criado para capacitar o ergonomista a manipular de forma sistemática o sistema de trabalho ou as variáveis sociotécnicas de interesse (por ex.: complexidade do sistema de trabalho, formalização ou centralização) e depois observar de forma sistemática e registrar o impacto em vários índices de desempenho de interesse.

Estudos de campo e experimentos de campo são abordados no Capítulo 80. Pela observação sistemática de estruturas de sistema de trabalho e processos nos ambientes reais de trabalho (isto é, o "campo") e medição de variáveis de desempenho relevantes, é possível destrinchar deficiências de *design* do sistema de trabalho e identificar uma estratégia macroergonômica adequada para intervenção e correção. Experimentos de campo são um modo eficaz de experimentar intervenções macroergonômicas dentro de uma determinada unidade de trabalho para verificar sua eficiência potencial para o total sistema de trabalho. Frequentemente os resultados irão sugerir maneiras de sintonizar a intervenção antes de implementar as mudanças dentro de toda a organização.

A ergonomia participativa (EP) (Capítulo 81) é uma adaptação de gerenciamento participativo que foi desenvolvida para as intervenções de macro e microergonomia. Quando a técnica é aplicada para avaliar o sistema geral de trabalho, os empregados trabalham com um profissional de ergonomia que serve como facilitador e recurso para o grupo. Uma grande vantagem dessa abordagem é que os empregados estão na melhor posição para saber os sintomas do problema e identificar a abordagem de intervenção macroergonômica que será mais aceitável entre eles. Igualmente importante, tendo participado do processo, os empregados têm mais probabilidade de apoiar as alterações no sistema de trabalho, mesmo que sua abordagem de preferência não seja adotada. Por fim, a abordagem participativa provou ser particularmente eficaz ao estabelecer uma cultura de ergonomia e/ou segurança que sustente o desempenho e as melhorias de segurança resultantes de uma intervenção macroergonômica. Para um excelente exemplo de caso, ver Imada (2002). A ergonomia participativa é, talvez, o método mais utilizado em intervenções macroergonômicas. É bastante aplicado em combinação com outros métodos descritos nesta seção.

Dois métodos descritos nesta seção são métodos microergonômicos utilizados em *design* de produto que também são aplicáveis em *design* macroergonômico de sistemas de trabalho: o método *walk-through* (CWM) (Capítulo 82) e a engenharia Kansei (Capítulo 83).

O método cognitivo *walk-through* (CWM) é um método de inspeção de usabilidade que pressupõe que os avaliadores sejam capazes de tomar a perspectiva do usuário e aplicá-la a um cenário de tarefa para identificar problemas no *design*. Conforme aplicado à macroergonomia, os avaliadores podem verificar a usabilidade dos *designs* conceituais de sistemas de trabalho para identificar o grau para o qual um novo sistema de trabalho está harmonizado ou a extensão para a qual o fluxo de trabalho é integrado.

A engenharia Kansei, um método para traduzir as respostas afetivas dos consumidores a novos produtos nas especificações de *design* ergonômico, foi desenvolvida por Mitsuo Nagamachi (o autor do Capítulo 83) quando ele estava na Hiroshima University. Na macroergonomia, a engenharia Kansei pode ser utilizada para traduzir as respostas afetivas dos trabalhadores em relação a mudanças propostas para um sistema de trabalho no que diz respeito a especificações de *design* macro e microergonômico.

Os demais sete métodos abordados nesta seção (Capítulos 84 a 90) foram desenvolvidos pensando principalmente em aplicações macroergonômicas. Três deles lidam com sistema de trabalho de fabricação. Os dois primeiros – alta integração de tecnologia, organização e pessoas (HITOP) e TOP Modeler – foram desenvolvidos por Ann Majchrzak, da University of Southern California e seus colegas. Majchrzak os descreve nos Capítulos 84 e 85, respectivamente. O terceiro deles – fabricação integrada ao computador, organização e *design* de sistema de pessoas (CIMOP) – foi desenvolvido por Waldemar Karwowski e J. Kanntola, da University of Louisville, que descreveu o CIMOP no Capítulo 86.

O HITOP é um procedimento manual passo a passo para implementar mudança tecnológica. O procedimento é destinado a capacitar gerentes a ficar mais alertas das implicações organizacionais e humanas de seus planos tecnológicos, melhorando, assim, sua capacidade para integrar tecnologia dentro de seu contexto organizacional e humano. O TOP Modeler é um sistema de apoio à decisão destinado a ajudar organizações de fabricação a identificar as mudanças organizacionais requeridas quando novas tecnologias de processo são consideradas. O CIMOP é um sistema com base em conhecimento para avaliar fabricação integrada ao computador, organização e *design* de sistema de pessoas. Os usuários pretendidos pelo CIMOP são empresas lidando com *design, redesign* ou implementação de um sistema CIM.

Os quatro últimos capítulos (Capítulos 87 a 90) descrevem novos métodos adicionais destinados a aplicações macroergonômicas: antropotecnologia, ferramenta de análise de sistemas (SAT), análise macroergonômica de estrutura (MAS) e análise e *design* macroergonômico (ADM).

A antropotecnologia lida especificamente com análise e modificação de *design* de sistemas para transferência de tecnologia de uma cultura a outra. Foi desenvolvida pelo distinto ergonomista francês Alain Wisner. Como Wisner e outros, Philippe Geslin do Institut National de la Recherche Agronomique (INRA), que descreve o método no Capítulo 87, foi muito bem-sucedido na aplicação da antropotecnologia aos sistemas transferidos de países industrialmente bem desenvolvidos para países em desenvolvimento industrial.

A ferramenta de análise de sistemas (SAT) é um método desenvolvido por Michelle Robertson do Liberty Mutual Research Center para conduzir avaliações de negociação sistemática de intervenções alternativas a sistemas de trabalho. Robertson descreve o método no Capítulo 88. É uma adaptação, elaboração e extensão das etapas básicas do método científico. A SAT provou ser útil ao possibilitar que ergonomistas e tomadores de decisão gerencial determinassem a estratégia mais apropriada para fazer mudanças no sistema de trabalho.

A análise macroergonômica de estrutura (MAS) é descrita no Capítulo 89. A MAS foi desenvolvida pelo organizador desta seção (Hendrick) com a finalidade de avaliar a estrutura dos sistemas de trabalho em termos de compatibilidade com suas características sociotécnicas peculiares. Elas incluem aspectos-chave da tecnologia do sistema de trabalho, pessoal do subsistema e ambiente externo para o qual a organização deve responder a fim de sobreviver e ser bem-sucedida. A MAS integra modelos empiricamente desenvolvidos que avaliam as características-chave de cada um desses três elementos de sistema de trabalho em termos de suas implicações para o *design* do sistema de trabalho. Ao "plugar" os valores para cada variável-chave para um determinado sistema de trabalho, um dado modelo sugere que é melhor a quantidade de complexidade, formalização e centralização organizacional. A comparação dos resultados MAS com a estrutura real de trabalho pode, assim, identificar deficiências e sugerir como corrigi-las para um melhor desempenho no sistema de trabalho.

Embora a análise e *design* macroergonômico (ADM) aborde a estrutura de sistema de trabalho, o principal valor da ADM é o processo de dez etapas para avaliar os processos de sistema de trabalho. A ADM, como outros métodos desenvolvidos especificamente para aplicação macroergonômica, tem base na teoria de sistemas sociotécnicos e o apoio de pesquisa na literatura. Ver Hendrick e Kleiner (2001, 2002) para uma descrição compreensiva da teoria de sistemas sociotécnicos. A ADM é descrita no Capítulo 90 por seu criador, Brian Keiner, da Virginia Technological Institute and State University.

Referências

Hendrick, H.W. (1996), *Good Ergonomics Is Good Economics*, Human Factors and Ergonomics Society, Santa Monica, CA.

Hendrick, H.W. and Kleiner, B.M. (2001), *Macroergonomics: An Introduction to Work System Design*, Human Factors and Ergonomics Society, Santa Monica, CA.

Hendrick, H.W. and Kleiner, B.M., Eds. (2002), *Macroergonomics: Theory, Methods and Applications*, Lawrence Erlbaum Associates, Mahwah, NJ.

Imada, A.S. (2002), A macroergonomic approach to reducing work-related injuries, in *Macroergonomics: Theory, Methods and Applications*, Hendrick, H.W. and Kleiner, B.M., Eds., Lawrence Erlbaum Associates., Mahwah, NJ, pp. 151–172.

Yenkelovich, D. (1979), *Work, Values and the New Breed*, Van Nostrand Reinhold, New York.

76

Questionário de pesquisa organizacional macroergonômica (MOQS)

Pascale Carayon
University of Wisconsin

Peter Hoonakker
University of Wisconsin

76.1 *Background* e aplicação

Os questionários de pesquisa podem ser usados para coletar informação de uma série de variáveis ergonômicas (Salvendy e Carayon, 1997). Os questionários de pesquisa organizacional macroergonômica (MOQS, na sigla em inglês) organizacionais coletam informação sobre diversos aspectos do sistema de trabalho (Carayon e Smith, 2000), incluindo tarefas, condições organizacionais, questões ambientais, ferramentas, tecnologias e características individuais. Além disso, eles apresentam informação sobre diversos resultados, tais como qualidade de vida no trabalho (por ex.. satisfação no trabalho), estresse físico e psicológico, saúde física e mental, desempenho e atitudes (por ex.: intenção de deixar o emprego).

Os questionários de pesquisa organizacional macroergonômica podem ser uma ferramenta útil em diversos estágios, tais como diagnóstico, fazer uma marca de referência para a organização em características-chave de interesse, avaliação do impacto de uma mudança em características chave e monitoramento de opiniões do trabalhador durante a implementação.

Carayon e Hoonakker (2001) enfatizaram as seguintes questões para pesquisas macroergonômicas organizacionais: objetividade/subjetividade, confiabilidade e validade, desenvolvimento de um questionário e condução da pesquisa. No estágio de desenvolvimento do questionário, é importante definir claramente os conceitos para medir e explorar a gama de questões que pode ser usada para medir esses conceitos. Em específico, deve-se prestar atenção aos graus de medida de objetividade/subjetividade, isto é, o grau para qual o processo cognitivo e emocional influencia as respostas fornecidas (Carayon e Hoonakker, 2001).

76.2 Procedimento

Deve-se dar atenção especial ao desenvolvimento dos questionários. Os métodos utilizados para desenvolvê-los, implementá-los e utilizá-los são muito importantes para a qualidade e utilidade dos dados obtidos. Antes de desenvolver um questionário de pesquisa, é importante especificar claramente o objetivo do questionário: para que o questionário será utilizado?

Carayon e Hoonaker (2001) definiu cinco estágios para o desenvolvimento de um questionário de pesquisa:

1. conceituação;
2. operacionalização;
3. fontes do questionário;
4. construção do questionário;
5. pré-teste do questionário.

Cada etapa é descrita em detalhes por Carayon e Hoonakker (2001). O Quadro 76.1 descreve as principais questões a serem feitas para cada etapa e faz uma lista de informação de *background* ou materiais que podem ser úteis para completar com sucesso cada uma das etapas.

A condução real de um questionário de pesquisa organizacional macroergonômica envolve as seguintes etapas (Carayon e Hoonakker, 2001; Church e Waclawski, 2001):

1. reunião de recursos;
2. comunicação dos objetivos;
3. administração;
4. análise e interpretação;
5. entrega de resultados;
6. transferência e plano de ação.

Quadro 76.1 Desenvolvimento de um questionário de pesquisa organizacional macroergonômica

Etapas	Questões	*Background*
Etapa 1: Conceituação	Que conceitos serão medidos pelo questionário de pesquisa organizacional macroergonômica? • Que elementos do sistema de trabalho serão avaliados: tarefas, condições organizacionais, ambiente físico, ferramentas e tecnologias, características individuais? • Que resultados serão avaliados: qualidade de vida no trabalho, estresse físico e psicológico, saúde física e mental, desempenho e atitudes? Quais são os objetivos da pesquisa e como os conceitos a serem medidos se ajustam aos objetivos?	Babbie (1990)
Etapa 2: Operacionalização	Quais são as dimensões de cada conceito? Checar sobreposição Revisar trabalho anterior	Babbie (1990)
Etapa 3: Fontes do questionário	Que questionários de pesquisa estão disponíveis? • Pesquisa de empregado de escritório – University of Wisconsin-Madison • Questionário NIOSH de estresse no trabalho • Questionário de esforço no trabalho de Karasek	Cook et al. (1981)
Etapa 4: Construção do questionário	Que formatos de questões serão utilizadas? Quais são as escalas de avaliação? Como deve ser organizado o questionário? (ou seja, ordem das questões, instruções, *layout*)	Converse e Presser (1986) Dillman (2000)
Etapa 5: Pré-teste do questionário	Quem participará do pré-teste? Quais são os objetivos do pré-teste? (por ex.: checar o esclarecimento das questões, testar o formato do questionário, avaliar a duração do questionário)	

Cada etapa é descrita em detalhes por Carayon e Hoonakker (2001) e por Church e Waclawski (2001). O Quadro 76.2 descreve as principais questões para cada uma delas.

O processo de desenvolvimento e condução de um questionário de pesquisa organizacional macroergonômica pode ser resumida pelas seguintes questões:

- *O que/Qual(is)?* Quais são os objetivos? Que medidas serão utilizadas? Quão confiáveis e válidas são as medidas?
- *Como?* Qual é o processo utilizado para desenvolver o questionário? Qual é o processo utilizado para conduzir a pesquisa? Como é fornecido o *feedback* para a organização e seus empregados?
- *Quem?* Quem participa da pesquisa? Quem está envolvido no desenvolvimento e condução da pesquisa? Quem deve ser informado e em qual etapa?
- *Quando?* Quando a pesquisa começa e termina? Qual é o cronograma para o processo inteiro?
- *Onde?* Onde a pesquisa será conduzida? Onde os dados serão armazenados?

76.3 Vantagens

As pesquisas permitem que o pesquisador obtenha grandes quantidades de dados com base em um grande número de pessoas a um custo relativamente baixo e rápido (Sinclair, 1995). Ademais, elas fornecem dados estruturados, que podem ser facilmente classificados, analisados e comparados.

76.4 Desvantagens

Uma questão importante no desenvolvimento de um questionário de pesquisa organizacional macroergonômica é identificar seus objetivos e, portanto, definir os conceitos a serem medidos. É difícil, algumas vezes, saber como fazer as perguntas corretas e determinar as categorias de respostas corretas. É por essa razão que o pré-teste é tão importante. Dois pontos baixos dos questionários de pesquisa são: o espaço restrito para aplicar o questionário e o tempo limitado para responder.

Quadro 76.2 Aplicação de um questionário de pesquisa organizacional macroergonômica

Etapas	Questões
Etapa 1: Reunião de recursos	O gerenciamento da organização e os *stakeholders*-chave são comprometidos com o preenchimento completo do questionário de pesquisa? Quem são os *stakeholders*-chave? Como eles devem ser envolvidos e informados?
Etapa 2: Comunicação dos objetivos	O que será comunicado? Como ocorrerá a comunicação? Com que frequência? A quem? Como a pesquisa será apresentada aos entrevistados?
Etapa 3: Administração	Qual o melhor horário para conduzir a pesquisa? Que métodos serão utilizados para coletar os dados (por ex.: papel *vs.* pesquisa eletrônica)?
Etapa 4: Análise e interpretação	Que *software* será utilizado para inserir dados, analisá-los e apresentar a análise de dados? Que métodos estatísticos serão utilizados? Como os métodos estatísticos ajudam a alcançar os objetivos da pesquisa?
Etapa 5: Entrega de resultados	A quem os resultados serão apresentados? Quando? Em que ordem? Como o relatório será estruturado? Quem o lerá? Como será garantida a confidencialidade dos entrevistados? Como a integridade dos resultados será mantida?
Etapa 6: Transferência e plano de ação	Como o comprometimento das ações é assegurado? Que atividades de *follow-up* são necessárias para assegurar que os dados são utilizados para planejamento e implementação de ações? Há alguma pesquisa de *follow-up* agendada? Em caso afirmativo, como será feita? Quando?

76.5 Exemplos

Dois exemplos são mostrados para demonstrar os potenciais usos do questionário de pesquisa organizacional macroergonômica.

76.5.1 Avaliação de opinião do empregado com relação à implementação de tecnologia

O Gráfico 76.1 mostra resultados de um questionário de pesquisa para empregado executada antes da implementação de uma tecnologia de informação (Carayon e Smith, 2001). Seus resultados mostraram muitas opiniões negativas com relação à implementação de tecnologia: falta de informação recebida sobre a tecnologia, falta de *inputs* relacionados ao *design* e implementação da tecnologia, falta de compreensão do impacto da tecnologia no trabalho de alguém e atitudes negativas com relação à tecnologia. Essas informações fornecem dados de diagnóstico que o gerenciamento pode usar para melhorar a implementação da tecnologia. Por exemplo, com base nesses dados, o gerenciamento pode considerar diversos meios de comunicação com os empregados relacionados ao *design* e à implementação da tecnologia.

76.5.2 Impacto de uma intervenção na organização de trabalho

Uma série de intervenções na organização de trabalho com objetivo de melhorar a qualidade de vida neste ambiente foram implementadas para três grupos de usuários de computador e funcionários de escritório em uma organização (Carayon et al., 2000). O Grupo 1 recebeu a intervenção logo após a seguir da primeira rodada (R1), ao passo que os Grupos 2 e 3 receberam a intervenção após a rodada 2 (R2). Os dados foram coletados três vezes, separados por um intervalo de 6 a 8 meses (R1, R2 e R3). Diversos elementos de sistema de trabalho e resultados foram avaliados nesse estudo. O Gráfico 76.2 mostra dados para um elemento do sistema de trabalho, isto é, controle de ritmo. Os resultados desse gráfico mostram que os empregados do grupo 1 perceberam um aumento de controle de ritmo após a intervenção da organização, ao passo que o controle de ritmo não aumentou para os empregados do grupo 2. Os empregados do grupo 3 relataram, na verdade, uma diminuição de controle de ritmo. Quando os resultados foram apresentados ao gerenciamento e aos empregados, o aumento no controle de ritmo para o grupo 1 foi confirmado como resultado da intervenção na organização de trabalho. A diminuição do ritmo de trabalho no grupo 3 foi explicada pelas principais alterações organizacionais ocorridas neste grupo no momento R3 de coleta de dados.

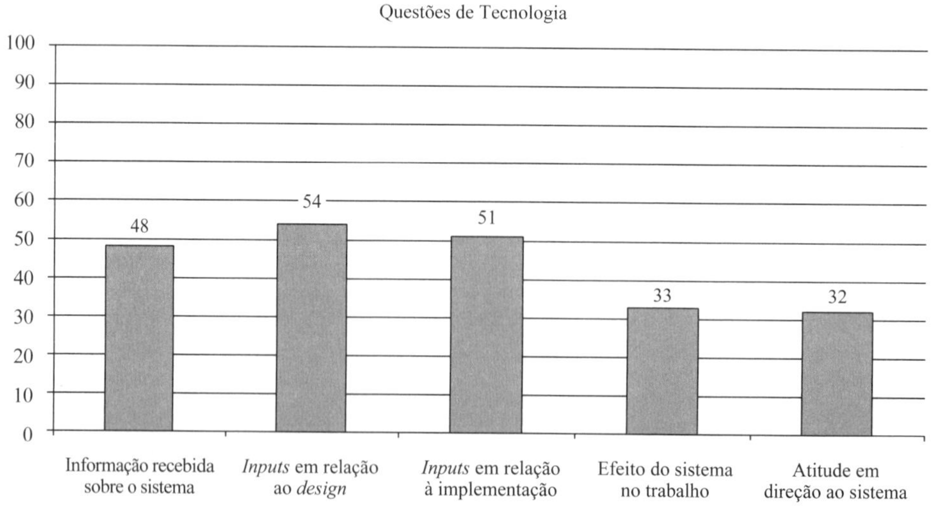

GRÁFICO 76.1 Opiniões dos empregados em relação a uma implementação de tecnologia (medida antes da implementação). (De Carayon, P. e Smith, P.D. [2001], Evaluating the human and organizational aspects of information technology implementation in a small clinic, em *Systems, Social and Internationalization Design Aspects of Human-Computer Interaction,* Smith, M.J. E Salvendy, G., Eds., Lawrence Erlbaum, Mahwah, NJ, pp. 903-907. Com permissão).

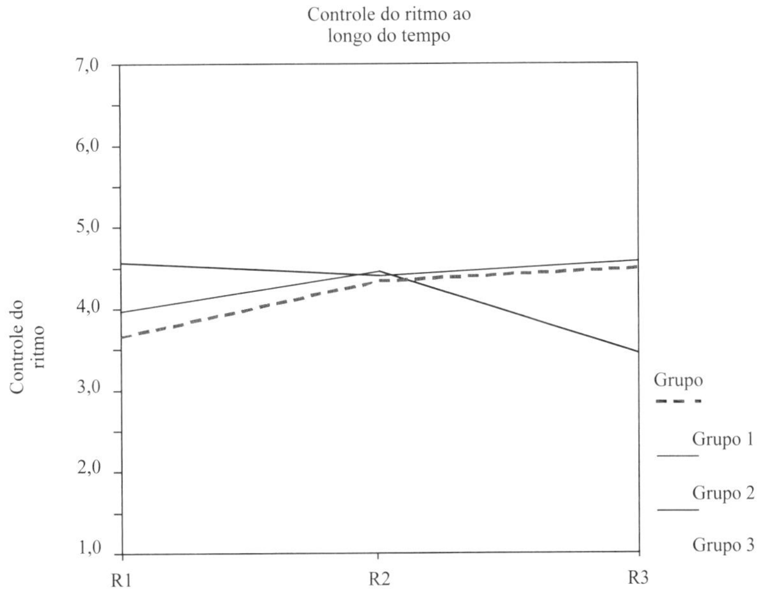

Gráfico 76.2 Percepções dos empregados de ritmo de trabalho ao longo do tempo. (de Carayon, P. et al., [2000], Intervention research for reducing musculoskeletal injuries, em *Proceedings of IEA 2000/HFES 2000 Congress,* Vol. 2, Human Factors and Ergonomics Society, Santa Monica, CA, pp. 169-171. Com permissão).

76.6 Confiabilidade e validade

A confiabilidade e a validade dos questionários de pesquisa organizacional macroergonômica foram estudadas extensivamente e consideradas satisfatórias em muitos estudos. Dados específicos em confiabilidade e validade podem ser encontrados em diversos formatos de MOQS (por ex.: Cook et al., 1981).

No estudo anterior, usado como segundo exemplo (Seção 76.5.2), as diversas medidas de fatores de trabalho psicossocial apresentaram resultados de confiabilidade Cronbach-alfa entre 0,45 a 0,94. O alfa de Cronbach de 0,70 é aceito como um nível mínimo adequado (Nunnaly, 1978). No estudo de Carayon et al. (2000), 20% das medidas de fatores de trabalho psicossocial tinham pontuações Cronbach-alfa abaixo de 0,70. A principal razão para as baixas pontuações de confiabilidade dessas medidas foi o baixo número de itens no questionário abordando as medidas (Carmines e Zeller, 1990). Os resultados do alfa de Cronbach são dependentes do número de itens no questionário que abordem uma medida, e muitas dessas medidas com pontuações de baixa confiabilidade consistiram de apenas dois itens. Nesse estudo, muitas das medidas de fatores de trabalho psicossocial sofreram mudança ao longo do tempo por causa das intervenções na organização de trabalho (ver Gráfico 76.2 para dados de fator de trabalho psicossocial de controle de ritmo). Esse resultado é uma indicação da validade dessas medidas de fatores de trabalho psicossocial. Um estudo longitudinal de fatores de trabalho psicossocial, fatores ergonômicos e saúde por Hoonakker et al. (1998) mostrou a validade preditiva dessas variáveis em ociosidade entre uma grande amostra de trabalhadores de construção holandeses. Por exemplo, um valor positivo para saúde experimentada foi de curta ociosidade e altos níveis de turbulência no trabalho foram relacionados a ausências mais frequentes.

Recomenda-se que os questionários estabelecidos sejam utilizados sempre que possível (ver, por exemplo, Cook et al., [1981] para diversos questionários relevantes à macroergonomia), pois é necessário muito esforço, expertise e tempo para assegurar a qualidade dos questionários de pesquisa. Os seguintes questionários de pesquisas por questionário foram mostrados como confiáveis e válidos e têm sido utilizados extensivamente em diversos estudos macroergonômicos:

- questionário de estresse no trabalho NIOSH;
- pesquisa de funcionário de escritório da University of Wisconsin;
- questionário de conteúdo de trabalho por Karasek).

76.7 Ferramentas necessárias

Os questionários de pesquisa organizacional macroergonômica podem ser conduzidos utilizando diferentes métodos. Com o crescente uso da internet e de outras tecnologias de comunicação eletrônica, eles têm sofrido crescente aumento na condução por métodos eletrônicos. Há diversos meios de distribuição eletrônica de pesquisa:

- pesquisa incluída em *e-mail*;
- pesquisa anexada como documento;
- pesquisa anexada como um programa (arquivo executável);
- pesquisas na *web*.

As vantagens de pesquisas eletrônicas comparadas com pesquisas por correio incluem o seguinte:

- fácil acesso para amostras (mundial);
- velocidade e tempo de resposta;
- baixos custos (tempo e dinheiro, somente o custo de construção e postagem da pesquisa);
- redução de erros (por ex.: entrada de dados);
- alta qualidade de resposta;
- questionários mais completos;
- maior probabilidade de respostas a perguntas abertas;
- maior flexibilidade (os entrevistados podem escolher como e quando responder);
- fácil de administrar;
- fácil de formatar (cor, som, imagens);
- padrões de *skip*, caixas *pop-up* etc.

As desvantagens de pesquisas eletrônicas comparadas com pesquisas por correio incluem o seguinte:

- abrangência de erro/tendência (população limitada e tendenciosa, classe, raça, idade, renda e gênero);
- erro de amostragem;
- medição de erros (instrução/falta de instrução em PC, cópias múltiplas);
- erro de não resposta;
- anonimato;
- perda amostral (estimada em 20% [Bachman et al., 1996, 1999] e em 19% e 24% [Weible e Wallace, 1998]);
- segurança.

O Quadro 76.3 relaciona estudos que foram utilizados como pesquisas por correio e diversas formas de pesquisas eletrônicas. Os resultados desses estudos mostram que (1) pesquisas por correio tendem a conduzir a classificações de resposta mais alta do que *e-mail* e/ou pesquisas na *web* e (2) classificações de resposta para *e-mail* diminuíram ao longo do tempo. Contudo, pesquisas em *web* têm obtido melhores resultados (Cobanoglu et al., 2001). Portanto, quando decidir se conduzirá uma pesquisa por correio ou meio eletrônico, deve-se prestar atenção a diversos fatores que contribuem para classificações de resposta: relevância da questão abordada pela pesquisa, pré-notificação, comunicação personalizada, tamanho da pesquisa, patrocínio e comprometimento de gerenciamento e *follow-up* (Dillman, 2000).

Quadro 76.3 Estudos utilizando pesquisas por correio e diversas formas de pesquisas eletrônicas

Autor(es)	Amostra	Tópico da pesquisa	Método	Tamanho da amostra	Taxa de resposta	Tempo de resposta (dias)	Qualidade da resposta
Kiesler e Sproull (1986)	Empregados da companhia Fortune 500	Comunicação corporativa	Correio	115	67%	10,8	O *e-mail* teve poucos erros e uma taxa de preenchimento alta
			E-mail[a]	115	75%	9,6	
Parker (1992)	Empregados da AT&T	Comunicação interna	Correio	70	38%	NA	NA
			E-mail[a]	70	68%	NA	NA
Schuldt e Totten (1994)	Professores de *marketing* e MIS	Cópia *shareware*	Correio	200	56,5%	NA	NA
			E-mail	218	19,3%	NA	NA
Mehta e Sivadas (1995)	Usuários de *usenet*	Comunicação por *internet*	Correio	309	56,5%	NA	Ambos os grupos tiveram semelhante número de omissões, mas entrevistados por *e-mail* escreveram mais
			E-mail	182	54,3%	NA	
Tse et al. (1995)	População universitária	Ética de negócios	Corrreio	200	27%	9,8	Não houve diferença significante no número de omissões de item
			E-mail	200	6%	8,1	
Bachman et al. (1996)	Decanos de escolas de negócios	TQM	Correio	224	65,6%	11,2	Entrevistados por e-mail foram mais dispostos a responder perguntas abertas
			E-mail	224	52,5%	4,7	
Weible e Wallace (1998)	Professores MIS	Uso da *internet*	Correio	200	35,7%	12,9	NA
			Fax	200	20,9%	8,8	
			E-mail	200	29,8%	6,1	
			Formulário na *web*	200	32,7%	7,4	
Schaefer e Dillman (1998)	Corpo docente da Universidade	Desconhecido	Correio	226	57,5%	14,4	Pesquisas por *e-mail* tiveram menos omissões e respostas mais longas para questões abertas
			E-mail	226	58,0%	9,2	
Bachman et al. (1999)	Decanos de escola de negócios e ocupantes de cadeiras	TQM	Correio	250	66,0%	18,3	Não houve diferenças nos padrões de resposta; entrevistados por *e-mail* tiveram mais disposição para responder perguntas abertas
			E-mail	250	19,1%	4,3	
Sheehan e McMillan (1999)	Criadores de *web* sites relacionados à saúde	Valores de criadores de *site*, finalidade do *site* e financiamento	*E-mail* (individual)[b]	834	47%	5,0	Questões mais relevantes e pré-notificação não aumentou taxas de reposta; lembrete aumentou taxas de resposta, variando de 23 a 48%.
	Corpo docente, funcionários e alunos	Atitudes para privacidade *on-line*	*E-mail* (lote)	580	47%	4,6	
	Indivíduos com contas de *e-mail* pessoal	Atitudes e comportamentos associados com privacidade *on-line*	*E-mail* (fundir)	3.724	24%	3,6	

Quadri 76.3 Estudos utilizando pesquisa por correio e diversas formas de pesquisas eletrônicas (continuação)

Autor(es)	Amostra	Tópico da pesquisa	Método	Tamanho da amostra	Taxa de resposta	Tempo de resposta (dias)	Qualidade da resposta
Dommeyer e Moriarty (2000)	Alunos CSUN	Atitudes com relação a excesso de bebida	*E-mail* (no corpo)	150	37%	4,3	Não houve diferença significativa no número de omissões de item
			E-mail (anexado)	150	8%	5,7	
Couper et al. (2000?)	Empregados em diversas agências de estatística governamental	Clima organizacional	Agência A: correio	2.699	68%	NA	Taxa de resposta por *e-mail* foi muito baixa, principalmente por conta de problemas técnicos (diferença no *software* de *e-mail*); não houve diferença significativa no número de omissões de item
			Agência A: *E-mail*	2.699	37%		
			Agência B: correio	790	76%	NA	
			Agência B: *E-mail*	396	63%		
			Agência C: correio	266	74%	NA	
			Agência C: *E-mail*	265	60%		
			Agência D: correio	216	75%	NA	
			Agência D: *E-mail*	221	53%		
			Agência E: correio	216	76%	NA	
			Agência E: *E-mail*	215	55%		
Cobanoglu et al. (2001)	Professor de Hotelaria	Hotelaria, educação	Correio	100	26%	16,5	80,7% (pesquisas preenchidas)
			Fax	100	17%	4,0	76,4% (pesquisas preenchidas)
			E-mail (pesquisa na *web* [WBS])	100	44%	6,0	81,4% (pesquisas preenchidas)

[a] Correio = correio; *e-mail* (a menos que definido de outra forma) = questionário no corpo do *e-mail*.

[b] Os entrevistados tiveram a opção de retornar uma cópia por papel, e 3% fizeram uso dessa opção.

Fonte: Para uma lista completa de referências desses estudos, contatar os autores.

Referências

Babbie, E. (1990), *Survey Research Methods*, Wadsworth, Belmont, CA.
Bachmann, D., Elfrink, J., and Vazzana, G. (1996), Tracking the progress of e-mail vs. snail-mail, *Market. Res.*, 8, 30–36.
Bachmann, D., Elfrink, J., and Vazzana, G. (1999), E-mail versus snail-mail face off in rematch, *Market. Res.*, 11, 10–15.
Baruch, Y. (1999), Response rate in academic studies—a comparative analysis, *Hum. Relations*, 52(4), 421–438.
Bosnjak, M. and Tuten, T.L. (2001), Classifying response behaviors in Web-based surveys, *J. Comput. Mediated Commun.*, 6(3).
Carayon, P., Haims, M.C., Hoonakker, P.L.T., and Swanson, N.G. (2000), Intervention research for reducing musculoskeletal injuries, in *Proceedings of IEA 2000/HFES 2000 Congress*, Vol. 2, Human Factors and Ergonomics Society, Santa Monica, CA, pp. 169–171.
Carayon, P. and Smith, M.J. (2000), Work organization and ergonomics, *Appl. Ergonomics*, 31, 649–662.
Carayon, P. and Smith, P.D. (2001), Evaluating the human and organizational aspects of information technology implementation in a small clinic, in *Systems, Social and Internationalization Design Aspects of Human-Computer Interaction*, Smith, M.J. and Salvendy, G., Eds., Lawrence Erlbaum Associates, Mahwah, NJ, pp. 903–907.
Carayon, P. and Hoonakker, P. (2001), Survey design, in *International Encyclopedia of Ergonomics and Human Factors*, Karwowski, W., Ed., Taylor & Francis, London, pp. 1899–1902.
Carmines, E.G. and Zeller, R.A. (1990), *Reliability and Validity Assessment*, Sage, Beverly Hills, CA.
Church, A.H. and Waclawski, J. (2001), *Designing and Using Organizational Surveys*, Jossey-Bass, San Francisco.
Cobanoglu, C., Warde, B., and Moreo, P.J. (2001), A comparison of mail, fax and web-based survey methods, *Market Res. Soc.*, 43, 441–52.
Commerce, U.S.D.o. The Digital Revolution. The Emerging Digital Economy.
Commerce, U.S.D.o. Building Out the Internet. The Emerging Digital Economy.
Converse, J.M. and Presser, S. (1986), *Survey Questions: Handcrafting the Standardized Questionnaire*, Sage, Beverly Hills, CA.
Cook, J.D., Hepworth, S.J., Wall, T.D., and Warr, P.B. (1981), *The Experience of Work*, Academic Press, London.
Cook, C., Heath, F., et al. (2000), A meta-analysis of response rates in web- or internet-based surveys, Educ. Psychol. Meas., 60(6), 821–836.
Couper, M.P., Blair, J., et al. (1999), A comparison of mail and e-mail for a survey of employees in federal statistical agencies, J. Off. Stat., (15), 39–56.
Dillman, D.A. (1978), Mail and Telephone Surveys: The Total Design Method., John Wiley & Sons, New York.
Dillman, D.A. (1991), The design and adminstration of e-mail surveys, Annu. Rev. Sociol., 17, 225–249.
Dillman, D.A. (2000), *Mail and Internet Surveys: The Tailored Design Method*, John Wiley & Sons, New York.
Dillman, D.A., Tortora, J.C., et al. (1998), Influence of plain versus fancy design on response rates for Web surveys, Annual Meeting of the American Statistical Association, Dallas, TX.
Dillman, D.A., Tortora, J.C., et al. (1998), Principles for Constructing Web Surveys, Washington State University Social and Economics Sciences Research Center, Pullman.
Dommeyer, C.J. and Moriarty, E. (2000), Comparing two forms of an e-mail survey: embedded vs. attached, Mark. Res. Soc., 42(1), 39–50.
Fox, R.J., Crask, M.R., et al. (1988), Mail survey response rate: a meta-analysis of selected techniques for inducing responses, Public Opinion Q., 52, 467–491.

Heberlein, T.A. and Baumgartner, R. (1978), Factors affecting response rates to mailed questionnaires: a quantitative analysis of the published literature, Am. Sociol. Rev., 43, 447–462.

Hoonakker, P.L.T., van Dierendonck, D., van der Molen, H.F., and van Ginkel, A. (1998), The relation between experienced workload, working conditions, health and absenteeism in construction industry, in *Human Factors in Organizational Design and Management VI*, Vink, P., Ed., Elsevier Science, Amsterdam.

Kiesler, S. and Sproull, L.S. (1986), Response effects in the electronic survey, Public Opinion Q., 50, 402–413.

Kittleson, M.J. (1995), An assesment of the response rate via the postal service and e-mail, Health Values, 18(2), 27–29.

Kittleson, M.J. (1997), Determining effective follow-up of e-mail surveys, Am. J. Health Behav., 21(3), 193–196.

Martin, C.L. (1995), The impact of topic interest on mail survey response behavior, J.Mark. Res. Soc., 36(4), 327–337.

McAbe, S.E., Boyd, C.J., et al. (2002), Mode effects for collecting alcohol and other drugs data: web and U.S. mail, J. Stud. Alcohol, 63(6), 755–761.

Mehta, R. and Sivadas, E. (1995), Comparing response rates and response content in mail versus electronic mail surveys, J. Mark. Res. Soc., 37(4), 429–439.

Nunnaly, J.C. (1978), *Psychometric Theory*, McGraw-Hill, New York.

Parker, L. (1992), Collecting data the e-mail way, Training & Dev., July, 52–54.

Raine, H. (2001), The Changing Online Population: It's More and More Like the General Population, Pew Internet and American Life Project report.

Roberson, M.T. and Sundstrom, E. (1990), questionnaire design, return rates, and response favorableness in a employee attitude questionnaire, J. Appl. Psychol., 75(3), 354–357.

Salvendy, G. and Carayon, P. (1997), Data-collection and evaluation of outcome measures, in *Handbook of Human Factors and Ergonomics*, Salvendy, G., Ed., Wiley, New York, pp. 1451–1470.

Schaefer, D.R. and Dillman, D.A. (1998), Develeopment of standard e-mail methodology: results of an experiment, Public Opinion Q., 62: 378-97.

Schuldt, B.A. and Totten, J.W. (1994), Electronic mail versus mail survey response rates, Mark. Res., 6(1), 36–39.

Selwyn, N. and Robson, K., Using E-Mail as a Research Tool, http://www.soc.surrey.ac.uk/sru/ SRU21.html.

Sheehan, K.M. and McMillan, S.J. (1999), Response variation in e-mail surveys: an exploration, J. Advertising Res., July/August, 45–54.

Sinclair, M.A. (1995), Subjective assessment, in *Evaluation of Human Work: A Practical Ergonomics Methodology*, Wilson, J.R. and Corlett, E.N., Eds., Taylor & Francis, London, pp. 68–100.

Solomon, D.J. (2001), Conducting Web-Based Surveys. Practical Assessment, Research & Evaluation. 7.

Steele, T.J., Schwendig, W.L., et al. (1992), duplicate responses to multiple survey mailings: a problem? J. Advertising Res., 32(2), 26–34.

Surveys, N.I. (2002), http://www.nua.ie/surveys/how_many_online.

Tse, A.C.B., Tse, K.C., et al. (1995), Comparing two methods of sending out questionnaires: e-mail versus mail, J. Mark. Res. Soc., 37, 441–446.

Weible, R. and Wallace, J. (1998), The impact of the Internet on data collection, *Mark. Res.*, 10, 19–27.

Yammarino, F.J., Skinner, S., et al. (1991), Understanding mail survey response behavior, Public Opinion Q., 55(4), 613–639.

Yun, G.W. and Trumbo, C.W. (2000), Comparative response to a survey executed by post, e-mail, & web form, J. Comput. Mediated Commun., 6(1).

77

Método de entrevista

Leah Newman
The Pennsylvania State University

77.1 *Background* e aplicação

O processo de entrevista foi utilizado por décadas como uma ferramenta para reunir informação. As raízes do processo de entrevista podem ser traçadas desde os egípcios, durante a coleta de dados para o censo (Fontana e Frey, 2000). De maneira mais formal, o processo foi extensivamente utilizado em diagnósticos e aconselhamento clínico e tornou-se uma técnica conhecida em todo o mundo durante a Primeira Guerra Mundial, quando era conduzido para executar testes psicológicos (Fontana e Frey, 2000).

O processo de entrevista permite trocas ricas, altamente informativas e detalhadas entre pesquisadores e participantes. Por meio dela, os pesquisadores podem sondar profundamente o mundo de indivíduo(s), por crerem na importância da informação obtida. A entrevista é uma janela para a compreensão de comportamentos daqueles que são entrevistados (Seidman, 1998). Em aplicações macroergonômicas, o método de entrevista é particularmente útil na identificação de problemas ou sintomas de problemas de sistema de trabalho.

77.2 Procedimento

Uma vez que um pesquisador decidiu utilizar entrevistas como método para coleta de dados, há algumas coisas que devem ser feitas para assegurar a qualidade do resultado. Conduzir uma entrevista é muito subjetivo por natureza, e grande parte do processo depende da administração individual da sessão. Contudo, há alguns poucos detalhes que a pessoa deve compreender quando se prepara para uma entrevista.

Um entrevistador deve primeiramente localizar e assegurar a cooperação dos participantes (também chamada de obtenção de entrada), e isso pode também envolver localizar alguém que esteja disposto a ser informante ou guia para o pesquisador. Esse indivíduo fornecerá a informação e a direção ao pesquisador conforme ele(a) tenta compreender as experiências dos participantes (Fontana e Frey, 2000). O pesquisador deve também ser capaz de obter a confiança e estabelecer relações com aqueles sendo entrevistados. Isso irá ajudar a assegurar que as repostas sejam sinceras e honestas, em especial se os participantes são solicitados a divulgar informações confidenciais (Fontana e Frey, 2000). Devido a limitações financeiras e de tempo, não é viável entrevistar um grande número de indivíduos dentro de uma organização. Portanto, uma abordagem bastante utilizada é aquela de uma amostra estratificada aleatória de indivíduos (Wengraf, 2001). Essa amostra permite que a pessoa entreviste um pequeno número representativo de indivíduos do grande grupo. Quando conduzir a entrevista real, o pesquisador deve considerar a atitude dos participantes enquanto também omite seus sentimentos e tendências. Os objetivos de pesquisa devem ser definidos objetivamente para focar a atenção dos participantes, de modo que a discussão seja concentrada em direção aos objetivos do estudo. Também, deve ser desenvolvido um delineamento ou guia dos tópicos a serem abordados durante o encontro (Smith, 1995).

Depois, deve-se determinar o conteúdo da entrevista. Uma revisão da literatura deve ser conduzida para obter uma compreensão da pesquisa prévia relevante e preparar um manuscrito para a entrevista. Em geral, a sessão deve começar com questões que gradualmente conduzam os participantes para uma discussão, continuar com as questões de transição e questões-chave que são mais focadas na pesquisa e termine com questões que amarrem a sessão e façam um fechamento. O entrevistador deve se preparar uma sessão que irá durar entre 1h30 e 2h (Smith, 1995).

Terminada a entrevista, o pesquisador deve analisar e relatar os resultados. Anotações de campo devem ser feitas imediatamente após cada sessão. É ideal que alguém esteja disponível durante o encontro para tomar notas das discussões, assim como rastrear o fluxo da discussão para obter uma ideia melhor da interação do participante. O pesquisador é, então, encarregado de criar códigos e construções com base em dados retirados das conversas. Isso envolve diversas iterações de leitura por meio de transcrições para obter uma compreensão dos tópicos sendo discutidos com base no ponto de vista dos participantes. Cada nova leitura tem a probabilidade de gerar novos pensamentos e ideias, por isso novos códigos e construções (Smith, 1995).

Com base nessa análise, uma lista de temas será gerada. Esses temas devem ser aquelas palavras-chave que melhor representam os pensamentos do participante. Muitos desses temas se originarão com base no protocolo de entrevista; outros serão criados conforme as transcrições são lidas (Smith, 1995). Essa lista pode também incluir outros códigos que irão ajudar a explicar mais profundamente um tema geral ou principal (Smith, 1995). Conforme surgem os temas baseados nas transcrições, é importante rastrear onde esses temas foram encontrados dentro das transcrições.

77.2.1 Papel do entrevistador

Pesquisadores têm se preocupado cada vez mais com o papel do entrevistador com relação ao processo de coleta de dados. Em particular, eles se preocupam com o que parece ser a natureza controladora do entrevistado (Fontana e Frey, 2000). Essas preocupações exigiram que os pesquisadores prestem mais atenção à voz do participante; a relação entre o entrevistado e o participante; assim como a importância do gênero, raça, *background* sócio-econômico e idade no processo de entrevista (Fontana e Frey, 2000). Muitas dessas preocupações podem ser visadas na abordagem da tarefa de uma pessoa ao conduzir uma entrevista.

Ao conduzir entrevistas, é importante que o entrevistador permaneça neutro, nunca fornecendo uma opinião com relação às respostas do participante, trabalhando de modo que estimule a participação sem fornecer orientação ou avaliação de respostas (Fontana e Frey, 2000). Ele deve ser flexível, objetivo, persuasivo, bom ouvinte, mente aberta e capaz de se colocar no lugar do outro para esclarecer confusões e apaziguar preocupações.

77.2.2 Formatos de entrevista

As entrevistas podem ser desenvolvidas em formato estruturado, semiestruturado ou não estruturado (Fontana e Frey, 2000). Entrevistas estruturadas requerem questões que são muito específicas e com um número fechado ou limitado de repostas disponíveis. As mesmas questões são feitas para todos os participantes, na mesma sequência, com pouca flexibilidade permitida para variação ou elaboração de respostas (Fontana e Frey, 2000). As entrevistas semiestruturadas requerem um conjunto predeterminado de questões abertas. Os participantes são capazes de elaborar suas respostas em vez de serem forçados a escolher uma dentro de um conjunto predeterminado.

As entrevistas não estruturadas requerem pouca orientação por parte do pesquisador. É um processo aberto e flexível que permite uma coleta de dados muito rica e volumosa (Fontana e Frey, 2000). O formato de entrevista semiestruturada é o tipo de abordagem mais utilizado (Fontana e Frey, 2000).

77.2.3 Orientações

Orientações específicas sobre como conduzir uma entrevista seriam difíceis de fornecer porque a técnica depende da pesquisa sendo conduzida, do indivíduo que a conduz, dos entrevistados que estão participando da pesquisa, assim como das questões feitas. As entrevistas podem ser muito subjetivas, dependendo muito das características acima mencionadas. No entanto, há algumas orientações básicas, quase de senso comum, que podem ser utilizadas:

- falar menos/ouvir mais;
- estabelecer um ambiente seguro e positivo para os participantes, no qual as respostas sejam livres de críticas;
- estimular a participação de todos;
- seguir os palpites e *follow-up* nas respostas dos participantes;
- ser espontâneo;
- fazer os participantes sentirem que seus *inputs* farão diferença na pesquisa;
- não estender a pesquisa por muito tempo;
- fornecer incentivos (por ex.: alimentação, pagamento).

77.2.4 Aplicações macroergonômicas

As entrevistas são frequentemente utilizadas dentro de uma estrutura macroergonômica na tentativa de identificar problemas associados ao *design* de um sistema de trabalho específico (Hendrick e Kleiner, 2001). O processo de entrevista permite que o pesquisador questione todos os empregados para obter uma melhor compreensão de como o sistema funciona e quais alterações de *design* podem ser implementadas para melhorar o trabalho individual e/ou sistema de trabalho. Essas alterações irão, idealmente, melhorar os níveis de conforto, segurança e eficiência dos empregados. As entrevistas podem também ser utilizadas como um meio de reunir informações ricas sobre uma organização, que podem depois ser incorporadas em um questionário de pesquisa (ver Capítulo 76, Pesquisa por questionário macroergonômico organizacional) e distribuídas para grandes números de indivíduos em grandes ambientes geográficos (Hendrick e Kleiner, 2001).

77.3 Vantagens

- Uma técnica útil para coleta de dados ricos e altamente informativos (por ex.: problemas ou sintomas de problemas nos sistemas de trabalho e suas possíveis causas, problemas com o *design* de produtos e *insights* de como corrigir deficiências percebidas).
- Oportunidade, para um entrevistador eficiente, de desenvolver uma relaçao com o entrevistado, obtendo, assim, uma descrição mais precisa da experiência do entrevistado e resultados mais exatos.
- Uma poderosa técnica para obter uma compreensão aprofundada das experiências de outros (Sci dman, 1998).

77.4 Desvantagens

- O processo pode ser muito caro e consumir tempo.
- As entrevistas podem ser sujeitas a tendências; especificamente, as crenças do entrevistado podem afetar o modo como as questões são feitas e, posteriormente, influenciar as respostas dos participantes (Madriz, 2000).
- As entrevistas são abertas com relação à codificação e interpretação.
- As entrevistas são frequentemente difíceis de resumir (Seidman, 1998).
- O entrevistado pode estar propenso a dizer ao entrevistador o que ele(a) pensa que o entrevistador quer ouvir em vez de suas próprias crenças, percepções ou sentimentos.

77.5 Exemplo de *output*

O *output* inicial de uma entrevista poderá ser uma transcrição das conversas na qual cada participante recebe algum tipo de identificador seguido por seus comentários. O *output* subsequente recolhido dessas transcrições pode ter diversos formatos, dependendo da preferência do pesquisador. O Quadro 77.1 é um exemplo de como os dados podem ser apresentados. Ele mostra declarações feitas pelos participantes e os códigos resultantes atribuídos pelo pesquisador (Newman, 1997).

77.6 Métodos relacionados

As entrevistas são utilizadas com outros métodos na tentativa de avaliar opiniões, pontos de vista, atitudes e experiências. Os métodos relacionados incluem grupos focais, observação participativa e questionários de pesquisa organizacional. Tais métodos são muito utilizados ao longo das entrevistas para coletar dados adicionais e capacitar uma melhor compreensão do tópico de pesquisa. Por exemplo, as entrevistas podem ser utilizadas para suplementar e/ou corroborar informações coletadas de pesquisas e/ou observações participativas (Madriz, 2000). Conforme indicado por Seidman (1998), pode-se ter o que ele chama de "compreensão observacional" de uma tarefa de trabalho ou situação específicas. Contudo, essa compreensão observacional pode não necessariamente coincidir com a maneira que um indivíduo específico observa sua situação de trabalho. Ao conduzir entrevistas, o pesquisador fica em uma posição de reunir mais informação, granjeando, assim, mais compreensão e apreciação da experiência individual.

77.7 Normas e regulamentações

Não há normas específicas e regulamentos com relação a entrevistas. Em geral, os entrevistados devem ser informados sobre a sua finalidade específica, como os dados serão utilizados, a extensão para a qual as respostas serão mantidas anônimas e obter *feedback* dos resultados do estudo.

77.8 Tempo aproximado de treinamento e de aplicação

A maioria das entrevistas tem duração de uma a duas horas. O período de tempo depende muito daqueles sendo entrevistados e do que está sendo realizado. Como a finalidade da entrevista é apresentar uma oportunidade para os indivíduos que compartilham e elaboram suas experiências específicas, é necessário fornecer um período de tempo para realizar essa meta. Em geral, um encontro de menos de 90 minutos seria muito curto para cumprir essa meta, e um encontro com mais de duas horas pode ser muito longo para alguém ficar sentado o tempo todo (Seidman, 1998). O processo de entrevista com certo número de pessoas pode consumir tempo, pois elas devem ser conduzidas individualmente com cada entrevistado.

Quadro 77.1 Declarações do participante e códigos atribuídos pelo pesquisador

Declaração	Código	Subcódigo
Comentários racistas ou baseados em raça por parte dos instrutores	Clima educacional na Faculdade	Atitude
Faculdade ruim	Clima educacional na Faculdade	Academia
Dificuldade em encontrar tempo para estudar nos laboratórios de computação; laboratórios de computação superlotados	Institucional	Recursos
Não entrar em um departamento	Institucional	Academia
Sem suporte acadêmico por parte do sistema de engenharia	Institucional	Alienação

77.9 Confiabilidade e validade

A validade em pesquisa qualitativa se refere à descrição e explanação e se uma dada descrição corresponde a uma dada explicação. A explicação é confiável? Merriam (1988) sugere seis estratégias básicas para garantir um valor verdadeiro:

1. triangulação ou uso de múltiplas fontes de dados para confirmar temas emergentes;
2. checagem de membros ou retornar dados e interpretações aos membros da equipe e verificar se os resultados são confiáveis; ou ter uma leitura externa das notas de campo e transcrições (Janesick, 1994);
3. observações em longo prazo ou repetido do mesmo fenômeno;
4. exames de pares ou compartilhamento de temas emergentes com os colegas;
5. modos de participação pelo viés do pesquisador, ou esclarecimento das suposições do pesquisador, cosmovisão e orientação teórica.

O histórico em torno de pesquisa qualitativa sugere que o seu valor está na sua singularidade. Portanto, a confiabilidade no senso convencional de reprodutibilidade nega as muitas características que o fazem mais valioso (Janesick, 1994). A generalização deve ser deixada àqueles que "desejam aplicar as descobertas a suas próprias situações" (Merriam, 1988). Ainda, há aqueles que acreditam que, pelo fato de as descobertas recolhidas de métodos qualitativos representarem ideais, atitudes e pensamentos de um grupo específico em determinado ponto no tempo, os resultados não podem ser generalizados a uma população inteira.

77.10 Ferramentas necessárias

Pouquíssimas ferramentas são necessárias para conduzir as entrevistas. Tudo o que é requerido são materiais para escrita, papel e um gravador confiável.

Referências

Fontana, A. and Frey, J.H. (2000), The interview from strutctured questions to negotiated text, in *Handbook of qualitative Research Methods,* Denzin, N. and Lincoln, Y., Eds., Sage, Thousand Oaks, CA, pp. 645-672.

Hendrick, H.W. And Kleiner, B. (2001), *Macroergonomics: An Introduction to Work System Design,* Human Factors and Ergonomics Society, Santa Monica, CA.

Janesick, V.J., (1994), The dance of qualitative research design. metaphor, methodology, and meaning, in *Handbook of Qualitative Research Methods,* Denzin, N. and Lincoln, Y. Eds., Sage, Thousand Oaks, CA, pp. 209-219.

Madriz, E. (2000), Focus groups in feminist research, in *Handbook of Qualitative Research Methods,* Denzin, N. and Lincouln, Y., Eds., Sage, Thousand Oaks, CA, pp. 645-672.

Merriam, S.B. (1988), *Case Study Research in Education: A Qualitative Approach,* Jossey-Bass, San Francisco.

Newman, L. (1997), Quality Improvement/Assessment of Educational System for Students of Color in the University of Wisconsin College of Engineering, University of Wisconsin, Madison.

Seidman, I. (1998), *Interviewing as Qualitative Research: A Guide for Researchers in Education and the Social Sciences,* Teachers College Press, New York.

Smith, J.A. (1995), Semi-structured interviewing and qualitative analysis, in *Rethingking Methods in Psychology,* Smith, J.A., Harré, R., and Van Langenhove, L., Eds, Sage, London, pp. 9-26.

Wengraf, T. (2001), *Qualitative Research Interviewing,* Sage, Thousands Oaks, CA.

78

Grupos focais

Leah Newman
Pennsylvania State University

78.1 *Background* e aplicações

Os cientistas sociais utilizaram inicialmente grupos focais durante os anos 1920, mais frequentemente para auxiliar no desenvolvimento de questionários (Morgan, 1996). Robert Merton e Paul Lazarsfeld foram pioneiros no uso desse método em pesquisa de ciência social nos anos 1940 (Madriz, 2000). Entre a Segunda Guerra Mundial e os anos 1970, os grupos focais eram usados principalmente em pesquisa de mercado para verificar as necessidades do público; hoje continuam sendo utilizados com essa finalidade. Por fim, dos anos 1980 até recentemente, os grupos focais têm sido utilizados para coletar dados em uma variedade de áreas sociais (Morgan, 1996) e ganharam maior popularidade entre pesquisadores qualitativos como um método de escolha (Madriz, 2000). Pesquisadores veem o processo de grupos focais como uma janela na interação humana (Madriz, 2000).

Os grupos focais permitem que uma pessoa entreviste pequenos grupos de indivíduos simultaneamente, possibilitando aos entrevistados mais conforto ao falar abertamente sobre assuntos que são normalmente confidenciais. Indivíduos indicaram sentirem-se menos intimidados durante entrevistas em grupos focais. Eles também indicaram que os grupos focais são mais gratificantes do que entrevistas individuais (Madiz, 2000) porque há um certo nível de camaradagem sentido entre os indivíduos que compartilham a entrevista. Tais grupos fornecem aos participantes um ambiente seguro no qual se pode compartilhar informações com indivíduos de etnia, gênero e *backgrounds* semelhantes (Madiz, 2000).

78.2 Procedimento

Quando se conduz um grupo focal, é imperativo selecionar um moderador experiente e eficiente, assim como um local viável. O moderador deve ter excelentes habilidades de comunicação, ser capaz de liderar e controlar conversas sem ser arrogante e possuir um forte conhecimento de trabalho da pesquisa que está sendo conduzida. Ele é considerado a parte mais importante de um grupo focal bem-sucedido, e deve assegurar-se de que todos os participantes estejam compartilhando seus pensamentos e experiências e não permitir que uma pessoa domine a conversa (Smith, 1995). É ideal que ele seja alguém que pode permanecer completamente objetivo com relação à pesquisa, e alguém que tem disposição para fornecer uma interpretação imparcial da conversa (Smith, 1995). Com relação ao local do grupo focal, é importante criar um ambiente relaxado e confortável.

Para grupos focais, é também importante determinar o tamanho ideal do(s) grupo(s), assim como o número de sessões. Grupos focais típicos têm entre 6 e 12 participantes. Deve-se manter em mente que esses números não são definitivos. Pode ser difícil estimular discussões dentro de pequenos grupos, ao passo que um grupo que é muito grande pode ser difícil de gerenciar. O tamanho do grupo dependerá, novamente, da finalidade da pesquisa (Smith, 1995). É importante que os pesquisadores conduzam tantos grupos focais quantos forem necessários para apresentar resultados confiáveis. Três a cinco sessões com diferentes grupos são ideais, o que ajuda a fornecer dados muito ricos, assim como a comparação entre os grupos (Smith, 1995). A análise de informação obtida com base em grupos focais é semelhante àquela descrita para o método de entrevista abordado no Capítulo 77.

78.2.1 Papel do facilitador

Pesquisadores têm se preocupado cada vez mais com o papel do facilitador/moderador com relação ao processo de coleta de dados. Em específico, eles têm a preocupação com o que parece ser a natureza controladora dos facilitadores de grupos focais (Fontana e Frey, 2000). Essas preocupações requerem que os pesquisadores prestem mais atenção à voz dos participantes; à relação entre o facilitador e os participantes; assim como à importância de gênero, raça, *background* socioeconômico e idade no processo de entrevista (Fontana e Frey, 2000). Muitas dessas preocupações podem ser incluídas na abordagem que uma pessoa adota na facilitação do grupo focal.

Ao facilitar grupos focais, é importante que o moderador permaneça neutro, nunca fornecendo uma opinião sobre as respostas do participante. Ele deve trabalhar de maneira que estimule a participação, sem fornecer orientação ou avaliação de respostas (Fontana e Frey, 2000). Moderadores ou facilitadores devem ser flexíveis, objetivos, persuasivos, bons ouvintes, ter mente aberta e serem capazes de pensar sozinhos a fim de esclarecer qualquer confusão e sondar respostas. O facilitador deve, também, ser capaz de desencorajar o desenvolvimento de um indivíduo dominante ou coligação de indivíduos; assegurar que todos os participantes sejam capazes de contribuir à discussão; e estimular indivíduos obstinados a participar sem desligá-los do processo (Seidman, 1998).

78.2.2 Formas de grupos focais

Grupos focais podem ter diversas formas dependendo da finalidade, incluindo sessões de *brainstorming* com pouca estrutura ou direção, sessões semiestruturadas com algumas questões abertas preestabelecidas ou encontros mais estruturados, como quando utilizando técnica de grupo nominal (NGT), método Delphi ou grupos focais para pesquisa de *marketing* (Fontana e Frey, 2000). O NGT envolve indivíduos com respostas escritas aos problemas, com algum tempo disponível para discussão. Em alguns casos, entrevistados estão em diferentes lugares enquanto participam, o que explica o nome, em um grupo que é formado pelo nome somente (Fontana e Frey, 2000). O método Delphi é um processo de comunicação em grupo utilizado para obter informação de uma tarefa ou problema específico. Ele geralmente envolve anonimato das respostas, com a informação sendo trocada via *e-mail*, correio ou fax (Fontana e Frey, 2000).

78.2.3 Orientações

Seria difícil fornecer orientações específicas de como conduzir um grupo focal, pois a técnica depende da pesquisa conduzida, do indivíduo facilitando o grupo focal e dos membros do grupo que estão participando da pesquisa, bem como das questões feitas. No entanto, assim como o processo de entrevista (ver o Capítulo 77), há poucas orientações básicas, quase de senso comum, que podem ser utilizadas:

- falar menos/ouvir mais;
- estabelecer um ambiente seguro e positivo para participantes, onde as respostas são livres de crítica;
- estimular a participação de todos;
- seguir palpites e fazer *follow up* das respostas dos participantes;
- ser espontâneo;
- fazer que os participantes sintam que seu *input* fará diferença na pesquisa;
- não estender a reunião por muito tempo;
- fornecer incentivos (por ex.: alimentação, pagamento).

78.2.4 Aplicações macroergonômicas

Grupos focais podem ser uma parte importante na obtenção de informação com relação a sistemas de trabalho dentro de organizações. Grupos de indivíduos podem ser reunidos na tentativa de melhorar a compreensão sobre o modo que operam ou interagem sistemas específicos (Hendrick e Kleiner, 2001). Com base nessa compreensão, intervenções podem ser desenvolvidas para melhorar as condições de trabalho, melhorando, assim, a função da organização como um todo. Muitas vezes, subconjuntos de indivíduos de uma área específica de uma organização são reunidos para fornecer *insight* da melhor maneira de conduzir pesquisas para melhorar aquela área. Esse grupo de indivíduos pode ajudar no desenvolvimento de pesquisas que serão distribuídas para um grupo maior. Grupos focais podem também ajudar no *design* e na implementação de intervenções específicas ou em qualquer mudança que possa ser proposta para melhorar as condições de trabalho para o grupo maior.

78.3 Vantagens

Adicionalmente às vantagens mencionadas para o método de entrevista (ver Capítulo 77), as vantagens de utilizar grupos focais são:

- O pesquisador pode observar o processo de interação entre os participantes.
- Comentários feitos por um indivíduo podem gerar pensamentos nos outros participantes.
- A interação entre os participantes limita o nível e a quantidade de contribuição feitos pelo pesquisador ou facilitador. Isso capacita o pesquisador a coletar mais informação relacionada, especificamente, a atitudes, ideias e preocupações dos participantes (Madriz, 2000).
- Dados de um número de pessoas podem ser obtidos mais econômica e eficientemente do que com o método de entrevista.

78.4 Desvantagens

- Grupos focais são frequentemente realizados em espaço neutro em vez do local onde a interação social sendo observada ocorre, o que limita a quantidade de "informação comportamental" que é coletada (Fontana e Frey, 2000).
- A presença do entrevistador ou facilitador pode afetar o comportamento do participante, alterando assim a genuinidade dos dados (Madriz, 2000).
- A cultura do grupo que é estabelecida pode impedir respostas individuais e "pensamento em grupo" podem emergir (Fontana e Frey, 2000).
- Um indivíduo pode dominar a sessão (Fontana e Frey, 2000).

78.5 Exemplo de *output*

O *output* inicial de uma entrevista será uma transcrição das conversas, com cada participante recebendo algum tipo de identificador, seguido por seus comentários. O *output* subsequente adquirido com base nessas transcrições pode ter diversos formatos, dependendo da preferência do pesquisador. A Tabela 78.1

TABELA 78.1 Declarações de participante e códigos determinados pelo pesquisador

Declaração	Código	Subcódigo
Não saber como estudar quando chega aqui	Fatos pessoais	Antes da faculdade
Falta de recursos de computação em casa	Fatos pessoais	Recursos
Falta de confiança	Fatos pessoais	Valor pessoal
Falta de treinamento em computador	Fatos pessoais	Habilidades

é um exemplo de como esses dados podem ser apresentados. A Tabela 78.1 mostra declarações feitas pelos participantes e os códigos resultantes determinados pelo pesquisador (Newman, 1997).

78.6 Métodos relacionados

Os dois métodos básicos utilizados quando se conduz uma pesquisa qualitativa são observações participativas e entrevistas individuais (Madriz, 2000). Os grupos focais são usados com outros métodos na tentativa de avaliar as opiniões, pontos de vista, atitudes e experiências de outros. Esses processos são aplicados com outras metodologias em uma extensão que maximiza a possibilidade de coleta de dados adicionais, o que permite melhor compreensão do tópico da pesquisa.

Os grupos focais também são usados para desenvolver melhores questionários de pesquisa (ver Capítulo 76, Questionário de pesquisa organizacional macroergonômica). Frequentemente, as respostas disponíveis em pesquisas não representam de maneira adequada a posição do entrevistado. Ao facilitar um grupo focal, o pesquisador pode capacitar o entrevistado a elaborar suas respostas em relação a questões específicas de interesse, fornecendo, assim, uma descrição dessas experiências (Fontana e Frey, 2000). Os grupos focais também são usados durante o estágio de desenvolvimento do *design* da pesquisa. Adicionalmente, o pesquisador pode reunir um grupo focal para testar o texto, assim como as escalas de medida de uma pesquisa (Fontana e Frey, 2000).

78.7 Normas e regulamentações

Não há normas e regulamentos específicos para grupos focais.

78.8 Tempo aproximado de treinamento e de aplicação

Nenhum treinamento especializado além de conhecimentos gerais e experiência como facilitador são necessários. Pessoas sem treinamento ou experiência ao facilitar grupos de discussão seriam beneficiadas com um curso de treinamento ou prática com um facilitador experiente.

A maioria dos encontros com grupos focais tem duração de uma a duas horas. O período de tempo depende muito daqueles sendo entrevistados e do que está sendo realizado. Como a finalidade do grupo focal é apresentar uma oportunidade para indivíduos compartilharem e elaborarem suas experiências específicas, é necessário fornecer um período de tempo para realizar essa meta. Tipicamente, um encontro com menos de 90 minutos seria muito curto para cumprir com essa meta e um encontro com mais de duas horas pode ser muito longo para alguém ficar sentado o tempo todo (Seidman, 1998).

78.9 Confiabilidade e validade

Qualquer tipo de pesquisa formal conduzida requer que o pesquisador considere a validade e a confiabilidade dos dados coletados e as ferramentas de medição utilizadas. A confiabilidade e a validade têm um papel semelhante com relação às metodologias do grupo focal e a entrevista. Pesquisadores muitas vezes se perdem no processo qualitativo ou metodologia, e como resultado, as questões de validade, confiabilidade e generalização não são abordadas ou evidenciadas (Janesick, 1994). Quando os grupos focais bem planejados são realizados por um facilitador competente, os resultados podem ser consistentes, e sua aplicação, bem-sucedida. Para mais informações em relação às questões de confiabilidade, validade e generalização, ver o Capítulo 77, Método de entrevista.

78.10 Ferramentas necessárias

Pouquíssimas ferramentas são necessárias para facilitar grupos focais. Tudo o que é requerido são materiais para escrita e um gravador confiável. Alguns indivíduos podem utilizar um gravador de vídeo para obter uma descrição mais exata de quem está respondendo a uma questão. O gravador também forneceria um quadro melhor da interação do participante e respostas não verbais. Contudo, dependendo do local, pode-se não ter acesso a câmeras de vídeo e a dispositivos de gravação de alta qualidade. Os pesquisadores muitas vezes se encontram em posições nas quais devem confiar em sua capacidade para tomar notas rapidamente, mentais e escritas (Fontana e Frey, 2000).

Referências

Fontana, A. and Frey, J.H. (2000), The interview from structured questions to negotiated text, in *Handbook of Qualitative Research Methods*, Denzin, N. and Lincoln, Y., Eds., Sage, Thousand Oaks, CA, pp. 645–672.

Hendrick, H.W. and Kleiner, B. (2001), *Macroergonomics: An Introduction to Work System Design*, Human Factors and Ergonomics Society, Santa Monica, CA.

Janesick, V.J. (1994), The dance of qualitative research design: metaphor, methodology, and meaning, in *Handbook of Qualitative Research Methods*, Denzin, N. and Lincoln, Y., Eds., Sage, Thousand Oaks, CA, pp. 209–219.

Madriz, E. (2000), Focus groups in feminist research, in *Handbook of Qualitative Research Methods*, Denzin, N. and Lincoln, Y., Eds., Sage, Thousand Oaks, CA, pp. 645–672.

Morgan, D.L. (1996), *Focus Groups as Qualitative Research*, Sage, Newbury Park, CA.

Newman, L. (1997), Quality Improvement/Assessment of Educational System for Students of Color in the University of Wisconsin College of Engineering, University of Wisconsin, Madison.

Seidman, I. (1998), *Interviewing as Qualitative Research: A Guide for Researchers in Education and the Social Sciences*, Teachers College Press, New York.

Smith, J.A. (1995), Semi-structured interviewing and qualitative analysis, in *Rethinking Methods in Psychology*, Smith, J.A., Harré, R., and Van Langenhove, L., Eds., Sage, London, pp. 9-26.

79

Experiência laboratorial

Brian M. Kleiner
Virginia Polytechnical Institute and State University

79.1 *Background* e aplicações

As experiências laboratoriais tipicamente incluem: uma hipótese de pesquisa que prevê efeitos causais de uma ou mais variáveis sobre outros; pelo menos dois níveis de uma ou mais variáveis independentes; atribuição objetiva de indivíduos a condições; procedimentos sistemáticos para teste empírico de relações causais hipotéticas; e controles específicos para reduzir ameaças à validade interna (Graziano e Raulin, 2000). Em *design* de sistemas de trabalho, as pesquisas experimentais e quase experimentais são necessárias para construir uma compreensão do que funciona e o porquê (Hendrick e Kleiner, 2001). Embora muitas pesquisas em grupos e equipes não sejam empíricas, é plausível investigar empiricamente fatores dos subsistemas de pessoal, tecnológico e ambiental de um sistema de trabalho, assim como suas interações. Por exemplo, sistemas de trabalho reais podem ser simulados em laboratório, e variáveis específicas independentes de sistema de trabalho podem ser manipuladas para estudar seu efeito nas variáveis de resultado (dependentes) de interesse. Tipicamente, é desejável retornar ao campo após investigação laboratorial para validação de campo, em geral na forma de quase experimentos, utilizando membros organizacionais e grupos de trabalho naturais como matérias (ver Capítulo 80, Estudos de Campo e Experimentos de Campo).

79.2 Procedimento

79.2.1 Revisão da literatura

É comum que a primeira etapa no processo de pesquisa laboratorial seja compreender a literatura dentro do domínio de interesse. Isso é geralmente precedido por uma ideia ou questão inicial. É útil descobrir o que é conhecido no domínio e qual conhecimento deve ser estudado. Isso conduz a uma declaração do problema. Para a macroergonomia ou o *design* de sistemas de trabalho, são diversos os corpos de conhecimento relevantes. Os domínios incluem a Psicologia Industrial e Organizacional, sistemas de Engenharia,

Ergonomia e Fatores Humanos e Gerenciamento e Negócios. A pesquisa que envolve grupos e equipes pode ser encontrada nesses domínios, assim como a Educação, Ciência da Computação e outras áreas.

79.2.2 Colocação de questões e hipóteses de pesquisa

Com base nessa literatura, são derivadas questões de pesquisa específicas testáveis. As hipóteses são previsões específicas dos efeitos das variáveis independentes ou dependentes e têm base nas perguntas científicas. Com base nessa literatura, as teorias costumam orientar as decisões sobre a pesquisa. Nos experimentos laboratoriais em grupo e equipe, há tipicamente uma manipulação e uma previsão associada do(s) efeito(s) sobre o grupo ou equipe. A fim de otimizar variáveis de *design* tecnológicas e organizacionais de grupos ou equipes, uma compreensão das dimensões do processo subjacente que se traduzem em resultados bem-sucedidos de equipe devem ser atingidas. Para compreender e medir de maneira objetiva o desempenho do grupo ou equipe, devemos operacionalizar e, quando possível, quantificar esses processos subjacentes.

79.2.3 Teste de hipóteses de investigação

As hipóteses envolvem previsões sobre o efeito de variável(is) independente(s) sobre variável(is) dependente(s). A hipótese nula declara que não há efeito além do causado por acaso. A hipótese alternativa ou causal declara que a variável independente causa uma alteração significante na(s) variável(is) dependente(s). Também há possibilidade de que as hipóteses das variáveis de confundimento sejam confirmadas, isto é, que as diferenças observadas sejam causadas pelos efeitos dos fatores de confusão. Um desenho experimental estabelece que os fatores ou variáveis serão manipulados. As variáveis medidas ou variáveis dependentes são também identificadas. Então, muitos experimentos laboratoriais manipulam as variáveis independentes para avaliar seu(s) efeito(s) sobre variáveis dependentes. Os indivíduos são selecionados com base em uma população. Algumas vezes, seleção específica e/ou critérios de amostragem orientam o processo.

79.2.4 Utilização de grupos e equipes como temas

Em estudos laboratoriais macroergonômicos, grupos ou equipes de indivíduos são empregados com frequência. Um grupo nominal é um grupo somente no nome. Em tais estudos, os indivíduos são recrutados como indivíduos e depois combinados em grupos para experimentação. De modo alternativo, as equipes podem ser utilizadas. Elas podem ser recrutadas como unidades com base em sua experiência prévia na operação como equipes. É também possível treinar grupos para se tornarem equipes coesas, mas isso pode consumir tempo e ter alto custo. Em geral, uma das dificuldades de pesquisa em grupo e equipe é o controle para experiência em equipe e as características. Variabilidade intra e interequipe pode, então, encobrir uma confusão potencial.

Esse tipo de pesquisa requer o desenvolvimento de um conjunto válido de medidas (Prince et al., 1992), e essas medidas devem incluir as dimensões sociotécnicas, de processo e os resultados, a fim de revelar a relação entre as características da equipe, dos processos e dos resultados, e fornecer uma estrutura para pesquisa aprofundada em *design* de equipe virtual. Com equipes virtuais, a infraestrutura física tradicional necessária, incluindo colocação geográfica e meios para interações físicas, é substituída pela tecnologia de informação e comunicação.

A teoria organizacional moderna tem como uma de suas suposições básicas a necessidade de agrupar pessoas e unidades para finalidades de coordenação e supervisão. Lucas e Baroudi (1994) notaram que direções atuais em tecnologia da informação cada vez mais invalidam essa hipótese. A pesquisa nessa área é escassa e os resultados já apontam para conclusões conflitantes.

Quando se utiliza grupos ou equipes como sujeitos, é importante considerar os diferentes níveis de desempenho. Mais tipicamente, é desejável medir o desempenho do indivíduo, do grupo e, possivelmente, níveis de desempenho organizacional. Uma análise intra e inter (WABA) é um método estatístico que pode abordar esses diferentes níveis de desempenho. Assim, em estudos macroergonômicos, manipulamos as variáveis independentes e medimos seu(s) efeito(s) em índices de desempenho individual, em grupo e organizacional.

79.3 Vantagens

- Capacidade para responder a questões sobre causalidade.
- Capacidade para exercitar controle sobre variáveis.
- Processo sistemático.
- Uso real dos grupos ou equipes.

79.4 Desvantagens

- A generalização para a realidade é sempre questionada (isto é, validade externa).
- Algumas vezes é difícil controlar as variáveis confusas e de confundimento.
- Algumas vezes é um processo lento e entediante.
- É difícil de controlar a variabilidade do grupo ou equipe.

79.5 Métodos relacionados

As pesquisas experimentais e quase experimentais também podem ser executadas em campo (por ex., em organizações). Outro método popular é a pesquisa de opinião. Esses métodos são abordados nos Capítulos 80 e 76, respectivamente.

79.6 Normas e regulamentações

Os conselhos de revisão institucional (IRB) fornecem fiscalização para estudos laboratoriais nas universidades, institutos de pesquisa, hospitais e escolas. As organizações de pesquisa militar têm semelhantes grupos para fiscalização. IRBs abrangem em geral pesquisas de pares e *stakeholders* da comunidade. Pela lei, a pesquisa patrocinada pelo governo envolvendo humanos deve ser aprovada pelos IRBs. As políticas federais e procedimentos para experiências em laboratórios incluem áreas como beneficiência, seleção e risco. Em resumo, os benefícios devem sobrepor os custos, a seleção deve ser justa e equitativa e o risco deve ser minimizado.

79.7 Tempo aproximado de treinamento e de aplicação

Um curso educativo em *design* experimental é útil. É ideal que o pesquisador tenha experiência em probabilidade e estatística. Supervisão para experiência laboratorial deve ser fornecida por um pesquisador com PhD, chamado "pesquisador principal".

79.8 Confiabilidade e validade

Uma experiência laboratorial planejada e executada renderá alta confiabilidade e validade. A confiabilidade tem relação com a consistência da medição. Enquanto a validade absoluta não pode ser garantida, o pesquisador antecipará e reduzirá as ameaças potenciais à validade. É comum que isso envolva a adequação e a solidez da metodologia e seus procedimentos inerentes. O termo *validade de construto* refere-se à extensão para a qual os resultados apoiam a teoria subjacente e as construções. Dado o ambiente artificial do laboratório, a validade externa ou a extensão para a qual os resultados são generalizáveis são uma preocupação específica. A validade estatística e interna é confirmada por meio de análise estatística. Usando uma ANOVA ou outros testes estatísticos adequados, o pesquisador confirma que os resultados são mais do que um produto ao acaso.

79.9 Ferramentas necessárias

Há muitos pacotes de *software* disponíveis, incluindo SAS, SPSS, BMDP, JMP etc. Três dimensões ortogonais de apoio ao grupo podem ser derivadas de taxonomias anteriores e resultados de estudos empíricos. Eles são o ponto de apoio para o processo de comunicação, o nível de apoio para o processo de tomada de decisão, senso de presença ou virtualidade do grupo (Cano et al., 1998). Para pesquisa de grupo e equipe, há diversos pacotes de *software* customizado para auxiliar junto ao trabalho colaborativo com computador. Um exemplo de pacotes de suporte à comunicação é o Group Systems. Um exemplo de pacote de suporte à decisão é o Group Expert Choice.

Referências

Cano, A.R., Meredith, J.W., and Kleiner, B.M. (1998), Distributed and collocated group communication vs. decision systems support, in *Proceedings of the Human Factors and Ergonomics Society 42nd Annual Meeting*, Human Factors and Ergonomics Society, Santa Monica, CA.

Graziano, A. and Raulin, M. (2000), *Research Methods: A Process of Inquiry*, Allyn & Bacon, Boston.

Hendrick, H.W. and Kleiner, B.M. (2001), *Macroergonomics: An Introduction to Work System Design*, Human Factors and Ergonomics Society, Santa Monica, CA.

Lucas, H.C. and Baroudi, J. (1994), The role of information technology in organizational design, *J. Manage. Inf. Syst.*, 10, 9–23.

Prince, A., Brannick, M.T., Prince, C., and Salas, E. (1992), Team process measurement and implications for training, in *Proceedings of the Human Factors Society 36th Annual Meeting*, Human Factors Society, Santa Monica, CA, pp. 1351–1355.

80

Estudos de campo e experimentos de campo

Hal W. Hendrick
Univestity of Southern California

80.1 *Background* e aplicação

O método de estudo de campo e sua variação, o experimento de campo, junto com os métodos laboratoriais e dos questionários de pesquisa, é o meio mais antigo e clássico de estudar organizações. O método de estudo de campo é usado para reunir informação sobre funcionamento organizacional ou de sistema de trabalho por meio de observação sistemática direta. Essa informação é mais frequentemente utilizada para identificar as possíveis relações causais entre as variáveis do sistema de trabalho e para identificar problemas com funcionamento organizacional.

O experimento de campo difere de estudo puro em campo no que uma ou mais variáveis no campo ou ambiente organizacional é manipulada, de modo que seu efeito na(s) variável(is) dependente(s) de interesse – geralmente algum aspecto de desempenho do sistema de trabalho – pode ser observado de maneira direta. É comum que a variável manipulada ou alterada seja algum aspecto das estruturas ou processos do sistema de trabalho. Aquela alteração pode ter sido sugerida como o resultado de um estudo de campo, questionário de pesquisa organizacional ou simulação em laboratório. Frequentemente, a experiência de campo é feita para parte do sistema de trabalho da organização e, se a alteração se mostrar eficaz, pode ser implementada por toda a organização.

80.2 Estudo de campo

80.2.1 Procedimento

O método de estudo de campo é referido como uma observação sistemática ou naturalista e como uma pesquisa da vida real. Esses termos, juntos, fornecem uma boa descrição dessa abordagem. Ela envolve sair em campo para observar, de maneira sistemática, os eventos, conforme eles ocorrem na vida real. A principal preocupação do pesquisador em utilizar esse método é o *realismo*. Ao observar de maneira sistemática os eventos conforme eles ocorrem naturalmente no ambiente de trabalho, o pesquisador pode, a princípio, destrinchar as relações causais ou, pelo menos, identificar correlações entre variáveis no sistema de trabalho que sugerem nexo causal. Essa informação pode ser altamente útil para compreender como os aspectos da estrutura do sistema de trabalho, processo ou gerenciamento e uma supervisão afetam diversas dimensões de eficácia organizacional, tal como saúde do empregado, segurança ou satisfação no trabalho e produtividade do sistema ou qualidade da produção. Em um estudo de campo puro, não há tentativas para controlar variáveis potencialmente causais em situação no campo (isto é, sistema de trabalho) (Vercruyssen e Hendrick, 1990).

Quando o pesquisador tem interesse em utilizar o método de estudo de campo para determinar relações causais, ele(a) deve controlar variáveis que possam influenciar a variável dependente de interesse, mas fazê-lo de modo que o controle ocorra naturalmente. Por exemplo, tomemos as variáveis A, B, C e D existentes em um determinado sistema de trabalho. Com base nelas queremos determinar qual é essencialmente responsável por alterações em alguma variável dependente, tal como desempenho do empregado. O pesquisador teria de esperar pela ocorrência de situações nas quais diferentes valores de A, B e C estivessem presentes, mas D fosse constante. Semelhantemente, o pesquisador teria de observar situações onde as únicas variáveis *em mudança* seriam ABD, ACD e BCD. Por esse procedimento, o pesquisador eventualmente seria capaz de determinar qual variável foi a causal primária. Um exemplo clássico desse tipo de aplicação foi uma investigação para determinar fatores que distinguem unidades de alta produção das unidades de baixa produção, conduzida pelo Survey Research Center da University of Michigan (Kahn e Katz, 1963). O Survey Research Center conduziu investigações de estudo de campo em uma variedade de unidades de trabalho, incluindo uma companhia de seguros, fabricante de automóveis, companhia de tratores, utilidade elétrica e grupos de manutenção de passagem em estrada de ferro. Por meio dessa extensa investigação por um período de anos, quatro fatores isolados pareceram distinguir unidades de alta produção de unidades de baixa produção. Três delas apresentavam características de supervisão de trabalho. Os supervisores de unidades de alta produção (a) tinham a tendência de distinguir claramente seu trabalho de supervisor daquele de seus subordinados, (b) eram empregados orientados em vez de apenas produção orientada (isto é, eles tratavam seus subordinados como pessoas em vez de somente como unidades de produção) e (c) não supervisionavam (isto é, eles diziam às pessoas *o que* fazer, não *como* fazer etapa por etapa). O quarto fator foi um sentimento geral entre os trabalhadores de alta produção de que sua unidade era melhor do que as outras na organização.

Um uso comum da abordagem de estudo de campo em macroergonomia é examinar registros de desempenho existentes para um determinado sistema de trabalho e as condições específicas ou natureza do sistema de trabalho sob as quais os desempenhos ocorreram. Por meio dessa abordagem, é possível (a) identificar áreas de problema com o *design* do sistema de trabalho que sejam passíveis de intervenção macroergonômica e (b) obter *insight* sobre a natureza da intervenção macroergonômica necessária.

80.2.2 Vantagens

- A principal vantagem do método de estudo de campo é o realismo. Ao observar os acontecimentos conforme ocorrem naturalmente, o pesquisador evita a esterilidade e a artificialidade do laboratório. Contudo, uma precaução deve ser tomada: é importante para o pesquisador reconhecer que sua presença constante altera a situação e pode, assim, afetar o que ocorre. O pesquisador deve tomar muito cuidado para ser o menos intruso possível.
- Por razão do realismo desse método, quando o pesquisador é capaz de estabelecer relações de causa e efeito, podemos ter alta confiança na utilidade prática dos resultados.

80.2.3 Desvantagens

- O pesquisador tem de aguardar que os acontecimentos ocorram naturalmente. Em consequência disso, o processo de observação pode levar longo tempo e pode incorrer despesas consideráveis antes que quaisquer relações de causa e efeito possam ser estabelecidas.

- O pesquisador pode ter de observar os acontecimentos naturalmente muitas vezes sob diversas condições antes que variáveis alheias possam ser eliminadas como fatores causais e variáveis causais verdadeiras destrinchadas e suas interações identificadas.

80.3 Experimento de campo

Talvez o método mais utilizado dos métodos clássicos em intervenções macroergonômicas seja o experimento de campo. Ele difere do estudo de campo no que, em vez de observar passivamente os eventos conforme eles ocorrem naturalmente, o ergonomista atua como um agente de mudança. As variáveis selecionadas são deliberada e sistematicamente manipuladas, e o efeito nas variáveis de desfecho ou no desempenho de interesse é observado. Frequentemente, a(s) variável(is) a ser(em) manipulada(s) foi (foram) identificada(s) por meio de um estudo de campo ou outros métodos clássicos, tais como simulação em laboratório, entrevistas ou questionário de pesquisa organizacional (Vercruyssen e Hendrick, 1990).

Em um estudo do autor, o estudo de campo de diversas unidades operacionais em uma organização de treinamento técnico sugeriu que a divisão de supervisores estava mantendo muita autoridade sobre decisão, em vez de delegar mais a autoridade para os chefes de seção que, por meio de treinamento e experiência, tinham de se tornar bem profissionalizados. Um fator relacionado era que os chefes estavam restritos pelas regras e procedimentos formalizados que estavam inibindo inovação e a capacidade do chefe da seção em responder de maneira rápida a eventos imprevistos. Como resultado, os chefes de seção sentiram que suas habilidades estavam sendo desperdiçadas e eles estavam frustrados, perdendo a motivação e desempenhando suas funções de maneira insuficiente. Em uma divisão, um experimento de campo foi conduzida, e muitas das regras formais e procedimentos foram eliminados e muito da autoridade de decisão tática (dia a dia) foi delegada aos chefes de seção. A melhoria de desempenho no comportamento dos chefes de seção e suas respectivas unidades foi dramática. Além disso, a alteração liberou o chefe de seção para se concentrar em planejamento estratégico e tomada de decisão, melhorando, assim, o uso de sua experiência e habilidades. Como resultado desse experimento de campo, o sistema de trabalho completo foi modificado para incorporar essas mesmas alterações em todas as divisões e seções.

80.3.1 Aplicações macroergonômicas

Conforme descrito no exemplo acima, uma maneira eficaz de utilizar um experimento de campo é como um *follow-up* para um estudo de campo inicial, que pode sugerir possíveis variáveis dependentes que podem, então, ser manipuladas em um experimento de campo. Por exemplo, uma revisão de registros de desempenho e uma análise da estrutura organizacional do sistema de trabalho (ver o Capítulo 89, Análise macroergonômica de estrutura) pode indicar onde uma alteração estrutural é necessária. Então, a modificação pode ser feita, e o impacto no desempenho do sistema de trabalho, observado. Algumas vezes essa alteração no sistema de trabalho será feita em uma parte específica da organização para testá-la. Se a alteração se mostrar eficaz, então será implementada em uma dimensão maior. Em razão dos problemas potenciais de aceitação e apoio do empregado à mudança, o experimento de campo costuma ser combinado com uma abordagem ergonômica participativa para efeito da intervenção. Como notado no Capítulo 81, Ergonomia participativa, é mais provável que empregados aceitem e apoiem as mudanças quando são envolvidos no processo.

80.3.2 Vantagens

Em grande medida, o experimento de campo combina as vantagens do estudo de campo e a experiência laboratorial enquanto supera suas maiores desvantagens.

- Como o estudo laboratorial, o pesquisador manipula deliberadamente a(s) variável(is) dependentes de interesse, superando, assim, o problema do estudo de campo de ter que esperar que as coisas ocorram naturalmente.
- O experimento de campo tem a vantagem do realismo do estudo de campo.
- Em comparação ao estudo de campo, o experimento de campo é mais eficiente em termos de tempo e custos relacionados.

80.3.3 Desvantagens

- Ao causar "artificialmente" uma alteração desejada, o pesquisador ou agente de alteração pode introduzir variáveis alheias que influenciam os efeitos da alteração. Nos experimentos de campo macroergonômicos, tal problema pode ser atribuído às percepções do empregado sobre a finalidade da alteração. A maneira como os empregados percebem a intervenção pode alterar como eles respondem a ela e sua motivação relacionada.
- A maneira como as alterações são implementadas pode, algumas vezes, determinar o sucesso ou falha das intervenções.
- O custo para utilizar trabalhadores em experimentos de campo algumas vezes é visto pelas organizações como muito proibitivo. Por essa razão, ao apresentar tal proposta à gerência, é importante incluir uma análise segura de custo-benefício.

80.4 Métodos relacionados

- Experiência laboratorial.
- Questionário de pesquisa organizacional.
- Entrevista e métodos de grupo focal.
- Ergonomia participativa.
- Análise macroergonômica de estrutura (AME).
- Análise macroergonômica e *design* (ADM).

80.5 Normas e regulamentações

Não há normas ou regulamentos diretos regendo os estudos de campo ou os experimentos de campo. Em alguns casos, os métodos de estudo de campo e de experimento de campo podem ser usados para ajudar os empregados a ter um ambiente de trabalho mais seguro em conformidade com a cláusula U.S. OSHA General Duty e diversos regulamentos estatais de saúde e segurança. Esses métodos devem ser igualmente aplicáveis para ajudar a cumprir com regulamentos de saúde, segurança e ergonomia em outros países.

80.6 Tempo aproximado de treinamento e de aplicação

Requisitos de treinamento podem variar, dependendo da sofisticação da aplicação e do *background* educacional do indivíduo. Para um ergonomista profissionalmente educado, sem treinamento específico e com experiência em condução de estudos de campo ou de experimentos de campo, cerca de 20 horas de contato de treinamento e prática são suficientes. O tempo de aplicação pode variar muito, entre poucos dias a diversos anos, dependendo do escopo do projeto.

80.7 Confiabilidade e validade

O estudo de campo e o experimento de campo têm demonstrado boa confiabilidade e validade em centenas de estudos organizacionais. As situações nas quais eles não demonstram boa confiabilidade ou validade foram aquelas em que a presença do pesquisador alterou a situação e, portanto, afetou o resultado. Com o experimento de campo, *a maneira* como a alteração é introduzida e implementada pode afetar o comportamento do empregado, tal como criar o efeito Hawthorne ou, se a alteração é ressentida, incita deliberadamente um mau desempenho.

80.8 Ferramentas necessárias

Enquanto alguns estudos de campo e experimentos de campo podem ser conduzidos com simples meios de observações de registros manuais de comportamento e/ou resultados de desempenho, tais como um bloco de papel e caneta, há diversos dispositivos customizados que podem ajudar no registro de resultados de comportamento e desempenho. As câmeras de vídeo e dispositivos de registro de áudio são muito utilizados para registrar comportamento de desempenho. Para os resultados de desempenho, uma determinada situação pode ser empregada para o uso de meios automatizados de registro de produtividade e/ou erros. Por exemplo, se a tarefa envolve o uso de computadores, então o número de palavras por unidade de tempo ou o número de erros por determinado número de *keystrokes* pode ser compilado automaticamente. A produção pode ser medida em termos de unidades produzidas por determinado período de tempo utilizando dispositivos de contagem automática. Quando aplicáveis, medidas fisiológicas, tais como EEG, EKG, EMG etc., podem ser registradas automaticamente pelo equipamento.

Referências

Kahn, R.L. and Katz, D. (1963), Leadership practices in relation to productivity and morale, in *People and Productivity*, Suttermeister, R.A., Ed., McGraw-Hill, New York.

Vercruyssen, M. and Hendrick, H.W. (1990), *Behavioral Research and Analysis: An Introduction to Statistics within the Context of Experimental Design*, 3rd ed., Ergosyst, Lawrence, KS.

81

Ergonomia participativa (EP)

Ogden Brown, Jr.
University of Denver

81.1 *Background* e aplicação

A participação e as práticas participativas são as principais metodologias no *design* e na análise de sistemas de trabalho (Brown, 2002) e elas também são importantes para *design* de produto (ver Hendrick, 1996). Há diversos conceitos intimamente relacionados e termos que aparecem ao longo da literatura nos campos da ergonomia, psicologia e gerenciamento. Tais termos como participação, envolvimento de empregados, ergonomia participativa, gerenciamento participativo e outras abordagens participativas são geralmente utilizadas de maneira indiferente. Por exemplo, Cotton (1993, p. 3) define o termo "envolvimento de empregados" como "um processo participativo para utilizar a capacidade completa dos trabalhadores, planejado para estimular o comprometimento do empregado ao sucesso organizacional". Ele aponta que não é um conceito unitário científico verdadeiro, mas sim um termo geral útil para uma variedade de abordagem, todas as quais empregam participação. Assim, ergonomia participativa (EP) pode ser considerada uma abordagem para empregar envolvimento, que é relacionado com análise e *design* ergonômico. Desse ponto de vista, EP é uma abordagem ou esquema que pertence à categoria geral notada acima e que se encaixa na definição fornecida por Cotton. Uma pessoa pode, dessa maneira, inferir que ergonomia participativa é a abordagem de envolvimento único ao campo da ergonomia (Brown, 1994, 2002).

A ergonomia participativa como um conceito foi definida de modos diferentes, porém complementares. Wilson e Haines (1997) aponta que EP pode ser relacionada como uma filosofia, uma abordagem ou estratégia, um programa ou um conjunto de técnicas e ferramentas. Eles a definiram como o envolvimento de pessoas no planejamento e no controle de uma quantidade significante de suas próprias atividades de trabalho, com conhecimento suficiente e poder para influenciar os processos e resultados para alcançar metas desejáveis. Imada (1991) define como uma abordagem macroergonômica a implementação de tecnologia em organizações que requer usuários finais altamente envolvidos no desenvolvimento e implementação da tecnologia. Conforme

Hendrick e Kleiner (2001) observam, quando a participação ou o envolvimento incluem *design* e análise ergonômica, o envolvimento do trabalhador pode ser dito como constituinte de uma ergonomia participativa.

Em suma, ergonomia participativa é um conceito complexo que envolve muitas dimensões diferentes (Haines e Wilson, 1998). EP pode ser encontrada em todos os outros métodos ergonômicos virtualmente até certo ponto e suas aplicações em *design* e análise ergonômica são infinitas.

81.2 Procedimento

Um exame cuidadoso de diversas abordagens à participação revela pelo menos três tipos diferentes. Cada uma é planejada para estimular a participação do trabalhador, mesmo que cada uma resulte em um diferente tipo de envolvimento (Brown, 1994, 2000, 2002). As organizações que estão interessadas em implementar alguma forma de participação e envolvimento do trabalhador devem estar alertas para as diferenças entre essas abordagens e selecionar a abordagem que ofereça o melhor *ajuste* com a organização (Brown, 2002). O conceito de *ajuste* é muito importante no *design* organizacional. A teoria dos sistemas sociotécnicos afirma que nenhuma parte da organização deve ser alterada sem uma conscientização e consideração de seu papel no sistema inteiro. Os principais elementos que precisam "se ajustar" são as pessoas, os processos de informação, a tecnologia, o sistema de compensação e a estrutura organizacional (Lawler, 1992). A estrutura é uma variável crítica na determinação de como o envolvimento orientado da organização deve e pode ser. Alguns *designs* organizacionais tornam virtualmente impossível a criação de uma organização de envolvimento orientado; outras quase demandam que a organização seja com envolvimento orientado (Brown, 2002; Lawler, 1992).

As três principais abordagens à participação (Brown, 1994, 2000, 2002) são:

1. sugestão de envolvimento paralelo (participação consultiva);
2. envolvimento no trabalho (participação permanente);
3. alto envolvimento.

Essas abordagens diferem basicamente no grau ao qual elas sugerem que quatro características-chave de uma organização devem ser movidas no nível menor possível. Essas características são:

1. informação sobre o conhecimento do trabalhador;
2. o sistema de compensação;
3. desempenho organizacional;
4. o poder para atuar e alcançar decisões que influenciam as práticas e políticas organizacionais.

Essas características-chave são também um caminho útil para considerar *ajuste* entre diferentes partes da organização com relação a como as partes as afetam (Lawler, 1992). Quando elas são movidas descendentemente em uma organização, a participação do trabalhador é praticada. A abordagem de sugestão paralela faz o mínimo para movê-los em ordem decrescente; a abordagem de alto envolvimento faz o máximo. Não há mais mudança básica em uma organização do que movimentar poder, conhecimento, compensações e informação para níveis mais baixos. Essa é a própria essência da participação e envolvimento. Serve para alterar a natureza básica do trabalho por si só e tem impacto direto sobre a tarefa de cada trabalhador por meio da capacitação e habilitação. Também tem impacto direto na eficácia da organização inteira (Brown, 1994, 2000, 2002).

81.2.1 Envolvimento de sugestão paralela

Os programas de envolvimento de sugestão paralela requisitam que os trabalhadores solucionem problemas e produzam ideias que influenciarão a operação de rotina da organização. Tais programas são estruturas paralelas para atividades normais, já que posicionam as pessoas em uma nova situação ou estrutura em separado, que opera de maneira diferente da organização tradicional. A abordagem mais utilizada é a qualidade circular ou grupo de trabalho de solução de problema. Eles não têm autoridade formal, recompensas diretas não são oferecidas e eles não têm o poder de implementar suas próprias decisões.

Outra sugestão de abordagem de envolvimento é aquela de programas de qualidade de vida no trabalho. Em geral, eles empregam uma estrutura paralela em múltiplos níveis na organização e podem servir para unir dois grupos contraditórios. Eles servem para alterar a relação entre trabalhador e organização e podem oferecer aos trabalhadores a oportunidade de influenciar aspectos nos quais normalmente não influenciam. Contudo, é caro e difícil para manter o *momentum* por causa da resistência a níveis médios de gerenciamento e pela falta de *expertise* por parte dos trabalhadores para solucionar problemas mais complexos (Brown, 2000, 2002; Lawler, 1992).

81.2.2 Envolvimento no trabalho

As abordagens de envolvimento de trabalho focam o *design* de trabalho de maneiras que motivam melhor o desempenho nele. Uma estratégia, o enriquecimento de trabalho, foca na criação de tarefas individuais que fornecem *feedback* às pessoas, requerem que elas empreguem uma variedade de habilidades, aumentem sua influência sobre como o trabalho é executado e oferecem a elas uma tarefa de trabalho completa para que a executem. Ao envolver o trabalhador em um enriquecimento de trabalho, a organização não apenas alcança a satisfação no trabalho e a crescente motivação, mas também percebe melhor o *design* (ou *redesign*) de trabalho ou estação de trabalho, o melhoramento do arranjo do local de trabalho e talvez a modificação do trabalho (Brown, 1994, 2000).

Uma abordagem de envolvimento de trabalho muito popular é a de equipe de trabalho autodirigida. Ela se caracteriza por um sistema formal de envolvimento de trabalhador, sua participação direta e com um alto grau de controle (Cotton, 1993). A abordagem de equipe difere de enriquecimento da atividade laboral individual no que o trabalho em grupo é a principal unidade de envolvimento. A abordagem de envolvimento de trabalho tem significantes implicações para como a organização é estruturada e gerenciada. O envolvimento nesse caso não é uma atividade especial, assim como a abordagem de sugestão paralela; ele é o modo como a organização conduz seus negócios (Brown, 1996, 2002).

81.2.3 Alto envolvimento

A abordagem de alto envolvimento ou comprometimento se constrói sobre o que foi aprendido com as abordagens de sugestão e envolvimento no trabalho. Ela estrutura uma organização de modo que aqueles de níveis mais baixos terão um senso de envolvimento não apenas em relação a quão bem eles fazem seus trabalhos ou quão eficaz é o desempenho da equipe, mas em termos de desempenho total de toda a organização. O alto envolvimento vai muito além do que as outras abordagens em direção a movimento de informação, conhecimento, recompensas e poder para o nível mais baixo organizacional. Ela pode criar uma organização na qual os trabalhadores se importam sobre o desempenho organizacional porque eles sabem a respeito dela, são capazes de influenciá-la e são recompensados por fazê-lo e possuem o conhecimento e habilidades para contribuir com ela (Brown, 2000, 2002).

A ergonomia de alto envolvimento requer mudança consistente e contínua em todos os aspectos da organização. Os trabalhadores devem ser envolvidos em decisões sobre seus trabalhos e suas atividades. Há implicações importantes aqui para o *design/redesign* de trabalho e estação de trabalho, e até para modificação de tarefa de trabalho. Os trabalhadores devem também ser fortalecidos para desempenhar um papel significativo em decisões de nível organizacional relacionadas à estratégia, estrutura e outras decisões importantes. Isso parece levar a uma estrutura com poucos níveis hierárquicos e que abrange ampla variedade de controle. A *expertise* deve ser obtida por todos os membros da organização na análise de problema, tomada de decisão, processos de grupos e autogerenciamento. Isso, por sua vez, requer programas de treinamento expandido para o aspecto técnico e para habilidades interpessoais e de equipe. Certamente, criar uma organização de alto envolvimento é uma tarefa complexa (Brown, 1996, 2000, 2002).

81.2.4 Papel do ergonomista

O papel do ergonomista em *design* de EP e processo de análise é variado e complexo, mas um papel comum para todas as abordagens participativas é o do agente de mudança. Em algumas abordagens, o profissional é principalmente um treinador. Diversos autores enfatizaram a necessidade de fornecer treinamento como parte da iniciativa EP. Membros de comitês ergonômicos ou grupos responsáveis pela solução de problemas devem ter treinamento de trabalho em equipe e habilidades interpessoais que permitam que desempenhem eficazmente como um grupo, e o gerenciamento pode necessitar instruções em como relacionar os trabalhadores que agora podem tomar decisões (Wilson e Haines, 1997). O ergonomista também pode ter a função de especialista, familiarizado com a tecnologia em uso e disponível com as habilidades e conhecimento para ajudar a solucionar um problema ou contribuir para análise e *design* de uma intervenção ergonômica. Por fim, o ergonomista pode ser um facilitador da mudança. O facilitador pode ser o "dono" de um projeto ou a pessoa que quer a intervenção e pode ser alguém de dentro ou fora da organização. Qualquer que seja o papel do ergonomista e qualquer que seja o foco e nível do processo EP, a participação, por definição, envolverá atividades que envolvam base em equipe. Isso pode variar entre uma equipe de *design* ou um grupo de ergonomia no local de trabalho por meio de uma estrutura participativa com equipes de projeto e comitês de direção.

81.2.5 Questões de implementação

A seguir algumas dentre muitas questões que devem ser abordadas se as práticas participativas forem implementadas:

- *Planejamento:* A fim de implementar EP de modo bem-sucedido e perceber as possíveis recompensas, um plano definido deve ser planejado. Ele deve se adaptar ao tipo de abordagem de envolvimento considerado e as circunstâncias específicas de intervenção no sistema de trabalho ou desenvolvimento.
- *Impacto na estrutura:* É crítico examinar esse importante aspecto porque a maioria dos sistemas organizacionais tem base em crenças e sistemas de valor que diferem marcadamente de estruturas participativas.
- *Recursos:* Ao buscar recursos para o processo participativo, há custos associados à EP que devem ser considerados mas não tidos como gastos adicionais. Esses custos devem ser orçamentados, controlados e geridos.
- *Impacto em tomada de decisão:* Isso pode ser uma questão ameaçadora aos gerentes e tomadores de decisão em uma organização. Para muitos gerentes, estar no controle do processo de tomada de decisão é evidência de competência e sua prerrogativa mais básica.
- *Impacto em papéis organizacionais:* Implementação de EP causará certas mudanças de papéis. Eles mudam e evoluem ao longo do curso de intervenções de mudança, mas a evolução (como o próprio processo de mudança sozinho) deve ser feita de modo planejado.
- *Comprometimento da alta gerência:* Para programas de intervenção no sistema de trabalho, o comprometimento da alta gerência é talvez a questão de implementação mais importante de todas. O alto gerenciamento deve assumir um papel ativo, pois ele é vital em qualquer programa de alteração organizacional. Deve haver apoio para superar resistência, obter fundos, tomar decisões sobre novos sistemas de recompensa e outras alterações estruturais e de regras, e capacitar a organização a perceber seu potencial vislumbrado.

81.3 Vantagens

Não há melhor abordagem para utilização da participação e envolvimento do trabalhador. Cada abordagem participativa oferece certas vantagens, algumas únicas a uma abordagem específica e algumas comuns nas abordagens de EP.

- O uso de técnicas de EP em intervenções de análise e *design* ergonômico e sua implementação subsequente tendem a resultar em maiores sentimentos de "propriedade" de solução entre aqueles envolvidos e afetados, uma crescente satisfação no trabalho e um maior comprometimento com as mudanças sendo implementadas.
- Os trabalhadores são "especialistas" naquilo que fazem. Eles têm, necessariamente, habilidades, conhecimento e dominam suas tarefas e seus ambientes de trabalho melhor do que qualquer pessoa. Eles estão em melhor posição para identificar e analisar problemas e são, assim, capazes de fornecer e/ou avaliar soluções ergonômicas que não somente irão melhorar uma determinada situação, mas também serão aceitáveis para aqueles envolvidos.
- O emprego de uma abordagem de EP provavelmente conduzirá a soluções ergonômicas mais adequadas e aceitáveis do que as intervenções de *design* e desenvolvimento ergonômico que não envolvem a participação do trabalhador.

- O envolvimento em um desenvolvimento ergonômico e processo de implementação podem conduzir a um aprendizado mais rápido e mais completo de um novo sistema ou procedimento que, por sua vez, pode resultar em custos reduzidos de treinamento e melhoria do desempenho no trabalho.
- O processo de participação pode ter um efeito sistêmico além do seu foco e dimensões originais, impactando em outras partes da organização tanto através das estratégias de conteúdo como pelo processo de participação.

81.4 Desvantagens

Cada abordagem participativa também inclui certas desvantagens, algumas únicas para uma abordagem específica e algumas comuns a todos.

- A participação de qualquer tipo e em qualquer nível (micro ou macro) pode ser difícil de promover e de obter apoio, tanto dos trabalhadores como do gerenciamento.
- A estrutura organizacional pode limitar o possível grau do envolvimento do trabalhador ou até impossibilitar a criação de uma organização com envolvimento orientado.
- Para programas de intervenção EP, o comprometimento com o alto gerenciamento é necessário, mas pode ser difícil de obter. No caso de programas de alto envolvimento, obter comprometimento do alto gerenciamento é essencial. Uma filosofia organizacional que defende participação ativa e envolvimento pode ser adotada.
- As intervenções/projetos de análise e *design* ergonômico que são planejados e desenvolvidos participativamente podem custar mais por razão de maior esforço e tempo gastos.

81.5 Exemplo de *output*

Não há exemplo específico de *output* adequado aqui. A implementação de ergonomia participativa é (e deve ser) única para cada situação específica e organização.

81.6 Métodos relacionados

Além da ergonomia participativa, outra abordagem muito popular é a de gerenciamento de qualidade total (GQT). Um dos princípios mais importantes de GQT relaciona o envolvimento ou fortalecimento do trabalhador. É comum para programas GQT declararem que o envolvimento é uma parte importante de qualquer programa GQT bem-sucedido (Lawler, 1994). Isso conduz a uma linha interessante e especulativa de inquérito. Uma possibilidade é que a participação e o envolvimento é uma atividade que apoia o programa GQT. Outra possibilidade é que as práticas GQT são melhor utilizadas para apoiar os programas EP. Parece que há importantes implicações aqui para o modo como uma organização é estruturada e gerenciada (Brown, 1997).

81.7 Normas e regulamentações

Não há normas ou regulamentos específicos requeridos.

81.8 Treinamento e tempo de aplicação

Além de um *background* profissional em ergonomia, o ergonomista (treinador/especialista/facilitador) deve também ter a *expertise* técnica e a competência requisitada em uma específica intervenção/projeto de análise e *design* ergonômico, assim como um conhecimento sólido da tecnologia envolvida naquela intervenção. Além disso, o ergonomista deve ter experiência no uso de técnicas participativas em análise de mudança, desenvolvimento e intervenção.

A participação pode ser uma experiência de aprendizado para o ergonomista que irá melhorar as análises, *designs* ou implementações atuais e futuras. Servindo como especialista/facilitador, o ergonomista não apenas aprende, mas também fornece treinamento adicional ao longo da intervenção de EP ao promover compreensão e *expertise* em ergonomia entre aqueles envolvidos no projeto.

Os tempos de aplicação e implementação variam muito e dependem de muitas variáveis, tais como foco, nível e tamanho da intervenção, tipo de abordagem de envolvimento a ser utilizado, fatores estruturais e de *design* e uma quantidade inumerável de outras considerações.

81.9 Confiabilidade e validade

O problema fundamental na pesquisa em participação é que não há uma única forma de participação. Muitos estudos utilizam índice de participação englobando uma ampla gama de abordagens participativas e isso mascara ou confunde os efeitos de qualquer forma de participação. Além disso, há muitas formas diversas de participação, cada uma com suas próprias questões e resultados (Brown, 2002; Cotton, 1993). Isso auxilia na explicação da razão pela qual há uma escassez de estudos de confiabilidade e validade que lidam com ergonomia de participação e participativa.

As medidas de resultado, a redução de fatores de risco, as medidas de processo e as análises de custo-benefício são os métodos comuns para avaliar programas participativos (Haines e Wilson, 1998). Há muitos estudos na literatura relatando o uso bem-sucedido de intervenções de participação e participativas, muitas sendo de natureza certificada. Alguns, contudo, foram apoiados por boa documentação. Por exemplo, Hendrick (1996) descreveu 24 estudos de caso ergonômicos bem-sucedidos e bem documentados, dos quais 20 envolveram alguma forma de ergonomia participativa. Infelizmente, intervenções falhas são raramente (ou nunca) relatadas na literatura.

Na tentativa de fornecer clareza e organização à ergonomia participativa, uma estrutura foi desenvolvida por Haines e Wilson (1998), que definiram dimensões através das quais descrevem iniciativas EP. Haines et al. (2002) depois desenvolveram um conjunto adaptado de dimensões como uma estrutura para compreender a EP – a estrutura de ergonomia participativa (EEP). Então, a EEP foi validada dentro de um quadro estruturado. Resultados indicaram que a EEP fornece uma abordagem para capturar a diversidade de uma gama de projetos de EP. Os autores concluíram que a EEP tem um papel aplicável para criação e apoio de iniciativas e programas de EP e que contribui para melhor compreensão do que é envolvido em processos participativos para mudanças ergonômicas (Haines et al., 2002).

81.10 Ferramentas necessárias

As ferramentas requeridas para um projeto de análise e *design* em EP dependerão do *expertise* do participante. O ergonomista pode intervir ao apoiar ou orientar o processo participativo; ao envolver-se com uma variedade de trabalhadores como membro de um grupo multifuncional; ou por fazer muito da análise pessoalmente, talvez pelo uso de uma equipe de pesquisa. Com base em uma perspectiva macroergonômica, ferramentas também são necessárias para "vender" a participação aos *stakeholders* e/ou maximizar treinamento, trabalho em equipe e habilidades interpessoais (Wilson e Haines, 1997). Tanto Imada (1991) como Wilson e Haines (1997) descrevem uma série de ferramentas úteis e técnicas.

Referências

Brown, O., Jr. (1994), High involvement ergonomics: a new approach to participation, in *Proceedings of the Human Factors and Ergonomics Society 38th Annual Meeting*, Human Factors and Ergonomics Society, Santa Monica, CA, pp. 764–768.

Brown, O., Jr. (1996), Participatory ergonomics: from participation research to high involvement ergonomics, in *Human Factors in Organizational Design and Management V*, Brown, O., Jr. and Hendrick, H.W., Eds., North-Holland, Amsterdam, pp. 187–192.

Brown, O., Jr. (1997), High involvement ergonomics and total quality management: a comparison and evaluation, in *Proceedings of the Human Factors and Ergonomics Society 41st Annual Meeting*, Human Factors and Ergonomics Society, Santa Monica, CA, pp. 729–733.

Brown, O., Jr. (2000), Participatory approaches to work systems and organizational design, in *Proceedings of the XIVth Triennial Congress of the International Ergonomics Association and 44th Annual Meeting of the Human Factors and Ergonomics Society,* Vol. 2, Human Factors and Ergonomics Society, Santa Monica, CA, pp. 535–538.

Brown, O., Jr. (2002), Macroergonomic methods: participation, in *Macroergonomics: Theory, Methods, and Applications*, Hendrick, H.W. and Kleiner, B.M., Eds., Lawrence Erlbaum Associates, Mahwah, NJ, pp. 25–44.

Cotton, J.L. (1993), *Employee Involvement*, Sage, Newbury Park, CA.

Haines, H.M. and Wilson, J.R. (1998), *Development of a Framework for Participatory Ergonomics*, Health and Safety Executive, Sudbury, Suffolk, U.K.

Haines, H.M., Wilson, J.R., Vink, P., and Koningsveld, E. (2002), Validating a framework for participatory ergonomics, *Ergonomics*, 45(4), 309–327.

Hendrick, H.W. (1996), *Good Ergonomics Is Good Economics*, Human Factors and Ergonomics Society, Santa Monica, CA.

Hendrick, H.W. and Kleiner, B.M. (2001), *Macroergonomics: An Introduction to Work System Design*, Human Factors and Ergonomics Society, Santa Monica, CA.

Imada, A.S. (1991), The rationale and tools of participatory ergonomics, in *Participatory Ergonomics*, Noro, K. and Imada, A.S., Eds., Taylor & Francis, London, pp. 30–49.

Lawler, E.E. (1992), *The Ultimate Advantage: Creating the High-Involvement Organization*, Jossey-Bass, San Francisco.

Lawler, E.E. (1994), Total quality management and employee involvement: are they compatible? *Acad. Manage. Exec.*, 8, 68–76.

Wilson, J.R. and Haines, H.M. (1997), Participatory ergonomics, in *Handbook of Human Factors and Ergonomics*, 2nd ed., Salvendy, G., Ed., Wiley, New York, pp. 490–513.

82

Método cognitivo *walk-*
-through (CWM)

Tonya L. Smith-Jackson
Virginia Polytechnic Institute and State University

82.1 *Background* e aplicação

O método cognitivo *Walk-Through* (CWM) é um método de inspeção de utilização (também conhecido como método de desconto de utilidade) e recai sobre os pressupostos de que os avaliadores são capazes de tomar a perspectiva do usuário e podem aplicá-la em um cenário de tarefa para identificar problemas de *design*. É analítico e semelhante à análise de tarefas. Outros métodos de inspeção de utilização são a avaliação heurística, análise de créditos e revisões de *design*. Os pesquisadores utilizam CWMs para identificar problemas de utilização relacionados ao produto ou sistema de aprendizado. O usuário é visto do modo como aborda a tarefa de maneira exploratória. De acordo com Polson et al. (1992), os usuários interagem com uma tecnologia ao explorar dentro do contexto do uso, em vez de usar uma abordagem sistemática, altamente estruturada. Os melhores avaliadores são capazes de raciocinar hipoteticamente e de explorar um produto com base na perspectiva de um usuário. Da mesma forma, um bom avaliador para um CWM é aquele que pode identificar-se com os esquemas preexistentes dos usuários e os modelos mentais que influenciarão a exploração e uso do produto.

O CWM não é informal nem fácil de implementar. O método é estruturado e requer planejamento e *design* cuidadosos. Em prática anterior, o CWM dependia muito do conhecimento de psicologia cognitiva dos avaliadores. Contudo, a abordagem recomendada a ser discutida aqui não requer conhecimento extenso de cognição, contanto que as tarefas sejam especificadas detalhadamente (Sears, 1997; Sears e Hess, 1999).

82.2 Procedimento

Um grupo de avaliadores especializados em utilização e/ou *designers* caminharão por diversos cenários e identificarão as etapas cognitivas que são requeridas para o usuário completar um cenário de maneira bem-sucedida. O método requer que os *designers* utilizem imagens e diálogo para literalmente "se colocarem no lugar do usuário". Polson et al. (1992) viram o *walk-through* cognitivo como um análogo às revisões de *design* conduzidas no desenvolvimento de um produto. Em vez de utilizar esboços informais com papel e lápis para determinar o fluxo funcional em um código de *software*, o CWM requer que o avaliador imagine o que o usuário terá de pensar sobre, conhecer, aprender, reagir ou compreender para operar o sistema de maneira bem-sucedida. Embora o raciocínio de outra perspectiva seja o padrão em um CWM, esses processos são conduzidos em um ambiente de avaliação estruturado. Uma decisão deve ser feita sobre conduzir um CWM conjuntamente como um grupo ou conduzi-la separadamente e depois compartilhar os resultados. Por causa dos problemas com confiabilidade do CWM (discutidos a seguir) – e dos benefícios que a dinâmica de grupo pode contribuir quando identificar e solucionar problemas – os *walk-throughs* em grupo são recomendados.

Há seis etapas para o *design* de um CWM (Lewis e Wharton, 1997; Polson et al., 1992; Sears, 1997; Sears e Hess, 1999; Wharton et al., 1994):

1. desenvolver uma compreensão completa do conhecimento prévio dos usuários-alvo;
2. identificar tarefas que representem o que os usuários farão no mundo real;
3. criar cenários detalhados com base na tarefa;
4. caminhar nas sequências de ação corretas necessárias para completar as tarefas selecionadas;
5. identificar e discutir os processos cognitivos relevantes à tarefa a qual o usuário pode submeter-se para completar com sucesso as sequências de ação;
6. identificar as respostas de aprendizado ou adaptativas que têm mais probabilidade de ocorrer quando o usuário explora o produto.

As quatro primeiras etapas são comuns a uma série de outras práticas de *design* de utilização. As etapas 5 e 6 requerem mais atenção e elaboração.

82.2.1 Etapa 5: Identificar processos cognitivos relevantes

Quando as sequências da ação são identificadas, cada uma delas deve ser relacionada ao tipo de processamento requerido para desempenhá-las. Mídia de exibição em grupo (por ex.: lousa branca) é necessária, de modo que todo o grupo de avaliadores esteja focado em cada sequência de ação. Para uma interface de dispositivo portátil hipotético, as sequências de ação para tarefas de envio de mensagem são mostradas no Quadro 82.1. Os comportamentos teóricos relevantes ao aprendizado exploratório propostos por Polson et al. (1992) também são incluídos.

Avaliadores CWM devem discutir o processo cognitivo requerido para completar cada sequência de ação. Por exemplo, na etapa 4 de um CWM, se uma sequência de ação se inicia com o dispositivo desligado, usuários experientes e iniciantes provavelmente olharão para o menu "Aplicações" logo após a sequência *power-up* ser concluída (em modo *stand-by*) (ver Figura 82.1). Contudo, é importante perceber que um usuário pode ter saído do sistema por outro menu de alto nível como a *internet,* e o *software* pode ser projetado de modo que retorne à função mais recentemente ativada quando o usuário desligou e não vai por uma sequência de *power-up* quando ligado novamente. Usuários experientes podem buscar pelo menu de aplicações após retornar à tela de tarefa que reflete a atividade mais recente e podem não ficar surpresos com a tela relacionada à tarefa recente após ligar o dispositivo. Usuários iniciantes podem se confundir com a tela e não ser capazes de retornar ao menu de aplicações por causa da falta de exposição prévia a este tipo de fluxo de *software.*

QUADRO 82.1 Tendências exploratórias comportamentais e exemplo de um APD (assistente pessoal digital)

Comportamento exploratório	Descrição	Exemplo de APD
Configuração da meta	Usuário determina a meta a ser alcançada	Desenvolve e envia uma mensagem de texto
Exploração da interface	O usuário busca ações para apoiar a meta (ícones, menus)	Encontra o menu de "Aplicações"
Seleção da ação	O usuário determina a ação para chegar à meta; seleciona a ação	• Seleciona menu de "Aplicações" (nível 1), pressiona <OK> • Seleciona "Mensagem de Texto" com base no menu (nível 2 ou sub-menu), pressiona <OK> • Seleciona "Editar" • Seleciona modo – *keypad* ou *stylus* (ativado após seleção)
Desempenho e avaliação	Ação de desempenho do usuário e avaliação do *feedback* do sistema	Insere a mensagem, pressiona <FEITO (DONE)> Revê mensagem enviada, pressiona <ENVIAR (SEND)> OU <EDITAR (EDIT)>

Fonte: Polson, P.G. et al. (1992), *Int. J. Man-Machine Stud.*, 36, 741-773.

Os possíveis problemas de uso, tais como o descrito, devem ter prioridade quando as soluções de *design* são exploradas. Os avaliadores devem discutir todos os cenários que conduzam a uma sequência de ação possíveis. Cada sequência de ação deve ser discutida em termos de tarefas cognitivas gerais, nas quais o usuário terá de seguir para completar a sequência. Questões a considerar incluem *feedback* do usuário para compreender o que fazer a seguir, auxílio de recuperação para sair de uma sequência ou disponibilidade de interface para ajudar o usuário a reconhecer ou identificar que ação precisa ser conduzida a qualquer ponto.

É útil ter um desenhista que saiba usar um esquema simples para ilustrar um *output walk-through.* O processo de sequência de ação esquemático pode ter qualquer formato que seja útil aos avaliadores. Por exemplo, o gráfico plano-meta é uma estrutura que fornece um mapeamento útil entre as ações e cognições relevantes à tarefa. Ao completar a etapa A, um esquema tal qual o da Figura 82.1 pode ser utilizado para ilustrar ações e cognições (círculos indicam requisitos cognitivos).

Note que o esquema tem uma abordagem dedutiva, partindo de uma atividade geral para cognições específicas que devem ser completadas para a ação total. Cada uma das atividades cognitivas pode também ser mais detalhada para incluir processos cognitivos adicionais. Por exemplo, para identificar e depois executar o requisito de navegação para obter o ícone correto do menu, um usuário deve saber onde as chaves de navegação estão localizadas, e deve ter uma compreensão de como as chaves apoiam o movimento através do sistema de menu. Porém, suponha que uma das características de *design* do produto proposto seja uma chave de navegação de quatro caminhos. Usuários iniciantes podem não ter um conceito de movimento lateral/horizontal dentro de uma estrutura de menu, então erros de navegação poderão ocorrer.

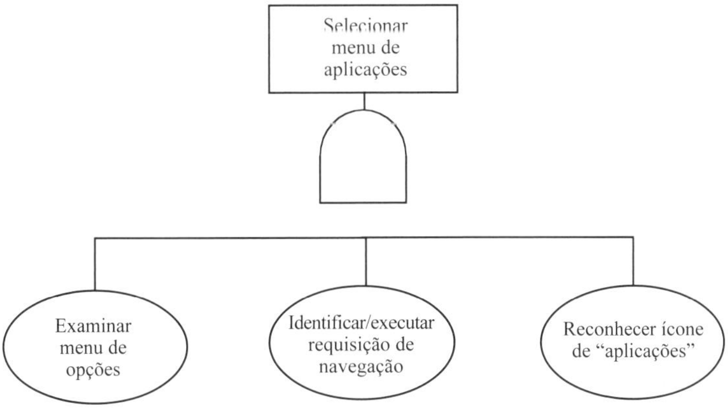

FIGURA 82.1 Resumo de um esquema para a Etapa A de uma sequência de ação para um dispositivo portátil hipotético. (De DuBois, D. et al. [1997], *Training Res. J.*, 3,103-142. Com permissão).

82.2.2 Etapa 6: Identificar probabilidade de aprendizado ou respostas adaptáveis

Quando as sequências de ação e suas cognições foram mapeadas, mesmo que problemas tenham sido descobertos anteriormente, o esquema subsequente revela apenas os melhores casos de cenários. A etapa 6 foca no que pode ocorrer de errado quando um usuário explora o produto, encontra problemas inesperados e aspectos confusos ou fica preso em um atoleiro operacional (por ex.: perdido na estrutura do menu). Assume-se, em CWM, que os usuários irão retroceder em procedimentos previamente estudados ou generalizarão suposições de uma experiência prévia à configuração operacional. Por exemplo, acredita-se que se os usuários-alvo de um *design* de APD são usuários frequentes de computadores de mesa, então as suposições sobre a mesa podem ser aplicadas ao APD, em especial quando o usuário se perde ou fica confuso durante a exploração. Os avaliadores devem tentar prever alterações no uso que podem ocorrer com a experiência, tal como usar chaves de atalho, e as consequências dessas respostas adaptativas.

Essas previsões podem ser propostas como histórias que descrevem: (a) como o usuário responderá quando conduzir diferentes atividades e (b) os tipos de problemas ou os procedimentos de recuperação que são prováveis ao uso. Para usuários experientes, é possível que as ações que foram bem-sucedidas com modelos prévios possam causar maiores problemas se aplicadas ao modelo proposto em desenvolvimento. A etapa 6 só pode ser bem-sucedida se prévias foram completadas e, em específico, os avaliadores devem ter uma boa compreensão do conhecimento declarado do usuário, experiência relevante, contextos de uso e suposições ou pensamento baseado em regras para prever a probabilidade de um *output* processual.

82.2.3 Informação de apoio

Cada avaliador que conduz um CWM deve ter informação de utilização disponível. Isso pode incluir relatórios de arquivo e documentos de pesquisa ou documentos contendo orientações relevantes de utilização e princípios. O nível de detalhe em um CWM precisa ser predeterminado pelos avaliadores. CWMs podem ser extensos e detalhados ou amplos e gerais, dependendo das necessidades da equipe de *design*.

CWMs planejados para predeterminar problemas de utilização geral podem ser apoiados por qualquer número de documentos que forneçam uma descrição do conceito ou produto (por ex.: pesquisa de requisitos de cliente ou lista de função preliminar). Revistas especializadas que descrevem características e funções que refletem o conceito do produto podem ser úteis. Maquetes e *storyboards* também são.

Análises mais específicas requerem informações mais detalhadas. Em combinação com itens disponíveis para um CWM mais geral, a especificação de requisitos de usuário pode ser muito útil no apoio de maior especificidade. Especificações de requisitos têm base em grupos focais, entrevistas ou outros métodos de pesquisa de usuário que podem ser conduzidas um pouco antes do *design* conceitual. Requisitos de especificações podem também ser produzidos utilizando-se informação de documentos e pesquisas de *marketing*. Requisitos de especificações fornecem informação detalhada sobre expectativas, suposições, experiências anteriores e necessidades de usuários potenciais. Essa informação auxiliará os avaliadores a desenvolver um modelo mais preciso de usuário e, por sua vez, conduzir uma qualidade maior de CWM. Kwahk et al. (2001) desenvolveram itens de menu, formatos de menu e auxiliares de navegação usando grupos focais e ferramentas de avaliação com base na *web*. Essas preferências foram incluídas em uma especificação de requisitos de usuário e foram aplicadas para criar conceitos de *design* preliminares que poderiam ser utilizados em revisões de *design e walk-throughs.*

82.2.4 Aplicações macroergonômicas

Embora o método CWM seja aplicado com mais frequência ao *design* de produto, o procedimento pode também avaliar e melhorar o *design* de sistemas de trabalho. Há algum precedente histórico. Pesquisadores de difusão dentro de organizações conduzem inspeções no nível de grupo para identificar conflitos e problemas de utilização organizacional. Embora conduzida em maior escala, essa prática não difere muito do que poderia ser feito em um *walk-through* cognitivo. Os avaliadores podem verificar a utilização dos *designs* conceituais de sistemas de trabalho para identificar o grau no qual um novo sistema de trabalho está harmonizado ou a medida na qual o fluxo de trabalho está integrado. Os avaliadores necessitariam ter uma compreensão das suposições, conhecimento prévio e experiência de pessoal. Um CWM detalhado poderia identificar problemas que podem ocorrer com base na superdependência dos trabalhadores em, ou falta de experiência com, tecnologias junto com suas atividades de trabalho. O CWM pode ser útil ao isolar problemas e conflitos antes que as alterações sejam implementadas dentro da organização, servindo, portanto, como parte importante do gerenciamento de mudança. Um CWM detalhado pode também identificar variações-chave nas quais o desempenho pode ser indeterminado pelas incompatibilidades introduzidas por um novo sistema de trabalho.

82.3 Vantagens e desvantagens

O Quadro 82.2 é uma lista de vantagens e desvantagens do CWM.

82.4 Exemplo de *output*

Além de um gráfico plano-meta ou alguns outros esquemas representando ações do usuário e possíveis áreas com problema (Figura 82.1), o *output* comum de um *walk-through* cognitivo é uma lista de problemas de uso. Todos os problemas identificados pelos avaliadores são apresentados em uma lista que é categorizada com base nas questões de interface (por ex.: problemas de navegação) ou funções do produto (por ex.: mensagem de texto ou agenda telefônica). O Quadro 82.3 mostra um exemplo de uma lista de

Quadro 82.2 Vantagens e desvantagens do método cognitivo *walk-through* (CWM)

Questão	Vantagem	Desvantagem
Envolve avaliação de especialista	Especialista aponta para problemas de usabilidade	Problemas diferem dos relatórios dos usuários
Identificação do problema	Problemas significativos e realistas podem ser identificados	Não pode ser usado sozinho; deve ser combinado com outros métodos
Ferramentas	Documentos preliminares podem ser úteis	Durante os estágios iniciais de desenvolvimento (isto é, no planejamento), estes documentos podem ser difíceis de adquirir
Custo	O custo e a maioria das demandas de recursos são relativamente baixos	É possível demandar mais tempo, dependendo da especificidade
Eficácia	Eficaz em capturar problemas de usabilidade	Baixa consistência entre avaliadores se comparado a testes de usabilidade

Quadro 82.3 Alguns problemas gerados pelo *walk-through* cognitivo

Função	Descrição do problema	Percepção do Usuário
Liga/desliga	Ao ligar o aparelho, há uma demora considerável até que a tela acenda	Usuário pode assumir que o produto nao está funcionando e apertar o botão de ligar novamente, desligando-o
Liga/desliga	Ao desligar, um toque o curto faz aparecer uma lista aonde o usuário precisa tocar 'DESLIGAR'	Usuários experientes não terão problema, mas inexperientes podem não entender o termo usado e continuar a apertar outros botões para desligar o aparelho. Uma reação comum desses usuários é remover a bateria manualmente, o que pode causar danos ao aparelho
Teclas virtuais	Ativadores para as três teclas virtuais não ficam na mesma posição do que as teclas na tela	Usuários novatos podem não entender o funcionamento das teclas virtuais e não entender as funções as teclas reais do aparelho Durante a exploração, outras teclas acabam sendo tocadas incluindo as setas de navegação
Recebimento de mensagem de texto	Não há informação sobre como deletar a mensagem após a leitura pelo usuário	Depois que a mensagem é lida, o usuário não sabe qual botão tocar para deletar a mensagem. É possível que o usuário toque o botão de TERMINAR, assumindo que, por ele terminar chamadas de voz, também delete mensagens. Porém, o TERMINAR vai colocar o aparelho em modo de espera, sem deletar a mensagem

problemas de utilização decorrentes em um *walk-through* cognitivo. Se o CWM é feito separadamente, em vez de em grupo, é sempre uma boa ideia rotular os problemas de utilização com o nome do(s) avaliador(es) que os identificaram no caso de ser necessário um maior esclarecimento.

82.5 Métodos relacionados

O CWM é um método analítico de inspeção de utilização. Como mencionado no primeiro parágrafo deste capítulo, os outros métodos de inspeção de utilização são avaliação heurística, análise de créditos e revisões de *design*. Descrições concisas desses métodos podem ser encontradas em Nielsen (1989). Avaliação heurística usa princípios ou orientações existentes para analisar a utilização de um produto. Análise de créditos faz uso de relatórios de cliente ou reclamações citadas contra os produtos para identificar problemas com a utilização e identificar soluções. Revisões de *design* são sessões informais conduzidas pela equipe de *design* e frequentemente envolvem exploração ou diferentes alternativas de *design* e avaliação de decisões de *design* existentes para avaliar a utilização.

82.6 Normas e regulamentações

Nenhuma norma ou regulamentos são aplicáveis.

82.7 Tempo aproximado de treinamento e de aplicação

O treinamento para CWM varia com base na experiência dos avaliadores potenciais. O processo e o *output* requerem pouco treinamento, mas as demandas de pensamento crítico e abstrato do CWM são o aspecto mais desafiador e necessitam de algum grau de treinamento. Avaliadores com fortes *backgrounds* de utilização podem aprender o método em questão de horas. Avaliadores com pouca experiência em utilização e cognição podem exigir pelo menos uma semana de treinamento intenso para compreender utilização, raciocínio hipotético relevante ao comportamento do consumidor e o papel da cognição no uso e exploração de um sistema.

Se feito como grupo, a quantidade de tempo para um CWM compreensível pode levar somente algumas horas, dependendo da complexidade do produto e do nível de detalhes no *design* conceitual. Quando feito separadamente, avaliadores podem levar semanas para finalizar um CWM, já que eles conduzem com frequência o *walk-through* em diversas sessões curtas e separadas.

82.8 Confiabilidade e validade

Há poucos estudos em confiabilidade e validade de CWMs. A maioria dos estudos produziu resultados mistos e tem sido desafiada em termos de validade (Desurvire, 1994; Jeffries et al., 1991; Nielsen e Phillips, 1993). Um estudo por Jacobsen e John (2000) testou a confiabilidade do CWM ao examinar os problemas identificados por dois diferentes avaliadores que foram treinados a utilizar o método. Os avaliadores não interagiram durante o processo de avaliação. O número de problemas relatados diferiu dramaticamente (42 vs. 9) e apenas três deles foram idênticos. A validade foi testada ao comparar os problemas identificados pelos avaliadores aos problemas posteriormente identificados por meio de teste de utilização com usuários potenciais. Não é de surpreender que poucos dos problemas previstos pelos avaliadores foram encontrados nos testes de utilização.

Embora algum relato de que a confiabilidade e validade eram muito baixos, isso não é necessariamente um contra-argumento para eficácia dos CWMs. Em termos de confiabilidade, CWMs diferem entre avaliadores que conduzem avaliações de maneira separada. Embora tenha havido pouca sobreposição, os tipos de problemas relatados por ambos os avaliadores foram, de fato, os problemas de utilização. O mesmo caso pode ser feito para baixa validade. O CWM é planejado para adicionar e expandir, em vez de duplicar, outros métodos, tais como testes de utilização. Alcançar uma combinação entre os problemas identificados no CWM e aqueles descobertos durante o teste de utilização é quase impossível, já que o CWM examina um sistema que está em um estado muito preliminar (tal como em um conceito somente), ao passo que o teste de utilização ocorre depois, quando pelo menos um sistema de maquete está disponível.

82.9 Ferramentas necessárias

Os métodos de inspeção de utilização são atrativos porque demandam poucos recursos. O nível de especificidade de CWM determina as ferramentas requeridas. Todos os avaliadores devem ter orientações de utilização relevante disponíveis em documentos ou em uma base de dados. Ademais, a pesquisa de utilização atual em revistas ou periódicos deve ser revista, já que contém novas orientações que podem ser relevantes ao conceito do produto. Por fim, uma ilustração ou *software* de gráfico de fluxo é muito útil quando conduzir *walk-throughs* cognitivos detalhados. Essas ferramentas auxiliam o grupo a compreender o raciocínio de outros membros do grupo.

Referências

Desurvire, H.W. (1994), Faster, cheaper!! Are usability inspection methods as effective as empirical testing? In *Usability Inspection Methods*, Nielsen, J. and Mack, R.L., Eds., Wiley, New York, pp. 173–199.

DuBois, D., Shalin, V.L., Levi, K., and Borman, W.C. (1997), A cognitively oriented approach to task analysis, *Training Res. J.*, 3, 103–142.

Jacobsen, N.E. and John, B.E. (2000), Two Case Studies in Using Cognitive Walkthrough for Interface Evaluation, Tech. Rep. CMU-HCII-00-100, HCI Institute, Carnegie Mellon and Nokia Mobile Phones, Copenhagen.

Jeffries, R., Miller, J.R., Wharton, C., and Uyeda, K.M. (1991), User interface evaluation in the real world: a comparison of four techniques, in *Human Factors in Computing Systems CHI '91*, Robertson, S.P., Olson, G.M., and Olson, J.S., Eds., ACM, New York.

Kwahk, J., Smith-Jackson, T.L., and Williges, R.C. (2001), From user-centered design to senior-centered design: development of a health information portal for seniors, in *Proceedings of the Human Factors and Ergonomics Society 45th Annual Meeting*, Human Factors and Ergonomics Society, Santa Monica, CA, pp. 580–584.

Lewis, C. and Wharton, C. (1997), Cognitive walkthroughs, in *Handbook of Human-Computer Interaction*, 2nd ed., Helander, M., Landauer, T.K., and Prabhu, P., Eds., Elsevier, Amsterdam.

Nielsen, J. (1989), Usability engineering at a discount, in *Designing and Using Human-Computer Interfaces and Knowledge Based Systems*, Salvendy, G. and Smith, M.J., Eds., Elsevier, Amsterdam, pp. 394–401.

Nielsen, J. and Phillips, V.L. (1993), Estimating the relative usability of two interfaces: heuristic, formal, and empirical methods compared, in *Proceedings of INTERCHI 93*, ACM, New York, pp. 214–221.

Polson, P.G., Lewis, C., Rieman, J., and Wharton, C. (1992), Cognitive walkthroughs: a method for theorybased evaluation of user interfaces, *Int. J. Man-Machine Stud.*, 36, 741–773.

Reason, J.R. (1990), *Human Error*, Cambridge University Press, Cambridge, U.K.

Sears, A. (1997), Heuristic walkthroughs: finding the problems without the noise,
Int. J. Hum.-Comput. Inter., 9, 213–234.

Sears, A. and Hess, D.J. (1999), Cognitive walkthroughs: understanding the effect of task-description detail on evaluator performance, *Int. J. Hum.-Comput. Interact.*, 11, 185–200.

Wharton, C., Rieman, J., Lewis, C., and Polson, P. (1994), The cognitive walkthrough method: a practitioner's guide, in *Usability Inspection Methods*, Nielsen, J. and Mack, R.L., Eds., John Wiley & Sons, New York, pp. 105–141.

83

Engenharia Kansei

Mitsuo Nagamachi
Hiroshima International University

83.1 *Background* e aplicação

A engenharia Kansei é definida como aquela que traduz as respostas afetivas dos consumidores com relação a novos produtos em especificações de *design* ergonômico (Nagamachi, 1988, 2002). Da mesma forma, ela pode ser usada para traduzir as respostas afetivas dos trabalhadores a alterações propostas para um sistema de trabalho em especificações de *design* macro e microergonômico. O termo Kansei, do japonês, implica os sentimentos e emoções que o(a) consumidor(a) tem em sua mente. Quando compra algo, ou "aceita" um *design* de trabalho novo ou modificado, o consumidor (incluindo empregados em um sistema de trabalho) tem algum tipo de imagem preconcebida. Isso é o Kansei. Esse tipo de engenharia implementa o sentimento humano (Kansei) nos campos de *design* para fazer que um produto corresponda aos sentimentos dos consumidores, na tentativa de maximizar a satisfação. Para transferir o Kansei ao campo de *design*, os dados qualitativos devem ser quantificados. Em outras palavras, os fenômenos psicológicos devem ser modificados para as características quantificadas. Para desenvolver um novo produto, regras relacionais entre o Kansei e as especificações de *design* são necessárias. Esse procedimento requer tecnologia de engenharia Kansei para ligá-lo às especificações de *design*.

Os fabricantes tipicamente fazem produtos (e sistemas de trabalho) de acordo com suas próprias filosofias. Isso é chamado "produto em filosofia", que significa que as companhias fabricam o produto com base em ideias próprias, indiferentes às demandas e sentimentos dos consumidores. A filosofia oposta é "mercado em filosofia", na qual os fabricantes focam no consumidor e fabricam os produtos que se equiparam aos desejos e necessidades dos consumidores. A engenharia Kansei ajuda a perceber o desenvolvimento de um novo produto ao implementar os desejos e sentimentos dos consumidores (*kansei*). Esta é a razão pela qual ela é chamada "tecnologia de desenvolvimento de produto orientado pelo consumidor" em termos de ergonomia. Os produtos desenvolvidos sob ponto de vista da engenharia Kansei invariavelmente conduzem à satisfação, porque os consumidores estão dispostos a comprar bens que se igualem às suas necessidades e sentimentos. Portanto, a finalidade da engenharia Kansei é melhorar a qualidade de vida por meio da satisfação do consumidor.

83.2 Procedimento

83.2.1 Pesquisa Kansei de consumidores

A engenharia Kansei se inicia com uma pesquisa de consumidores. O Kansei do consumidor é revelado nos estilos de diálogo, atitude e comportamento ou fenômenos psicofisiológicos. Quando um consumidor descreve um produto, ele(a) utiliza palavras com atitude positiva ou negativa. No primeiro caso, ele(a) escolhe as palavras preferíveis; no segundo caso, ele(a) faz reclamações. O diálogo positivo ou negativo sobre o produto existente é registrado e um produto revisto ou o *design* de um novo produto resulta com base nessas sugestões. Note que o "produto" pode ser de consumo ou pode ser um sistema de trabalho, no qual os empregados são os "consumidores".

Se o Kansei é amplamente dependente de campos psicofisiológicos, medições médicas são coletadas para obter dados necessários. Neste caso, as medições EEG, EMG, ECG, FC, GSR ou RMR são utilizadas para encontrar quais fatores ergonômicos se adaptam aos sentimentos e demandas dos consumidores. Por exemplo, se o Kansei se relaciona à carga muscular, são feitas medições EMG com base nas partes adequadas do corpo. Se for relacionado à função operacional, os movimentos dos consumidores são registrados. Um ar-condicionado inteligente que fornece a temperatura ambiente mais confortável precisa se aproximar à temperatura da pele humana por meio de meio não tátil. Portanto, a engenharia Kansei utiliza medições psicológicas e psicofisiológicas para determinar os fatores ergonômicos necessários para especificações de *design*. Se o Kansei se relaciona a *design* exterior, o diálogo do consumidor é registrado conforme sua visão em relação a esse aspecto de um produto.

83.2.2 Análise de dados coletados

Na medição psicológica, os produtos existentes pertencentes ao mesmo domínio são coletados e avaliados utilizando-se uma escala de diferenciais semânticos (Osgood et al., 1957) e esses dados são analisados por uma análise estatística multivariada. Análise reunida agrupa os produtos com fatores semelhantes. Análises de fator e dimensionamento multidimensional revelam a estrutura de dados significante com diversos fatores e esses são utilizados para posicionar cada produto pelo mapeamento no eixo do fator. Já que a maior parte dos dados Kansei é qualitativa, a Quantification Theory (Teoria de quantificação) I, II, II e IV, desenvolvida por Hayashi (1974), é útil como ferramentas de análise de dados para tratamento desses dados (Nagamachi, 1988).

83.2.3 Regras relacionais

As regras relacionais de *design* Kansei são necessárias para fazer um *design* adequado com base no Kansei do consumidor. Ao utilizar estatística para os dados, são obtidas as regras relacionais entre o Kansei e os elementos de *design*. Por exemplo, quando se implementa o Kansei de "fácil manuseio", "forte" e "atrativo" para um novo produto, um bom produto que se adapta a este Kansei é construído da regra relacional base obtida pela análise de dados.

A Teoria de quantificação tipo I é um método excelente para obter as regras relacionais de *design* Kansei. Gráficos relacionais semelhantes ao *design* Kansei podem ser revelados por algoritmo genético (Tsuchiya et al., 1996), que é capaz de construir uma árvore de decisão que leva ao *design* e por uma teoria bruta de conjuntos, que é capaz de agrupar fatores inter-relacionais com referência ao novo *design* de produto.

83.2.4 Sistema de engenharia Kansei

O sistema de engenharia Kansei (KES) implica um sistema computadorizado que tem base de dados de processamento de palavras, regras de conhecimento, construção de imagem e mecanismo de inferência. Se um consumidor insere seu Kansei no sistema, ele demonstra um *design* candidato como o resultado calculado por meio desse sistema especializado. O KES é útil aos *designers* para sugerir as novas tendências de um produto novo ou para o consumidor selecionar um produto que se adapte melhor a seus sentimentos (Nagamachi, 1995).

Um sistema híbrido de engenharia Kansei (HKES) é uma versão mais sofisticada do KES que apresenta dois sistemas Kansei: o sistema de engenharia Kansei anterior, do Kansei ao *design*, e o posterior, do *design* candidato à avaliação Kansei. Se um *designer* usa o sistema híbrido de engenharia Kansei, ele em primeiro lugar insere palavras Kansei em um sistema, que produz um *design* candidato. Após observar o *design* candidato, o *designer* pega uma ideia e a insere no sistema. O sistema pode também ser utilizado para avaliar as classificações Kansei por meio do sistema Kansei anterior. Esse sistema é um suporte forte e eficiente para a atividade de *designers* (Matsubara e Nagamachi, 1997).

Uma terceira categoria de KES é o sistema virtual de engenharia Kansei (VKES). O VKES combina KES e tecnologia de realidade virtual. O KES primeiramente traduz o Kansei para o *design*, e depois o sistema de realidade virtual fornece aos consumidores uma experiência virtual. Esse sistema apoia a decisão dos consumidores, tornando-se muito eficiente (Nomura et al., 1998).

83.3 Vantagens

- Considera o Kansei dos consumidores.
- Constrói um novo produto com base no Kansei dos consumidores.
- Conduz à maior satisfação dos consumidores.
- Pode sugerir a tendência futura de um novo domínio de produto.
- Melhora o senso de *design* do grupo de *designers*.

83.4 Desvantagens

- Pode ser difícil para capturar o Kansei do consumidor, já que o comportamento e o ambiente psicofisiológico do consumidor podem variar.
- Requer que os engenheiros Kansei possuam conhecimento sofisticado e compreensão de como utilizar metodologia estatística.
- Requer que os engenheiros Kansei sejam capazes de ler o senso de *design* com base em números calculados por análise estatística.
- Não há boas ferramentas determinantes para tratar as características não lineares do Kansei.

83.5 Exemplos de caso

Os produtos e organizações descritos abaixo são casos típicos desenvolvidos utilizando a tecnologia de engenharia Kansei e ilustram o estilo usual da aplicação.

83.5.1 Desenvolvimento de *shampoo* e tratamento com base em uma pesquisa de mercado

Obteve-se êxito na produção de um novo *shampoo* e tratamento para mulheres. Essa atividade teve início com uma pesquisa com mulheres com relação a suas reclamações e condições dos cabelos. Esses dados qualitativos foram analisados com a Teoria de quantificação III e as relações entre condições dos cabelos, reclamações sobre os cabelos e desejos das consumidoras com relação aos seus cabelos foram obtidos. O Kansei analisado evoluiu para um estágio de pesquisa de material químico, no qual esses materiais foram examinados por monitores. Por fim, os ingredientes necessários para o produto final foram determinados. Em pesquisa relacionada, uma variedade de frascos de *shampoo* foi avaliada em escala semântica diferencial (SD) e um frasco e cor foram escolhidos com base na análise de Teoria de quantificação I. Isso demonstrou como o Kansei usou pesquisas de reclamação de consumidores para desenvolver um produto (Nagamachi, 2000a).

83.5.2 Comunidade Kansei de ergonomia

O plano era apoiar um pequeno povoado japonês para abordar a questão de "divisão digital". O nome do povoado é Kimita Village, onde vivem cerca de 2 mil pessoas. A porcentagem de pessoas acima de 65 anos de idade é de 36%, o que o torna o povoado mais antigo na Prefeitura de Hiroshima. A fim de apoiar o povoado e aumentar a motivação, computadores foram introduzidos para auxiliar a evitar a "divisão digital". Primeiramente, a Kimita Elderly Society (KES), os funcionários do escritório do povoado, os membros da comissão de KES e um pesquisador universitário discutiram modos de apoiar o local. Os idosos não gostavam de ficar isolados da cultura e da tecnologia. Portanto, a tecnologia de informação foi introduzida em suas vidas. Cem computadores foram doados ao pequeno vilarejo pela Nippon Telephone and Telegraph Company (NTT). Eles foram distribuídos aos idosos, que foram motivados a aprender como utilizá-los. Estudantes universitários ensinaram às pessoas a utilizar o computador, o que levou quase um ano. Por causa dessa atividade voluntária, os idosos aprenderam a utilizar computadores; mesmo uma pessoa de 81 anos de idade enviou *e-mail* a seu(sua) neto(a).

As pessoas idosas relataram os tipos de informação que deveriam ser distribuídas em seus computadores. Os itens mais desejados eram as notícias de agricultura, notícias atuais sobre residências, informação sobre hospitais e notícias sobre saúde. Esses tópicos correspondem ao Kansei, semelhantes a um novo desenvolvimento de produto. Nos tempos atuais, os idosos no pequeno povoado estão aproveitando seus computadores e os consideram úteis em suas vivências diárias. Kimita Village é agora chamada de "Cyber Village". Este é um bom exemplo de ergonomia de comunidade aplicando ergonomia Kansei (Nagamachi, 2000b).

83.6 Tempo aproximado de treinamento e de aplicação

Leva-se aproximadamente cinco horas para treinar um ergonomista profissional com um *background* em análise multivariada. O treinamento inclui o conceito de engenharia Kansei, a metodologia Kansei, como aplicar análise multivariada aos dados Kansei e como analisar e aplicar os resultados estatísticos ao *design*.

O tempo de aplicação depende do domínio de *design* de produto. Por exemplo, pode variar de três a quatro meses no campo da cosmética e de um a dois anos na indústria automotiva.

83.7 Confiabilidade e validade

A confiabilidade e a validade dos resultados dependem da habilidade e nível de experiência dos engenheiros Kansei. Pra engenheiros Kansei excelentes, a probabilidade de sucesso pode ser consistente e alta.

83.8 Ferramentas necessárias

Um pacote de *software* estatístico é requerido, especialmente um bom programa de análise multivariada.

Referências

Hayashi, C. (1974), *Method of Quantification*, Toyokeizai, Tokyo.

Matsubara, Y. and Nagamachi, M. (1997), Hybrid kansei engineering system and design support, *Int. J. Ind. Ergonomics*, 19, 81–92.

Nagamachi, M. (1988), Kansei engineering: a new consumer-oriented technology for product development, in *The Occupational Ergonomics Handbook*, Karwowski, W. and Marras, W.S., Eds., CRC Press, New York, pp. 1835–1848.

Nagamachi, M. (1995), Kansei engineering: an ergonomic technology for product development, *Int. J. Ind. Ergonomics*, 15, 3–11.

Nagamachi, M. (2000a), Application of kansei engineering and concurrent engineering to a new cosmetic product, in *Proceedings of Ergonomics and Safety for Global Business Quality and Productivity*, pp. 101–104.

Nagamachi, M. (2000b), Kansei of the elderly and community ergonomics, in *Proceedings of the 14th Triennial Congress of the International Ergonomics Association and 44th Annual Meeting of the Human Factors and Ergonomics Society*, Vol. 6, Human Factors and Ergonomics Society, Santa Monica, CA, pp. 368–371.

Nagamachi, M. (2002), Kansei engineering in consumer product design, *Ergonomics Design*, 10, 5–9.
Nomura, J., Imamura, K., Enomoto, N., and Nagamachi, M. (1998), Virtual space decision support system using kansei engineering, in *Cyberworlds*, Kunii, J. and Luciani, A., Eds., Springer, New York, pp. 273–288.
Osgood, C.E., Suci, G.I., and Tannenbaum, P.H. (1957), *The Measurement of Meaning*, University of Illinois Press, Urbana.
Tsuchiya, T., Maeda, T., Matsubara, Y., and Nagamachi, M. (1996), A fuzzy rule induction method using genetic algorithm, *Int. J. Ind. Ergonomics*, 18, 135–145.

84

Análise HITOP™

Ann Majchrzak
University of Southern California

M.M. Fleischer
University of Southern California

D. Roitman
University of Southern California

J. Mokray
University of Southern California

84.1 *Background* e aplicação

HITOP é um procedimento manual etapa por etapa para praticantes industriais que devem implementar uma alteração tecnológica. As premissas dos procedimentos são que as alterações tecnológicas serão implementadas com mais sucesso quando os gerentes e *designers* estiverem conscientes das implicações organizacionais e humanas de seus planos tecnológicos, e que esse conhecimento seja utilizado para planejar sistemas que integrem a tecnologia dentro do seu contexto organizacional e humano. O procedimento é chamado HITOP, que é um acrônimo dentro da alta integração de tecnologia, organização e pessoas, e foi desenvolvido em resposta direta a uma necessidade identificada na indústria para simples ferramentas que identificam probabilidade organizacional e implicações humanas de planos de tecnologia. Esses especialistas industriais reiteraram a evidência acumulativa de que alterações tecnológicas geralmente têm a probabilidade de não serem bem-sucedidas na indústria dos EUA hoje em dia e que uma falha no planejamento das implicações organizacionais e humanas de tecnologia é a primeira causa do problema. Com a HITOP, as companhias que estão se preparando para mudanças tecnológicas recebem formulários, *checklists*, termos e questões para avaliar as alterações humanas e organizacionais necessárias para apoiar as mudanças de tecnologia. Uma nova versão inicial de HITOP foi criada por Majchrszak (1988).

84.2 Procedimento

O manual (Majchrzak et al., 1991) pode ser obtido do primeiro autor. É ideal que uma equipe de indivíduos responsáveis pelo *redesign* da instalação ou área de trabalho o faça através do procedimento. Na Hewlett-Packard, uma nova equipe de processo/produto foi formada, e ela conduziu a análise HITOP. A equipe era composta de engenheiro de desenvolvimento, engenheiro de processo, técnico de manutenção, supervisor e o operador da nova tecnologia de processo sendo introduzida simultaneamente com o novo produto. As etapas em uma análise HITOP são:

1. Rapidez na avaliação organizacional: fatores de análise que inibem a capacidade da organização de se abrir para uma possível mudança resultante da análise HITOP e como fazer as mudanças desses fatores, se necessário.

2. Avaliação de tecnologia: analisar características técnicas críticas (CTC) com probabilidade de grande impacto no *design* organizacional. CTC incluem integração mecânica e de informação com outros sistemas, confiabilidade, flexibilidade de *input*/processo, autodiagnóstico e capacidade de correção e tolerância a falha.
3. Avaliação de requisitos e *design* de trabalho: analisar requisitos de tarefa essenciais (ARTE) para papéis operacionais, de apoio e de supervisão. CTC incluem interdependência de tarefa, trabalho manual, autoridade de decisão, solução de problemas, busca de oportunidade proativa e configuração de metas complexas. As classificações de trabalho são organizadas sozinhas ou em grupos.
4. Requisitos de habilidade e como os requisitos serão preenchidos: analisar necessidades de habilidade, incluir percepção, conceito, destreza manual, solução de problemas, relações humanas e conhecimento técnico. Opções de treinamento e seleção para preencher os requisitos de habilidade são discutidos.
5. Sistema de compensação: considerar pagamento por desempenho, recompensa, sistemas de reconhecimento e planos de carreira.
6. *Design* organizacional: avaliar linhas de relatório, formalidade dos procedimentos, união de grupo, coordenação de unidade cruzada e cultura organizacional.
7. Plano de implementação.

84.3 Vantagens

As seguintes vantagens têm base nos resultados obtidos no estudo de caso da Hewlett-Packard com o uso de HITOP:

- Tempo mais rápido ao mercado, já que os produtos e processos são desenvolvidos em conjunto pela engenharia e produção e porque as construções da produção são mais agressivas.
- Conclusão de treinamento de fabricação e documentação antes da entrega do novo produto à fábrica, porque as fichas de fabricação já são conhecidas antecipadamente.
- Expectativas realistas de tecnologia, já que confiabilidade, integração, flexibilidade e capacidades são definidas antes.
- Entrega antecipada de treinamento e documentação planejada para apoiar tarefas de trabalho.
- Qualidade reforçada da tecnologia, *design* e *layout* por meio de *design* simultâneo de organização e processos.
- Melhoria do processo antes da entrega do novo produto à fábrica.

84.4 Desvantagens

HITOP não contém uma base de conhecimento sobre as melhores práticas. Em vez disso, há uma série de formulários a serem preenchidos pela equipe de *design*. Dessa forma, se a equipe de *design* preenche uma informação errada nos formulários, não há uma maneira de corrigir. Por essa razão, o TOP-modeler foi desenvolvido. Ele é descrito no Capítulo 85.

84.5 Exemplo de *output*

A tabela 84.1 mostra uma planilha de exigências de trabalho.

84.6 Treinamento aproximado

Isso inclui a leitura do manual de referência HITOP (Majchrzak, 1991).

84.7 Confiabilidade e validade

HITOP é um procedimento e não uma base de conhecimento, dessa forma a validade preditiva é inadequada. O estudo de caso da Hewlett-Packard citado anteriormente indica a utilidade do procedimento.

Tabela 84.1 Planilha de exigências de trabalho

	Exigências de tarefa essenciais				
Características técnicas críticas (CTC)	Interdependência de tarefa	Troca de informação	Trabalho manual	Autoridade de decisão	Complexidade de solução de problemas
Integração de informação					
Baixa	Baixa	Baixa	Baixa	Baixa	Baixa
Integração mecânica					
Baixa	Baixa	Baixa	Baixa	Baixa	Baixa
Confiabilidade					
Alta	Baixa	Baixa	Baixa	Baixa	Baixa
Flexibilidade em programação e ajuste					
Média	Alta com programação	Média com manutenção	Baixa	Alta com programação	Média
Dificuldade de flexibilidade					
Média	Alta com programação	Média com manutenção	Baixa	Alta	Média
Monitoramento e diagnóstico de *feedback* automatizado					
Baixo	Baixa	Baixa	Baixa	Alta	Baixa
Correção de *feedback* automatizado					
Baixa	Baixa	Baixa	Baixa	Alta	Baixa
Tolerância à falha					
Baixa	Baixa	Baixa	Alta em emergências	Alta em emergências	Baixa
Consistência em CTC cruzada?	Sim	Sim	Sim	Sim	Sim
CTC cruzada total	Baixa exceto alta com programação	Baixa exceto média com programação	Baixa exceto com emergências	Alta	Baixa

84.8 Ferramentas necessárias

Não há outras ferramentas necessárias além do manual de referência (Majchrzak, 1991).

Referências

Majchrzak, A. (1988), *The Human Side of Factory Automation*, Jossey-Bass, San Francisco.

Majchrzak, A., Fleischer, M., Roitman, D., and Mokray, J. (1991), *Reference Manual for Performing the HITOP Analysis*, Industrial Technology Institute, Ann Arbor, MI.

85

TOP-Modeler©

Ann Majchrzak
University of Southern California

85.1 *Background* e aplicação

O TOP-Modeler foi desenvolvido sob contrato do National Center for Manufacturing Sciences em conjunto com Hughes, General Motors, EDS, DEC e a Hewlett-Packard. Ele é um sistema de apoio à decisão para organizações manufatureiras para auxiliá-las a identificar as alterações organizacionais requeridas quando são considerados novos processos tecnológicos.

85.2 Procedimento

Primeiro, deve-se fazer o *download* do TOP-Modeler gratuitamente em www-rcf.usc.edu/~majchrza e instalar em qualquer computador pessoal. O ideal é que uma equipe de indivíduos responsáveis pelo *redesign* da instalação ou área de trabalho reúna-se com o TOP-modeler na tela do computador. Ainda, é importante que essa equipe seja composta de engenheiros responsáveis pelo *design* da nova tecnologia, trabalhadores de fábrica que devem operar a nova proposta tecnológica, uma pessoa do grupo de recursos humanos (para alterações das descrições do trabalho), assim como funcionários que possam ser afetados pela alteração (por ex.: controle de qualidade, manuseio do material, supervisores etc.). A equipe depois responde aos *inputs* requisitados pelo TOP-Modeler ao clicar na tela para especificar quais objetivos de negócio a equipe tem para o *redesign*, e as variáveis do processo (também chamado produção) que a equipe deseja ou com as quais está disposta a conviver. Exemplos de variáveis incluem a customização em massa (que pode ser desejada) e equipamentos sem confiabilidade (que podem não ser desejáveis, mas a equipe aceitaria conviver com eles). Ademais, a equipe clica nos *inputs* para descrever como é seu *design* atual (em termos de normas, atribuição de responsabilidades de trabalho, habilidades de força de trabalho, estratégias de envolvimento de consumidor etc.). O TOP-Modeler contém uma base de conhecimento extensa sobre elementos de melhor prática de *design* organizacional para diferentes objetivos de negócio e sob diferentes tipos de variáveis de processo. Portanto, ele é capaz de tomar os *inputs* da equipe e computar uma análise *a ser/como é*, indicando caminhos alternativos para priorizar as lacunas para determinar quais devem ser ajustadas em primeiro lugar nos planos de *redesign* da equipe. A equipe pode mudar rapidamente qualquer um de seus *inputs* (cada *inputting* não no seu estado real de *como está*, mas sim no seu estado a ser planejado) para verificar se as lacunas permanecem.

85.3 Vantagens

- Identifica lacunas nas alterações organizacionais conforme as novas tecnologias são projetadas.
- Prioriza lacunas para determinar quais devem ser ajustadas primeiro.
- Identifica falta de acordo entre membros da equipe sobre o estado *como está* quando *joint ventures* são consideradas.
- Assegura que certas questões, tais como descrições de tarefas de trabalho, estratégias de envolvimento de consumidor e estratégias de fortalecimento de empregado, não são ignoradas durante o *design* de novas tecnologias.
- Estimula desafio ao estado *como está*: deve ser dessa forma para o futuro?
- Fornece uma análise rápida que leva apenas alguns minutos sem treinamento em como utilizar o sistema.

85.4 Desvantagens

- Não fornece a solução rápida e eficaz para ajustar uma fábrica malplanejada ou um plano de *redesign*; apresenta apenas um conjunto de lacunas priorizadas.
- Não fornece o catalisador para mudança; somente analisa que mudanças são necessárias. O catalisador vem de dentro da organização.
- "Lixo no lixo". Se o estado *como está* da organização está descrito incorretamente, *outputs* não terão significado.
- Fornece somente um de muitos *inputs* em um processo complexo de tomada de decisão.
- Não descreve com precisão como fazer as mudanças necessárias. Por exemplo, sugere que treinamento adicional em habilidades específicas é necessário, mas não especifica um plano para alcançá-lo.

85.5 Treinamento aproximado

Nenhum treinamento é exigido.

85.6 Confiabilidade e validade

A validade preditiva de conhecimento de base no TOP-Modeler foi avaliada pela comparação de previsões feitas pelo TOP-Modeler sobre quão bom é o desempenho de uma organização manufatureira considerando seu efetivo *design* organizacional e tecnológico, em comparação com dados reais coletados da organização manufatureira sobre seu desempenho. Dados sobre o *design* de 86 firmas manufatureiras com base nos EUA foram coletados, junto com a velocidade e o tempo de *throughput* (descontado para taxas de retrabalho). O TOP-Modeler previu com precisão o *throughput* em 95% do tempo das empresas, com base no *design* de cada firma. Ademais, foram feitas observações de 23 usuários localizados em cinco organizações diferentes replanejando suas operações de fabricação. Os resultados das observações indicaram que 18 de 23 usuários relataram que obtiveram aprendizado em uma ou mais das seguintes áreas como resultado do uso do TOP-Modeler: identificar uma lacuna de consenso sobre uma questão entre a equipe de gerenciamento, identificar que uma característica de *design* organizacional que eles pensaram presente na organização *como está* era ausente e priorizar lacunas que necessitavam de solução. Além disso, oito usuários foram capazes de rastrear as decisões feitas sobre seus *redesigns* organizacionais para esses aprendizados.

85.7 Ferramentas necessárias

O *software* TOP-Modeler é a única ferramenta necessária. Pode-se fazer o *download* dele gratuitamente em www.-rcf.usc.edu/~majchrza e instalá-lo em qualquer computador pessoal.

Referências

Majchrzak, A. (1997), What to do when you don't have it all: toward a theory of sociotechnical dependencies, *Hum. Relations*, 50, 535–565.

Majchrzak, A. and Finley, L. (1995), A practical theory and tool for specifying sociotechnical requirements to achieve organizational effectiveness, in *The Symbiosis of Work and Technology*, Benders, J., de Haan, J., and Bennett, D., Eds., Taylor & Francis, London, pp. 95–116.

Majchrzak, A. and Gasser, L. (2000), TOP-MODELER: supporting complex strategic and operational decision making, *Inf. Knowledge Syst. Manage.*, 2, 95–110.

Majchrzak, A. and Meshkati, N. (2000), Aligning technological and organizational change when implementing new technology, *The Handbook of Industrial Engineering*, 3rd ed., Salvendy, G., Ed., Wiley, New York.

Markus, M.L., Majchrzak, A., and Gasser, L. (2002), A design theory for systems that support emergent knowledge processes, *MIS Q.*, September.

86

O sistema CIMOP©

Waldemar Karwowski
University of Louisville

Jussi Kantola
University of Louisville

86.1 *Background* e aplicação

O sistema CIMOP (fabricação, organização e pessoal integrados por computador) é um sistema de avaliação baseado no conhecimento. Ele foi desenvolvido para avaliar *design* de sistema de fabricação, organização e pessoal integrados por computador. Os usuários do CIMOP são companhias com um sistema CIM existente; companhias que estejam em *design*, *redesign* ou implementação de um novo sistema CIM; e consultores, pesquisadores ou outras partes engajadas com *design* e avaliação do sistema CIM (Kantola e Karwowski, 1998; Karwowski et al., 2002).

86.2 Procedimento

No CIMOP, os aspectos críticos de *design* são quantificados e chamados fatores de *design* (FD). Esses fatores relacionam um *design* de sistema CIM à prática e permitem, em termos quantitativos:

- avaliação de um *design* de sistema CIM;
- avaliação de um sistema CIM existente;
- comparação entre *designs* de sistema CIM;
- análises do tipo "E se" do efeito de melhorias de *design* de sistema alternativo.

O CIMOP utiliza 75 fatores de *design* (FDs) representantes de aspectos críticos de *design*, incluindo:

- subsistema de organização (12 FDs);
- subsistema de tecnologia (17 FDs);
- subsistema (22 FDs) de sistemas de informação (SIs);
- subsistema de pessoas (24 FDs).

Cinco modos de avaliação são usados para determinar a qualidade total do *design* de sistema:

1. *design* de sistema CIM;
2. subsistema de organização;
3. subsistema de tecnologia;
4. subsistema SI;
5. subsistema de pessoas.

Os FDs, grupos FD, subsistemas CIM e qualidade total de *design* CIM são definidos como variáveis linguísticas imprecisas. Três estados linguísticos - baixo, médio e alto - são usados para descrever o estado dos FDs, assim como o estado dos *inputs* (resultados intermediários) para os próximos níveis do processo da avaliação. Cinco estados linguísticos - baixo, LTM, médio, LTH e alto - são usados para descrever a qualidade do *design* de grupos de FDs (resultado intermediário), a qualidade do *design* de subsistemas CIM e a qualidade do *design* do sistema CIM. O esquema lógico do método CIMOP utiliza um controle lógico hierárquico *fuzzy* (FLC) consistindo de quatro módulos:

1. regra básica *fuzzy;*
2. mecanismo *fuzzy;*
3. módulo *fuzzification;*
4. módulo *defuzzification.*

A tela de avaliação permite uma avaliação quantitativa de um *design* de sistema CIM. Isso é feito pela avaliação do estado dos FDs do *design* de sistema. Os FDs são reunidos de forma hierárquica do lado esquerdo da tela. A árvore pode ser expandida ou desmembrada ao clicar nos nós. Os ramos mais à direita são os FDs. Níveis predefinidos de FDs aparecem na caixa de texto do lado direito da árvore. Após todos os FDs terem sido avaliados, os resultados podem ser visualizados, sendo apresentados graficamente na tela de resultados. O método CIMOP tem duas escalas de *output* alternativas para os resultados: numérica e verbal. A avaliação em CIMOP é mais bem conduzida por uma equipe compreendendo as pessoas na organização que têm mais conhecimento sobre o *design* de sistema CIM. A equipe deve ter representantes (no mínimo) desde o nível de alta gerência/fábrica, recursos humanos, gerenciamento de SI (sistema de informação) e células/fábrica nível básico. A equipe de avaliação, então, compara o estado de cada FD com os níveis predefinidos. Após o estado de cada FD ser estimado, os resultados gráficos representando a qualidade de *design* podem ser examinados. Tais resultados indicam a qualidade de *design* do sistema CIM, seus subsistemas e os grupos de FDs.

O método CIMOP opera em um sistema operacional Windows™ em PC. Ele tem um auxílio *on-line* incluindo os seguintes tópicos de ajuda: método CIMOP, FD, avaliação, comparação, análise, resultados e escala de *output*. Os resultados podem ser impressos. As impressões incluem informação geral, avaliação de *inputs* e resultados gráficos. Para obter o programa CIMOP, Waldemar Karwowski deve ser contatado pelo *e-mail* karwowski@louisville.edu.

86.3 Vantagens

- Capacidade para avaliar os subsistemas CIM individualmente (com base em seu ponto de vista de integração) adicionalmente ao sistema todo.
- Capacidade de selecionar FDs específicos para inclusão nos critérios de avaliação.
- Capacidade de avaliar a estrutura CIM antes de sua implementação para evitar possíveis falhas no *design*.
- Útil para auxiliar a determinar se um projeto específico CIM deve ser implementado ou melhorado.
- Capacidade de determinar a incerteza de FDs definidos de maneira imprecisa, qualitativa ou subjetiva.

86.4 Desvantagens

- Auxilia na identificação de áreas problemáticas no *design*, mas não fornece soluções para os problemas.
- Não fornece nenhuma prescrição de solução rápida para melhoria de um sistema (ou subsistema) que é avaliado como "precisa de melhoria" ou "inaceitável".
- Somente compara o estado de cada FD a um nível predefinido.

86.5 Treinamento aproximado

Não há treinamento especial requerido.

86.6 Confiabilidade e validade

O controlador lógico *fuzzy* (FLC) do CIMOP foi validado em comparação com o TIL Shell 3.0.0 (Togai Infralogic, Inc.), que é uma ferramenta de construção e teste FLC. Ambos FLC, CIMOP e TIL Shell, produziram resultados idênticos de 30 conjuntos dos mesmos *inputs* aleatórios.

86.7 Ferramentas necessárias

Não há ferramentas especiais requeridas.

Referências

Kantola, J. and Karwowski, W. (1998), A fuzzy-logic based tool for the evaluation of computer-integrated manufacturing, organization and people system design, in *Manufacturing Agility and Hybrid Automation II*, Karwowski, W. and Goonetilleke, R., Eds., IEA Press, HKUST, Hong Kong, pp. 43–46.

Karwowski, W., Kantola, J., Rodrick, D., and Salvendy, G. (2002), Macroergonomics aspects of manufacturing, in *Macroergonomcis: Theory, Methods, and Applications*, Hendrick, H.W. and Kleiner, B.M., Eds., Lawrence Erlbaum Associates, Mahwah, NJ, pp. 223–258.

87

Antropotecnologia

Phillipe Geslin
Institut National de la Recherche Agronomique (INRA)
Université de Neuchâtel

87.1 *Background* e aplicação

Em 1979, Alain Wisner, um dos fundadores da ergonomia francesa, referindo-se à quase falha das transferências de tecnologia aos países industrialmente em desenvolvimento, declarou que havia uma necessidade urgente para se desenvolver "uma antropotecnologia verdadeira, isto é, uma adaptação da tecnologia às pessoas, assim como a ergonomia associa o conhecimento das ciências humanas para melhorar o *design* de sistemas técnicos [...] e desde que a escala considerada é diferente, então as fontes necessitariam ser diferentes".

Wisner reativou o debate sobre transferências de tecnologia. Ele rompeu com as abordagens particionadas, de disciplina única, e iniciou uma nova abordagem, que considera as múltiplas relações entre características microscópicas de atividades humanas e os fatores macro descrevendo o funcionamento social. As análises que focam em um desses níveis provarão ser relevantes apenas se também considerarem os mecanismos ocorrentes no nível complementar (Wisner, 1997).

Daqui em diante, Wisner declarou: "outro domínio científico deve ser incluído na gama de estudos ergonômicos: o da antropologia". Os sistemas tecnológicos estão sendo cada vez mais transferidos a outros países, outras regiões, outras firmas. Isso significa que as diferenças nas fábricas sociais e industriais devem ser consideradas com base em diversos campos de antropologia: antropologia física (dimensões corporais, força física), antropologia cultural (sistemas de valor) e antropologia cognitiva (linguística, modelos cognitivos, carga cognitiva em situações de trabalho). Contudo, a ligação entre antropologia e análise ergonômica de trabalho não foi incorporada em intervenções antropotecnológicas até o início dos anos 1990 (Geslin, 1999).

Encorajados pelos resultados e reconhecimento desse trabalho, desenvolvemos uma abordagem antropotecnológica em outras situações, principalmente na esfera da agricultura, que aplicamos na França, Filipinas, Brasil e no continente africano. Portanto, o que segue baseia-se na nossa experiência na esfera rural. As estruturas para combinar análises ergonômicas de trabalho e abordagem antropotecnológica têm sido progressivamente formalizadas (Geslin, 1999-2002). Essas estruturas contribuem para produzir tecnologias que considerem ambientes socioculturais e demandas de populações interessadas (isto é, produtores e receptores da tecnologia).

87.2 Procedimento

87.2.1 Análise e reformulação de requisitos

Este estágio é planejado para destacar as estruturas que sustentam a demanda e as expectativas dos parceiros e da população local. O(a) interveniente julgará, nesse estágio, se a demanda formulada é aquela que permite sua participação. Se uma intervenção é considerada possível, então ele(a) definirá os objetivos e o tipo de abordagem a ser implementada, alinhada aos requisitos estabelecidos pelo contrato (tempo, custos e legislação nacional e internacional). A demanda específica a ser preenchida pode surgir por colaboração progressiva entre o interveniente e os parceiros locais. Depois ela é coconstruída para sua formulação em termos de ação. Três situações surgiram em nossas intervenções:

1. A tecnologia ainda não havia sido transferida. Ao planejar o sistema futuro, deve-se considerar as características específicas do futuro receptor final. Nesse caso, o profissional de antropotecnologia apoiará o processo de *design*.
2. A tecnologia foi transferida, mas formas corrompidas de funcionamento aparecem no processo de transferência. Aqui a abordagem do profissional de antropotecnologia consiste em alterar o estado existente.
3. A tecnologia ainda não foi transferida, mas a escolha tecnológica foi feita e é operacional no país fornecedor. Como na segunda situação, a abordagem consistirá em alterar o sistema para ajustar-se ao país receptor.

Determinadas as três situações possíveis, algumas mudanças podem ocorrer na dinâmica dos estágios descritos a seguir.

87.2.2 Observação compreensiva do sistema no qual o profissional de antropotecnologia intervém

Os estágios de observação são sempre conduzidos em situações da vida real. O profissional de antropotecnologia se esforça para compreender o sistema técnico como um todo, de modo que ele(a) possa focar melhor sua ação futura e produzir um diagnóstico correto da situação. Isso envolve observar e analisar a situação existente, cuidar para agrupar os fatos observados no seu contexto e dar lugar de destaque aos pontos de vista dos atuantes. O interveniente consulta documentos disponíveis e entrevista diferentes parceiros. Ele(a) busca compreender o modo como o sistema opera, as estratégias utilizadas por diferentes atuantes e tenta destacar "situações de ação característica", que servem como marcadores a serem utilizados na estruturação dos próximos estágios, assim como trocas entre os atuantes.

É crucial fazer referência ao *background* histórico quando se busca alterar um sistema. Sabendo o que o sistema era no passado e as mudanças que ocorreram sob diferentes influências (política, esquemas de desenvolvimento, econômica, social, ambiental etc.) é uma pré-condição para intervir em uma determinada situação. A observação compreensiva do sistema pode coincidir com o estágio de demanda de análise. Ele familiariza o interveniente com as condições locais.

Neste processo de aprendizado em longo prazo, deve-se prestar atenção às oportunidades para combinar permanentemente dimensões locais (práticas, *know-how* técnico, organização social etc.) com dimensões mais amplas (econômica, política, regional, nacional, redes de trabalho de atuantes etc.). Em alguns casos uma abordagem etnográfica de alguns meses a uma determinada situação pode fornecer proveitosamente um detalhado ponto de vista da situação local. Isto é, por exemplo, o caso para intervenções no ambiente da agricultura, onde o ano de safra-cheia frequentemente precisa ser considerado. Isso levanta a questão das competências necessárias em tais situações.

87.2.3 Criando um grupo de "especialistas"

Uma restrição na abordagem antropotecnológica baseia-se na necessidade de se obter um conhecimento aprofundado do *background* sociocultural em um intervalo de tempo de intervenção frequentemente muito limitado. Um *ad hoc* coletivo permanente de especialistas deve ser sistematicamente estabelecido para a duração do programa de acordo com os critérios que são considerados. Esse coletivo deve consistir de cientistas ou especialistas locais ou internacionais com competência reconhecida nos domínios a serem considerados. Combinar as duas abordagens auxiliará a produzir um diagnóstico local do sistema investigado e propor cursos potenciais de ação para lidar com a demanda reformulada.

87.2.4 Criando um grupo de monitoramento

O grupo de monitoramento é diferente do grupo de especialistas e é responsável por direcionar a intervenção e sua dinâmica (Garrigou, 1999). Ele é presente localmente, o que não é necessariamente o caso com os "especialistas". Esse é o grupo que decide sobre a organização de trabalho em grupo a ser reunido em data posterior (quando os marcadores para *design*/alteração do sistema precisará ser desenvolvido) com base em "situações de ação característica".

87.2.5 Formulando o diagnóstico

Um resultado de observação compreensiva é um diagnóstico das causas de avaria e de "situações da ação característica" a ser investigado em maior profundidade. Qualquer que seja a situação, o diagnóstico deve ser elaborado em colaboração com os atuantes locais. Obter uma aceitação *a posteriori* pelos atuantes do ponto de vista que é produzido vai contra a abordagem antropotecnológica inclusiva.

87.2.6 Criando um grupo de trabalho

Um grupo de trabalho inclui um conjunto específico de atuantes, mais o profissional de antropotecnologia. Seu trabalho é técnico. Ao estabelecê-lo, o grupo de monitoramento deve estar ciente da posição mantida por cada membro dentro de sua firma, assim como, *sensu lato*, na sociedade. Em alguns países, pode ser necessário incluir nesses grupos atuantes que não estejam necessariamente envolvidos no projeto, mas cujas posições na sociedade (idade, famílias, *status* social etc.) os tornam partes obrigatórias na tomada de decisão. Com o profissional de antropotecnologia e certos especialistas, o grupo de trabalho contribui para elaborar marcadores para o *design* ou a alteração do sistema técnico. Ao longo do período de intervenção, cada reunião do grupo lida com um tópico específico conforme progridem as observações sistemáticas. O papel do profissional de antropotecnologia é criar "espaço para discussão" (Dejours, 1996) e fornecer aos parceiros envolvidos tanto quanto possível uma "mão livre", já que posteriormente eles terão que conviver com as escolhas do grupo.

87.2.7 Observação sistemática de "situações de ação característica"

O estudo do profissional de antropotecnologia se concentra durante este estágio em diversas "situações de ação característica" (isto é, a situação que parece refletir melhor as dificuldades ou questões de diferentes atuantes envolvidos no diagnóstico). Ele(a) coleta os pontos de vista dos operadores sobre sua própria atividade e observa suas práticas com relação a determinado contexto. Sessões de "autoconfrontação" (autorrelato)

(Pinsky e Theureau, 1987) auxiliam no enriquecimento das observações do interveniente. Filmar uma "situação de ação característica", depois mostrar essa situação ao atuante interessado e questioná-lo sobre seus comentários permite um *insight* muito mais afinado na atividade do atuante do que seria obtido apenas por observações e entrevistas. Em qualquer abordagem de *design* ou transformação, observações sistemáticas devem ser realizadas em firmas ou locais onde um equipamento semelhante está sendo operado. Isso é chamado "situações de referência". Os intervenientes e seus parceiros locais visitarão locais semelhantes; visitas a tais locais permitem que os parceiros locais tenham melhor compreensão dos problemas levantados. Elas também enriquecem as práticas dos parceiros e conduzirão frequentemente a trocas por meio da organização de "visitas" aos seus locais respectivos.

87.2.8 Validade dos resultados

Cada resultado significante deve ser validado pelos atuantes em seus grupos de trabalho e monitoramento, já que cada um tem seus critérios de validade. Por exemplo, o que importa para o ergonomista é a saúde do operador, ao passo que o antropologista atenta para a estabilidade das estruturas sociais dentro do projeto como primordial e os atuantes estão preocupados com a melhoria de suas condições de trabalho etc. Não é fácil lidar com a gama de critérios de validade. Suas confrontações durante as reuniões dos diferentes grupos precisam ser gerenciadas se há desejo de alcançar um consenso entre os atuantes. Os resultados das observações sistemáticas podem ser validados ou desafiados e ajustes são possíveis. O diagnóstico inicial é reavaliado. Observações sistemáticas complementares podem ser necessárias para completar ou especificar algumas das informações.

87.2.9 Criando cenários em situações experimentais

A simulação de "espaço de possíveis formas de atividades futuras" (Daniellou, 1999) é feita com texto sobre os cenários, que depois é analisado e discutido dentro do grupo de trabalho. Sua finalidade é ilustrar diferentes condições de operação do sistema escolhido ao longo do tempo. Eles também podem trazer novos problemas para os quais pode ser necessário realizar novas observações sistemáticas, localmente ou em situações de referência. Esses cenários também permitem a previsão, na medida do possível, de prováveis impactos das soluções escolhidas dos atuantes, da firma ou certos segmentos da sociedade nos quais eles se movimentam (sistemas de representação, distribuição de tarefa por gênero, religião, alianças etc.). Em alguns países sujeitos à maior instabilidade política ou econômica, o escopo desses cenários será inevitavelmente limitado. A antropotecnologia não permite experimentação em tamanho real de futuros meios de trabalho (Daniellou, 1999) em relação a características socioculturais em grandes sistemas industriais ou de agricultura.

87.2.10 Apresentação de marcadores sociotécnicos

Neste estágio do processo, esses marcadores, que resultam de diferentes observações, formam propostas das quais os membros do projeto dependerão para mudar a situação. Eles os aplicam ao processo tecnológico a ser transferido ou alterado e às condições sociais para seu uso, servem para escrever a lista de especificações e são produzidos em colaboração com os atuantes. Os marcadores consistem de mudanças materiais nos meios de trabalho, que também envolvem ações na área maior de relações sociais e econômicas – ambos dentro da sociedade considerada e entre esta e seu ambiente próximo ou, em alguns casos, mais distante.

87.2.11 Monitorando as operações de transformação ou *design*

Os grupos de trabalho e monitoramento e o profissional de antropotecnologia devem seguir os estágios de *design* e transformação, cuidando que os marcadores listados nas especificações sejam observados. Alterações ainda são possíveis neste estágio.

87.2.12 Monitorando o novo sistema na *startup* e estabilização de estágios de produção e ação

Os marcadores propostos devem considerar a alta mobilidade de características sociais em algumas situações. Seu acompanhamento deve, portanto, ser planejado no estágio de elaboração e não após terem sido apresentados. Esta é a razão pela qual propomos um processo de "monitoramento antropotecnológico". Uma disfunção pode surgir nesses estágios. O profissional de antropotecnologia e seus parceiros buscam remediar essa situação reavaliando/ajustando os marcadores propostos.

87.2.13 Monitoramento antropotecnológico

Este estágio é planejado para habilitar o profissional de antropotecnologia a responder a possíveis mudanças no ambiente social em situações instáveis, particularmente no ambiente de agricultura ou dentro de minorias sujeitas à pressão política ou econômica. Ele envolve sensibilização dos atuantes locais à abordagem e treinamento dos especialistas nacionais ou internacionais para executar reajustes no sistema em resposta a eventos que não puderam ser antecipados na intervenção inicial. Esses procedimentos de treinamento têm base no princípio de "treinar por meio da prática" (treinamento *hands-on*), que depende de uma metodologia específica.

87.3 Vantagens

- Na abordagem do profissional de antropotecnologia, a atenção é no trabalho, ou seja, nas atividades das pessoas que produzem algo. A abordagem rastreia as causas com base no conhecimento dos seus efeitos na situação de trabalho. Os resultados da análise de trabalho tornam possível a construção de uma árvore de causas que permite detectar as anomalias críticas que podem ser lidadas de maneira simples, sem, contudo, negligenciar fontes situadas mais acima (Wisner, 1997). Os fenômenos observados são posicionados em um contexto que se estende além do local de trabalho para incluir aspectos sociológicos, culturais, políticos e econômicos de determinada região e país.
- O método antropotecnológico aumenta a probabilidade da tecnologia transferida do país do *designer* ser mais viável e aplicada com sucesso dentro do país/cultura receptor (a).

87.4 Desvantagens

- O método consome tempo, já que requer uma observação além da estrutura de ação para apreender dimensões contextuais que demandam trabalho multidisciplinar dentro do projeto.
- Esta abordagem não produz prescrições como *outputs*. Uma posição prescritiva está fora de questão quando se lida com fenômenos sociais, conforme as sociedades procedem com base em uma criação contínua e incerta e não com base em uma ordem que foi estabelecida de uma vez por todas (Balandier, 2002);
- A necessidade de implementar conhecimento multidisciplinar especializado e pontos de vista que demandam monitoramento em longo prazo pode aumentar o custo e a duração do projeto.

87.5 Exemplo de *output*

Em anos anteriores, dissertações em antropotecnologia foram produzidas no *Centre National des Arts et Métiers* (CNAM) (Wisner, 1997). O trabalho de pesquisa envolvido não correspondeu, contudo, às demandas de intervenção pelos parceiros locais. As primeiras abordagens de pesquisa de intervenção neste campo (Geslin, 1999; Nourroundine, 2001) lidaram com o mundo rural. Hoje em dia, o reconhecimento institucional de antropotecnologia em uma gama de corpos nacionais e internacionais nos permite estender nossa ação das esferas rurais para pequenos negócios (incluindo empresas pequenas no ambiente rural ou explorações agrícolas) e questões relacionadas ao ambiente em diferentes países.

87.6 Métodos relacionados

A abordagem antropotecnológica deriva parcialmente de métodos desenvolvidos em antropologia aplicada (Ervin, 2000) e de análise ergonômica de trabalho no que diz respeito a procedimento de intervenção. Abordagens desenvolvidas por etnometodologistas são trazidas para a compreensão dos processos cognitivos no trabalho nas atividades sendo analisadas.

87.7 Normas e regulamentações

Uma atenção específica deve ser dada à legislação atual no país de intervenção, já que as políticas tecnológicas são incluídas em muitos países na legislação nacional ou internacional em transferências de tecnologia. Quando há intervenção nas populações definidas como minoria, a legislação específica com relação a essas populações em corpos internacionais deve ser respeitada.

87.8 Tempo aproximado de treinamento e de aplicação

A antropotecnologia não é ensinada como um campo específico no momento. Na Suíça, no Institut d'ethnologic de l'Université de Neuchâtel, ela está para ser incluída no currículo acadêmico e é de interesse dos estudantes de antropologia (mestrado e doutorado). Na França, estava para ser incluída no currículo acadêmico em 2004/2005 na Ecoles des Hautes Etudes em Sciences Sociales (EHESS) de Paris, sendo de interesse aos estudantes de antropologia e ergonomia (Mestrado e Doutorado). Por enquanto, adicionalmente ao *background* profissional em ergonomia, um curso em Antropologia Cultural ou Psicologia Social pode ser útil.

87.9 Confiabilidade e validade

Esta é uma abordagem inovadora no domínio das transferências de tecnologia. Programas em curso dizem respeito, sobretudo, à esfera da agricultura. A unidade de pesquisa SICOMOR (Sociétés, Changements Techniques et Connaissances dans les Mondes Ruraux), dirigida por Philippe Geslin, no French Institut National de la Recherche Agronomique, dedica parte do seu trabalho no desenvolvimento dessa abordagem em parceria com diversas instituições de pesquisa e desenvolvimento dentro e fora da França. Os programas antigos entregaram resultados conclusivos que induziram nossos parceiros institucionais e as populações interessadas a formular novas demandas em outros campos.

87.10 Ferramentas

As análises têm base em registro de vídeo e restituição em vídeo de atividades, e gravação em fita de comunicações verbais.

Referências

Balandier, G. (2002), Toute société procède d'une création incertaine et continuelle, non d'un ordre fixé une fois pour toute, in *La Compagnie des Contemporains*, Droit, R.P, Ed., Odile Jacob, Paris, pp. 201–206.

Daniellou, F. (1999), Le statut de la pratique et des connaissances dans l'intervention ergonomique de conception, in *Collection Thèses et Mémoires*, Université Victor Segalen, Bordeaux, France.

Dejours, C. (1996), Epistémologie concrète et ergonomie, in *L'Ergonomie en quête de ses principes*, Daniellou, F., Ed., Octarès Éditions, Tolouse, France.

Ervin, A.M. (2000), *Applied Anthropology*, Allyn and Bacon, Boston.

Garrigoou, A. (1999), Les apports des confrontations d'orientations socio-cognitives au sein de processus de conception participatifs: le rôle de l'ergonomie, in *Collection Thèses et Mémoires*, Université Victor Segalen, Bordeaux, France.

Geslin, P. (1999), *L'apprentissage des mondes, une anthropologie appliquée aux transferts de technologies*, Maison des Sciences de l'Homme, Paris.

Geslin, P. (2001), Anthropology, ergonomics and technology transfers: some methodological perspectives in light of a Guinean project, *Pract. Anthropol.*, 23, 23–27.

Geslin, P. (2002), Les formes sociales d'appropriations des objets techniques ou le paradigme anthropo-technologique, Ethnographiques.org [en ligne] no. 1 (April 2002); http://www.ethnographiques.org/documents/articles/arGeslin.html.

Geslin, P. and Salembier, P. (2000), Anthropology and ergonomics in designing innovations: theoretical and methodological foundations of a transdisciplinary research, in

Transdisciplinarity: Joint Problem-Solving among Science, Technology and Society, Häberli, R., Scholz, R., et al., Eds., Swiss Federal Institute of Technology, Zurich, pp. 488–491.

Hutchins, E. (1981), Reasoning in Trobriand's discourse, in *Language, Culture and Cognition*, Casson, R.W., Ed., Macmillan, New York, pp. 481–489.

Nourroudine, A. (2001), *Techniques et cultures*, Octarès Éditions, Toulouse, France.

Pavard, B. (1997), Introduction, in *Anthropotechnologie: vers un monde industriel pluricentrique*, Wisner, A., Ed., Octarès Éditions, Toulouse, France, pp. 1–3.

Pinsky, L. and Theureau, J. (1987), *Conception des situations de travail et étude du cours d'action, 2° partie de l'étude du cours d'action*, Rapport n° 88, CNAM, Laboratoire d'Ergonomie, Paris.

Roqueplo, Ph. (1997), *Entre savoir et décision, l'expertise scientifique*, INRA Editions, Collection Sciences en Questions, Paris.

Wisner, A. (1979), Vers une anthropotechnologie, CNAM (Laboratoire d'ergnomie), Paris.

Wisner, A. (1994), Using Imported Technology as a Foreign Cultural Artefact, paper presented during the panel on cultural ergonomics at the 4th International Symposium on Human Factors in

Organizational Design and Management, Stockholm.

Wisner, A. (1997), *Anthropotechnologie: vers un monde industriel pluricentrique*, Octarès Éditions, Toulouse, France.

88

Ferramenta de análise de sistemas (FAS)

Michelle M. Robertson
Liberty Mutual Research Institute for Safety

88.1 *Background* e aplicação

Uma metodologia utilizada para avaliação macroergonômica de processos de sistema de trabalho é a ferramenta de análise de sistemas (FAS). Tradicionalmente, abordagens ao *design* de sistema de trabalho focalizavam *design* centrado em tecnologia e adotavam uma abordagem "de sobras" em relação à atribuição de função e tarefa (Hendrick e Kleiner, 2001). Com base em sistemas de engenharia (Hall, 1969) e uma estrutura de análise de sistema para política de tomada de decisão (Mosard, 1982), a FAS integra essas metodologias com a de uma abordagem macroergonômica com o objetivo de identificar os problemas e os prováveis fatores causais conforme relacionados aos ambientes de trabalho. A SAT também pode fornecer um processo para desenvolvimento estratégico e soluções sistemáticas para problemas que surjam no ambiente de trabalho. O desenvolvimento de alternativas de solução potencial e avaliação de custos e benefícios dessas soluções potenciais são efetuados pela aplicação da SAT.

O desenvolvimento de tabelas de pontuação de avaliação (FAS) e de critérios de decisão (TCD) são críticos à aplicação da FAS. A EST em primeiro lugar serve como uma ferramenta de avaliação para considerar os *trade-offs* de alternativas de intervenção micro e macroergonômicas. Para cada alternativa, a TCD fornece uma opção de intervenção de acordo com a probabilidade de uma futura condição no ambiente organizacional. O nível disponível de financiamento (ou verba) pode servir como uma futura condição junto à esperada probabilidade daquela condição. O valor da FAS é que ela fornece um processo de avaliação sistemático para examinar *trade-offs* e selecionar uma alternativa de intervenção. Após a melhor solução alternativa ter sido selecionada, medidas específicas de sucesso são definidas e obtém-se *feedback* nos resultados da intervenção selecionada.

88.2 Procedimento

Ao aplicar a FAS, o nível de análise é segmentado na unidade de negócio ou no nível departamental, na qual a missão e os objetivos são identificados, assim como metas individuais e em grupo em apoio àquela missão. As etapas analíticas da TAS são:

1. definir o problema: criar uma árvore de fator problema (FP);
2. desenvolver uma árvore de objetivos/atividades (OT);
3. alternativas-modelo: o diagrama de fluxo *input-output* (DFIO);
4. avaliar alternativas: tabela de pontuação de avaliação (TPA);
5. selecionar uma alternativa: tabela de critérios de decisão (TDC);
6. planejar para implementação: agendamento e gerenciamento do fluxo do projeto;
7. avaliação, *feedback* e processo de modificação.

88.2.1 Definição do problema: a árvore de fator problema

Com base nos dados do sistema de desempenho coletados previamente ou recentemente observados, a árvore de fator problema (FP) é construída. A FP identifica os problemas, subproblemas e fatores de causas potenciais junto a suas interações em uma estrutura lógica e hierárquica (Hall, 1969; Mosard, 1982). Para desenvolver uma FAS, questões de trabalho e problemas são declarados de maneira precisa e ligados através de um processo iterativo (Mosard, 1982). Os fatores de causa de menor nível na árvore contribuem para o maior problema. Curvas de *feedback* também são incorporadas.

A árvore de fator problema integra aspectos micro e macroergonômicos dos sistemas e subsistemas de trabalho, incluindo questões de *design* organizacional e de trabalho. A etapa inicial de análise de sistemas desenvolve uma melhor compreensão de subsistemas técnicos, sociais e de ambiente de trabalho.

88.2.2 Configurando os objetivos e desenvolvendo alternativas: a árvore de objetivos/atividades

Com o problema definido, os objetivos e os critérios de avaliação são desenvolvidos para uso na seleção da melhor alternativa (intervenção) para abordar os fatores de causa. A árvore de objetivos/atividades (OAT) é uma descrição hierárquica, gráfica, de objetivos e alternativas de uma solução desenvolvida para abordar os problemas identificados no PFTY (Mosard, 1982). A árvore é criada pela identificação de uma meta principal, objetivo e subobjetivos. Quatro alternativas de solução junto a um conjunto específico de atividades de apoio são, então, identificadas para abordar o objetivo. Interações entre objetivos e alternativas envolvidas no processo devem ser analisadas (Mosard, 1982).

Alternativas de intervenção identificadas poderiam representar típicas abordagens micro e macroergonômicas. Ademais, alternativas híbridas com uma ou mais das alternativas definidas podem ser criadas para incorporar as melhores características de qualquer uma das alternativas inicialmente identificadas. Para cada alternativa, diversas atividades potenciais (etapas de ação) são então propostas. Alternativas de solução e atividades relacionadas são baseadas em estudos de caso, pesquisa de campo e estudos longitudinais. Elas representam abordagens típicas que as companhias implementam para alcançar o objetivo principal definido (listado no topo da OAT). Uma dessas alternativas de solução será selecionada na etapa 5 e torna-se subobjetivo na árvore de objetivos.

Após os objetivos e as alternativas serem selecionados, uma tabela de critérios é desenvolvida. A tabela é utilizada para definir os critérios com os quais a decisão de seleção final será feita. Critérios de decisão em geral incluem riscos, custos, benefícios esperados e uma medida de eficácia com base em perspectiva em curto e longo prazos (Mosard, 1983). Esses critérios de decisão devem ser considerados como alternativas, e existe um modelo na etapa 3. Eles também servem como a base para a tabela de critérios de decisão final, que é desenvolvida na etapa 4.

88.2.3 Modelando as alternativas: o diagrama de fluxo *input-output*

Nesta etapa, cada alternativa de solução e suas atividades associadas são modeladas para estimar os requisitos de recursos brutos e para avaliar a efetividade potencial da alternativa. Em geral, um modelo descritivo ou preditivo é usado e as técnicas de modelagem incluem fluxogramas, simulações etc. Uma abordagem de modelagem que capture os recursos essenciais e crie um diagrama de fluxo de onde esses recursos são necessários é o diagrama de fluxo *input-output* (DFIO). O DFIO é criado pela identificação dos *inputs* de recursos requeridos que uma pessoa pode sensatamente esperar para completar uma solução específica e um conjunto de atividades. Recursos podem incluir pessoas, finança e informação. *Outputs* são os resultados ou produtos das atividades. Alguns *outputs* podem se tornar fontes de *inputs* para outros subsistemas, permitindo uma representação mais completa do sistema inteiro. O DFIO tem duas fases: uma de *redesign* e a outra de operação. *Inputs* para a fase de *redesign* incluem contribuições de duas áreas gerais: recursos humanos e recursos financeiros. *Outputs* da fase de *redesign* tornam-se os *inputs* para a fase de operação.

88.2.4 Avaliando as alternativas: a tabela de pontuação de avaliação (TPA) – análise de vantagem econômica

Cada uma das alternativas-modelo e seu conjunto associado de atividades são avaliados de acordo com diversos critérios de decisão. Eles incluem: custo do projeto, risco de falha, efetividade potencial e benefícios para condições futuras adequadas. Esses critérios podem incluir perspectivas em curto e longo prazos e são atribuídos com pesos iguais, somados por todos os critérios para fornecer uma classificação total para cada alternativa. Outra alternativa é atribuir pesos para cada critério conforme determinados pela sua importância.

88.2.5 Selecionando uma alternativa: tabela de critérios de decisão (DCT)

A etapa 5 envolve criação de tabelas de decisão. Cada uma delas inclui uma avaliação das alternativas de acordo com a probabilidade de uma condição futura no ambiente organizacional. Uma tabela de critérios de decisão (TCD) pode ser criada utilizando o nível disponível de financiamento (ou verba) como a condição futura junto à probabilidade esperada daquela condição. Cada alternativa é, então, avaliada em relação ao nível de condição futura (neste caso, nível de financiamento alto, médio ou baixo) e à probabilidade daquele nível. Para cada nível de condição futura, o analista classifica cada alternativa indicando uma escolha primeira, segunda, terceira etc. Quando o financiamento disponível é alto, uma alternativa mais compreensiva e agressiva é preferível, e quando o financiamento é baixo, abordagens menos ambiciosas podem ser mais realistas (ver Tabela 88.1). A solução alternativa vencedora neste ponto torna-se o subobjetivo na árvore objetivos/atividades e procede à implementação.

88.2.6 Implementação

Uma agenda e uma sequência de tarefas, responsabilidades e requisitos é desenvolvida para implementação. Ela inclui um plano de contingência com pontos de decisão agendados e responsabilidades correspondentes. Há diversas técnicas de agendamento disponíveis que podem ser utilizadas, assim como diversos programas de *software* para criar novas bases de dados contendo medidas eficazes, custos e outras técnicas pertinentes coletadas durante a análise de sistemas.

88.2.7 Avaliação, modificação e *feedback*

Diversas atividades ocorrem nesta etapa a fim de definir, estabelecer e desenvolver processos de avaliação, todas as quais fornecem *feedback* para o tomador de decisão adequado com relação aos resultados de alternativa(s) de intervenção selecionada(s). Estabelecer um processo de avaliação pode incluir um processo de cinco etapas por nível utilizado pela organização para avaliar a eficácia do local de trabalho e intervenções de treinamento (Gordon, 1994):

Tabela 88.1 Tabela de critérios de decisão: selecionando uma alternativa com base em condições de financiamento futuro

	Classificações[a] com base em condições de financiamento futuro (probabilidade de financiamento em cada nível)		
Alternativas	Alto nível de financiamento (0,50)	Nível moderado de financiamento (0,65)	Baixo nível de financiamento (0,80)
Alternativa A: *Redesign* de trabalho/conteúdo de trabalho	3	2	1
Alternativa B: *Redesign* ergonômico de estação de trabalho e do ambiente	4	1	2
Alternativa C: *Redesign* do trabalho/conteúdo do trabalho, *Redesign* ergonômico da estação de trabalho e do ambiente, treinamento de gestores e distribuição de manual ergonômico no escritório	1	4	4
Alternativa D: *Redesign* ergonômico de estações de trabalho e do ambiente, treinamento de gestores e distribuição de manual ergonômico no escritório	2	3	3

[a] A pontuação de classificação indica a preferência de seleção de classificações com base nos critérios de probabilidade atribuída e as pontuações de classificação geral para cada uma das alternativas da tabela de critérios preliminares previamente desenvolvida. Cada alternativa é subjetivamente classificada em uma escala de 0 a 10, na qual 0 indica uma baixa preferência e 10 indica uma alta preferência.

1. avaliação de linha de base antes da intervenção;
2. reação do usuário à intervenção;
3. grau de aprendizado do usuário;
4. desempenho do usuário (individual assim como nível de unidade);
5. resultados organizacionais (metas de negócios e produtividade).

Uma equipe multidisciplinar constituída por diversos especialistas em sujeito-matéria assegura uma diversidade de pontos de vista e *inputs* críticos quando desenvolve medidas de avaliação para cada um dos cinco níveis. A cada um deles, medidas específicas são definidas. Essas medidas podem já existir na organização ou podem ser desenvolvidas. Utilizando o processo de avaliação, os resultados de medidas mais prováveis para refletir o impacto de uma alternativa selecionada podem ser identificados. Essa informação crítica pode, então, ser aplicada para fornecer *feedback* à equipe de programa, a um tomador de decisão de gerenciamento individual ou à organização como um todo.

Feedback com relação à eficácia do programa inicia o ciclo de melhoria contínua. Utilizando informação reunida de avaliação e processo de *feedback*, o analista pode avaliar e depois implementar potenciais modificações e alterações ao programa.

88.3 Vantagens

- Fornece um conhecimento profundo de fatores casuais, em nível micro e macroergonômico, que contribuem para um problema de ambiente de trabalho identificado.
- Útil no desenvolvimento de uma gama de alternativas de intervenção para solucionar o problema do sistema de trabalho, focando nos níveis micro e macroergonômicos.
- Permite análises de *trade-off* de cada solução alternativa, em nível micro e macroergonômico, com base nos dados de custo-benefício e futuras condições.
- Fornece um método analítico forte que pode ser aplicado a uma variedade de ambientes de trabalho e problemas identificados no sistema de trabalho.

- Fornece aos tomadores de decisão um ponto de vista sistemático de problema de sistema de trabalho e soluções ao apresentar um diagrama gráfico, fluxograma ou tabela matriz para cada etapa. Isso permite aos tomadores de decisão compreender não somente a complexidade do problema, mas também o nível de impacto de cada solução alternativa que terão ao solucionar um problema de sistema de trabalho.

88.4 Desvantagens

- Dificuldade em obter um ponto de vista multidisciplinar para criar a árvore de fator problema e formular o âmbito de soluções alternativas para o problema definido de sistema de trabalho.
- Dificuldade em encontrar um *trade-off* válido e confiável (custo-benefício) e efetividade de dados para cada solução alternativa, para construir a tabela de pontuação de critérios de avaliação.
- Tempo requerido para aplicar a FAS de maneira completa e sistemática e para criar as ilustrações gráficas para apresentação ao tomador de decisão.

88.5 Exemplo de *output*

Dois exemplos de *outputs* da FAS são fornecidos na Figura 88.1 e na Tabela 88.1. O *output* gráfico para a etapa 1 da FAS é o FP (Figura 88.1), no qual este F específico é focado no exame de um sistema de trabalho e problema sugerido de desempenho humano e bem-estar. Para um exemplo completo de FAS conforme aplicada a um sistema de trabalho em escritório, ver Robertson et al. (2002).

Para a etapa 5 da FAS, um exemplo de uma tabela de critérios de decisão (TCD) é fornecido na Tabela 88.1. Ela apresenta cada intervenção alternativa e é avaliada de acordo com a probabilidade de uma futura condição dentro do ambiente organizacional, tal como o nível de financiamento.

88.6 Métodos relacionados

Há diversas metodologias relacionadas dirigidas por sistemas, incluindo análise macroergonômica de estrutura (MAS) e análise e *design* macroergonômico (ADM), descritas nos Capítulos 89 e 90, respectivamente. Para as etapas FAS de criação de árvore de fator problema e árvore de atividades objetivas, há métodos semelhantes, tais como condução de uma análise de sistema-segurança árvore-falha, diagrama *fishbone* (espinha de peixe), análise hierárquica de tarefas e análise de utilidade multiatributo. O modelo de decisão estocástica e simulações Monte Carlo são outras ferramentas de decisão analítica e modelos relacionados.

88.7 Normas e regulamentações

Não há normas e regulamentos específicos para a FAS. Contudo, o modelo pode ser utilizado como suporte de complacência com o projeto de norma, ANSI Z365: *Management of Work-Related Musculoskeletal Disorders* (DORT), assim como outras normas e regulamentos ergonômicos de local de trabalho (por ex.: regulamentação OSHA da Califórnia e Washington nos EUA).

88.8 Tempo aproximado de treinamento e de aplicação

Um profissional de segurança, fatores humanos e/ou engenheiro industrial, ergonomista ou gestor de risco poderia possivelmente ter o *background* para implementar a SAT. A fim de criar uma perspectiva transdisciplinar, outros membros da equipe com *expertise* especializado (por ex.: especialistas em modelagem de operações e especialistas de produção) são necessários para auxiliar o analista. Dependendo do nível de *expertise* e conhecimento do analista, disponibilidade de recursos e a complexidade do problema definido e soluções alternativas, o tempo de aplicação varia entre 40 a mais de 300 horas.

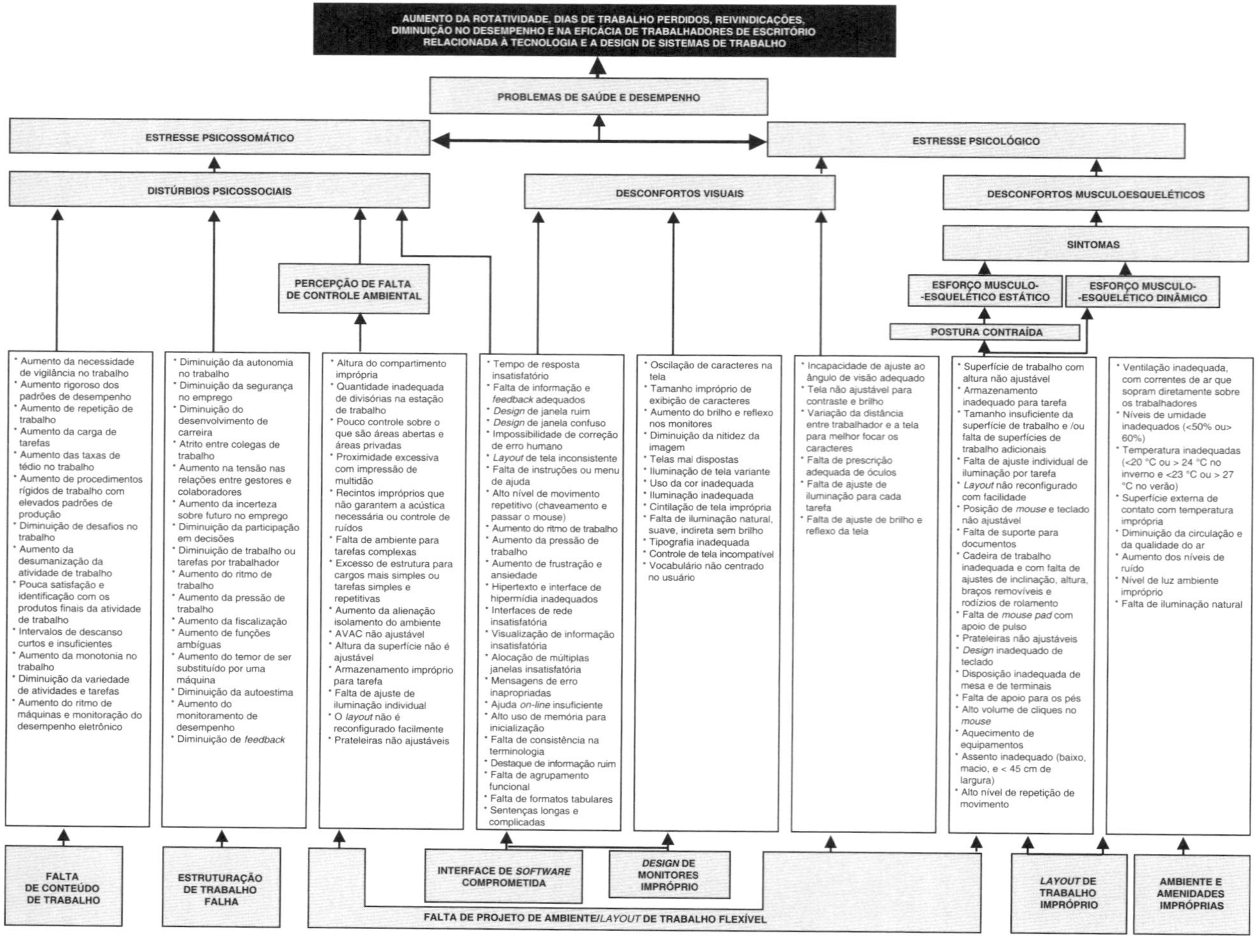

FIGURA 88.1 Uma árvore de fator problema (PFT) descrevendo subproblemas micro e macroergonômicos e fatores associados nos sistemas de trabalho em escritório. O principal problema é definido no alto, com os subproblemas e fatores associados mostrados abaixo, indicando a estrutura hierárquica e lógica dos elementos problema englobados.

88.9 Confiabilidade e validade

A confiabilidade e validade do resultado ao implementar a FAS depende de diversos fatores: os dados utilizados para aplicar a FAS (custos econômicos, benefícios e dados eficazes), confiabilidade do tomador de decisão e analista em julgar o processo de avaliação, e a consistência e estabilidade do resultado dadas as mesmas condições e tomador de decisões. A FAS foi aplicada com sucesso na criação de soluções alternativas para o *design* de um novo ambiente de trabalho em escritório e programa de treinamento para uma grande companhia de serviço ao consumidor. O modelo identificou o ROI potencial para cada alternativa e alternativas híbridas, que conduziram os tomadores de decisão a escolher a alteração do ambiente de trabalho de maior custo e programa de treinamento (incluindo um programa de mudança do ambiente de trabalho). A alternativa escolhida, por fim, produziu o ROI esperado em desempenho, satisfação do cliente e processos eficazes de negócios.

88.10 Ferramentas necessárias

Ferramentas de agendamento e modelagem, ferramentas de produção gráfica, buscas na literatura e acesso a bases de dados são requeridos. O desenvolvimento de uma árvore de fator problema e árvore de objetivo/atividades pode ser realizada utilizando diversos editores de *desktop* e *software* organizacional. Ferramentas de computador de operações-modelagem são benéficas na criação de modelos de cada solução alternativa.

Referências

Gordon, S. (1994), *Systematic Training Program Design: Maximizing and Minimizing Liability*, Prentice-Hall, Englewood Cliffs, NJ.

Hall, A.D. (1969), A three dimensional morphology of systems engineering, *IEEE Trans. Syst. Sci. Cybernetics*, 5, 156–160.

Hendrick, H.W. and Kleiner, B.M. (2001), *Macroergonomics: An Introduction to Work System Design*, Human Factors and Ergonomics Society, Santa Monica, CA.

Mosard, G. (1982), A generalized framework and methodology for systems analysis, *IEEE Trans. Eng. Manage.*, 29, 81–87.

Mosard, G. (1983), Problem definition: tasks and techniques, *J. Syst. Manage.*, 34, 16–21.

Robertson, M.M., Kleiner, B.M., and O'Neill, M.J. (2002), Macroergonomic methods: assessing work system processes, in *Macroergonomics: Theory, Methods, and Applications*, Hendrick, H.W. and Kleiner, B., Eds., Lawrence Erlbaum Associates, Mahwah, NJ, pp. 67–96.

89

Análise macroergonômica de estrutura (AME)

Hal W. Hendrick
Hendrick and Associates

89.1 *Background* e aplicação

O método de análise macroergonômica de estrutura (AME) combina modelos analíticos do efeito de três principais elementos do sistema sociotécnico desenvolvidos empiricamente – o subsistema tecnológico, o de pessoal e o ambiente relevante externo – no quarto principal elemento, temos a estrutura do sistema de trabalho da organização. Por meio da análise das características-chave desses três elementos de sistemas sociotécnicos, o *design* básico da estrutura de sistema de trabalho para o funcionamento efetivo pode ser determinado. Os resultados da análise AME podem, então, ser comparados com a estrutura existente de sistema de trabalho de organização específico para identificar discrepâncias para correção. Os resultados do modelo não apenas auxiliam na identificação das discrepâncias, mas também fornecem orientação sobre o que fazer para corrigi-las para um melhor funcionamento do sistema de trabalho. Isso, por sua vez, confi gura o estágio para a análise relacionada e o refinamento dos processos de sistema de trabalho.

89.2 Procedimento

89.2.1 Dimensões estruturais de sistemas de trabalho

A estrutura de um sistema de trabalho frequentemente é conceituada apresentando três dimensões essenciais (Stevenson, 1993; Badeian e Ammuto, 1991; Robbins, 1983):

1. complexidade;

2. formalização;
3. centralização.

89.2.1.1 Complexidade

A complexidade refere-se ao grau de diferenciação e integração que existe dentro de uma estrutura de sistema de trabalho. A diferenciação se refere ao grau no qual o sistema de trabalho é segmentado em partes. A integração refere-se ao número e tipos de mecanismos que são usados para integrar as partes segmentadas para as finalidades de comunicação, coordenação e controle.

89.2.1.1.1 Diferenciação

Três tipos comuns de diferenciação são empregados na estruturação dos sistemas de trabalho: vertical, horizontal e espacial. Aumentar qualquer um deles aumenta a complexidade do sistema de trabalho.

89.2.1.1.1.1 Diferenciação vertical – Diferenciação vertical refere-se ao número de níveis hierárquicos separando a posição de chefe executivo dos trabalhos diretamente envolvidos com o *output* do sistema.

89.2.1.1.1.2 Diferenciação horizontal – Diferenciação horizontal refere-se ao grau de departamentalização e especialização dentro de um determinado sistema de trabalho. Há dois modos comumente utilizados para determinar se um grupo de trabalho deve ou não ser dividido em um ou mais departamentos. Os graus de comunalidade são:

1. metas;
2. orientação da equipe.

Quanto mais os subgrupos diferem em metas ou orientação de equipe, maior é a probabilidade de que devem ser estruturados como departamentos separados.

89.2.1.1.1.3 Dispersão espacial – Dispersão espacial refere-se ao grau no qual as atividades de uma organização são desempenhadas em mais de uma localização. Três diferentes medidas são muito usadas para quantificar o grau de dispersão espacial (Hall et al., 1967):

1. o número de localizações geográficas compreendendo o sistema total de trabalho;
2. a distância média das localizações separadas da sede da organização;
3. a proporção de empregados nessas unidades separadas em relação ao número na sede.

Em geral, o aumento de qualquer uma delas aumenta a complexidade.

89.2.1.1.2 Integração

Integração refere-se ao número de mecanismos planejados em um sistema de trabalho para assegurar comunicação, coordenação e controle entre os elementos diferenciados. Em geral, conforme o sistema de trabalho aumenta em diferenciação, a necessidade de integrar os mecanismos também aumenta. Isso acontece porque maior diferenciação aumenta o número de unidades, níveis e departamentos que precisam se comunicar uns com os outros, coordenar suas atividades em separado e ser controlados para uma operação eficiente. Os tipos mais comuns de mecanismos de integração que podem ser planejados em um sistema de trabalho são regras formais e procedimentos, comissões, equipes de tarefa, posições de ligação e escritórios de sistema de integração. A diferenciação vertical, por sua vez, é um mecanismo de integração primário (ou seja, um gerente em um nível tipicamente coordena e controla as atividades de diversos grupos em um nível abaixo). Nota-se também que a informação computadorizada e os sistemas de apoio à decisão podem ser planejados para servir como mecanismos de integração. Havendo poucos mecanismos de integração resultará em coordenação inadequada e controle entre os elementos diferenciados; muitos irão sufocar o funcionamento do sistema de trabalho e aumentar custos.

89.2.1.2 Formalização

Da perspectiva macroergonômica, a formalização pode ser definida como o grau para o qual tarefas de trabalho dentro de um sistema de trabalho são estandardizadas. Sistemas de trabalho muito formalizados permitem pouco critério do empregado sobre o que deve ser feito, como deve ser realizado ou quando deve ser feito (Robbins, 1983). *Designs* altamente formalizados são caracterizados por descrições de tarefas de trabalho explícitas, regras extensas e procedimentos definidos com objetividade e estandardizados abrangendo os processos de trabalho. Como regra geral, quanto mais simples e mais repetitivas forem planejadas as tarefas de trabalho no sistema de trabalho, mais alto será o nível de formalização. Contudo, deve-se considerar em *não* tornar o sistema de trabalho tão formalizado de modo que as tarefas percam motivação intrínseca, falhem ao utilizar as habilidades do empregado ou degradem a dignidade humana. Em contraste, quanto menos rotineiras e imprevisíveis são as tarefas de trabalho e a tomada de decisão relacionada, menos favorável à alta formalização será o sistema.

89.2.1.3 Centralização

A centralização tem relação com onde ocorre a tomada de decisão formal dentro do sistema de trabalho. Em sistemas de trabalho altamente centralizados, a tomada de decisão formal é concentrada em poucos indivíduos, grupos ou níveis, em geral altos na organização; e supervisores de nível mais baixo e empregados têm somente *input* mínimo nas decisões que afetam seus trabalhos (Robbins, 1983). Em sistemas de trabalho altamente descentralizados, as decisões são delegadas de maneira vertical para o nível mais inferior que tenha a *expertise* necessária. Os sistemas de trabalho muito descentralizados requerem, então, empregados de nível mais inferior com nível de formação e treinamento ou profissionalismo relativamente alto. Deve-se notar que há duas classes gerais de tomada de decisão organizacional, decisões *táticas* ou operacionais dia a dia e decisões *estratégicas* ou planejamentos de longo alcance, e o local da organização em que as decisões são tomadas podem se diferenciar muito.

89.2.2 Análise de elementos de sistema sociotécnico

O *design* eficaz de uma estrutura de um sistema de trabalho envolve consideração de três elementos de sistemas sociotécnicos que interagem e afetam um ótimo funcionamento do sistema de trabalho. Eles são (DeGreene, 1973):

1. subsistema tecnológico;
2. subsistema de pessoal;
3. ambiente externo relevante, ou aquela porção de ambiente externo que permeia a organização e sobre o qual depende para sua sobrevivência e sucesso.

Cada um deles foi estudado em relação ao seu efeito nas três dimensões de *design* organizacional descritas acima – complexidade, formalização e centralização – e modelos empíricos surgiram. Esses modelos podem ser usados como ferramentas macroergonômicas na avaliação, no desenvolvimento ou na modificação do *design* de determinado sistema de trabalho. Os modelos incluídos no método MAS provaram ser particularmente úteis ao autor.

89.2.2.1 Análise de subsistema tecnológico

Perrow (1967) desenvolveu um modelo generalizável da relação de estrutura tecnologia-sistema de trabalho que utiliza um esquema de classificação com base em conhecimento. Perrow inicia definindo tecnologia como a ação que se desempenha sobre um objeto a fim de mudar o objeto. Essa ação requer alguma forma de conhecimento técnico. Utilizando essa abordagem, Perrow identificou duas dimensões subjacentes de tecnologia com base em conhecimento: variabilidade de tarefa e o nível de análise da tarefa. A variabilidade de tarefa é o número de exceções encontradas no trabalho de alguém, e a análise da atividade refere-se ao tipo de procedimentos de busca que estão disponíveis para responder às exceções da atividade. Esses procedimentos de busca podem variar entre "bem-definido" a "maldefinido". No final do *continuum* "bem-definido", os problemas são solucionados utilizando-se um raciocínio lógico-racional, quantitativo e analítico. No final do "maldefinido" não há procedimentos formais prontamente disponíveis e é preciso se apoiar na experiência, julgamento e intuição para solucionar problemas. A dicotomia dessas duas dimensões rende uma matriz de quatro células, conforme mostra o Quadro 89.1. Cada uma das quatro células representa uma tecnologia diferente com base em conhecimento.

As quatro tecnologias no esquema são:

1. Tecnologias de *rotina,* que apresentam problemas bem-definidos com poucas exceções. Unidades de produção em massa tipificam esta categoria, assim como alguns tipos de organizações de serviço, nas quais a natureza do serviço é muito repetitiva. Tecnologias de rotina prestam-se para coordenação estandardizada e procedimentos de controle e, dessa forma, são associadas com alta formalização e centralização.

Quadro 89.1 Quatro categorias de classificação de tecnologias de Perrow

		Variabilidade da tarefa	
		Rotina com poucas exceções	Alta variedade com muitas exceções
Avaliação do problema	Bem-definido e analisável	Rotina	Engenharia
	Maldefinido e não analisável	Habilidade	Não rotina

2. Tecnologias *de não rotina*, que apresentam muitas exceções e problemas difíceis de analisar. Operações com aeronaves são um exemplo. A flexibilidade é crítica nessas tecnologias. Portanto, elas precisam ser muito descentralizadas e ter baixa formalização.
3. Tecnologias *de engenharia*, que apresentam muitas exceções, mas podem ser manipuladas utilizando-se processos racionais-lógicos bem-definidos. Em consequência disso, eles se emprestam para moderar a centralização, mas necessitam da flexibilidade que é alcançável por meio de baixa formalização.
4. Tecnologias *de habilidade*, que envolvem poucas tarefas rotineiras, mas a solução dos problemas depende muito da experiência, julgamento e intuição do indivíduo em execução do serviço. Assim, aqueles com *expertise* específico devem tomar decisões. Isso requer descentralização e baixa formalização.

O modelo de Perrow foi apoiado por pesquisa empírica nos setores privado e público (por ex.: Van deVen e Delbecq, 1979; Magnusen, 1970; Hage e Aiken, 1969). Considero esse modelo como particularmente útil para analisar a tecnologia de uma organização e para determinar suas implicações em relação à estrutura do sistema de trabalho.

89.2.2.2 Análise de subsistema de pessoal

Existem, pelo menos, três características principais de subsistema de pessoal sensíveis ao *design* da estrutura do sistema de trabalho de uma organização. São: o grau de profissionalismo, fatores culturais e aspectos psicossociais da força de trabalho.

89.2.2.2.1 Grau de profissionalismo

Robbins (1983) nota que a formalização pode tomar lugar na tarefa de trabalho ou por meio do processo de profissionalização. Na tarefa de trabalho, a formalização é externa ao empregado. De fato, o termo *formalização* se aplica a uma situação na qual regras, procedimentos e interfaces de sistema humano são planejados no sistema de trabalho para limitar a discrição do empregado. Como resultado, os requisitos de habilidade de tais tarefas de trabalho tendem a ser baixos. Profissionalismo, por outro lado, cria formalização interna de comportamento por meio do processo de socialização que é parte integrante do processo de educação e treinamento. Do ponto de vista do *design* macroergonômico, há um *trade-off* entre formalização do sistema de trabalho e profissionalização das tarefas no sistema de trabalho. Onde o sistema de trabalho é planejado para permitir baixa formalização e, assim, considerável discrição do trabalhador, as tarefas de trabalho devem ser planejadas para exigir pessoas com um nível relativamente alto de profissionalismo. Mais frequentemente, é a necessidade de ter empregados que possam lidar com situações únicas, não rotineiras ou não antecipadas que cria a necessidade de baixa formalização e tarefas de trabalho mais altamente profissionalizadas.

89.2.2.2.2 Fatores culturais

É importante considerar os valores, percepções, costumes e atitudes da(s) cultura(s) das quais a força de trabalho é tirada. Por exemplo, se autonomia e individualismo são altamente valorizados, então fornecer autonomia e reconhecimento individual será importante no *design* do sistema de trabalho e as tarefas que ele compreende.

89.2.2.2.3 Fatores psicossociais

Encontrei um modelo de avaliação muito útil chamado *complexidade cognitiva* (Harvey et al., 1961; Harvey, 1963). Em razão de uma explicação completa desse modelo estar além do escopo dessa descrição, o leitor tem a referência de Hendrick (1996, 1997) ou Hendrick e Kleiner (2001). Em geral, conforme as pessoas são (a) estimuladas a explorar e pensar por si próprias quando da criação e educação na escola e (b) expostas a uma diversidade de experiências por meio da educação, mídia, viagem etc., elas desenvolvem progressivamente categorias mais conceituais para armazenar sua informação de experiência, mais "sombras cinzas" dentro das categorias e mais regras e combinações de regra para integrar informação com base em diversas categorias conceituais. Em resumo, elas se tornaram mais cognitivamente complexas. Por comparação, pessoas cognitivamente concretas tendem a ter maior necessidade para estrutura e ordem, uma baixa tolerância à ambiguidade, sistema de crença fechado, são pouco autoritárias e dependem de regulamentos, de regras e tradições na sua tomada de decisão. Elas tendem a mudar – incluindo estruturas organizacionais e processos. Em contraste, pessoas mais cognitivamente complexas têm uma baixa necessidade para estrutura e ordem, são tolerantes à ambiguidade, abertas em seu sistema de crença e não altamente autoritárias, pouco orientadas por pessoas e são flexíveis. Elas apresentam uma visão do mundo como muito dinâmico e esperam mudanças, incluindo estruturas organizacionais e processos. À luz do que já foi mencionado, não é surpreendente que pessoas com funcionamento concreto tendem a preferir sistemas de trabalho que são relativamente lentos em mudança, têm uma estrutura objetiva sem ambiguidade e são pouco formalizadas. Em contraste, pessoas cognitivamente complexas sentem-se confortáveis nas organizações com baixa formalização e centralização e onde as estruturas organizacionais podem ser ambíguas e sujeitas a frequente mudança.

89.2.2.3 Ambiente externo relevante

A sua capacidade de adaptação ao ambiente externo é crítica para a sobrevivência das organizações. Como sistemas abertos, as organizações requerem monitoramento e mecanismos de *feedback* e alterações de sentido em seus ambientes externos relevantes e uma capacidade para fazer ajustes em tempo e compreensíveis. *Ambientes relevantes de tarefa* referem-se aos aspectos do mundo exterior que podem influenciar positiva ou negativamente a eficácia da organização.

Neghandi (1977) identificou cinco tipos de ambientes externos que têm impacto no funcionamento organizacional:

1. *Socioeconômico:* especificamente o grau de estabilidade, natureza da competição e disponibilidade de materiais e trabalhadores qualificados.
2. *Educacional:* a disponibilidade de facilidades e programas e o nível educacional e aspirações dos trabalhadores.
3. *Político:* atitudes governamentais direcionadas aos (a) negócios (afabilidade *vs.* hostilidade), (b) controle de preços e (c) "habituar mal" trabalhadores industriais.
4. *Cultural: status* social e sistema de classe, valores e atitudes em relação ao trabalho, gerenciamento etc. e a natureza de união de negócios e relações de união de gerenciamento.
5. *Legal:* o grau de controles legais, restrições e requisitos de complacência.

Essas categorias são baseadas nos resultados de estudos de campo de 92 indústrias em cinco países diferentes.

89.2.2.4 Incerteza ambiental

É de particular importância para o *design* de sistema de trabalho o fato de que todos os ambientes específicos de trabalho variam ao longo de duas dimensões altamente cruciais: mudança e complexidade (Duncan, 1972). O grau de mudança refere-se a extensão para a qual determinado ambiente específico de tarefa é dinâmico ou permanece estável e previsível ao longo do tempo. O grau de complexidade é definido operacionalmente pelo número de componentes que constituem o ambiente específico de tarefa de uma organização (isto é, a companhia interage com poucas ou muitas agências de governo, consumidores, fornecedores, competidores, etc.?). Mudança ambiental e complexidade, em combinação, determinam a incerteza ambiental de uma organização. O Quadro 89.2 ilustra esta relação para quatro diferentes níveis de incerteza.

QUADRO 89.2 Incerteza ambiental como função de complexidade e mudança

	Grau de mudança		
		Estável	Dinâmico
	Simples	Baixa incerteza	Incerteza moderadamente alta
Grau de complexidade	Complexo	Incerteza moderadamente baixa	Alta incerteza

Com base nos estudos de 20 indústrias inglesas e escocesas, Burns e Stalker (1961) descobriram que o tipo de estrutura de sistema de trabalho que funcionou melhor em um ambiente relativamente estável e simples diferiu daquele requerido para um ambiente mais dinâmico e complexo. Para ambientes estáveis e simples, estruturas mecanicistas – caracterizados por diferenciação vertical e horizontal relativamente alta a moderadamente alta, formalização e centralização – funcionaram melhor. Elas em geral apresentam tarefas rotineiras, comportamentos programados e podem responder a mudanças apenas de maneira lenta. Uma forte ênfase é posicionada em estabilidade e controle. Já para ambientes dinâmicos e complexos, estruturas orgânicas, caracterizadas por flexibilidade e rápida adaptação, funcionaram melhor. Os sistemas de trabalho orgânicos acentuam comunicação lateral em vez de vertical, influência com base em conhecimento e *expertise* em vez de posição e autoridade, troca de informação em vez de diretivas vindas de cima, resolução de conflito pela interação em vez de resolução por superiores e, vagamente, em vez de descrições de funções e responsabilidades definidas. Os sistemas de trabalho orgânicos, dessa forma, requerem diferenciação vertical baixa e formalização, tomada de decisão tática descentralizada e, relativamente, um alto nível de profissionalismo. Essas descobertas foram apoiadas por muitas outras pesquisas.

89.2.3 Integrando os resultados de avaliações separadas

As análises separadas de características-chave de determinado subsistema tecnológico da organização, subsistema de pessoal e ambiente específico de tarefa devem ter fornecido orientação sobre o *design* estrutural para o sistema de trabalho. Frequentemente, esses resultados mostrarão uma convergência natural. Às vezes, contudo, o resultado da análise de um elemento de sistema sociotécnico pode entrar em conflito com os resultados de outros dois. Quando isso ocorre, o ergonomista é confrontado com a questão de como conciliar as diferenças. Com base nas sugestões da literatura e minha experiência pessoal na avaliação de mais de 200 unidades organizacionais, os resultados dessas análises podem ser integrados pela sua ponderação conforme segue.

Se a análise do subsistema tecnológico é atribuída com um peso "1", a análise de subsistema de pessoal recebe peso "2" e a análise de ambiente externo relevante recebe peso "3". Por exemplo, se assumimos que o subsistema tecnológico cai na categoria de "rotina" de Perrow, as tarefas de trabalho do subsistema de pessoal pedem um alto nível de profissionalismo e o ambiente externo apresenta moderadamente baixa incerteza ambiental. Ponderando esses três conforme sugerido acima, indica que um sistema de trabalho moderadamente baixo e de certa forma centralizado, funcionaria melhor. Em consequência disso, os resultados indicariam que a maior parte das tarefas de trabalho devem ser replanejadas para requerer um nível de certa forma mais baixo de profissionalismo e que assistentes de *hardware* e interfaces de *software* devem ser planejados/replanejados para serem compatíveis.

Deve-se perceber que as unidades funcionais específicas de uma organização devem diferir nas características de suas tecnologias, pessoal e ambientes relevantes de tarefa, particularmente em organizações maiores. Portanto, as unidades funcionais em separado podem, elas mesmas, precisar ser analisadas como se fossem organizações separadas, e os sistemas de trabalho resultantes, planejados de acordo.

89.3 Vantagens

- Permite que o ergonomista ou o especialista em *design* organizacional considere o efeito de características sociotécnicas de uma única organização na determinação de um *design* de sistema de trabalho melhor.
- Ao comparar os resultados AME com a estrutura atual de sistema de trabalho, discrepâncias disfuncionais podem ser identificadas.
- Quando são notadas as discrepâncias, os resultados AME podem fornecer orientação para corrigi-las.

89.4 Desvantagens

- A utilização de AME requer treinamento e experiência na condução de avaliações organizacionais.

- A determinação da quantidade de variável-chave sociotécnica presente ou ausente não é um simples processo quantitativo; ela requer julgamento subjetivo, com base em educação e experiência.

89.5 Exemplo de *output*

O *output* geralmente apresenta duas formas: uma série de tabelas e um relatório narrativo utilizando dados das tabelas. As tabelas seguem:

1. Uma primeira tabela descrevendo resultados AME para cada uma das três variáveis sociotécnicas para a organização (ver Tabela 89.1).
2. Uma segunda tabela descrevendo a estrutura de sistema de trabalho indicada pela AME. As dimensões estruturais para cada um dos três elementos sociotécnicos são classificadas utilizando a informação da primeira tabela, e uma média ponderada das classificações é obtida (ver Tabela 89.2).
3. Uma terceira tabela fornece a comparação dos resultados AME com base na segunda tabela com os dados para o sistema de trabalho conforme existe atualmente, notando qualquer discrepância entre as duas (ver Tabela 89.3).

Tabela 89.1 Resultados da AME para cada variável-chave sociotécnica para a organização X

Variável sociotécnica	Pontuação de classificação[a]
Subsistema tecnológico	
Variabilidade de tarefa	5
Analisabilidade de tarefa	3
Subsistema de pessoal	
Nível de profissionalismo	5
Fatores culturais	4
Fatores psicossociais	4
Ambiente externo	
Complexidade ambiental	4
Incerteza ambiental	5

[a] Escala de classificação 1 = baixa, 3 = intermediária, 5 = alta.

Tabela 89.2 Estrutura de sistema indicada pela AME para a organização X

Dimensões estruturais	Subsistema tecnológico	Subsistema de pessoal[a]	Ambiente externo[a]	Média ponderada[b]
Diferenciação vertical	3	2	2	2,2
Diferenciação horizontal	4	4	4	4,0
Mecanismos de integração	4	3	4	3,7
Formalização	2	1	1	1,2
Centralização: tática	2	1	1	1,2
Centralização: estratégica	4	3	4	3,7

[a] Pesos: Subsistema tecnológico = 1; Subsistema de pessoal = 2; Ambiente externo = 3.
[b] Escala de classificação 1= baixa, 3 = Intermediária, 5 = alta.

Tabela 89.3 Comparação de resultados da AME com o sistema atual de trabalho

Dimensões estruturais	AME	Atual	Diferença
Diferenciação vertical	2,3	4,0	+1,7
Diferenciação horizontal	4,0	4,0	-
Mecanismos de integração	3,7	2,5	−1,2
Formalização	1,2	3,0	+1,8
Centralização: tática	1,2	3,5	+2,3
Centralização: estratégica	3,7	4,0	+0,3

O relatório narrativo da análise, mencionando as tabelas, fornece uma descrição narrativa do procedimento, descobertas e recomendações.

Os resultados na Tabela 89.3 indicam que a organização tem muitos níveis hierárquicos, mecanismos integrantes não suficientes para sua complexidade, excesso de formalização para força de trabalho altamente profissionalizada e necessita descentralizar mais sua tomada de decisão tática. A correção dessas discrepâncias deve resultar em uma melhoria significativa no funcionamento da organização.

89.6 Métodos relacionados

O método de dez etapas ADM para avaliar e planejar processos de sistema de trabalho, discutido no Capítulo 90, é o método mais intimamente relacionado. Contudo, os outros métodos de avaliação de *design* organizacional - HITOP, TOP-Modeler, CIMOP e FAS, descritos nos Capítulos 84, 85, 86 e 88, respectivamente - também são relacionados e, quando aplicáveis, podem ser utilizados, em conjunto com a AME.

89.7 Normas e regulamentações

Não há normas ou regulamentações aplicadas especificamente com a AME.

89.8 Tempo de treinamento e de aplicação

Para ergonomistas com educação profissional em psicologia organizacional, cerca de 20 horas de contato de treinamento *hands-on* devem ser suficientes. Para aqueles sem estudo e treinamento em psicologia organizacional, um curso em nível de graduação em psicologia organizacional ou macroergonomia e uma prática na condução de avaliações organizacionais com AME são aconselháveis.

O tempo para aplicação do método a uma determinada organização depende muito do tamanho dela. Várias semanas de coleta de dados com base em registros organizacionais, entrevistas com pessoal de gerenciamento chave e observação direta serão geralmente suficientes para uma organização pequena. Grandes unidades organizacionais complexas podem exigir mais tempo. Uma vez que os dados forem reunidos, o *inputting* em vários modelos e entrega de *output* podem ser feitos dentro de diversos dias para uma pequena organização e dentro de diversas semanas para uma organização grande e complexa.

89.9 Confiabilidade e validade

Cada um dos modelos utilizados no método AME foi validado extensivamente. Até a presente data, a integração desses modelos no método AME foi validada apenas em alguns poucos casos. Eu, pessoalmente, validei o método em duas aplicações: uma companhia aeroespacial de alta tecnologia e um colegiado universitário (ver Hendrick e Kleiner [2001] para um resumo do estudo do colegiado universitário).

89.10 Ferramentas necessárias

As principais ferramentas necessárias são os métodos para registro de dados conforme eles são reunidos. Pode ser muito útil desenvolver formas para cada tipo de dado requerido (por ex.: para cada dimensão sociotécnica, fazer uma lista de variáveis-chave e fornecer espaço para registro de dados coletados para cada um). Para organizações grandes e complexas, pode ser aconselhável suplementar com entrevistas, registros e observação direta, desenvolvendo e administrando uma pesquisa de questionário para obter alguns dos dados necessários (ver o Capítulo 76, Questionário de Pesquisa Macroergonômica Organizacional).

Referências

Bedeian, A.G. and Zammuto, R.F. (1991), *Organizations: Theory and Design*, Dryden Press, Chicago.

Burns, T. and Stalker, G.M. (1961), *The Management of Innovation*, Tavistock, London.

DeGreene, K. (1973), *Sociotechnical Systems*, Prentice-Hall, Englewood Cliffs, NJ.

Duncan, R.B. (1972), Characteristics of organizational environments and perceived environmental uncertainty, *Administrative Sci. Q.*, 17, 313–327.

Hage, J. and Aiken, M. (1969), Routine technology, social structure, and organizational goals, *Admin. Sci. Q.*, September, 366–377.

Hall, R.H., Haas, J.E., and Johnson, N.J. (1967), Organizational size, complexity and formalization, Am. Sociol. Rev., December, 905–912.

Harvey, O.J. (1963), System structure, flexibility and creativity, in *Experience, Structure and Adaptability*, Harvey, O.J., Ed., Springer, New York.

Harvey, O.J., Hunt, D.E., and Schroder, H.M. (1961), *Conceptual Systems and Personality Organization*, Wiley, New York.

Hendrick, H.W. (1996), Cognitive complexity, conceptual systems, and behavior, *J. Wash. Acad. Sci.*, 84, 53–67.

Hendrick, H.W. (1997), Organizational design and macroergonomics, in *Handbook of Human Factors and Ergonomics*, 2nd ed., Salvendy, G., Ed., Wiley, New York, pp. 594–636.

Hendrick, H.W. and Kleiner, B.M. (2001), *Macroergonomics: An Introduction to Work System Design*, Human Factors and Ergonomics Society, Santa Monica, CA.

Magnusen, K., 1970, Technology and Organizational Differentiation: A Field Study of Manufacturing Corporations, Ph.D. dissertation, University of Wisconsin, Madison.

Negandhi, A.R. (1977), A model for analysing organization in cross-cultural settings: a conceptual scheme and some research findings, in *Modern Organization Theory*, Negandhi, A.R., England, G.W., and Wilpert, B., Eds., University Press, Kent State, OH.

Perrow, C. (1967), A framework for the comparative analysis of organizations, *Am. Sociol. Rev.*, 32, 194–208.

Robbins, S.R. (1983), *Organization Theory: The Structure and Design of Organizations*, Prentice-Hall, Englewood Cliffs, NJ.

Stevenson, W.B. (1993), Organizational design, in *Handbook of Organizational Behavior*, Golembiewski, T., Ed., Marcel Dekker, New York, pp. 141–168.

Van de Van, A.H. and Delbecq, A.L. (1979), A task contingent model of work-unit structure, *Adm. Sci. Q.*, 24, 183–197.

90

Análise e *design* macroergonômico (ADM)

Brian M. Kleiner
Virginia Polytechnic Institute and State University

90.1 *Background* e aplicação

A abordagem de análise e *design* macroergonômico (ADM) foi desenvolvida com base nas contribuições de Emery e Trist (1978), Taylor e Felton (1993) e Clegg et al. (1989) e em experiência com alteração em grande escala na academia, indústria e governo (Kleiner, 1996). Ela é mais amplamente descrita em Hendrick e Kleiner (2001, 2002). A abordagem integra a teoria de sistemas sociotécnicos (TST) e ergonomia.

90.2 Procedimento

Há dez etapas na abordagem ADM, conforme segue:

90.2.1 Escaneando os subsistemas ambientais e organizacionais

A primeira fase de análise sociotécnica do processo de sistema de trabalho é varrer (*scan*) o sistema. Então, os subsistemas ambientais e organizacionais são "escaneados". É essencial alcançar um ajuste válido de organização/ambiente e otimização conjunta.

As declarações formais da companhia sobre a missão (isto é, finalidade), a visão e os princípios são identificados e avaliados com respeito a seus componentes, na tentativa de avaliar variâncias entre o que é proferido e o que é praticado. Com relação a objetivos de desempenho, é importante verificar se há, e em qual extensão, a organização enfatiza os critérios-alvo.

O escaneamento do sistema envolve definir o local de trabalho em termos de sistemas, um processo que inclui definir limites. A missão da organização é detalhada em termos de sistemas (isto é, *inputs, outputs,* processos, fornecedores, consumidores, controles internos e mecanismos de *feedback*). O escaneamento do sistema também estabelece limites iniciais do sistema de trabalho. Conforme descrito por Emery e Trist (1978), limites de *throughput*, territoriais, sociais e de tempo devem ser considerados.

No escaneamento ambiental, os subambientes da organização e os principais *stakeholders* dentro desses subambientes são identificados. Suas expectativas para a organização são identificadas e avaliadas. Entidades fora dos limites identificadas durante o escaneamento do sistema são parte do ambiente externo. Conflitos são vistos como oportunidades para melhoria de processo ou interface. Variâncias são avaliadas para determinar restrições de *design* e oportunidades de mudança. O sistema de trabalho por si só pode ser replanejado para se alinhar com as expectativas externas ou, ao contrário, o sistema de trabalho pode fazer uma tentativa de mudar as expectativas do ambiente para que sejam consistentes com seu plano interno e com seus desejos. De acordo com a TST, a resposta em parte será uma função de se o ambiente é visto pela organização como uma fonte de provocação ou inspiração (Pasmore, 1988). Na maior parte do tempo, as lacunas entre o sistema de trabalho e as expectativas ambientais estão relacionadas à percepção, e as interfaces de comunicação precisam ser desenvolvidas entre os funcionários do subambiente e a organização. O *design* foca as interfaces entre o sistema organizacional e subambientes relevantes a fim de melhorar a comunicação e/ ou tomada de decisão. Essas interfaces são referidas como organização-ambiente ou interfaces de trabalho sistema-ambiente. Conforme pode ser visto – consistente com a abordagem TST – variâncias são o ponto do foco. Diversas delas são notadas entre o estado atual e o estado futuro. Os níveis ótimos de complexidade (diferenciação e integração), centralização e formalização podem ser supostos neste ponto.

90.2.2 Definindo o tipo de sistema de produção e configurando as expectativas de desempenho

O tipo de produção do sistema de trabalho pode ajudar a determinar níveis ótimos de complexidade, centralização e formalização. O sistema de escaneamento executado na fase anterior deve auxiliar nessa questão, e o analista deve consultar modelos de produção disponíveis. Nesse contexto, o critério de desempenho-chave relacionado à finalidade da organização e aos processos técnicos são elencados. Isso engloba uma determinação dos fatores de sucesso para produtos e serviços, mas também inclui medidas de execução em outros pontos no sistema da organização, em especial se a tomada de decisão for importante para a melhoria do processo de trabalho. De acordo com a estrutura de Kleiner (1997) adaptada de Sink e Tuttle (1989), critérios padronizados de desempenho norteiam a seleção de medidas específicas que se relacionam às diferentes partes do processo de trabalho. As medidas podem ser subjetivas, como no caso de autorrelatos, ou objetivas.

Sink e Tuttle (1989) sugeriram que o desempenho organizacional pode ser medido ou avaliado utilizando sete critérios de desempenho ou agrupamentos de medidas: a eficiência, a eficácia, a produtividade, a qualidade, a qualidade da vida de trabalho, a inovação e a vantagem ou orçamento. Dentro de um critério de desempenho determinado, medidas específicas podem ser derivadas. Fontes de dados para cada uma delas podem ser subjetivas, como no caso de autorrelatos, ou podem ter base em dados objetivos. Kleiner (1997) também adicionou um critério relacionado à flexibilidade, que relacionava cada um a esses pontos de verificação, por causa da crescente necessidade de gerenciar e medir a flexibilidade em sistemas. De acordo com Sink e Tuttle (1989), a qualidade de vida no trabalho (QVT) inclui segurança como critério. Contudo, propõe-se que a necessidade de um ambiente saudável e seguro deve ser diferenciado de QVT, que é a percepção afetiva do ambiente de trabalho total. O critério de eficácia foca no *input* ou utilização de recurso. Eficácia foca em se os objetivos são realizados. A produtividade é definida como *outputs/intputs.* A inovação refere-se a mudanças criativas no processo ou produto que resulta em ganhos de desempenho. O ganho é um critério-padrão de gerenciamento de negócios. Para organizações sem fins lucrativos, Sink e Tuttle (1989) introduziram o termo "orçamentário" ou de gastos relativos à verba para substituir o critério de orçamento. *Checkpoints* de qualidade 2 e 4 correspondem às medidas tradicionais de controle de qualidade, tradicionalmente garantidas por meio de inspeção de *inputs* e *outputs*. Os *checkpoints* 1, 3 e 5 são critérios de qualidade popularizados pelos movimentos Deming e GQT (gerenciamento de qualidade total). Essencialmente, uma abordagem GQT à qualidade movimenta recursos dos *checkpoints* 2 e 4 e compartilha recursos em outros sistemas de *checkpoints*. O *checkpoint* enfatiza a qualidade dos fornecedores, que tem sido operacionalizada dentro do movimento de qualidade na forma de programas de certificação do fornecedor e processos. O *checkpoint* 3, controle dentro do processo, pertence ao uso de tabelas de controle de qualidade estatístico para monitorar e controlar os processos. O *checkpoint* 5 refere-se à satisfação do consumidor, operacionalizada para a necessidade e o desejo do consumidor de obter o que quer e necessita. O *checkpoint* 6 corresponde à abordagem GQT para gerenciar os *checkpoints* remanescentes.

As suposições de *design* organizacional geradas na fase anterior devem ser apoiadas ou modificadas até que o subsistema de pessoal possa ser analisado como um todo. Em termos de atribuição de função, especificações de requisitos podem ser geradas, incluindo requisitos microergonômicos, nesta ramificação. Também estão incluídos os sistemas de preferências de *design* para complexidade, centralização e formalização.

90.2.3 Definindo unidades de operações e processo de trabalho

As operações de unidade são agrupamentos de etapas de conversão que, juntos, formam uma parte completa de trabalho e são limitados com base em outras etapas, seja por limites territoriais, tecnológicos ou temporais. As operações de unidade podem ser identificadas por seu próprio subproduto distintivo e empregam tipicamente 3 a 15 trabalhadores. Elas também podem ser identificadas por intervalos naturais no processo (Hendrick e Kleiner, 2002). Para cada unidade de operação ou departamento, a finalidade/objetivos, *inputs*, transformações e *outputs* são definidos. Se a tecnologia é complexa, uma departamentalização adicional pode ser necessária. Se uma colocação não é possível ou desejável, a diferenciação espacial e o uso de mecanismos de integração computadorizados podem ser necessárias. Caso a tarefa exceda a agenda designada, pode ocorrer a necessidade dos grupos de trabalho ou turnos. Idealmente, recursos para desempenho de tarefas devem estar dentro da unidade, mas interdependências com outras unidades podem complicar as questões. Nesses casos, a rotação de trabalho, treinamento cruzado ou recolocação podem ser requeridos.

O fluxo de trabalho atual de processo de transformação (isto é, conversão de *inputs* e *outputs*) deve ser colocado em um fluxograma, incluindo fluxos de material, estações de trabalho e físico assim como limites informais ou imaginários. Em sistemas lineares, tal como a maioria dos sistemas de produção, o *output* de uma etapa é o *input* da próxima. Em sistemas não lineares, tais como muitos ambientes de serviço ou conhecimento, as etapas podem ocorrer em paralelo ou podem ser recursivas. Unidades de operações são identificadas. Também são identificadas neste estágio as funções e subfunções (ou seja, tarefas) do sistema (Clegg et al., 1989). A finalidade desta etapa é avaliar oportunidades de melhoria e problemas de coordenação colocados pelo *design* técnico ou pela facilidade. Identificar o fluxo de trabalho antes de proceder com a análise detalhada de tarefas pode ser útil. Uma vez que o fluxo atual é tabulado, o macroergonomista ou analista podem proceder com uma análise de tarefas para as funções e tarefas do processo de trabalho.

90.2.4 Identificando variâncias

Uma variância é um desvio inesperado ou indesejável baseada em condições de operação-padrão, especificações, ou normas. A TST distingue entre *input* e variâncias *throughput*. Para o ergonomista, identificar as variâncias tanto nos níveis de processo como de tarefa pode adicionar informações contextuais importantes para o *redesign* da atividade laboral com o intuito de melhorar a segurança e qualidade de desempenho. Ao tabular o processo atual e a análise detalhada de tarefas, que corresponde ao fluxograma, o macroergonomista ou analista podem identificar variâncias.

90.2.5 Criando a matriz de variância

As variâncias-chave são aquelas que têm impacto significante em critérios de desempenho e/ou podem interagir com outras variâncias, tendo, desse modo, um efeito composto. A finalidade dessa etapa é mostrar as inter-relações entre variâncias na transformação do processo de trabalho para determinar quais afetam as outras. As variâncias devem ser elencadas na ordem em que ocorrem no eixo x e y. A unidade de operações (agrupamentos) pode ser indicada, e cada coluna representa uma única variância. O ergonomista pode inspecionar cada coluna para ver o que uma variância causa nas outras. Cada célula, portanto, representa a relação entre duas variâncias. Uma célula em branco implica que duas variâncias são independentes. O analista ou a equipe podem também estimar a severidade das variâncias ao utilizar a escala de classificação *Likert* (por ex.: escala de 5 ou 7 pontos). A severidade seria determinada baseada em se uma variância, ou a combinação de variâncias, afeta significantemente o desempenho. Isso poderia auxiliar a identificar as variâncias.

Uma variância é considerada "chave" se tem impacto significante na quantidade e na qualidade de produção, custos de operação (utilidades, material bruto, horas extras etc.), custos sociais (insatisfação, segurança etc.) ou se tem diversas relações com outras variâncias (matriz). Tipicamente, 10 a 20% das variâncias são determinantes significantes de qualidade, quantidade ou custo do produto.

90.2.6 Criando a tabela de controle de variância-chave e rede de trabalho

A finalidade desta etapa é descobrir como as variâncias existentes hoje são controladas e se o pessoal responsável por controle de variância requer suporte. A tabela de controle de variância-chave inclui: a unidade de operação na qual ela é controlada ou corrigida; quem é responsável; que atividades de controle são atualmente empreendidas; que interfaces, ferramentas ou tecnologias são necessárias para apoiar o controle; e que comunicação, informação, habilidades especiais ou conhecimento são necessários para apoiar o controle.

Uma "tarefa de trabalho" é definida pela descrição formal do trabalho, que é um contrato ou acordo entre o indivíduo e a organização. Não é o mesmo que papel de trabalho, que compreende os comportamentos reais de uma pessoa que ocupa uma posição ou trabalho em relação a outras pessoas. Esses papéis de comportamentos resultam de ações e expectativas de um número de pessoas em um conjunto de papéis. Um conjunto de papéis é um grupo de pessoas que enviam expectativas e reforço para o ocupante do papel. Análise de papel aborda quem interage com quem, sobre o quê e quão eficazes são essas relações. Isso se relaciona à produção técnica e é importante por determinar o nível de flexibilidade do sistema de trabalho (Hendrick e Kleiner, 2002).

Em uma rede de trabalho de papéis, o papel responsável para controlar variâncias-chave é identificado. Embora possam haver múltiplos papéis para satisfazer esse critério, em geral há um único papel sem o qual o sistema não funcionaria. Com o papel focal identificado dentro de um círculo, outros papéis podem ser identificados e posicionados no diagrama em relação ao papel focal. Com base na frequência e importância de determinada relação ou interação, o comprimento da linha pode ser variado, onde uma linha curta representa mais ou mais próximas interações. Por fim, setas podem ser inseridas para indicar a natureza da comunicação na interação. Uma seta de "mão única" indica comunicação de uma via, e seta de "mão dupla" sugere interação de duas vias. Setas de mão única em direções opostas indicam padrões de comunicação assíncronos (tempo diferente). Para mostrar o conteúdo das interações entre o papel focal e outros papéis para ilustrar a presença ou ausência de um conjunto de relações funcionais para requisitos funcionais, os seguintes rótulos são utilizados para indicar: a **M**eta de variâncias de controle; **A**daptação de flutuações em curto prazo; **I**ntegração de atividades para gerenciar conflitos internos e promover interações suaves entre as pessoas e tarefas; e desenvolvimento em **L**ongo prazo de conhecimento, habilidades e motivação em trabalhadores. Também a presença ou ausência de relações específicas são identificadas por hierarquia **V**ertical; **I**gual ou igualada; **T**ransfronteira; **E**xterior; ou **N**ão social.

As relações na rede de papéis são, agora, avaliadas. Consumidores internos e externos dos papéis podem ser entrevistados ou pesquisados sobre suas percepções de eficácia de papel. Também, as suposições de *design* organizacional podem ser testadas em relação à análise detalhada de variância e ao controle de variância. A tabela de análise de papel e controle de variância pode sugerir, por exemplo, uma necessidade de aumento ou diminuição de formalização ou centralização. Se os procedimentos são recomendados para auxiliar no controle das variâncias, este aumento na formalização deve ser avaliado em comparação com as preferências de *design* organizacional mais gerais sugeridas pelas análises do sistema ambiental e de produção e ambientais.

90.2.7 Desempenhando atribuição de função e *design* conjunto

Após especificar os objetivos do sistema, os requisitos e as funções, é hora de atribuir funções e tarefas sistematicamente para homem e máquina ou computador. É útil rever os dados "escaneados" para verificar qualquer restrição subambiental antes de fazer qualquer atribuição mandatória (Clegg et al., 1989). Atribuições preliminares podem ser feitas a humano(s), máquina(s), ambos ou nenhum. No último caso, um retorno ao desenvolvimento de requisitos pode ser apropriado utilizando quatro categorias de critérios: viabilidade técnica, saúde e segurança, requisitos operacionais (ou seja físico, de informação, desempenho) e características da função (isto é, de criticidade, de imprevisibilidade, psicológica).

Mudanças técnicas são feitas para evitar ou controlar as principais variâncias. Em relação aos itens a seguir, um *design* centrado no humano pode ser necessário para apoiar os operadores conforme eles fazem tentativas de evitar ou controlar as principais variâncias: interfaces, sistemas de informação para fornecer *feedback*, auxiliares de trabalho, ferramentas de controle de processo, tecnologia mais flexível, estação de trabalho ou sistema de tratamento reprojetados, mecanismos de integração.

Após considerar as mudanças no sistema centrado no humano na etapa prévia, é hora de abordar o conhecimento e/ou os requisitos de habilidade de variâncias-chave e qualquer questão de seleção que seja aparente. Na tabela de controle de variância, identificamos quem controla as variâncias e as tarefas desempenhadas para controlá-las. Nesse estágio, sugerimos mudanças no sistema de pessoal para evitar ou controlar variâncias-chave. Isso pode englobar habilidade específica ou conjuntos de conhecimento que podem ser adquiridos por meio de treinamento técnico, cursos formais, *workshops* ou ensino a distância.

Nesse contexto, as sugestões de *design* organizacional foram geradas e ajustadas iterativamente conforme novas análises são executadas. Agora é hora de tomar as especificações para os níveis de *design* organizacional de complexidade, centralização e formalização e produzir estruturas específicas. Dependendo do nível de análise de processo de sistema de trabalho, isso pode exigir *design/redesign* em nível organizacional, em nível de grupo/equipe, ou ambos.

90.2.8 Compreendendo os papéis e percepções de responsabilidades

É importante identificar como os trabalhadores percebem suas atividades documentadas na tabela de controle de variância. Por meio de entrevistas, os ocupantes dos cargos podem participar de uma análise de suas próprias percepções a respeito de seus papéis. Utilizando a tabela previamente construída, papéis esperados, papéis percebidos e quaisquer variâncias que possam ser identificadas. As variâncias podem ser gerenciadas por meio de treinamento e seleção assim como o apoio técnico. Essencialmente, duas redes de papéis estão operando: uma necessária e uma percebida. Qualquer variação entre as duas pode ser reduzida por meio de ergonomia participativa, treinamento, comunicação, *design* de interface ou *design* de ferramenta.

90.2.9 *Design/redesign* de subsistemas e interfaces de apoio

Agora que o processo de trabalho foi analisado e concebido conjuntamente, outros subsistemas de apoio organizacional podem requerer *redesign*. A meta é determinar (a) a medida em que determinado subsistema tem impacto no sistema de produção sócio-técnico, (b) a natureza da variância, (c) a medida na qual a variância é controlada e (d) a medida na qual as tarefas devem ser consideradas no *redesign* de funções de operação nas unidades de subsistema de apoio.

De acordo com o método de atribuição de função de Clegg et al. (1989), as atribuições individuais e acumulativas feitas numa base provisória podem depois ser avaliados com relação aos requisitos de especificações, incluindo os recursos disponíveis na época da implementação (incluindo o fator humano e financeiro) e o resultado total. Adicionalmente a uma auditoria de atribuição de função, as interfaces entre os subsistemas devem ser checadas e replanejadas, nesse contexto.

Em especial nos níveis de equipe e individuais de trabalho, o ambiente físico interno, deve ser ergonomicamente replanejado, se necessário, para promover o bem-estar, a segurança e/ou eficácia. Ao avaliar as análises de variância técnica e de pessoal, podemos verificar as possíveis mudanças físicas ambientais que possam promover melhoria.

90.2.10 Implementação, iteração e melhoria

Neste ponto, é hora de executar ou implementar as mudanças prescritas no processo de trabalho, as interfaces de *design* e a atribuição de funções. Propostas com recomendações para mudança podem ser requeridas para apresentação dentro da estrutura formal organizacional. Essas propostas devem ser consistentes com os princípios macroergonômicos e devem incluir, por exemplo, objetivos técnicos e sociais; elas provavelmente irão incluir ergonomia participativa; e devem prever melhoria de desempenho multidimensional. Com base no *feedback* proposto, podem ser necessárias modificações à proposta, que irão requerer um retorno à etapa anterior que represente um suposto desafio ou *design*.

90.3 Vantagens

- Integra análise organizacional com análise ergonômica.
- Metodologia sistemática, compreensiva, que reflete os princípios de macroergonomia.
- Metodologia tem uma estrutura teórica subjacente.
- Diferente da macroergonomia, a ADM aborda as questões ambientais e organizacionais do sistema maior.

90.4 Desvantagens

- Em razão de sua natureza, leva tempo para executar.
- Ainda pode se beneficiar com base em confiabilidade adicional e teste de validade em uma diversificada gama de domínios.

90.5 Métodos relacionados

A análise macroergonômica de estrutura (AME), abordada no Capítulo 89, é um método relacionado. Há outras metodologias de mudança organizacional em grande escala e métodos de intervenção ergonômica disponíveis.

A singularidade da ADM está na sua integração desses níveis de análise e *design*.

90.6 Normas e regulamentações

Não há normas ou regulamentações pertencentes à ADM.

90.7 Tempo aproximado de treinamento e de aplicação

Idealmente, um curso ou *workshop* em macroergonomia precede a aplicação de ADM. Já que a macroergonomia é uma subárea da ergonomia, ergonomistas são bem adaptados para implementar ADM.

90.8 Confiabilidade e validade

A estrutura teórica subjacente da ADM, teoria de sistemas sociotécnicos, tem um forte histórico de resultados consistentes e precisos. Adicionalmente, a ADM foi revista conforme aplicada a uma mudança em grande escala na academia, indústria e governo (Kleiner, 1996).

O processo da ADM é iterativo. Para melhoria contínua (ou seja, a princípio TST "incompleto"), as avaliações podem sugerir um retorno a uma etapa anterior no processo para *redesign* parcial ou total renovado. Uma vez que a proposta para mudança é aceita e a implementação tem início, revisões regulares de progresso são requeridas. Para complementar as avaliações semanalmente formativas desempenhadas pela equipe de implementação, e as avaliações formativas semianuais devem ser executadas por um grupo objetivo exterior. Essa avaliação deve ser apresentada para a equipe de implementação e um diálogo construtivo sobre as expectativas e progresso até a data devem ser conduzidas.

90.9 Ferramentas necessárias

Enquanto diversos aspectos da ADM podem e têm sido automatizados por meio da computação, o método completo pode ser aplicado manualmente. Adicionalmente, o analista pode executar o processo qualitativamente ou desempenhar análises estatísticas em tais dados como variâncias.

Referências

Clegg, C., Ravden, S., Corbertt, M., and Johnson, S. (1989), Allocating functions in computer integrated manufacturing: a review and new method, *Behav. Inf. Technol.*, 8, 175–190.

Emery, F.E. and Trist, E.L. (1978), Analytical model for sociotechnical systems, in *Sociotechnical Systems: A Sourcebook*, Pasmore, W.A. and Sherwood, J.J., Eds., University Associates, La Jolla, CA, pp. 120–133.

Hendrick, H.W. and Kleiner, B.M. (2001), *Macroergonomics: An Introduction to Work System Design*, Human Factors and Ergonomics Society, Santa Monica, CA.

Hendrick, H.W. and Kleiner, B.M., Eds. (2002), *Macroergonomics: Theory, Methods and Applications*, Lawrence Erlbaum Associates, Mahwah, NJ.

Kleiner, B.M. (1996), Macroergonomics lessons learned from large-scale change efforts in industry, government, and academia, in *Human Factors in Organizational Design and Management, V*, Brown, O., Jr. and Hendrick, H.W., Eds., North-Holland, Amsterdam, pp. 483–488.

Kleiner, B.M. (1997), An integrative framework for measuring and evaluating information management performance, *Int. J. Comput. Ind. Eng.*, 32, 545–555.

Pasmore, W.A. (1988), *Designing Effective Organizations: The Sociotechnical Systems Perspective*, Wiley, New York.

Sink, D.S. and Tuttle, T.C. (1989), *Planning and Measurement in Your Organization of the Future*, Industrial Engineering and Management Press, Norcross, GA.

Taylor, J.C. and Felton, D.F. (1993), *Performance by Design*, Prentice-Hall, Englewood Cliffs, NJ.

Índice

F

M

N

O

Sobre o Livro
Formato: 17,8 x 25,4 cm
Mancha: 14 x 20,9 cm
Papel: Offset 75g
nº páginas: 760
1ª edição: 2016

Equipe de Realização
Assistência editorial
Liris Tribuzzi

Assessoria editorial
Maria Apparecida F. M. Bussolotti

Edição de texto
Gerson Silva (Supervisão de revisão)
Valquíria de Lima (Colaboradora)
Elise Garcia (Preparação do original e copidesque)
Tatiane Godoy e Cleide França (Revisão)

Editoração eletrônica
Évelin Kovaliauskas Custódia (Diagramação)

Impressão
Edelbra Gráfica Ltda.